名誉总主编　钟世镇
总　主　编　丁自海　王增涛

钟世镇现代临床解剖学全集（第2版）

骨科
临床解剖学

（第2版）

Clinical Anatomy of Orthopedics

(2nd Edition)

主　编　靳安民　汪华侨

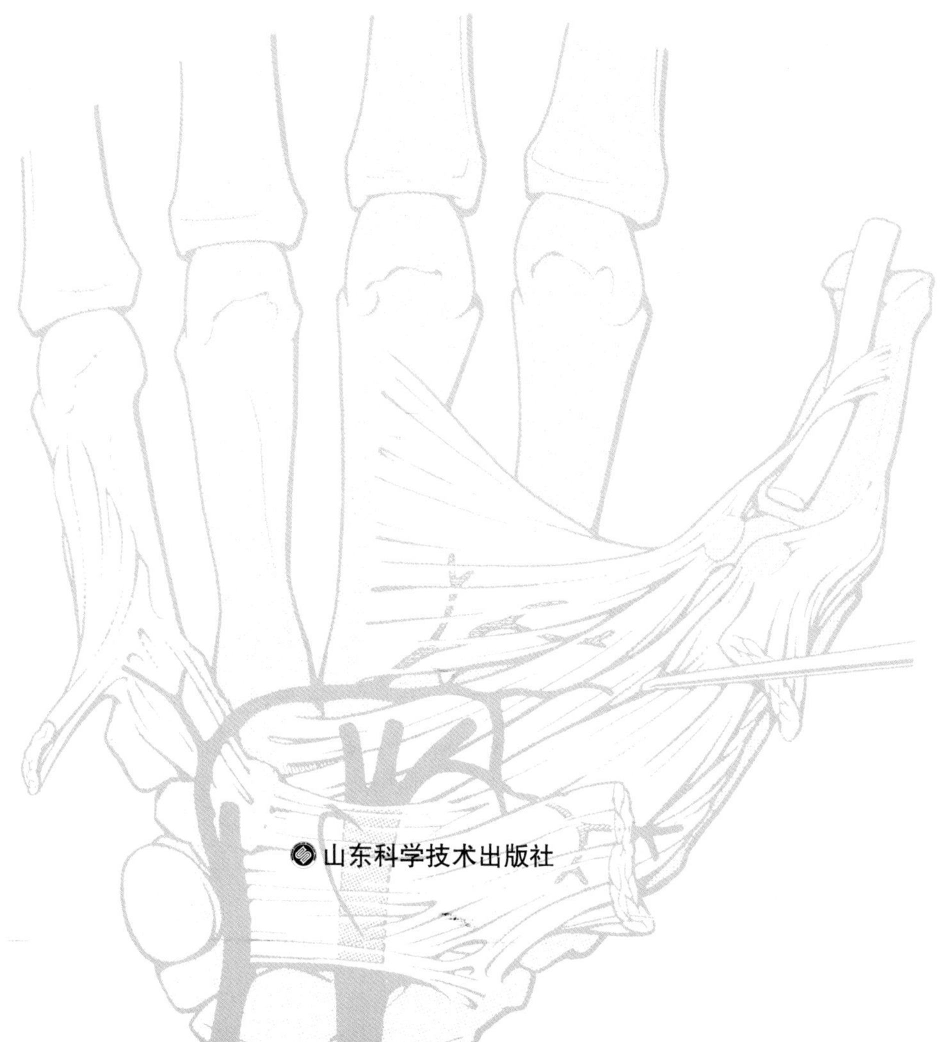

山东科学技术出版社

图书在版编目（CIP）数据

骨科临床解剖学 / 靳安民，汪华侨主编 . —2 版 .
—济南：山东科学技术出版社，2020.4
（钟世镇现代临床解剖学全集）
ISBN 978-7-5723-0002-8

Ⅰ . ①骨… Ⅱ . ①靳… ②汪… Ⅲ . ①骨科学 -
人体解剖学 Ⅳ . ① R322.7

中国版本图书馆 CIP 数据核字 (2020) 第 008534 号

骨科临床解剖学（第 2 版）

GUKE LINCHUANG JIEPOUXUE（DI 2 BAN）

责任编辑：崔丽君

装帧设计：魏 然

主管单位：山东出版传媒股份有限公司

出 版 者：山东科学技术出版社

地址：济南市市中区英雄山路 189 号

邮编：250002 电话：（0531）82098088

网址：www.lkj.com.cn

电子邮件：sdkj@sdcbcm.com

发 行 者：山东科学技术出版社

地址：济南市市中区英雄山路 189 号

邮编：250002 电话：（0531）82098071

印 刷 者：山东临沂新华印刷物流集团有限责任公司

地址：山东省临沂市高新技术产业开发区新华路东段

邮编：276017 电话：（0539）2925659

规格： 16 开（210mm × 285mm）

印张： 37 **字数：** 870 千 **印数：** 1 ~ 2000

版次： 2020 年 4 月第 1 版 2020 年 4 月第 1 次印刷

定价： 380.00 元

总主编简介

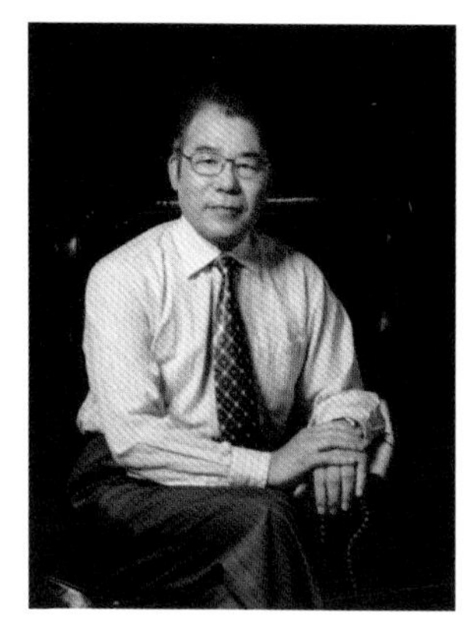

丁自海，1952年生，河南南阳人。南方医科大学教授、博士生导师，微创外科解剖学研究所所长、临床解剖学家。在临床解剖学研究领域中，特别在皮瓣外科解剖学、脊柱微创外科解剖学、腔镜外科解剖学、颅底锁孔入路解剖学及实验形态学等领域取得了一系列成果。在引进、消化和吸收国外先进临床解剖学方面做出贡献。发表论文150余篇，其中SCI论文30余篇。培养硕士、博士研究生及博士后和访问学者60余名。享受国务院政府特殊津贴。现任中国解剖学会理事、中国解剖学会护理解剖学分会主任委员、国家自然科学基金项目评审专家。任《解剖学杂志》《中国临床解剖学杂志》《中华显微外科杂志》《解剖学研究》等杂志编委。曾获军队科技先进个人称号，军队、省部级科技进步奖6项。主持国家自然科学基金和军队、省部级重大科技计划项目6项。总主编《钟世镇现代临床解剖学全集》《临床解剖学丛书》，主编《手外科解剖与临床》《显微外科临床解剖学》等专著10部，主编国家规划教材3部，主译专著8部。

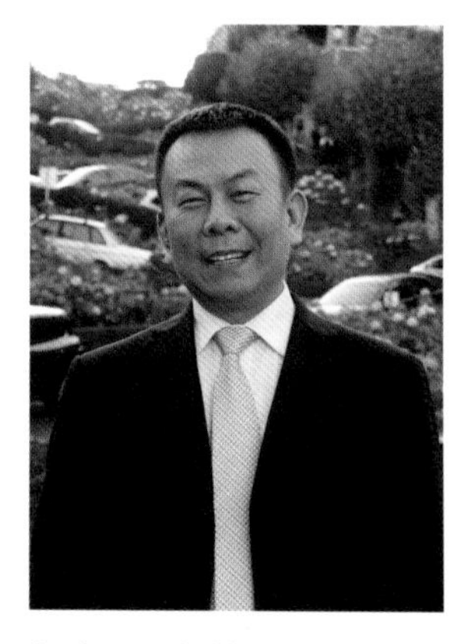

王增涛，山东大学附属山东省立医院手足外科主任，山东大学教授。2002年成功完成深低温保存断指再植手术；2007年起提出“手指全形再造”的理念，并陆续报道了手指全形再造系列新技术；在手外科与显微外科领域有多项创新与发现。2002年起在南方医科大学丁自海教授的帮助与指导下于山东省立医院建立临床解剖学研究室，并在钟世镇院士的进一步指导下，做了大量的显微外科、手外科与足踝外科的临床解剖工作，累积拍摄超过200万张解剖照片和2 000多小时的解剖学视频。自2006年开始，根据国内外同行的需求，连续14年举办“显微外科解剖与临床高级研修班”，培训了大量显微外科医师。

主编简介

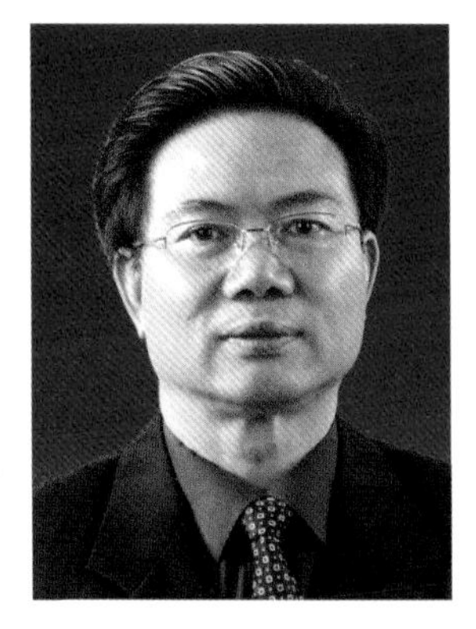

靳安民，1951年生，河南人，医学硕士，南方医科大学外科学教授、主任医师、博士生导师，南方医科大学珠江医院骨科主任，南方医科大学脊柱外科研究所副所长。1985年于第二军医大学（现海军军医大学）获医学硕士学位，长期在骨科临床一线工作，紧密结合临床进行了骨关节解剖和临床应用的研究，发表相关论文100余篇。先后承担国家、省部级科研课题20余项，获国家、省部级和军队科学技术进步奖12项。主编专著2部，指导研究生60余名。现任广东省医学会骨科学分会副主任委员、脊柱外科学分会副主任委员，享受国务院特殊津贴。先后获全国卫生计生系统先进工作者、全国医德标兵、中国医师奖提名奖等。在脊柱外科、骨关节损伤、骨关节感染等方面有较深的造诣。

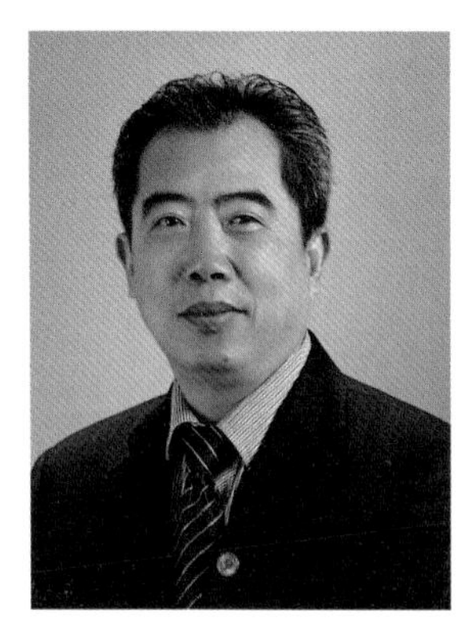

汪华侨，1965年生，安徽人，民盟盟员，医学博士。现任中山大学人体解剖学教授、博士生导师、人体解剖学国家精品课程负责人，《解剖学研究》杂志常务副主编。兼任中国解剖学会理事、广东省解剖学会理事长、广东省医学会医学科普学分会主委等。主要研究方向为中枢神经退行性疾病的分子发病机制和临床应用解剖学。主持国家高技术研究发展计划课题（863）子课题、国家重点基础研究发展计划（973计划）分课题、国家自然科学基金和广东省自然科学基金等科研项目20余项。发表论文180余篇（其中SCI论文80余篇），主编《骨科临床解剖学》等专著5部。获教育部高校自然科学奖二等奖1项，广东省科学技术进步二等奖1项，获中国发明专利3项等。主持国家、省部级和学校20多项教学改革课题，发表教学论文50余篇，主编十一五至十三五规划教材《基础医学概论》《功能解剖学》（第1~3版）和《局部解剖学》（第1、2版）。获广东省教育教学成果一等奖4项，国家精品教材奖1项。荣获中山大学教学名师、第四届广东省高等学校教学名师。

PREFACE

《钟世镇现代临床解剖学全集》（第2版）

序

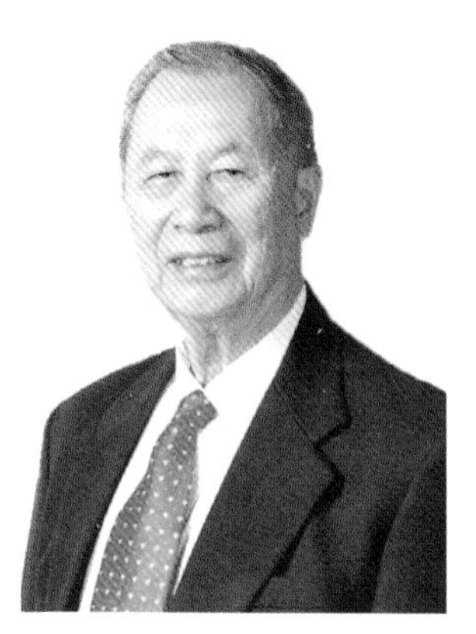

2008年，首版《钟世镇现代临床解剖学全集》出版时，我曾写过一个总序，着重在践行“认识新时代，把握新特点，明确新任务，落实新要求”中，对时任主编和编者们，寄予期望，希望他们能够发现本身存在的不足，努力寻找改进的措施。“光阴似箭，白驹过隙”，经过十年艰苦奋斗的创新，今天迎来了收获丰硕的《钟世镇现代临床解剖学全集》（第2版）。

“近水楼台先得月”，我欣喜地收到新版书稿的定稿，经过对新版书稿“跑马观花”式地浏览后，我最突出的感受是：新版本继往开来，标新立异，革故鼎新，独树一帜，别具匠心。例如：在临床前沿的微创外科解剖学领域，增添了腹膜后间隙形态结构有关规律性内容；在骨科临床方面增加了脊柱椎间孔镜应用解剖学；在临床五官科部分增加了耳、鼻、咽、喉腔镜解剖学相结合的资料；特别是在精密仪器密集、诊疗康复精准度高超的临床影像学领域，增补了许多贴近临床的应用解剖学资料。

“涓涓细流，归为江海。纤纤白云，终成蓝图。”老一辈专家不务虚名、讲求质量的清风高节，淋漓尽致地体现在人才辈出、后生可敬的新版本编者身上。吴阶平院士“结合手术要求探讨解剖学重点，通过解剖学进展提高手术水平”的嘱托，已由新版本的编著者们，通过“天道酬勤”的努力，实现了“万点落花舟一叶，载将春色到江南”。

在新版本即将付梓，嘱我写序之际，谨录三个诗句为贺：“活水源流随处满，东风花柳逐时新”“不是一番寒彻骨，怎得梅花扑鼻香”“江山代有才人出，各领风骚数百年”。

中国工程院资深院士 钟世镇

2019年夏于广州

FOREWORD

《钟世镇现代临床解剖学全集》（第2版）

前　言

首版《钟世镇现代临床解剖学全集》（以下简称“全集”）出版已经10年，由于“全集”各卷紧跟学科的发展趋势，针对性和实用性强，深受广大读者的欢迎。在这10年中，“全集”各相关学科的临床解剖学又有了新进展。在整形外科（包括创伤外科、显微外科、手外科等），对皮瓣小型化的要求越来越高，因此，皮支链皮瓣的解剖学研究特别是采用改进的血管铸型技术和造影技术后，又涌现出一批新成果。涉及胃肠外科、肝胆外科、泌尿外科、妇科的腹膜后筋膜和筋膜间隙的解剖操作更加规范，总结出更加实用的经验。运用骨科数字医学、智能骨科的理念，从临床解剖学研究入手，产生了一大批临床解剖学成果。南方医科大学微创外科解剖学研究所对椎管镜、椎间孔镜相关的解剖学研究，发表了一批高质量的论文。胸心外科中腔镜解剖学和手术解剖学也取得新的进展。颅脑外科新改良的颅底手术入路解剖学又有更清晰的描述。耳鼻咽喉头颈外科融入内镜检查和显微外科信息技术，对鼻颅底外科入路解剖学的研究推动了内镜鼻颅底外科的发展，对内镜入路解剖学的描述更加具体、细腻和实用。血管外科在我国起步较晚，但涉及重要血管手术操作的解剖学要点的描述有了长足进步。眼科近几年出现了眼内镜检查睫状体结构等最新成果。上述各学科的最新进展被纳入新版中，影像技术的进步也为“全集”第2版增加了许多新的影像解剖学资料，更换和增加了一大批新图，使新版的质量进一步提高。

钟世镇院士是我国现代临床解剖学的奠基人和开拓者，创立的以解决临床学科发展需要为目的的现代临床解剖学研究体系及所取得的辉煌成就已载入史册。如今，已步入耄耋之年的他，仍十分关心临床解剖学的发展，对第2版修订提出了新的希望，我们一定会认真落实。

首版分卷的几位主编退休或其他原因，不再担任第2版的主编。他们的宝贵知识已通过著书立说传诸后世，总主编向他们致以崇高的敬意。

在第2版撰稿中，我们仍然坚持站在临床医师的角度，用临床思维方法审视解剖学内容；坚持以应用解剖学为主线，以临床为依托，阐明器官的位置、形态、结构和毗邻；提供手术操作的解剖学要点，正常与异常结构的辨认及重要结构的保护和挽救，对手术中的难点从解剖学角度给予解释和提供对策；为开展新技术、新术式提供解剖学依据和量化标准。

希望《钟世镇现代临床解剖学全集》（第2版）能为我国临床相关学科的发展有所促进，为青年医师专业能力的提升和新业务的开展有所帮助。

总主编　丁自海　王增涛

2019年夏

前　言

骨科临床解剖学连接临床骨科学和基础解剖学。人体解剖学知识是每位外科医师必须掌握的。在此基础上，骨科临床解剖学更侧重于手术入路的局部解剖，即如何选择或选择怎样的路径（不管是开放性手术、微创手术或是机器人手术）可以牺牲最少的组织结构以最充分地显露手术目标。本书首版在这些方面进行了大量而细致的工作。然而，随着现代自然科学技术和学科的发展，新技术层出不穷，新术式时有报道，尤其是微创技术、3D打印技术、手术机器人的发展和影像检查手段的创新，临床医师应掌握更多的切合当今临床需要的解剖知识，理解手术设计的原理，以及特定的解剖结构所带来的手术风险和并发症的防范。因而学科的发展和知识的进步都应该尽快地反映、更新到专著的内容中，以更好地发挥专著在临床工作中的导向性和关键性作用。

在《骨科临床解剖学》再版时，我们确定了修订思路：把握本学科发展的规律和趋势，按照医学继续教育学习的需求，紧跟医学发展的步伐，满足高等医学教育标准及住院医师规范化培训的岗位能力培养需求，秉持“继承与发展”的理念，在突出“五性”的基础上，力求“更新、更深、更精”，即在上一版的基础上进一步“优化”，以满足广大读者尤其是初入本专业医师的愿望。如今，承载着广大读者的期待和期望，《骨科临床解剖学》（第2版）以全新的面貌与广大读者见面了。

本书汇聚着集体的智慧。主编遴选了一批有丰富临床经验、年轻有为的骨科医师作为编者。由临床医师结合实践撰写是本书的一大特点，真正做到基础与临床的融合。一位骨科医师在其职业生涯中，很难做到面面俱到，不可能做完所有的术式，但每位医师都有自己长期实践的领域或长处。“闻道有先后，术业有专攻”，本书选择编者时既要求临床多年，有丰富临床、教学、科研和写作经验，又要求其所编写的内容是自己的专长。继而，参与修订的编写队伍很好地体现了权威性、代表性和广泛性。本书对解剖部位的描述力求用词准确、方向感强，从不同的角度阐述解剖关系，使读者在脑海中建立一个三维构像，从而手术时可以做到胸有成竹、游刃有余。此外，建立准确的三维解剖形态构像也是设计新术式、提高应变能力的必要条件。本次改版新增内容与时俱进，适当介绍开展微创技术、3D打印技术、手术机器人的应用等所需要的解剖学知识，丰富了数字医学内容。

郭世绂教授几十年来一直致力于临床骨科解剖学的资料收集和研究，并应用于临床实践，其中大量翔实的资料就是例证。《骨科临床解剖学》首版是在郭世绂教授编著的《骨科临床解剖学》相关内容的基础上修订完成的，在此谨向为中国骨科临床解剖学研究、推广和普及做出突出贡献的郭世绂教授致以崇高的敬意。

本版名词术语以全国科学技术名词审定委员会2014年公布的《人体解剖学名词》为准，器官的变异、分型及数据以中国解剖学会主编的《中国人体质调查》为据。

多位本书首版编者因种种原因未能承担本次修订任务，但他们辛勤的付出为这次修订打下坚实的基础。本书编写过程中南方医科大学临床解剖学研究所提供了大量的标本图片，珠江医院影像中心等单位提供了影像资料。本书编写还参考了徐达传教授主编的《骨科临床解剖学图谱》，丁自海教授、王增涛教授主编的《手外科解剖学图鉴》，丁自海教授、刘树伟教授主译的《格氏解剖学》（第41版）等专著，不详列出，在此一并表示感谢！

尽管本版编写团队尽了最大努力，字斟句酌，字词凝练，力求做到准确无误，但囿于水平、人力和时间，本书定会有欠妥或疏漏等不尽恰当之处，恳请广大读者不吝指教。

靳安民　汪华侨

2019年秋于广州

CONTRIBUTORS

《骨科临床解剖学》（第2版）

作　者

主　编　靳安民　汪华侨

副主编　闵少雄　史本超　李　森　敖　俊

编　委（以姓氏笔画为序）

于　博　南方医科大学珠江医院
瓦庆德　遵义医科大学附属医院
田　京　南方医科大学珠江医院
史本超　南方医科大学珠江医院
朱立新　南方医科大学珠江医院
杜心如　首都医科大学附属朝阳医院
李　森　西南医科大学附属中医医院
李松建　南方医科大学珠江医院
杨　震　贵州省人民医院
吴立军　温州医科大学
邱士军　广州中医药大学第一附属医院
闵少雄　南方医科大学珠江医院
汪华侨　中山大学中山医学院
沈慧勇　中山大学第二附属医院
张　辉　广东省第二人民医院
张玉发　上海天佑医院
陈　仲　南方医科大学珠江医院
陈　超　南方医科大学中西医结合医院
罗　涛　中山大学中山医学院
敖　俊　遵义医科大学附属医院
寇　伟　山东省立医院手足外科
温志波　南方医科大学珠江医院
靳安民　南方医科大学珠江医院

CONTENTS

目　录

1 总论

解剖学是医学基础向临床实践过渡的重要桥梁，是所有医师必须具备的基础医学知识。相对而言，局部解剖学在骨科临床医疗中的重要性更加突出。骨科疾病种类繁多，在解剖学上覆盖脊柱、骨盆、四肢多部位重要结构，包括骨骼、肌肉、神经、血管诸多组织器官，不同部位组织器官的解剖特点互不相同，各自具有独特的解剖性质和功能特征。骨科医师要正确诊断治疗骨科疾病，就必须全面掌握内容复杂的局部解剖学知识，充分认识病变组织或器官的解剖部位、毗邻关系及其常见变异，还要具备各种组织器官的生理功能及其相互作用的知识，将局部解剖和整体诊治有机结合，为骨科疾病的诊断治疗奠定坚实的基础。

骨科解剖学发展简史

近年来，骨科发展迅速，与之相关的临床解剖学也取得丰硕成果。骨科解剖学与骨科学的发展关系紧密，相伴成长。从近代骨科学的历史背景和发展来看，更是如此，骨科学科的发展建立在解剖学发展的基础上，同时，骨科学科的发展又推动着解剖学的发展。

■ 解剖学发展史与近代骨科学的渊源

解剖学的发展史与医学发展史同步，所以解剖学与骨科等临床医学早就结下了不解之缘。解剖学是一门古老、神秘却又充满活力的学科，可以追溯到古代的中国、埃及、希腊和印度的一些著作中。其发展史大致可分为古代、文艺复兴时代和近代3个时期。有多位著名医学家和他们的伟大发现、发明与外科及骨科重大发展有关，我们应该熟悉、了解和赞颂他们。现举出若干有代表性的人物。

春秋战国时期，我国中医典籍《黄帝内经》中就有关于人体结构“其尸可剖而视之”的记载。医学之父、古希腊名医希波克拉底（Hippocrates，公元前460—公元前370年，图1-1）已开始正确地描述头骨，而且一生很重视骨科，在《希波克拉底文集》中不仅较详细地记述了心、肺、颅骨等器官的结构，而且约有40%的篇幅描述骨骼肌，包括骨折脱位的治疗、牵引、夹板的应用、足畸形、先天性髋脱位等。希波克拉底的肩脱位复位法被医师所熟知，至今仍有人采用。直到中世纪，骨科包括在外科之中。同时，在许多西方国家，外科医生就是解剖学家，法国至今仍保留这一传统。我国东汉名医华佗（145—208年）能用“麻沸散”麻醉患者，并为患者施行手术，可见华佗对人体结构的知识是比较熟悉的。古罗马名医和解剖学家盖伦（Claudis Galen，129—199年，图1-2）开展人体

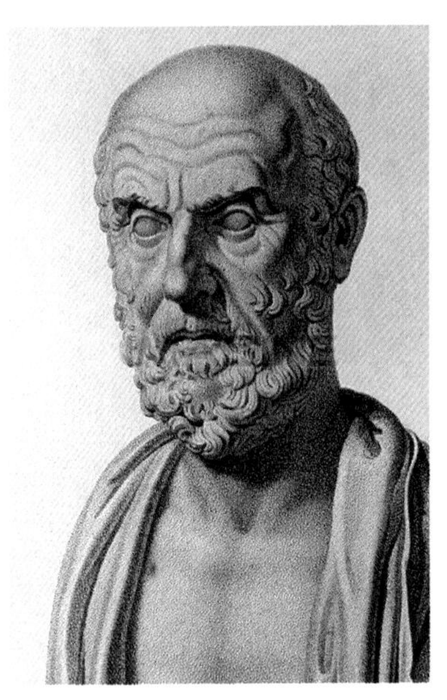

图1-1 Hippocrates（公元前460—公元前370年）

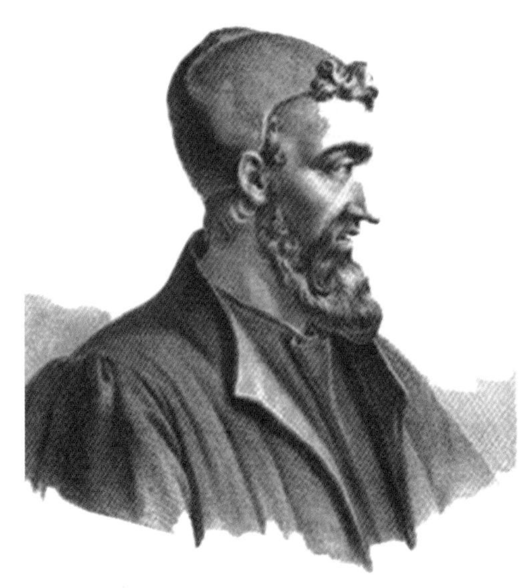

图1-2 Claudis Galen（129—199年）

各部位的解剖，著有较完整的论著《医经》，记载了血液、心脏、脑神经等结构，指出了血管内流动的是血液，而非以前所说的空气。此著作还初步描述了神经分布的特点，但因其资料主要以动物解剖为基础，所以错误较多。但盖伦认为，要求不懂解剖的医生手术时不犯错误，就像要求盲人刻出完美的雕像一样。对骨科医生来说，其含义是极其深刻的。

1247年，南宋著名法医学家宋慈著《洗冤集录》，详细记载了人体全身骨骼的名称、数目、形状，还附有检骨图。

15~16世纪，欧洲文艺复兴时期，宗教的传统被打破，科学文艺有了长足的进步。人体解剖学的创始人、比利时解剖学家维萨里（Andreas Vesalius，1514—1564年，图1-3），在大量人体解剖的基础上，于1543年写出了划时代的人体解剖学巨著《人体构造》七卷，为人体解剖学的发展奠定了坚实的基础，同时其中精细准确画出的骨骼也为外科的发展提供了基础。另外，火药的发明并用于战争所带来的火器伤和艺术家如达·芬奇、拉斐尔、米开朗琪罗等对人体形态的细微观察描述，以及绘画印刷的发展带来的解剖图谱的出现，使外科也有了新发展。

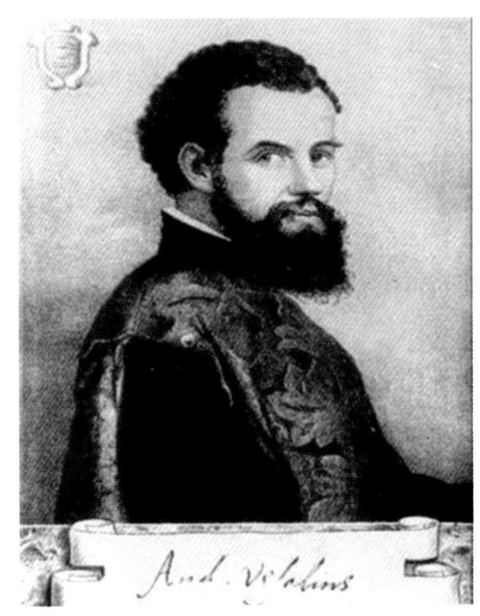

图1-3 Andreas Vesalius（1514—1564年）

17世纪的伟大成就之一是显微镜的发明和组织学及初期生理学的出现，英国物理学家Robert Hooke于1665年用自己设计并制造的简易显微镜观察栎树软木塞切片时发现其中有许多小室，状如蜂窝，他将其称为“cella”，这是人类第一次发现细胞。由此创立了组织学时代。以后，生物学家就用“cell”一词描述生物体的基本结构，对人体结构的研究开始由宏观深入微观。列文虎克（Avan Leeuwenhoek，1632—1723年）用显微镜研究细菌和肌的特性。维廉·哈维（1578—1657年）发现了血液循环。哈弗（Clopton Havers，1650—1702年）描述骨组织结构，哈弗管由此得名。

18~19世纪是骨科解剖学发展的重要时期。1741年法国巴黎大学学者Nicolas Andry写成历史上第一部骨科学专著，并以*Orthopaedie*命名，书中有许多人体解剖学知识。

英国外科及解剖学家约翰·亨特（John Hunter，1728—1793年）在幼猪长管骨上、下干骺端各植入一铅珠，猪成年后观察发现，骨长长但两珠之间的距离不变，证明骨生长活跃部分是骨骺。同时还用茜草饲养动物（茜草能染红新生骨），证明骨皮质增厚及骨横径加宽是骨膜下新生骨的增长导致的。亨特把外科、生理学、病理学结合起来，使外科不仅仅是一种治疗手段，并使它成为医学科学的一个分支，与其他学科渗透联系。

1885年，德国伦琴（W. K. Rontgen）发现了X线，几个月后便开始用于临床。1901年，美国著名生理学家坎农（W. B. Cannon）还是学生时，已采用钡餐透视进行消化道生理研究。

18世纪，清代医学家王清任在解剖多具尸体的基础上著成了《医林改错》，修正了许多解剖学内容，认为“著书不明脏腑，岂不是痴人说梦；治病不明脏腑，何异于盲子夜行”。1867年，我国近代第一代西医黄宽在南华医学校承担解剖学、生理学教学工作期间，第一次在中国使用尸体进行解剖教学。

这些事例说明自然科学中的生物学、物理学、化学和医学中的解剖、生理、病理、微生物学的新发现给骨科的发展带来巨大影响。麻醉、灭菌消毒、X线成像，以及20世纪发明的输血、抗菌药物均成为现代外科学、骨与关节外科的基础。

■ 现代骨科解剖学的发展

进入20世纪，随着科学技术日新月异的发展和应用，人们对人体结构的观察不仅越来越细微，而且借助各种仪器和方法，观察活体内部结构成为现实。20世纪30年代，德国的Knoll和Ruska制成了第一台透射电子显微镜，使对人体超微结构的认识得以不断深入，使形态科学研究进入分子生物学水平。1972年，Hounsfield等发明了X线电子计算机断层成像（computed tomography，CT），从而开创了研究活体人体内部结构的新局面，出现了X线解剖学、断层影像解剖学等新兴分支学科，大大促进了骨科疾病诊断和治疗效果的发展。

解剖学理论研究与骨科等临床应用密切结合开展的现代临床解剖学是20世纪70年代后期发展起来的，国内外解剖学和骨科学同行从临床实践出发，积极开展骨科应用解剖学的研究。骨科应用解剖学方面的探索和应用，将有利于应用理论研究的发展，因为基础研究不仅可以在一定程度上肯定或否定临床研究中的某些推论，还可以根据基础研究所提出的理论和数据等，对临床课题提出新的应用方法、探索途径乃至发展方向。

中国骨科解剖学发展的功勋当首推我国现代临床解剖学分支学科奠基人之一钟世镇院士。钟世镇院士的主要学术工作是建立了以解决临床外科发展需要为主的应用解剖学研究体系，倡导了以解决临床发展为主的、结合新技术方法的现代临床解剖学研究体系，在古老的人体解剖学领域中，努力开拓了多个新的分支学科，取得了重大的开拓性成就。他担任总主编的专著有“临床解剖学丛书”（人民卫生出版社）和“现代临床解剖学丛书”（山东科学技术出版社），担任主编的专著有《显微外科解剖学基础》《显微外科临床解剖学》《临床应用解剖学》《美容应用解剖学》《显微外科解剖学》和*Microsurgical Anatomy*、*Clinical Microsurgical Anatomy*等，创办《中国临床解剖学杂志》并担任主编。

现代骨科临床解剖学研究领域，充分发挥学科内涵赋予的特点和特色，坚持与形态结构密切相关的专科相结合、与新技术方法相结合，研究骨科学科发展中涉及形态学的关键性问题。经过老一辈学科带头人的辛勤耕耘和精心培育，以及中青年专家的努力，我国的骨科临床解剖学已在国际上有较大的影响。

骨显微外科解剖学

随着现代医学的发展，显微手术在外科领域尤其是骨科的应用日益广泛且不断深化。解剖学研究提供了系列皮瓣、各种穿支皮瓣与组合皮瓣、骨瓣、系列血管吻合或带血管转位、周围神经损伤修复重建等有关资料，经过整理和概括提升，形成了系统、完整的基础理论体系，协助显微外科从操作技术发展成为一门三级学科——显微外科学。解剖学基础研究的深入，推动骨显微外科的深化发展，为我国骨显微外科长期跻身于国际先进水平提供基础理论依据。

临床骨解剖生物力学

骨生物力学是生命科学与工程科学交汇点上的学术领域，属于理工医相结合的生物力学研究工作。学者们将古老的力学与古老的解剖学交叉结合，运用力学的技术、方法和理论研究人体的结构与功能，在骨科、脊柱外科等方面已取得一批成果。其中最突出的是钟世镇院士的工作，他创建了全军和广东省“医学生物力学重点实验室”，配合临床为战争创伤、撞击伤和脊柱稳定性，以及人体材料测试、有限元模拟仿真、医疗器械性能评价等方面进行了许多研究，取得有实用价值和理论意义的成果。

骨缺损修复和组织工程应用解剖学

密切结合骨科发展中的关键性问题，开展实验形态学的研究发展迅速，主要涉及骨的形态和血供、骨愈合过程的基础理论，诱导成骨材料修复骨缺损，异体骨关节移植与骨组织库，人工骨修复骨缺损、骺软骨移植、关节软骨缺损修复等，带血供的关节移植及各种骨瓣、骨膜瓣和骨皮瓣移植或移位的应用解剖学，应用组织工程技术修复骨、软骨缺损的基本原理及实验研究，周围神经损伤修复、屈肌腱移植、无滑肌腱滑膜化及预防肌腱粘连、皮瓣移植的成活机制及非生理性血供皮瓣等，并取得了令人瞩目的成果。

微创外科解剖学

20世纪80年代，内镜、腔镜和介入治疗等技术的出现促进了微创外科的发展。微创外科是一项具有里程碑意义的进展，各种微创手术的开展需要微创外科解剖的配合。发展微创外科解剖学的研究，结合临床操作特点，就有可能“窥一斑而知全豹”，指导临床医师胸有成竹地掌握术中所涉及的毗邻结构知识，避免操作失误。在骨科学领域，关节镜的临床应用是近年来的一项重要进展。

20世纪20年代，日本高木教授和瑞士尤根教授受膀胱镜和腹腔镜的启发发明了关节镜。近20年来，随着电子计算机、精密机械和光学技术的发展，关节镜日趋成熟。关节镜技术促进了关节病损的诊断水平，确诊率比其他诊断技术高20%，特别是通过关节镜的其他通道进入关节进行手术，这种由“镜”变“刀”的改进，使关节镜由诊断向治疗方向转变，是质的飞跃，是关节镜发展史上的里程碑，关节镜外科现已成为一门专科并有广泛前景。

关节镜主要应用于膝、肩、肘、腕、指、趾、髋、踝及颞颌关节疾病的诊断和手术治疗。1806年，德国医生菲利浦·波兹尼发明了诊断用窥镜，用来检查化脓性骨髓炎形成的窦道及无效腔。1918年，日本高木教授第一次用膀胱镜观察膝关节结核患者关节内的病变情况。1960 年日本渡边教授研制成功的渡边-21型关节镜主要用于膝关节风湿病的诊断。1962 年，渡边教授在世界上首次成功地为一例膝关节半月板破裂患者进行了关节镜下半月板部分切除术。20世纪90年代，北京积水潭医院骨科在国内率先开展关节镜的诊断和手术，之后北京、上海、广州、长沙等地大医院相继开始。近几年，全国各大医院先后开展了此项技术。关节镜主要用于：非感染性关节病变的鉴别诊断，半月板破裂的诊断和手术治疗，关节软骨损伤部位及性质的诊断，关节滑膜病变的诊断与活检，关节韧带、肌腱损伤的诊治，关节周围软组织损伤的情况判断等。

关节镜微创外科手术方法的发展亟须基础理论的指导，解剖学工作者与临床医生一起进行了深入而又系统的关节应用解剖学研究，出版了有关肩关节、膝关节、肘关节、腕关节、髋关节、踝关节、手关节等关节镜解剖学专著，为关节镜外科的发展奠定了良好的基础。

■ 骨科应用数字解剖学

1994年，美国Colorado大学运用计算机技术将人体断层标本图像进行数字重建，建立了世界第一个“数字虚拟人”。20世纪末，我国著名解剖学家钟世镇院士也开展了“数字虚拟人”的研究。“虚拟人体”是一个较新的学术名词，这是当前科技前沿生命科学与信息科学相结合的研究新领域。“虚拟人体”新技术平台与创伤骨科研究工作之间也有密切的关系。

解剖学研究随着研究手段和方法的不断革新而发展，经历了大体解剖学、显微解剖学、超微结构解剖学和数字解剖学4个阶段，也推动着骨科学各分支专科的发展。

随着时代和社会的变迁，骨科疾病谱在变化，骨科疾病的防治重点也在相应转移。当代外科的趋向是有限化、显微化、取代化和重建化，骨科医生要有横向联系的意识，博采自然科学和整个医学的新发现、新发明，融合骨科发展的历史经验。我们相信，解剖学与骨科学将结合得更加紧密，相互补充、完善和发展，共同促进中国骨科攀登新的高峰。

微创手术在脊柱疾病治疗中也得到了普遍的应用，脊柱内镜技术包括经皮椎间孔镜（percutaneous transforaminal endoscopic discectomy，PTED）技术、椎间盘镜（mico-endoscopy discectomy，MED）技术和椎板间镜（percutaneous endoscopic interlaminar discectomy，PEID）技术。PTED技术首先由 Yeung 及 Hoogland 提出，采用后外侧入路，通过环钻对小关节突进行打磨，扩大椎间孔以建立工作通道，便于清晰观察患者突起的髓核，这有利于椎间盘表面静脉的止血工作。同时，能够对脊椎旁的肌肉起到剥离作用，椎板的开窗范围比传统的治疗方式小，能够在保证减压效果的同时保留骨性结构，生物力学更加稳定，具有术后恢复时间短及创口小的特点。MED技术由 Foley 和 Smith 在 1966 年研制并经过不断改进而应用于临床，采用后路，需要在椎板上开窗，咬除部分椎板，可能对患者脊柱的稳定性造成一定的影响。PEID技术最早由 Choi报道，是指经过椎板间隙入路，将内镜放置于椎管内以摘除突出的椎间盘，解除对神经根压迫的一种方法，主要用于解决各种复杂的L_5、S_1节段的腰椎间盘突出症。

数字医学已成为21世纪医学发展的重要方向。以三维影像诊断技术、手术导航技术、虚拟现实技术、计算机成像技术等为代表的数字医学技术已在临床展露出了广泛的应用前景，3D打印技术已在骨科等多临床学科中有许多成功应用，新的学科——工程解剖学呼之欲出。

骨发生

胚胎在宫内发育早期，在外胚层和内胚层之间有一层弥散疏松的细胞组织，称为间充质或间叶（mesenchyme），逐渐分化为骨、软骨、筋膜和肌等各种结缔组织结构。间叶细胞密集的部位将是最早形成肌与骨骼结构的部位。每个密集的间叶雏形将直接或间接地转化为骨。从胚胎早期间充质向骨原基分化起始，到骨发育完善为止，历时20年以上。骨的发育过程中经历了生长与改建的复杂演变，具体表现在骨组织形成与骨组织分解吸收两个方面，二者相辅相成。骨发育完善后，仍保持形成与分解吸收交替进行的内部改建，终身不止，但改建速度随年龄增长而逐渐缓慢。

软骨的形成

大约在胚胎第5周，间叶细胞逐渐增大、密集，并分化为一层细胞，称为前软骨。该组织中间的细胞，经分裂分化转变为大而圆的成软骨细胞，经过这些细胞分泌出基质，再将这些细胞分隔在陷窝内，继续分化为成熟的软骨细胞。细胞团周围的间充质则分化成为软骨膜。这时期软骨有两种生长方式：一种是软骨内生长，是通过软骨细胞的增殖产生新的基质；另一种是软骨膜下生长，又称外生长，是通过软骨膜内层细胞转化为软骨细胞。

骨发生

骨发生（osteogenesis）自第7胚胎周开始，有两种方式：一是膜内成骨（intramembranous ossification），即在原始的结缔组织内直接成骨；另一种是软骨内成骨（endochondral ossification），即在软骨内形成骨，但软骨体必须被破坏。

膜内成骨

膜内成骨是先由间充质分化成为胚性（或原始）结缔组织膜，然后在此膜内成骨的过程。颅的一些扁骨如额骨和顶骨，以及枕骨、颞骨、上颌骨和下颌骨的一部分，还有长骨的骨领和短骨等，其发生都是膜内成骨方式。膜内成骨的具体过程是：在将要形成骨的部位出现血管增生，营养及氧供丰富；间充质细胞逐渐密集并分裂分化为骨原细胞，其中部分骨原细胞增大，成为成骨细胞；成骨细胞分泌类骨质，并被包埋其中，成为骨细胞；继而类骨质钙化成骨基质，形成最早出现的骨组织。最早形成骨组织的部位称为骨化中心（ossification center）。

新形成的骨组织表面始终有成骨细胞或骨原细胞附着，它们向周围成骨，逐渐形成初级骨小梁（图1-4），构成初级骨松质。骨小梁形成后，来自骨祖细胞的成骨细胞排列在骨小梁表面，产生新的类骨质，使骨小梁增长、加粗，呈放射状向周围延伸。一旦成骨细胞耗竭，立即由血管周围结缔组织中的骨祖细胞增殖、分化为成骨细胞。以顶骨为例，随着脑的发育，原始顶骨也不断生长与改建，其外表面以成骨为主，使骨不断生长，内表面以分解吸收为主，不断改变骨的曲度，从而使顶骨的生长与脑的发育相适应（图1-5）。但其生长与内部改建一直进行，至成年才发育完善。成年后其内部改建仍缓慢地进行。

人体某些中轴骨和四肢骨的成分也与膜内成骨有关，骨干和干骺端的骨皮质来自内衬软骨雏形的特殊间叶组织（即骨膜）。例如小儿骨髓炎恢复过程中，其原始骨干变为死骨，被掀起的骨膜形成由新骨生成的完整性包壳，可诠释原始的骨膜内成骨过程。

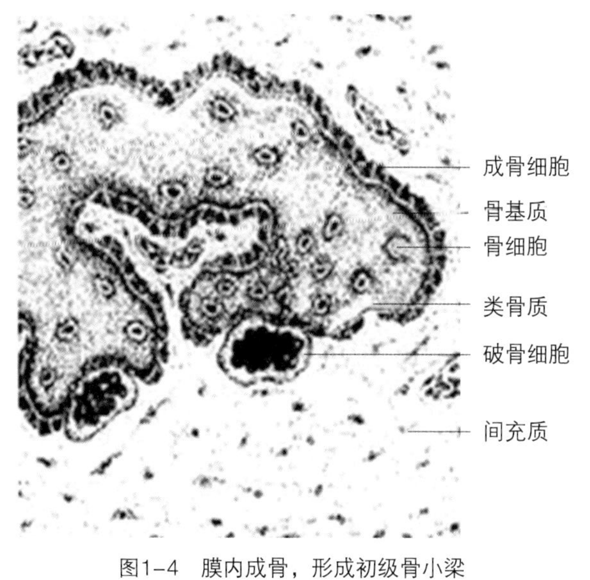

图1-4 膜内成骨，形成初级骨小梁

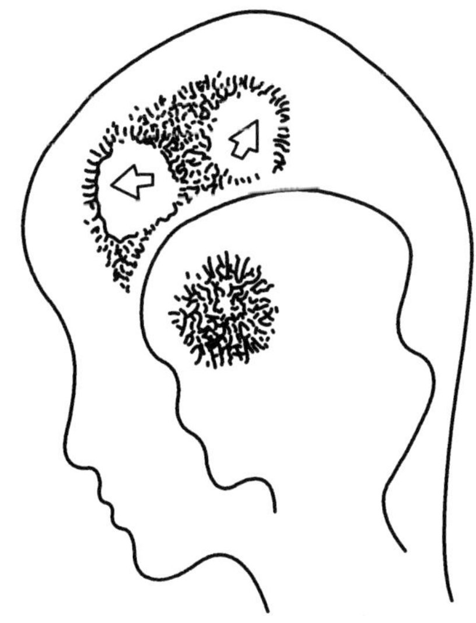

图1-5 胎儿颅骨膜内成骨

软骨内成骨

软骨内成骨是在预先形成的透明软骨的基础上，将软骨逐步替换为骨的过程。胎儿的大多数骨，如四肢骨、躯干骨及颅底骨等，均主要以软骨内成骨的方式发生。软骨内成骨的基本步骤是：①软骨细胞增生、肥大，软骨基质钙化，致使软骨细胞退化死亡；②血管和骨祖细胞侵入，骨祖细胞分化为成骨细胞并在残留的钙化软骨基质上形成骨组织。因此，软骨内成骨是在原来软骨的基础上产生骨组织，而不是由软骨转变为骨组织。现以长骨的发生为例叙述如下（图1-6）。

1. 软骨雏形形成　在长骨将要发生的部位，间充质细胞密集并分化出骨原细胞，后者继而分化为软骨细胞。软骨细胞分泌软骨基质，细胞也被包埋其中，成为软骨组织。周围的间充质分化为软骨膜，于是形成一块透明软骨。其外形与将要形成的长骨相似，被称为软骨雏形（cartilage model）。

2. 骨领的形成　其过程：先是软骨膜内出现血管，由于营养及氧供应充分，软骨膜深层的骨原细胞分裂并分化为成骨细胞；成骨细胞在软骨表面产生类骨质，自身也被包埋其中而成为骨细胞；类骨质随后钙化为骨基质，于是形成一圈包绕软骨中段的薄层初级骨松质。由于此层骨松质犹如领圈，故名骨领（bone collar）。骨外膜深层的骨原细胞不断分化为成骨细胞，向骨领表面及其两端添加新的骨小梁，使骨领的初级骨松质逐渐增厚并向两端延伸。随着成骨细胞不断向骨小梁壁上添加骨组织，骨小梁的网孔逐渐变小，此过程的持续使初级骨松质逐渐成为初级骨密质。

3. 软骨退化与初级骨化中心形成　在骨领形成的同时，软骨雏形中段内的软骨细胞肥大并分泌碱性磷酸酶，使其周围的软骨基质钙化及肥大的软骨细胞自身退化死亡，留下较大的软骨陷窝。此变化表示初级骨化中心（primary ossification center）即将在该区形成。初级骨化中心形成之初，血管连同破骨细胞及间充质等经骨外膜穿越骨领，进入退化软骨区，通过破骨细胞分解吸收钙化的软骨基质，形成许多与原始骨干长轴平行的隧道，隧道的腔即初级骨髓腔。腔内充以来自间充质的骨原细胞和成骨细胞，以及破骨细胞和正在形成中的造血组织等，统称初级骨髓（primary bone marrow）。随后成骨细胞贴

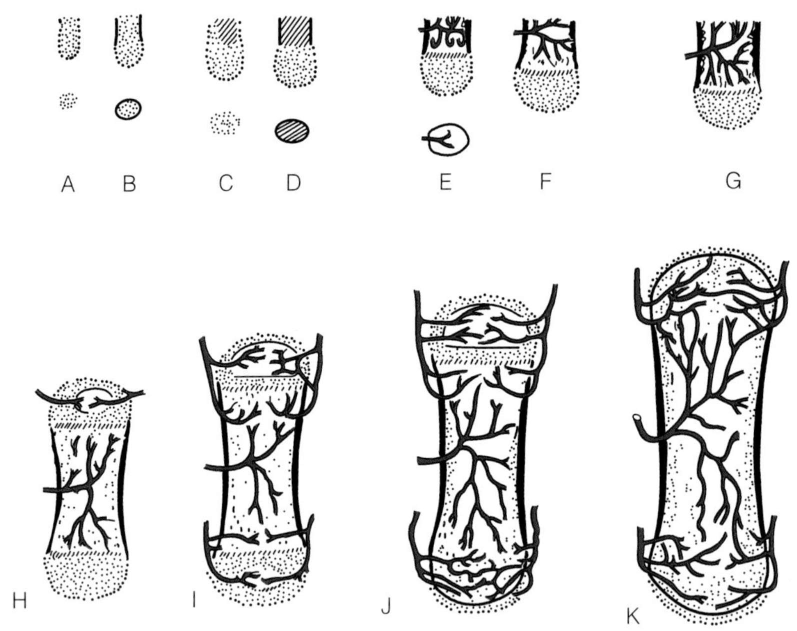

图1-6　典型长骨的发生过程

A.软骨雏形；B.骨领的出现；C.软管骨化中心；D.软骨骨化继续进行；E.血管间叶组织长入，骨化软骨逐渐吸收，软骨雏形两端新骨沉积；F.软骨内骨化继续进行，逐渐增加了骨的长度；G.血管和间叶组织长入骺软骨上端；H.骺软骨骨化中心发生；I.下端骺软骨骨化中心发生；J，K.下端骺软骨先消失，然后上端消失，骨的纵向生长停止，骨髓腔形成骨干、干骺端和骨骺血管互相交通

附于原始骨髓腔壁上（即残留的钙化软骨基质表面）生成骨组织，形成以钙化软骨基质为中轴、表面附以骨组织的过渡型骨小梁。

4. 骨髓腔形成与骨的增长　初级骨化中心的过渡型骨小梁不久便被破骨细胞分解吸收，使许多初级骨髓腔合成一个较大的次级骨髓腔。骨领的内表面也逐渐被破骨细胞分解吸收。骨领的这种边形成边分解吸收的成骨过程，使骨干在增粗的同时保持骨组织的适当厚度，并使骨髓腔得以横向扩大。由于初级骨化中心两端的软骨组织不断生长，紧邻骨髓腔的软骨又不断退化，初级骨化中心的骨化过程得以从骨干中段持续向两端进行，骨髓腔也随之纵向扩展。

5. 次级骨化中心出现及骨骺形成　次级骨化中心（secondary ossification center）出现的时间因骨而异，出现的部位在骨干两端的软骨中央。次级骨化中心的发生过程与初级骨化中心相似，但骨化是从中央呈辐射状向四周进行的，最后以初级骨松质取代绝大部分软骨组织，使骨干两端转变成为早期骨骺。骺端表面始终保留薄层软骨，即关节软骨。早期骨骺与骨干之间亦保留一定厚度的软骨层，即骺软骨，称骺板（epiphyseal plate）。骺板软骨细胞继续分裂增殖及退化，破骨细胞及成骨细胞则不断从骨髓腔侧分解吸收钙化的软骨基质，并形成过渡型骨小梁，使骨化不断向两端推进，长骨因而不断增长（图1-7）。至17~20岁时，骺板停止生长而被骨小梁取代。早期骨骺通过生长及改建，最终形成内部为骨松质、表面为薄层骨密质的骨骺。

6. 骨干骨密质形成及改建　随着骨小梁增厚，骨小梁之间的网孔变小，初级骨松质逐渐成为初级骨密质。初级骨密质中既无骨单位及间骨

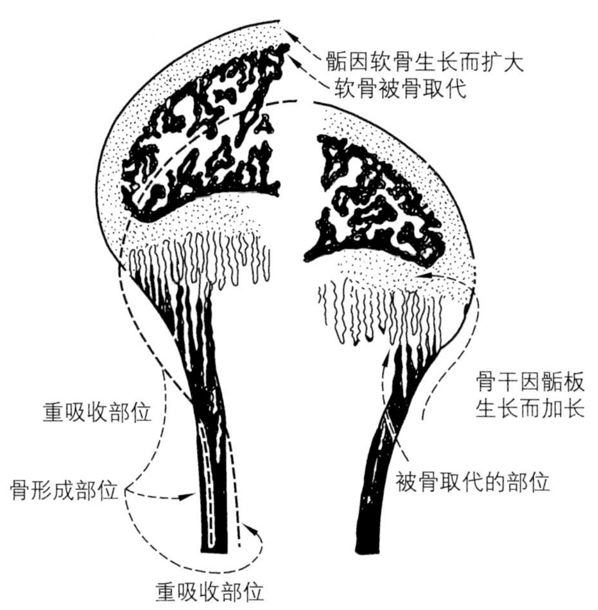

图1-7 骨干骨密质形成、外形变化及骨骺发育

板，也不存在外、内环骨板。至1岁左右，由于破骨细胞在原始骨密质外表面顺长轴进行分解吸收，逐渐形成凹向深面的纵沟。骨外膜的血管及骨原细胞等随之进入沟内，由骨原细胞分化为成骨细胞造骨，形成自外向内呈同心圆式排列的哈弗斯骨板。其中央管内尚存的骨原细胞贴附于最内层哈弗斯骨板内表面，成为骨内膜。此即第1代骨单位（哈弗斯系统）的形成过程，以后第1代骨单位逐渐被第2代骨单位取代，该过程称为骨单位改建。骨单位的出现与改建使初级骨密质成为次级骨密质。残留的第1代骨单位片段便成为间骨板。骨干伴随骨单位的相继形成而增粗，骨髓腔也因而明显扩大，成年后骨干不再增长，其内、外表面已出现环骨板。外环骨板的增厚约止于30岁，发育完善的骨干从此不再增粗，但其内部的骨单位改建仍持续进行。

骨吸收与骨重建

骨的构型与骨重建

在不同的生理状态时，破骨细胞、成骨细胞的活动方式不尽相同，其结果也不一样，出现骨的生长、构型和重建。在骨的发生、生长及骨病损的修复时期，成骨细胞和破骨细胞可以单独出现在某些部位。例如，长骨的骨折成角畸形愈合，由于应力的刺激在凸侧出现破骨细胞，将承载所不需要的骨质吸收；在凹侧出现成骨细胞，形成新骨以适应生物力学的需要，骨细胞的这种活动方式称为骨塑造（bone modeling）。在骨的发生过程中，膜内化骨即骨原细胞分化为成骨细胞，分泌骨基质并矿化，形成编织骨（woven bone），此时为成骨细胞单独活动。编织骨中出现破骨细胞，将编织骨吸收，在吸收陷窝表面出现成骨细胞、形成板层骨，这一过程为两种细胞偶联的活动，称骨重建（bone remodeling）。

在骨发生、生长与骨折修复过程中，骨的生长、构型、重建同时在不同部位进行着。生长是指骨量的增加与积累；重建是指骨质的更新；构型则是指形态的塑造，破骨细胞将不适用的骨质吸收，而成骨细胞在局部应力需要的部位制造新骨。任何不利因素影响其中任何一种活动方式正常进行，必将导致相关的骨疾病。成年期骨的生长与塑造活动即基本消失，而骨的重建活动则终身不停。

骨重建与骨转换

骨在发育成熟后，生理状态下骨内的破骨细胞与成骨细胞不再发生单独的活动，而是在一个重建单位（bone remodeling unit，BRU）中以一种偶联的方式活动。一批破骨细胞形成并附着于骨的表面上，吸收一定数量的骨质，形成一个吸收陷窝（lacuna），也叫郝氏陷窝（Howship's lacuna），破骨细胞即消失；成骨细胞出现在吸收表面（resorption surface）上，并制造新骨，此时的骨表面称为形成表面，当吸收陷窝被填平时，成骨细胞变为梭形，失去成骨活性，贴附于表面，称为衬托细胞（lining cell），这一过程称为骨重建过程。多种细胞在骨表面某一个部位的活动过程，称为骨重建单位。这一过程的结果是使一部分骨质得以更新，称为骨转换，并形成一个新的骨结构单位。

骨重建发生在骨内膜表面、骨小梁表面、哈弗管表面及骨外膜表面。生理状态下，10%~20%的骨内膜及骨小梁表面进行着重建活动。

一生中骨质需要不断地更新，研究表明，每个骨结构单位约3年更新一次，BRU为实现更新的唯一方式。由于不断地载荷，骨内经常发生微细损伤（microdamage），它可以激活BRU，进而实现微细修复（microrepair）。生理情况下微细损伤与微细修复呈平衡状态。当二者失衡，前者多于后者则为病理状态。所谓应力骨折则是后者衰竭，前者积累的结果。单位时间内（一般以年为单位）被激活的BRU数量称为激活率。激活率高低代表组织水平乃至器官水平上的骨转换高低。骨重建生理学研究阐明了BRU的过程，然而其调节机制，尚未完全清楚。破骨细胞、成骨细胞的形成、数量，每个细胞的生理活性，破骨细胞的消失，成骨细胞的相继出现，它们之间的偶联机制，以及每个时相的长短等无疑均为BRU过程的重要环节。BRU的正常进行是维持骨结构与功能完整性的必要条件，而它的异常则是某些骨疾病的病理基础。甲状旁腺功能亢进症患者由于体内甲状旁腺激素（PTH）水平过高，刺激BRU激活率及破骨细胞功能，出现骨质疏松，此时BRU中的成骨细胞制造的新骨为编织骨，所以它被称为纤维囊性骨炎。绝经后快速骨丢失是因为雌激素水平下降，骨的BRU激活率升高而出现高转换及重建负平衡（吸收骨量大于形成）的结果。降钙素、二磷酸盐之类的药物具有抑制BRU激活和破骨细胞吸收活性作用，可以暂时降低骨转换，减缓骨量丢失，但是它们对BRU过程的调节作用尚未获得肯定。目前已知某些细胞因子与局部的骨吸收和骨形成有密切关系，但是它们怎样参与重建过程调控还不清楚。

骨的形态和构造

骨（bone）是一种器官，具有一定的形态和构造，坚硬而富有弹性，有丰富的血管和神经，能不断地进行新陈代谢和生长发育，具有修复和再生能力。骨借骨连结构成人体的支架，具有支持、保护、运动及造血等功能。

■ 骨的形态

根据骨的形态可将其分为4种类型（图1-8）。

长　骨

长骨（long bone）分布于四肢游离部，呈长管状，可分为一体两端。体又名骨干，骨质致密，其中空的腔隙称骨髓腔（medullary cavity），容纳骨髓。骨干的特定部位有供血管和神经出入的滋养孔。骨的两端膨大，称为骨骺（epiphysis），关节面覆有光滑的关节软骨。骨骺与骨干的连接部称为干骺端。幼年期，干骺端和骨干之间有一层具有增殖能力的软骨细胞构成的骺板，又名生长板。到成年期，骺板骨化，长骨不再增长；骨骺与骨干愈合，原骺板处遗留有骺线。

短 骨

短骨（short bone）多成群分布在承受重量而运动较复杂的部位，如腕部和踝部。短骨一般似立方体，有多个关节面，与相邻骨构成多个骨连接。

扁 骨

扁骨（flat bone）分布于头部、胸部和盆部等处，呈板状，围成体腔，支持、保护腔内重要的器官，如颅骨围成颅腔保护脑，胸骨和肋骨参与围成胸腔保护心、肺，髋骨参与围成盆腔保护骨盆内器官。

不规则骨

不规则骨（irregular bone）多分布于身体中轴部，外形不规则，如椎骨和颞骨等。有些不规则骨内具有含气的腔，称为含气骨，如上颌骨、筛骨等。

骨的结构

成人新鲜骨比重为1.87~1.97，每一块骨的形态结构随年龄、营养条件、健康状态和社会环境的变化而不断改变。骨由骨质、骨膜和骨髓组成（图1-9）。

组成人体的细胞、组织、器官对机体起着各自独特的作用。它们各自的结构是在适应整体功能需要的过程中形成的。功能的改变必将导致结构的相应性变化。骨骼为人体运动系统的重要部分，在人体处于静态或动态时，骨骼起支持、杠杆和保护内脏的作用。同时，骨骼也是体内钙、磷的重要储存库及造血的重要场所。因此，骨骼是人体的重要组成部分，必须在其不同功能状态中认识和考察它们的结构。

骨由骨细胞、骨基质、矿物盐和纤维构成。骨的细胞成分包括骨原细胞、成骨细胞（osteoblast）、骨细胞（osteocyte）和破骨细胞（osteoclast）。骨细胞埋置于骨基质中，骨基质为有机的胶原纤维，有矿物盐（主要是钙盐）的沉积，这是骨组织最主要的特点。因此，骨在X线片上呈高密度影。

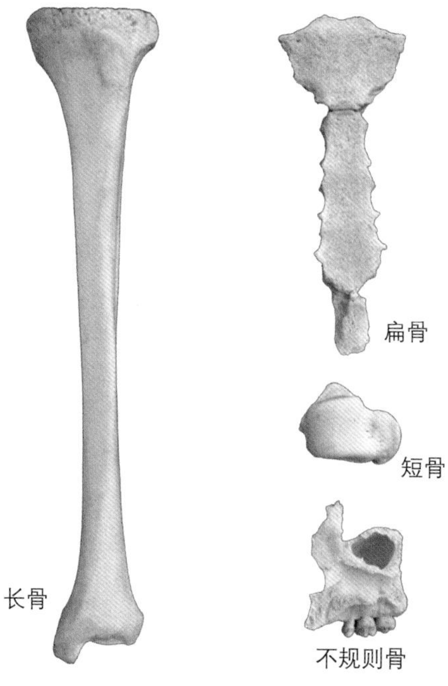

扁骨
短骨
长骨
不规则骨

图1-8 骨的形态

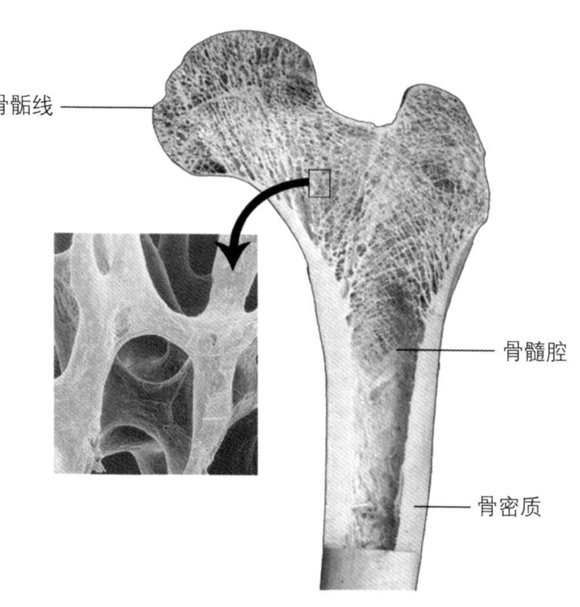

图1-9 骨的结构

人骨骼的外部形态、内部结构也因其生长发育、成熟和衰老等不同阶段而有所不同。依其组织水平上的形态差异，可分为编织骨（woven bone）、板层骨（lamellar bone）、骨皮质（cortical bone）、骨松质（spongy bone）4种。

骨的大体结构

骨质（bone substance）是骨的主要成分。用肉眼观察，骨基本上可分为骨密质（compact bone）和骨松质（spongy bone）两种类型，其主要差别在于骨板的排列方式和空间结构不同。根据骨的生长发育与成熟的不同阶段，又可分为编织骨和板层骨。骨密质又称骨皮质，其骨板排列十分规律，而且所有的骨板均紧密结合，需在显微镜下才能观察到其中的间隙，肉眼看致密无空隙，故得名骨密质。长骨干主要由骨密质构成，骨密质约占人体骨骼的80%。骨松质由针状或片状骨小梁相互连接的立体网格构成。由于骨小梁的空间结构形式疏松，有较多的骨孔（bone porosity），故得名骨松质。骨小梁由数层不甚规则平行排列的骨板和骨细胞构成，较大的骨小梁可含有少数小的哈弗斯系统。骨密质与骨松质具有相同的基本组织结构，即均由板层骨构成，二者的主要差别在于骨板的排列形式和空间结构。骨密质的主要功能是机械和保护作用，而骨松质主要起代谢作用。

在组织学上，编织骨与板层骨是两个相对应的概念。前者是一种原始的不成熟骨组织，而后者则是一种正常的成熟骨组织。

1. 骨密质　骨密质（compact bone）又称骨皮质，较致密，分布于长骨和短骨的骨干、扁骨和不规则骨的表层。骨皮质占体内骨量的绝大部分。其骨板有3种常见排列构筑形式：环骨板、哈弗斯骨板和间骨板（图1-10）。

（1）环骨板（circumferential lamella）：是指环绕骨干外、内表面排列的骨板，分别称为外环骨板（outer circumferential lamella）和内环骨板（inner circumferential lamella）。

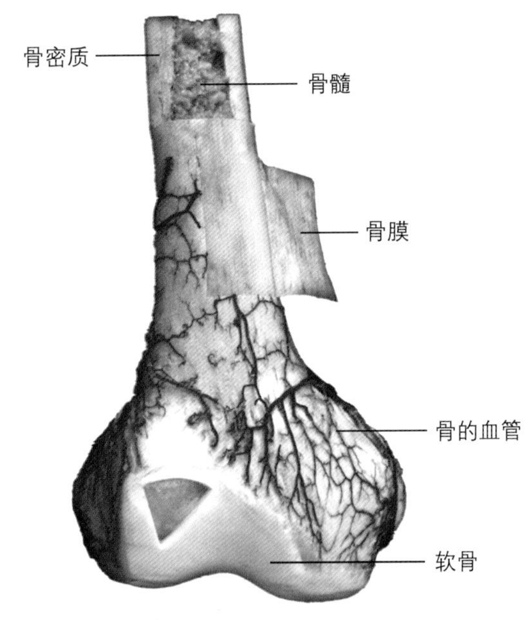

图 1-10　骨的结构

外环骨板居骨干骨皮质的外周表层，由数层到十数层骨板组成，比较整齐地环绕骨干平行排列。其表面由骨外膜覆盖，由骨外膜内层成骨细胞层造骨而成。其内面与哈弗斯系统连结。骨外膜中的小血管横穿外环骨板深入骨质中。贯穿外环骨板的血管通道称穿通管（perforating canal）。其长轴几乎与骨干的长轴垂直。

内环骨板位于骨干的骨髓腔面，较外环骨板薄，层数较少，仅由少数几层骨板组成，不如外环骨板平整。内环骨板层的外邻为哈弗斯系统，并紧密连结，其表面衬以骨内膜，后者与骨外膜不同，由一层薄膜及衬托细胞组成，并与被覆于骨松质表面的骨内膜相连续。内环骨板中也有穿通管走行，管中的小血管与骨髓血管连通。

（2）哈弗斯骨板（Harversian lamella）：介于内、外环骨板之间。从骨干的横切面上观察，哈弗斯骨板是骨干骨密质的主要部分，它们以哈弗斯管（Haversian canal）为中心呈同心圆式多层平行排列，有10~20层，并与哈弗斯管共同组成哈弗斯系统（Haversian system）（图1-11）。哈弗

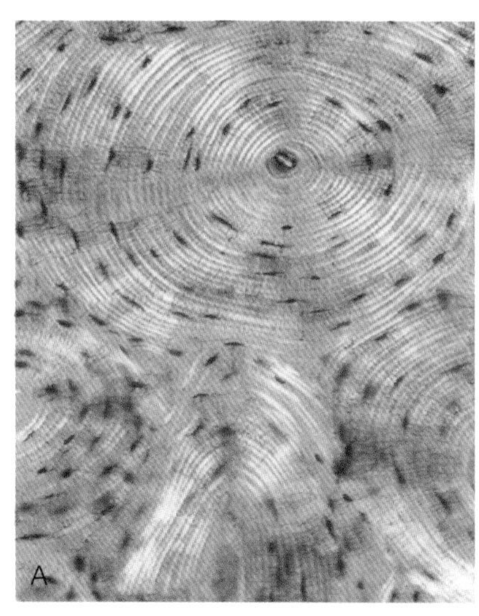

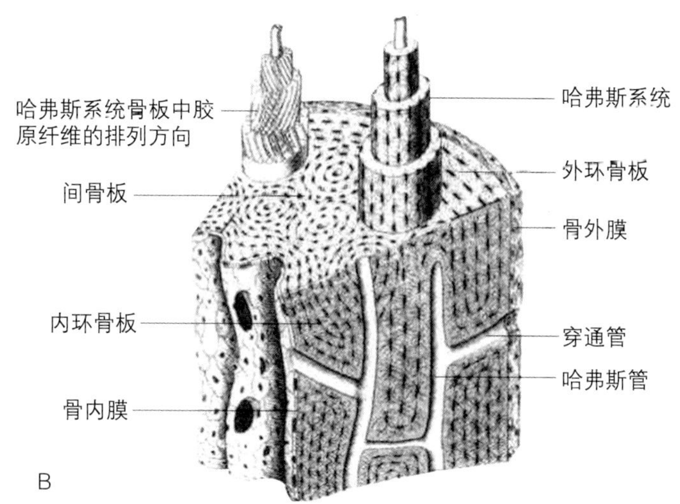

图1-11 骨密质的结构
A.骨结构单位（光镜）；B.骨结构单位（示意图）

斯管也称中央管（central canal），为骨单位的中轴管道，内有血管、神经及少量结缔组织，是否有淋巴管尚有争议。长骨骨干主要由大量哈弗斯系统组成，哈弗斯系统的结构基本相同，故亦称骨单位（osteon）。

哈弗斯管壁的表面有衬托细胞或成骨细胞，这些细胞有胞质突进入骨小管，在板层骨的细胞陷中骨细胞发出胞质突与骨内骨表面的细胞互相进行物质交换，实现其代谢活动。相邻的哈弗斯系统之间有一层矿化不全的骨基质，将哈弗斯系统彼此黏合在一起，但又相互隔离，它被称为黏合面，在组织切片上是一条异染的曲线，称黏合线（cement line）。它把哈弗斯系统彼此隔离成独立的代谢单位，称骨结构单位（bone structure unit，BSU）。

骨单位呈圆柱形，其长轴基本上与骨干的长轴平行。中央管之间还有斜行或横行的穿通管互相连接，但穿通管周围没有同心圆排列的骨板环绕，由此特征可区别穿通管与中央管。哈弗斯骨板一般为4~20层，故不同骨单位的横断面积大小不一。所有骨板的胶原纤维以纵行为主，其中掺以极少量的环行纤维，不同类型骨单位的压强和弹性系数不同，以横行纤维束为主的骨单位最大，以纵行纤维束为主的骨单位最小。每个骨单位最内层骨板表面均覆以骨内膜。表面有层黏合质，呈强嗜碱性，含有大量的骨盐，但胶质很少。在横断面的骨磨片上呈折光较强的骨单位轮廓线称为黏合线。根据生理活动状态，可将骨单位分为发育中的、成熟的和被吸收的3种类型，不同类型骨单位的中央管差异较大。而根据骨盐沉积的情况，又可分为未完全矿化的骨单位和完全矿化的骨单位。前者正处于矿化期间，属于发育中骨单位；后者已完全矿化，属成熟骨单位。

中央管的直径差异较大，长3~5 mm。内衬附一层结缔组织，其中的细胞成分一般为梭形细胞。哈弗斯管内有小血管，有单条的，大多为毛细血管，有时可见到两条，一条是小动脉，另一条是小静脉。骨单位的血管彼此通连，并与穿通其中的血管交通。在哈弗斯管内还可见到细的神经纤维，与血管伴行，大多属于无髓神经纤维，但偶尔也可见到有髓神经纤维。这些神经主要由分布在骨外膜的神经纤维构成，既含有节后交感神经纤维，也含有细的无髓痛觉传入纤维。

（3）间骨板（interstitial lamella）：位于骨单位之间，为哈弗斯系统之间充填的一些形态不规则、大小不等的板层骨，大多缺乏哈弗斯管，称为间骨板，它是骨重建过程中未被吸收的残留部分。间骨板与其周围的骨单位之间有明显的分界线隔离。

2. 骨松质　骨松质（spongy bone）主要构成长骨两端的骨骺部、短骨、椎体、某些扁骨及不规则骨，由骨小梁构成，其形态与排列或构筑方式与骨局部受力方向有关（图1-12）。骨小梁也由骨板构成，但层次较薄，结构简单，一般不显骨单位，在较厚的骨小梁中，也能看到小而不完整的骨单位，呈板状、柱状并相互连结，形成多孔隙结构。孔隙为骨髓腔，其中多为红骨髓。骨松质血管较细或缺失，骨板层之间也无血管。骨细胞的营养则依靠骨小梁表面的骨髓腔血管供给。

骨小梁表面常发生骨重建活动，每一重建过程结束即产生一个新的骨结构单位。体内骨松质的体积远比骨皮质小，但其表面积比骨皮质大许多倍。因此，骨松质代谢比骨皮质活跃。

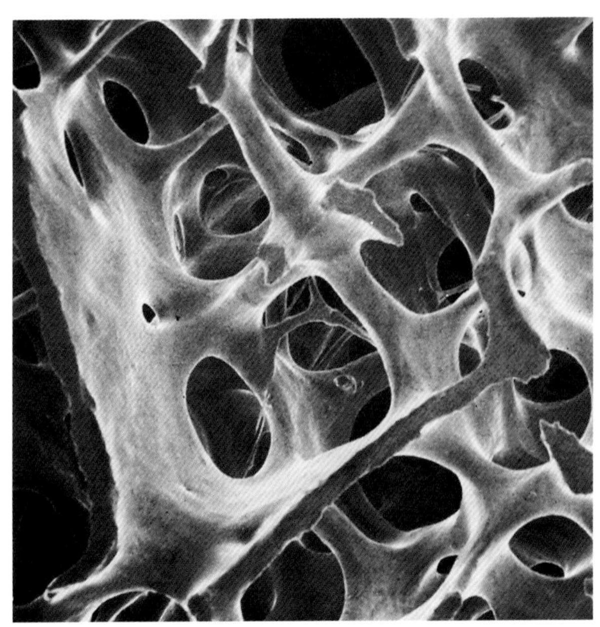

图1-12　骨松质的结构

3. 骨膜与骨表面　由致密结缔组织及某些细胞所组成的纤维膜覆盖在骨的内、外表面，统称为骨膜。包被在骨干外表面的，称骨外膜（periosteum）（图1-9）；衬附在骨髓腔面的则称骨内膜（endosteum）。

骨外膜一般可分为两层。外层较厚，为纤维层，是骨最外的一层薄的、致密的、排列不规则的结缔组织，其含有一些成纤维细胞。结缔组织含有较粗大的胶原纤维束彼此交织成网状，有血管和神经在纤维束中穿行。部分纤维层纤维穿入外环骨皮质，称为穿通纤维（perforating fibers），有固定骨膜和韧带的作用。内层疏松，为骨外膜的新生层，可分化为成骨细胞，在骨折修复中作为生骨细胞的来源。骨外膜内层富有小血管和细胞，主要由多功能的扁平梭形细胞组成，粗大的胶质纤维很少，却含有较多的弹力纤维，形成一层弹力纤维网。内层与骨质紧密相连，并在结构上随年龄和功能活动而发生变化，在胚胎时甚为活跃，直接参与骨的生成，与成骨细胞相似。在成年期骨外膜内层细胞呈稳定状态，当骨受损后这些细胞又恢复造骨的能力，变为典型的成骨细胞，参与新的骨质形成。

早在100多年前就有学者开始进行骨膜移植，利用其内层间充质细胞的成骨转化特性促进骨形成，加速骨折愈合和骨缺损的修复。但在显微外科技术尚未发展成熟以前，移植的骨膜缺乏血供，往往起不到成骨作用，逐步被吸收。1978年，Finley用狗进行了吻合血管的骨膜移植实验，将狗的肋骨骨膜移植到胫骨骨膜长5 cm的缺损区并重建血供，结果该处长出了功能性新骨，并获得骨性连接。此后，吻合血管的骨（膜）瓣游离移植或带蒂转位修复骨缺损开始过渡到临床并得到迅速发展。

骨内膜是一薄层含散在的梭形细胞的结缔组织，除衬附在骨髓腔面以外，也衬附在哈弗斯管表面，以及包在骨松质的骨小梁表面。骨内膜中的细胞也是生骨细胞的来源，并具有成骨和造血功能，同时有形成破骨细胞的可能。成年后的骨内膜细胞呈不活跃状态，遇有骨损伤修复时，骨内膜细胞可分化为成骨细胞或软骨细胞，参与修复过程，恢复造骨功能。

骨表面为骨代谢的部位，包括骨外膜表面、骨内膜表面（包括骨小梁表面）、哈弗斯管表面等。几种表面彼此连接，将骨基质分割，并包裹起来。骨表面上的细胞与血液及骨基质中的骨细胞与周围的骨基质进行物质交换，实现血与骨的交换。因此，骨表面上常进行着骨重建过程（bone remodeling process），使骨不断地得以更新。

骨的组织学

1. 骨的细胞　在活跃生长的骨中有4种类型的细胞：骨原细胞、成骨细胞、骨细胞和破骨细胞。其中骨细胞最多，位于骨组织内，其余3种均分布在骨组织表面或附近。

（1）骨原细胞：骨原细胞是一种幼稚的干细胞，来源于间充质细胞（mesenchymal cell），又称骨祖细胞（osteoprogenitor cell）、前成骨细胞（pro-osteoblast）或前生骨细胞（osteoprogenitor cell）。其细胞分化程度较低，在胚胎期具有分化为多种结缔组织细胞的潜能。在成体结缔组织中仍保留少量未分化的这种间充质细胞，具有增殖和分化的能力。骨原细胞存在于骨外膜内层及骨内膜，可以分化为软骨细胞、成骨细胞，参与骨的生长与修复，也可以融合为骨表面上的破骨细胞。

（2）成骨细胞：成骨细胞（osteoblast）由骨内膜和骨外膜深层的骨原细胞分化而来，常见于生长期的骨组织中。在骨发生或骨折修复过程中，成骨细胞制造新骨，并散在骨基质之中。在参与骨的重建过程时它位于骨的表面，单层排列构成骨表面，并借助其胞质突通过骨细管与基质中的骨细胞相关联。成骨细胞比骨原细胞大，处于不同功能状态时其大小与形状略有差异，功能活跃状态的成骨细胞为方形或柱状。

成骨细胞的细胞核大而圆，位于细胞远离骨表面的一端，核仁清晰、明显。胞质与胞核均嗜强碱性，苏木精—伊红（HE）染色呈蓝色，并对碱性磷酸酶呈强阳性反应，可见许多PAS阳性颗粒，一般认为它是骨基质的蛋白多糖前身。电镜下，呈现典型分泌细胞特征，大量的粗面内质网和位于胞核与细胞基部之间的浅染区发达的高尔基复合体，线粒体丰富，大多呈细长形（图1-13）。

成骨细胞表面存在许多生物素受体，如甲状旁腺激素受体、雌激素受体、白细胞介素-1受体和1，25-羟基维生素D_3受体等，它们影响骨组织的形成和吸收。另外，成骨细胞有活跃的合成并分泌骨内有机质的功能，即组成类骨质（osteoid）的胶原纤维和无定形基质（amorphous ground substance）。胶原纤维的产生过程有细胞内和细胞外阶段。前者包括装配前α链、前α链羟基化等一系列形成前胶原蛋白分子的过程。此时从成骨细胞排出，在细胞外逐渐形成原胶原纤维和胶原纤维。无定形基质为骨内的非胶原蛋白。目前已知有唾液蛋白、硫酸软骨素和类脂等。体外培养成骨细胞的研究证明，成骨细胞能合成和分泌骨基质中的多种有机成分，包括Ⅰ型

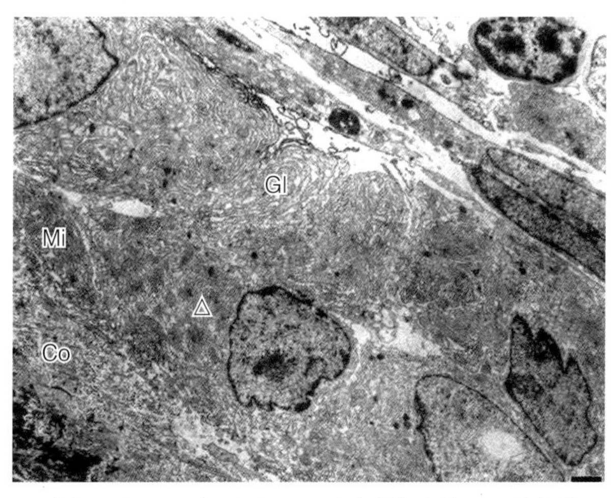

△.成骨细胞；Co.胶原纤维；Gl.高尔基复合体；Mi.线粒体。
图1-13　胎儿骨的成骨细胞电镜像（TEM×8000）

胶原蛋白、蛋白多糖、骨钙蛋白、骨粘连蛋白、骨钙素（osteocalcin）和多种生物活性物质。其中包括一些骨生长因子，如胰岛素样生长因子、Ⅰ型和Ⅱ型转化生长因子β、酸性和碱性成纤维细胞生长因子、血小板衍生性生长因子、骨形态发生蛋白、白细胞介素-1和前列腺素等，它们对骨生长均有重要作用。此外，它分泌的破骨细胞刺激因子和前胶原酶有促进骨吸收的作用。

成骨细胞的主要功能有如下几点。①产生胶原纤维和无定形基质，即形成类骨质，所有骨基质的有机成分均由成骨细胞合成和分泌。②分泌骨钙蛋白、骨粘连蛋白和骨唾液酸蛋白等非胶原蛋白，参与并促进骨组织的矿化（mineralization），在分泌类骨质的同时，并向其中释放基质小泡（matrix vesicle）。小泡破裂，导致矿化，形成新骨质。③细胞表面存在多种骨吸收刺激因子的受体，并能分泌一些细胞因子，调节骨组织形成和吸收。总之，成骨细胞是参与骨生成、生长、吸收及代谢的关键细胞。

成骨细胞的寿命大约2周。一部分成骨细胞在制造新骨的时候将自身埋入新骨之中成为骨细胞；一部分成骨细胞失去成骨活性，变为骨表面上的衬托细胞，成为骨原细胞。

（3）骨细胞：骨细胞（osteocytes）是骨组织中的主要细胞，由成骨细胞而来，包埋在坚硬的细胞间质腔隙中，此腔隙称为骨细胞陷窝。骨细胞的胞体呈扁卵圆形，有许多细长的突起。这些细长的突起伸进骨陷窝周围的小管内，此小管又称为骨细管（canaliculi）。突出物能使骨细胞保持在通道的骨内，便于骨与血液之间交换离子和营养。

相邻的细胞陷窝借助骨细管彼此相通。临近骨内、外膜表面及哈弗斯管表面的细胞陷窝，借助骨细管分别与上述表面相通。骨细胞在陷窝中发出许多胞质突，它们分别进入骨细管与骨表面和其他相邻骨细胞的胞质突，在骨细管内以一种特定的连接方式彼此沟通，进行细胞间的离子和小分子的物质交换。细胞和胞质突之外为一层矿化不全的骨基质，称为骨液，骨液处于细胞和深层骨基质之间。骨液中的矿物质可溶性较强，骨盐的沉积和胶原纤维排列不太致密，易于渗透。通过骨液骨细胞同骨基质间进行物质交换。在生理状态下骨细胞具有吸收骨质和骨生成作用。某些病理因素可引起骨细胞吸收功能增强，这种骨吸收称骨细胞性骨吸收（osteocytic resorption），以区别于破骨细胞性骨吸收（osteoclastic resorption）。骨细胞（骨表面的与骨基质内的）借助胞质突通过骨细管彼此连接，构成网络，分割并覆盖骨基质。血液循环-骨细胞-骨液-骨基质之间不停地进行着物质代谢活动。这不仅维持了骨本身的结构与功能的完整，也使骨参与体内钙平衡的调节活动。

由于骨细胞是由成骨细胞转化而来的，故新形成的骨细胞有许多活跃的成骨细胞的某些结构与功能特征，即含有丰富的粗面内质网、大的高尔基体、许多线粒体及细胞体积较大且含有许多核染质的核。随时间推移，它经历成熟、衰老与死亡。成熟期骨细胞为扁椭圆形，细胞核大多为卵圆形，着色略深，较大，位于胞体的中央；胞质较少，呈嗜碱性。电镜下可观察到粗面内质网与高尔基复合体，但量较少；线粒体比成骨细胞大，但数目少，中心体存在，并可见溶酶体，单纤毛伸入骨陷窝腔内（图1-14），通常含有小的中性脂肪小滴包含物、游离空泡和一些电子密集的微体（图1-15）。用特殊染色显示有糖原颗粒和脂滴。研究发现，骨细胞具有释放柠檬酸、乳酸、胶原酶和溶解酶的作用，认为与形成大而不规则的骨陷窝有关。

骨细胞的功能主要有：骨细胞性溶骨和骨细胞性成骨，参与调节钙、磷平衡，感受力学信号，等等。

（4）破骨细胞：破骨细胞（osteoclast）是多核细胞，胞体较大，直径为20~100 μm（图1-16）。胞内含多个细胞核，一般为10~15个，

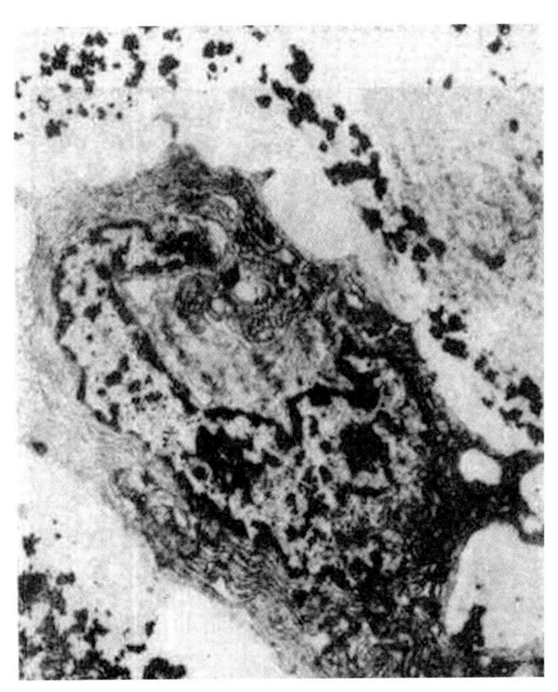

图1-14　骨细胞壁形成不全（TEM，12 800）

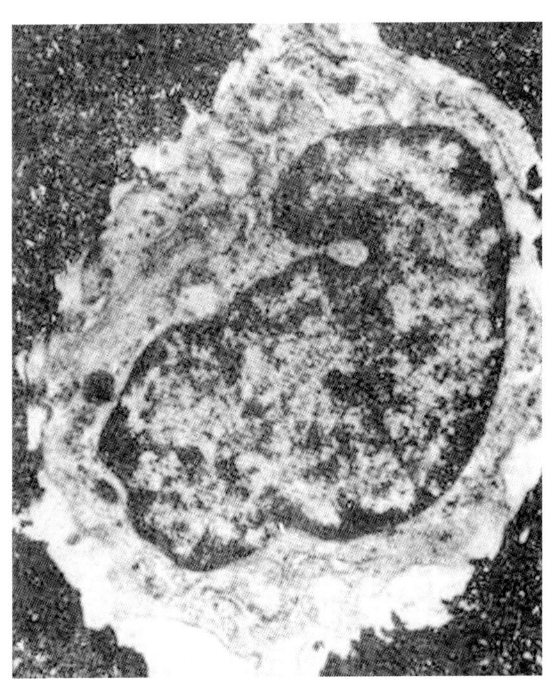

图1-15　钙化完全的陷窝内骨细胞（TEM，12 800）

数目变动范围为2~100个；核的形态与成骨细胞、骨细胞类似，呈卵圆形，染色质颗粒细小，着色较浅；核内有1~2个核仁，染色体不发达。在常规组织切片中，胞质通常为嗜酸性，HE染色呈粉红色。但在一定pH下，用碱性染料染色，胞质呈弱嗜碱性，即破骨细胞呈嗜双色性（amphophilic）。胞质内有许多小空泡，粗面内质网不甚发达而高尔基复合体及线粒体比较丰富。

破骨细胞的数量较少，约为成骨细胞的1%，且细胞无分裂能力，常位于骨组织吸收处的表面。在骨发生和骨折愈合过程中，无论膜内化骨，还是软骨内化骨，破骨细胞吸收未成熟的骨组织（编织骨和矿化软骨）造成吸收陷窝，继而形成吸收腔，破骨细胞位于吸收陷窝内，贴附于尚未吸收的骨质表面。在骨的重建过程和构型过程中，破骨细胞贴附在骨的表面。由于破骨细胞的吸收，该处表面呈浅的陷窝，称为吸收陷窝或郝氏陷窝。

功能活跃的破骨细胞具有明显的极性，电镜下分为4个区域：紧贴骨组织侧的细胞膜和胞质分化成皱褶区（ruffled border region）、亮区（clear zone）、小泡区和基底区域。亮区内含有肌动蛋白微丝，不仅可吸附于骨基质，而且可向一方移动。一旦破骨细胞与基质脱离，亮区即消失。

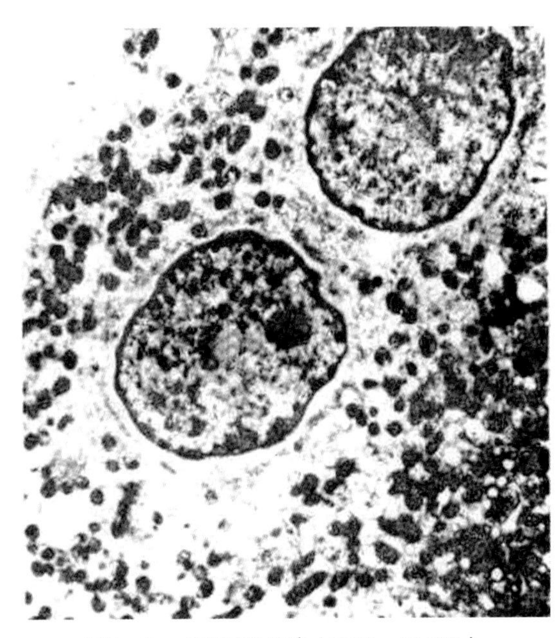

图1-16　多核破骨细胞（TEM，10 000）

破骨细胞移动活跃，能分泌多种物质，如有机酸，可使骨矿物质溶解和羟基磷灰石分解；还可分泌多种蛋白分解酶，主要包括半胱氨酸蛋白酶（cysteinc proteinase）和基质金属蛋白酶（matrix metalloproteinase）两类，可降解基质中的Ⅰ型胶原蛋白。故破骨细胞具有极强的溶骨能力。同时，破骨细胞可吞噬上述矿物质和残余物，进一步进行细胞内消化，并释放出其中可溶性有机物质。此外，破骨细胞能产生一氧化氮（NO），NO对骨吸收具有抑制作用，与此同时，破骨细胞数量也减少。破骨细胞的寿命较短，是因为它来源于血液中的单核细胞。但有一些学者认为，它由血管周围的间充质细胞分化而来。破骨细胞的形态表明它是由多个细胞融合而成的，这种细胞的胞核大都与成骨细胞相似，故一般为多个成骨细胞的融合。

2. 骨基质　骨组织的细胞外矿化的细胞间质称为骨基质（bone matrix），由有机质和无机质两种成分构成。骨基质含水较少，占骨湿重的8%~9%。有机质与无机质随年龄而变化：儿童期二者各占一半；成人骨中的有机成分约为1/3，余为无机质；老年人骨中无机成分更多。

（1）无机质：无机质即骨矿物质，又称骨盐，占干骨重量的65%~75%，主要是固体钙（60%）和磷（27%）。其中磷酸钙占84%，碳酸钙占10%，柠檬酸钙占2%，碳酸氢二钠占2%，磷酸镁占1%。骨矿物质大部分以无定形的胶体磷酸钙和结晶的羟基磷灰石形式分布于有机质中。无定形磷酸钙是最初沉积的无机盐，以晶体形式存在，构成人骨无机质总量的20%~30%。继而组建成结晶的羟基磷灰石［$Ca_{10}(PO_4)_6OH$］$_2$，呈柱状或针状。其表面附着有Na^+、K^+等多种离子。它们位于胶原纤维表面和胶原原纤维之间，沿纤维长轴以60~70 nm的间隔规律地排列。在结晶体周围形成一层水化膜（hydration shell），离子只有通过这层物质才能达到结晶体表面，使细胞外液与结晶体进行离子交换。羟基磷灰石主要由钙、磷酸根和羟基结合而成。结晶体还吸附许多其他矿物质，如镁、钠、钾和一些微量元素，包括锌、铜、锰、氟、铅、铁、铝、镭等。因此，骨是钙、磷和其他离子的储存库。某些放射性元素可结合于骨内，以^{90}Sr的危害最大，可损伤骨细胞与骨髓中的造血干细胞。

（2）有机质：有机质由成骨细胞合成并分泌而来，包括胶原蛋白和无定形基质，其中胶原蛋白占90%，人体的胶原蛋白大约50%存在于骨组织中。构成骨胶原原纤维的化学成分主要是Ⅰ型胶原，占骨总重量的30%，还有少量Ⅴ型胶原，占骨总重量的1.5%。在病理情况下，可出现Ⅲ型胶原。骨的胶原纤维与结缔组织胶原纤维的形态结构基本相同，含有丰富的氨基酸。Ⅰ型胶原由20多种氨基酸组成，如甘氨酸（33%）、丙氨酸、脯氨酸及羟脯氨酸（25%），而不含色氨酸及胱氨酸。骨的胶原原纤维和其他胶原蛋白的最大不同在于它在稀酸液中不膨胀，也不溶解于可溶解其他胶原的溶剂中，如中性盐和稀酸溶液等。骨的胶原原纤维具有这些特殊的物理性能，是由于骨Ⅰ型胶原蛋白分子之间有较多的分子间交联，随着骨代谢不断进行，胶原蛋白也不断降解和合成。

无定形基质仅约占有机质的10%，是一种没有固定形态的胶状物，主要成分是蛋白多糖和蛋白多糖复合物，后者由蛋白多糖和糖蛋白组成，蛋白多糖中的多糖部分为氨基葡聚糖。此外，无定形基质含有许多非胶原蛋白，近年来被分离出来的主要有骨粘连蛋白（osteonectin）、骨钙蛋白（osteocalin）、骨磷蛋白（phosphoryms）、骨桥蛋白、骨唾液酸蛋白、骨酸性糖蛋白-75、钙结合蛋白等。骨粘连蛋白将无机质与骨胶原连接在一起。骨钙蛋白又叫骨钙素（bone gla-protein，BGP），它有两个与钙结合力强的结构部位，但磷蛋白则有许多钙结合部位。然而，它只有一部分是可溶性的，其余同胶原纤维相结合，与骨钙的结合和运输有关。尽管骨有机质中存在氨基葡聚糖，但由于含有丰富的胶原蛋白，故骨组织切片染色呈嗜酸性，还有少量脂质，占干骨重的0.1%，包括磷脂、游离脂肪酸等。

近年来发现，骨无定形基质中还有其他多种重要的生物活性物质，其中一些可能是血源性的，另一些是成骨细胞分泌的，如β_1转化生长因子（TGF-β_1）、骨形态发生蛋白（BMP）、胰岛素样生长因子Ⅰ和Ⅱ（IGF-Ⅰ、IGF-Ⅱ）、成纤维细胞生长因子（FGF）、血小板衍生生长因子（PDGF）、前列腺素（PG）等。骨组织是人体中细胞外基质蛋白分布最为集中的组织。骨基质的特异性是由有机质中的非胶原蛋白所决定的，骨的坚硬性取决于无机质，而其很强的韧性和弹性则有赖于它的有机质，特别是丰富的胶原纤维。有机质与无机质结合，使骨组织具有坚强的支持能力，并能适应物质代谢的要求。

骨 髓

骨髓（bone marrow）存在于骨松质腔隙和长骨骨髓腔内，由多种类型的细胞和网状结缔组织构成，根据其结构不同分为红骨髓（red bone marrow）和黄骨髓（yellow bone marrow）。

1. 红骨髓　红骨髓是人体的造血器官，主要由丰富的血窦和血窦之间的造血组织构成，含有各系不同发育阶段的血细胞。初生时期，骨内充满的全部是红骨髓，具有活跃的造血功能。成年后，红骨髓主要存在于一些扁骨、不规则骨和长骨的骨骺内，以椎骨、胸骨和髂骨处最为丰富，造血功能也最为活跃。

除造血功能之外，红骨髓还有防御、免疫和创伤修复等多种功能。其创伤修复功能主要依靠其中的幼稚间充质细胞，它们保留着向成纤维细胞、成骨细胞分化的潜能。一些学者利用红骨髓培养的骨髓基质细胞植入骨折及骨缺损处，证实它们可促进骨组织形成，有利于骨折的愈合和缺损的修复。

2. 黄骨髓　黄骨髓含有大量的脂肪组织，没有造血功能。大约从5岁开始，长骨的骨髓腔内开始出现黄骨髓，到18岁以后，全身长骨的骨髓腔内的红骨髓几乎全部被黄骨髓取代。黄骨髓虽然没有造血功能，但仍含有少量幼稚的造血细胞团，保持着造血潜能。在某些病理状态下，黄骨髓可重新转化为具有造血功能的红骨髓。

骨的血管、淋巴管和神经

■ 骨的血管

骨骼有丰富的血液循环。尽管不同部位的骨血液供应不尽相同，但是血液与骨之间的交换途径精细地遍布于各个部位的骨内。长骨的血供来自3个方面：骨端、骨骺和干骺端的血管，进入骨干的滋养动脉，骨膜的血管。不规则骨、扁平骨和短骨的血液供应也来自骨膜动脉或滋养动脉（图1-17）。

骨的动脉

1. 骨端、骨骺和干骺端动脉　充足的血液供应是骨组织进行正常生长发育和创伤修复的基础。由于骨组织对缺血、缺氧的耐受力远强于脑组织、心肌等重要生命器官，也明显强于其紧邻的周围神经和肌组织，加上骨组织具有强大的再生修复能力，使得在急重创伤的抢救治疗中，骨组织的血供多被置于从属甚至被忽略的地位。然而，长时间缺血缺氧同样会使骨组织失活，修复

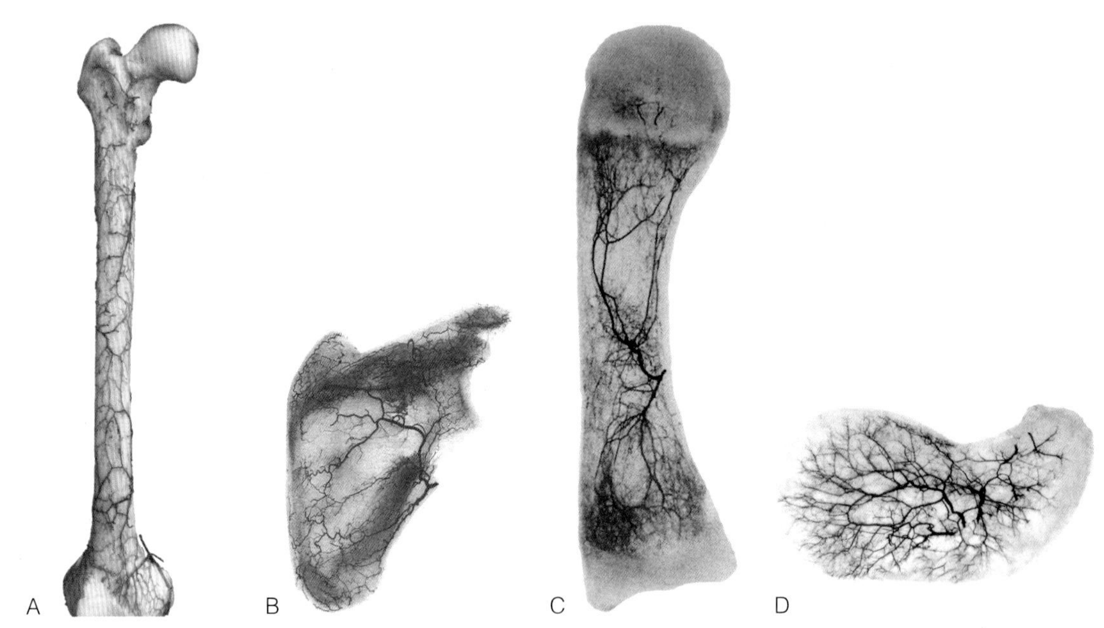

图1–17 骨的动脉来源
A.长骨来自骨膜的血供；B.扁骨血供方式；C.骨内动脉分布；D.短骨的血供方式（手舟骨的动脉）

能力下降，引起骨折不愈合或骨质缺损。

长骨有干骺端动脉、骺动脉穿过骨皮质进入骨内。骨端、骨骺和干骺端动脉来自骨附近的动脉，它们分别在骺板的近侧和远侧经滋养孔进入骨内。幼年时期二者是相互独立的，成年后相互吻合，有升支和降支，每支部有许多细小分支，大部分分支到达关节软骨深面的钙化层或形成襻状动脉网。

扁骨、短骨、不规则骨也以类似的自骨膜动脉或滋养动脉获得血液供应，并在骨膜下呈网状分层排列。

2. 髓内营养系统 滋养动脉是长骨的主要动脉，通过滋养孔进入髓腔，供应长骨全部血量的50%~70%。滋养动脉一般均有1~2支，在骨干中部附近通过皮质内的一个斜行滋养孔进入骨内，达到髓腔后分升支和降支达骨端，沿途发出许多细小分支，大部分呈放射状直接进入皮质骨，并与骨膜动脉、干骺端动脉分支吻合，形成髓腔动脉系统，并游离中性血流供应皮骨；另外一部分进入髓腔内血管窦髓腔内动脉，是髓内的血液供应重要来源，还能供到骨皮质的内2/3或更远的部位，最终穿过内环骨板在哈弗斯系统中吻合，骨髓和骨皮质的毛细血管床互不相通，血液回流也是分开的。进入骨髓血管窦的小动脉，起源于营养动脉的外侧支，同时还有另外一些小动脉供给骨皮质的骨内膜。大约有30%的血液流至骨髓的毛细血管，70%的血液流至皮质毛细血管床。有些学者认为，骨干骨皮质的血供完全由横向的髓内营养动脉分支供给。另有一些学者认为，血运分段供给，即营养动脉的分支供给骨皮质的内侧1/2或者2/3，剩余部分由骨膜血管供血。

3. 骨膜的血管 骨膜系统的血供主要来自周围肌，供应骨皮质的外1/3或外侧一半血供，骨膜深处的动脉吻合成网发出分支进入骨皮质。骨膜血管的分支穿过外环针板与哈弗斯系统内的血管吻合，在骨皮质的外侧部分，可以看到中央管内的许多管壁较薄的小血管与骨膜内的小动脉是相连续的。这样骨膜外表面的一层血管丛，既与骨骼肌中的血管相吻合，又与骨膜内层的血管网互通，形成了骨膜肌血管网与骨膜血管网相通的吻合，使骨干的血液来自双重通道。髓内营养血管中断后，骨膜系统的血液流入整个骨皮质，这是重要的辅助血供来源（例如在严重移位性骨折时）。

骨的静脉

上述动脉均有静脉伴行。长骨具有一个较大的中央静脉窦（central venous sinus），接受横向分布的静脉管道的血液，这些血液来自骨髓的毛细血管床（即血管窦）。横向管道内含有进入骨内膜的小动脉。这些静脉管道可将血液直接引流入中央静脉窦，也可以引流至大的静脉分支内，然后再汇入中央静脉窦。中央静脉窦进入骨干营养孔，作为营养静脉将静脉血引流出骨。

长骨的静脉血，主要经骨膜静脉丛回流。仅有5%~10%的静脉血经营养静脉回流。许多静脉血经骨端的干骺端血管回流，骨膜是骨膜静脉系统的一部分。从骨膜表面的骨干骨皮质出现的内皮管（endothelial tube）称为小静脉。

骨及骨周的血液循环特点

骨干骨皮质内的血流方向与范围仍有争议。一种理论赞成血液离心性流动，认为血液先从骨髓营养系统进入骨内膜面，然后流出骨外膜。倘若骨髓营养系统中断，骨外膜系统仍保留，可提供血液供给，此时血流方向变为向心性流动。这种观点被微动脉造影研究证实。

长骨两端的血供，由周围小孔进入骨骺与干骺端的血管供给。这些小动脉分支进入骨后，进入软骨下区时，血管口径进行性变小，形成终末小血管襻。骨骺与干骺端小动脉和骨髓滋养动脉的终末支形成吻合，供血占整个骨血运的20%~40%。进入骺板的小动脉分支紧靠软骨下区，为软骨提供营养，所以骨骺血供障碍直接影响骺板软骨细胞的增殖能力。软骨基质不能钙化、肥大细胞堆积不能成骨，都会影响软骨内成骨的整个过程。

皮质血管内的血流控制机制尚未明确。在正常的肢体，并非所有的血管同时开放发挥作用，而只是有限的部分血管参与血流的循环过程，另外一些血管处于“静止状态”。在某些情况下（如对侧肢体骨折），大量的血管变为功能活跃状态。

如果骨髓和骨膜的血液循环中断，干骺端血液循环会增加，如果经营养动脉的循环和干骺端血管中断，骨膜血管会发生增殖，使骨膜血流量增加，常常伴有骨膜新骨的形成，当营养动脉的血流中断时，大约内侧2/3的骨皮质缺血坏死，但外侧1/3骨皮质仍成活。相反，当骨膜被剥离仅与骨皮质附着时，营养动脉完好，外侧1/3骨皮质发生缺血坏死，常常伴随骨膜新骨的形成，新骨围绕骨干生长。若营养动脉受压（如应用髓内针时），会发生代偿性骨膜血管增殖，使较大范围的骨皮质获得成活。若髓内营养动脉中断，骨膜从骨干剥离，会发生整个骨干的骨皮质坏死。

在某些情况下，肢体较大的周围静脉血流会发生逆流和迂回至长骨的髓腔。若肢体主要静脉回流障碍，长骨髓内压上升。在急性静脉阻塞的情况下，静脉血流逆行流入股骨远端干骺端，从而可以证实侧支静脉回流经骨髓静脉管道建立。急性和慢性静脉栓塞时，会出现骨深部钝性疼痛或局部压痛等现象，抬高肢体后静脉血回流，疼痛即可减轻。

血液与骨的物质交换途径

长骨有滋养动脉、干骺端动脉、骺动脉穿过骨皮质进入骨内；不规则骨、扁平骨和短骨的血液供应也来自骨膜动脉或滋养动脉；膜血管供应骨皮质的外1/3部分，膜深处的动脉吻合成网发出分支进入骨皮质。上述动脉均有静脉伴行。骨皮质内血管有许多分支分别进入哈弗斯管。哈弗斯管中的血管和骨髓腔中的血液分别与骨表面的细胞进行物质交换。骨表面的骨细胞通过胞质突与同一个骨结构单位中的骨细胞彼此进行着不停顿的物质交换，从而使骨组织（细胞与基质）进行正常的代谢活动。人们饱食之后，大量的钙质经肠道吸收进入血液。血钙必须保持在比较恒定的水平。血液多余的钙质一部分经肾排泄，一部分经骨细胞存入骨液及骨基质内。夜间饥饿时，骨基质及骨液中的钙质通过骨细胞进入血液，以维持血钙的稳定。骨与血液间这种交换较快，称为血钙的迅速调节机制。

骨的淋巴管

骨膜有丰富的淋巴管，但骨质和骨髓是否存在淋巴管目前仍未有定论。

骨的神经分布

骨有丰富的神经分布，其来源主要有3种方式：来自邻近神经干的分支，来自附着于骨的肌、肌腱神经支，来自邻近血管神经丛的分支。

骨的神经纤维可分为有髓神经纤维和无髓神经纤维2种。神经纤维伴随血管进入骨和骨膜后，分布到骨膜或哈弗斯管的血管周围间隙内。通常，有髓神经纤维分布到骨小梁之间、关节软骨下面和骨内膜，无髓神经纤维分布于骨外膜、骨髓和骨的血管壁。骨膜的神经丰富，受伤害性刺激时引起的疼痛觉常剧烈难忍，其中，对张力和撕扯骨膜的刺激尤为敏感。

骨的生物力学特征

骨骼系统随人体活动而受到各种复杂的力。力也称为负荷（load），作用于骨可引起骨的轻微变形。力和变形之间的关系反映了完整骨的结构行为（structural behavior），在中等量的负荷情况下，承受负荷的骨会出现变形，当负荷解除时，骨的原有形状和几何学结构便恢复。如果创伤期超过了其所能承受的负荷，则会引起严重变形，并可能发生骨断裂。决定骨断裂抵抗力和变形特征的主要因素是骨所承受力的大小、方向、面积和几何学，以及组成骨组织的材料特性等。骨所承受的力越大，引起骨的变形就越严重；不同物质特性的骨组织在抵抗断裂和变形时有显著区别。同时，骨的几何结构对抵抗特殊结构方向的力具有一定的特殊性。

生物力学是新兴的交叉学科。骨的生物力学的基本概念是根据已确立的力学原理研究生物体内力学问题的学科分支之一；以骨骼为对象，研究其机械运动规律或特征，是力学与生物学、生理学、解剖学和临床医学等有关学科结合而形成的一门生物力学分支。生物力学在骨科应用上有广泛需要，凡骨折发生的机制、人工关节的研制、固定方法的改进、畸形的矫正、肌腱移位后的作用、牵引力量和角度的计算等都涉及形态结构上的力学分析。对骨的力学与其功能之间关系的研究，可以更好地理解和治疗肌肉骨骼系统的疾病；生物力学的研究分析，能够为临床各种手术设计提供最有效、最合理、最经济的理论依据。

骨的生物力学术语

应力、应变和弹性模量

施加在物体上的外力会引起物体的变形，改变原有的尺度（dimension），在物体内将会产生内力，物体任何一点均会发生变形。变形点称为应变（stain），内力强度点称为应力（stress）。

应变指局部的变形，是形变量与原尺度之比。应力指局部力的强度，是单位面积内各点内力集度的平均值。图1-18显示了两种类型的应力引起了骨的变形，正常的张应力使立方体变薄，立方体的正常应变*E*为立方体侧面的长度改变量（ΔI）与原来侧面长度（*I*）之间的变化率。加在立方体表面的剪应力会使立方体变成平行六面体。剪应力（γ）为原立方体一侧的角度偏向。

应力与应变的关系可以用一个比率表示：$\sum$=应力/应变。在弹性范围内，$\sum$为一常数，称为杨氏弹性模量。对于一种给定的材料，同样可以求得塑形阶段的应力、应变关系，从而得到该材料的屈服极限和强度极限。

骨在任何一点遭受力即产生应变，力过重而超出骨组织所能耐受的极限应力或应变，骨的断裂就会发生。如果组成骨的物质特性发生变化，例如骨软化，造成骨断裂的应力和应变就要比正常组织构成的骨低。

拉力和压力

简单的负荷结构能充分证实一些基本的力学概念，如图1-19、20所示，受力（*F*）和增加棒长度（ΔL）之间的关系用力-变形曲线来表示，开始部分基本上是直线形，直线形曲线部分代表结构的弹性行为，解除负荷变形可恢复。但是随着力的进一步加大，棒的结构就会受到损害，产生失控和屈服，出现明显变形甚至断裂。*Y*点代表了材料的屈服强度（yield strength），*U*点代表了材料的极限强度（ultimate strength），它们在棒负荷力大小方面相互无关。由图可知，棒的力-应变曲线和应力-应变曲线是一致的。因此，从*O*点至*Y*点的弹性区，材料的硬度可以通过应力-应变曲线的坡度进行测量，这个坡度称为弹性模量，而且有单位面积的尺度。弹性模量亦称为相对硬度的量度，与应力的单位相同，也可以是和某一材料发生应力及应变过程有关的比例常数，该常数就是应力/应变，即弹性模量。弹性模量越高，产生一定应变所需要的应力就越大，材料就越坚强。例如钢的弹性模量比骨大约强10倍，极限强度比骨皮质约强5倍。

理解棒所受的应力，取决于所考虑的平面。拉力与轴线呈45° 时的斜截面上，剪应力最大，切应力和正应力的值都等于横断面上正应力的一半。应力的分析对于骨折的临床治疗具有实际意

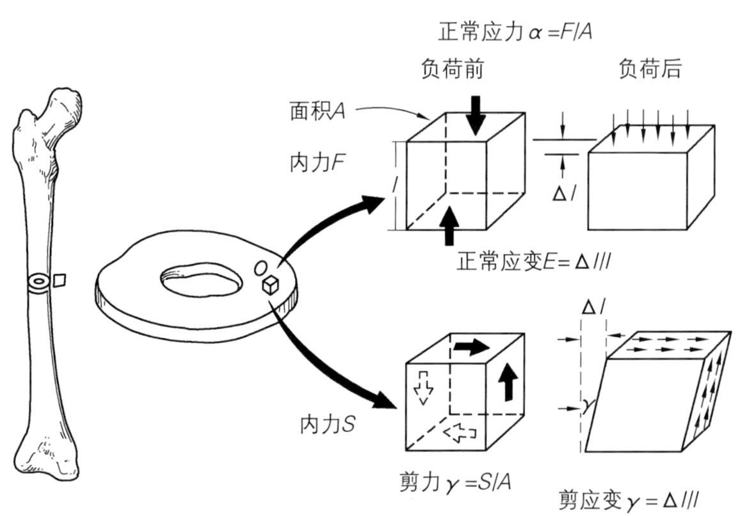

图1-18　股骨干横切面某一点的应力和应变

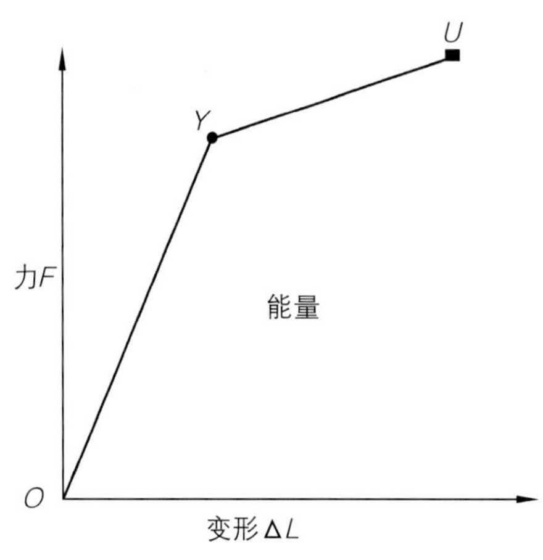

图1-19　棒承受拉力负荷时力-变形曲线

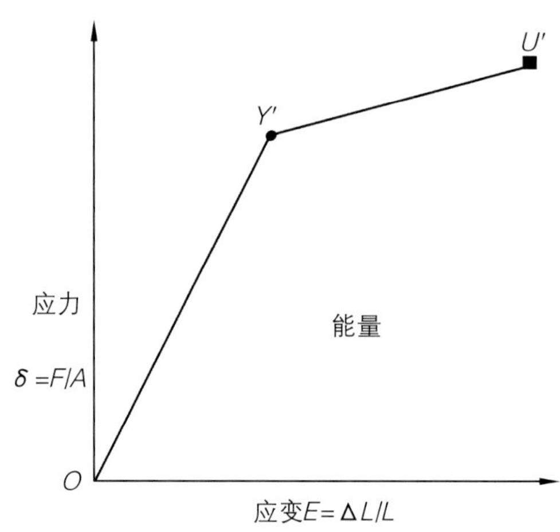

图1-20　棒承受拉力负荷时应力-应变曲线

义。压应力即压力使断面接触，有利于愈合，而拉应力即拉力把断面拉离，剪应力使断面错位，后二者都使断面难以愈合，因此，应当用外力把应力纠正为正压力，有时还需改造断面，才能促进愈合。

弯曲应力

骨弯曲应力是拉应力、压应力和剪应力的组合，而且又非均匀分布。弯曲时，同一体内不同部位同时发生张应力及压应力。如股骨颈既受压应力，又受弯曲的剪应力，胫骨受到的弯曲应力也较明显。骨弯曲时牵拉凸侧使之比原来变长，挤压凹侧使之比原来缩短。介于凸凹之间，既无拉应力，也无压应力，此点的应力、应变均等于零，称为中位轴，即中性层。物体弯曲时，在距中位轴（中性层）最远的边缘层，拉、压应力值最大。

弯曲联合轴向负荷

人体内长骨常易承受压力和弯曲负荷，负荷情况可通过横杆承受压力负荷，但压力方向不通过横杆中心。通过横杆横切面产生的应力，人们发现仅仅是相互无关的轴向力和弯矩作用产生的应力总和。较大的压应力会在横杆的一侧产生，而在横杆的另一侧会产生较小的压应力或张应力，这取决于与轴向力和弯曲负荷有关力的大小。由此可见，骨受不同外力时各点的应力状态不同，有单向、纯剪切和二向应力状态等。因此，骨折与危险点的主应力、主剪应力直接相关。

扭转应力

当骨承受负荷时，若顺其纵轴扭转，在其任何横切面上，都有剪性应变发生。在横向和纵轴方向，同时并存剪性应变和剪性应力。距轴线越远的点处剪应力越大，最大剪应力发生在外边缘点处。但斜切面存在较明显的张应力和压应力，如其受旋转负荷时发生断裂，方向通常是斜形或螺旋形切面走向。平面张应力越大，越易在此平面发生断裂。扭转应力引起的骨折是螺旋骨折，骨折面呈45°螺旋形。由于骨的形状不规则，受力不均匀，断裂时可同时出现几个螺旋形断口，因而多数骨是螺旋形粉碎骨折。

强度和刚度

物体抵抗破坏的能力称为强度。保证骨骼的正常功能，首先要求有足够的强度，即在较大载荷作用下骨骼或骨折内固定后不发生断裂或较大的塑性变形。衡量物体抵抗变形能力的指标称为刚度，其要求骨骼在载荷作用下发生的弹性变形不超过一定范围。在临床工作中，骨折的固定不但要求固定后能承受较大的外力，而且要求内固定物本身的变形不能超过一定限度。如髋部骨折，不仅要求骨折内固定后能支撑肢体活动时的强大外力，而且要求内固定物不能发生较大变形，以免发生髋内翻。

骨的生物力学特性

骨皮质

骨皮质为分布于成熟骨表面的骨密质。骨皮质的材料特性取决于骨组织负荷或变形率。一块骨组织标本很快受力，会比缓慢受力的骨组织产生的弹性模量和极限强度大。而且，很快受力的骨组织比缓慢受力的骨组织吸收的能量大得多。为了表示变形迅速的程度，人们多采用应变率（strain rate）表示骨组织的受力过程。活性正常的骨，承受应变率一般认为低于0.01/s。临床上，创伤性骨折的应变率可超过10.0/s。骨材料的应力–应变特征取决于所应用的应变率，这种材料称为弹性材料，骨的弹性模量和极限强度大约与上升0.06功率的应变率成比例。

骨组织的应力–应变特征很大程度上取决于与负荷方向有关的骨微小结构的排列。骨皮质纵向强度（骨单位的排列方向）比横向强度大，硬度也较强。此外，骨标本和骨单位方向相垂直负荷易于发生骨损伤、碎裂。因此，长骨在其长轴比横轴更能产生对抗力。

实验表明，骨皮质的张力和压力的应力–应变曲线由接近直线的最初弹性区组成。在发生损伤之前，这个区紧接着为屈服和无弹性区，即“塑性”变形。无弹性的应力–应变曲线反映出遍及骨结构的弥漫性与不可逆性的微损伤。在无弹性区负荷的骨组织，去除负荷后，不能恢复到原来的形状。纵向弹力模量的平均值比横向弹力模量大约50%，纵向和横向排列的标本，极限强度在压力方面比拉力要大。横向负荷的标本，在压力和拉力方面都比纵向排列的标本明显减弱。此外，横向排列的标本易于发生损伤，更易于碎裂，在屈服之后，几乎没有无弹性变形。

另外，Reilly和Burstein对纵向排列的方形和柱形标本进行了扭转实验，证实扭矩–移位曲线是非直线性的，骨组织材料的极限强度取决于负荷的类型和承受负荷的方向。标本承受不同类型的负荷，将会产生不同类型的骨折。一般情况下，承受拉力的标本是与承受负荷方向相垂直造成的骨折；承受压力的骨标本，一般情况下在与承受负荷方向形成斜角的平面发生骨折。因为承受压力的标本，其斜面会产生明显的剪应力，导致在剪应力高的平面产生损伤。骨标本承受扭转负荷时，能产生较复杂的骨折类型，骨折面多呈斜螺旋形，形成具有特征的骨组织旋转骨折。骨标本承受弯曲力时，标本一侧产生较高的拉应力，另一侧则产生较高的压应力，骨折类型和纵向排列的标本拉力与压力实验结果是一致的。能量高、应变率很快，会引起严重的粉碎性骨折。临床所见到的骨折常是由复杂的负荷情况造成的，因此，产生的骨折类型也很多。

骨松质

骨松质与骨皮质之间主要的差别是骨松质有较多的孔。骨孔的程度用表观密度来反映。其应力–应变特征与骨皮质有很大的差异，但与很多孔状工程材料相似。骨松质的应力–应变实验表明，弹性作用开始后，紧接着发生屈服，这提示开始发生骨小梁断裂。屈服之后有一持续时间较长的高峰区，造成越来越多的骨小梁断裂。应变大约为0.05时，大部分髓腔被断裂的骨小梁充填。

骨组织的强度和弹性模量受表观密度的影响较大。实验资料表明，骨皮质表观密度约为1.8 g/cm^3，而大多数骨松质标本的表观密度差异较大。整块骨组织的强度大约与表观密度的平方成正比，骨组织弹性模量大约和表观密度的立方成正比。拉力实验表明，骨松质的拉力强度和压力强度大约相等。此外，骨松质的弹性模量在拉力负荷与压力负荷方面大致相同。拉力负荷下的骨松质应力-应变特性，与压力负荷下的应力-应变特性有显著差异。屈服之后，骨小梁进行性断裂，造成拉力负荷很快减低，至低于应变水平。尽管骨松质的拉力强度和模量与压力强度和模量相似，但是骨松质在拉力负荷下的能量吸收能力明显降低。

骨折固定的生物力学

■ 骨折的力学原理

从生物力学观点看，骨折是由应力和机械能分布不均匀引起的。当骨骼系统遭受严重创伤时，骨将会承受很大的应力，当骨某一区域的应力超过骨材料所能承受的极限强度时，就会发生骨折。不同的外力作用时，骨骼产生的应变形式不同，主要有拉伸或压缩、剪切、扭转、弯曲4种变形形式，为人体骨骼变形的基本形式，也因此产生不同的骨折类型。外力作用的形式不同时，所产生的骨折类型也不同。在外冲击力的作用下骨骼形成暴力性骨折。若骨每天承受反复负荷或长时间锻炼，可发生显微镜下可观察的损伤，又称轻微损伤。如果在此基础上不断积聚，超过机体修复的能力，就会产生骨的疲劳性骨折或应力骨折。例如，人体足骨在长期步行中出现“行军骨折”就是疲劳性骨折，这是一种低应力骨折。

■ 骨折治疗的生物力学观点

现今所有的接骨术都在遵循生物学和力学原理的要求，一是保持骨骼的血液供应，二是维持骨的生理和力学环境。如骨折时应用弹性材料固定即是符合生物力学原则的。允许骨端存在一定量的力学刺激，有利于骨膜骨痂形成，促进骨愈合。骨折的固定并不是越牢固越好，应使骨折端的固定维持在最低限度。反之，牢固的固定会由于应力保护和集中造成骨缺血、骨吸收和骨痂发育迟缓的出现。骨折后，充分利用功能性力学环境进行骨的重建，促进骨的愈合、加速新骨生长，也是骨折治疗的生物力学观点。稳定性力学是早期骨折愈合过程中骨痂形成和增进骨折修复的首要条件，适当运用生理应力刺激有利于骨折中骨痂改建。纯张应力或纯压应力和其时断时续性质的应力才有助于骨折的愈合。有研究观察指出，一定的活动量和骨折愈合并不矛盾，实际上，小的剪应力也是被许可的，但剪应力或弯曲力超过一定程度将会导致骨折不愈合或假关节等并发症。

一种已建立的骨折治疗概念是对骨折治疗倾向于采用坚强内固定。骨折的坚强内固定主要是通过在骨折块间或骨折端间的加压，增加骨折块间或断端间的摩擦力，不仅增强了固定的稳定性，有利于骨折愈合，而且骨折端受力后所产生的微细活动可延长组织的炎症反应，造成充血而有利于代谢产物的排出和营养物质的进入。

不同的力学条件决定着骨折不同的愈合方式。①直接愈合：骨折部位固定牢固，直接在接触面内塑形或充填。这种愈合方式没有骨折端吸收的发生，X线片上见不到相关的大量骨痂。②间接愈合：骨折断端不完全稳定，造成骨折端吸收和骨痂形成，由新生骨的充填而获得愈合。

从生物力学角度看，骨折的两种愈合方式只是骨折部位在不同力学环境下所经历的不同愈合过程，两种愈合方式孰优孰劣，尚无定论。直接愈合的效果取决于骨单位的数量，间接愈合则取决于骨痂的数量、质量和改建速度。

骨的内部结构和外部形态都与其所承受力的大小和方向有直接关系。一些实验和临床观察发现坚强内固定后发生骨缺失，而采用弹性模量高的钢材制成坚强内固定加压钢板治疗四肢骨折时，可产生应力遮挡，骨承受的应力减小，引起骨质疏松和骨萎缩，从而使骨折愈合质量受影响，拆除钢板后可能发生再骨折。也有学者认为，这种早期暂时骨缺失与内固定物造成的血供损害有密切关系。

张力带固定的生物力学

张力在生理上一般来自弯曲应力和扭转应力，也出于肌力。骨承受纯负荷时，在紧靠负荷一侧为压力，而另一侧为张力。如人体的股骨、肱骨和尺骨、桡骨是偏心负荷的骨，载荷作用时易受到弯曲应力，造成典型的应力分布，即张力在骨的凸侧，压力在骨的凹侧。因此，骨承受负荷时，不仅由于重量产生压力，而且由于弯曲作用还会产生内压力和张应力。

为了恢复骨折在偏心负荷下的载荷能力，减少内固定装置承受的力，需要一个张力带以抵消对侧弯曲应力。张力带固定的3项先决条件为：①钢板或钢丝能承受张力；②骨能承受压力；③对侧皮质有完整的支撑。

骨折固定中一切固定器均可考虑为对抗张力的带子，因而把它置于张力侧，如接骨板（包括张力带钢丝、克氏针）以张力带原则加以固定，形成坚固的力学系统进行内力分配，对抗和转化张力为压力，使骨折端密切接触，增加接触面压力，有利于内固定的稳定性。

张力带主要用于治疗髌骨、鹰嘴、大粗隆、内或外踝等部位撕脱骨折，钢丝应固定在张力侧。承受功能负荷时，由于肌收缩等因素，张力转化为断端间轴向压力，有利于内固定的稳定。髌骨骨折就是将骨折接触点上的前方皮质相对应点用钢丝紧捆在一起，使骨折这一段保持扭矩平衡。拉力与髌骨面要有一小的弯曲角度，肌腱力矩为对侧骨块的反作用力所抵消，这个反作用力为压力。钢丝固定使肌腱拉力旋转，远侧骨块与近侧骨块接触，腱的拉力越大，骨折面通过的压力就越大。

长骨骨折用钢板固定时，应将钢板置于张力侧，负重时能将钢板受到的张力转化为对对侧皮质的压力，压力随负荷增加而增大。这种应用于张力带侧的加压钢板称为张力带钢板。

钢板固定的生物力学

牢固的内固定有利于骨折早期的一期愈合过程。而治疗晚期，这种坚硬的内固定不利于正常骨塑形，会使骨塑形减慢。钢板是紧贴于骨提供固定的装置，依其功能不同，分为加压钢板、保护钢板、支持钢板和张力带钢板等。对于横形和短斜形骨折需要通过钢板完成加压。

骨折早期，加压钢板固定后，可以替代骨承受外力，但固定处长时间没有力刺激，即产生“应力障碍”影响骨的重建，引起局部骨质疏松、骨萎缩，取出钢板后，有再次骨折的可能。钢板的刚度是骨的10倍左右，从生物力学观点看，钢板内固定治疗骨折，有功能替代、偏心受力和疲劳断裂等不足。

近年来，不少学者为了避免钢板使用中的缺陷，从生物力学角度对内固定材料及性能进行了改进和研究。如一种含玻璃纤维或碳纤维复合材料的合金，其刚度接近骨的刚度，还有足够的强度；还有梯形自动加压钢板，其纵截面为梯形，中间厚，两端薄，位于中央部一侧有自动加压孔，两侧弹性较大，可减少应力障碍等。由于刚度与骨近似，扭转和弯曲刚度比骨强，故有利于骨折固定，以及使用钢板下骨承受更多的力，以避免骨质疏松。为了避免应力障碍，骨折一旦愈合，应尽早取出刚板，以使患肢在控制的日常活动中逐渐承受外力，保证骨骼按正常功能状态重建和塑形。但必须注意的是取出钢板后，局部要给予短期的适当保护。

为防止偏心受力发生，有时用预弯钢板，即将在骨折部的钢板突起，与骨面离开1~2 mm。这样的钢板放在骨上，使对侧断端比同侧有较大的压力，而使骨折端受力均匀，避免钢板对侧张口现象的发生。使用预弯钢板固定后，弯曲部被伸展，由于其弹性回缩，钢板有重新弯曲的趋势，于是使对侧骨折间隙靠拢并产生加压。不过，以前使用的钢板预弯是平滑的弧度弯曲，而生物力学研究证实，只有跨越骨折线最近的两枚螺钉之间的弯曲部分才有作用，所以应利用这两个钢板孔之间相对锐角的弯曲达到更大的加压效果。预弯的缺点是预弯后钢板的弹性回缩力会干扰已获得的复位。

螺钉应用的生物力学

张力带结构中包括螺钉，螺钉是重要的内固定物。螺钉可按其功能、大小、拧入方式和用于何种类型的骨而分为自攻螺钉、非自攻螺钉、拉力螺钉、骨皮质螺钉和骨松质螺钉等。各型螺钉的特点是：自攻螺钉对骨的抓持力较强，但准确性较差，不宜作为拉力螺钉使用；非自攻螺钉能有效清除骨碎屑的机械作用，提高手术的准确性，在较厚的骨皮质中有明显优越性；骨皮质螺钉为全螺纹，无加压作用；骨松质螺钉为半螺纹，常用于骨骺和干骺端；拉力螺钉是一种螺纹仅抓持对侧皮质的螺钉，是完成骨块间加压最有效的方式，主要用于关节内的骺和干骺部骨折的修复。

为了恢复骨的承载能力，必须恢复结构的完整性，因此，不仅要求骨折块间的相互接触，而且要有加压作用。螺钉可单独使用将骨折块压紧，亦可用于钢板固定来平衡张力，防止骨折片的切向移位。螺钉本身产生的张力通常是利用小的扭矩转化为大的轴向力。螺钉一般被用在需要固定力大的部位上，对于固定小的骨折片也特别有用。但在实际应用中，要注意各种应力的联合作用会发生螺钉断裂。如，螺钉所引起的加压力，固定钢板于骨面所致的张力以及旋转剪力，特别是在螺钉承受旋转发生张应力的情况下，更易发生螺钉断裂。在许多不利的条件下，要严格掌握螺钉方向和部位，使骨折端间承受的压力分布均匀，稳定生理应力，骨折端间接触面加大有利于骨折愈合。

髓内针应用的生物力学

髓内针术因其切口小、感染危险小、关节可获得早期无痛活动，一直得到广泛应用。髓内针的应用可分为传统方式和内锁技术两种。

传统的髓内针技术主要适用于四肢长骨的骨折，髓内针在髓腔内起内支撑作用，主要利用其与骨的摩擦力维持固定的稳定性。但对一些稳定性较差的骨折如粉碎性骨折及靠近干骺端的骨折，往往不能提供牢固有效的固定。内锁的应用弥补了传统髓内针的不足，内锁髓内针的设计系依据不同于传统髓内针技术的生物力，内锁髓内针借助远、近两枚锁钉，外力可以不经过骨折部位直接从一枚锁钉传导到另一枚锁钉，能更好地维持骨折部位的稳定性。同时，锁钉的应用大大增强了髓内针的抗旋能力。

总之，根据骨折固定的生物力学特性，临床应用时要重视以下观点：①在固定器材上选择合理的刚度和强度，摒弃片面的内固定越坚强就越好的原则；②固定强度和刚度会出现过大的应力遮挡效应，应该至少维持骨折的稳定性，达到合理的应力重分配，以保持重建中的血液循环，使新骨跨越骨折间隙，促使骨折愈合；③要考虑肌及软组织稳定作用；④遵循骨折愈合中一期愈合和二期愈合所适应的力学环境及力学要求，促进骨折愈合。

骨对损伤的反应

骨折愈合

骨的损伤主要是骨折，骨折是指骨的完整性或连续性被中断或破坏，是骨损伤的一种主要形式。由外伤引起者为外伤性骨折，发生在原有骨病（肿瘤、炎症等）部位者为病理性骨折。骨折发生后常在局部出现疼痛、压痛、肿胀、淤血、畸形、活动受限及纵向叩击痛、异常活动等，一般多可据此做出诊断。骨折愈合是指骨折断端间的组织修复反应，最终结局是恢复骨的正常结构与功能，且不形成纤维性瘢痕，属完全性组织再生。根据显微镜下观察疲劳骨折的愈合过程，可人为地将其分为血肿形成期、肉芽组织形成期、骨痂形成期和骨重建或塑形期4个阶段，各阶段的发展过程相互连接。

血肿形成期

骨折时，断骨的移位会造成周围软组织的损伤。横跨骨折线的血管破裂，血液流入骨折区，并很快形成血凝块，即血肿。血肿内的血小板可以生成血小板源性生长因子。血肿周围的吞噬细胞、毛细血管和幼稚的结缔组织很快融入血肿，后者主要分化为产生胶原纤维的成纤维细胞。一般认为血肿的形成对骨折的修复是有利的，但也有人认为血肿是损伤后的必然规律，甚至有人认为血肿可能有碍骨折愈合。由于血管损伤，致骨折线两侧一定距离的骨因失去营养而死亡。死骨的长短视不同的骨和骨折的部位而异。死亡的骨细胞溶解后留下的空陷窝是辨别死骨的一个标志。骨髓、骨膜及周围的其他软组织由于血供比较丰富，虽有坏死，但其范围不及骨广泛。

肉芽组织形成期

骨折后，除了骨的正常结构被破坏外，周围软组织也有损伤。骨外膜被掀起或撕裂，同时骨的营养动脉和哈弗斯管断裂，大量的血液聚集在骨折端。髓腔、被掀起的骨膜下以及临近的软组织内形成血肿。当髓腔内的血液被吸收时，骨折端有限范围的骨坏死区逐渐明显。在出血和坏死区周围，很快发生无菌创伤性炎症，小血管扩张和组织充血范围常超出骨折区。多核白细胞、巨噬细胞侵入骨坏死区，将骨折端渗出的红细胞血红蛋白、胶原以及骨碎片等物质清除。死骨由破骨细胞消除。随着血肿被清除、机化、新生血管长入和周围大量间质细胞增生，逐渐形成的肉芽组织将骨折端初步连接在一起，这一过程在骨折后2~3周内完成。此时骨折断端存在一定的弹性成角活动，骨折部位有水肿和压痛。X线片可见少量膜内骨化影，但尚无软骨内骨化现象。

骨折后7~10 d，新骨开始形成，且至少要延续到骨折愈合完成之后。骨折区损伤组织刺激细胞增生，在骨折端形成一团在结构上和来源上都是复合性的组织，称为骨痂。骨痂有两种：包绕于骨折外围，来自骨外膜的膜内骨化及部分软骨内骨化的新生骨称为外骨痂；包绕于髓腔内层，来自骨内膜的膜内骨化及软骨内骨化的新生骨称为内骨痂。

骨折后24 h内，骨折端附近的外膜开始增生、肥厚，以后骨膜血管网弯曲扩张、新生血管伸入骨膜深层，开始膜内骨化。外骨膜对骨折愈合起重要作用，通过形成的桥梁骨痂具有稳定骨折端的能力。外骨膜的成骨细胞增殖较快，主要在外骨膜深层，从远离骨折断端的部位开始。最初仅为一薄层细胞，很快形成一层厚的成骨细胞增殖层，进一步形成外骨痂。与此同时，骨折断端髓腔内的内骨膜和骨髓的成骨细胞也以同样的方式增殖产生新骨，充填在骨髓腔内，形成内骨痂，是骨折端愈合的主要来源。而骨折断端之间充填着因血肿机化而形成的纤维结缔组织，大部分转变为软骨，软骨细胞经过增生变性，骨化到成骨，称为软骨内骨化。内、外骨痂相连，形成桥梁骨痂，又经过不断的钙化，强度足以抵抗肌的收缩力，此时骨折达到临床愈合，这一阶段需要6~12周完成。此期完成时，骨折局部水肿消散，压痛消失，骨折端无异常活动；X线片上可显示出内、外骨痂骨化已从骨折两端会合；血肿被机化形成软骨内骨化，由呈现云雾状、斑片状逐步发展到密度均匀，连成一片，呈梭形，骨折线可见。

骨痂形成期

在这一阶段，骨痂内的新生骨小梁逐渐增加，排列渐趋规则，骨折端的坏死骨部分经过血管和成骨细胞、破骨细胞的侵入，完成清除死骨和形成新骨的爬行替代过程。原始的膜内和软骨内骨化形成的骨痂，从幼稚的网质骨被改造为成熟板状骨。有时也可见残留的网质骨灶。这一过程需8~12周完成。

骨重建或塑形期

骨的塑形主要受应力的影响，是成骨细胞与破骨细胞共同活动的结果。根据生物力学需要，应力大的部位有更多的新骨沉积，不足的部位通过膜内化骨而得到补充，而机械功能不需要的多余骨痂则被吸收。总之，机械应力在骨结构和外形根据需要而塑形的过程中，激发了局部反馈机制，使塑形过程得以进行。塑形在骨折愈合过程中已开始，且持续至骨折愈合后一段较长时间。要恢复以前的正常结构，通常要几个月至几年。

骨折对位好则骨愈合中塑形较快，使骨折愈合处塑造结实，髓腔再通，骨髓组织恢复，骨折线消失，恢复以前的正常结构。而成人的严重成角畸形、重叠、骨短缩等愈合，经塑形是难以纠正的，但在小儿经长时间塑形能部分和完全纠正。旋转畸形，不论成人或小儿，均难改善。

影响骨折愈合的因素

骨折部位的骨膜、骨皮质、骨髓和周围软组织均不同程度参与骨折愈合过程，该处的各种细胞、细胞外基质成分等也处于一个动态微环境中，且受到生长因子、激素、营养物质、氧张力、pH和复位后的力学稳定性等多个因素的影响。此外，治疗方法不当，如复位不及时或复位不当、过度牵引、不合理固定、手术操作影响及不正确的功能锻炼均可影响骨折的顺利愈合。因此，影响骨折愈合的因素有全身情况和骨折局部情况两方面。

全身因素

1. 年龄　老年人的组织再生和塑形能力差，因此，愈合速度慢。如老年人股骨干骨折愈合需4~6个月，而青壮年则需3~4个月，儿童1个月左右即可愈合。

2.性别　性别对骨折愈合也有影响。有报道表明，男性骨不连的概率是女性的4倍，但肥胖和绝经女性肱骨骨不连的概率高于男性。

3. 全身健康情况　有营养不良、全身衰竭和某些疾病，如骨软骨病（成人佝偻病）、糖尿病、维生素C缺乏病、梅毒及老年性骨质疏松等，被认为是抑制骨生成的因素。维生素C缺乏能抑制胶原和骨的形成；维生素D缺乏可以影响新骨的钙化过程；维生素A过多，会使破骨细胞的吸收作用过强，使骨干弯细、骨皮质变薄、骨的脆性增加。

局部影响

1. 局部的血液供应　影响骨折愈合最根本的因素在于局部的血液供应。从骨折愈合过程中可以看出，无论是膜内成骨还是软骨内成骨，都有新生血管参与，成骨组织的生长主要取决于血液供给的多少。这些新生血管来自骨外膜、骨内膜、骨断端的髓腔，以及骨折周围的软组织，它们不仅供给组织营养，其内皮细胞还可以形成成骨细胞和成软骨细胞。因此，一切影响血液供应的因素都会影响骨折愈合。例如骨折端的血供障碍、软组织损伤程度等。

2. 骨折端的接触　骨折端接触的紧密程度主要是指骨折端对位接触的紧密程度，嵌入骨折比骨折端有间隙或明显分离的骨折容易愈合，如果骨折端有软组织嵌入或骨质存在缺损，则愈合更为困难，甚至不能愈合。在骨折端存在接触的基本条件下，骨折端面积大，开放的髓腔面积也较大，就会有较大范围的血管区供给骨痂生长的需要，有利于骨折的愈合。此外，当骨折端之间形成纤维性骨痂以后，接触面积大的骨折，其骨折端之间所受到的应力较小，可能受到的应力干扰也较小，对骨折的愈合有利。

3. 软组织嵌入　骨折断端之间如有肌、肌腱、筋膜等软组织嵌入，妨碍骨折端面的接触，阻碍骨痂会合，常造成骨折延迟愈合或不愈合。

4. 骨质缺损　开放性骨折如有大块骨组织缺损或手术中将游离的碎骨片取出后未经植入或植骨，使骨折断端不能接触并有较大凝血块不易骨化，造成骨折延迟愈合或不愈合。

5. 局部感染　骨折的感染一般因开放性骨折或切开复位因固定引起。感染引起长时间局部充血、化脓性骨髓炎、有死骨形成及软组织坏死，影响骨折愈合。

6. 神经供应的影响　如截瘫、小儿麻痹和伴有神经损伤的患者发生肢体骨折，愈合较慢。

7. 引起骨折的原因　电击伤和火器伤引起的骨折愈合较慢。

骨科影像解剖学

X线检查

X线与骨科影像简史

众所周知，20世纪以后的骨科学发展与X线密不可分。1895年德国科学家伦琴利用他发现的X线为其夫人拍摄出的人类第1张X线图片就是手部的骨骼图像。时至今日，普通放射学检查中与骨关节疾病有关的仍占约40%。

骨骼含有大量钙盐，密度高，同其周围的软组织形成鲜明的对比；而在骨骼本身的结构中，周围的骨皮质密度高，内部的骨松质和骨髓比皮质密度低，故也有明显的差异。由于骨与软组织之间具备良好的自然对比，因此，普通X线摄影即可使骨关节清楚显影，而骨关节结构、疾病也易于显示出来，经观察、分析可得出诊断。毋庸讳言，X线摄影也存在二维成像、多结构影像重叠、密度分辨率较低及不能很好区分各种软组织的层次等不足之处。近四十年来，放射学领域成像技术、方法的不断进展使影像学发生了巨大变革，CT、MRI的发展，极大地改进了骨关节系统的成像、显示能力，对X线检查是很好的补充和必要的深化，但它们并未（也不可能）取代或终结常规X线检查，廉价、有效和方便等突出优势使普通X线检查仍是骨关节成像的首选。

四肢长骨X线影像解剖

四肢长骨与关节的X线影像有其共性，现分述如下。

1. 小儿四肢长骨的X线影像解剖

（1）骨干：管状骨周围由骨密质构成，为骨皮质，含钙多，X线表现为密度均匀致密影，外缘清楚，在骨干中部最厚，近两端处较薄。骨干中央为骨髓腔，含造血组织和脂肪组织，X线表现为由骨干皮质包绕的无结构的半透明区。骨皮质的里、外两面（除关节囊内部分以外）均覆有骨膜，称为骨外膜和骨内膜。骨膜为软组织，X线片不能显影。

（2）干骺端：为骨干两端的较粗大部分，由骨松质形成，骨小梁彼此交叉呈海绵状，周边为薄的骨皮质。顶端为一横行薄层致密带影，为干骺端的临时钙化带，是骨骺板软骨干骺端末端软骨基质钙化，经软骨内成骨即为骨组织代替，形成骨小梁，经改建塑形变为干骺端骨松质结构。此临时钙化带随着软骨内成骨而不断向骨骺侧移动，骨即不断增长。骨干与干骺端间无清楚分界线。

（3）骺：为长骨未完成发育的一端。在胎儿及儿童时期多为软骨，即骺软骨，X线片上不显影（图1-21）。骺软骨有化骨功能，在骨化初期于骺软骨中出现一个或几个二次骨化中心。X线表现为小点状骨性致密影。骺软骨不断增大，其中的二次骨化中心也不断由于骨化而增大，形成骨松质，边缘由不规则变为光整。

（4）骺板（骺盘）：当骺与干骺端不断骨化，二者之间的软骨逐渐变薄而呈板状时，则称为骺板。因为骺板是软骨，X线片上呈横行半透明线，居骺与干骺端之间，称为骺线（epiphyseal line）。骺板不断变薄，最后消失，即骺与骨干结合，完成骨的发育，X线也表现为骺线消失。

2. 成年人的四肢长骨　成年骨骼的外形与小儿骨骼相似，但骨发育完全。骺与干骺端结合，骺线消失，只有骨干和由骨松质构成的骨端（图1-22）。骨端有一薄层壳状骨板为骨性关节面，表层光滑，其外覆盖一层软骨，即关节软骨，X线上不能显示。成年长骨骨皮质较厚，密度高。骨端各部位所承受重力、肌张力以及功能活动不同，其骨小梁分布的比例和排列方向也不同。

CT检查

CT与骨科影像简史

CT于1969年由Hounsfield设计成功，并于1972年投入市场。其图像质量好，密度分辨率高，不仅能显示组织结构的横断面解剖的空间关系，而且可分辨出密度差别小的脂肪、肌和软骨等组织，易查出病灶，并能确定其部位、范围、形态及结构。随着CT设备、技术的不断更新、改进，多排螺旋CT（muti-slice CT，MSCT）问世，其采集的大容量信息可用于各种重建与后处理，大大提高了影像的时间分辨率和空间分辨

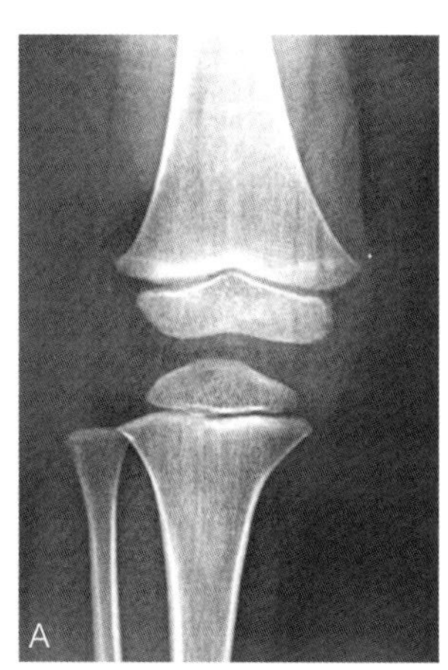

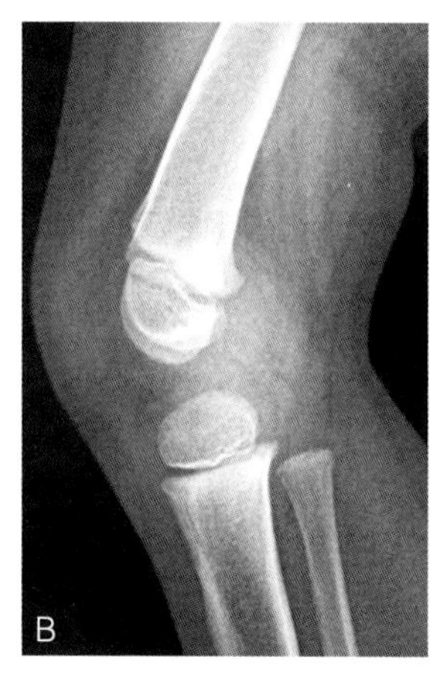

图1-21　正常小儿膝关节X线解剖
A.正位；B.侧位

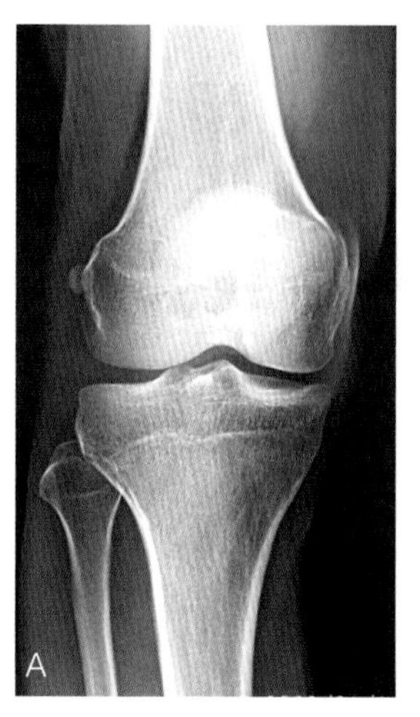

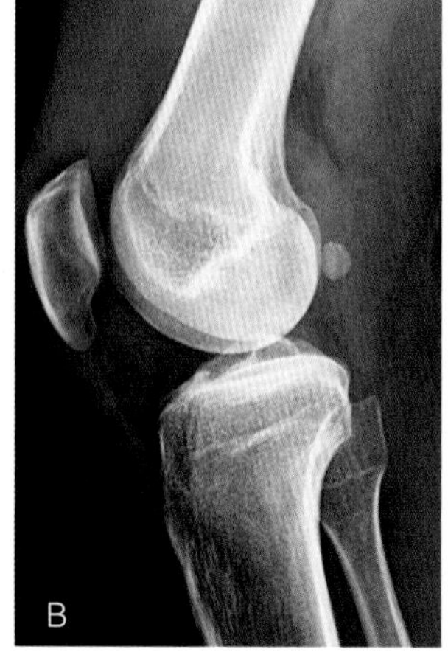

图1-22　正常成人膝关节X线解剖
A.正位；B.侧位

率，其三维容积成像技术可逼真、直观地再现骨骼系统及其与周围结构的立体解剖关系。

长骨、四肢关节与软组织的CT影像解剖

1. 检查技术　四肢CT检查需同时进行两侧肢体横断面扫描，以便两侧对照观察。根据病变的性质和范围决定层厚，一般为0.5 cm或1.0 cm。调节窗位与窗宽以分别观察骨和软组织结构。

2. 骨关节结构　CT以横断面图像显示骨皮质、骨松质、骨髓腔、关节软骨及邻近的肌、脂肪和肌腱等（图1-23）。

3. 软组织结构　CT能显示四肢肌分隔及大的血管与神经结构，因此，CT可用于观察软组织疾病，确定病变范围和性质（图1-24）。

MRI检查

MRI与骨科影像简史

MRI技术出现于20世纪70年代，随后得到迅猛发展，已经成为最先进的医学影像检查技术之一。MRI目前主要依靠的是氢原子核发射的信号成像，这是因为氢原子核（质子）具有最强的磁矩，而且在人体中含量也最丰富。骨骼肌系统的各种组织有不同的弛豫参数和质子密度，MRI具有良好的天然对比，能很好地显示骨、关节和软组织的解剖形态，加上各个方向的切面图像，能显示X线片甚至CT无法显示或显示不佳的组织和结构，如关节软骨、关节囊内外韧带、椎间盘和骨髓等，且能很好分辨各种不同的软组织，MRI中脂肪、肌、肌腱、神经、血管都有不同的信号特点。

长骨、四肢关节与软组织的MRI影像解剖

1. 检查方法　MRI检查需根据受检部位选择不同的体线圈或表面线圈，以提高信噪比（signal-noise ratio），使影像更为清晰。自旋回波是最基本的扫描序列。T_1WI可显示细致的解剖结构，用于观察骨髓及皮下脂肪内的病变。T_2WI用于显示病变累及软组织的范围。根据关节和疾病的不同而用冠状面、矢状面和横断面扫描。

2. 正常MRI表现　皮下脂肪和骨髓在T_1WI、T_2WI和质子密度像上均呈高信号；骨皮质、空气、韧带、肌腱和纤维软骨呈低信号；肌和关节透明软骨呈中等偏低信号（图1-25）。

3. 骨关节疾病　应用高分辨力表面线圈可提高四肢大关节的成像质量，良好地显示肌腱、神经、血管、骨和软骨结构。对膝和髋关节的应用较多。

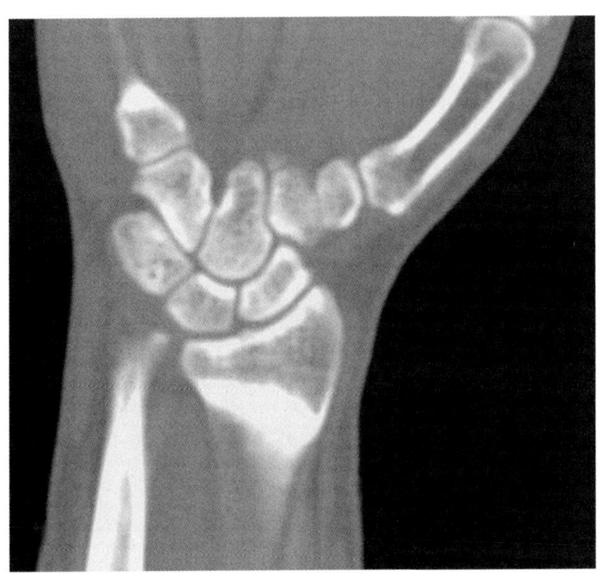

图1-23　骨关节CT像

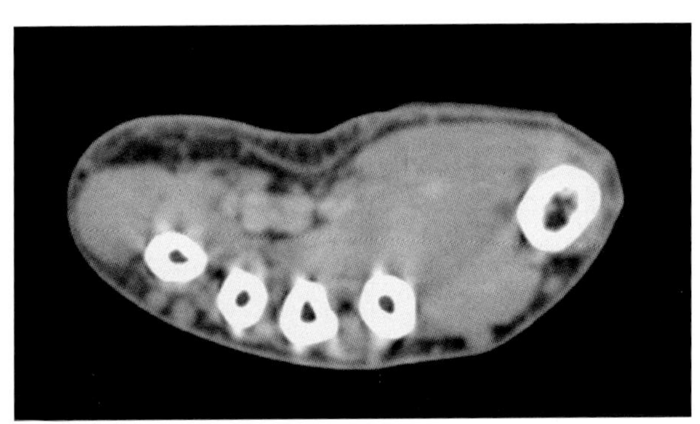

图1-24　骨和软组织CT像

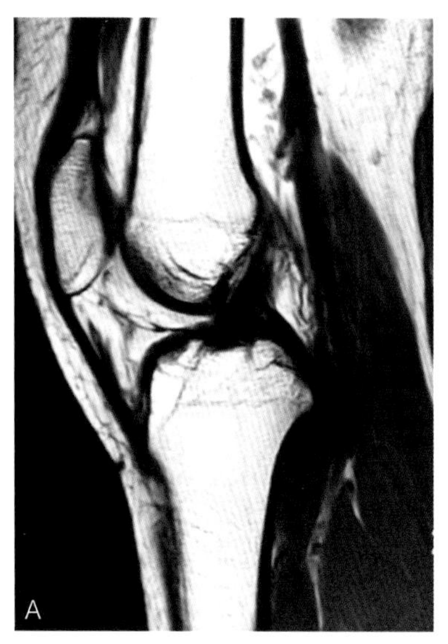

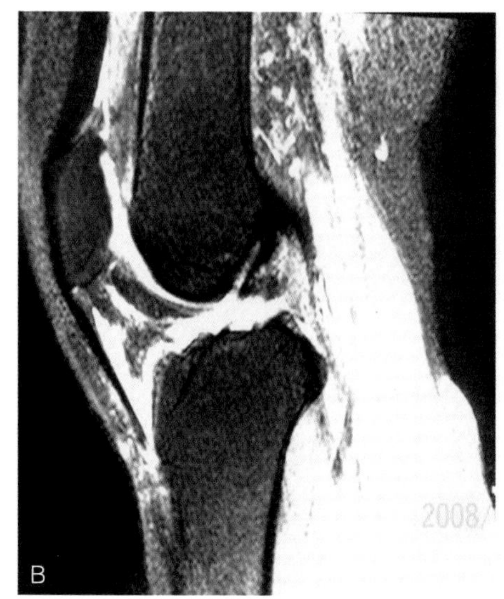

图1-25　正常膝关节MRI像（矢状切）
A. MR T_1WI表现；B. MR T_2WI表现

在膝关节，MRI主要用于检查外伤所致的半月板断裂和韧带撕裂。半月板断裂多发生在后角，以矢状面T_1WI最为敏感，于断裂处信号增高，T_2WI可帮助显示关节内积液和出血。MRI诊断的准确率可超过90%，比关节造影和关节内镜检查敏感。膝关节外伤引起胫侧副韧带、腓侧副韧带撕裂可在冠状面T_1WI上显示，表现为韧带中断或不见。十字韧带撕裂在矢状面T_1WI上表现为外形不完整、断裂，在低信号的韧带内出现高信号。这些疾病在X线或CT上是难以显露的。

在髋关节，MRI主要用于早期诊断股骨头缺血性坏死和观察疗效。其征象出现早于X线、核素成像和CT，且具有一定的特异性。在冠状面T_1WI和T_2WI上，股骨头内出现带状或半月状低信号区，其关节侧还可见强度不等的信号。

此外，MRI对于检查手部腱鞘囊肿、肩袖破裂和踝关节外伤也有一定的帮助。

（罗涛　邱士军　温志波　汪华侨）

参考文献

1. 冯传汉, 虞大年. 中国近代骨科学的历史背景和发展. 中华医史杂志, 1992, 22(4): 193-202.
2. 冯传汉.中国现代骨科史料. 北京: 北京大学医学出版社, 2004.
3. 王树寰. 临床骨科学. 上海: 上海科学技术出版社, 2005.
4. 徐达传, 钟世镇. 实用临床骨缺损修复应用解剖学. 北京: 中国医药科技出版社, 2000.
5. 徐达传, 钟世镇. 临床解剖学的回顾与展望—庆祝中国解剖学会临床解剖学分会成立. 中国临床解剖学杂志, 2007, 25(1):5-6.
6. 胥少汀, 葛宝丰, 徐印坎. 实用骨科学. 2版. 北京: 人民卫生出版社, 2002.
7. 曹建忠. 骨内科及骨外科诊断学. 北京:人民卫生出版社, 2002.
8. 成令忠, 钟翠平, 蔡文琴. 现代组织学. 上海: 上海科学技术出版社, 2003.
9. Brieger GH. The development of surgery. Textbook of Surgery by Christopher. 12th ed. W B. Saunders, 1981.

10. Howorth MBA. Textbook of Orthopedics. Chapter I, History of Orthopedics. W B. Saunders Company, 1982.
11. Wang CM, Wu LT. History of Chinese Medicine. The Tientsin Press, 1932.
12. Brockband W, Griffiths DL. Orthopedic surgery in the sixteenth and seventeenth centuries. J Bone Joint Surg, 1948, 30B:365−557.
13. Williams PL. Gray's Anatomy. Churchill livingstone, Pearson Professional Limited, 1995.
14. Moore KL. The Developing Human. 8th ed. Saunders Elsevier, 2008.
15. Crane JL, Cao X. Bone marrow mesenchymal stem cells and TGF−β signaling in bone remodeling. J Clin Invest, 2014, 124(2):466−472.
16. Chen H, Senda T, Kubo KY. The osteocyte plays multiple roles in bone remodeling and mineral homeostasis. Med Mol Morphol, 2015, 48(2):61−68.
17. Patel CG, Yee AJ, Scullen TA, et al. Biomarkers of bone remodeling in multiple myeloma patients to tailor bisphosphonate therapy. Clin Cancer Res, 2014, 20(15):3955−3961.
18. Standring S. 格氏解剖学：临床实践的解剖学基础[M]. 41版. 丁自海, 刘树伟主译. 济南: 山东科学技术出版社, 2017.
19. 汪华侨. 功能解剖学. 3版. 北京: 人民卫生出版社, 2018.
20.汪华侨.局部解剖学. 2版. 北京: 北京大学医学出版社, 2018.
21. Biel A. 推拿按摩的解剖学基础. 4版. 丁自海, 汪华侨主译. 济南: 山东科学技术出版社, 2014.

2

肩　部

肩部是上肢与胸背区相连的部位。本章重点介绍三角肌区、肩胛区和腋区的组成、内容及相互之间的毗邻关系，以及肩部X线解剖关系，并简要介绍肩部前内侧入路、腋路、肩上方弧形入路、肩关节后侧入路的解剖层次和毗邻关系。

肩部是上肢与胸壁的移行区，通过一系列的关节和肌与躯干相连，这对保证上肢能最大限度灵活、自由运动有重要意义。本区最大的特点是无论在骨、关节、肌或神经血管的配布上均与躯干密切相关。此外，由于肩关节是活动的枢纽，做肩部所有结构都直接或间接为肩关节的自由活动提供有利条件。

肩部的分区和表面解剖

肩部分为三角肌区、肩胛区和腋区。

在三角肌区，隔滑动的皮肤和稀疏的颈阔肌可触及锁骨、肩峰、肩锁关节和胸锁关节，其中肩峰居肩的顶端，是测量上肢长度的标志。锁骨中1/3下方的凹陷为锁骨下窝，是由三角肌、胸大肌和锁骨围成的三角，头静脉于三角处折转注入深静脉。肥厚的三角肌使肩的外貌圆隆。臂前屈时，肌的前缘可见。三角肌麻痹萎缩或肩关节脱位时，肩峰突出，形成“方肩”。锁骨外端突出而肩峰下陷者见于胸锁关节脱位或锁骨骨折。肩峰、喙突、大结节三点连成一三角形，两侧对比，可作为肩部脱位或骨折的诊断参考。

在肩胛区可触及肩胛冈、肩胛骨骨缘及上角、下角。上肢自然下垂时，肩胛骨上、下角分别平对第2肋和第7肋，是计数肋骨的标志之一。肩胛冈根向内平第3胸椎棘突，是计数椎骨的标志之一。

三角肌区的喙突居锁骨外1/3下方、肱骨头上方，指向前外下。喙突外缘有喙肩韧带与肩峰内下缘相连。喙突、肩峰和喙肩韧带组成喙肩弓，从上面保护肩关节。喙突内缘有胸小肌抵止。喙突尖端有肱二头肌短头和喙肱肌起点。腋血管神经束经过锁骨中1/3及锁骨下肌后方向下外行，通过喙突内下方一横指处，其中腋静脉居内侧，腋动脉居外侧，臂丛的外侧束、后束和内侧束及其分支分别围拥腋动脉的外、后、内方。

三角肌区和肩胛区

三角肌区系指该肌所在范围浅、深结构的总称。肩胛区位于肩胛骨的后面。

浅层结构

三角肌区皮肤较厚，浅筋膜较致密，有腋静脉的臂外侧皮神经分布。三角肌包绕肩关节，分前、中、后三部分。此区皮肤厚，浅筋膜致密，肌层由浅入深有斜方肌、背阔肌、冈上肌、冈下肌、小圆肌和大圆肌。三角肌区前面有锁骨上神经分布，肩外面有臂外侧上皮神经分布。覆被三角肌和胸大肌的筋膜很薄。头静脉行于三角肌胸大肌间沟内，于锁骨下窝处注入腋静脉或锁骨下静脉。肩胛区皮肤较厚，耐磨耐压，是修复足部皮肤缺损的较好皮瓣（由旋肩胛动静脉皮支供应）。斜方肌、大圆肌和背阔肌的筋膜很薄，冈下肌筋膜厚而坚韧，第1~6胸神经内侧皮支水平外行，以第3内侧皮支最长，管理肩胛区的感觉。

头静脉（cephalic vein）沿肱桡肌与肱二头肌之间向外上方，经前臂外侧皮神经的表面，沿肱二头肌外侧缘上升，至臂的上1/3处，头静脉位于三角肌胸大肌间沟内，与胸肩峰动脉的三角肌支伴行，然后经行锁骨下窝，经胸大肌锁骨头的后面，穿锁胸筋膜，经腋动脉的前面，至锁骨的稍下方注入腋静脉。少数头静脉末端可注入颈外静脉或锁骨下静脉，亦有以2支分别注入腋静脉、颈外静脉和锁骨下静脉三者中的2支。

深筋膜

肩胛筋膜

肩胛筋膜（scapular fascia）覆盖于肩胛骨前后各肌的表面，依其被覆盖肌的名称而命名。冈上筋膜（supraspinous fascia）覆盖于冈上肌的表面，附着于肩胛骨冈上窝的边缘，此层筋膜不甚发达。冈下筋膜（infraspinous fascia）位于冈下肌和小圆肌的表面，比较发达，具有腱膜性质，附着于冈下窝的边缘，在冈下肌和小圆肌之间，向深面发出不明显的肌间隔，因而形成冈下肌和小圆肌鞘。肩胛下肌筋膜（subscapular fascia）被覆肩胛下肌，不甚明显。

三角肌筋膜

三角肌筋膜（deltoid fascia）分为浅、深层，构成三角肌的筋膜鞘，浅层位于三角肌的表面，较厚，在肌束之间向深部发出小隔，并沿三角肌胸大肌间沟与胸筋膜深层相连。深层位于三角肌和肩关节囊、冈下肌、小圆肌之间，沿三角肌后缘移行于肱三头肌筋膜和冈下肌筋膜。

肩部肌

三角肌区和肩胛区有三角肌、胸大肌、肱二头肌、肱三头肌、冈下肌、小圆肌、肩胛下肌、斜方肌、背阔肌、肩胛提肌、菱形肌、大圆肌。其中，以下几块肌对肩关节功能有较大影响。

三角肌

三角肌（deltoid）是一个底向上尖向下的三角形肌，位于肩部皮下，肩部的膨隆外形即由此肌所形成（图2-1）。前缘借三角肌胸大肌间沟

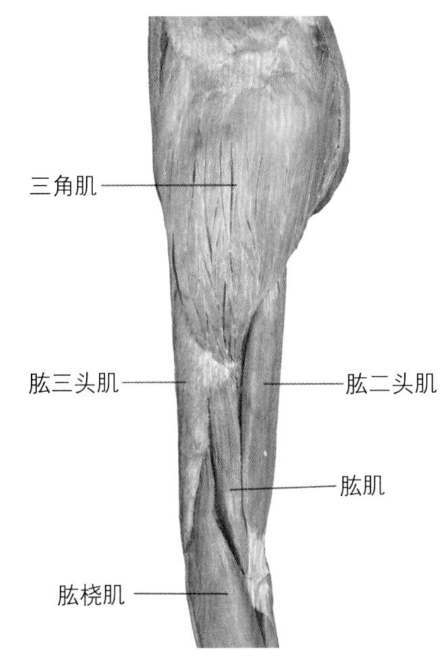

图2-1　三角肌

与胸大肌锁骨部相隔；后缘游离，自前而后，遮盖喙肱肌、肱二头肌、肱三头肌的外侧头和长头的上部小圆肌和冈下肌的外侧部。恰对斜方肌止点而起自锁骨外侧1/3的前缘、肩峰外侧缘、肩胛冈下唇和冈下筋膜。肌纤维向外下方逐渐集中，止于肱骨体外侧面的三角肌粗隆。该肌的深面，三角肌筋膜深层与肱骨大结节之间，有一恒定的较大黏液囊，称三角肌下囊。由此囊膨出许多突起，尤其是突入肩峰下面的最明显，称为肩峰下滑囊。该囊易产生变性、损伤、粘连，因而引起肱骨头向上移位固定，产生肱骨上举困难。从三角肌深面观察，可发现该肌纤维束为多羽状，因此该肌比较肥厚而有力，但其活动范围有限，收缩时可使肱骨外展70°。其前部和后部肌束的结构与中部不同，为彼此平行的肌纤维，前部肌束使肱骨前屈及旋内，后部肌束使肱骨后伸及旋外，前部及后部的最下部肌束使肱骨内收。该肌最主要的作用是使肩关节外展。三角肌受腋神经支配。

冈上肌

冈上肌（supraspinatns）起于冈上窝，向外行经喙肩弓之下，以扁阔之腱止于大结节最上部小骨面，且与关节囊紧密结合形成肩袖的顶和肩峰下囊的底。因此，它是肩峰下区极其重要的内容之一，也是肩部容易出现问题的常见部位，最终发生肩关节功能紊乱。冈上肌是肩关节外展活动开始15° 的发动者。由于它是形成肩袖最关键的部分，而肩袖对维持肩关节稳定是非常重要的结构。因此，冈上肌对肩关节的主动运动有特殊意义。当冈上肌发生断裂或退行性变时，肩关节外展60°~120° 时会出现疼痛（痛弧综合征）。

冈下肌

冈下肌（infraspinatus）位于肩胛骨背面的冈下窝内，部分被三角肌和斜方肌遮盖，为三角形的扁肌，比冈上肌发达（图2-2）。起自冈下窝及冈下筋膜，肌纤维向外逐渐集中经肩关节囊的后面，止于肱骨大结节和关节囊。其腱与关节囊之间，可有一滑膜囊，即冈下肌腱下囊。此肌收缩时，可使肱骨外旋，它受肩胛上神经支配。

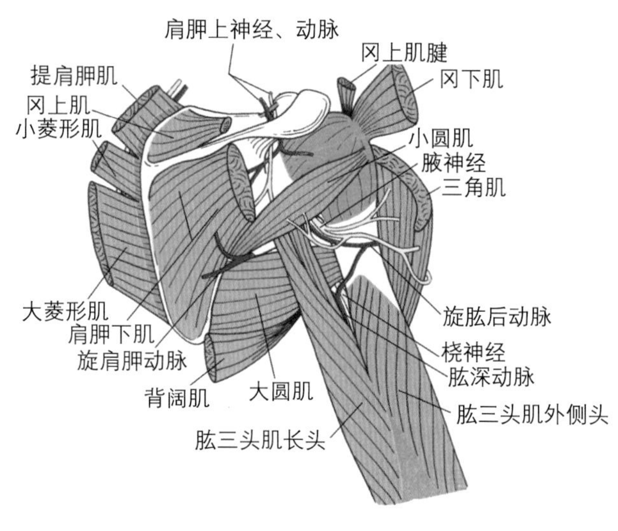

图2-2　肩胛区肌

小圆肌

小圆肌（teres minor）为圆柱形的小肌，位于冈下肌的下方，大部分被三角肌所遮盖。起自肩胛骨外侧缘的上2/3背面，肌束向外移行于扁腱，抵止于肱骨大结节的下压迹和肩关节囊，形成肩袖的后部，在肩关节囊的后方紧密愈着不易分离，有外展肩关节的作用，受腋神经支配。

肩胛下肌

肩胛下肌（subscapularis）为一个三角形的扁肌，位于肩胛下窝内，前面与前锯肌相贴。肌纤维起自肩胛骨的前面，肩胛下筋膜和附着于肌线的结缔组织（图2-3）。肌纤维斜向外上方，移行于扁腱。此腱经肩关节囊前面，抵止于肱骨小结节、肱骨小结节嵴的上部及肩关节囊前壁。腱与关节束前面之间，有肩胛下肌腱下囊。此肌收缩时，使肱骨内收并旋内，关节运动时，向前牵拉肩关节囊。它受肩胛下神经支配。

由于肩胛下肌腱形成的肩袖与肩关节囊前

方有着极其密切的关系，而肩关节脱位的主要病理变化是关节囊前下部撕裂及肱骨头移位，常发生关节盂缘或关节盂唇撕裂，有时也可见肩胛下肌腱撕裂，若修复不完善，将是造成肩关节习惯性前脱位的原因之一。习惯性肩关节前脱位的治疗方法虽然很多，但肩胛下肌关节囊重叠缝合法，即Putti-Platt法或肩胛下肌抵止部外移法（Magnuson法）有效地加强了关节囊的前壁，可保持肱骨头与关节盂正常的解剖关系，从而达到治疗目的。

冈上肌、冈下肌、小圆肌、肩胛下肌共同组成肩袖（图2-4）。从肩关节侧方观察，肩袖附着于肱骨头的次序，由前向后逆时针的顺序是在3~1点的位置，相当于肩胛下肌腱，腱宽3.9 cm，即前袖。1~11点为冈上肌腱，即袖顶的位置，腱宽2.3 cm。11~9点为冈下肌和小圆肌的联合肌腱，即后袖，腱宽4.7 cm。其中1点（相当于喙突的位置）和11点（相当于肩峰的位置）相当于袖顶（冈上肌腱）的前后界。肱骨头粉碎性骨折时，做Jones肌腱形成修补术，重建肌腱袖的附着点，做关节囊切开时有参考意义。

大圆肌

大圆肌（teres major）位于冈下肌和小圆肌的下侧，其下缘为背阔肌上缘遮盖，整个肌呈柱形，比小圆肌强大。起自肩胛骨外侧缘下部和下角的背面及冈下筋膜。肌束向上外方集中，经过肱三头肌长头的前面，移行于扁腱与肱骨内侧之间，附着于肱骨小结节嵴。在该腱与肱骨内侧之间有大圆肌腱下束。此肌的作用与背阔肌相似，使肱骨后伸、旋内及内收，可用作移位替代肱三头肌功能。

胸大肌

胸大肌（pectorelis major）位于肩关节前方，是胸前壁较为宽厚的一块肌。胸前的外形很大程度上取决于此肌的形态（图2-5）。

胸大肌有3个起端，即锁骨部（锁骨内侧半）、胸肋部（胸骨和上位5~6肋软骨）和腹部（腹直肌鞘的前壁）。肌腹呈扇形，向外上集中呈“U”形扁腱止于大结节嵴（结节间沟外侧唇）。胸大肌的构造特点之一是不同起点的纤维有不同的止端。锁骨部的纤维向外形成扁腱的

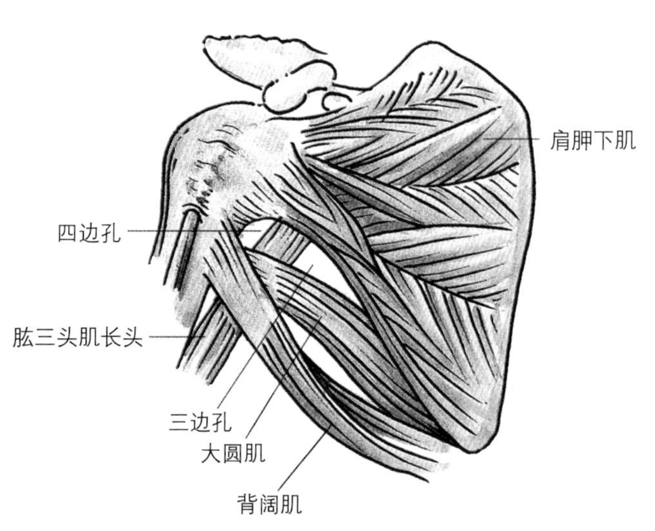

图2-3 肩胛下肌（前面观）

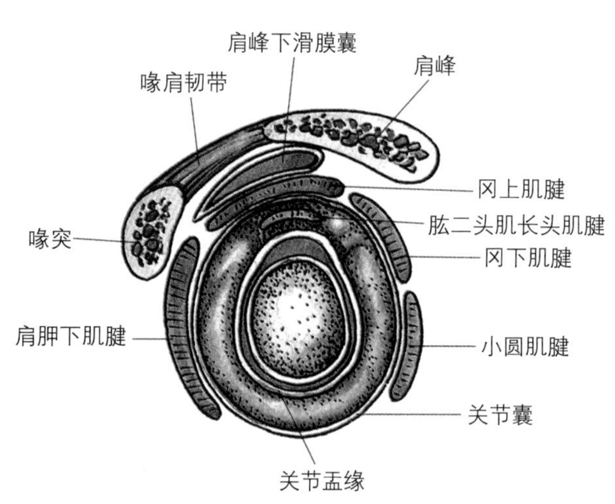

图2-4 肩袖的组成

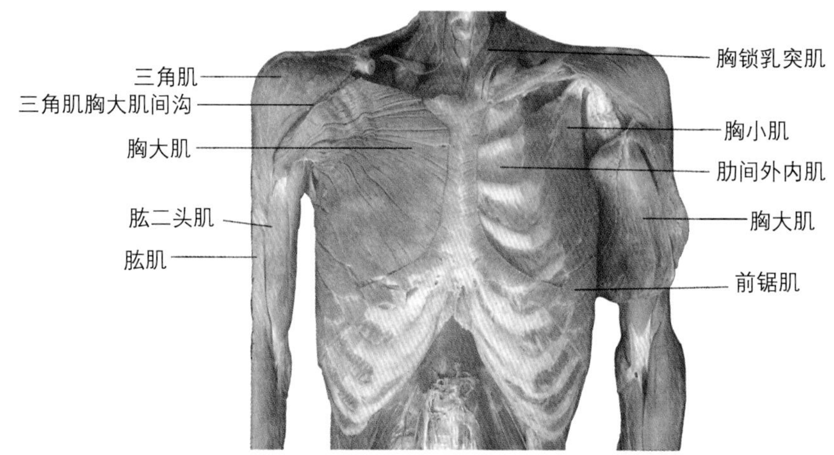

图2-5　胸大肌

前层，位于外侧的纤维止于外侧唇的上端，内侧部的纤维止于外侧唇的下端。胸肋部和腹部的纤维向上外，位于锁骨部纤维的下后方。这一结构使上臂外展时，上、下肌束的伸展度相同。胸大肌收缩时能使肱骨内收及旋内，胸肋部可使举起的上肢后伸，帮助呼吸；锁骨部收缩能使肩关节屈曲。

在胸大肌与三角肌之间，有明显可触及的三角肌胸大肌间沟，沟中有头静脉，位于肩关节前方，是肱骨外科颈前内侧入路、肩关节前内侧入路中应该注意的一个局部地区，也是三角肌与胸大肌天然分界的有用标志。当手术修复剥离三角肌与胸大肌的联合处时，要注意沿三角肌胸大肌间沟进入锁骨下静脉的头静脉，一旦损伤，其近端可能回缩，不易止血。

胸大肌的血供有多个来源，其中以胸肩峰动脉的上、下胸肌支，腋动脉发出的胸肌支，胸廓内动脉的前肋间动脉和穿支较为重要，还有胸最上动脉的胸肌支等。不同来源的血管，在肌内有丰富的吻合。

背阔肌

背阔肌（latissims dosi）位于腰背部和胸部后外侧皮下，为全身最大的阔肌，呈直角三角形，上内侧部被斜方肌遮盖，以腱膜起自下6个胸椎棘突、全部腰椎棘突、髂嵴外侧唇后1/3（图2-6）。以3~4个肌齿起自下3~4个肋骨外面。肌纤维斜向外上方，逐渐集中，经腋窝的后壁、肱骨的内侧绕至大圆肌的前面，于大圆肌腱外侧移行于扁腱，止于肱骨小结节嵴。此肌收缩时使肱骨后伸、旋内及内收。拉高举的上臂向背内侧移动。背阔肌受胸背神经支配。血液供应主要由胸背动脉提供。胸背动脉的长度为7.4 cm，起点外径0.2 cm，通常分出内侧支和外侧支入肌。临床上常做背阔肌转位移植或肌皮瓣移植，以修复上肢、颈部、面部及胸部等处大面积缺损。

肱二头肌

肱二头肌（biceps brachii）有长、短头，长头以长腱起始于肩胛骨的盂上粗隆及关节盂的后缘，经肱骨结节间沟、结节间韧带的深面穿出肩关节囊。长头肌腱经过结节间沟时周围包以结节间腱鞘。此鞘与肩关节束相通，由肩关节囊的滑膜突出而成。此腱经常由于损伤，造成与周围组织慢性粘连，导致上肢上举困难，后伸时疼痛。短头与喙肱肌共同起自肩胛骨喙突尖（图2-7）。

肱二头肌有1个额外头者占21.0%，2个额外头者占1.7%，3个额外头者占0.2%，长短两头于肱骨中点处互相会合，形成一纺锤状的肌腹，向下移行于肌腱和肱二头肌腱膜，抵止于桡骨粗隆的后部。肱二头肌跨过肩肘两个关节，可以使臂和前臂前屈，受肌皮神经支配。

在肩胛区有三边孔和四边孔。

三边孔有两个，一是内侧三边孔，位于四边孔的内侧，由上界小圆肌、下界大圆肌及外侧界肱三头肌长头围成，孔内有旋肩胛血管通行（图2-8，9）；下方三边孔位于四边孔的下方，由上界大圆肌、外侧界肱骨干（肱三头肌外侧头）及内侧界肱三头肌长头围成，孔内有桡神经通过。

四边孔是肩关节后方的一个约拇指大小的间隙，上界为肩胛下肌（前）和小圆肌（后），下界为大圆肌，内界为肱三头肌长头，外界为肱骨外科颈。腋神经由此间隙出现于肩后部，外界为

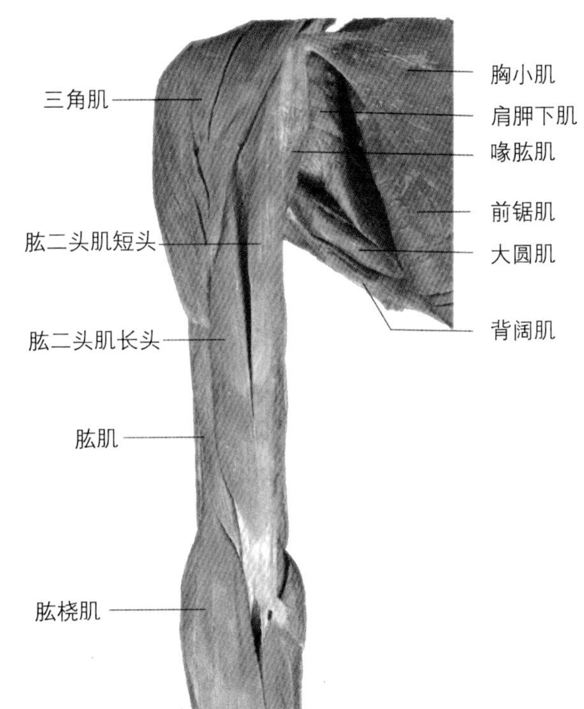

图2-7 肩臂部肌

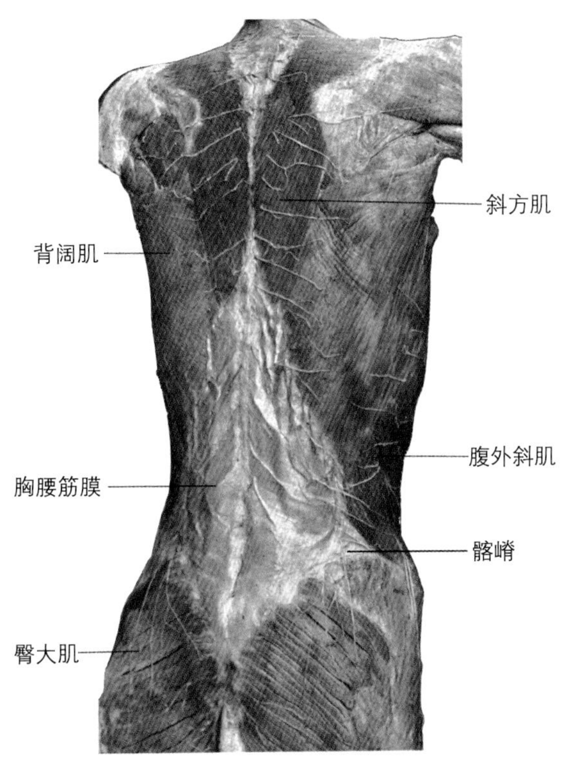

图2-6 背阔肌

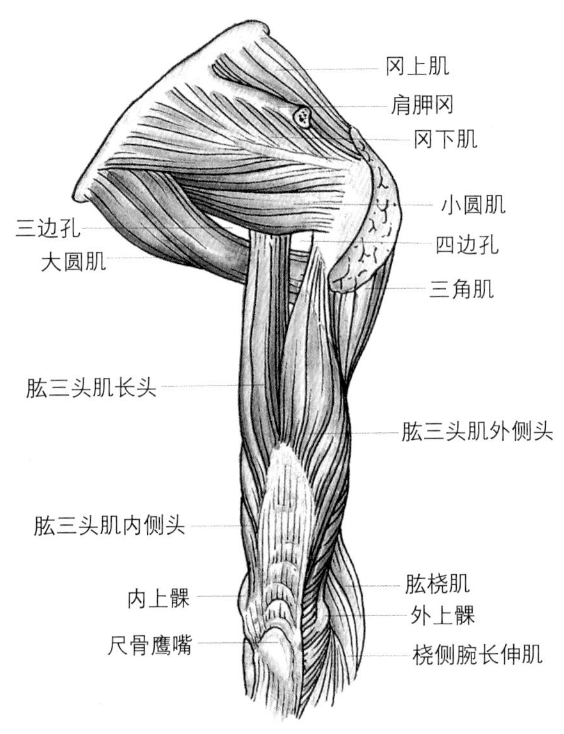

图2-8 三边孔和四边孔

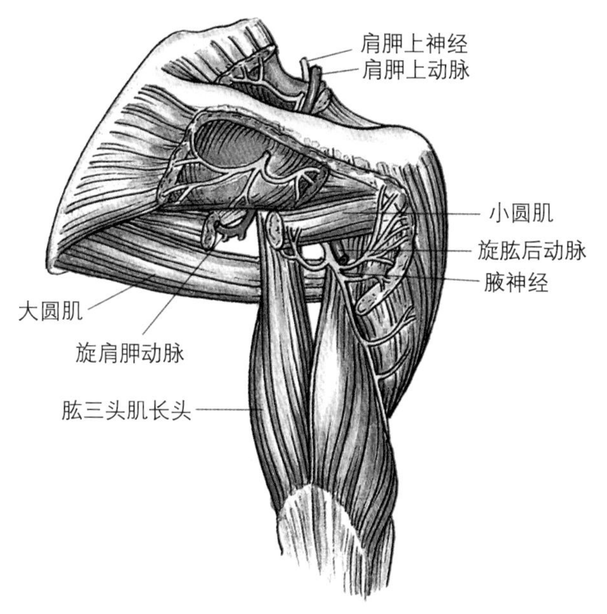

图2-9　三边孔和四边孔内的结构

肱骨外科颈，腋神经损伤也常发生于此。肌组织因暴力损伤，发生水肿、粘连及瘢痕形成，均可造成对腋神经的卡压。同时，肱三头肌长头外侧缘距腋神经仅5 mm，臂外旋时，肱三头肌长头腱外移，使四边孔变窄，加重了对腋神经的卡压。腋神经断裂常常是该处直接的锐器伤或火器伤所致。

四边孔综合征表现为肩后外部持续隐痛，臂外展90° 或被动外旋时诱发疼痛并加重，三角肌及小圆肌麻痹，久之出现萎缩。

腋　区

腋区主要由腋窝构成，为一凹窝，穹隆形的底丛生腋毛，与上肢有关的血管神经束经过其中，结构复杂。

浅层结构

腋区位于臂近侧部和胸部之间，主要有腋窝存在。腋窝是呈尖在上的锥形软组织腔隙，当臂外展时，从下面观，呈穹隆形，底部由皮肤、皮下组织和腋筋膜封闭，腋窝底皮肤结构上的特点是皮肤较薄，青春期后长腋毛，含有大量的皮脂腺和大汗腺。

深筋膜

腋筋膜边缘较厚，与胸大肌、背阔肌的筋膜相续，中部较薄，被一些血管、淋巴管和神经所贯穿。于胸小肌下缘融合胸深筋膜与腋筋膜和皮肤相连，还有腋窝悬韧带与腋筋膜相连，可牵引腋筋膜（图2-10）。臂丛内侧束发出的臂内侧皮神经和肋间臂神经由腋筋膜穿出分布于臂内侧，第2~4肋间神经外侧皮支分布于胸侧壁。贵要静脉于高位注入腋静脉。

腋窝

腋窝位于臂近侧部和胸部之间，呈尖向上的锥形软组织腔隙。当臂外展时，腋窝的形态明显，它是颈、躯干至上肢主要血管神经的集聚之处，也是上肢淋巴回流过程中淋巴结密集的区域，在局部位置上有特殊的实用意义。腋窝具有一尖、一底和四壁（图2-11）。

腋窝各壁

1. 底部　由皮肤、皮下组织和腋筋膜所封闭。

2. 前壁　是肌性壁，也称胸肌壁，由胸大肌和胸小肌及其筋膜构成。胸大肌见前。胸小肌形似三角形薄肌，是腋窝血管定位中的重要肌性标

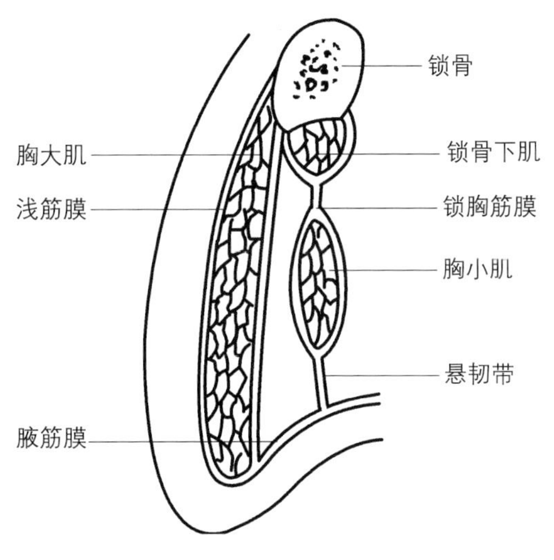

图2-10 腋筋膜和锁胸筋膜

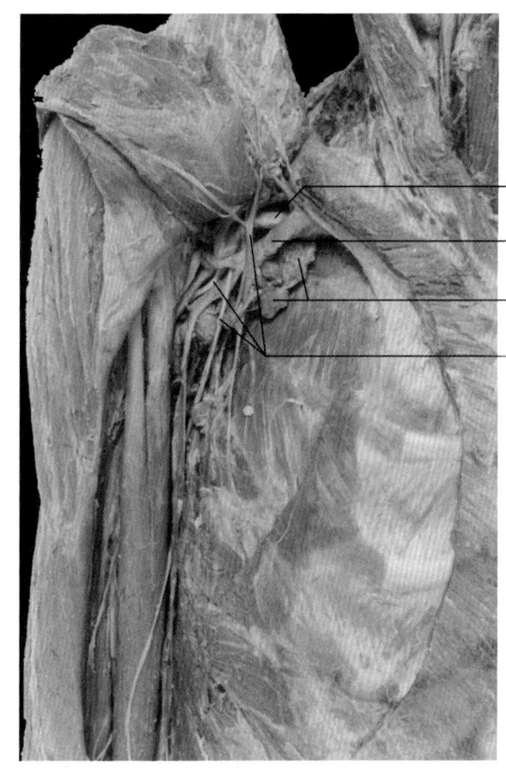

图2-11 腋窝及腋腔内的结构

志。它将腋窝前壁区分为3个三角，即锁骨胸肌三角、胸肌三角和胸肌下三角。它以腱性起始于第2~4肋软骨和肋骨交界处，向外上止于喙突。其功能为拉肩胛骨向前下，若臂部固定则有提肋以助吸气的作用。

胸小肌的血液供应：来自胸肩峰动脉的胸小肌支（外径0.1 cm，肌外长4.2 cm），胸外侧动脉和胸最上动脉的胸小肌支在肌内均有吻合。胸小肌的静脉丰富，有2~3条，外径均在0.2 cm以下，虽与动脉伴行，但关系并不密切。胸小肌由胸前神经支配，且以内侧支为主（肌外长4.6 cm）。胸小肌的血管、神经与肌纤维走向一致，因此，手术时应按肌纤维方向进行分离才不易损伤血管和神经。

由于胸小肌扁薄，血液供应和神经支配都较恒定，血管管径在0.1 cm以上，且有一定长度，截取后有胸大肌等代偿，对肩关节运动影响不大，因此，该肌是可考虑用作重建面部表情肌和手内在肌的供肌。

3. 后壁　由肩胛骨、肩胛下肌、大圆肌和背阔肌组成。

4. 外侧壁　最狭窄，由肱骨结节间沟和沟内肱二头肌长头腱，以及沟两侧的肱骨大、小结节嵴构成。

5. 内侧壁　由胸上部第2~6肋和其表面的前锯肌构成。前锯肌位于胸廓的侧面，进行肺、食管手术取胸后外侧切口时要切断此肌。它以8或9个肌齿起于上位8或9个肋骨的外面，纤维向后止于肩胛骨脊柱缘的肋面。前锯肌的作用是稳定肩胛骨，使之紧贴壁，是向前推物或做拥抱动作时拉肩胛骨向前的主要肌。前锯肌受胸长神经支配。胸长神经起自臂丛，经臂丛和腋动脉之后方下行，沿胸侧壁前锯肌之外侧面走行，沿途分支至该肌。胸长神经在乳癌根治术或胸壁手术时有可能被损伤。当一侧胸长神经损伤后，肩胛下角便离开胸壁呈翼状肩，肩与肩胛骨均比健侧高而显得不对称。

6. 腋窝尖　是腋窝的出入口，形似三角，由第1肋、锁骨及肩胛骨上缘所围成，是出入上肢的血管、神经的必经之路。

腋窝的内容

腋窝的主要内容有腋动脉及其分支、腋静脉及其属支、腋淋巴结群及臂丛（图2-12）。

1. 腋动脉　起自第1肋外侧缘，是锁骨下动脉的直接延续，经颈腋管进入腋腔，相当于大圆肌腱下缘处改为肱动脉（图2-13）。腋动脉长10.5 cm，有明显的性别差异，男性的腋动脉（12.1 cm）长于女性（10.6 cm），其外径在分出肩胛下动脉近端处为0.6 cm，远端为0.5 cm。

腋动脉按其与胸小肌的局部位置被分为3段。动脉的第1段位于锁骨胸肌三角内，长约1.3 cm，是腋动脉最短的一段，此段位置最深，暴露困难。此段前有喙锁筋膜及胸大肌锁骨部，后有位于前锯肌表面的胸长神经和臂丛内侧束，外侧有臂丛外侧束和后束，内侧有腋静脉。此段分出胸最上动脉，是较小的一支，91.2%直接起于腋动脉，也可与其他动脉共干，其中与胸肩峰动脉共干者常见。

第2段位于胸肌三角内，直接位于胸小肌深面，长约2.7 cm，臂丛的内侧束、外侧束和后束分别围抱腋动脉，臂丛三束之名称即依此而得。腋静脉仍位于动脉内侧，二者之间有臂丛内侧束及胸前内侧神经。此段通常有2~3个分支，胸肩峰动脉89.8%直接起于腋动脉；胸外侧动脉61.7%直接起于腋动脉。

第3段位于胸肌下三角，长约7.4 cm，是3段中最长的一段，位置较浅，易暴露。此段前为正中神经两个头及正中神经，外侧为肌皮神经，内侧有腋动脉。桡神经和腋神经则位于动脉之后。此段有3条分支。

肩胛下动脉：是腋动脉最大的分支，41.5%单独直接起于腋动脉，46.4%~60.7%与其他动脉共干起于腋动脉，其中与旋肱后动脉共干者较多见，占25.62%。肩胛下动脉自腋动脉发出后，通常沿肩胛下肌下缘向后下行2~3 cm，分出旋肩胛动脉和胸背动脉而终。旋肩胛动脉经三边孔至冈下窝，与来自锁骨下动脉的肩胛上动脉、颈横动脉的分支相吻合。胸背动脉与胸背神经伴行，沿肩胛骨外侧缘下行至背阔肌。

旋肱后动脉：是腋动脉的第2大分支，紧贴外科颈与腋神经共同经四边孔至三角肌深面，分支供应三角肌、肩关节，并与旋肱前动脉、肩胛横动脉、胸肩峰动脉和肱深动脉的分支吻合。

旋肱前动脉：较细小，70.3%直接起于腋动脉，也可与旋肱后动脉共干起于腋动脉，向前外绕外科颈，行于三角肌深面。此动脉过结节间沟时，常可分出一支循结节间沟向上行至肩关节。

根据腋动脉的位置、分支和侧支吻合情况，一般在第3段显露较为方便，通常在肩胛下动脉起点的近侧或远侧结扎。

腋动脉的变异主要表现在分支上，尤多见于肩胛下动脉的起点、分支。此外，约有0.6%在第1肋处可见到双腋动脉，一支在正中神经两头之间并位居其浅面，由此浅干分出胸最上动脉和胸肩峰动脉；另一支在正中神经深面，如正常腋动脉并分出其余分支。这种情况虽属少见，但对腋动脉结扎有参考意义。

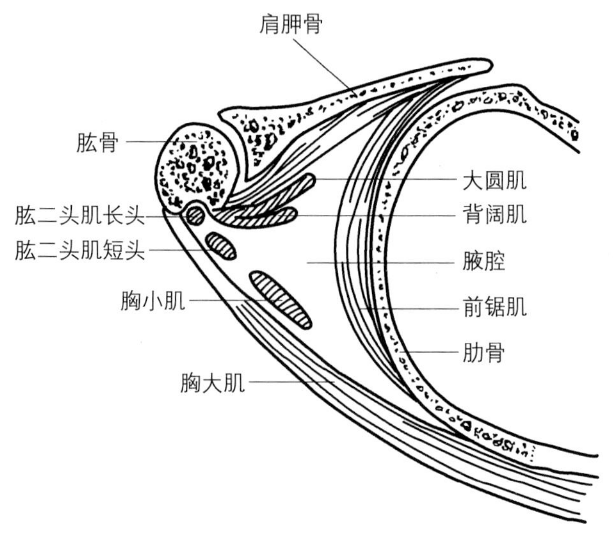

图2-12　腋窝的内容

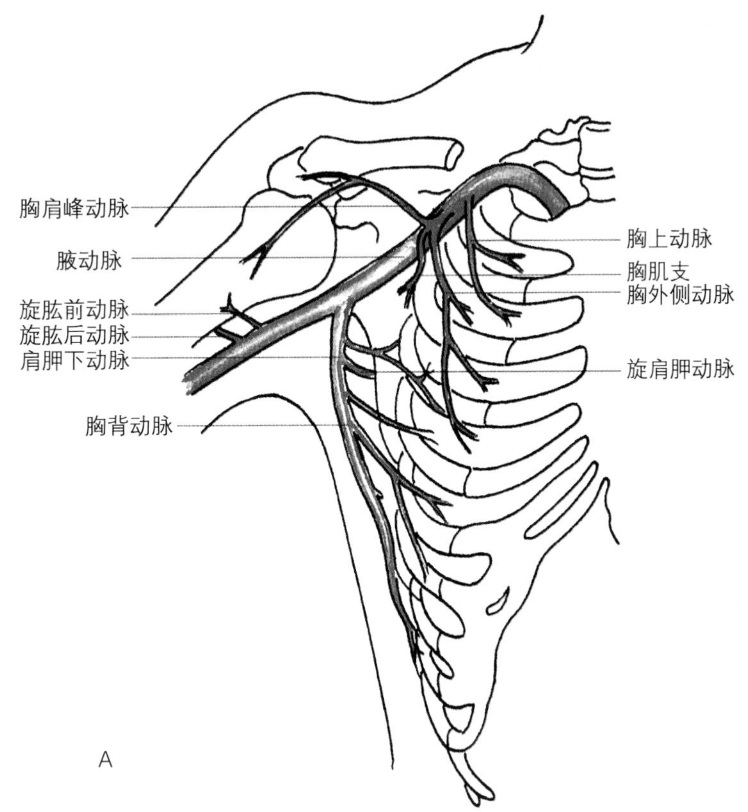

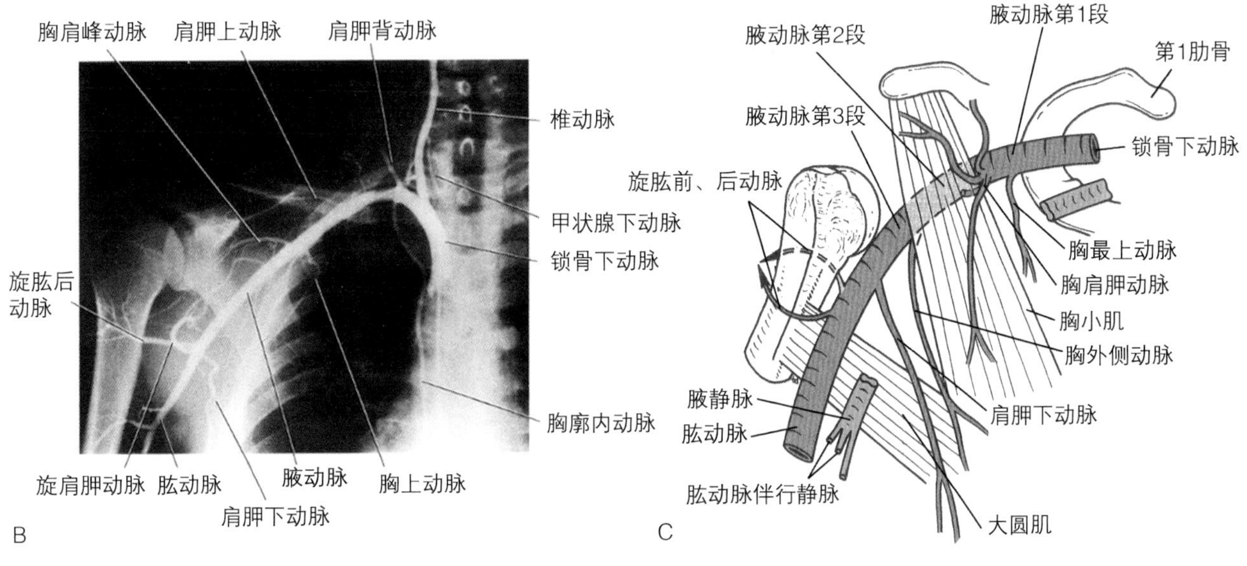

图2-13　腋动脉

A.腋动脉的分支；B.腋动脉的影像；C.腋动脉分段

2. 腋静脉　通常位于大圆肌下缘，是贵要静脉的延续，在肩胛下肌下缘附近接纳肱静脉后明显增粗，至第1肋外侧缘易名为锁骨下静脉。腋静脉在腋窝始终位于腋动脉的前内侧，腋静脉除在近止端接受头静脉外，其他属支基本上与腋动脉的分支相同。

3. 腋窝淋巴结　是上肢最大、最集中的淋巴结群，分为6群（图2-11）。

外侧群（外侧淋巴结）以2~3个者多见，位于腋窝外侧壁，沿腋静脉接收肩胛下静脉汇入处的远侧排列，故也称腋静脉淋巴结。除接收沿头静脉伴行的淋巴管外，还接收上肢大部分的淋巴管。因此，手指的感染常侵犯外侧淋巴结。

后群（肩胛下淋巴结）以3~4个多见，位于腋窝后壁，沿肩胛下血管排列，接收胸后壁和腹后壁的淋巴管。

中央群（中央淋巴结）是腋窝淋巴结中最大的一群，以3~5个多见，位于腋窝基底的中央，故也称中央淋巴结，多在腋动、静脉后下方的结缔组织中，接收腋淋巴结前群、外侧群和后群的输出管，也直接收纳乳房部分的淋巴管。

前群（胸肌群或乳房外侧淋巴结）以2个者多见，位于腋窝内侧壁、前锯肌浅面、胸小肌下缘，沿胸外侧血管排列，通常在2~6肋之间，接收胸前外侧壁和脐以上腹前壁的淋巴管，以及乳房中央部和外侧部的淋巴管。乳癌转移首先侵犯本淋巴结。

胸肌间群淋巴结2~3个，位于胸大、小肌之间，沿胸肩峰血管的胸小肌支走行而配布，接收胸大、小肌及乳腺底部的淋巴管。

尖群（尖淋巴结）位于腋尖的腋静脉近端，胸小肌和锁骨下肌之间，以2~4个多见，接收上述淋巴结各群的输出管，还有直接收纳乳房的淋巴管。手、前臂和臂桡侧的淋巴管可直接注入外侧淋巴结，也可直接注入尖群，这组淋巴结是腋窝淋巴结的最后过滤站。尖群淋巴结输出管组成锁骨下淋巴干，左侧的直接流入胸导管或直接注入左锁骨下静脉，右侧的流入淋巴导管或直接注入右静脉角。

4. 臂丛　臂丛及其分支是腋窝的主要内容之一（图2-14，15）。

臂丛由C_5和C_6神经根形成上干、C_7神经根形成中干、C_8和T_1神经根形成下干组成。臂丛的3个干形成后在锁骨后面向下外侧走行。每一个干分前、后股。3后股会合形成后束，上干和中干的前股会合形成外侧束，下干的前股延续为内侧束。

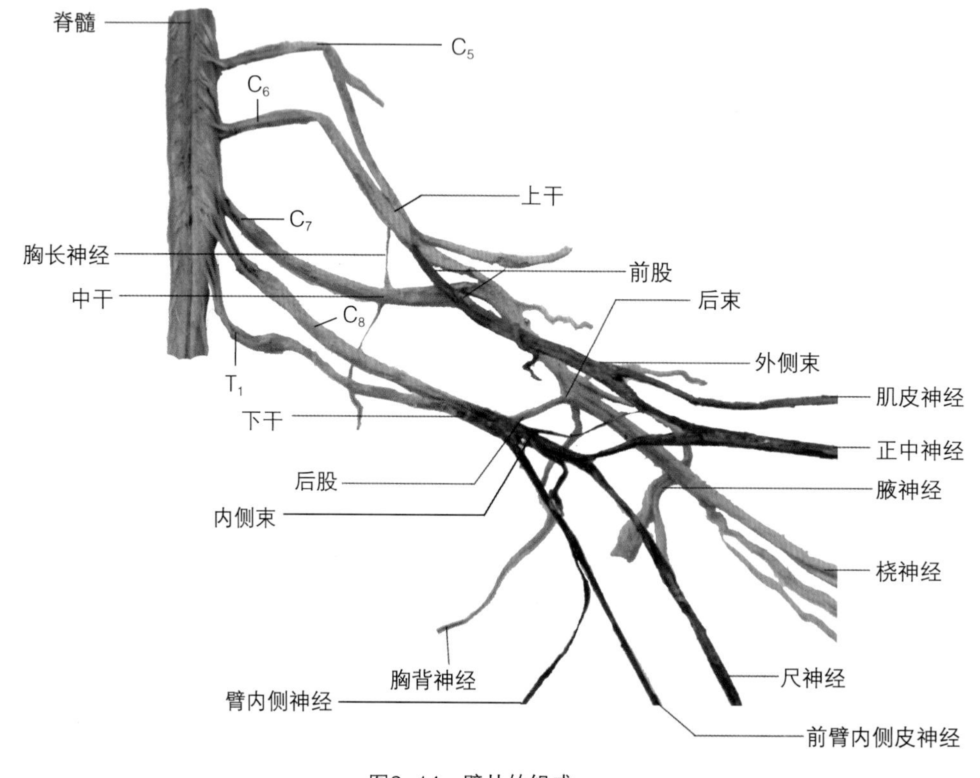

图2-14　臂丛的组成

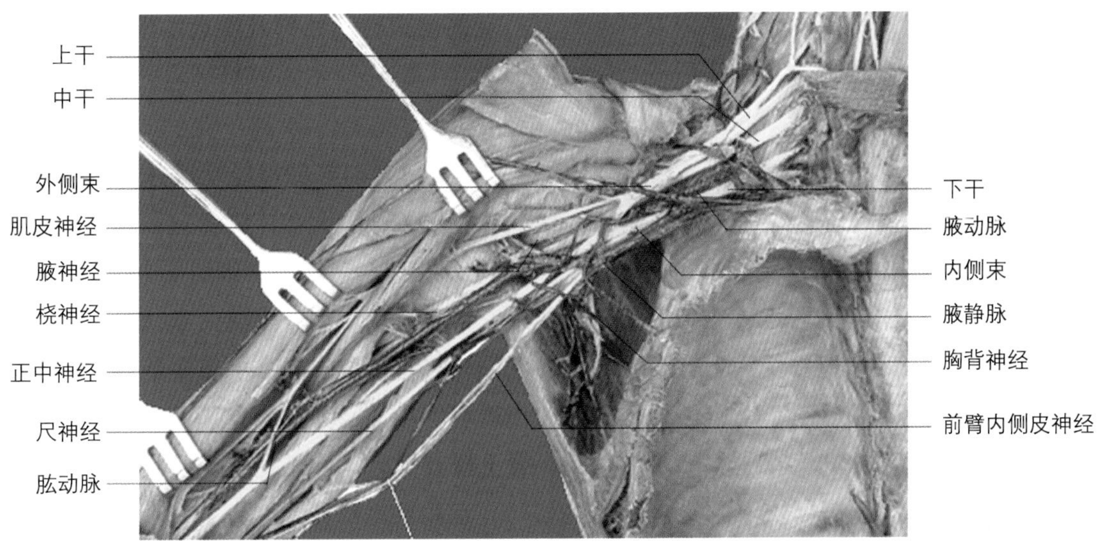

图2-15 臂丛的毗邻

臂丛先经斜角肌间隙、锁骨下动脉的上后方向外下，然后经锁骨、喙突与第1肋之间，经颈腋管进入腋窝。臂丛在进入腋窝前有明显的腋鞘包绕。腋鞘自环状软骨下缘或第6颈椎横突水平开始，一直延续至腋窝，其中在腋窝的一段最长，容量约40 mL，也是形态最为恒定的一段。臂丛鞘包绕臂丛和腋动、静脉。

臂丛经腋鞘进入腋窝后，与腋动、静脉的关系极为密切，尤其是腋动脉的第2段和第3段。由于腋动脉第3段位置表浅，易显露，因此，识别第3段周围的臂丛有重要的意义。正中神经的特征是有2个头，即内侧头和外侧头，且位于腋动脉之前，因其位置浅，较易在腋窝创伤中受到牵连。肌皮神经较正中神经小，且位于外侧并穿喙肱肌，故标记明显。尺神经与前臂内侧皮神经均起于内侧束，且同行于腋动脉的内侧。尺神经位于腋动、静脉之间的后方，且较粗，而前臂内侧皮神经较细，位于腋动、静脉之间的前方。通常如不牵开腋静脉，在腋窝不易见到尺神经。腋神经和桡神经均系后束的分支，位于腋动脉的后方。由于桡神经是后束的直接延续，故明显粗大，位置也靠后，可见其与肱深动脉伴行进入桡管。腋神经由后束分出后稍向后外，即与旋肱后动脉伴行，绕外科颈经四边孔至三角肌深面。外科颈骨折时易损伤腋神经。

臂丛根的分支如下。

C_5神经根分支：①肩胛背神经，分支部位较高，支配提肩胛肌，由于提肩胛肌尚受C_3、C_4神经根分支分配，因此C_5神经根自椎孔处断伤不影响提肩胛功能；②膈神经支，膈神经主要由颈丛的$C_{2\sim4}$发出，C_5神经根常发出细支参加膈神经组成。

$C_{5\sim7}$神经根分支：3个根距椎间孔1 cm附近均发生细支行走在斜角肌深面，组成胸长神经，沿胸廓表面下行支配前锯肌。一般认为，$C_{5\sim7}$神经根自椎间孔断裂会产生胸长神经损伤、前锯肌麻痹，由于肩胛骨下角失去支持稳定力量而出现翼状肩胛，因而不少作者提出以翼状肩胛的出现作为神经根椎孔处断裂的诊断依据。有学者报道，$C_{5\sim7}$根性撕脱伤（椎间孔内断伤）无一例发生翼状肩胛。对于这种情况，韩震做了解剖学研究，其结论如下：①前锯肌除主要接受胸长神经支配外，90%的前锯肌同时还受部分肋间神经支配，这些肋间神经的前锯肌支多出现在第3~7肋间；②$C_{5\sim7}$损伤时，不但损伤了胸长神经，同时伴有胸上肢肌瘫痪，减轻了肩胛骨脊柱缘向后翘起的力量。上述两点就是在臂丛根性损伤中不出现翼状肩胛的解剖学基础。

$C_{5\sim8}$神经根分支：为斜角肌肌支及颈长肌肌支，由$C_{5\sim8}$神经根出椎间孔后1~2 cm处发出支配邻近的肌，由于颈椎间盘突出压迫或刺激这些肌支，可引起斜角肌痉挛致斜角肌间隙狭窄，第1肋抬高，临床可出现臂丛血管神经受压症状。

臂丛干的分支如下。①肩胛上神经：是上干的分支，其纤维主要来自C_5，支配冈上、下肌。冈上、下肌有无萎缩可作为鉴别上位根干损伤的主要定位依据。肩胛上神经与肩胛上横韧带的关系常有变化（图2-16）。②锁骨下肌支：常由上干的前股发出，臂丛血管受压（胸廓出口综合征）手术时，应将此神经支切断，使该肌萎缩有利于肋锁间隙的增宽。

束的分支如下。

外侧束的分支在其起始部（相当于锁骨中点底面）发出胸前外侧神经，主要由$C_{5\sim7}$纤维组成，在锁骨中点与胸前动、静脉一起进入胸大肌。支配胸大肌锁骨部。

内侧束在起始部及中点发出2~3支胸前内侧神经，主要由C_7、C_8和T_1纤维组成，前行于腋动、静脉之间，经胸小肌进入胸大肌胸肋部，常发出1~2细支与胸前外侧神经交通。临床检查胸大肌应注意区分，锁骨部应进行臂部前屈内收动作检查，反映$C_{5\sim7}$神经功能；胸肋部进行臂部内收动作检查，反映C_7、C_8和T_1神经。胸大肌萎缩与否是鉴别锁骨上、下臂丛损伤的重要依据，一旦胸大肌出现萎缩即表示臂丛损伤平面在束以上，应在锁骨上探查臂丛，否则在锁骨下探查臂丛。

后束在其近端及中点分别依次发出上、下肩胛下神经和胸背神经，上肩胛下神经支配肩胛下肌，下肩胛下神经支配肩胛下肌和大圆肌，胸背神经支配背阔肌。背阔肌有无萎缩是鉴别臂丛锁骨上、下损伤的又一重要依据。背阔肌功能存在而大圆肌萎缩时，说明损伤处在中干；背阔肌与大圆肌同时萎缩时，说明上、中干同时损伤或后束损伤。

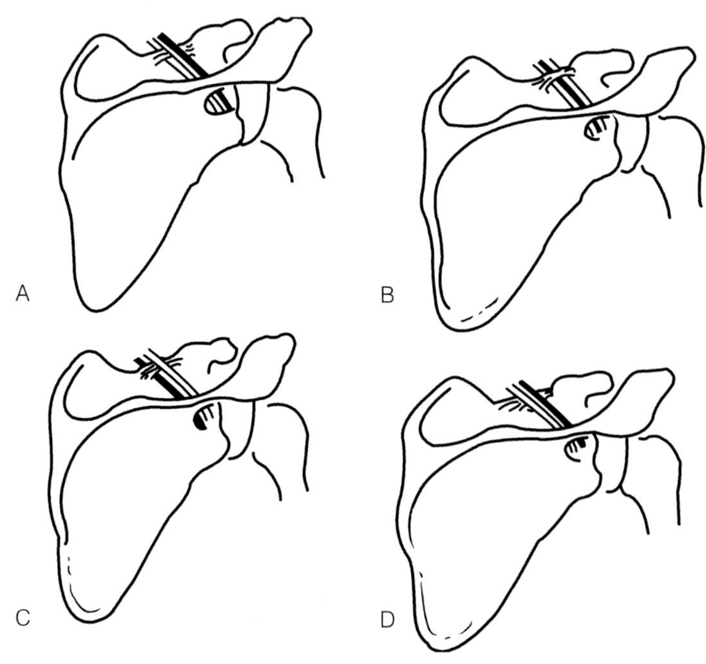

图2-16　肩胛上神经血管与肩胛上横韧带的关系

A.血管在韧带上方，神经在韧带下方；B.血管和神经均在韧带下方；C.神经在韧带上方，血管在韧带下方；D.血管和神经均在韧带上方

臂丛终末支的分支如下。

肌皮神经是臂丛外侧束的一个分支，由C_5、C_6神经纤维组成，分出点距锁骨下缘4.1 cm，距喙突尖3.6 cm，分支支配喙肱肌、肱二头肌和肱肌，终支为前臂外侧皮神经。肌皮神经在喙突下方5~8 cm处，从喙肱肌内侧深面斜穿该肌。此神经在手术中一般很少被切断，但是如果过度牵拉可以导致神经损伤。当臂外展时，肌皮神经紧张，成为腋部血管神经束中最表浅的结构，并靠近锁骨下方。因此，当锁骨骨折或手术修复骨折时，肌皮神经的损伤最为常见，临床表现为屈肘肌麻痹。

腋神经由臂丛后束发出，由C_5、C_6神经纤维组成，主干长3.6 cm，沿肩胛下肌前面下行，伴随旋肱后血管向外侧绕肱骨外科颈，穿四边孔至肩关节后侧，分为前、后支，前支较粗大，分支支配三角肌前、外侧部；后支较细小，分出关节支至肩关节后下部，肌支至小圆肌，皮支为臂外侧（上）皮神经，分布于该肌表面及其止点附近的皮肤。

桡神经从后束发出，由$C_{5\sim8}$及T_1神经纤维组成，为后束的延续，行于腋动脉之后，肩胛下肌、大圆肌、背阔肌之前，在背阔肌下缘自腋部沿桡神经沟进入臂部。在上肢带肌中，仅胸大肌与肱三头肌由臂丛全部神经根纤维支配，若肱三头肌分支以上完全性损伤，两种情况的鉴别主要依靠臂丛是否残存其他神经功能。

正中神经外侧根从外侧束发出，由$C_{5\sim7}$神经根纤维组成，沿上干及中干前支进入外侧束，是外侧束内侧的终末支，下行2~3 cm后在腋动脉前与正中神经内侧头联合组成正中神经主干。正中神经外侧头神经纤维主要支配旋前圆肌及桡侧腕屈肌，并含有较多感觉纤维支配手部感觉。

正中神经内侧根从内侧束发出，由C_8和T_1神经纤维组成，沿下干前支进内侧束，是内侧束外侧的终末支，下行2~3 cm后，在腋动脉前与正中神经外侧根联合。正中神经内侧根神经纤维主要支配掌长肌、全部屈指肌、大鱼际肌群（3块半肌）及桡侧2块蚓状肌，少量感觉纤维支配手部感觉。在重建手术中，若重建手部感觉功能，应以外侧根为主，若重建运动功能，应以内侧根为主。

尺神经从内侧束发出，由C_8和T_1神经根纤维组成，循肱动脉内侧下降，支配尺侧腕屈肌（其神经纤维由C_7经外侧束、正中神经外侧头而进入尺神经）、指深屈肌、小鱼际肌群、全部骨间肌、尺侧2块蚓状肌、拇内收肌及拇短屈肌尺侧半。

臂内侧皮神经从内侧束发出，由C_8和T_1神经纤维组成，循腋动脉、肱动脉内侧下降。分布于臂内侧皮肤。

前臂内侧皮神经从内侧束发出，由C_8和T_1神经纤维组成，随腋动脉及肱动脉内侧下降。分布于前臂内侧皮肤。

上臂丛损伤是C_5、C_6神经根支配节段病损，有时伴有C_7神经根病损。典型的姿势为肘关节伸直，松弛地放在躯干侧面，上肢内收、内旋。由于三角肌和冈上肌瘫痪，故不可能外展，冈下肌和小圆肌瘫痪，肩关节不能外旋，肱二头肌、肱肌和肱桡肌瘫痪，肘关节不能主动屈曲，旋后肌瘫痪可引起前臂旋前畸形，前臂不能旋后。同时，三角肌表面皮肤和前臂与手的外侧面感觉丧失。

下臂丛损伤是C_8和T_1病损所致节段性感觉和运动功能缺陷，有时可有C_7功能紊乱。主要表现为不能内旋肩关节、抬高肢体、伸直前臂和手。三角肌表面的腋神经感觉绝对麻木区经常出现感觉丧失。臂丛内侧束损伤产生尺神经和正中神经联合运动功能障碍（除桡侧腕屈肌和旋前圆肌）。臂部和手内侧面皮肤广泛感觉消失，可伴有霍纳综合征。

臂丛的变异率为7.0%~11.6%，可表现在根、干、股、束各部位（图2-17），主要变异如下。

前置型臂丛：系C_4神经参加而T_2神经无参加臂丛者，占57.9%~63.7%。

后置型臂丛：C_4神经无支参加臂丛，T_2神经参加臂丛，占2.5%。

单束型臂丛：出现率为0.5%~1.1%，主要的特点是：①干、股编组基本正常，彼此结合成一扁带状的束，位于腋动脉的后方且与之平行；②单束型臂丛总是伴有血管行程异常，如腋动脉穿单束臂丛或本来与臂丛同穿前、中斜角肌间隙的锁骨下动脉，而经前斜角肌前面进入腋窝等。此乃由于胚胎期神经板与邻接血管关系密切，而被认为单束臂丛是因穿经神经板的腋深动脉发育停滞、神经板没有被分开所致。单束臂丛在腋窝臂丛阻滞时有参考意义。

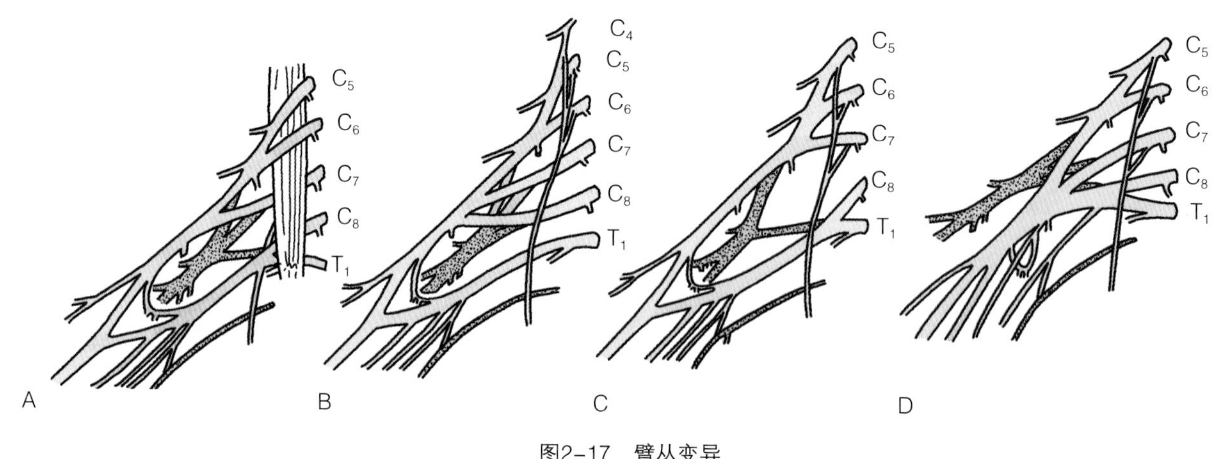

图2-17　臂丛变异

A.正常；B.变异Ⅰ；C.变异Ⅱ；D.变异Ⅲ

骨和关节

骨

锁　骨

锁骨（clavicle）全长呈“S”形，男性的长度约为15 cm，女性约为13 cm，横位于胸廓前上部。锁骨为上肢与躯干连接的纽带，支撑肩胛骨，居背外方，使肱骨远离胸壁，维持身体重心，保持肩部外观，保证上肢灵活运动，尤其利于手的活动。它能吸收来自手或肩外侧对身体中轴的冲击所造成的震荡。同时，锁骨尚可保护其下方通过的大血管神经束免受压迫。

锁骨分一体两端，胸骨端呈钝三角形，与胸骨柄相关节，构成胸锁关节，关节腔内有关节盘；肩峰端扁平，以卵圆形关节面与肩峰相关节。中间部的体较细，内侧部凸向前，外侧部凹向前（图2-18）。下面近胸骨端有卵圆形粗面，为肋锁韧带压迹（impression for costoclavicnlar lig），有肋锁韧带抵止；外侧部扁平，下面近后缘有锥状结节（conoid tubercle）和斜方线（trapezoid line），分别为锥状韧带和斜方韧带（二者组成喙锁韧带）附着处（图2-19），这两条韧带对维持肩锁关节的位置、防止肩锁关节脱位有重要意义。锁骨骨折多发生在中段。

肩胛骨

肩胛骨（scapula）是上肢活动和受力的支架。除了喙锁韧带和肩锁关节两处附着部以外，整个肩胛骨是一块自由活动的骨结构，肩胛胸廓间活动以肩胛骨在胸壁上的滑动形式完成，包括外展、内收、上提、下压和放置活动。

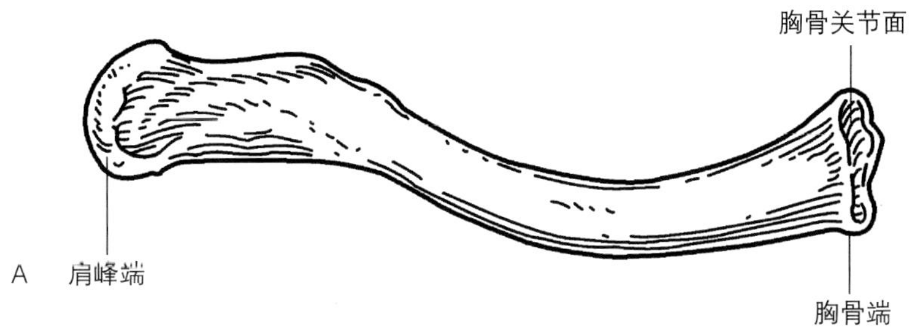

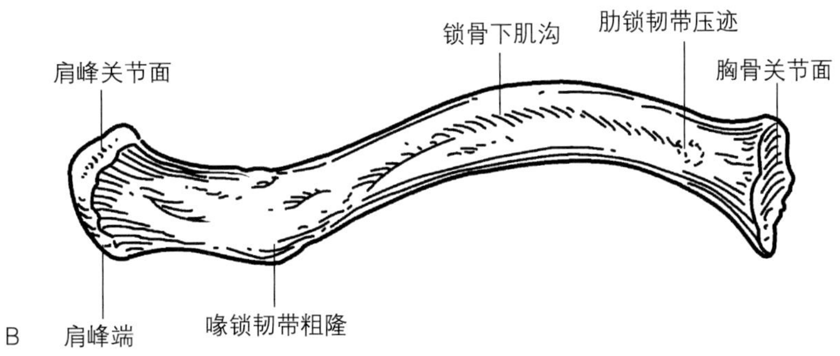

图2-18 锁骨

A.上面观；B.下面观

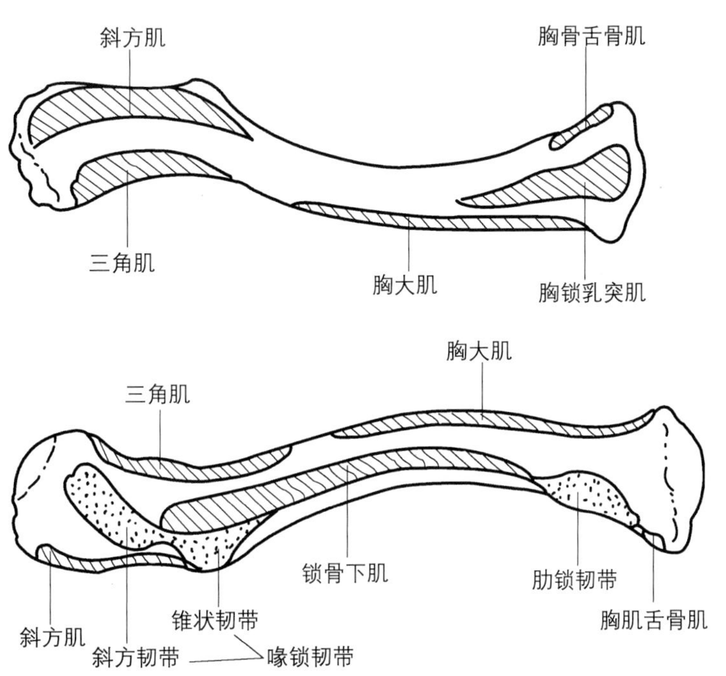

图2-19 锁骨上、下方肌和韧带的附着

肩胛骨为一三角形扁骨，具有两面、三缘、三角和二突（图2-20）。

1. 肋面（costal surface） 微凹，又称肩胛下窝，朝向前内方，平对第2~7肋，有肩胛下肌起始。

2. 背面（dorsal surface） 微凸，肩胛冈将其分成小的冈上窝和大的冈下窝，分别有冈上、下肌附着，两窝借肩胛颈背面的冈盂切迹相通。

3. 上缘 菲薄，外端形成肩胛切迹，有肩胛上横韧带架于其上，在切迹的外侧，向前方形成一弯曲指状突起，为喙突，有肩胛下肌、冈上肌、肩胛上横韧带、锥状韧带、喙肱韧带、胸小肌和斜方韧带等附着。肩胛切迹常有变异（图2-21）。

4. 内侧缘 最长，不完全与脊柱平行，有肩胛提肌、小菱形肌、大菱形肌和前锯肌附着。

5. 外侧缘 由关节盂延至下角，盂下方有三角形的粗糙面，为盂下结节，肱三头肌长头由此起始。外侧缘肥厚，以保证肩胛骨放置和前后移位时不致因肌强力牵拉而扭曲。

6. 上角 扁薄，约平对第2肋上缘。

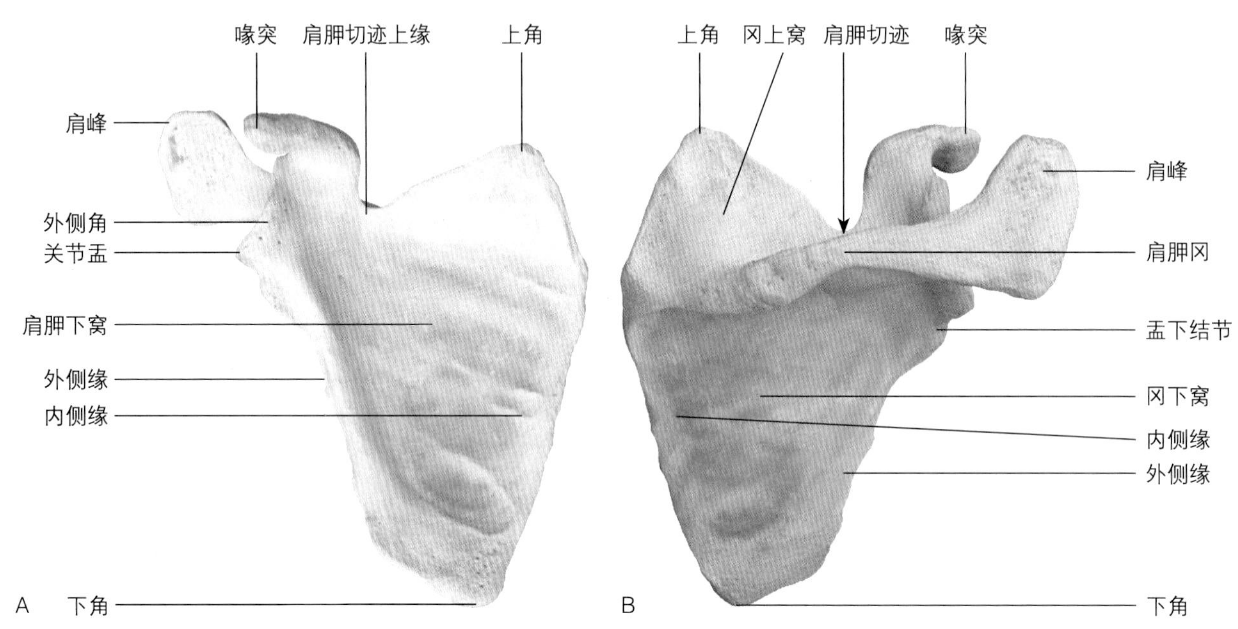

图2-20 肩胛骨
A.前面观；B.后面观

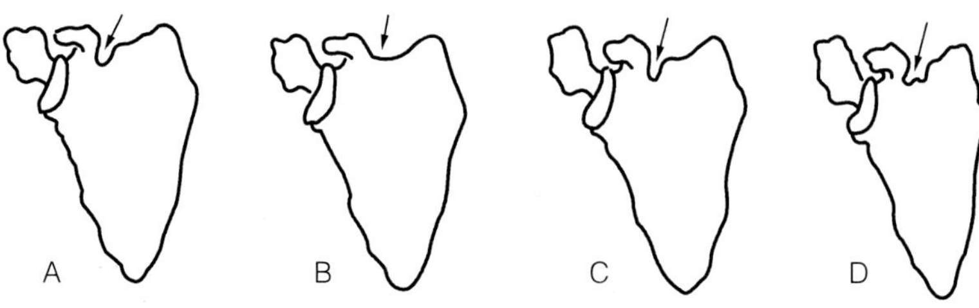

图2-21 肩胛切迹变异
A."U"形；B.大弧形；C."V"形；D."W"形

7. 外侧角　肥厚，游离面有梨形的浅窝朝向前外方，称关节盂，与肱骨头相关节。盂上下方各有一粗面，为盂上结节（肱二头肌长头起始处）和盂下结节。关节盂呈梨形，面积为肱骨头面积的1/4~1/3，垂直径约41 mm，相当于肱骨头直径的3/4，横径约25 mm，相当于肱骨头横径的2/3，如果小于上述比值，表明肩盂发育不良，是构成肩关节不稳定的因素。关节盂内侧为肩胛颈，与肩胛冈根部相移行，关节盂、肩胛颈和肩胛冈之间形成冈盂切迹（spinoglenoid notch），有肩胛上神经和肩胛上动脉通过。

8. 下角　平对第7肋骨或第7肋间隙，较肥厚，有前锯肌、大圆肌、大菱形肌和背阔肌附着。

9. 肩胛冈（spine of scapula）　是耸于肩胛背面的三角形隆起，外侧缘游离，其深面即冈盂切迹，外端移行于肩峰。

10. 肩峰（acromion）　位于肩部皮下，有上、下面及前、后缘。上面粗糙，朝向后上方，下面平坦，长约5.8 cm，倾斜角>35°，有三角肌附着。肩峰与冈上肌之间有肩峰下囊。肩峰和喙突间的喙肩韧带与肩峰间构成喙肩弓，喙肩弓高度异常时，易导致肩峰下撞击综合征。

肩胛骨血供甚为丰富，由肩胛上动脉、发自肩胛下动脉的旋肩胛动脉、发自颈横动脉的肩胛背动脉和胸肩峰动脉肩峰支供给（图2-22）。同名静脉回流。肩胛骨由肩胛上、下神经分支支配。

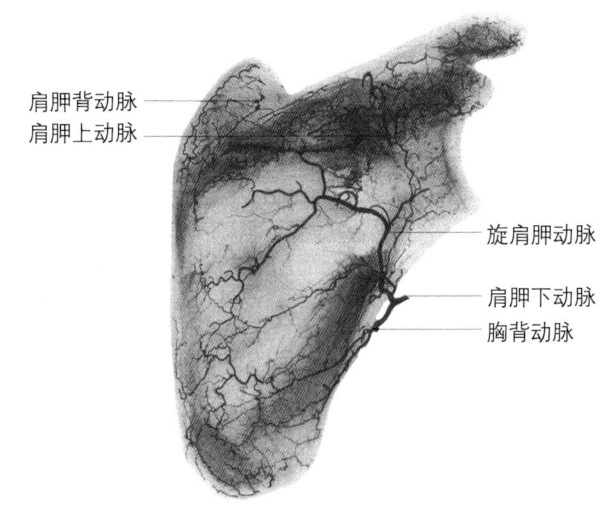

图2-22　肩胛骨的血供

肱骨上段

肱骨（humerus）为上肢最粗最长的管状骨。上端的肱骨头关节面呈半圆形，朝上内后方（后倾角为20°~30°），约占不规则球面的1/3。头横径男性为4.2 cm，女性为3.88 cm；头纵径男性为4.5 cm，女性为4.1 cm；头周长男性为13.6 cm，女性为12.6 cm。肱骨头关节面中心点与肩胛盂关节面中心点相对合是肩关节力学中点。肱骨颈轴线与肱骨干轴线所形成的角（肱骨颈干角）为130°~140°（>140°为肩外翻，<100°为肩内翻）。

肱骨头的前外方为大、小结节，大结节下延一粗嵴，称大结节嵴，为胸大肌腱附着，结节的上面和后面有冈上、下肌和小圆肌抵止压迹；小结节有肩胛下肌、背阔肌和大圆肌附着，结节间沟中有肱二头肌长头腱通过（图2-23）。结节间沟内侧壁与沟底所成角度为15°~90°，此角过小，易引起肱二头肌长头腱脱位。结节间沟的内侧壁与沟底所形成的角度常有变异（图2-24），浅而角度小的沟易引起肱二头肌长头腱脱位，特别在臂突然外旋或已外旋的臂部猛力前屈时更易发生。中年以后，结节间沟因骨质增生而变窄。

关节面边缘与大、小结节之间的浅沟为解剖颈，与水平面约成45°角。大、小结节下方的扼细部为外科颈，此处为骨松质与骨密质交界处，皮质薄，易发生骨折，其骨折易损伤腋神经。

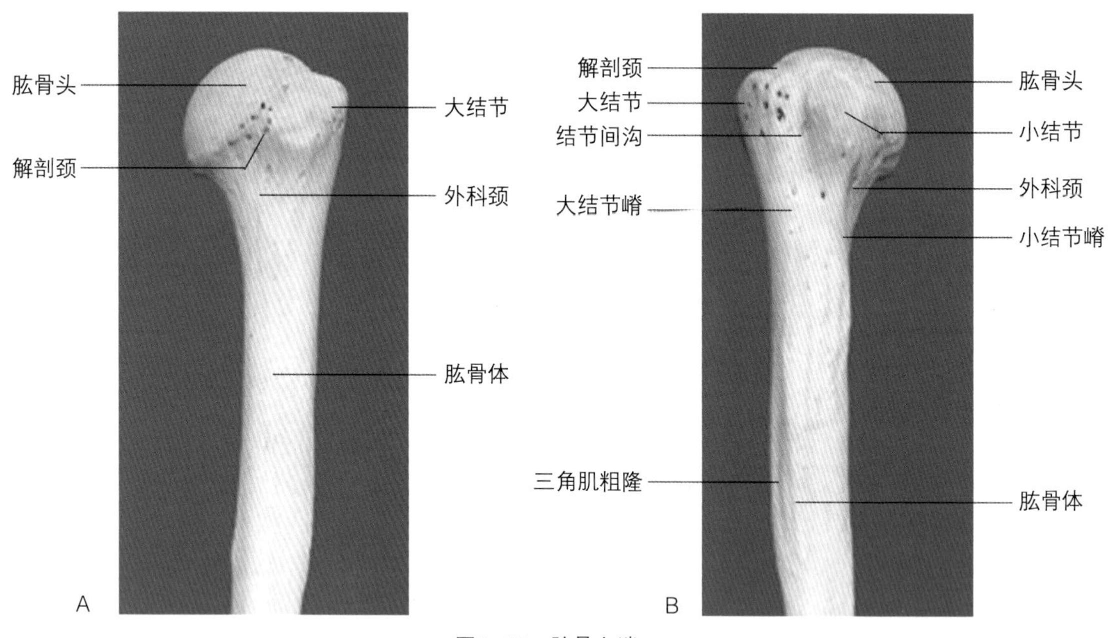

图2-23　肱骨上端

A.后面观；B.前面观

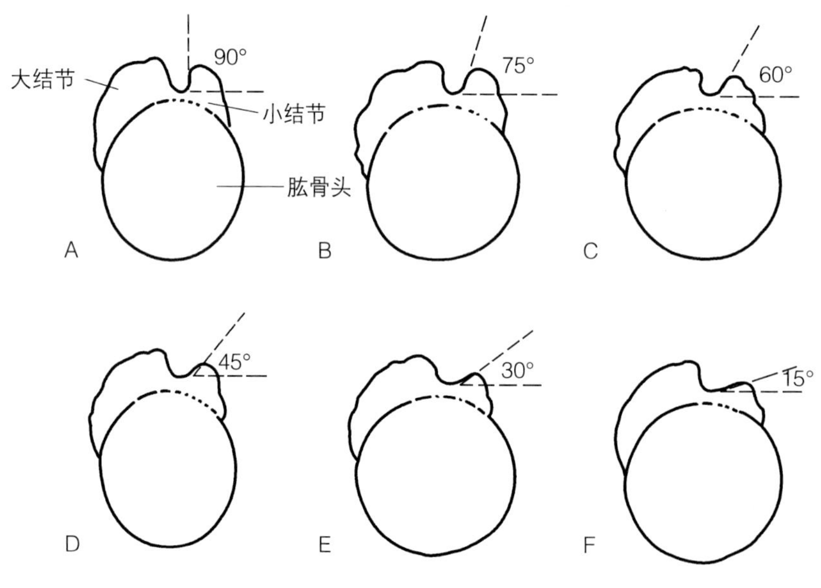

图2-24　肱骨结节间沟变异

关节

肩关节

肩关节的广义定义是连接上臂与胸廓的一组结构，功能是控制肱骨在空间的位置和活动。就功能解剖学和临床实践来看，肩关节与其他关节的主要不同点是其功能效应总是通过肩（肱）关节、肩锁关节、胸锁关节、肩峰下滑囊（肩峰下关节）、肩胸肌性结合等5个不同部位实现。它们之间协调、同步，有明显的节律性，若任何一个环节出现故障，都会改变肩部的正常活动，其中以肩关节最为重要。

1. 肩关节的结构 狭义肩关节的骨性结构由关节盂和肱骨头组成，又称盂肱关节（图2-25，26）。肩关节运动灵活，稳定性差，容易脱位，其结构特点为肱骨头关节面比关节盂大3倍，关节囊尤其前下部薄而松弛。关节腔内有肱二头肌长头穿过。肩关节周围滑膜囊包括肩峰下囊、三角肌下束、肩胛下肌腱下束、喙突下束、冈下肌腱下囊及结节间滑囊。关节周围的肌分为内外两层，又称肌袖，外层肌袖为三角肌，包裹肩关节的前、外、后3个面；内层肌袖为肩下肌、冈上肌、冈下肌和小圆肌，4块肌的腱性部分组成肩袖；在关节囊前面内外两层肌袖之间还有胸小肌、喙肱肌及肱二头肌短头。

肩关节的韧带少且较薄弱，主要有如下韧带。喙肱韧带，起自肩胛骨喙突根部的外侧缘，斜向外下方，止于肱骨大结节的前面，其后下缘紧贴关节囊，此韧带有悬吊肱骨头的作用。盂肱韧带，自关节盂周缘连结于肱骨小结节及解剖颈的下部，是关节囊前方增厚的部分。有些作者将其分成上、中、下3部分，分别称之为盂肱上、中、下韧带。盂肱中韧带和盂肱下韧带有限制肩关节外旋的功能，其中盂肱中韧带较为重要，亦有人称之为盂肱内韧带，自关节盂的前缘连结至肱骨小结节前面（图2-27）。盂肱韧带对肩关节的稳定有一定意义，约16%的人阙如。

2. 肩关节的位置

（1）肩关节的中立位（neutral position）：是指上肢自然下垂于体侧，肩胛骨轴线与身体冠状面约呈30° 夹角，关节盂朝向前外，肱骨处于轻度内收或外展位（均小于10° ）。此时，肱骨头内下缘的软骨与盂缘接触，关节盂约有5° 的下倾角。

（2）肩关节的功能位（functional posion）：是指肩关节外展40°~50° 、前屈15°~25° 、内旋25°~30° 的位置。此位置常用于术后外固定。患者利用肩胛-胸壁间的活动，手臂向上可摸到头面，向下可触及股臀，青少年患者肩关节可固定于外展50° 位，成年患者可减至40° 位左右。

（3）肩关节的零度位（zero position）：是指肩关节上举约155° 、冠状面向前45° 、肱骨长轴与肩胛冈长轴平行或重叠的位置。此时，肩部肌电活动最低，故名零度位或称“吊床位”，系

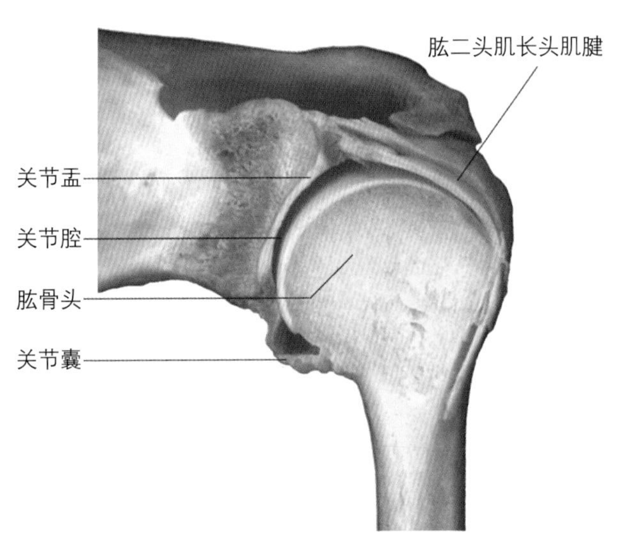

图2-25 肩关节（冠状切面）

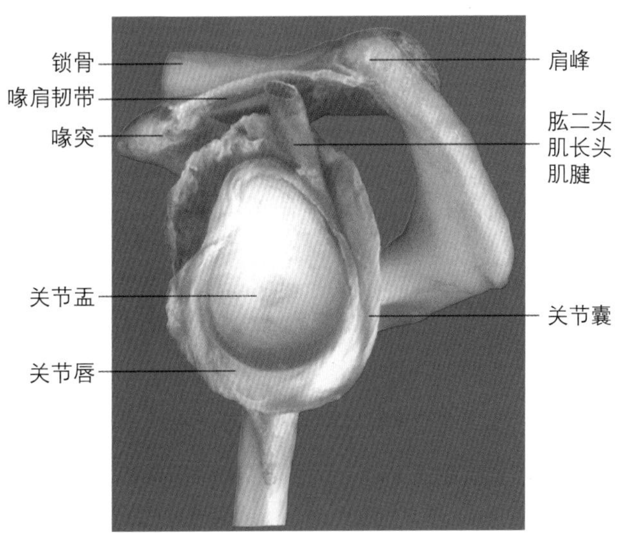

图2-26 肩关节盂和关节囊

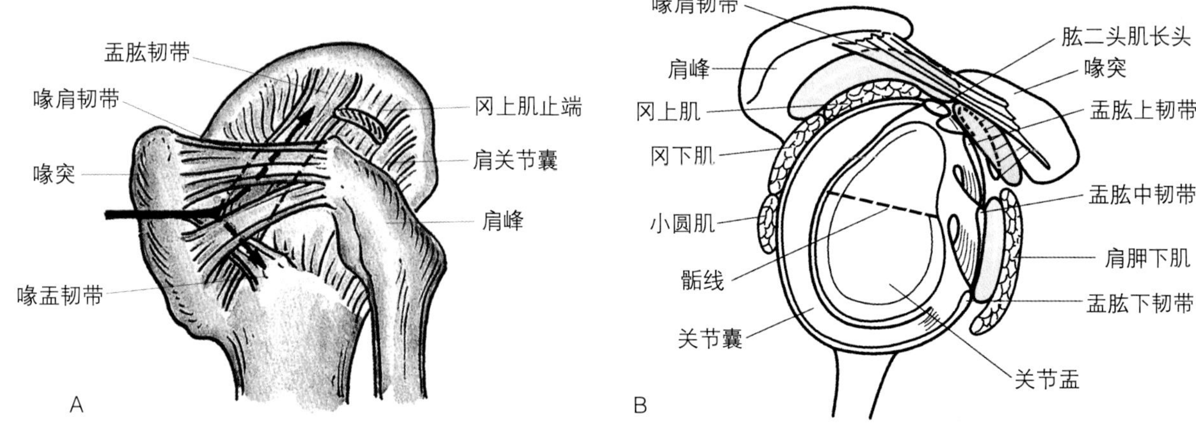

图2-27 喙肱韧带和盂肱韧带
A.后面观；B.矢状面观

人体卧于吊床上、手枕于脑后时肩关节的位置。这种体位对大结节或外科颈骨折、肩袖及软组织修复很有利。

（4）肩关节的休息位（resting position）：在外伤或手术后，肩关节固定于上肢外展60°、前屈30°、屈肘90°的位置，有利于修复，又称外展位。

盂肱关节的运动有4种形式，即滚动、滑动、旋转和漂浮运动（图2-28）。滚动（rolling）是指肱骨头在关节盂上进行的车轮样运动，可分两种：一种是肱骨头在盂面上滚动时，接触点有位移，宛如前进中的车轮；另一种是肱骨头在盂上原位旋转，接触点无明显移位，这是主要的运动形式，尤其在臂的上举过程中。滑动（sliding）是肱骨头或关节盂的某一点在相对的关节面上摩擦滑动，但滑动范围不大，主要受关节囊、韧带及肌限制所致。暴力下的异常滑动超出限制范围，将导致肩关节脱位。旋转（rotating）是肱骨头沿肱骨干长轴在盂上的转动，如臂外旋内旋时。漂浮运动（floating）为盂肱关节所特有，是肱骨头靠近和离开关节盂的活动，这是由于上肢重力和运动惯性与肩周围肌力相互作用而产生的。盂肱关节松弛患者漂浮运动范围增大。

实际上，上肢的许多动作都是上述运动形式的复合。例如，在臂外展、上举活动中，肱骨头在关节盂表面进行滚动、滑动和外旋运动，直到150°左右。在外展0°~30°中，头盂之间滚动大于滑动；在30°~90°范围内，两种形式基本平衡；在90°~150°范围，运动形式无一定规律。滑动可抵消两个关节面在直径和面积上的差异，使肱骨头的活动在整个过程中不超出关节盂的范围。当然，这种复合运动不仅取决于两个关节面的形态，而且受到关节囊、囊韧带和周围结构的制约（图2-28）。

肩关节由腋神经、肩胛上神经、肩胛下神经、胸外侧神经和肌皮神经等分支支配（图2-29）。

肩部血供丰富，血液供应有两个来源，一为锁骨下动脉系的甲状颈干、肩胛上动脉的分支，可以由冈上肌支、冈下肌支和肩胛下肌支的分支至肩关节。另一为腋动脉分出的旋肱后动脉、旋肱前动脉和肩胛下动脉、旋肩胛动脉的分支。旋肱前动脉绕外科颈前面、喙肱肌及二头肌深面，

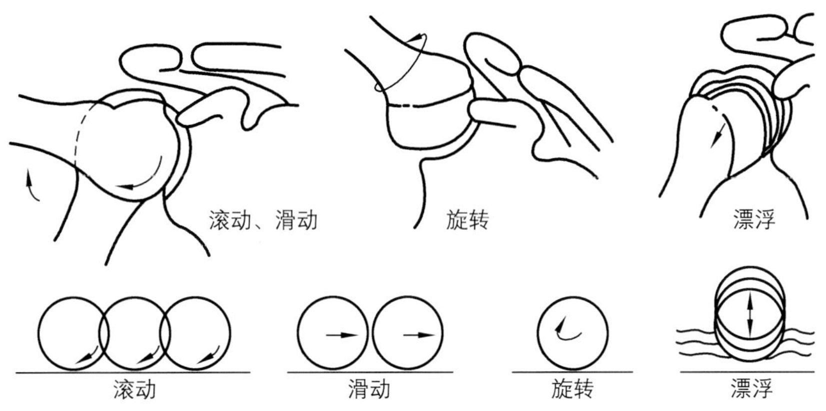

图2-28 盂肱关节运动的4种形式

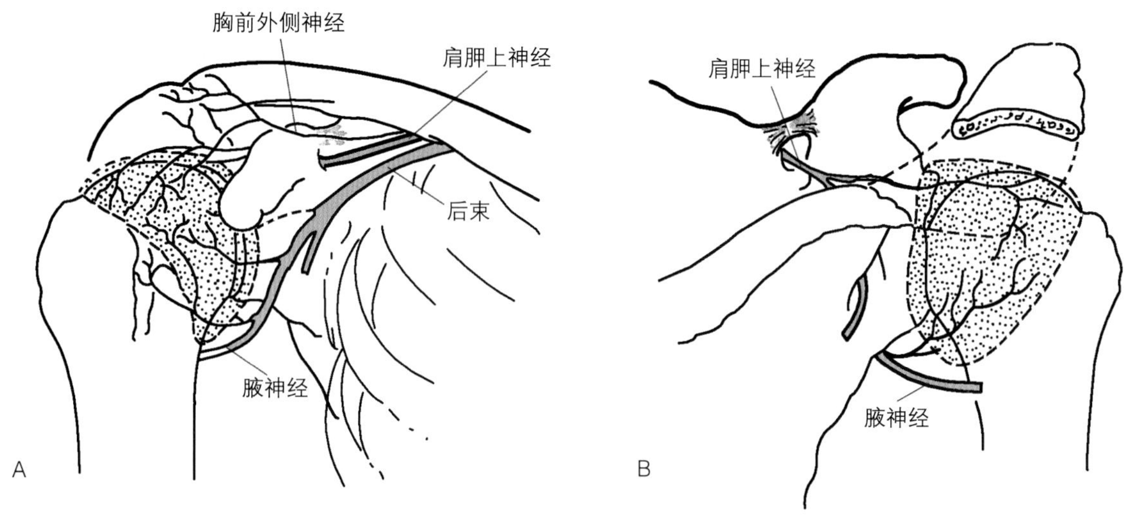

图2-29 肩关节的神经支配
A.前侧；B.后侧

在三角肌深面与旋肱后动脉吻合，并有分支沿肱二头肌长头向上至肩关节。旋肱后动脉沿外科颈后面，经四边孔至三角肌深面，分支至肩关节。由于旋肱后动脉在三角肌深面分支穿三角肌至肩峰与肩胛上动脉、胸肩峰动脉的肩峰支相吻合，在三角肌深面与旋肱前动脉及肱深动脉的分支相吻合。这样，在肩关节附近来自锁骨下动脉、腋动脉的肩关节支及肱动脉的分支形成动脉吻合网，对保证肩关节的血液供应有一定的意义。

肩锁关节

肩锁关节由锁骨的肩峰端与肩峰的关节面所构成。由于关节面的倾斜，可以减少来自上方的外力对肩锁关节的损伤，同时也可防止锁骨肩峰端向下移位。然而，正由于关节面的倾斜，而常发生锁骨上脱位。关节囊附着于关节边缘，有肩锁上、下韧带和喙锁韧带加强。其中，喙锁韧带可分为锥状韧带和斜方韧带两部分。前者似一倒置锥体形，其尖附于喙突内侧端，其底附于锁骨外1/3下面的锥状结节；后者位于锥状韧带的前外侧，上端附于锁骨下面斜嵴，下端止于喙突上面，两部分的纤维方向均斜向内下，结构坚强有力，能有效地防止肩胛骨被推向内侧，对稳定肩锁关节极为重要。因此，只有在喙锁韧带完全破裂时才会引起肩锁全脱位。所以，当肩锁关节脱位整复时，喙锁韧带必须修复。

正常情况下，肩锁关节隙宽0.2~0.5 cm。肩关节脱位、关节内损伤、关节内积血时，都有可能使关节间隙加宽。有的肩锁关节内可见关节盘。

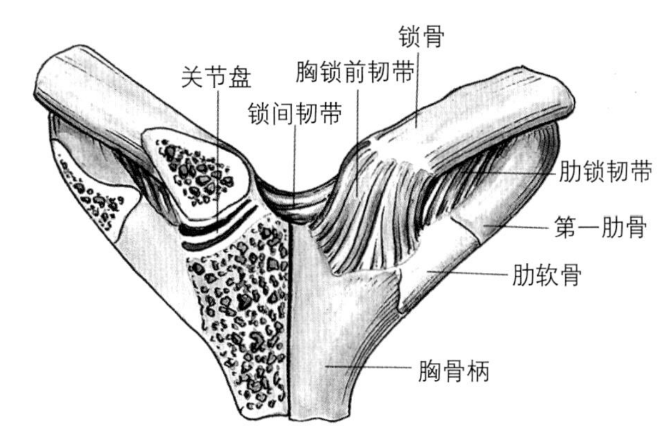

图2-30　胸锁关节

胸锁关节

胸锁关节是上肢与躯干直接相连的唯一关节（图2-30）。它由锁骨的胸骨端与胸骨柄的锁骨切迹，以及第1肋软骨所形成。有关节囊，胸锁前、后韧带，以及锁骨间韧带与对侧锁骨相连。胸锁乳突肌位于关节囊的前部上内侧，胸大肌的胸骨头及锁骨头在关节囊的前下部，在各肌的协调作用下，加强了关节的稳定性，这些众多的结构使锁骨不易脱位。关节内有恒定的纤维软骨盘。软骨盘的上端附着于锁骨内侧端上方，下端附着于第1肋软骨上面，故关节盘以近似对角线的形式斜位于关节腔内，这样将关节腔分隔成内下和外上两个部分。关节盘使关节面更为合适，也有助于阻止锁骨向上方脱位，并可减少肩关节活动时对胸骨的震荡。

由于胸锁关节的后方紧邻气管、食管和大血管，特有的局部解剖关系决定出现锁骨后脱位时，有可能压迫这些结构等而出现呼吸困难等并发症。所以，锁骨后脱位可能成为真正的急症，应引起人们的警惕。

肩部X线解剖

■ 肩关节X线成像

肩关节的骨关节面光滑，关节腔宽度均匀，在X线正位像上肱骨头和关节盂影像重叠成梭形（图2-31）。关节囊起自关节盂周缘，止于肱骨解剖颈。CT扫描和MRI可显示关节软骨、关节囊和肌腱等软组织。

两侧锁骨横位于胸廓前上方，呈“S”形弯曲，内2/3凸向前，外侧1//3凸向后。锁骨内端与胸骨柄构成胸锁关节，内有软骨盘，是上肢和躯干间唯一的连接。锁骨中、外1/3段交界处最薄弱，是骨折好发部位。锁骨骨膜厚韧，儿童期比较发达，不易断离，故幼年的锁骨骨折常无显著移位。

肩锁关节为一少动的平面关节，由肩锁韧带连接，喙锁韧带又将锁骨系连于喙突，只有肩锁韧带撕裂时，关节脱位征象不明显或只见关节稍分离，锁骨外端轻度上移。当上述两韧带同时撕裂时方可见锁骨上移、肩峰下移的改变。

发育过程中的肩部骨影像

肩胛骨于出生时大部分还是软骨。生后第1年喙突开始化骨，至15~20岁与肩胛骨连合。喙突有3个二次骨化中心都在10岁以后出现，14~17岁时与喙突愈合，不可误认为骨折（图2-32）。肩关节盂环形骨骺约6岁开始化骨。从儿童至青春期，骨骺骨化后，关节盂边缘影像均可呈不规则花边样或波浪状。肩峰有2个或数个二次化骨中心，如不愈合则成为游离的肩峰小骨。肩胛骨体在下角和脊柱缘可能有二次骨化中心，极少见。

肱骨近端有3个骨骺骨化中心，即肱骨头、大结节及小结节骨化中心（图2-33）。3个骨化中心在3~6岁时连合成一块，X线影像似一顶帽子扣在幕状干骺端和透亮骺软骨板上，18~22岁时与骨干愈合。儿童和少年期，X线片上前、后骺软骨板影像不在同一平面，前缘常投影在大、小结节下边，整齐或呈锯齿状，不可误认为外科颈骨折。

到青春期（男18~21岁，女14~20岁）锁骨在内端出现一盘状二次骨化中心，25岁时愈合。

肩关节常用投照位置

肩关节常规拍摄前后位像。投照时被检侧身体后旋15°以减少肱骨头和肩关节盂的重叠。必要时可加照肩关节轴位片显示关节盂、肱骨头、解剖颈、大结节、小结节、喙突、肩锁关节等。肩胛骨侧位或切线位显示体部和各个突起部分。

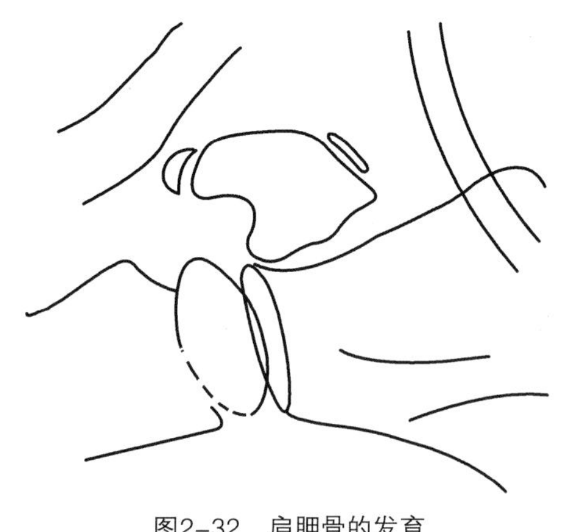
图2-32　肩胛骨的发育

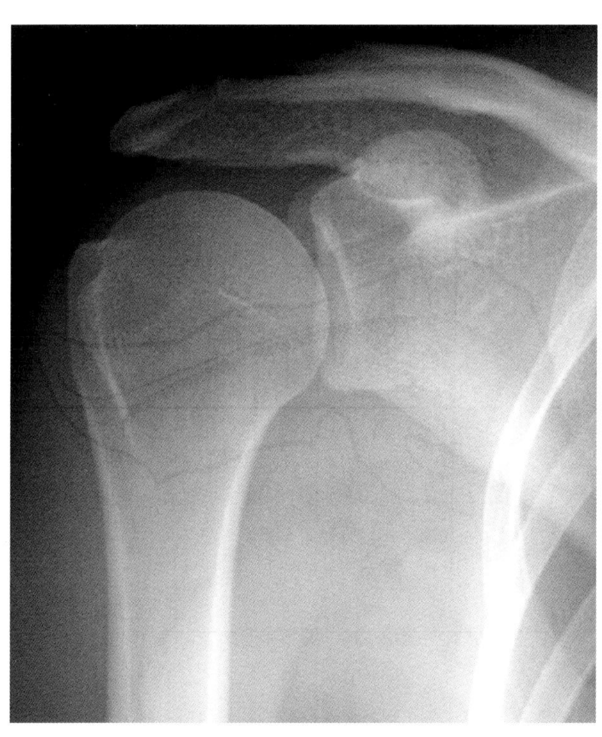
图2-31　肩关节X线

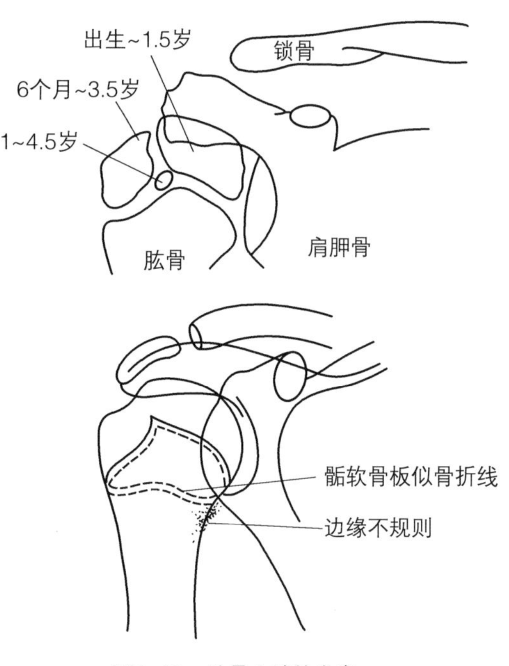

图2-33　肱骨上端的发育

肩关节画线及测量

肩关节间隙

前后（正）位片，于关节上、中、下部分别测量关节盂前缘与肱骨头边缘间的距离，其平均值为关节间隙宽度，正常值4~6 mm。骨关节病患者间隙减小，关节后脱位和巨人症等患者关节间隙增宽。

肩锁关节间隙

平均值为3 mm（2~5 mm）。怀疑肩锁关节间隙增宽可加照两侧肩锁关节持重立位像。若持重像只有关节间隙增宽而无对位不良则表示为关节内损伤。

前后位像

肩峰肱骨头间距平均值为9 mm（7~11 mm），小于7 mm可能有肩袖破裂或蜕变，大于11 mm考虑外伤后半脱位、关节腔积液或臂丛病变引起的肩下垂。

肱骨头干角（肱骨轴线角、肱骨角）前后位像

自大结节顶（即大结节与肱骨头间切迹）向内至肱骨干内侧缘带形骨皮质变为线形的一点做连线，与肱骨干纵轴线的下方夹角为肱骨头干角，平均值为61°（50°~70°）。测量点影像清楚，容易定位。外科颈骨折时轴线关系改变。

喙肩弓的测量

肩峰下撞击综合征和肩峰蜕变与喙肩弓的形态变异有关，在施行肩峰成形术时，应考虑到肩峰的倾斜度、肩峰长度及喙肩弓的高度。

1. 肩峰倾斜角（a）　与肩峰蜕变有关。倾斜角越小，肩峰蜕变越多。倾斜角小于35°者，肩峰蜕变发生率为75%。肩峰倾斜角又与肩胛冈倾斜角有关。

2. 肩峰长度（I）　肩峰越长，蜕变越明显。200例统计表明，肩峰长者占33%，长6.2 cm，其中26%发生蜕变；中等长者占45%，长5.8 cm，发生蜕变者占19%；短者占22%，长5.2 cm，其中11%发生蜕变。

3. 喙肩弓高度（e）　也与蜕变有关。喙肩弓高度为15 mm或以上者不会发生蜕变。高度在12 mm以下者，有75%发生蜕变。喙肩弓高度与喙突根倾斜角（c）和喙突倾斜角（f）有关。c、f角度越小，喙肩弓越低，发生撞击综合征的概率越大。

肩峰前外缘存在骨刺或骨赘，将有很大可能产生肩峰下撞击综合征和肩袖撕裂。

关节盂倾斜角

肩胛骨关节盂前后缘最大横径连线（A）代表关节盂的方位，关节盂中心与肩胛冈内缘连线（B）为肩胛骨轴线。A线与B线的垂线（C）所形成的夹角为关节盂倾斜角。73.5%的人，关节盂后倾2°~12°，平均7.4°（图2-34）。26.5%的人，关节盂前倾，易发生肩关节前脱位。

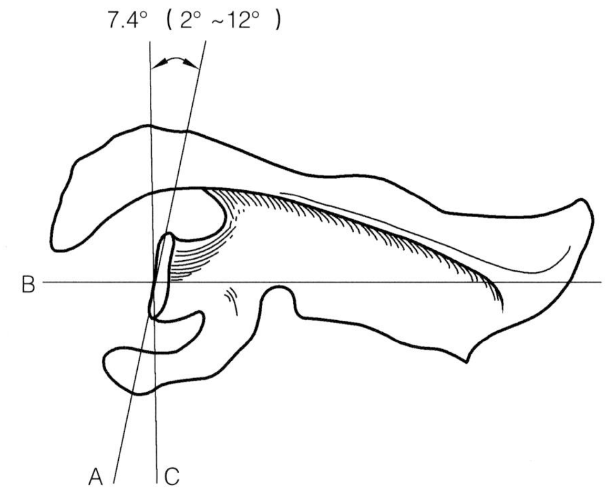

图2-34　关节盂倾斜角

此外，盂肱关节的测量包括肱骨头曲率半径、肱骨头厚度、肱骨头关节面、关节盂上下径、盂面曲率半径、肱骨头外侧偏移、大结节顶的平面与肱骨头关节面最高点的距离。这些数据需在磁共振成像上测量，为肱骨头假体的设计提供数据（图2-35）。

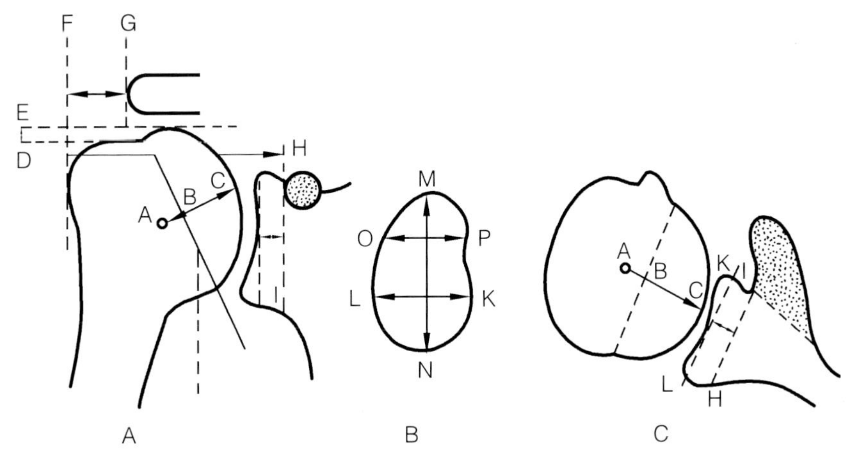

图2-35 肩关节的测量

A.额状面；B.盂面；C.轴面

手术入路解剖

手术入路的选择，对能否达到预期的治疗目的至关重要。肩关节的显露，依据肩关节的解剖学可以有前内侧、前上后侧和后方进入等几个途径，其中以前内侧入路显露最好，且可向各个方向延长切口，对软组织损伤不大，有利于功能恢复，故临床上较常采用。

■ 肩前内侧入路

肩关节前内侧局部解剖

1. 表面解剖　喙突是一个可以在体表触及的指状突起，长约4 cm，位于锁骨中外1/3交界处的前下方2.5 cm处，恰好位于三角肌胸大肌间沟的上端（有时部分被胸大肌前缘覆盖），故可作为该肌间沟切口、肩关节腔穿刺及关节镜检查等的重要体表标志。喙突的末端突向前、外、下方，指向关节盂。因此，在上述体表位置用手指压向后方可以满意触及。在喙突上，附着有5个具有临床意义的重要解剖结构，即喙肩韧带、喙锁韧带、胸小肌、喙肱肌及肱二头肌短头联合腱，以及位于喙肩韧带深面的喙肱韧带。

喙锁韧带是连结锁骨下面的喙突粗隆与肩胛骨喙突上面之间的坚强韧带，分为内侧的锥状韧带和外侧的斜方韧带两部分，前者较厚，形如倒置的圆锥形，锥底连于锁骨下缘后面，锥尖连于喙突根部内侧缘；后者较薄呈斜方形，连于锁骨下面的喙突粗隆与喙突上面之间。这2条韧带是从属于肩锁关节的重要韧带。在肩关节脱位时，喙突可因肱骨头向下内方脱出（撞、冲）而骨折。其骨折远端因内收肌收缩及臂的重力牵拉而下移，并可能伴有上述2条韧带撕伤。要修复这2条韧带是相当困难的，而且韧带一旦撕裂，则很难辨明它们各自的原来结构。

喙肱韧带宽而强韧，起于喙突根部的外侧缘，斜向外下方，止于肱骨大结节上端前面并与冈上肌腱愈合。其前上缘游离，后下缘与关节囊愈合，有限制肱骨外旋及肱骨头上移的作用。

2. 浅层解剖　肩关节前侧入路涉及6个主要结构，即浅面的三角肌（外侧）、胸大肌（内侧）和位于两肌之间沟中的头静脉；深面（从外侧到内侧）的胸小肌、喙肱肌及肱二头肌短头。由于三角肌和胸大肌分别受腋神经和胸内、外侧神经支配，故两肌之间为神经界面。

3. 深层解剖　关节囊纤维层由斜、纵、环行纤维构成，上方附着于肩胛骨的关节盂缘周围，包绕肱二头肌长头腱的起始部，并与肱二头肌长头的起始部相愈合；下方包绕肱骨解剖颈，其内侧向下可达外科颈（距关节盂下方1 cm）；前部横跨结节间沟上部，形成肱骨横韧带，其深面有肱二头肌长头腱通过。由于关节囊下部松弛，肱骨头容易向下方脱位。关节囊滑膜层衬覆于纤维层的内面，滑膜范围大体上与纤维层一致。滑膜层于前壁裂隙处向外膨出于肩胛下肌腱（深面）与关节囊之间，形成肩胛下肌腱下囊，此囊常与关节腔相通，于后下壁裂隙处向外膨出于冈下肌腱与关节囊之间，形成冈下肌腱下囊；于结节间沟处向外膨出，形成结节间滑膜鞘，肱二头肌长头腱在关节囊内被滑膜形成的双层管状滑膜鞘包裹，当臂收展时，可允许其上下滑动。

关节盂唇是一个镶嵌于关节盂周缘的三角形纤维软骨，关节囊一般附着于关节盂唇上、后、下3个面，而前面的附着情况取决于关节囊的滑膜层有无由此向外膨出形成肩胛下肌腱下囊。

适应证

肱骨外科颈骨折切开复位术、习惯性肩关节脱位修复术、陈旧性肩关节脱位切开复位术、肱二头肌长头腱断裂修补术、肩关节结核病灶清除术、肩关节肿瘤活检术或肿瘤切除术、肩关节成形术或人工肱骨头置换术、肩关节融合术。

体　位

患者仰卧于手术台上，脊柱和患侧肩胛骨内侧缘后方用一楔形沙袋垫高，使患肩后垂，关节间隙即可张开。摇高手术台头侧30°~45°，以降低静脉压，减少出血。

手术步骤

1. 患者仰卧，臂外展约80°，并稍外旋。切口自肩锁关节前方起始，沿锁骨外1/3前缘向内，继沿三角肌前缘向下外，达三角肌中、下1/3交界处（图2-36A）。

2. 切开皮肤，将皮肤和皮下组织牵向两侧，显露外侧的三角肌、内侧的胸大肌及走行于三角肌胸大肌间沟中的头静脉（头静脉有的前移行于沟的外侧，深部或阙如）。

3. 妥为保护头静脉，将胸大肌连同头静脉一起牵向内侧。在距锁骨缘约1 cm处切断三角肌锁骨头，翻向外方（三角肌不应切得过低，避免损伤腋，力量不可过大，以免扯断胸肩峰动脉三角肌支）。此时，显露出胸肩峰动脉肩峰支、三角肌支、胸肌支和胸大肌的上部抵止腱（图2-36B）。

4. 切断胸肩峰动脉肩峰支和三角肌支牵向上方，切断胸大肌的上部抵止腱，继续将胸大肌和三角肌向两侧牵拉，暴露喙突尖及起于其上的肱二头肌短头（外侧）和喙肱肌（在内侧）。

5. 距喙突尖约1 cm处，切断肱二头肌短头和喙肱肌的共同起腱，并翻向下方。有时可于骨膜下凿断喙突一小部分，连同两肌一并向下翻转。肌皮神经在距喙突尖4~5 cm处进入喙肱肌深面，向下游离翻转两肌时，避免损伤肌皮神经。

6. 两肌下翻后显露深面的肩胛下肌。如欲扩大肩关节囊前部及下部的术野，可距小结节1 cm处切断肩胛下肌抵止腱，并将其翻向内侧，从术野中可找到腋神经，腋神经在距肩胛下肌抵止的内侧约2 cm处，行于该肌浅面，绕过肌的下缘进入四边间隙，切断肩胛下肌时，特别注意不要损

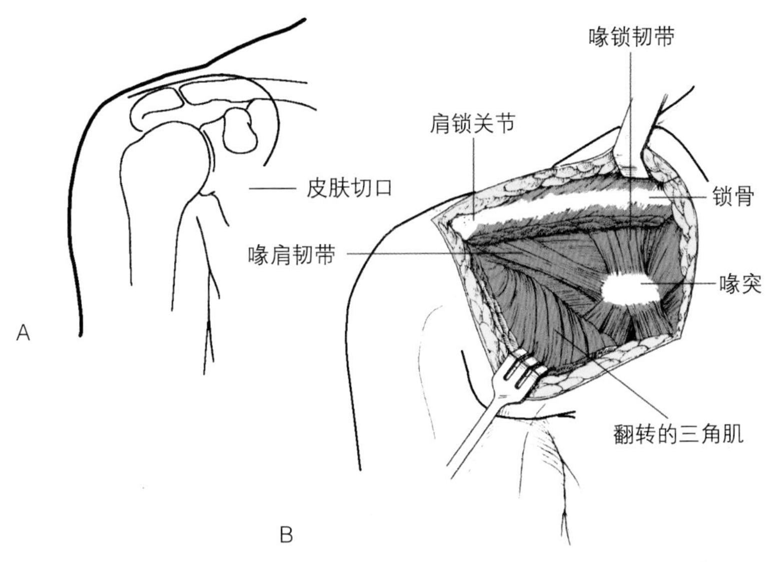

图2-36 前内侧入路
A.皮肤切口；B.切断三角肌锁骨起点，向外翻转，显露关节前方

伤腋神经及旋肱前、后动脉。

7. 根据不同需要，可采取不同方式切开关节囊，以显示肱骨头和关节盂。

手术扩大显露

1. 局部措施

（1）在切口上部沿锁骨外侧1/3前缘做一弧形延长切口；距锁骨下缘三角肌起点0.5 cm处，横向切断三角肌前部2~4 cm，将切断的三角肌向外侧牵开。由于切断后的三角肌不易缝合修复，该方法应慎用。

（2）在切口下部沿三角肌胸大肌间沟延长皮肤切口，向下进一步分离三角肌和胸大肌，可扩大手术显露。此法无须切断三角肌的起点。

2. 广泛措施

（1）近侧延伸：用于显露臂丛和腋动脉，以及控制来自腋动脉的出血。在切口上部，沿锁骨中1/3，向上、内方向延长切口；骨膜下剥离锁骨中1/3段，切除该段锁骨，切断横行于锁骨下方的锁骨下肌，向上牵开斜方肌，向下牵开胸大肌和胸小肌，即可显露臂丛和腋动脉。在臂丛中，肌皮神经的位置最浅表，注意切勿伤及。

（2）远侧延伸：此法可扩展至肱骨前外侧入路。在切口下部沿三角肌胸大肌间沟延长皮肤切口，之后继续向下，沿肱二头肌外侧缘延长切口。分离肱二头肌并牵之向内侧，显露肱肌，沿肱肌肌纤维方向分离，即可显露肱骨。

腋窝入路

临床较少采用腋窝入路，多应用于腋动脉、腋静脉和正中神经、尺神经等血管神经病变。于臂近端做一纵向切口，沿喙肱肌内缘向上延长，可达腋窝顶部，打开皮肤，可见腋筋膜、腋淋巴结中央群及筋膜包裹的血管神经束，分离筋膜，显露构成腋窝前壁的胸大肌和构成腋窝后壁的背阔肌腱，同时显露尺神经、前臂内侧皮神经、胸背动脉和旋肩胛动脉；将胸大肌、肱二头肌短头和喙肱肌拉向上方，充分显示腋血管神经束内结构（臂丛外侧束、正中神经、肌皮神经、尺神经、肱动脉）。血管神经束深面为背阔肌腱；向内牵腋血管神经束，于小结节内侧1 cm处切断肩胛下肌，并将之翻向两侧，显露肩关节囊前壁。切开肩关节囊，显露肱骨头。

肩上方弧形入路

适应证

适用于肩锁关节、肩峰下囊、肩袖及肩关节等部的疾病。

手术入路（图2-37）

切口起自肩锁关节下方6~7 cm，向上经三角肌前1/3和肩锁关节，继向后下过三角肌后1/3，达肩峰下5~6 cm。将皮瓣翻向上下，显示肩锁关节、肩峰，以及起自肩峰前、外、后缘的三角肌。依手术需要，可做骨膜下肩峰部分或全部骨切除。沿皮切方向，分离三角肌前1/3和后1/3的肌纤维，将切断的肩峰连同大部分三角肌翻向外侧，避免损伤腋神经、旋肱后动脉、肩胛上神经和血管，切除肩峰下囊，显露肩袖，横切肩袖及关节囊，显露关节腔、肱骨头及肱二头肌长头腱。这个手术入路能使关节腔的上后方得到充分显露，有利于处理肩关节后方病变。但由于切断了组成肩袖的结构，尤其是冈上肌腱，虽然术终都按解剖结构给予缝合，但对肩关节外展功能会有一定影响。

肩后方手术入路

适应证

习惯性肩关节后脱位修复术、肩关节后方游离体摘除术、肩胛盂后部肿瘤活检术或切除术、肩关节化脓性关节炎切开引流术（有利于体位引流）。

体　位

患者取侧卧位，患肩向上。铺巾时需暴露上肢，便于术中活动，术者可取坐位手术。

手术入路（图2-38）

自肩峰端开始，沿肩峰、肩胛冈下缘到肩胛冈内侧，再沿三角肌后缘即腋后缘做一弧形切

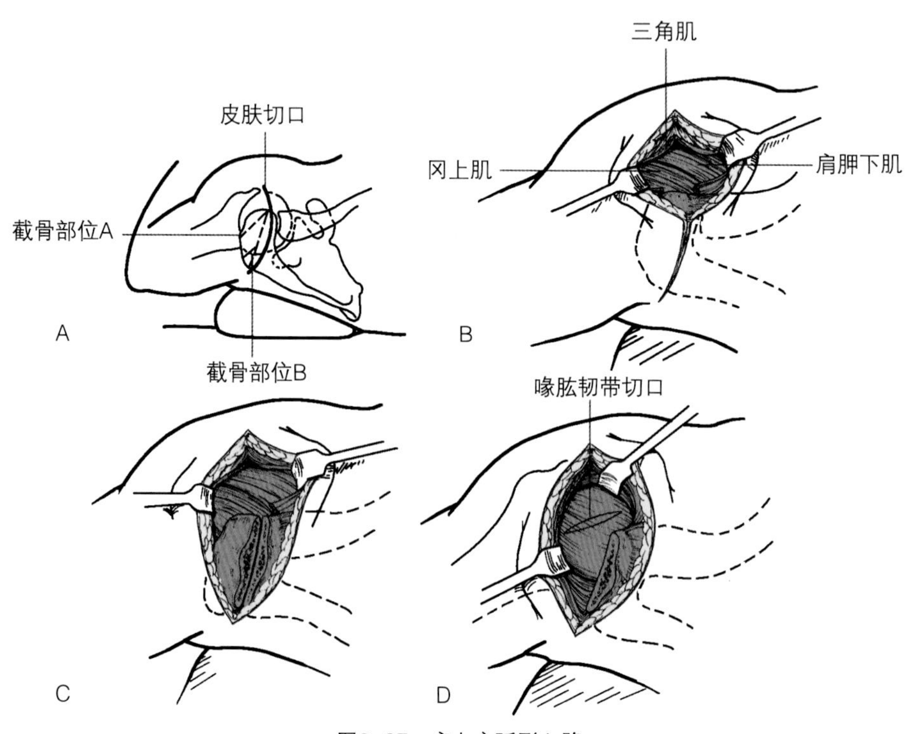

图2-37　肩上方弧形入路

A.皮肤切口；B.分开三角肌；C.肩峰截骨；D.喙肩韧带切口

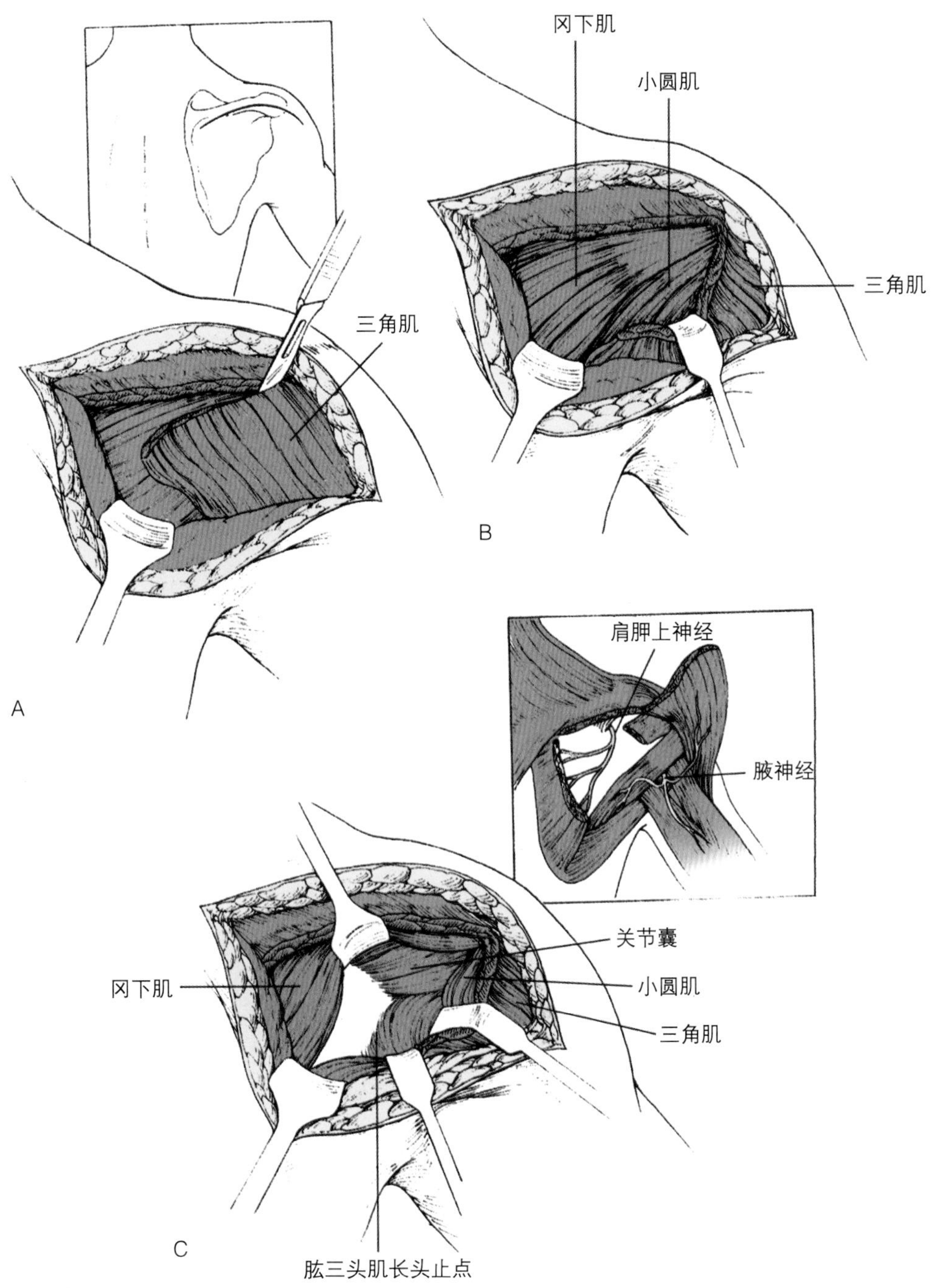

图2-38　肩关节后方入路

A.剥离三角肌（插图为皮肤切口）；B.显露冈上肌和小圆肌；C.牵开冈上肌和小圆肌，显露肩关节后方（插图示肩胛上神经和腋神经的走行）

口，止于腋后壁上方3.0 cm处。切开浅、深筋膜显露肩胛冈和三角肌，在肩胛冈下缘下方0.5 cm处切断三角肌，把三角肌瓣翻向下外。此时不能过分牵拉，以免损伤在三角肌深面支配该肌的腋神经和旋肱后血管。分清冈下肌和小圆肌，切开两肌之间的筋膜，分别将冈下肌向上牵开，将小圆肌向下牵开，显露肩关节囊后壁，再于肩关节囊做一纵向切口，向两侧牵开，显露肱骨头与肩胛盂。在分离或需要切断冈上肌时要记住肩胛上神经和肩胛横动脉，该神经和血管在肩胛颈后面的肩胛大切迹处进入冈下窝，在冈下肌深面行走，支配该肌（图2-39）。不可损伤该神经和血管。

需扩大手术显露时，可在切口的外侧进一步分离，切断三角肌可以充分显露深层肌。在距肱骨大结节肌止点1 cm处切断冈下肌，并向内侧牵开，可以充分显露肩关节后部。

注意事项

在肩关节后侧入路分离深层结构时，应沿神经界面（冈下肌与小圆肌之间）进入，如误在小圆肌下缘分离，可能损伤腋神经和旋肱后动脉；在小圆肌和大圆肌之间进行分离，可损伤旋肩胛血管，导致难以控制的出血；如在大圆肌外侧下缘分离，则有可能进入三边孔而损伤桡神经。

关于腋动脉的结扎问题，在肱骨头前脱位、外科颈骨折或贯通伤中，腋动脉易受损。腋动脉结扎术以在肩胛下动脉起始上方结扎最好，此处肩胛动脉网的侧支循环起重要作用。若在肩胛下动脉与旋肱前、后动脉之间结扎，虽可在腋动脉分支系统间产生侧支循环，但效果不如前者理想，故结扎多在第2段进行。

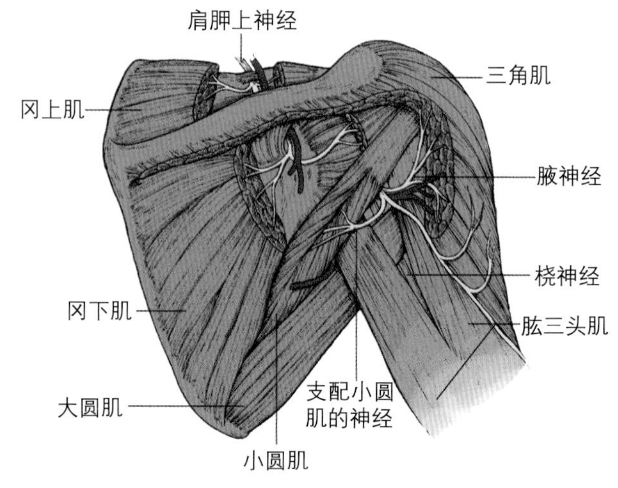

图2-39　肩关节后方的局部解剖

（朱立新）

参考文献

1. 郭世绂. 骨科临床解剖学. 济南: 山东科学技术出版社, 2000.
2. 钟世镇, 徐达传, 丁自海. 显微外科临床解剖学. 济南: 山东科学技术出版社, 2000.
3. 徐达传. 骨科临床解剖学图谱. 济南: 山东科学技术出版社, 2007.
4. 丁自海, 王增涛. 手外科解剖学图鉴. 济南: 山东科学技术出版社, 2007.
5. 朱盛修. 现代骨科手术学. 北京: 科学出版社, 2000.
6. 高士濂. 实用解剖图谱. 上海: 上海科学技术出版社, 2004.
7. 苗华, 周建生. 骨科手术入路解剖学. 合肥: 安徽科学技术出版社, 1995.
8. 王启华, 孙博. 临床解剖学丛书（四肢分册）. 北京: 人民卫生出版社, 1991.
9. 冯传汉. 骨科诊查手册. 北京: 联合出版社, 1992.
10. 张朝佑. 人体解剖学. 北京: 人民卫生出版社, 1998.
11. 卢世璧, 王继芳, 王岩, 等. 坎贝尔骨科手术学. 10版. 济南: 山东科学技术出版社, 2005.
12. 徐思多. 外科解剖学. 沈阳: 辽宁教育出版社, 1992.
13. 陈智勇, 严丹. 人体四肢骨骼的解剖变异与创伤骨折X线诊断与鉴别诊断. 现代临床医学, 2006, 4:245-246.

14. 王兆杰, 安荣泽, 薛黔. 肩胛盂骨折后方手术入路的解剖及临床应用. 中国矫形外科杂志, 2001, 9(8):656−657.

15. 杨朝湘. 肩关节影像解剖. 中国临床解剖学杂志, 2003, 20(6):487−488.

16. 冯传汉, 郭世绂, 黄公怡. 肩关节外科学. 天津: 天津科学技术出版社, 1996.

17. Richard SS. Clinical anatomy by regions. Lippincott Williams&Wilkins, 2008.

18. Williams P.L. Gray's anatomy. Churchill livingstone, Pearson Professional Limited, 1995.

19. Brodsky JW. Tullor HS, Garts man GA, et al. Simplified posterior approach to the shoulder joint. J Bone Joint Sury(AM),1987,69:773−774.

20. Bonnoit J. Anatomical bases for the puncture . Injection of the shoulder. J Anat Clin,1983, 4:7.

21. Snell RS. Clinical anatomy for medical students. Little, Browuanol Company, 1974.

22. Bigliani L, Morrison D, April E. The slop of the acromion and the rotator cuff impingement. Orthop Trans, 1986, 10:228.

23. Kitay GS, Lannotti JP, Williams GR, et al. Roentgen−ographic assessment of acromial morphologic condition in rotator cuff impingement syndrome. J Shoulder Elbow Surg, 1995, 4(6):441−448.

24 Stehle J, Moore SM, Alaseirlis DA, et al. Acromial morphology: effects of suboptimal radiographs. J Shoulder Elbow Surg, 2007, 16(2):135−142.

3

臂　部

臂部（arm）位于肩部与肘部之间，与上肢完成精细动作的功能相适应，臂部有较多的肌肉、神经和血管走行。以肱骨干为基础，其前后分别为屈肌群和伸肌群，血管神经束位于臂内侧。

臂部软组织

臂部浅层结构

臂部皮肤细滑，浅筋膜内脂肪较少而纤维组织较多，浅静脉及皮神经多沿侧方走行。在臂正中部位无重要的结构，头静脉（cephalic vein）沿肱桡肌和肱二头肌之间向外上，走行在前臂外侧皮神经的表面。在臂上部，头静脉在胸大肌三角肌间沟内走行，在锁骨下向深面注入腋静脉。贵要静脉（basilic vein）沿肱二头肌内缘走行，上升至臂中点稍下方，穿深筋膜进入臂深部，然后在肱动脉内侧向上走行一段后注入腋静脉，与贵要静脉伴行的为前臂内侧皮神经。

前臂内侧皮神经（cutaneous antebrachii medialis nerve）为臂丛最内侧分支，发支支配前臂内侧皮肤，在臂内侧与贵要静脉同时穿过深筋膜。前臂外侧皮神经为肌皮神经的延续，与头静脉伴行并同时穿过深筋膜，分布于前臂外侧皮肤。

分布于臂部皮肤的皮神经有以下几支。①肋间臂神经（intercostobrachial nerve），为第2肋间神经的外侧皮支，经腋筋膜至臂内侧分布于臂内侧皮肤。由于此神经不是臂丛分支，所以全臂丛损伤时，臂内侧部仍保留正常感觉；②臂内侧皮神经（medial brachial cutaneous nerve），为臂丛内侧分支，分布于臂内侧部前后皮肤；③臂外侧皮神经（nervus cutaneus brachii lateralis）为腋神经分支，分布于臂外侧上部及肩部外侧皮肤；④臂后皮神经（posterior brachial cutaneous nerve）为桡神经分支，分布于臂后部皮肤，有的还有臂外侧下皮神经，支配臂下后部皮肤（图3-1）。

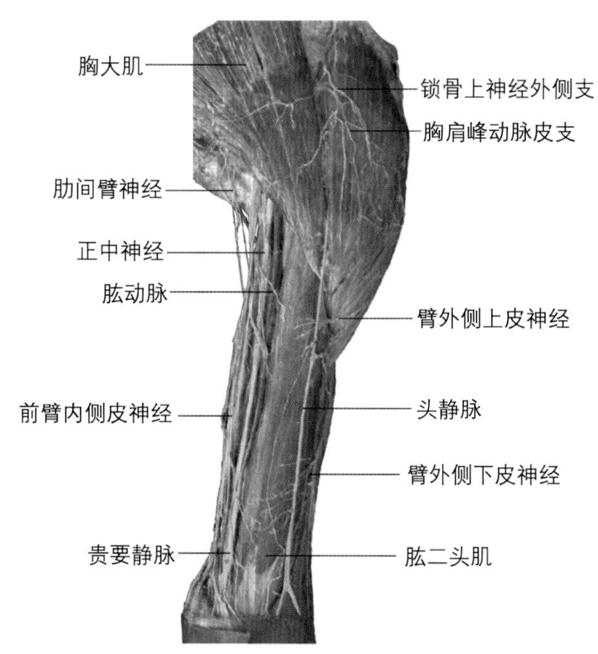

图3-1　臂部浅静脉和皮神经

臂部深筋膜

臂部深筋膜由大量横行纤维组成，向上移行于三角肌筋膜、胸筋膜和腋筋膜等，向下移行于前臂筋膜。臂部深筋膜屈侧较薄，包绕肱二头肌；伸侧较厚，遮盖肱三头肌，并有肱三头肌的纤维附着。臂部深筋膜在伸、屈肌之间形成内侧和外侧肌间隔，向深面附着于肱骨，将臂部分为前后两个骨筋膜室。前部骨筋膜室容纳臂部屈肌群、肱血管、肌皮神经、正中神经和尺神经。后部骨筋膜室包被臂部伸肌群、肱深血管、桡神经和尺神经的一部分（图3–2）。

臂部肌

臂前部肌

1. 肱二头肌（biceps brachii） 肱二头肌有两部分起点，一个为短头，起于肩胛骨喙突；另一个为长头，起始于肩胛骨的盂上粗隆，起始部为长圆形肌腱，行经盂肱关节囊内，向外下走行，穿出关节囊，在肱二头肌结节间沟走行。长头、短头与梭形膨大的肌腹相续，在臂下1/3处两肌腹融合，形成肱二头肌肌腹，远端移行于肱二头肌腱，止于桡骨粗隆，在肱二头肌腱内侧还形成肱二头肌腱膜，向内下止于前臂深筋膜（图3–3）。

肱二头肌为肌皮神经所支配，其主要功能为屈肘和前臂旋后。当桡神经损伤时，旋后肌瘫痪，但前臂旋后功能正常，这就是肱二头肌发挥旋后功能的结果。作用于肩关节时，肱二头肌可以使臂屈曲和内收。

当肱二头肌猛烈收缩时，肱二头肌可发生断裂，断裂可发生在该肌的任何部位，但以长头起始处或结节间沟处多见。肱二头肌断裂时，肌腹收缩形成肌隆起，在肱二头肌处表现为一肌性包块，屈肘时此包块明显（图3–4）。当臂丛损伤或肌皮神经受损时，肱二头肌瘫痪，此时患者屈肘功能障碍。

2. 喙肱肌（coracobrachials） 喙肱肌与肱二头肌短头共同起始于喙突，沿肱二头肌内侧向下，止于肱骨内侧缘的中点。喙肱肌受肌皮神经支配，其作用是使肩关节内收和屈曲。

3. 肱肌（brachialis muscle） 肱肌起始于肱骨前内侧面与前外侧面下2/3，上端呈“V”形，

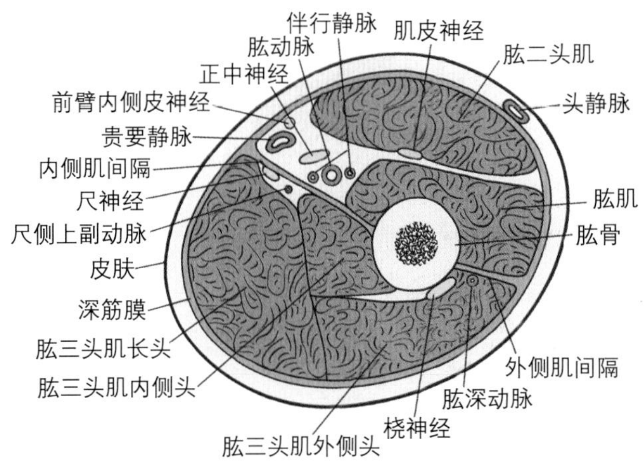

图3–2 前臂骨筋膜室的结构

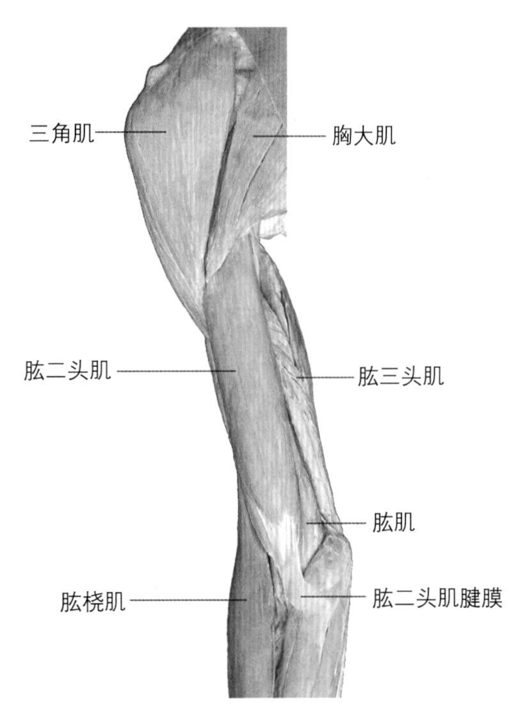

图3–3 臂肌前群浅层

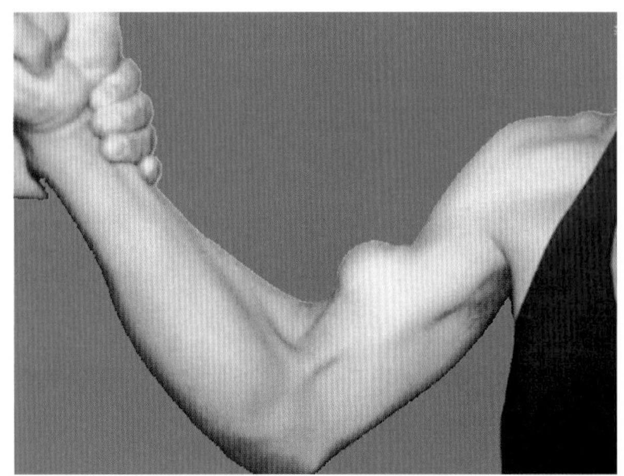
图3-4　肱二头肌腱断裂的包块

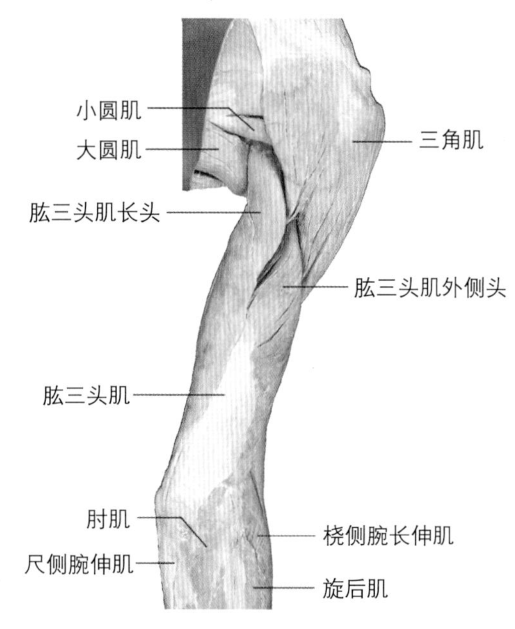

图3-5　臂肌后群

与三角肌止点连接，止端与肘关节囊紧密相连，肱肌腱附着于尺骨冠突之前的尺骨粗隆。肱肌大部分为肱二头肌所遮盖，肱肌与肱二头肌外缘之间有肌皮神经穿出。肱肌受双重神经支配，大部分为肌皮神经，小部分受桡神经支配。肱肌的主要作用为屈肘，由于肱肌紧贴在肱骨前面，肱骨骨折时该肌的肌纤维常被卡在骨折端之间，故肱骨骨折时也最容易损伤该肌。同时，骨折端间嵌夹肌肉也是造成骨不愈合的原因之一，所以肱骨骨折合并骨化性肌炎的肌肉多是肱肌，是造成肘关节功能障碍的主要原因之一。

臂后部肌

肱三头肌（triceps brachii）为臂后肌的唯一肌，该肌有3个头，长头起始于肩胛骨的盂下粗隆，经大、小圆肌之间下行；外侧头起始于肱骨大结节下部至三角肌粗隆之间的骨面，在桡神经沟之上；内侧头在桡神经沟之下起始于肱骨干后面及臂内、外侧肌间隔。此3个头向下合成一扁腱，止于尺骨鹰嘴的上面、后部及前臂深筋膜（图3-5）。肱三头肌腱的外侧缘发出一个扩张部，在下外部与肘后肌筋膜相延续。肱三头肌长头及外侧头在内侧头表面向下，桡神经先位于长头和外侧头之间，后位于肱骨与内侧头之间走行。肱三头肌受桡神经支配，其主要作用为伸肘。肱二头肌与肱三头肌为拮抗肌。当桡神经高位损伤时，肱三头肌麻痹，伸肘作用消失，此时由于肱二头肌屈肘作用正常，所以患者常呈屈肘状态。

肱骨骨折移位与臂部肌肉的关系

在肱骨骨折时，肌的起始特点与骨折移位有一定关系。当肱骨外科颈骨折时，骨折线常位于肱骨大小结节与胸大肌、背阔肌的止点之间，骨折线多呈横向且恒定。此时，骨折近端由于冈上肌、冈下肌及小圆肌的牵拉呈轻度外展、外旋位；远侧端则由于胸大肌、背阔肌及大圆肌的作用而呈内收、内旋位。如果骨折发生于三角肌止点与胸大肌、背阔肌及大圆肌止点之间，此时骨折近端因胸大肌、背阔肌及大圆肌的作用呈内收、内旋位；远侧端则由于三角肌、喙肱肌、肱二头肌和肱三头肌的牵拉作用向上移位，并因为三角肌的外展作用而骨折远端向外侧移位。

如果骨折线位于三角肌止点以下，骨折近端由于三角肌、喙肱肌及冈上肌收缩可使近端向外上移位，由于胸大肌、肩胛下肌的收缩而与外展、外旋力量拮抗，所以有时移位并不显著。骨折远侧端则因肱二头肌、肱三头肌的收缩而使骨折远端向上内移位，由于重力作用有时这种移位并不明显。

肱骨髁上骨折时，骨折远端由于肱三头肌腱的牵拉向后上移位，近端则由于肱二头肌、肱肌收缩向前下移位，这种移位常使肱骨骨折端插入肱肌肌腹内，造成肱肌损伤，还有可能损伤肱动脉和正中神经（图3-6）。

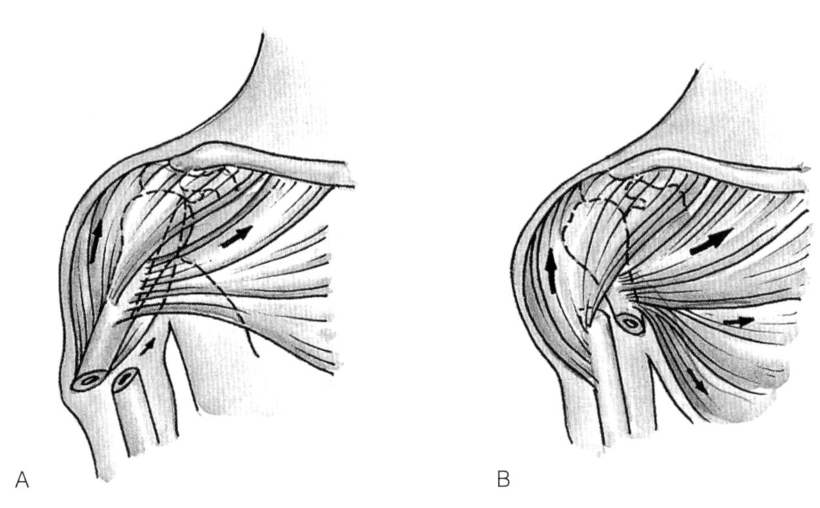

图3-6　骨折移位与臂部肌的关系

A.骨折线在三角肌止点以下；B.骨折线在三角肌止点以上

臂部血管和神经

在肱二头肌内、外侧各有一沟，即肱二头肌内侧沟和肱二头肌外侧沟，臂部的血管神经束沿肱二头肌内侧沟走行，此处血管为肱动脉、肱静脉及其分支，神经为正中神经、尺神经等。肱二头肌外侧沟的下部只有肱深血管终末支和臂后皮神经走行。

■ 肱动脉及其分支

腋动脉（axillary artery）至大圆肌下缘即更名为肱动脉（brachial artery），该动脉有两条静脉伴行。肱动脉在臂内侧上段被深筋膜所覆盖，肱动脉外侧为正中神经及喙肱肌，内侧有尺神经和贵要静脉。在中段向前外走行，被肱二头肌的内侧缘所覆盖，正中神经初在其外侧，后经过动脉的前方或后方而至其内侧，肱动脉与前臂内侧皮神经及贵要静脉之间被臂内侧肌间隔所隔开。在臂下段，肱动脉仍被肱二头肌内侧缘所覆盖，正中神经在其内侧。在肘窝部，肱动脉位于肱二头肌腱膜下，较为浅表，可以触到搏动，此处是测血压的部位。肱动脉在桡骨颈水平分为尺、桡动脉。

肱动脉的分支有肱深动脉（deep brachial artery）、肱骨滋养动脉（nutrient arteries of humerus）、尺侧上副动脉（superior ulnar collteral artery）、尺侧下副动脉（inferior ulnar collateral artery）及肌支等。肱深动脉自肱动脉本干起始部不远处发出，发出部位多在大圆肌下缘处，向后与桡神经伴行走行于桡神经沟内。肱深动脉分为2

个降支和1个升支，升支与旋肱后动脉相吻合，降支与桡、尺侧返动脉相吻合。肱骨滋养动脉在桡神经沟内发自肱深动脉，常在桡神经沟内穿入肱骨。肱深动脉的终支形成桡侧副动脉参与肘关节动脉网的形成。肱动脉发出的各支在肘部与桡动脉、尺动脉的分支吻合，形成肘关节动脉网。

肱动脉的手术显露较为简单，可沿肱二头肌内侧取纵向切口，切开皮肤、浅筋膜和深筋膜，钝性剥离。此处结缔组织疏松，可先找到正中神经，牵开神经后即可见到搏动的肱动脉。有时肱动脉有各种变异，应注意辨认，如高位桡动脉、双肱动脉等。在肱骨下段，肱动脉多在肱二头肌腱膜下方，切开此腱膜即可显露，且有正中神经与之伴行（图3–7）。

臂部神经

肌皮神经

肌皮神经（musculocutaneous nerve）起自臂丛外侧束，穿入喙肱肌后在肱二头肌和肱肌之间走行，沿途发支支配喙肱肌、肱二头肌和肱肌。在肱二头肌腱外缘近肘窝部穿出续为前臂外侧皮神经，支配前臂外侧皮肤。

正中神经

正中神经（median nerve）发自臂丛的内侧束和外侧束，在上臂走行在肱二头肌内侧沟内与肱动脉伴行，多数情况下正中神经先走行在肱动脉外侧，随后在肱动脉前方越过，走行在肱动脉内侧。少数情况下，正中神经走行在肱动脉后方，这是因为在胚胎时期肱动脉有前、后两支，正中神经在两支之间走行，以后有一支消失。如果前支消失，则正中神经位于后支前方，反之亦然。如两支均存在，则正中神经位于两动脉之间穿经（图3–8）。正中神经在臂部不分支，仅为一主干。在肱骨下端、肱骨内上髁上方发出旋前圆肌肌支，所以臂部正中神经损伤表现为其所支配的肌肉全部瘫痪及支配区感觉障碍。

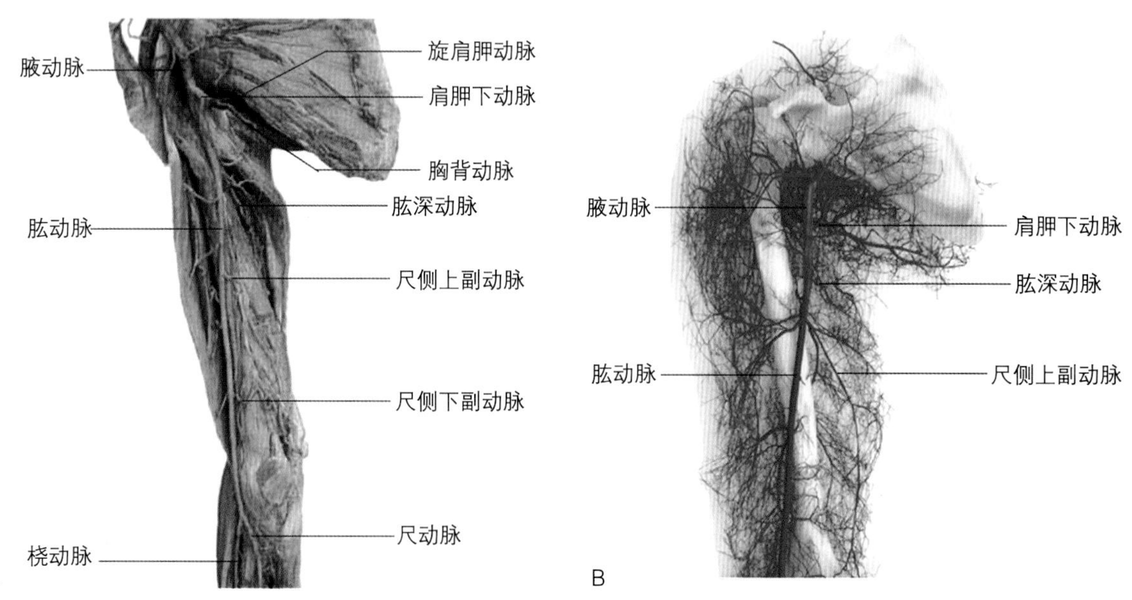

图3–7　肱动脉及分支

A.肱动脉的走行；B.肱动脉铸型

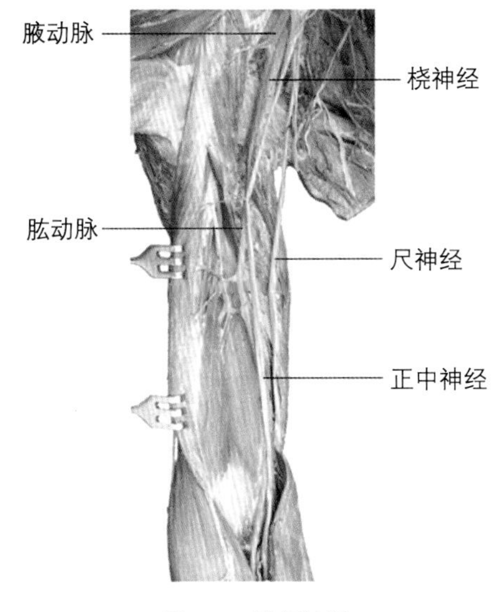

图3-8 臂部神经

尺神经

在臂上部，尺神经（ulnar nerve）位于肱动脉内侧、肱三头肌的前方；在臂中部，尺神经向后走行，远离肱动脉至内侧肌间隔，随后在肱三头肌内侧头筋膜下向下走行；在肘部，尺神经走行在肱骨内上髁与尺骨鹰嘴之间的尺神经沟内。尺神经在此处位于皮下，当肘部外伤或畸形时，神经易受到损伤，诱发神经炎或卡压征，又称肘管综合征或迟发性尺神经炎。尺神经在臂部也无分支。

桡神经

桡神经（radial nerve）由肱三头肌间隔穿出，支配肱三头肌及肘后肌。桡神经发自臂丛后束，在肱骨肌管内走行，并发支支配肱三头肌，然后走行在桡神经沟内，由肱骨后面绕向外侧，走行于肱三头肌内侧头和外侧头之间。桡神经随后穿过臂外侧肌间隔至臂前面，穿经肌间隔处相当于肱骨外上髁上10 cm处或距三角肌止点下方2~3 cm处。穿经臂外侧肌间隔处的后外侧为肱三头肌外侧头，前内侧为肱肌及肱骨前面，有时肱三头肌纤维在此处形成肱三头肌纤维桥，桡神经在此处可能受压。肱骨干中下1/3骨折时，桡神经在此处相对固定，易受到损伤。在肱骨干中段骨折时，桡神经有可能被卡压于骨折断端之间，所以肱骨干骨折时应特别注意进行桡神经功能检查，以免漏诊。穿过臂外侧肌间隔后，桡神经走行至肱骨的前外侧面的桡管内，桡管的前内壁为肱肌，后外侧壁为肱桡肌，后壁为肱骨前面。在桡管内桡神经分支至肱肌和肱桡肌，至肱骨髁间连线水平桡神经分为深、浅支，深支向下进入Frohse腱弓，浅支向下至肱桡肌深面与桡动脉伴行。桡神经在此段卡压又称桡管综合征。

肱桡肌纤维桥的临床解剖学：肱桡肌纤维桥由前臂深筋膜增厚形成，起始于肱肌肌腹及肌腱上部，自内上向外下方下行，止于肱桡肌肌腹表面及桡侧腕长伸肌，与前臂深筋膜融合，均呈膜性，含有腱纤维。此纤维桥长23.9 mm，宽11.4 mm，厚0.3 mm。其起始部位于髁间连线上11.6 mm（70%）或平髁间连线（30%），未见到起始部位低于髁间连线者，止点位于髁间连线下22.3 mm。肱桡肌纤维桥深面有桡神经通过（100%），30%直接与桡神经相贴，相贴长度16 mm，70%的肱桡肌纤维桥不与桡神经相贴，其间隔以疏松结缔组织或肌纤维（图3-9）。组织学观察，肱桡肌纤维桥主要由疏松结缔组织及胶原纤维组成。

桡神经自肱骨外上髁上约10 cm 处穿出外侧肌间隔至前臂前外侧入旋后肌腱弓，此段神经通道解剖学称之为桡管。其内主要有桡神经及其主要分支通过，桡管内侧壁为肱肌，外侧壁为肱桡肌。肱桡肌纤维桥斜跨于肱肌、肱桡肌的表面，我们认为此纤维有加强肱肌及肱桡肌屈肘的作用，它能限制肱桡肌屈肘时向外侧滑移，同时也能协同肱肌的屈肘作用并紧张前臂深筋膜，类似于肱二头肌腱膜的作用。

当肘关节肿胀或肱骨髁上骨折时，桡管的正常位置发生变化，肱桡肌纤维桥有限制肱桡肌及肱肌移位的作用，同时也限制了桡管下端扩张，

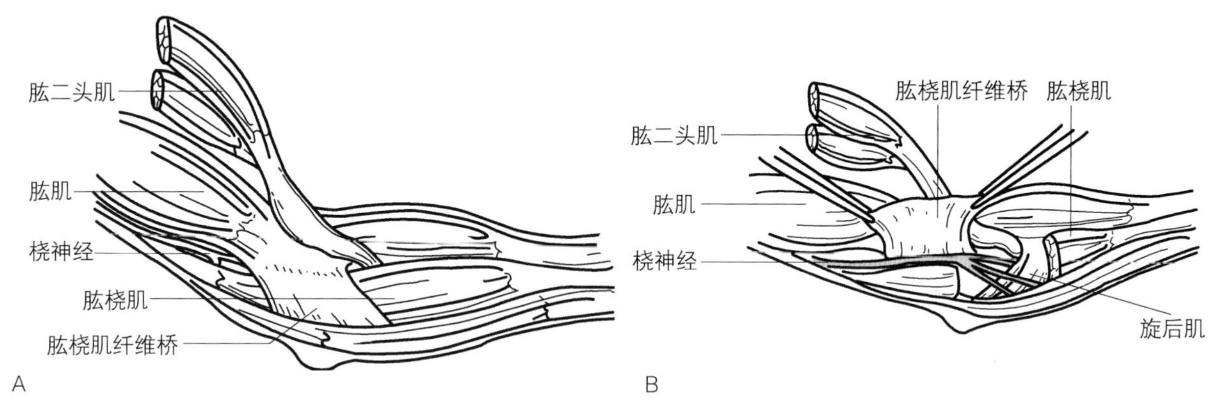

图3-9　肱桡肌纤维桥的内面观
A.肱桡肌纤维桥的位置；B.桥已切开掀起

导致桡管内压力升高，如不能阻止这种变化，可出现桡管综合征。故在治疗肘关节肿胀、肱骨髁上骨折时应行脱水、制动等方法以降低桡管内的压力。在桡管内行桡神经松解术时，应首先切开此纤维桥，以便显露桡神经及其分支。

桡神经与肱桡肌纤维桥70%不直接相贴，30%直接相贴，这说明肱桡肌纤维桥可能是压迫桡神经的一个解剖因素，是桡管综合征的原因之一，但大多数情况下不会直接压迫。在肿胀、骨折等病理状态下，它是产生桡管综合征的潜在或直接原因。

桡神经发自臂丛后束，向后外走行，在腋窝位于腋动脉的后侧，先后经肩胛下肌、大圆肌和背阔肌的前方。在臂上部位于肱动脉之后和肱三头肌长头之前，以后伴肱深动脉。在肱三头肌长头的深面至臂后部螺旋下行，走行在肱三头肌内、外侧头之间的桡神经沟内。桡神经在腋窝发出臂后皮神经，分布于臂上1/3的后侧皮肤，该皮支与臂内侧皮神经和肋间臂神经有重叠皮肤支配。在臂上部，桡神经发支支配肱三头肌长头、外侧头和内侧头。另外尚发出1支支配肘肌。桡神经发支支配肱三头肌的肌支部位较高，除支配内侧头的肌支外，其余均在桡神经沟以上发出，所以肱骨干骨折伴有桡神经损伤时，常不会累及肱三头肌而伸肘良好。在桡神经穿经臂外侧肌间隔以前，尚发出前臂后皮神经，分布于前臂后侧皮肤，其支配区域位于前臂内、外侧皮神经之间，有时可至手背，部分替代桡神经浅支的支配区域（图3-10）。

桡神经运动、感觉神经纤维比例为13∶7，所以损伤吻合后功能恢复较其他上肢神经要好。

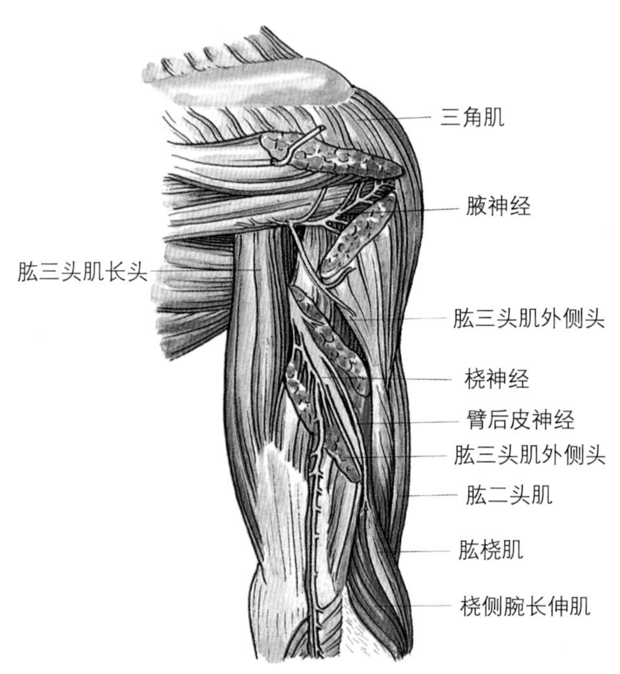

图3-10　桡神经的分支及走行

肱骨干

肱骨（humers）是上肢中最长最粗的管状骨。男性肱骨长约30 cm，女性约28 cm。肱骨体中部最小径和最小周长，男、女性分别约为1.8、6.4 cm和1.6、5.9 cm。

肱骨大、小结节以下大致呈圆柱形，但下部逐渐变扁、变宽、变薄，分二缘三面。内侧缘起始于小结节嵴，在骨干中部即消失，其延长线至内侧髁上嵴。外侧缘在上部不清楚，但相当于大结节后缘，向下续于外侧髁上嵴。在骨干下部，前内侧面及前外侧面互相融合。在前外侧面，相当于肱骨体中部的外侧及大结节嵴的远端有三角肌粗隆，为三角肌附着处。于同一水平，在内侧面则为喙肱肌附着处。在肱骨后面，相当于三角肌粗隆后方，有自内上斜向外下的桡神经沟。肱骨干除上述二肌附着处及桡神经沟呈现隆起或凹陷外，一般光滑，肌肉广泛附着其上，前为肱肌，后为肱三头肌（图3–11）。

在解剖学姿势下，肘关节掌面朝前，肱骨内外上髁在冠状面内，这时大小结节和肱骨头的方向如下。

1. 大结节向外膨出，基底部较宽，由上而下分别有冈上肌、冈下肌和小圆肌附着。大结节有时有向上突出的骨赘，是引起肩峰下撞击综合征的原因之一。

2. 小结节朝前突出，位于喙突外下方，有肩胛下肌附着。小结节位于肱二头肌长头腱的内侧，有限制该肌腱向内滑动的作用。大小结节之间为结节间沟（intertubercular sulcus），内有肱二头肌长头腱。初国良等检测了80例研究对象的肱骨结节间沟，其平均长度近侧水平段为9.4 mm，远侧垂直段为29.7 mm，两段夹角为119.9° 。结节上嵴（结节间沟水平段出现的骨嵴）出现率为

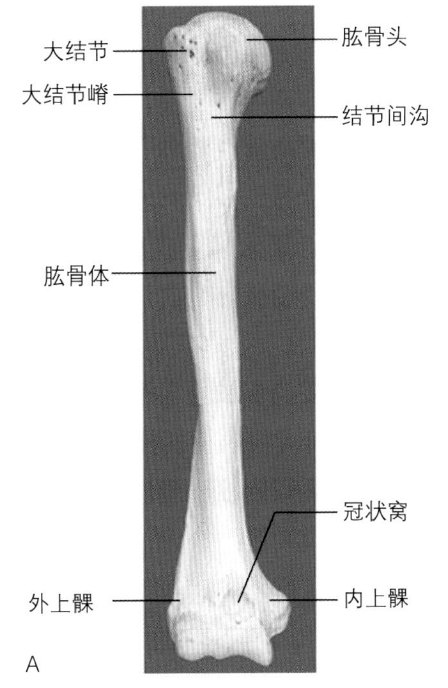

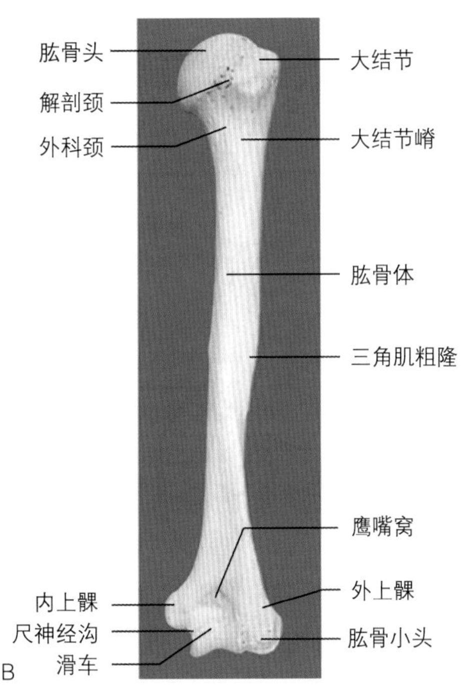

图3–11　肱骨

A.前面观；B.后面观

11.2%，内外侧骨刺出现率为16.2%，肩袖肱骨附着点处钙化率为45%，以上改变都可使结节间沟变浅，沟壁失去平滑，最终使沟内滑动的肱二头肌长头腱磨损，引发肌腱炎、冻结肩，甚至肌腱断裂。

3. 肱骨头朝向内上后方。肱骨头颈的轴线与肱骨干轴线成130°~145°夹角，称为肱骨颈干角（inclination angle）。肱骨头的轴线与内外上髁连线在水平面（轴面）上投影的夹角叫扭转角（retroversion angle or retrotorsion angle）（图3-12）。肱骨俯视图中AB线段为肱骨头关节面直径，其垂直平分线CD线为肱骨头的中轴线；EF为内外上髁连线。CD线与EF线的夹角 θ 即为扭转角。

文献中有关扭转角的测量方法和远端定位线尚未统一；测量方法有直接解剖测量法、X线测量法、二维CT测量法、容积再现三维重建CT测量法。而远端定位线较混乱，有的取内外上髁轴线（滑车轴线），有的取远端前关节面切线，有的取前臂轴线的垂线。

李锦青等认为用多层螺旋CT容积再现三维重建法测量肱骨头轴线与内外上髁连线的夹角，简便准确。测定出51根中国人肱骨干的扭转角为

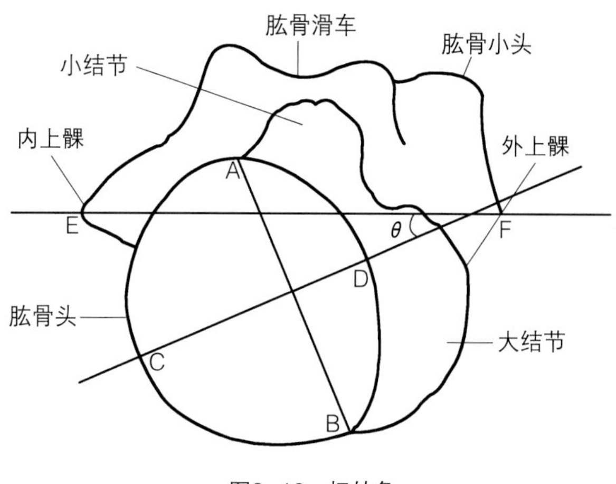

图3-12　扭转角

25.8°（4°~59.8°）。可见扭转角的个体差异较大，在骨折复位、人工肱骨头置换时应注意恢复其原有的颈干角和扭转角。

四肢长骨骨皮质厚度和骨小梁密度因所受压力及张力不同而有所不同。学者对中国运动员肱骨X线片进行测量发现，肱骨干横径方面，举重组（静力型）为27 mm，大于径赛组（动力型）的25 mm；骨干外侧皮质厚度方面，举重组为8.4 mm，显著大于径赛组的5.9 mm；举重组的髓腔为12 mm，小于径赛组的13 mm；骨小梁排列方面，举重组较径赛组清晰，与肌腱牵引相关的骨突起如三角肌粗隆，负荷重者（举重组）异常明显，而负荷小者（径赛组）不明显。

肱骨滋养孔呈单孔者约占80%，双孔者约占17%。滋养孔多位于前内侧部中点偏下。肱骨主要滋养动脉多直接发自肱动脉，亦可发自肱深动脉，滋养动脉长约2 cm，起始部外径为1 mm。滋养动脉可为1~2支，多在骨干前内面中、下1/3交界处或中1/3下部进入骨内。滋养动脉经过皮质向下，在皮质滋养管内走行1~4 cm，如滋养动脉为1支，经滋养管进入髓腔后分为升支、降支，也有的在骨外即分支，各自经独立的滋养孔进入骨内，大部分升支起始部蜷曲，沿髓腔上行；如有附加滋养动脉则与其吻合，也可看到升支经许多小的皮质血管与骨膜动脉相吻合。降支一般较升支小，立即分为许多细支，沿滋养管下行至髁上及上髁部。骨干附加滋养动脉可为1~4支，较细小。附加滋养动脉多从前侧或内侧进入骨干上1/3。

手术时应妥当保护主要滋养动脉，开放整复骨干中部骨折时尤应避免损伤，经骨干中、下1/3交界处的骨折很可能损伤此动脉，远侧断端的近侧只能依靠骨膜动脉及来自上髁部的升支供应。此部骨折时不应广泛剥离骨膜。滋养动脉在髓内穿针时多被损坏，如同时做广泛骨膜剥离，则骨干所有血供均被损坏，必然增加骨不连的发生概率。

臂部表面标志

臂部前部的肌隆起主要为肱二头肌，其肌腱止于桡骨粗隆的后部，内缘为肱二头肌腱膜所遮盖，不如外缘显著。上臂后侧的隆起在中部特别明显，为肱三头肌，下部平坦部分相当于肱三头肌腱。伸肘时，肱三头肌的外侧头在三角肌后缘之下显著隆起。在臂后内侧的隆起为其内侧头，长头由三角肌的覆被下穿出。

肱二头肌的内侧沟起于腋窝后壁，沿臂内侧向下直至肘窝，其上部作为肱二头肌、喙肱肌与肱三头肌的分界，下部至肘窝，作为肱二头肌与旋前圆肌的分界。肱二头肌内侧沟有臂血管神经束走行，贵要静脉由此向上汇入腋静脉，也是显露肱动脉及正中神经的良好标志。肱二头肌外侧沟较短，不如内侧沟显著，起于三角肌的止点，终于肘窝，其下部作为肱桡肌、桡侧腕伸肌与肱二头肌的分界。头静脉沿此沟向上，然后沿三角肌前缘注入腋静脉。此血管在肱静脉血栓性静脉炎时，常是唯一保持静脉回流的血管，在手术中应注意保护。在寻找锁骨下血管时，头静脉是良好的标志。

臂部外展时，如自腋窝后壁至肘窝中心沿臂内面划一线，即代表肱动脉及正中神经的走行投影。尺神经在上部与肱动脉伴行，下部向下后行至内上髁之后。桡神经从肱三头肌间隙穿出后，即向后下沿桡神经沟绕肱骨而行，至三角肌止点下2.5 cm处，从臂外侧肌间隔穿出，随后下行至肱骨外上髁前，分为深、浅两支。

三角肌止点在臂部为一重要标志，不仅代表肱骨主要滋养动脉穿入肱骨水平，桡神经也在此平面绕肱骨后面而行，同时又相当于喙肱肌附着肱骨内侧的水平。

肱骨的X线解剖

■ 成人肱骨的X线标志

成人的肱骨正位片上由上而下有如下解剖标志（图3-13）。

1. 肱骨头　位于内上端的半圆形阴影。

2. 肱骨解剖颈　肱骨头半圆形阴影的基底部。

3. 肱骨大结节　位于外上端的隆起。

4. 肱骨外科颈　肱骨干骺端，容易发生骨折。

5. 三角肌粗隆　位于肱骨干的中间外侧，是三角肌的附着点。

6. 尺骨鹰嘴　尺骨上端后方的骨突。

7. 肱骨外上髁　肱骨干下方外侧的隆起，位于肱骨小头的上方，为前臂后方肌群的主要附着点。

8. 肱骨小头　位于肱骨外下端的圆形阴影。

9. 肱骨内上髁　肱骨干下方内侧的隆起，在肱骨滑车的上方，为前臂前方肌群的主要附着点。

10. 肱骨滑车　肱骨内下端滑车形阴影。

11. 尺骨鹰嘴　正面观的尺骨鹰嘴。

肱骨的侧位片由于受肩部的遮挡，上段显示不清。实际工作中常投照斜位片。侧/斜位片上应注意肱骨上端移位情况，有前后移位的外科颈骨折在正位片上往往不明显，但在侧/斜位片上很明显。另外，肱骨下端肱骨小头和滑车的纵轴与肱骨干的纵轴之间有一个30° 的前倾角，骨折复位

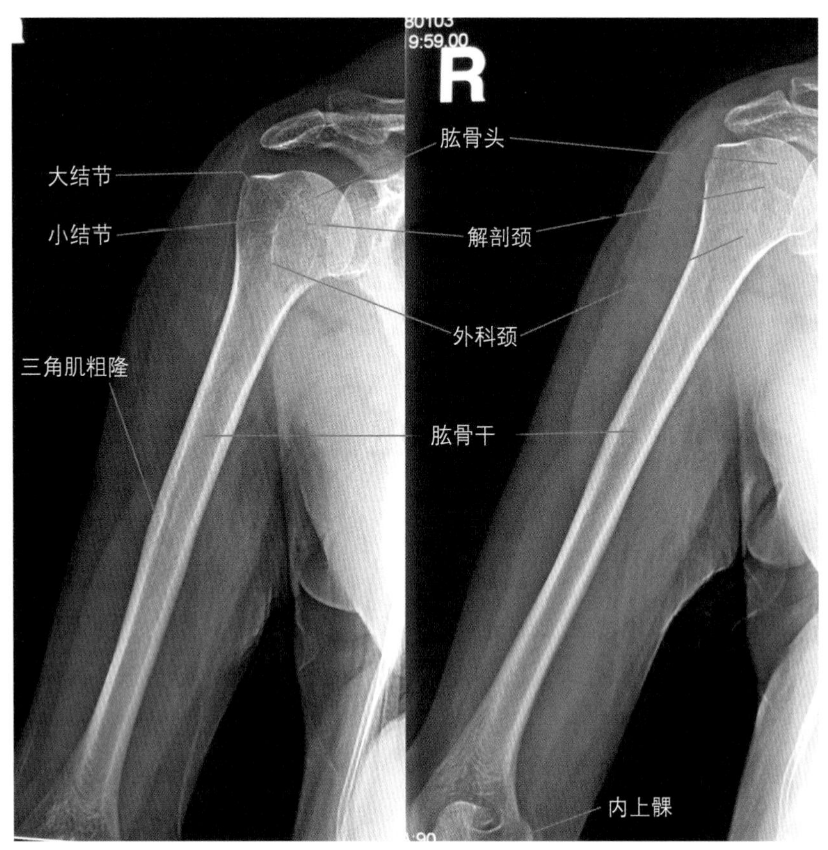

图3-13　成人肱骨X线正位像

应恢复至少20°的前倾角，否则，骨折愈合后屈肘功能将受影响。

小儿肱骨的X线特点

婴儿的肱骨两端由软骨组成，其后随年龄的增长而逐渐出现骨化中心，与干骺端之间为骺软骨板，在结构上较为薄弱，故婴幼儿外伤易引起骨骺分离。

肱骨上端骨骺由肱骨头、肱骨大结节和肱骨小结节组成，其继发骨化中心出现年龄分别约为1、3和5岁，在7岁左右三者融合而形成肱骨上端骨骺，然后于19～21岁与肱骨干的干骺端骨化，骺线消失。肱骨上端骨骺分离多发生于4~14岁。

从骨折线的部位、移位方向、整复和固定方法等方面，肱骨上端骨骺分离与肱骨外科颈骨折之间有相近似的共同特点，但由于肱骨上端骨骺的解剖形态以及外力作用所引起的创伤解剖改变，又使其不同于肱骨外科颈骨折。在额状面，肱骨上端骨骺与肱骨干骺端之间形成10°～20°的后倾，骨骺中心位于骺板的后内侧，因此，沿肱骨干上传的外力作用于骺板部位时，产生剪式应力，骨折线呈斜形，在前外侧经过骺板，后内侧经过干骺端时形成三角形骨片。骨折线倾斜程度随年龄而异，年龄越大则骨折线经过骺板之横向距离越短，干骺端骨折片也越大，且斜面距离越长。因此，年龄大者骨折趋于不稳定。骨折线随年龄增长的这种改变与随年龄增长骺板趋向闭合而逐渐变薄并变得坚固有关。

小儿肱骨下端二次骨化中心较多，陈炽贤等提出骨化中心出现的时间为：肱骨小头及外1/2

滑车，男女均在7个月～1岁出现；内上髁，男6~13岁，女6～9岁；内1/2滑车，男9～14岁，女10～11岁；外上髁，男9～17岁，女10～13岁。肱骨小头、外上髁及滑车愈合年龄男为14～17岁，女为14岁。肱骨下端骨骺全部愈合年龄男为16～18岁，女为14岁。

在正常小儿肘部前后位片上（图3-14），肱骨小头骨化中心位于肱骨外上髁与桡骨小头连线的内侧。当前臂伸直时，尺骨上端与小头内侧部分重叠。如小头超出该连线并离开尺骨鹰嘴，证明小头骨骺分离并向外移位。

在正常小儿肘部侧位片上（图3-15），小头骨骺位于肱骨下端前方。沿肱骨前缘画一条线，再通过肱骨干中轴画一条与之平行的线。9岁以前的小儿，其肱骨小头骨骺位于前线之后；9岁以后，小头的2/3位于前线之前，但整个骨骺仍位于后线之前，如此关系被打破，证明有骨骺移位。

应熟记各个骨骺出现的年龄、位置及愈合的年龄。一方面不能将正常的化骨核即骨化点误为骨折碎片，读片时应注意骨骺化骨核有完整的边缘，但骨折碎片的边缘不规则且其邻近的骨骼有骨缺损；另一方面也不能将移位的骨骺漏诊。对儿童患者，如局部疼痛、肿胀明显，应摄对侧同一部位同一角度照片，以资对比判断，有条件时可行磁共振成像检查确诊。

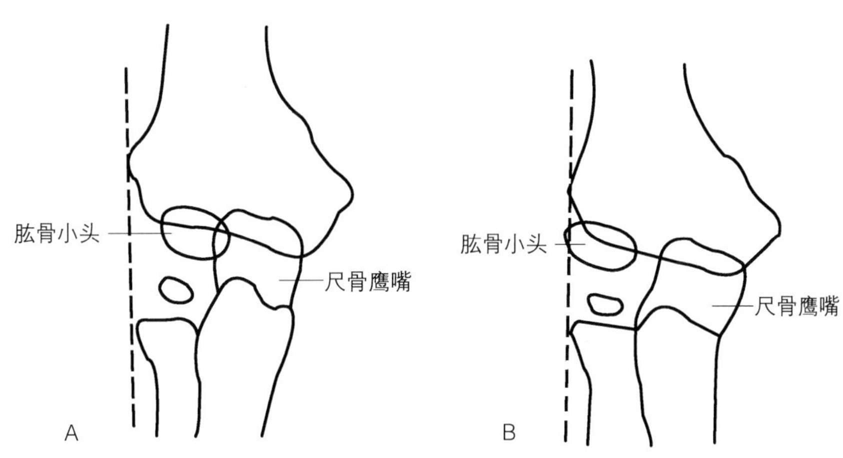

图3-14　正常及移位的肱骨小头骨骺正位像
A.正常位置的肱骨小头；B.向桡侧移位的肱骨小头

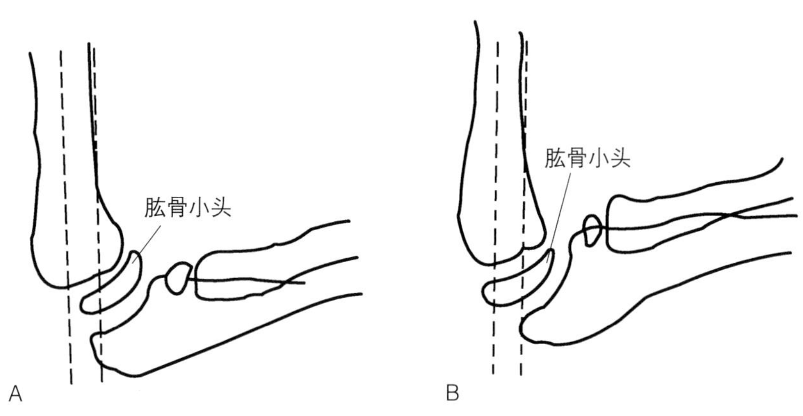

图3-15　正常及移位的肱骨小头骨骺侧位像
A.正常位置的肱骨小头；B.向后移位的肱骨小头

臂部手术解剖学要点

肱骨上端前入路

适应证

肱骨近端外科颈骨折、肿瘤切除。

体 位

半坐位或仰卧位，患侧肩下垫高。

切 口

切口起自肩峰前，沿锁骨下缘向内，于喙突处转向下，沿三角肌前缘至该肌中下1/3交界处。如果术野小也可不切开或仅部分切开三角肌上方止点。

显 露

切开皮肤、皮下组织和深筋膜并将皮瓣向两侧游离牵开。切断三角肌的锁骨起点，分离其前缘，留一小束肌纤维（宽约0.5 cm）保护头静脉。

向外牵开三角肌，向内牵开胸大肌，显露肱骨头、肱二头肌长头和旋肱前动脉。在肱二头肌长头的外侧切开骨膜达肱骨。由于旋肱前动脉是供应肱骨头颈部血运的主要血管，故应尽量保护；但如果严重妨碍操作，而旋后动脉又无损伤，则可以结扎。肱二头肌长头腱在外科颈骨折时常移向后内方，应耐心寻找并复位，偶见阙如或上方止点变异。游离肱骨干周径时，应注意骨膜下操作，防止损伤穿越腋窝后间隙走行于肱骨颈后方的腋神经和旋肱后动脉。

肱骨近1/3段前入路

适应证

肱骨骨折内固定、肿瘤、感染病灶清除术。

体 位

半坐位或仰卧位，患侧肩下垫高。

切 口

切口起自喙突前，沿三角肌前缘至该肌止点。如果术野小也可不切开或部分切开。

显 露

切开三角肌胸大肌间沟，留一小束三角肌纤维（宽约0.5 cm）保护头静脉。

向外牵开三角肌，向内牵开胸大肌，显露肱骨头、肱二头肌长头和旋肱前动脉。在肱二头肌长头的外侧切开骨膜达肱骨。由于旋肱前动脉是供应肱骨头颈部血运的主要血管，故应尽量保护；但如果严重妨碍操作，而旋后动脉又无损伤，则可以结扎。肱二头肌长头腱偶见阙如或上方止点变异。游离肱骨干周径时，应注意骨膜下操作，防止损伤穿越腋窝后间隙走行于肱骨颈后方的腋神经和旋肱后动脉。显露肱骨干上1/3。此显露也可向远端延长。

肱骨中上段前外侧入路

适应证

肱骨骨折内固定或骨感染和肿瘤病灶清除。

体 位

仰卧位，患侧肩垫高。

切 口

切口起自喙突下，沿三角肌前缘向下外到达其止点，再向下延伸至肱骨远端1/3（图3-16A）。

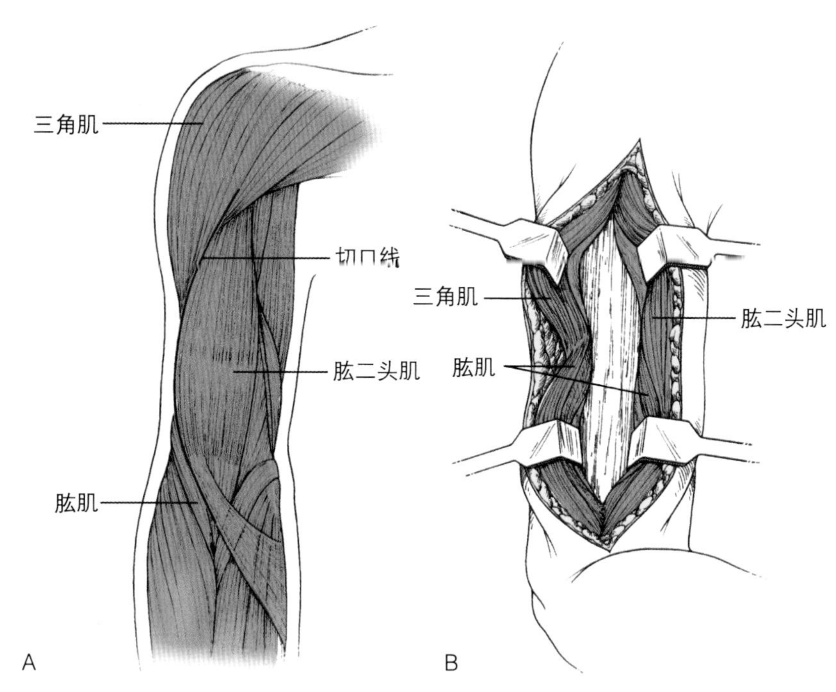

图3-16 肱骨中上段前外侧入路
A.切口；B.牵开三角肌和肱二头肌，切开肱肌，显露肱骨干

显 露

牵开皮瓣，沿切口线切开深筋膜。于胸大肌和三角肌止点间切开骨膜，向下在肱肌起点与三角肌止点之间延伸。切开骨膜可见肱骨中上段（图3-16B）。

肱骨中段外侧入路

适应证

1. 肱骨干骨折内固定。
2. 骨肿瘤、感染的手术治疗。

体 位

仰卧位，前臂置于侧台上或胸前。

切 口

切口起自三角肌前缘中点，向远端延长至肱二头肌肌腹外侧止于肘屈横纹近侧2 cm。

显 露

切开皮肤、深筋膜。前方见肱二头肌，后方由近而远为三角肌止点和肱肌。切口远段见桡神经位于肱肌后方，穿过外侧肌间隔在肱肌和肱桡肌之间进入臂前间室。纵向切开肱肌（肱肌外侧半受桡神经支配，内侧半受肌皮神经支配，故从中间切开不会引起肌肉瘫痪），向后牵开后侧肌纤维和桡神经，向前牵开前侧肌纤维，骨膜下剥离即可显露肱骨干中段。

肱骨近中段后侧入路

适应证

肱骨后方病变取活检或肱骨后方较小病灶的清除用此入路。肱骨干骨折内固定手术一般用前外侧入路，因为其剥离肌肉少。

体 位

俯卧位，臂外展置于侧台上。

切 口

自肩峰后缘远端4~5 cm至鹰嘴顶端做一直线切口。

显 露

沿切口线切开深筋膜，在切口的近端可见三角肌的后缘。肱三头肌长头和外侧头位于其深面，并在后中线融合向远侧延续为肱三头肌腱膜。钝性分离肱三头肌长头与外侧头，并向两侧牵开。必须特别注意避免损伤其下方的神经、血管。

肱三头肌内侧头覆盖着肱骨后方，沿中线切开此肌。向两侧牵开即可暴露肱骨干后方。牵拉桡神经时不要用力过度，并尽量使臂内收，以避免神经牵拉伤。

肱骨近端三角肌后方手术入路

在肩后自肩胛冈向外下沿三角肌后缘并稍外取弧形切口至三角肌粗隆。切开皮肤、皮下组织、浅深筋膜，将三角肌后缘向外牵开，找出肱三头肌长头和外侧头之间的间隙。确认其间通过的桡神经及肱深动脉，其前内为肱动脉及正中神经。妥善保护桡神经，直至其穿出外侧肌间隔之点，然后自肱三头肌长头与外侧头之间向下切开其融合处，分向两侧剥离，即可显露大圆肌及背阔肌止点以下的肱骨干后上部分（图3–17）。

该手术入路主要显露肱骨干的后上部分。手术指征有：①肱骨干后上部骨肿瘤的切除；②肱骨干后上部骨髓炎病灶手术。由于局部神经、血管较多，解剖复杂，因此显露过程中需注意保护好神经、血管，特别是桡神经，一定要预防损伤。

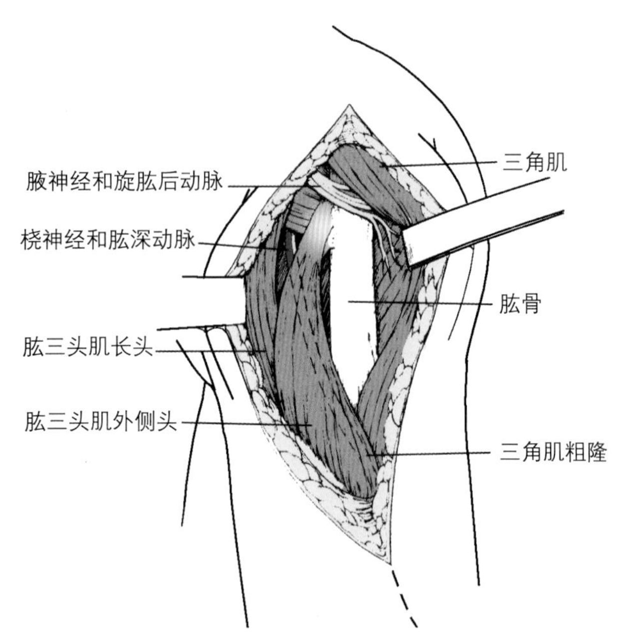

图3–17　肱骨近端三角肌后方手术入路

肱骨远端外侧手术入路

切口自肱骨外上髁起，向上沿上臂外侧至上臂外侧中下1/3处。切开皮肤、皮下组织及深筋膜。将皮瓣略加游离后，向两侧牵开显露肱三头肌、肱桡肌及肱肌。分离肱桡肌、肱肌之间隙找出桡神经沟内的桡神经，保护之。桡神经由后穿过外侧肌间隔时呈钝角，张力较大。将肱三头肌、肱桡肌牵向后方，肱肌、桡神经牵向前方，注意牵拉桡神经时要轻柔，勿使损伤。显露肱骨远端外侧，沿肱骨外上髁嵴和肱骨侧面纵向切开骨膜，并做骨膜下剥离显露肱骨远端。

该手术入路是显露肱骨远端的常用切口。手术指征有：①肱骨髁上骨折切开复位内固定术；②肱骨小头骨折（或外髁骨折）切开复位内固定术；③肱骨远端骨不连或畸形愈合的手术；④肱骨远端骨肿瘤切除术；⑤肱骨远端慢性骨髓炎死骨摘除术等。切口较浅表，局部解剖方便，因此显露较为满意。但显露过程中需注意找到桡神经并保护之，预防损伤桡神经。

■ 肱骨远端后方手术入路

自尺骨鹰嘴上方5 cm起，向上沿上臂后侧至上臂后侧中下1/3处取纵向切口。切开皮肤、皮下组织及深筋膜。将皮瓣略加游离后，向两侧牵开。显露肱三头肌外侧头、内侧头和肱三头肌腱膜。在肱三头肌外侧头与内侧头之间，钝性分离，并切开远端的腱膜。将肱三头肌分开之肌纤维牵向两侧，纵向切开骨膜，进行骨膜下剥离显露肱骨远端后侧。

该手术入路主要显露肱骨远端后方。手术指征：①肱骨远端后方骨肿瘤的切除；②肱骨远端后方骨髓炎病灶的手术等。切口较浅表，局部解剖方便，因此，显露较为满意。该切口向上延伸可显露肱骨中段后方，但需通过肱三头肌外侧头、长头间隙，显露桡神经时勿损伤，避免因肱二头肌内侧头分离而影响功能。

（陈仲　张辉）

参考文献

1. 郭世绂.骨科临床解剖学. 济南:山东科学技术出版社, 2000.
2. 钟世镇, 徐达传, 丁自海. 显微外科临床解剖学. 济南: 山东科学技术出版社, 2000.
3. 徐达传. 骨科临床解剖学图谱. 济南: 山东科学技术出版社, 2007.
4. 丁自海, 王增涛. 手外科解剖学. 济南: 山东科学技术出版社, 2007.
5. 陈炽贤. 实用放射学. 2版. 北京: 人民卫生出版社, 2003.
6. 李铁一. 儿科X线诊断学. 天津: 天津科学技术出版社, 1992.
7. 王云钊. 中华影像医学. 北京: 人民卫生出版社, 2002.
8. 朱盛修. 现代骨科手术学. 北京: 科学出版社, 1997.
9. 刘淼, 杨康平. 上下肢手术路径图谱. 西安: 世界图书出版社, 2003.
10. 李建武, 王臻, 宦怡, 等. 国人肱骨形态学三维CT. 第四军医大学学报, 2002, 23(16):1458−1460.
11. 马元璋. 临床骨内固定学. 合肥: 安徽科学技术出版社, 1999.
12. 彭裕文. 局部解剖学. 5版. 北京: 人民卫生出版社, 2001.
13. 杜心如, 徐恩多. 肱桡肌纤维桥的临床解剖学, 中华手外科杂志 1993, 9(3):111−112.
14. 初国良, 彭映基, 冯正巩, 等. 肱骨结节间沟形态在肱二头肌长头肌腱损伤中的作用. 解剖学研究, 2000, 22(1):8−9.
15. 李锦青, 王健, 唐康来, 等. 不同位置内外上髁轴线对多层螺旋CT容积再现测量肱骨头扭转角的影响. 中国矫形外科杂志, 2007, 15(7):530−533.
16. Richard SS. Clinical Anatomy by Regions. Lippincott Williams &Wilkins, 2008.
17. Williams P.L. Gray’s Anatomy. Churchill livingstone, Pearson Professional Limited, 1995.
18. Watanabe RS. Intramedullary fixation of complicated fractures of the humeral shaft. Clin Orthop, 1993, 292: 255−263.
19. Edward TB, Gartsman GM, Connor PO, et al. Safety and utility of computer−aided should arthroplasty. J Shoulder Elbow Surg, 2008,17(3):503−508.

4

肘　部

肘窝为一三角形凹陷，尖向下，基底朝上，其上界为一连接两肱骨上髁的假设线，内侧界为旋前圆肌，外侧界为肱桡肌。

肘部软组织

■ 肘前区

肘前区浅层结构

肘前区皮肤较薄，浅静脉和皮神经位于浅筋膜内，在外侧有头静脉和前臂外侧皮神经，内侧有贵要静脉和前臂内侧皮神经。头静脉通过向内侧斜行的肘正中静脉与贵要静脉吻合，连接的类型各有不同，因人而异。如有前臂正中静脉存在，则该静脉借正中静脉和贵要正中静脉分别与头静脉和贵要静脉吻合（图4-1）。这些吻合因位置表浅且较固定，管径较大，又无神经伴行，临床常用于静脉穿刺。

副头静脉一般行于头静脉的桡侧，多在肘部与头静脉汇合。所谓"岛头静脉"为位于头静脉桡侧的静脉干，其远端和近端均连于头静脉，与头静脉之间形成小岛。

肘浅淋巴结位于内上髁上方，贵要静脉附近，又名滑车上淋巴结，有1~2个，收纳前臂和手尺侧半的浅淋巴。

肘部深筋膜是臂筋膜的延续，肘前区内侧因有肱二头肌腱膜纤维参与而增厚。在肱骨内、外髁及尺骨后缘处，深筋膜与骨膜紧密结合。

肱肌与肱二头肌

在肘窝之底，上内侧为肱肌，起于肱骨前内侧面及前外侧面的下2/3，上端与肘关节囊相贴近，下端附着于尺骨粗隆。肱肌大部被肱二头肌

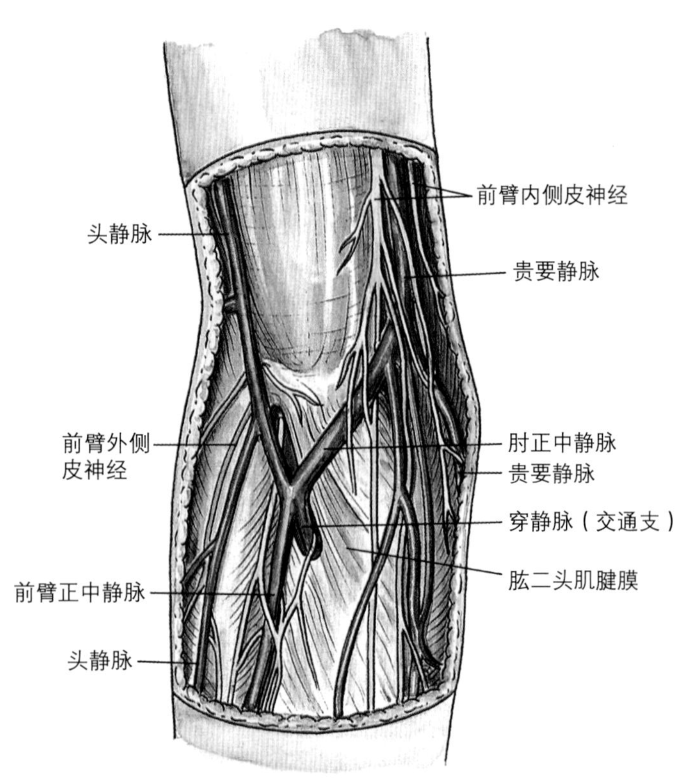

图4-1　肘前区浅层结构

所覆盖（图4-2）。肱二头肌腱在肱肌近止点处存在直角扭转，在肱二头肌腱下部外侧与肱肌之间有肌皮神经的末支即前臂外侧皮神经穿出，此神经在距肘窝皮肤皱褶上3.5 cm处穿至表面。向上在肱肌与肱桡肌之间有桡神经。前臂内侧皮神经在臂中部即行至表面。

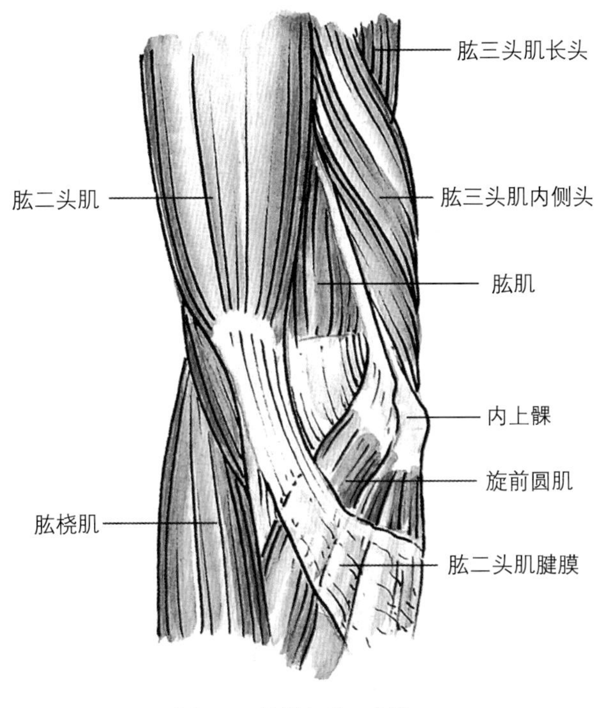

图4-2 肱肌与肱二头肌

肱二头肌可使已旋前的前臂旋后，肌电图表明，在伸肘位时，肱二头肌并无旋后作用，但在屈肘位，肱二头肌只是在从中立位继续旋后至维持完全旋后时，才出现明显的电位活动。可以说，在肘屈位的旋后动作中，肱二头肌起着"增强"或"维持"完全旋后的作用。肱二头肌及前臂屈肌在肘伸至135°以后，肌电图表现活跃，可能与此阶段能产生较大的机械效率有关，这在上肢劳动及体育运动中（如投掷、上举、推送）有一定意义。肱二头肌不是肱骨的直接屈肌。屈肘时，肱二头肌动作电位的出现晚于肱肌。

肱二头肌腱远侧断裂少见，可位于桡骨粗隆，约占3%。伤后虽前臂旋后肌力降低，但屈曲很少受影响。诊断常被延误，应重新植回至桡骨粗隆，其前臂屈曲及旋后力可达40~45 kg，与健侧相比，仅丢失11%。

肱动脉及其分支

在肱二头肌腱内侧，肱动脉、2条伴行静脉及动脉内侧的正中神经所组成的血管神经束位于肱肌之前，其前为肱二头肌腱膜所覆盖。肱动脉行经肘窝，在平尺骨冠突及桡骨颈处分为尺动脉和桡动脉。肱动脉分为桡、尺动脉的分叉处距髁间线的高低不同，多数在髁间线以下2.6~4.0 cm（占72.14%）。尺动脉较大，向下行于自内上髁起始的屈肌深面，在肘部分出尺侧返动脉前、后支及骨间总动脉。桡动脉的行经似肱动脉的直接延续，初行于旋前圆肌的外侧，继沿肱桡肌的内侧缘向下直趋腕部，在肘部发出一桡侧返动脉（图4-3，4）。

在肘部各分支中，尺侧下副动脉与肱动脉分叉点的距离为7 cm，尺侧返动脉的起点多接近骨间总动脉的起点。尺侧返动脉的前、后支分别起自尺动脉者占19%，有骨间总动脉干者占85%，其中，骨间返动脉起自骨间总动脉和骨间后动脉者分别占44%和41%，桡侧返动脉的起点多位于桡动脉近侧段1 cm范围内。

在肘窝可见4种不同的动脉变异：①肱动脉末段位于肱二头肌腱膜的内侧；②尺浅动脉位于肱二头肌腱膜的浅面；③高位起始的桡、尺动脉之间存在吻合支；④正常桡、尺动脉间偶有粗大的吻合支。

肘关节脱位时，可引起肱动脉或其分支破裂。此时前臂屈肌总起始部常自内上髁撕脱，肱肌及肱二头肌遭受一定损伤。正中神经移位至肱骨后面，常被累及。肱骨髁上骨折固定于过度屈曲位或石膏、夹板、压垫、环形绷带包扎过紧，可引起前臂骨筋膜室综合征（缺血性挛缩），其典型畸形为：肘关节微屈、前臂旋前、腕掌屈、拇指内收、各手指掌指关节过伸、指骨间关节屈

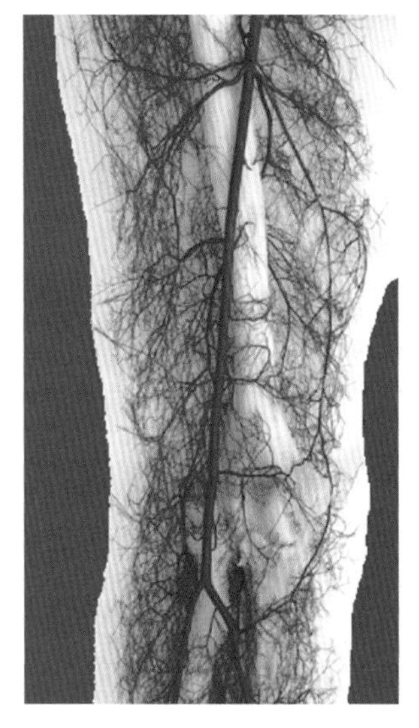
图4-3　肘部动脉（铸型，前面观）

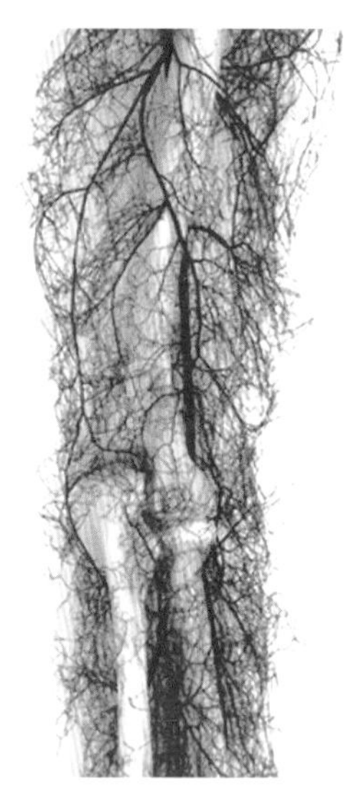
图4-4　肘部动脉（铸型，后面观）

曲、患肢几乎完全失去功能。有人认为，此系肱动脉受压产生缺血性坏死所致，但也有人认为系深筋膜下发生水肿和出血，阻碍静脉回流，造成静脉淤血，肌代谢产物排泄受阻，肌组织被纤维组织所替代，继而变性的肌组织发生挛缩、粘连，引起感觉和运动障碍，手指功能丧失。病变主要在前臂深部的屈肌群，严重者指浅屈肌、旋前圆肌，甚至正中神经、尺神经也被累及，后果严重。保持肘关节以下循环畅通是治疗肘关节损伤应特别注意的原则。

肘部手术后，如深部组织肿胀，应及时切开肱二头肌腱膜减压，否则可因压迫血管引起血供危象，严重者可导致血管栓塞，引起肢体坏死。

伸展型肱骨髁上骨折时，远侧断端向后上移位，使骨膜自近侧断端后面剥离，在骨膜下间隙形成血肿；近侧断端向前下移位，撕破骨膜并在该处造成血肿。骨折断端及血肿直接压迫肘窝的软组织，引起血管和神经损伤（图4-5）。血管可因受到挫伤、压迫、穿破、栓塞或被切断而引起前臂骨筋膜室综合征，神经可受到挫伤撕裂、压迫及发生瘢痕粘连。

在伸展型髁上骨折并有移位时，锐利的近侧断端最初埋于肱肌深面，如暴力较大，肱肌难以阻止骨折断端向前突入肘窝。在肘关节脱位时也是如此。其解剖原因有二：①在骨折平面，肱二头肌腱为一平滑的索条，位于肱骨倾斜的前外侧面上；②当肘关节伸直时，由于提携角的缘故，骨折暴力的方向将使肱骨更朝向前臂的内侧，不论远侧断端朝何方向移动，也不能改变近侧断端的危险位置。后者位于肱二头肌及正中神经之间，可损伤肱动脉，穿破肱二头肌腱膜后位于皮下，而神经则在其后。在此种情况下，手法整复时需特别注意。

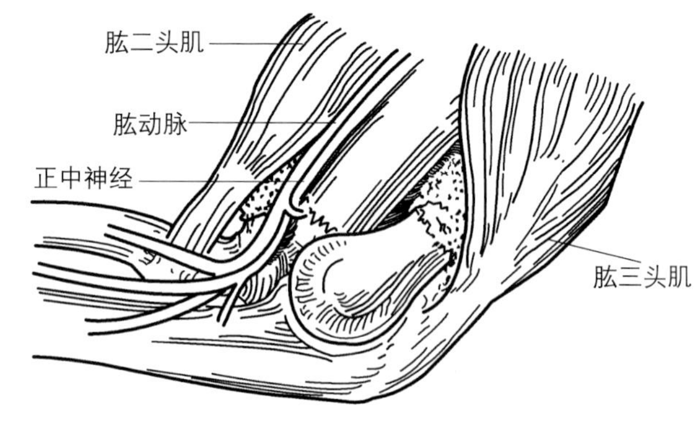

图4-5　肱骨髁上骨折

肘部血管侧支循环丰富，在肱骨髁上平面结扎肱动脉，一般不会引起远侧肢体坏死。

肘窝部神经

1. 正中神经　在肱动脉内侧有正中神经紧相贴连。正中神经走行于旋前圆肌二头之间，与尺动脉之间仅隔以旋前圆肌尺头。此处正中神经自背侧发出骨间前神经，与骨间前动脉伴行，另外还发出分支至旋前圆肌、桡侧腕屈肌、掌长肌及指浅屈肌。

2. 桡神经　桡神经绕肱骨桡神经沟后，在肱骨外上髁近侧约10 cm处穿外侧肌间隔至肘窝前下缘，与肱深动脉的前降支（即桡侧副动脉）伴行，为肱肌突出的外缘所覆盖，以后沿肱肌及肱桡肌之间下行，再至肱肌与桡侧腕长伸肌之间，即在桡管内下行（图4-6）。在桡神经未分出深、浅支以前，一般发出两肌支，分别支配肱桡肌及桡侧腕长伸肌。桡神经在此部位有时尚发出小支，支配肱肌的下外侧部。有学者已发现桡神经发出一个或更多的小支支配肱肌，因此肱肌具有双重神经支配，并由此推论，当肌皮神经损伤引起肱二头肌和肱肌瘫痪时，肘关节之所以仍能屈曲，是由于肱肌一部分受桡神经支配。有学者否认桡神经有分支支配肱肌，认为肌皮神经损伤后，肘关节之所以能屈曲系由于肱桡肌及桡侧腕长伸肌收缩之故。此二肌受桡神经支配，起于肱骨髁上嵴，肱桡肌之起点更高，具有一定屈肘功能。

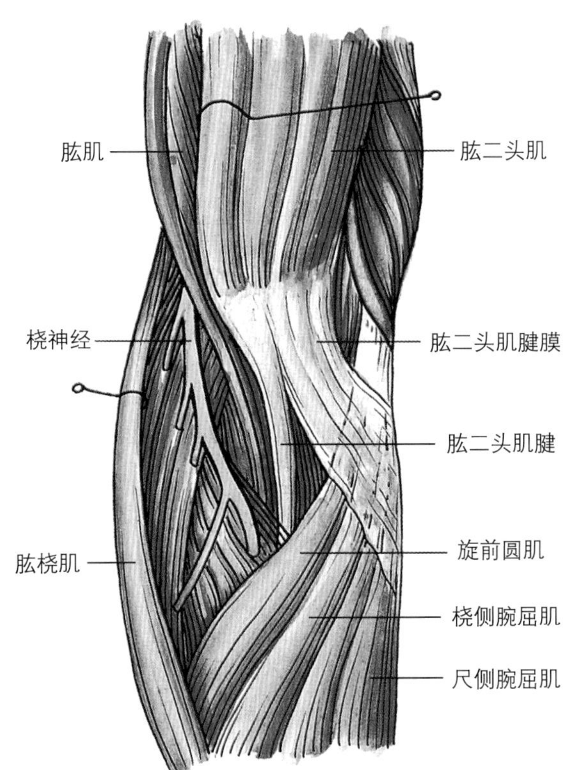

图4-6　桡神经在桡管内走行

桡神经本干分为浅、深支的部位，一般位于肱桡关节上、下3 cm之间的范围内，在外上髁尖水平或稍下，可在肱骨外上髁上4.5 cm至其下4 cm之间。

桡神经浅支进入前臂后，为肱桡肌所覆盖。桡神经深支即骨间后神经，紧靠肱桡关节，绕过桡骨头进入旋后肌的深层与浅层之间，然后穿过旋后肌，沿前臂骨间膜背面走向远端。旋后肌表面的近侧部分似肌腱，形成一个纤维性弓，称为Frohse腱弓或拱道（arcade of Frohse）（图4-7）。孟氏骨折只是在桡骨头向前脱位时，才能牵扯和压迫桡神经，引起桡神经损伤，而桡骨头向后脱位则不会引起。完全的骨间后神经损伤可能为神经在拱道内受压所致，称为骨间后神经压

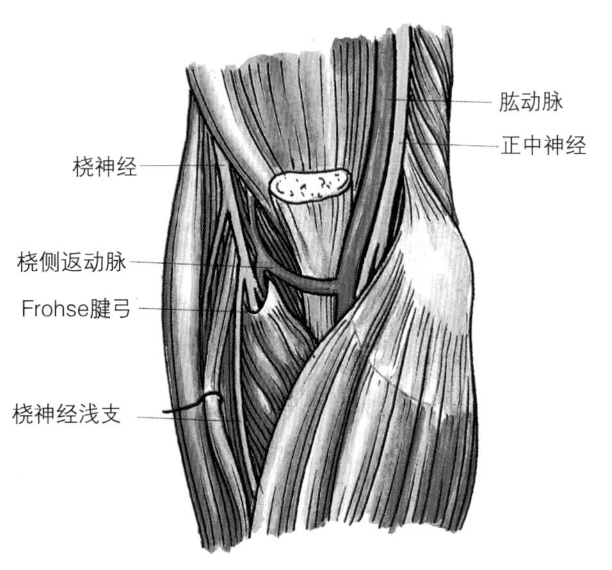

图4-7　Frohse腱弓

迫综合征，可切开Frohse腱弓及部分旋后肌进行减压。

支配桡侧腕短伸肌的神经发出部位可有不同，Salsbury发现此肌支起自桡神经浅支者占56%，起自桡神经深支者占36%，起自浅、深支分叉处者占8%。此肌支的发出处在外上髁下1.82 cm，直接由桡神经本干或桡神经深支发出。这种不同观察结果系由于不同个体桡神经干发出浅、深支的部位不同所致。如桡神经浅支自本干发出部位较低，则支配桡侧腕短伸肌的肌支多自桡神经本干发出；相反，如桡神经浅支自本干发出部位较高，则此肌支可能由桡神经浅支发出。支配桡侧腕短伸肌的肌支发出部位在肱骨外上髁下2.2~4.8 cm之间。在取肘关节前外侧切口时，如将桡神经干向外牵引，在其内侧切开关节囊，即可避免损伤神经。显露肱骨下端或桡骨颈时，如使前臂旋前，旋前圆肌可携同桡神经远离肱桡关节，减少损伤机会。桡神经浅支主要为感觉神经，在肱桡肌的覆盖下，一般分布于外侧两个半手指近节指骨背面和手背外侧的皮肤。

3. 肘部神经损伤　肱骨髁上骨折引起的并发症中，神经损伤占12%~15%，其中多为桡神经损伤，其次为正中神经损伤，少数为尺神经损伤，均发生于伸展型髁上骨折中。在肘部损伤中，特别是肱骨髁上骨折时，如正中神经遭受损伤，表现症状为：①因指浅屈肌及指深屈肌的桡侧半瘫痪，屈指动作除环指和小指外大部丧失；②因旋前圆肌及旋前方肌瘫痪，前臂旋前动作消失；③因拇对掌肌瘫痪，拇指的对掌动作消失；④大鱼际肌萎缩，手掌平坦，呈“猿手”；⑤手掌桡侧半和外侧3指末节皮肤感觉丧失或明显降低。发生肱骨髁上骨折时，由于远侧断端向后及向桡侧移位，可引起骨间前神经损伤。骨间前神经在靠近起始处发支供给指深屈肌的桡侧部分及拇长屈肌，随后向前臂远侧走行，支配旋前方肌。

如为桡神经损伤，则表现为：①因前臂伸肌和旋后肌瘫痪，不能伸腕、伸指，前臂不能旋后；②由于伸肌瘫痪和重力的作用，患者举起前臂时，表现为“垂腕”征；③前臂背面及手背桡侧半，尤其是“虎口”区皮肤感觉障碍。桡骨颈骨折也可伤及桡神经深支，其主要症状为伸腕肌力减弱，不能伸指。

桡神经管

在肘前部，由肱肌、肱桡肌、桡侧腕长伸肌、桡侧腕短伸肌、旋后肌、肱骨小头、桡骨头以及环状韧带和肘关节囊共同构成桡神经管（又称肱骨肌管口）。其上部开口位于肱桡关节平面近端，下方止于旋后肌深、浅层的远端。肱桡肌和桡侧腕长、短伸肌构成桡管上中部的外壁，并从外侧呈螺旋状绕至前方，构成桡管的顶。桡管的后壁为肱骨小头、桡骨头和肘关节囊。桡管长约7 cm，桡神经及其深支骨间后神经从此通过，因此可受到Frohse腱弓的压迫，桡侧腕短伸肌腱弓也是不可忽视的因素（图4-8）。

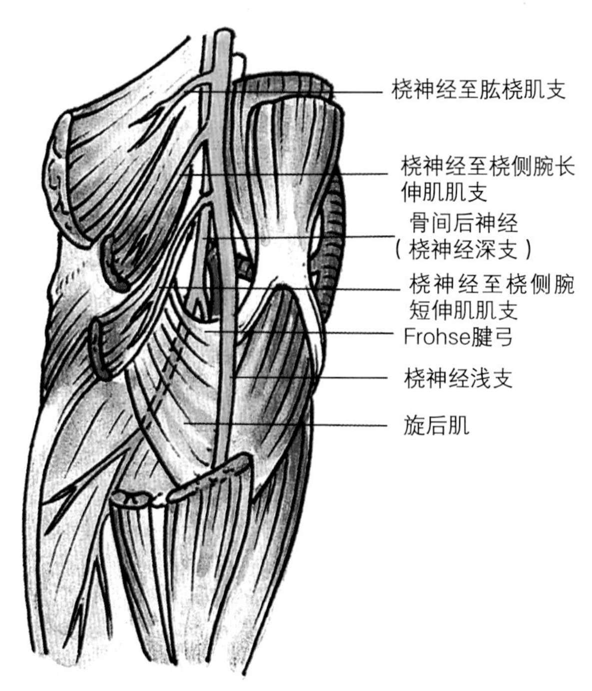

图4-8　桡神经管的组成

由旋后肌浅、深层围成的管道亦称为旋后肌管。旋后肌的浅层以腱性、深层以肌性起于肱骨外上髁，环状韧带及肱桡关节的桡侧副韧带，其入口即Frohse腱弓。骨间后神经穿行其间。杜心如（1994年）观察，在Frohse腱弓处，由桡侧至尺侧顺序排列为旋后肌深层的血管、神经，在弓的上方，桡侧返动、静脉呈扇形与骨间后神经交叉，在其浅面者占58.7%，在其深面者占27.2%，同时在浅、深面夹持者占6.9%（图4-9）。

肘后部

肘后区浅层结构

肘后区皮肤较厚，但浅筋膜甚为疏松，也较薄，因此肘后容易发生肿胀。在肘关节近侧，肱三头肌移行为扩张腱，附着于尺骨鹰嘴尖及其后面。肱三头肌腱膜不但止于鹰嘴，同时借覆盖肘肌的肱三头肌腱膜止于鹰嘴外侧缘，腱膜与深筋膜及尺骨骨膜完全融合。尺骨鹰嘴骨折时，如腱膜完整，移位不会很大，如腱膜断裂，骨折断端必然分开。

肘 肌

由肱骨外上髁及髁上嵴发出的肌虽多，但属于肘部者仅有肘肌。肘肌在形态学上可视为肱三头肌内侧头独立出来的部分，二者之间仍有若干肌纤维相连而不能完全分开。肘肌起于肱骨外上髁和桡侧副韧带，肌纤维呈扇形向内，止于鹰嘴外侧面、尺骨上端后缘及肘关节囊，呈三角形，覆盖肱桡关节的后面。肘肌受桡神经支配，作用为伸肘。有的学者认为肘肌在前臂旋前时能外展前臂，也有学者认为其主要功能是稳定肘关节。在肘后部内侧尚有尺侧腕屈肌，起于肱骨内上髁及尺骨鹰嘴内侧面。

尺神经

在肘后内侧的浅沟内，尺神经通过肘管（cubital tunnel）离开臂部。肘管的前壁（底壁）为肘关节的尺侧副韧带，后壁为连接尺侧腕屈肌两个头的三角韧带，内侧壁是肱骨内上髁及尺侧腕屈肌的肱头，外侧壁是尺骨鹰嘴和尺侧腕屈肌的尺头。三角韧带是一呈底朝上、尖朝下的横行纤维束带，过去称之为“腱弓”或“弓状韧带”，实际上既不是单纯由腱膜构成，亦不呈弓形。三角韧带厚约0.8 mm。肘管内尺神经长4.7 mm，矢径为4.4 mm，横径为6.7 mm。在肘管中段，尺神经矢径为2.5 mm。肘管内不仅有尺神经通过，而且有尺侧返动脉后支通过，多在尺神经的外侧或前外侧。尺神经由肘管向下潜入尺侧腕屈肌肱头的深面，行于指深屈肌之前。支配尺侧腕屈肌、指深屈肌和手肌的运动支一般在肘管或其远侧，由尺神经发出（图4-10）。尺神经的位置接近内上髁及尺侧副韧带，有的尺神经可因陈旧性骨折骨痂的压迫而发生迟发麻痹。肱骨外上髁陈旧性骨折或骨骺分离引起发育障碍而致肘外翻时，也可引起迟发性尺神经炎。

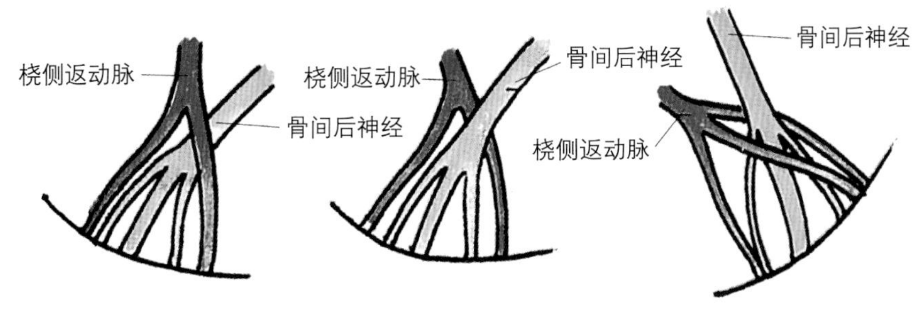

图4-9 Frohse腱弓或桡侧返动脉与骨间后神经的关系

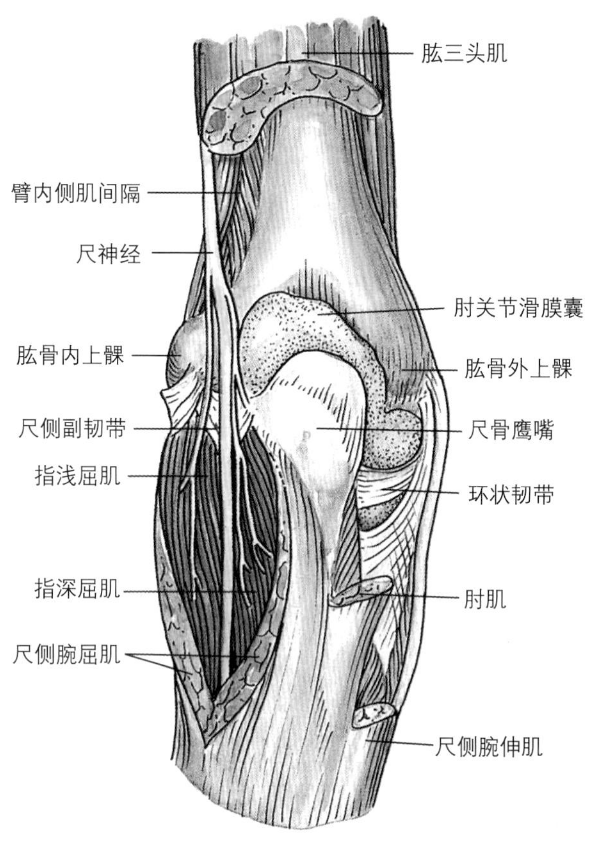

图4-10　尺神经在肘管内的走行

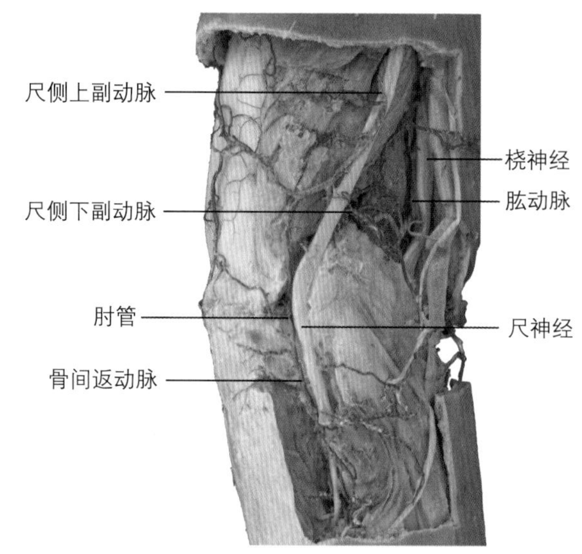

图4-11　肘管

1. 肘管综合征　肘管位于肘关节后内方，实际为一纤维性骨性通道，其内有尺神经及尺侧下副动、静脉伴行，尚有少量脂肪组织填充。肘管大致呈椭圆形，内侧为内上髁及尺侧腕屈肌的肱头，前外侧为尺侧副韧带、尺侧腕屈肌的尺头以及滑车、冠突内缘，后侧为弓状韧带。肘管长度为18.1 mm，上口前后径屈肘90° 时为4.5 mm，伸肘时为6.4 mm。弓状韧带呈三角形，横于尺侧腕屈肌两头之间，其腱膜多数肥厚，少数上缘呈索带状。弓状韧带的松紧度与肘关节活动有关。伸直时韧带松弛，肘管容积较大；屈曲时韧带紧张，肘管容积变小，尺神经可遭压迫（图4-11）。尺神经在肘管上口恒发出一关节支，在管内发出2~3支至尺侧腕屈肌两头，在下口发1支至指深屈肌。尺神经紧邻内上髁后方，肘关节屈伸时，上下滑动度为4.9 mm，内外滑动度为3~58 mm，此范围也正是尺神经容易遭受摩擦的部位。屈肘时强力外翻并使前臂旋后，可见尺神经紧贴肘管骨性内侧壁，不仅被弓状韧带压迫，还被尺侧腕屈肌肱头挤压固定。

肘管容积缩小或管壁病变如内上髁撕脱骨折块或肿瘤占位压迫，肱骨滑车、尺骨滑车切迹内缘骨赘增生以及尺侧副韧带或弓状韧带增厚，特别是束带型者更易引起尺神经受压，亦可因长期反复受到摩擦而引起迟发性尺神经炎，神经外观粗糙，呈充血水肿炎症表现。一些先天性因素如肘外翻、尺神经沟表浅，以及某些职业如木工常年在肘屈曲强力外翻或前臂旋前位工作均可对尺神经造成压迫。临床表现为局部出现硬结肿物，触压可引起手尺侧刺痛或麻木，严重者可呈爪形手，小指及环指尺侧半皮肤麻木，环、小指不能主动屈曲，拇指不能内收等。尺神经进入肘管后初位于内上髁后方及肘关节囊内侧，表面覆以较坚韧的纤维膜，以后行于尺侧腕屈肌二头之间及指深屈肌表面，紧贴尺侧副韧带及关节囊。邻近关节内骨折、脱位骨赘形成和外翻角增大均可使尺神经受压，发生神经水肿、外膜增厚及束间粘连。

弓状韧带也称为肘管支持带，可将其分为4型。O型：阙如；Ⅰa型：伸肘时松弛，完全屈肘时紧张，属于正常型；Ⅰb型：不完全屈肘时（90° ~120° ）紧张；Ⅱ型：筋膜组织为肌纤维所替代。

尺神经在尺神经沟内位置表浅，在平内侧韧带处发出1个关节支，在肘管内发支支配尺侧腕屈肌和指深屈肌尺侧半。运动支位于神经内深部，而肌支和感觉支则相对表浅，说明在神经受压早期，最先表现为手部感觉和手内在肌功能障碍。尺神经在肘管内的一段受尺侧上副动脉和尺侧后返动脉供应。

肘管容积在伸肘时最大，屈肘时因弓状韧带紧张和肘内侧韧带膨出而减小。测试表明，肘关节屈曲45° 时，尺侧腕屈肌两头间的筋膜即弓状韧带可伸长5 mm；屈肘至135° 时，长度增加40%；伸肘时肘管为圆形，屈肘时变扁。此时肘管压力明显升高，尺神经有向近侧移位、向前滑脱和拉紧趋势，肘关节伸屈时，尺神经常与肱骨内上髁摩擦，并向上下和内外有一定滑动，还可以发生半脱位（5%~15%）。

2. 尺神经移位术　肱骨髁上骨折同时有向前或向外移位时，再如因肘外翻而致尺神经长期受牵拉，均可发生尺神经损伤。有时尺神经虽未断裂，也可引起尺神经麻痹，如骨折后，肘后内侧沟粗糙、高低不平，由其经过的尺神经可因长期摩擦而引起神经炎。肘部损伤后尺神经麻痹所引起的症状如下。①骨间肌瘫痪，不能屈掌指关节及伸指骨间关节，呈“爪形手”，但因至食、中指的蚓状肌受正中神经支配，也具有 同样的功能，故食、中指的畸形不如环指和小指显著；②骨间肌的另一功能为内收及外展各指，尺神经损伤后，手指不能并拢或分开；③尺侧腕屈肌及指深屈肌至环指和小指的部分发生瘫痪，拇指内收动作消失；④拇、食指不能并拢夹物；⑤小鱼际肌萎缩；⑥内侧一个半手指掌、背侧皮肤感觉消失。

当周围神经近端受压后，如在远端骨纤维性管中再次受压，此即双卡综合征（double crush ill nerve entrapment syndrome）。胸廓出口综合征易伴发肘管或腕管综合征。臂丛损伤后不论其性质及治疗方法，如神经再生受阻，应考虑有可能为双卡综合征，神经再生速度如低于1 mm/d，且远端所支配肌群无任何有效功能恢复，应考虑损伤或吻合部位受阻；如损伤远端仍有部分有效功能恢复，则可能为骨纤维管道受阻，应尽早手术探查进行减压松解。

根据肘管解剖结构，屈肘时尺神经更易受压。如果存在任何结构异常或因损伤、炎症等因素致使肘管容积减小，以及进行长期反复屈肘动作如木工，即可发生肘管卡压综合征，引起迟发性尺神经炎。可切开减压，并将尺神经移位至肘前使其位于前臂屈肌总腱的深面。移位时不要损伤尺神经的关节支，为使移位后的尺神经有足够长度，同时不受其肌支的牵引，手术时宜将包绕尺神经的神经鞘切开（图4-12）。

肘部尺神经接受尺侧上、下副动脉及尺侧返动脉后支供应，3条动脉伴随尺神经走行距离分别为15、5及7 cm。尺神经移位时应尽可能对其进行保护。尺神经在肘管内从周围组织分离后，伸直位时长度将有所增加。

尺神经前移后可能存在下述缺点：①尺神经移位至皮下容易遭受损伤；②前移后的尺神经如深埋于肌中，有的会受瘢痕的压迫，引起神经炎，如内侧肌间隔在术中被切断，尺神经可扭曲或遭受刺激；③前移后，尺神经在内上髁前行时迂曲；④为使尺神经前移，尺神经必须自沟内游离相当距离，甚至尺侧腕屈肌的分支必须予妥当保护，尺侧上副动脉及其他吻合支容易遭受损伤，使术后疼痛加重。有学者建议，切除内上髁及部分内上髁嵴，将尺神经前移至由前臂屈肌及旋前圆肌起点腱膜做成的新床上，可以避免上述缺点。

3. 尺神经肘部阻滞术　患者侧卧，注射侧朝上，肘屈曲90° 。术者在肱骨内上髁与尺骨鹰嘴之间的肘后内侧沟内扪得尺神经，并以食指和拇指将其捏住，按神经走行方向穿刺，如触及尺神经，患者小指出现麻木感，即可注射药液。

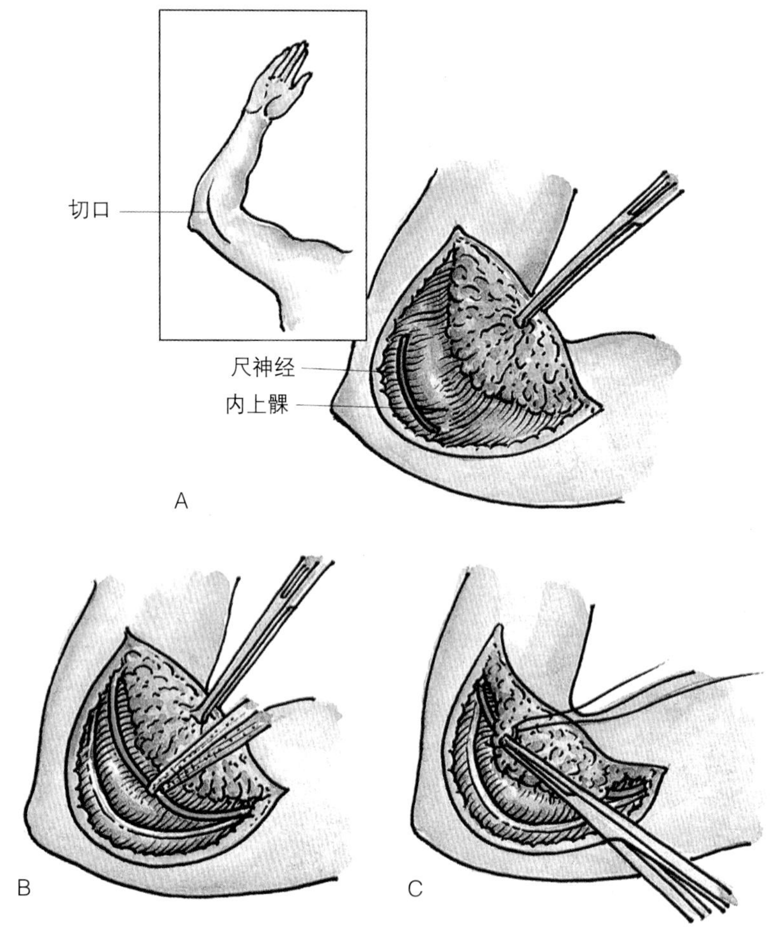

图4-12 尺神经移位术
A.显露尺神经；B.游离尺神经；C.尺神经前移

骨与肘关节

■ 肘部骨骼解剖特点

肘由肱骨下端、尺骨上端和桡骨头组成。

肱骨下端

在肘部，肱骨下端从三角柱状变得宽而扁，略向前卷曲，下端与肱骨干长轴形成30°~50° 的前倾角，前面内侧有冠状窝，外侧有桡骨窝，后面有鹰嘴窝，肘屈伸时分别容纳尺骨冠突、桡骨头和尺骨鹰嘴，窝处骨质较薄，有时成孔，故此处易发生骨折。肱骨下端两侧变宽，成内、外上髁，内上髁大而显著，较外上髁低，内、外髁甚厚，但其内的骨松质较少。肱骨末端膨大，内侧形成横圆柱状的肱骨滑车，外侧形成球状的肱骨小头，二者皆有关节软骨覆盖，滑车有稍微倾斜的螺旋道，内侧缘肥厚较低，外侧缘与肱骨小头有细沟及小头，滑车远端距内上髁基底1.5 cm，滑车分别与尺骨的滑车切迹及桡骨头组成关节。当肘关节完全伸直时，桡骨头与肱骨长轴位于一线，但尺骨位于肱骨长轴之后。

肱骨下端宽度为5~6 cm，肱骨滑车和肱骨小头宽度约为4 cm，肱骨滑车矢径约为2 cm；肱骨肘角（髁体角），即肱骨体轴与肱骨滑车下面的切线所形成之夹角约为80° 。

肱骨滑车位于肱骨长轴的前方，其前端横径约为21 mm，下端横径约为23 mm，后端横径约为23 mm。在矢状面，肱骨滑车完全呈圆形，其直径在肱骨长轴部位，约为19 mm，肱骨滑车前倾角约为12° 。滑车的中心轴与肘关节屈伸运动的中心轴几乎一致，从前面观与肱骨长轴呈8° ，而从底面观，与两上髁中心连线呈3° 内旋。肱骨滑车是有槽的滑车形圆柱，有少许倾斜的螺旋道，肱骨滑车约有7/8为软骨所覆盖，滑车的关节软骨面向后，一直延展到鹰嘴窝处。肱骨小头为半球形突起，是肱骨外髁的关节部分，其前、下面为关节软骨覆盖，但不延伸至后面，其外侧缘与外髁的非关节部分外上髁相融合。在肱骨小头与滑车嵴之间有凹陷区，称为小头滑车间沟。肘关节屈曲时，桡骨头在肱骨小头前面旋转；肘关节伸直时，桡骨头在肱骨小头下面旋转。在肱骨下端与骨干连接处，有3个凹陷，前面为冠突窝及桡窝，肘关节完全屈曲时，此两窝分别与尺骨冠突及桡骨头相接，在后面者为鹰嘴窝，较深，当肘关节完全伸直时，以容纳尺骨鹰嘴滑车切迹（图4-13）。

肱骨下端两侧的隆起为内、外上髁，均为非关节部分，内上髁较大，居于较低的平面，并显著凸出；外上髁与肱骨小头之间并无明显界限。由于肱骨下端的横轴与肱骨干不相垂直而向内方倾斜，滑车略低于肱骨小头，同时鹰嘴的横轴与尺骨干形成一小于90° 的外侧角，因此在肘关节伸直时，前臂与臂部并不在一条直线上。前臂外翻10°~15° ，二者之间形成外偏角或提携角，在前臂旋后时，此角更为明显（图4-14）。提携角为滑车中心线向外开口（即与肱骨长轴成角）与滑车切迹开口（对尺骨纵轴）之和，即8°+7° =15° ，女性及儿童提携角较大。尽管提携角的大小因人而异，但在正常情况下，很少小于5° 或超过15°，肘关节由伸直至屈曲时，提携角呈直线改变，由外偏角转为内偏角，屈曲开始时，前臂呈轴向内旋，而在屈曲终了时，呈轴向外旋，旋转轴心大致在滑车中心。外伤后，如骨折整复不良或骨骺损伤，提携角可以减小或增大，形成肘内翻或肘外翻。儿童肱骨髁上骨折并发肘内翻畸形率可高达46%。其基本原因可能是远侧骨折片的内翻成角，即向尺侧倾旋，与受伤时应力、前臂重力、整复不良及固定不牢固有关。

前臂在半旋前时，桡骨与肱骨成一直线，提携角消失，提重物时，前臂即处于此位置。如果使上臂紧贴躯干，同时使旋后的前臂完全屈曲，则手指所能接触的是锁骨的内侧半而非肩顶。发生儿童肱骨髁上骨折时，如复位后骨折远端仍有倾斜，常为日后造成提携角改变的主要原因。骨折线累及骺板，由于发育障碍，可导致晚期提携角发生改变，但不一定引起骨生长变慢，有的反而加速。骨折断端穿针固定并不影响肱骨远端的

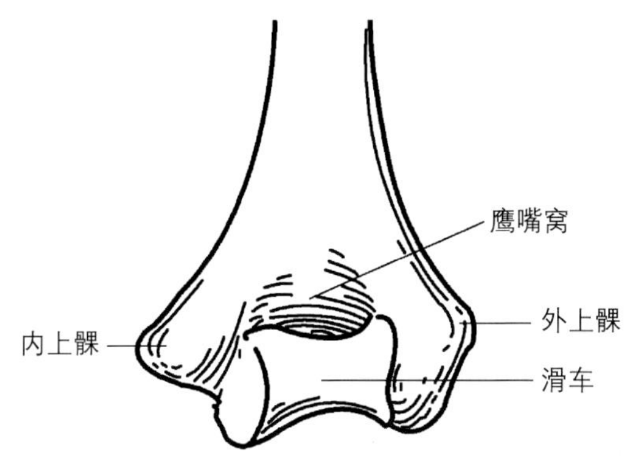

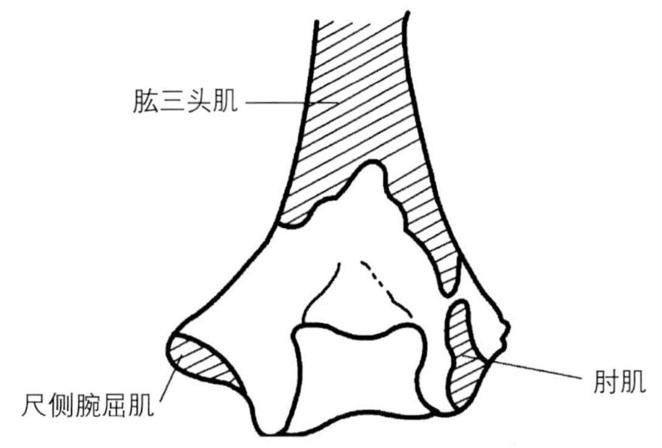

图4-13 肱骨下端和肌附着

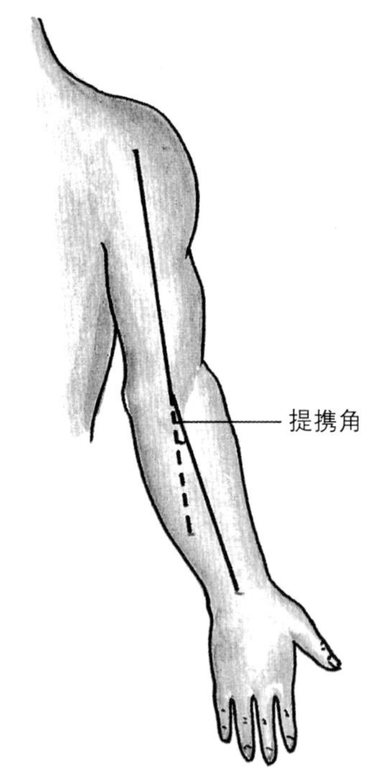

图4-14　提携角

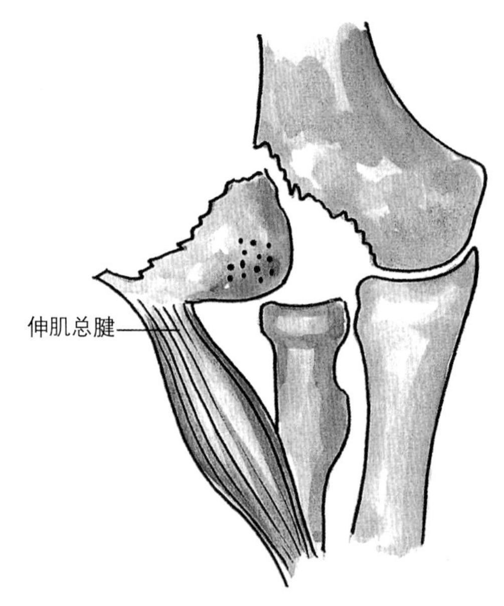

图4-15　肱骨外髁骨折后翻转移位

生长发育。

肱骨下端扁宽，但并非平坦。在桡窝与冠突窝之间伸出一骨嵴，向上延续为肱骨的前缘，恰好将肱骨的下部分为前外侧面及前内侧面，由于为肱肌覆盖，显得平滑。肱骨下端的横切面呈扁三角形。

肱骨干骺端斜行，位于桡窝、冠突窝及鹰嘴窝之上，其嵴及凹陷犹如滚轴，骨端骨骺似浅槽，正好与其相适合。

肱骨的两上髁突出，内上髁尤甚，均位于肘关节之外，前臂屈肌及旋前圆肌的总腱起于内上髁，其后下面尚有尺侧副韧带的一部分附着，外上髁则为前臂伸肌总腱的起始部。外髁骨折后，由于前臂伸肌群对肱骨外上髁的牵拉，骨折块可发生不同程度的翻转移位（图4-15）。

肱骨下端的血供比较恒定，据Laing报道，主要滋养动脉降支达两侧的上髁区，进入内、外上髁的动脉分别来自内、外侧，也有时来自后侧。从以上来源发出小支进入滑车及肱骨小头，彼此吻合，在鹰嘴窝也有动脉进入髁部，从前侧未见动脉进入髁部或上髁部。在施行肱骨下端手术时，应保留肌肉及韧带的附着点，注意进入上髁及髁部的动脉。

尺骨上端

尺骨上端是尺骨最坚强的部分，男性鹰嘴高度约为20 mm，女性的约为18 mm；男性鹰嘴厚度约为19 mm，女性的约为16 mm；男性鹰嘴宽度约为24 mm；女性的约为21.8 mm。在鹰嘴及其下冠突之间形成滑车（半月）切迹，与肱骨滑车相接。

桡骨上端

桡骨头呈圆盘状，上面凹陷，称为桡骨头关节面，与肱骨小头相连。桡骨头周围镶以一层软骨，为桡骨环状关节面，便于其在尺骨的桡切迹上活动。桡骨头完全位于肘关节囊之内，周围无任何韧带、肌腱附着。桡骨头的血供在骨骺愈合前完全依靠附着于桡骨颈周围的滑膜囊内的血管供给。男性桡骨颈干角约为166°，女性约为

166°。在桡骨头下缘远侧2~3 cm处有桡骨粗隆向前内侧突出，为肱二头肌腱附着处。桡骨粗隆分为微显、中等和显著三级，属于显著者约占75%。由于桡骨头正位于从手和前臂传至臂部的力线上，同时当前臂旋转和扭转时，桡骨头与桡骨颈受到冲击，所以桡骨颈骨折并不少见，桡骨头一般向前移位，与肱骨下端的前面相抵触，因而肘关节的屈曲及前臂的旋转运动均受到一定影响。桡骨颈骨折为关节囊内骨折，可形成游离体、发生缺血坏死，骨折后尚易引起关节积血，不易固定。

小儿的桡骨头尚未发育完全，几乎与桡骨颈等粗。肘关节周围的肌、韧带发育较差，关节囊也较松弛。当肘关节突然受到牵拉时，可以引起桡骨头半脱位。此时，肘关节的负压将关节囊和环状韧带一同吸入至肱桡关节间隙，环状韧带向上滑越桡骨头，嵌于桡骨头与肱骨小头之间，但一般不难复位。

肘部骨骼骨化过程

肱骨下端的骨化比较复杂，包括4个骨骺。国人女性骨化中心一般较男性早1~2年出现，而愈合早2~3年。国人骨骺愈合一般较外国人早2~3年。

肱骨小头及肱骨滑车外侧半为同一骨骺，1~2岁时即出现。肱骨滑车内侧半的骨化中心迟至8~10岁才出现。12岁左右，外上髁骨化中心出现。16岁时，肱骨下端的骨骺除内上髁外，大部分与骨干愈合，肱骨小头、肱骨滑车及外上髁融合成一体。内上髁的骨化中心虽在5~10岁时出现，但至17~18岁时始与骨干愈合（图4–16）。内上髁有时甚至迟至25岁还单独分离，被其所附着的肌肉牵向下，因此内上髁与肱骨下端的主要骨骺完全分离。16~17岁以前，分离的骨骺可包括肱骨小头、肱骨滑车及外上髁，而内上髁则因发生于另一骨化中心，同时又位于关节囊之外，往往不被累及。肱骨下端骨骺的发育仅关系到肱骨长度的1/5。肱骨内、外上髁骨化中心与相应肱骨髁未愈合前，其间的骺板为对抗肌及韧带牵拉张力的薄弱点，易发生骨骺分离。

尺骨鹰嘴和冠突大部分由骨干的成骨中心延续而来，唯在鹰嘴尖部，相当于肱三头肌附着处的骨化系由次级骨化中心发育而来，属于牵引骨骺。此处的骨化在9~11岁出现，至17岁左右始与尺骨干愈合。鹰嘴骨骺可能较大，延展至滑车切迹。小儿的鹰嘴因发育不及成人坚强，发生脱位

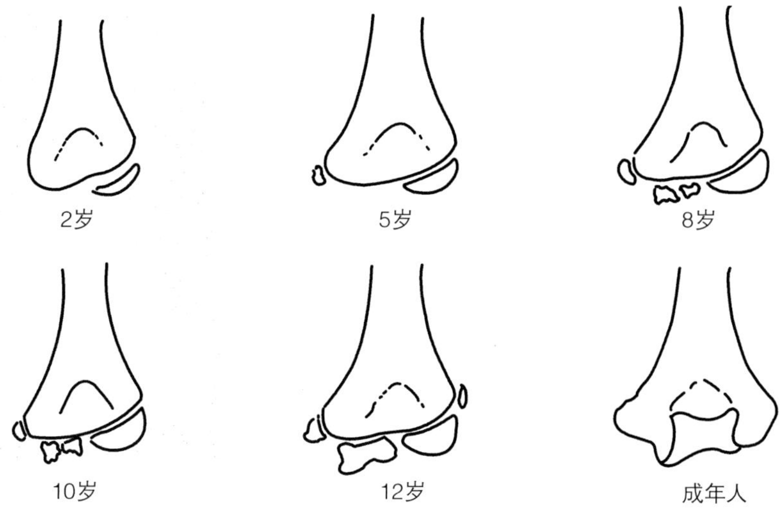

图4–16　肱骨下端的骨化

的机会较多。

桡骨上端的骨骺在5~7岁时出现，至18~20岁始与桡骨干愈合。桡骨上端的骨骺线横行，位于关节囊内。幼儿桡骨头与桡骨颈的横径几乎相等，但至6~7岁时，桡骨头显著增大。在肱二头肌腱附着的桡骨粗隆处另有一鳞片状骨骺。骨骺分离会影响关节的运动。可以看出，肘部骨化中心出现较晚，但愈合较早，对上肢长度的影响较小。

正常桡骨头的骨化中心远较肱骨小头出现为晚，由于肱骨小头骨骺的骨化中心与非骨化的软骨的比例远较桡骨头为大，而桡骨头又较肱骨小头为小，所以外翻挤压的应力直接施加于桡骨骺板。运动员重复快速的投掷动作，可引起桡骨头向前成角畸形。

桡骨粗隆不一定有单独的骨化中心，如有，则其出现年龄为15~17岁。刘惠芳在57例（14~17岁）中仅看到1例，出现率为2%。此骨化中心孤立存在的时间甚短，不易被观察到。肘部的骨骺在成人与儿童有较大变异，儿童肘部有较多骨骺，均覆以软骨，故骨骺损伤在幼儿较为常见。了解肘部骨骺位置即出现年龄对于诊断、鉴别此部外伤甚为重要，否则易引起错误，如肱骨内上髁骨骺未愈合可能误为骨折。在诊断困难时，可进行对侧肘部X线检查以鉴别之。

肘部骨骺畸形变异

在肘关节形成过程中，如初级骨化中心有发育性缺陷及次级骨化中心异常，可出现先天性桡骨头脱位，可向前或向后脱位，少数向侧方脱位，肘部出现隆起，前臂缩短，旋转受限，并出现肘内翻。先天性桡骨头脱位常伴有其他畸形，如先天性尺桡骨骨性融合及多发性骨软骨瘤等。X线显示肱骨小头及外上髁发育不全，桡骨粗隆平坦，桡骨头关节面失去正常的凹面而向上凸出或呈倾斜面。尺骨中段随桡骨头脱位方向亦凸出，还出现尺桡骨交叉及远侧桡尺关节脱位。患者成年后如肘关节屈伸活动及前臂旋转活动受限，可行桡骨头切除术，对尺骨有明显弯曲者行截骨矫正术。

1. 肱骨滑车上孔　在肱骨滑车之上，占4.2%~12.8%，常覆以纤维膜，在左侧肱骨及女性更较常见（图4–17）。肱骨滑车上孔出现率为11%，男女之比为1∶1.76，左侧多于右侧。两侧成对出现者占51%，单侧出现者占48%。滑车上孔多为横椭圆形，也可呈圆形或多边形等。一侧肱骨出现1个滑车上孔者占98%；出现2个孔者占2.13%。滑车上孔的横径为1~10 mm，纵径为1~6.85 mm。滑车上孔的出现可能与个体或种族体质发育不同有关。

2. 肱骨髁上突或滑车上突　为位于肱骨内上髁之上的一个突起，距内上髁3~6 cm（图4–18），出现率为0.7%~2.7%，呈钩状，从肱骨前内侧面发出，向前下，常双侧同时存在，其长度一般不超过2 cm。此突起可分4型：①髁上隆起；②髁上突；③髁上突及Struther韧带（自髁上突尖部发出的纤维性或纤维骨性韧带至内上髁，图4–19）；④钙化的Struther韧带。正中神经或同时肱、桡或尺动脉在此钩状突或Struther韧带后下方穿行，旋前圆肌也可有异常起点自其发出。在低等动物中，此骨性突起也可形成髁上管。

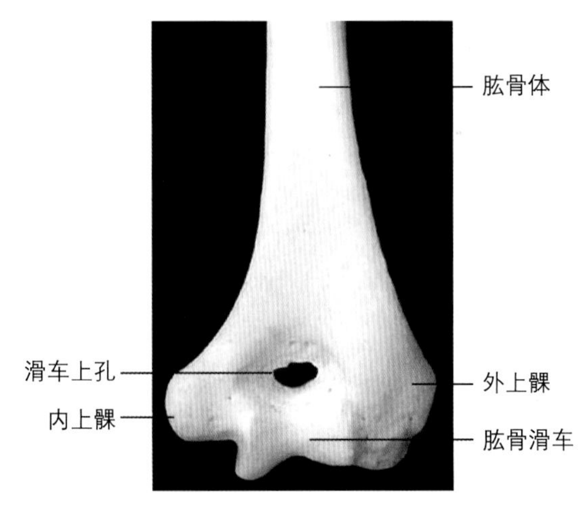

图4–17　肱骨滑车上孔

肱骨髁上突位于肱骨下1/3前内侧，呈鸟嘴状突起，多无症状，常在拍摄前臂下部及肘关节X线图像时无意发现，该突起与正中神经和肱动脉邻近，二者的分叉可骑跨其上并沿其两侧下行，少数可引起正中神经受压症状，应与骨赘、骨软骨瘤相鉴别（图4-20）。

3. 肘髌骨　尺骨鹰嘴次级骨化中心如未与尺骨愈合可发生肘髌骨（图4-21），甚为少见，二分肘髌骨更为罕见，应与外伤骨折相鉴别。患者一般无任何症状，关节活动亦无明显障碍。肘髌骨有关节软骨，朝向尺骨，并有一真正滑膜囊，X线片显示双侧呈对称球形。肘髌骨可能为在肱二头肌腱内发生的迷走籽骨，而非原来分离的鹰嘴骨骺。肘髌骨偶尔可引起肘部疼痛，活动受限，尚可发生骨折。

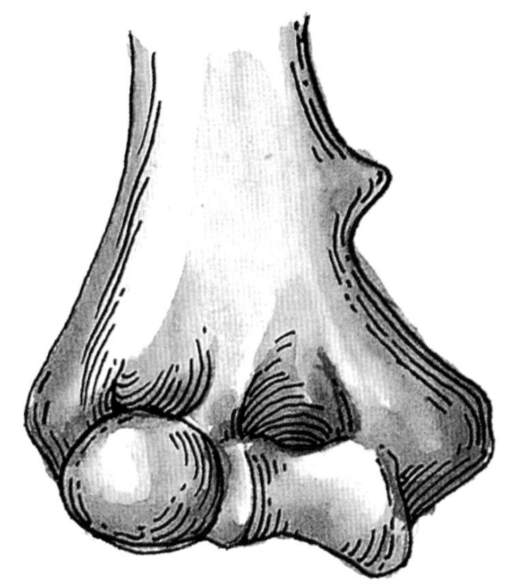
图4-18　肱骨髁上突

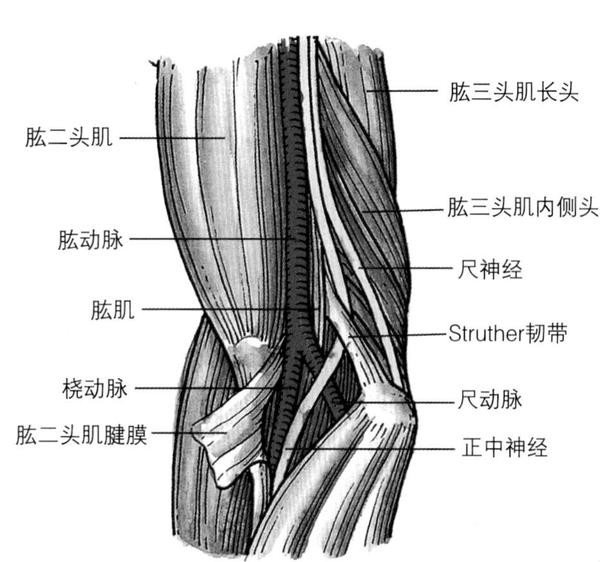

图4-19　肱骨髁上突及Struther韧带

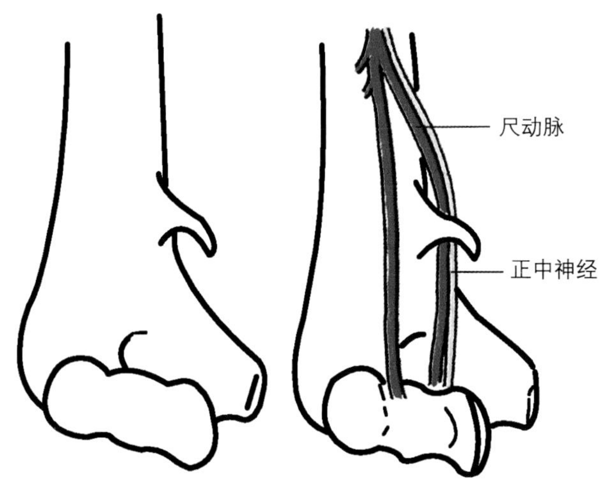

图4-20　肱骨髁上突与正中神经和尺动脉的关系

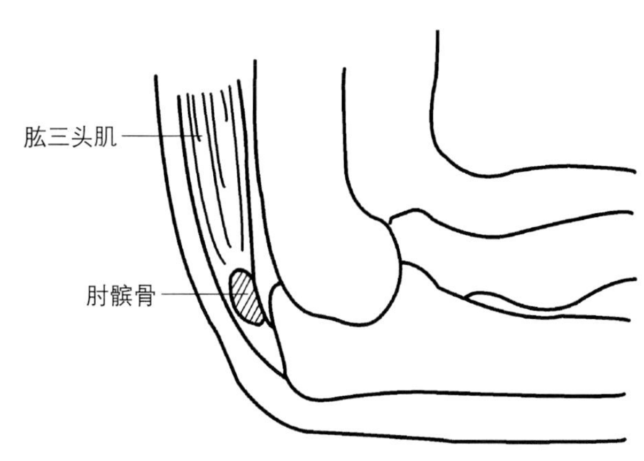

图4-21　肘髌骨

肘部骨性标志及表面解剖

1. 骨性标志　在肘关节两侧，肱骨下端内、外上髁及鹰嘴极易触及，内上髁更为显著。在内上髁的内后方有一明显的沟，介于内上髁及鹰嘴之间，尺神经由此通过，甚易触得。肘关节半屈时，外上髁也易摸到，唯在肘关节伸直时隐入凹陷内，凹陷的内侧为肘后肌，外侧为桡侧各伸肌。外上髁距鹰嘴较内上髁远。

肘关节伸直时，肱骨内、外上髁与尺骨鹰嘴同在一条横线上，而在肘关节屈曲成直角时，由后面观察，此三点相连成一等边三角形，基底向上，由两上髁构成，尖向下，为鹰嘴；如自侧面观察，此三点位于一直线上，与肱骨纵轴相当（图4-22）。如继续屈肘至最大限度，鹰嘴尖则居于肱骨关节面之前，在此位置上，肱三头肌的附着点可被触及。肘关节脱位时，此三点的关系无论从后面及侧面观察，均发生改变。鹰嘴位于肱骨两上髁之后上，而在伸展型肱骨髁上骨折或肱骨下端骨骺分离时并不引起改变，但从侧面观察，鹰嘴与两上髁投影线移位至肱骨干轴线之后。

在肱骨外上髁之下有一凹陷，为肱桡关节所在。如使前臂交替做旋前、旋后动作，桡骨头可被清晰触知。在肘关节伸直时，可将一手指伸入此凹陷内，当关节腔内有积液时，此凹陷即不复存在。肘关节屈曲时，桡骨头居于外上髁前约2.5 cm，与肱骨外上髁及鹰嘴突在肘关节的外侧也形成一三角形，恰相当于肘后肌部位，其深面则为肘关节的后外侧部。当桡骨头骨折造成肘关节积血时，血肿即由此处膨出。自此三角的中心，与上述三点的等距离处向前并在远侧穿刺，较易进入肘关节腔内。

2. 表面解剖　前臂旋后及肘关节完全伸直时，在肘前部可以看到3个肌性隆起，居中间者为肱二头肌，近肘窝部变为一窄腱，向深处止于桡骨粗隆的后部，其深面为肱肌，两侧有2条浅沟及2个肌隆起，内侧为旋前圆肌、桡侧腕屈肌及掌长肌，外侧为肱桡肌及桡侧腕伸肌。内、外两组肌性隆起向下会合之点代表肘窝的下角。肱骨两上髁的连线代表肘窝的基底。自肱二头肌腱内侧发出一腱膜横行向内，呈薄板状，横架肘窝上，移行于前臂筋膜，此腱膜的存在使得肱二头肌的止点及旋前圆肌在表面不易区分。如在腱膜的近侧下压，可触知肱动脉的搏动。在肘后内侧沟可以触及尺神经。在所有肘关节后侧显露手术中，均须先游离尺神经，妥当保护，以免损伤。

■ 肘关节

肘关节由肱骨下端及尺、桡二骨上端形成。由于肱骨滑车斜行，故屈伸肘关节的轴向不与骨的纵轴完全垂直，属于蜗状关节，为屈戌关节的一种变形。

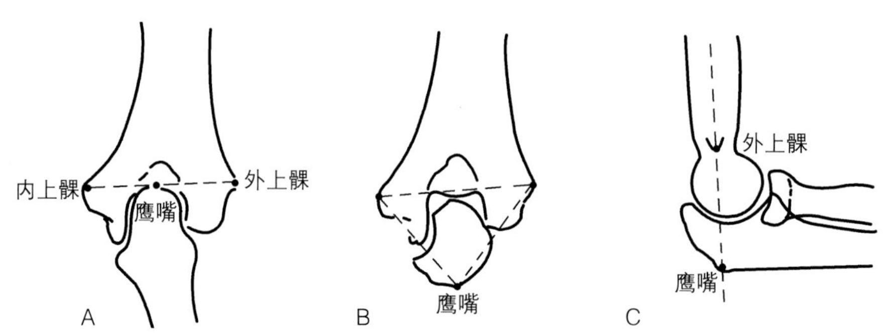

图4-22　肱骨内、外上髁与尺骨鹰嘴的关系

A.肘伸直0°（后面观）；B.肘屈曲90°（后面观）；C.肘屈曲90°（侧面观）

肘关节实际包括3个关节，即肱尺关节、肱桡关节和桡尺近侧关节（图4-23），在功能上彼此密切关联，应当作一个整体看待。肘关节系复杂关节，包括不同性质的屈戌关节和车轴关节。从前面看，肘关节位置较深。肘关节的主要作用：一方面协助桡腕关节及手之操作，另一方面起杠杆作用，减轻肩关节运动时的负担。

肘关节在解剖上具有以下特点：①构成肘关节的骨骼一方呈凹面，另一方呈凸面；②肘关节的前、后肌相当发达，屈、伸运动有力，两侧骨

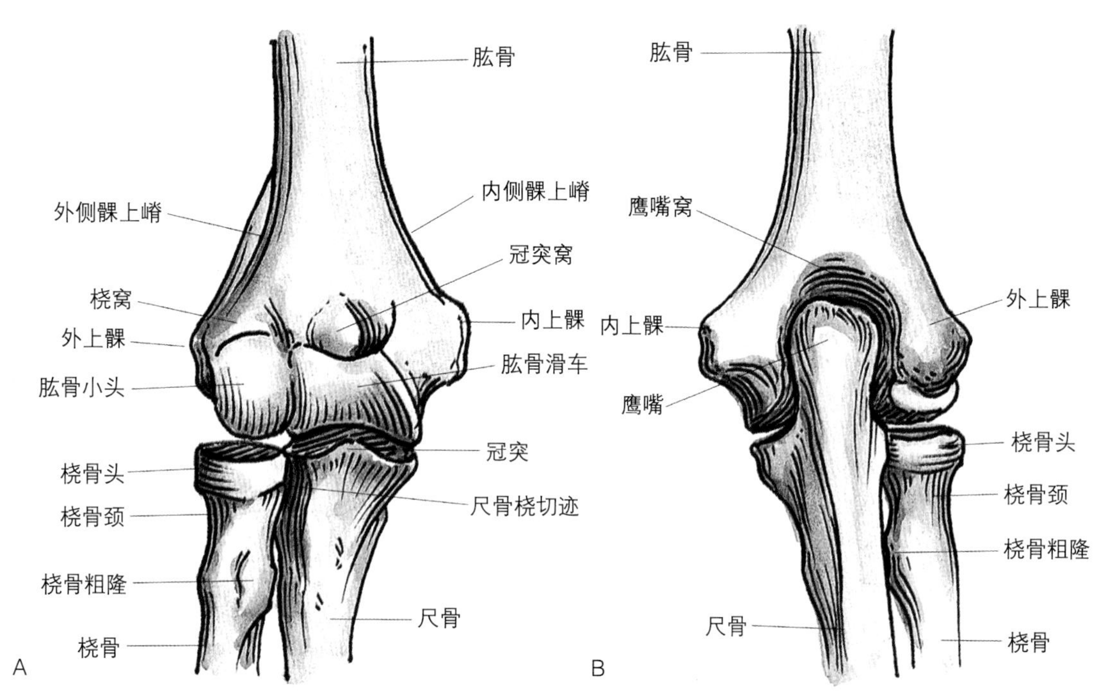

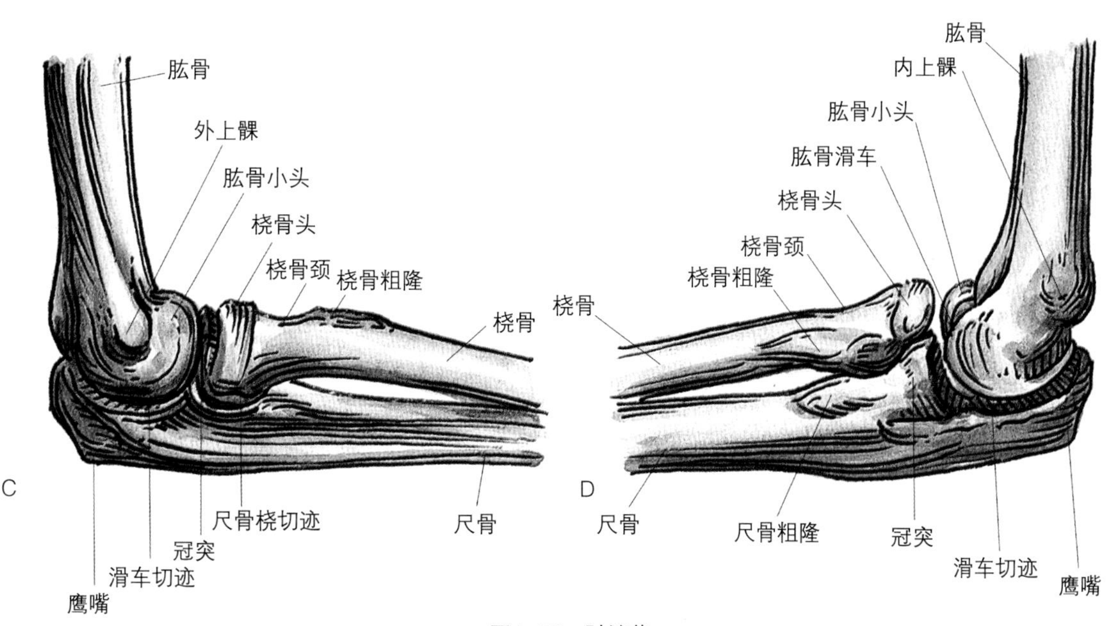

图4-23　肘关节

A.前面观；B.后面观；C.外面观；D.内面观

髂因无肌覆盖，显得突出；③肘关节囊前后比较松弛，可使屈伸运动有充足余地；④在肘关节的骨性组成部分中，尺骨鹰嘴的骨松质最多，肱骨内、外髁次之，桡骨头所含的骨松质最少；⑤肘关节的两侧有坚强的侧副韧带保护，增加关节的稳固性，避免向两侧脱位。所有这些解剖特点均有利于肘关节的屈伸运动。

肘关节位于上肢中部，杠杆作用较大，直接暴力易引起关节内骨折。桡骨头骨折影响关节沿纵轴的旋转运动，限制前臂的旋前和旋后，而肱骨下端及尺骨鹰嘴的骨折则影响肘关节的屈伸运动。

肘关节的组成

1. 肱尺关节　肱尺关节由肱骨滑车与尺骨滑车切迹构成，是肘关节的主要部分。滑车切迹覆盖一层透明软骨，并由一横沟分为前、后两部分。肱骨滑车前上部的冠突窝在肘关节屈曲时容纳尺骨冠突，而后上部的鹰嘴窝在肘关节伸直时容纳尺骨鹰嘴。此关节的运动主要系尺骨滑车切迹在肱骨滑车上的屈伸运动。肱尺关节易向后方脱位。

2. 肱桡关节　肱桡关节由肱骨小头与桡骨头凹构成。在肱尺关节屈伸运动时，肱桡关节本身无任何特殊运动，但可以协助桡尺近侧关节的运动。切除桡骨头以后，对整个肘关节的活动并不产生较大影响。桡骨头比较不稳定，屈肘时容易向后脱位，伸肘时则容易向前脱位，有了肱桡关节，桡骨头就不易脱位。

3. 桡尺近侧关节　桡尺近侧关节由尺骨的桡骨切迹与桡骨头的环状关节面构成。桡骨头下部被桡骨环状韧带紧紧包绕，此韧带连于尺骨的桡切迹的前、后缘，将桡骨头紧紧固定于尺骨的桡切迹外侧。桡骨环状韧带与尺骨桡切迹共同形成一个圆弧，前者占圆弧的4/5，后者占圆弧的1/5，桡骨头即在此圆弧内进行旋前及旋后运动。桡骨环状韧带借肘关节的桡侧副韧带与肱骨附着。桡尺近侧关节的功能远较肱桡关节重要。幼儿桡骨头发育不完全，桡骨头的直径并不比其下部的桡骨颈大，因而环状韧带的支持力量比较薄弱，如前臂牵拉过度，易引起桡骨头半脱位。

桡尺近侧关节之所以包括在肘关节内，有下列理由：①滑膜腔彼此相通；②肘关节的桡侧副韧带与桡尺近侧关节的桡骨环状韧带相连；③肱骨小头的形态不但适应肘关节的屈伸运动，同时也适应桡尺近侧关节的旋转运动。

肱骨下端与桡骨上端可能愈合，结果肱桡关节阙如，使肱桡关节运动的肌也可能发育不全或阙如；肱骨小头及桡骨头无骨骺发育，骨的长度受到一定影响，尺骨也可能发生弯曲。由于上肢长度的增长主要在肱骨上端及桡骨下端，故影响不大。

维持肘关节稳定的组织

1. 关节囊　肘关节囊前面近侧附着于肱骨冠突窝和桡窝的上缘，两侧附着于肱骨内、外上髁的远侧，远侧附着于桡骨环状韧带和尺骨冠突的前面，后面近侧附着于鹰嘴窝底及其内、外侧缘，远侧终于尺骨滑车切迹两侧及桡骨环状韧带（图4-24）。桡骨头及尺骨冠突完全位于关节腔内，骨折后易于游离并造成关节腔内出血。鹰嘴骨折可使鹰嘴皮下囊与关节腔相交通。肘关节囊的前后部分又分别称为关节前、后韧带，比较薄弱，对肘关节稳定的维持不甚重要，但被肱二头肌腱及肱三头肌腱加强，关节囊的前后部分在肘关节屈伸时，因松弛形成皱襞和凹窝。肘关节渗液时，首先出现于肱三头肌腱两侧的肘后内、外侧沟。

新生儿出生后1.5个月，其肘关节容积为1 mL，成人的肘关节容积为10~15 mL。新生儿肘关节最薄弱的部位在肱骨前面的冠突窝上方。

肘关节囊与神经的关系如下：桡神经与关节囊贴近，尺神经与尺侧副韧带相贴，而正中神经与关节囊之间尚有肱肌相隔。

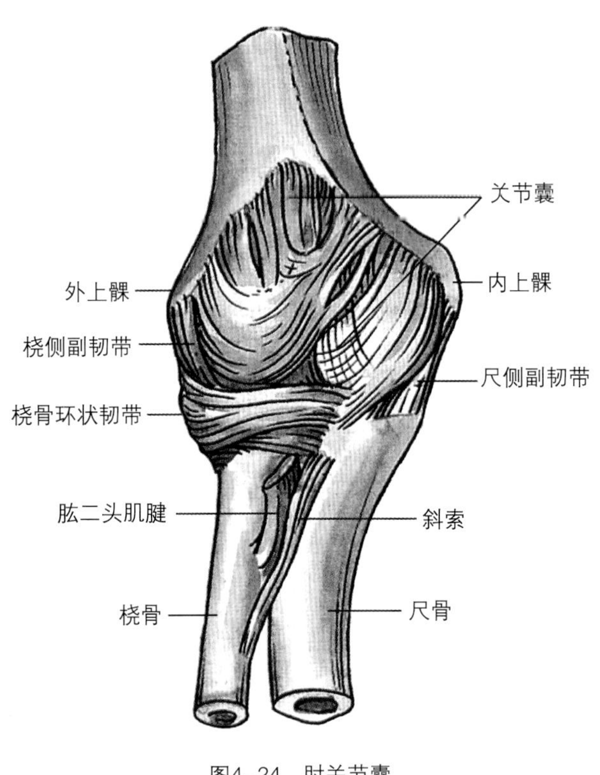

图4-24 肘关节囊

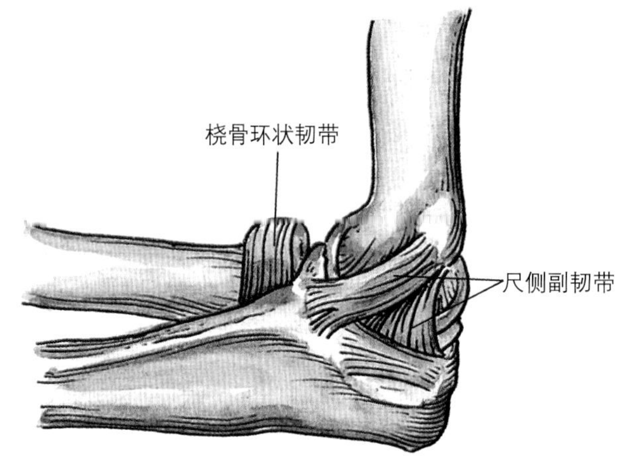

图4-25 尺侧副韧带

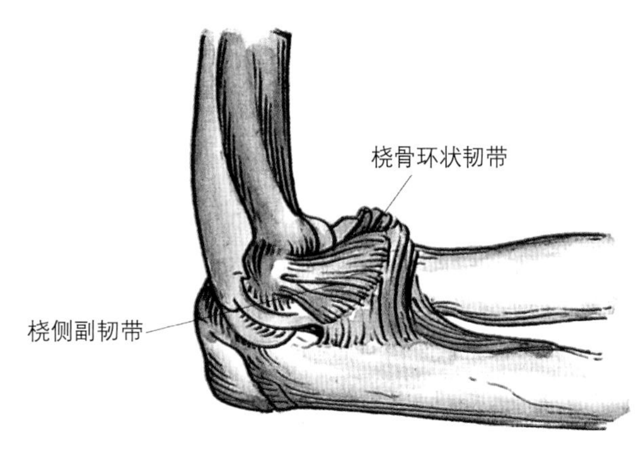

图4-26 桡侧副韧带

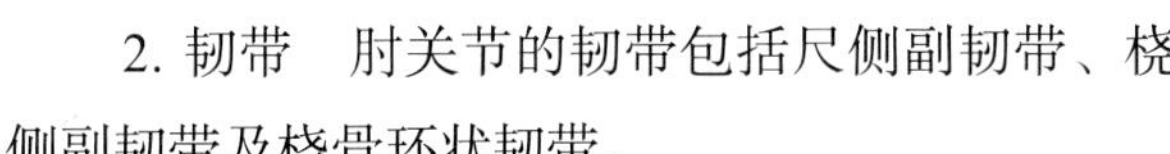

2. 韧带 肘关节的韧带包括尺侧副韧带、桡侧副韧带及桡骨环状韧带。

（1）尺侧副韧带：尺侧副韧带呈扇形，位于肱骨内上髁、尺骨冠突及鹰嘴之间，分为3束（图4-25）。前束自内上髁前面至冠突的内侧缘，为一坚强的圆形束，伸肘时显得紧张。后束较薄弱，呈扇形，自内上髁后部至鹰嘴的内侧面，屈肘时紧张。中间束较薄，止于冠突与鹰嘴之间的骨嵴上，亦称Cooper韧带，为斜行纤维，可加深滑车切迹。Cooper韧带下缘游离，与尺骨之间有一裂隙，肘关节运动时，滑膜可由此膨出。尺侧副韧带前束也是指浅屈肌的起点，有学者认为是由指浅屈肌蜕化而成。尺侧副韧带可以稳定肘关节的内侧，防止其向外翻。

（2）桡侧副韧带：呈扇形，起于肱骨外上髁下部，向下至桡骨环状韧带，并延长至桡骨的外面，最后部的一些纤维越过桡骨，止于尺骨旋后肌嵴（图4-26）。此韧带实际上是关节囊外侧的增厚部分，能稳定肘关节的外侧，并能防止桡骨头向外脱位，如桡骨环状韧带及关节囊外侧松弛，可引起肘关节习惯性脱位。桡侧副韧带同时是旋后肌及桡侧腕短伸肌的一部分起点。

（3）桡骨环状韧带：桡骨环状韧带围绕桡骨颈，对维持桡骨头的位置有重要作用，由坚强的纤维构成，内面衬以一薄层软骨。韧带的前、后两端分别附着于尺骨的桡切迹前、后缘，形成3/4~4/5环，与尺骨的桡切迹合成一个完整的环，桡骨环状韧带呈杯状，上大下小，可防止桡骨头脱出（图4-27）。桡骨环状韧带仅外侧有桡侧副韧带附着，比较活动。肘关节强度内收时，紧张的桡侧副韧带可以牵拉相对活动的桡骨环状韧带。孟氏骨折时，由于前臂旋前，肘关节后伸，桡骨头可向前脱位，桡骨环状韧带撕裂；桡骨或环状韧带虽完整，但其上下的关节囊撕裂。如撕裂的桡骨环状韧带发生皱褶，嵌顿于脱位的桡骨头与尺骨的桡切迹之间，手法复位不易成功（图4-28）。有时需手术切开复位，视损坏程度进行环状韧带修补或利用阔筋膜进行桡骨环状韧带再建。

（4）方形韧带：连接尺骨的桡切迹下缘与桡骨颈，覆盖肘关节下端滑膜层，薄而松弛，有支持滑膜的作用。

正常肘关节的稳定由关节的几何形状及适应性、关节囊韧带的完整性及周围肌平衡来维持。其中，肱二头肌、肱肌及肱三头肌最为重要。肘关节假体置换术一般需要切除肱骨滑车及肱骨小头、尺骨半月切迹关节面及桡骨头。关节置换后的稳定性取决于假体的设计，桡、尺侧韧带的完整性及肌的平衡。尺侧副韧带复合包括前、后及横束，前束最易辨认，沿冠突内面走行，也是尺侧副韧带复合的最主要部分，屈伸时均紧张。后束即关节囊后部加厚部分，附着于半月切迹内缘。中间束在内侧只起小的稳定作用。桡侧副韧带复合由桡侧副韧带、桡侧尺副韧带、附加桡侧副韧带及桡骨环状韧带组成。桡侧副韧带起自肱骨外上髁，沿关节囊纤维止于桡骨环状韧带。桡侧尺副韧带含桡侧副韧带后部纤维，经桡骨环状

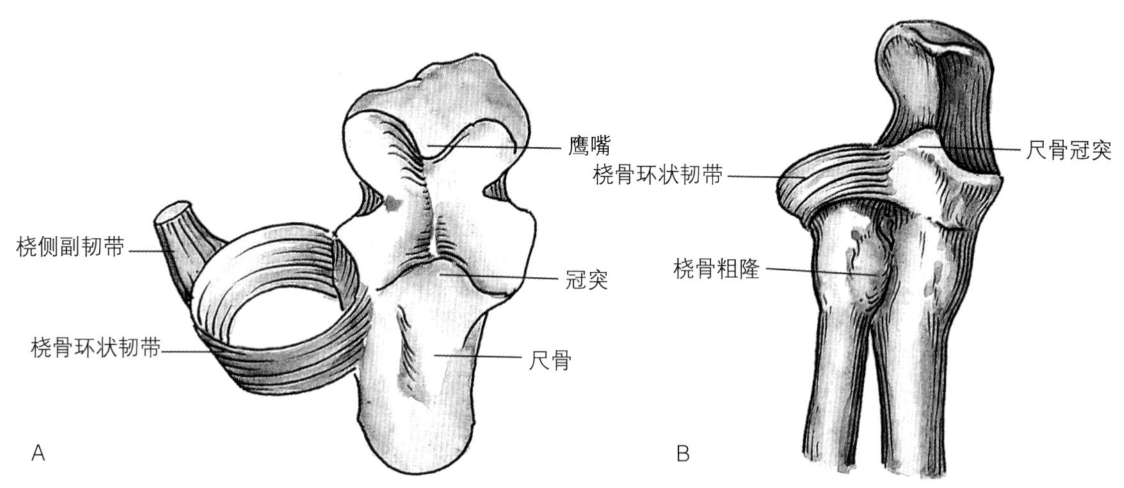

图4-27　桡骨环状韧带
A.无桡骨头时；B.有桡骨头时

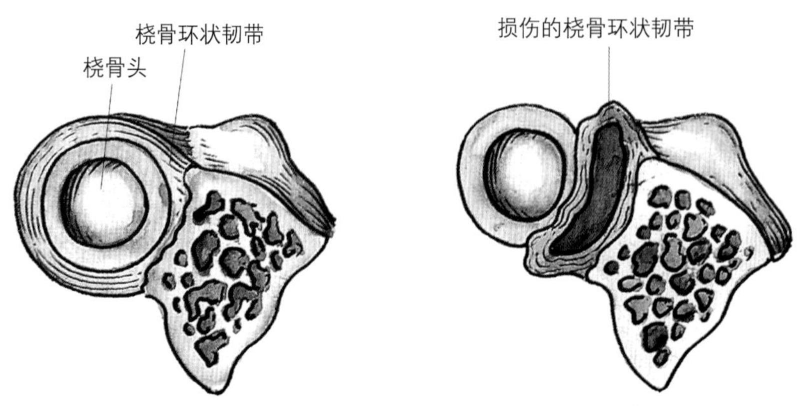

图4-28　正常和损伤后的桡骨环状韧带

韧带表面止于尺骨旋后肌嵴。附加桡侧副韧带起自外上髁，止于桡骨环状韧带下缘，内翻时紧张。桡骨环状韧带起止于尺骨桡切迹的前后缘，使桡骨头稳定于尺骨。

肘关节的稳定取决于关节面的顺应性、静力性软组织稳定结构，包括侧副韧带复合及前关节囊。伸肘时，前关节囊提供约70%的稳定以防止分离。伸肘外翻应力由尺侧副韧带、关节囊及关节面平均承担，伸肘内翻时则为关节面、关节囊及桡侧副韧带所限制。屈肘时，关节囊依靠尺侧副韧带，是应对外翻应力的主要稳定结构。

肘关节的润滑及散热组织

1. 滑膜　衬于肘关节囊的内层，但不完全占满，其面积较肩关节小，但较桡腕关节大，关节前方和后方的滑膜面积相等（图4–29）。在桡骨头与肱骨小头间有滑膜皱襞及脂肪组织，在冠突窝内与鹰嘴窝内非关节部分也有滑膜及脂肪组织（图4–30）。在关节囊纤维层与滑膜之间，特别是鹰嘴窝与桡窝内均有移动性脂肪，可维持关节内压力的平衡，这种配备颇似膝关节的半月板，具有一定缓冲作用。滑膜的一部分下延至环状韧带以下，形成一袋形隐窝，可协助桡骨头旋转，与桡尺远侧关节的隐窝相似。

正常在肱桡关节的外面及后面有一薄的滑膜皱襞附着，覆盖于桡骨头上，如一半环，甚至肥大呈盘样，形成所谓“肱桡关节盘”。显微镜下见此为关节囊结构，覆以滑膜，呈纤维性，有时与网球肘的发病有关。

2. 滑膜囊　最主要的为鹰嘴皮下囊，位于尺骨鹰嘴部的皮下，此处外伤可引起滑膜囊炎，鹰嘴两侧的沟即因肿胀而消失。鹰嘴正位于肘关节囊与鹰嘴皮下囊之间，鹰嘴骨折后二者往往相通，可因骨折断端出血而肿胀。

肘关节的血供

在肘部附近，血管吻合甚为丰富，起自肱动脉的尺侧下副动脉、肱深动脉的前后支，起自桡动脉的桡侧返动脉与起自尺动脉的尺侧返动脉前、后支，骨间总动脉的骨间返动脉互相吻合成网。必要时在肱深动脉发出以下结扎肱动脉或在桡、尺动脉发出返动脉以上结扎桡、尺动脉，血液循环仍可维持。在上肢结扎动脉，发生危险较小，远比下肢为佳。肘部有2个前副支吻合：一为

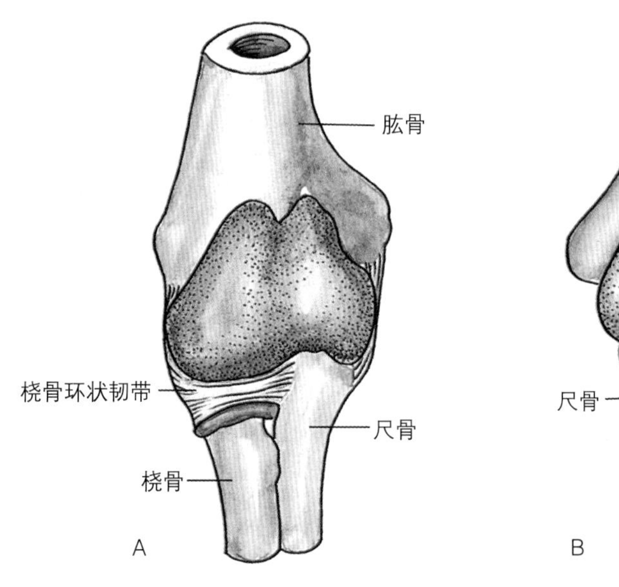

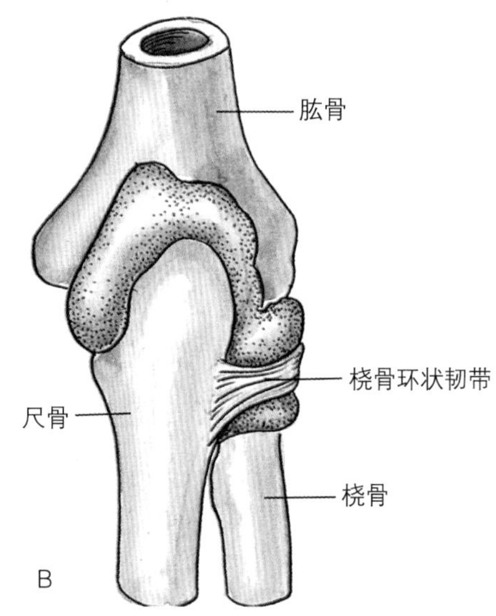

图4–29　肘关节的滑膜囊
A.前面观；B.后面观

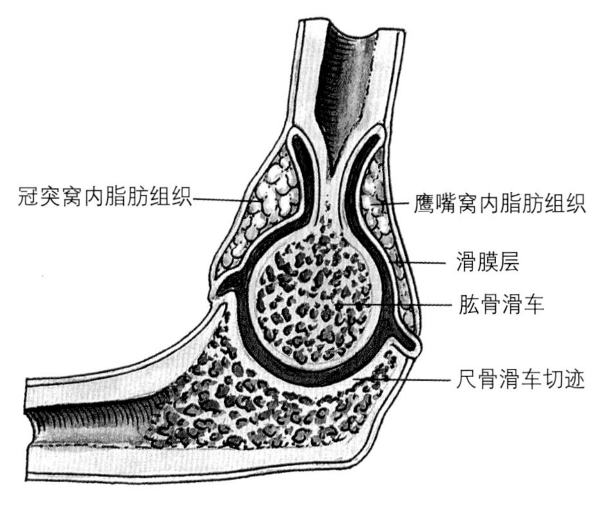

图4-30 肘关节矢状切面

尺侧下副动脉及尺侧返动脉前支；一为肱深动脉与桡侧返动脉。另有2个后副支吻合：一为尺侧上副动脉及尺侧返动脉后支；一为骨间返动脉与肱深动脉。还有一些小的吻合支连接上述主要吻合支。

肘关节后脱位时，尺侧下副动脉与尺侧返动脉前支的吻合可能遭受破坏，如肱动脉本身仍保持完整，这个侧支吻合破坏不致引起危害；但如肱动脉本干断裂，这个吻合就相当重要。

肘关节的神经支配

肘关节接受所有越过肘关节的4个神经的支配，某一神经分布区常与另一神经分布区互相重叠。从肌皮神经至肱肌的肌支发1小支，沿肱肌内侧下行至肘关节囊前侧。正中神经恰在其经过旋前圆肌前也发1支，返行至关节囊的前内侧。在胎儿切片中，学者发现正中神经的1小支沿肱肌下行，其分布区与肌皮神经相同，另一来自骨间前神经，返回分布于关节囊的内侧及后内侧。

尺神经在其经过内上髁后，亦发出1支或一些细纤维分布于关节囊的后内侧，发出部位有时较高，但很少超过内上髁以上1 cm。此外，桡神经也发出一些小支，分布于关节囊的后外侧、外侧及前侧，分布区域最大。切断桡神经分布至肘关节的感觉支，能解除网球肘所引起的疼痛。

尺神经发出至肘关节的分支一般为1~3支，其发出部位有三：①在肱骨内上髁以上发出，占37%，关节支起始点与内上髁顶点的距离为0.5~10.8 cm；②平肱骨内上髁发出，占36%；③在肱骨内上髁以下发出，占27%，关节支起始点与内上髁顶点距离0.1~0.9 cm。有肱骨内上髁以上发出者，由第1支起始点至肘关节囊的距离为0.4~9.5 cm；平肱骨内上髁发出者，由第1支起始点至肘关节囊的距离为0.3~1.8 cm；在肱骨内上髁以下发出者，由第1支起始点至肘关节囊的距离为0.2~1.4 cm。尺神经至肘关节的关节支都是由尺神经后侧或后内侧发出的，在肘关节的后内侧进入关节囊。

桡神经的前臂后皮神经及肘肌支有分支到达外上髁外，未见到与桡侧副动脉伴行的神经分支分布于该部。因此在治疗肱骨外上髁炎时，只要切断桡神经肘肌支即可达到神经切除的目的。

肘关节的运动

肘关节由2个独立的单轴关节组成：一个是肱尺关节，属于屈戌关节；另一个为肱桡关节及桡尺近侧关节，作为车轴关节，允许2个自由度。肘关节的运动包括屈伸时尺骨在肱骨上的旋转以及桡骨在尺骨上的旋前、旋后运动。屈伸时的瞬时中心位于肱骨小头外侧突起和滑车所形成的环周中心，从前面看，旋转轴呈内旋4°~8°。肘关节提携角随屈伸位置而发生变化，完全伸直时为11°，完全屈曲时为6°，直到极度屈伸，关节面滑动面发生骨撞击，旋转瞬时中心从侧面看位于滑车的中心，直径2~3 mm。尺骨在屈伸时的旋转横轴位于滑车中心。肘关节的旋转中心位于肱骨中线之前，与肱骨远端前侧皮质在一条线上，肱桡关节的旋转横轴与肱尺关节一致。前臂的纵轴从近端桡骨头到远端尺骨头与桡、尺骨纵轴呈斜线，肘关节正常屈伸范围，完全伸直时为0°，完全屈曲时约为150°。

限制肘关节活动的因素包括关节的几何形状、周围的骨、关节囊、韧带和肌、鹰嘴突嵌于鹰嘴窝以及桡骨头嵌于桡窝中。旋转位伸展肌及韧带被动抵抗而受限制。

肘关节的接触面随位置而发生改变，完全伸直时位于尺骨上端的内下面，在其他位置，大多沿滑车切迹，从后外向前内方。

肘关节的尺侧副韧带前斜行纤维为内侧主要支持结构，如切断其前斜纤维，将引起后外不稳及肘关节脱位。肘关节的多数活动产生外翻力，因此完整的尺侧副韧带及桡骨头是防止肘关节后外脱位的主要因素。肘关节屈伸时，肱尺关节维持稳定，而肱桡关节抗外翻应力并传递推举纵向载荷。

肌电图显示，在前臂完全旋前时，肱二头肌电活动较少，而肱肌在大部分位置活动较强，当肘关节屈曲增加时，肱三头肌电活动增加，肘肌在所有位置电活动均较强，是肘关节的有力稳定肌。

肘关节的屈伸运动范围一般为由0°（伸）~150°（屈）。少数人可屈曲至155°或160°，也有人可过伸5°~10°，称为反肘。如描写肘关节屈伸运动为50°~110°或100°~160°，两种情况虽然运动范围同样为60°，但第一种情况肘关节功能较佳，日常生活几乎不受影响，而在后一种情况，伸直明显受限，日常生活甚为不便，即使吃饭、穿衣也很困难。

在标本上进行肘关节被动运动发现，随关节屈曲程度不同，提携角发生改变。屈曲越大，前臂越旋前。前臂旋前，发生在开始屈曲时，而前臂旋后则发生在肘关节屈曲终了时。肘关节伸直时，尺骨很少有向外偏移的倾向。在前臂旋前或旋后时，也无轴向旋转，肘关节屈曲时，旋转轴位于肱骨滑车中心。

肘关节的旋前运动系旋前圆肌与旋前方肌的共同作用，也借助于桡侧腕屈肌与肱桡肌，后者在前臂旋后时具有旋前作用；肘关节的旋后运动系肱二头肌、旋后肌的作用。肱二头肌的旋后作用在屈肘与前臂旋前时尤为明显；肱桡肌、拇长屈肌、拇长伸肌也起协助作用。当前臂旋前时，肱桡肌也具有旋后作用。

肘关节的旋前、旋后运动由桡尺近侧关节和肱桡关节同时完成，而前者更为重要，同时还必须有桡尺远侧关节的协同作用。旋转时尺骨不动，仅桡骨转动，其旋转轴由桡骨头向下至尺骨头，轴线向上延长，经过肱骨小头中心或肱骨小头骨骺。测量前臂旋前及旋后运动，必须使被测者的上臂紧贴胸壁，并使肘关节屈曲，否则常因肩关节的外展、内收或旋转而不准确。旋前、旋后的中立位应使拇指外展并垂直向上，以此作为0°。一般人旋前、旋后各为90°，整个旋转运动范围为180°，但也有人只能旋前至70°或旋后至110°。

肘关节在屈曲90°时，为保持平衡，肱二头肌肌力可达施加力的7~8倍，而在伸直时高达38倍，即为体质量的数倍。肘关节可视为负重关节，伸直时关节力最大，屈曲时可较伸直时承受更大负荷。旋前时因肱二头肌的力矩臂减少关节力也最大。肱骨轴的扭矩相当大，特别在肘关节屈曲承受负荷时。

肘关节屈曲90°时屈曲强度最大，在肘关节屈曲30°或伸直时，可产生1/3~1/2最大举力，在用力举重时，肘关节可产生3倍于体质量的力，朝向关节的前缘或后缘。此时负重面减少，最大压力增大，应力分布不均匀，大部分关节压力沿内外面，与矢状面朝前后方向的力相比，其产生的内、外翻应力较小。有学者发现，肱骨远端后方受力较大，可引起肱骨远端假体部件前倾及前侧皮质吸收。肘关节伸直时，由于肌力学性能较差，其等长收缩的力最大，此时如有轴向载荷，约40%应力分布经肱尺关节，60%经肱桡关节。从手部向上传达的力约60%经肱桡关节，但也有报道出现不同结果。

肘关节屈曲90°并从侧面向手施力时可在肱

骨远端产生扭矩。前臂作为悬臂梁，尺侧副韧带的张力为体质量的2倍，而桡骨头所受压力为体质量的3倍。日常活动中经肘传递的力可达3倍体质量，举重物时经肘传递的力为2.6倍，伸肘时力更大，并可产生大的剪矩及扭矩，在此情况下，除非肱二头肌及肱三头肌提供稳定的拮抗力，肱尺关节不承受载荷。切除桡骨头后，肱桡关节之力传递至尺骨，尺侧副韧带的张力加上肱尺关节之力使整个载荷集中于冠突的外侧缘。如此可使尺侧副韧带承受9倍体质量之力。肘关节置换时，这种力施于肱骨远端假体部件及尺骨部件。由于力的分布经过肱尺关节及肱桡关节，旋转应力可超过体质量数倍，理论上三部件假体对力的传递更具生理性，也可增加稳定性。一般肱桡关节传递50%或更多纵向载荷力，桡骨头阙如时，则转移到肱尺关节而引起蜕变。由于肘关节的活动多产生外翻应力，因此完整的尺侧副韧带及桡骨头对防止肘关节后外脱位甚为重要。必要时应进行全关节置换，并平衡其支持韧带。

屈肘关节的肌有肱肌、肱二头肌、肱桡肌及旋前圆肌，其中以肱肌最为重要。肱二头肌及旋前圆肌作用于桡尺近侧关节，前者使之旋后，后者使之旋前，肱桡肌则作用于肱尺关节。在上述3肌中，肱桡肌的作用不能忽视，因其起于肱骨的位置靠上；远离肘关节的运动轴，为一有力的屈肌，旋前圆肌的起点距肘关节太近，很难发挥作用；至于肱二头肌，其主要作用为旋后。试观察我们日常生活中用前臂提物时，肘关节通常屈曲略小于90°，在半旋后位，此时肱二头肌起一定作用。上述3肌受3种不同神经支配，肱桡肌受桡神经支配，旋前圆肌受正中神经支配，肱二头肌受肌皮神经支配。当正中神经损伤时，肱桡肌仍可作为一个有力的屈肌，但如桡神经损伤，屈肘就受到影响，患者前臂下垂，屈肘时不可能使手接近口部。

伸肘关节的肌有肱三头肌及肘肌，起于外上髁的前臂伸肌也起协同作用。除非像在推独轮车时需要肱三头肌强力收缩，一般无须肘部完全伸直。肘部的伸直力量远较屈曲力量为小，二者的比约为9∶14。

肘关节所受到的力随运动不同而不同。肘关节屈曲45°时，肌张力为8~11 kg；屈曲90°时，可达22 kg；屈曲65°并前臂旋前时，需要27~55 kg的力；一般生活中如缝衣或进餐时，关节力需要30 kg；提物与体质量平衡时，需要体质量的一半。关节力在运动的最大峰位可达170 kg。

肘部影像解剖

不同类型的影像检查可显示不同的结构，对肘部不同病变的诊断很有意义（图4-31~33）。肘部骨骺比较复杂，在诊断骨折和骨骺移位时应十分谨慎，必要时应与对侧比较。肱骨滑车骨骺是不规则的多个小骨化中心，肱骨小头的骨化中心正常略靠前。在侧位像上，肱骨小头的骨化中心与干骺端之间有一定距离，二者的关系随年龄与投照位置可有很大改变，有时很难肯定肱骨小头骨化中心是否有移位变形。尺骨鹰嘴的骨化中心也是多个，边缘不整齐。桡骨的骨化中心偶尔也不规则。

成人肱骨髁上嵴有肌附着，在正位像上表现为边缘不整。肱骨鹰嘴窝的骨壁有时很薄，正位像上比较透明；有的可能没有骨壁，呈空洞状，形成滑车上孔。

尺骨近端骨松质较多，侧位像上密度较低。桡骨粗隆皮质较薄，骨松质较多，轻度旋前位时，桡骨粗隆和骨干重叠，表现为圆形透明区，好像空洞。前臂固定于中立位时，根据标本及X线像，桡骨粗隆的位置可分为3个类型。①一般型

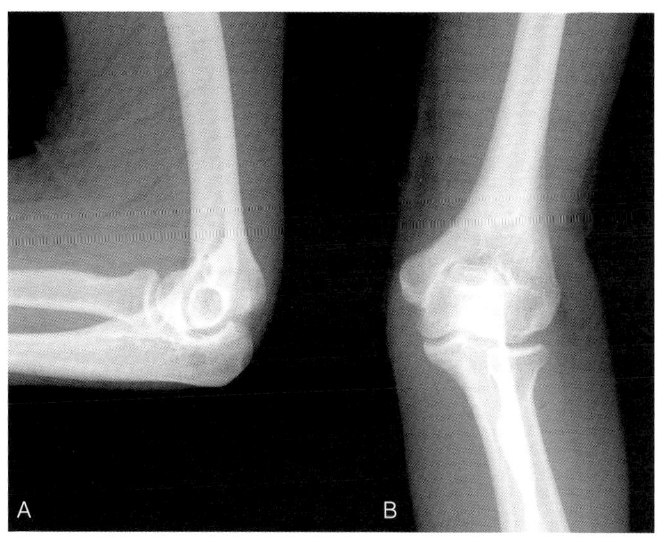

图4-31 肘部X线像
A.侧位；B.前后位

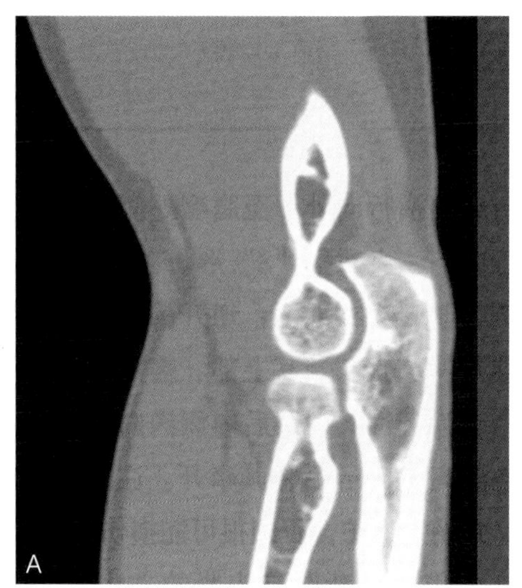

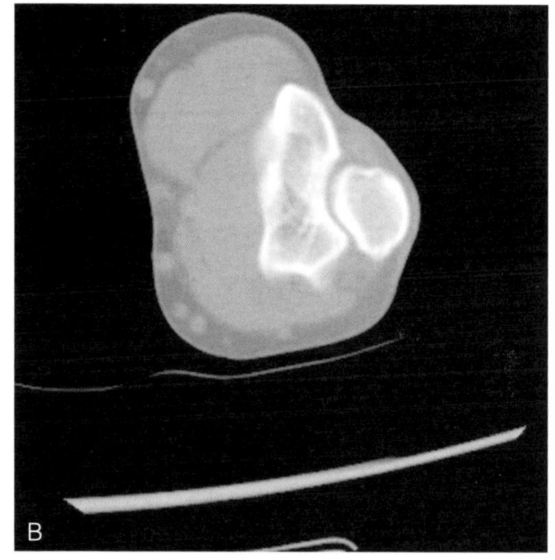

图4-32 肱尺关节CT像
A.矢状位；B.轴位

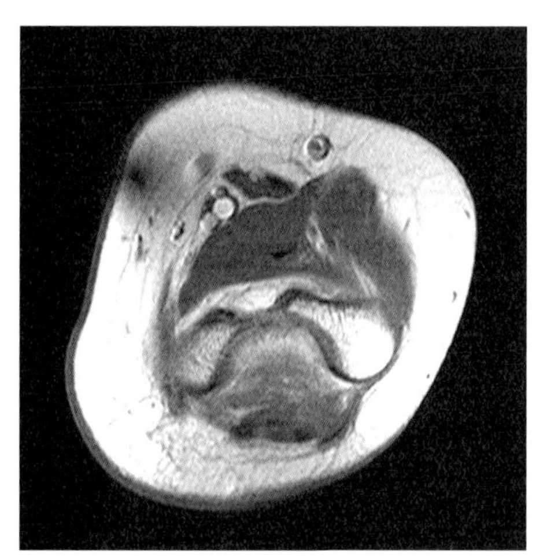

图4-33 肘部MRI像

（内后型）：桡骨粗隆位于尺侧偏后，占79%，前臂侧位X线像可显示，当桡骨由中立位开始旋后至120° 时，桡骨粗隆由后向前旋转，但旋前时区别不大；②偏后型：桡骨粗隆居后方，占20%；③偏内型：桡骨粗隆位于尺侧，仅占1%。桡骨粗隆有3种外形，即圆形（36%）、长圆形（4%）和不规则形（60%）。圆形者在X线片上常表现为圆形透明区。

肘关节侧位X线片显示，当桡骨由中心位零点开始旋后至120° 时，正常型桡骨颈干角由后向前15° 逐渐减小，最后向前成角10° 。了解前臂骨旋转规律对确定前臂骨折旋转畸形程度及整复有所帮助。自桡骨头取轴线，在肘关节不同屈曲度时，正常均应通过肱骨小头，据此可判断桡骨头的位置是否正常（图4-34）。

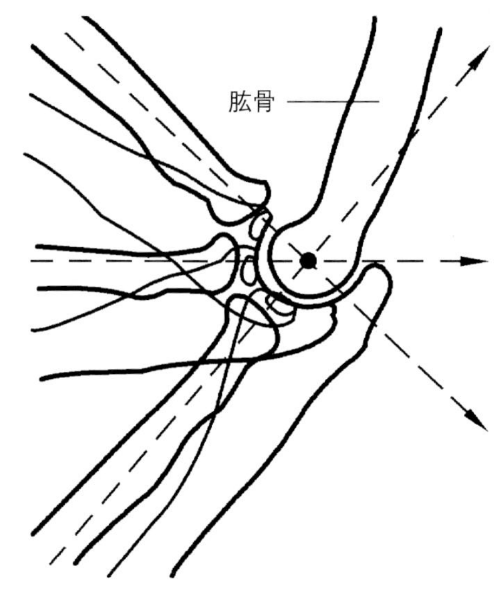

图4-34 肘在屈伸任何位置下，桡骨头轴线均经过肱骨小头中心

肘部手术的解剖学要点

肘关节附近的骨折或肿瘤、缺血性挛缩、尺神经麻痹等均需实行手术，常施行者如肘关节成形术、肘关节切除术、肘关节置换术等均需进行广泛显露。

肘关节后方入路

肘关节的后侧，除尺神经外，重要组织较少，位置也较浅。除特殊情况外，一般肘关节的显露均采用后侧途径，既安全又简易。此途径可应用于一般肘关节切除术、肘关节滑膜切除术及肘关节成形术等，对人工肘关节置换术，可采用肘后正中、后内侧或后外侧切口，不少作者建议采用后方扩大入路（图4-35）。

患者俯卧，前臂下垂，亦可仰卧，肘部置于胸前，使前臂旋前。手术显露可以采取后纵向途径，也可以采用后外侧途径，切口可在肘关节上10 cm，沿肱骨外侧开始，向下至鹰嘴并稍下。为避免日后瘢痕形成，影响肘关节功能，切口的下端不宜直接位于尺骨后缘上，而宜弯行向内。如采用后内侧途径，可先沿臂后内侧纵行向下，至肘后则横行向外，至鹰嘴外侧再沿前臂后外侧纵行向下，大致呈“S”形。以肘后“S”形切口为例，显露途径如下：切开深筋膜，显露肱三头肌腱及其扩张部，其上部、腱部甚薄，但至下部完全变为腱性，在肘后内侧沟内寻找尺神经，上下各游离5~6 cm后将其牵开。注意尺神经必须寻出，并妥为保护，否则很可能损伤。

各作者切断肱三头肌的方法有所不同，一般可在肌腱的后正中部进行纵向切开并进行骨膜下剥离，也可将肱三头肌进行舌形或“V”形切开，切口尖端在鹰嘴近侧10 cm处，基底在关节线上。切断的肌瓣上端应较薄，基底部应较厚，以造成斜面，使尖部仅包括筋膜，中部包括肌及筋膜，而基底部则包括肌及肌腱全厚，这样便于缝合。肱三头肌腱附着于鹰嘴的部分应尽量保留。将此舌形肌瓣向下牵开，向上下、左右做骨膜下剥离。上述切断肱三头肌的两种方法各有优缺点，舌形切开显露较广泛，但术后肘关节固定时间需要延长，影响早期活动。

将前臂屈、伸肌总腱起点分别自肱骨内、外

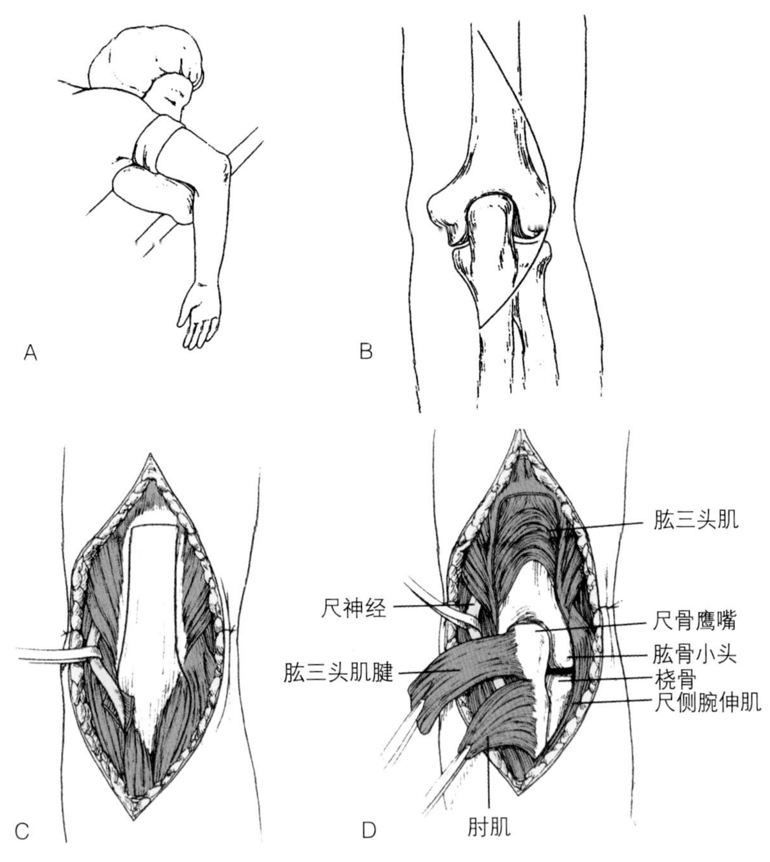

图4-35 肘关节后部入路

A.切口；B.显露尺神经；C.整体翻转筋膜和骨膜；D.显露整个肘关节

上髁处切断，屈曲肘关节到90°，切开关节囊。在鹰嘴窝处有较多脂肪，必要时可去除。之后切开滑膜，用骨膜剥离器将肱骨下端前方的软组织推开，进一步屈曲肘关节，肱骨下端及尺、桡骨上端均可显露。

单纯进行肘关节滑膜切除术后，将尺、桡骨复位，缝合肱三头肌腱，将尺神经转移到肘关节前方的皮下，以免日后尺神经在神经沟内被骨质或瘢痕组织所挤压。

施行肘关节切除时，肱骨下端和尺、桡骨上端总的切除范围应在2~4 cm以内。切除过少，会使骨断端靠拢太近，影响关节活动；切除过多，有可能将肱骨内、外上髁切除，影响前臂屈、伸肌腱的附着，术后关节松弛，极不稳定。肱骨下端切除范围不应超过肱骨内、外上髁。为保证术后肘关节的侧方稳定，亦可保留内、外上髁，将肱骨下端进行叉形切除。尺骨上端切除应注意保留冠突和部分鹰嘴，以免影响肱肌和肱三头肌的附着。桡骨头应全部切除，但桡骨粗隆应保留，以免影响肱二头肌的附着。切除桡骨头时，应注意勿损伤由其颈部越过的骨间后神经。

单纯显露鹰嘴较为简便，因鹰嘴位于皮下，可采用后方纵向切口或横向弧形切口。鹰嘴骨折时，肱三头肌腱的外侧扩张部甚易损坏，骨折固定后，扩张部应缝合，可以加强稳定。

■肘关节前方入路

肘前有肱动、静脉和正中神经等通过，故前侧显露途径较少采用。少数情况下，如肱骨髁上骨折引起血管压迫或以后形成多量骨痂而需要切除时，可采用此途径。为显露肘关节囊前部肱骨小头及桡骨上1/3、肱二头肌腱损伤后的修补以及肱肌附着处骨化性肌炎的切除，亦均需采用此途径（图4-36）。

切口以肘关节前侧为中心，向上、下各延长5 cm，宜取“S”形，避免直线切口，防止瘢痕形成，影响肘关节的功能。肘窝前部有丰富的静脉网，头静脉、贵要静脉及肘正中静脉在此吻合，可取“H”形、“N”形或“V”形切口。结扎浅静脉时，应注意保留一些静脉，以免术后肿胀。

切开深筋膜，将肱桡肌向外侧牵开，旋前圆肌及其他屈肌向内侧牵开。注意勿损伤正中神经、肱动脉及其分支。桡神经在外上髁平面分出浅支和深支，将其牵开，切开关节囊的前部，即可进入关节。

如仅需显露肘关节的前内侧部，皮肤切开后，可沿肱二头肌内侧沟进入。切断肱二头肌腱膜，在肱二头肌与肱肌之间寻找正中神经与肱动脉，正中神经在肱动脉的内侧，将其向内侧牵开，顺肱肌肌束方向分开后即可显露肱骨干的下部。

如仅需显露肘关节的前外侧部，皮肤切开后，可沿肱二头肌外侧沟进入。此处应注意桡神经及肌皮神经。二者均由此沟穿出下行，桡神经较肌皮神经靠上，介于肱肌与肱桡肌之间，特别需要注意。桡神经紧贴肱肌的外缘，向下沿关节囊的桡侧，直至旋后肌的Frohse腱弓。紧靠桡神

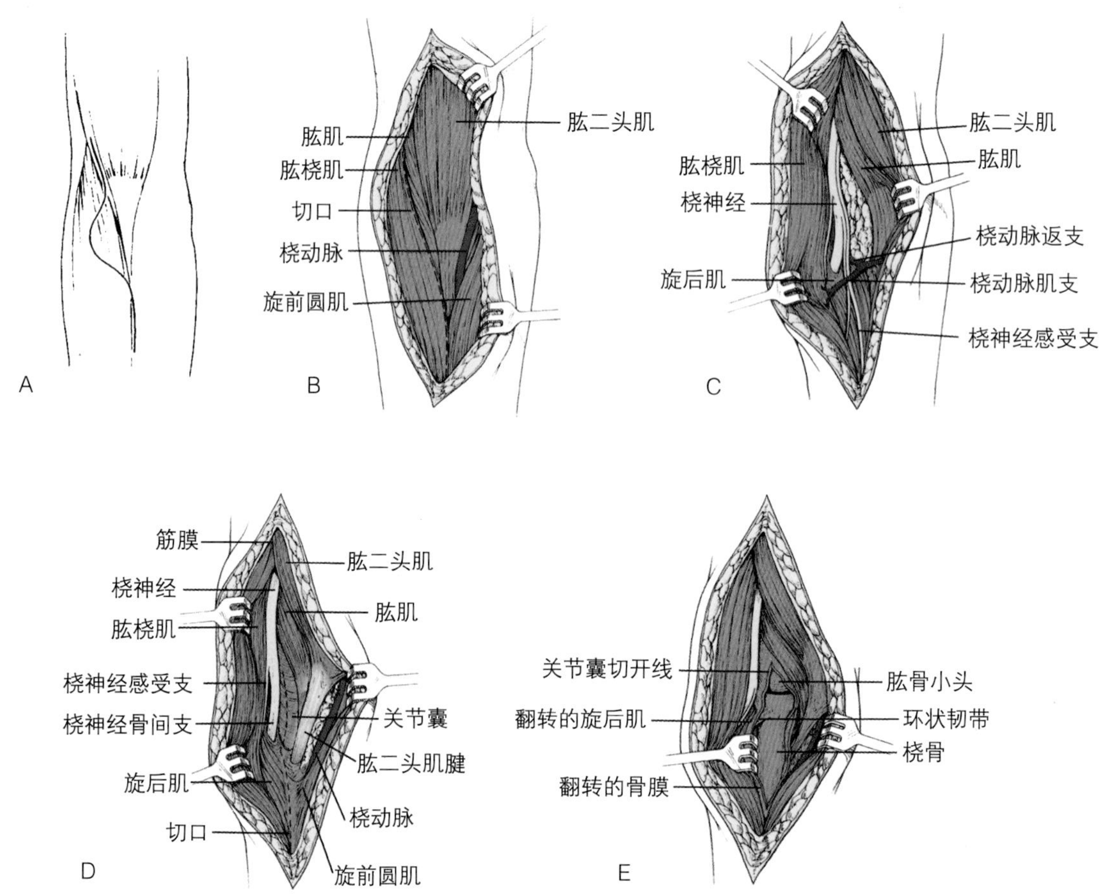

图4-36　肘关节前方入路

A.切口；B.显露肱二头肌、肱肌和肱桡肌；C.显露桡神经；D.虚线为关节囊切口；E.前臂旋后，翻转旋后肌，入路完成

经的内侧，是附着于桡骨粗隆的肱二头肌腱，其内侧为肱动脉、肱静脉和正中神经。桡神经深支斜行向下，位于桡骨头下缘外侧1~2 cm处，向下至桡骨颈外侧，以后穿入旋后肌，在切除桡骨头时，必须注意保护此神经。肌皮神经穿出肱二头肌外侧沟后，易名为前臂外侧皮神经。将这些结构向外侧牵开，顺肱肌的纤维分开，即可进入肱骨干的下部。

肘关节外侧入路

适用于显露肘关节的外侧部，如肱骨小头、肱骨髁及桡骨头。

切口自肱骨外侧髁上嵴开始，在关节上5~7 cm，向下至桡骨头，如需广泛显露，切口下端也可沿肘后肌及前臂伸肌向下后延长（图4-37）。

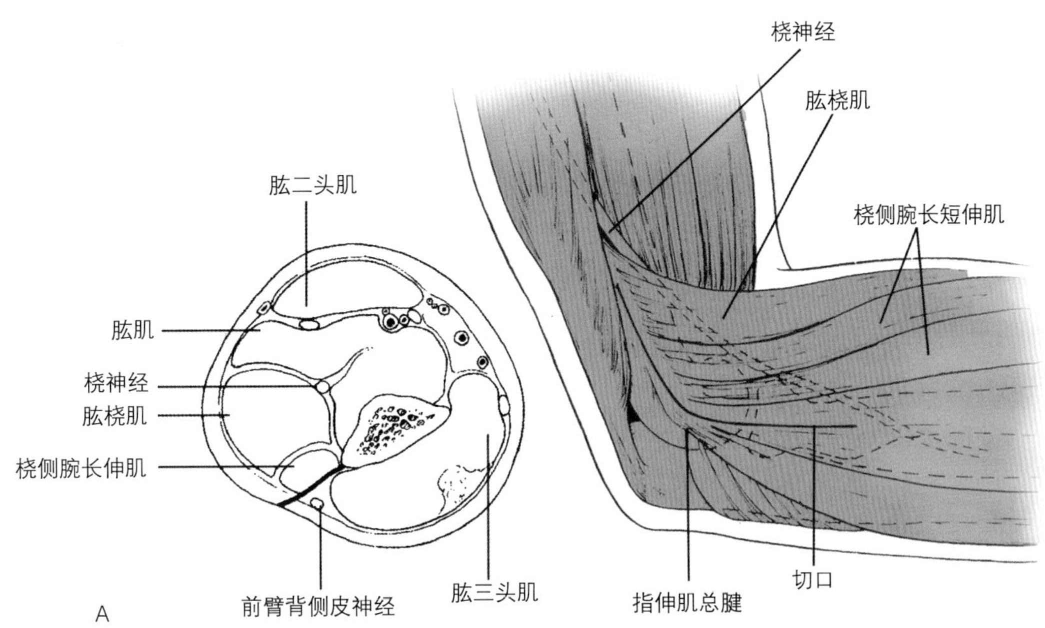

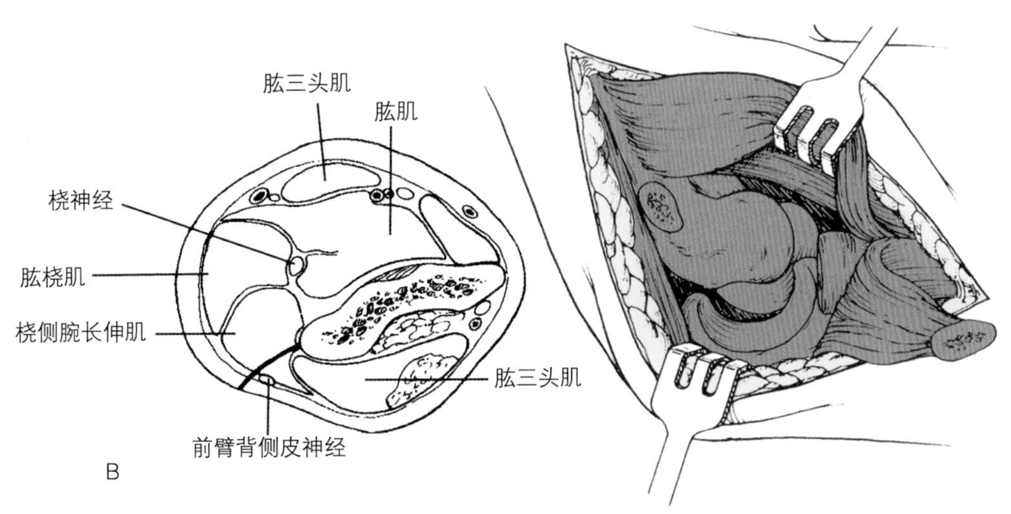

图4-37 肘关节外侧入路

A.入路近端横断面，右图示切口深部的结构；B.入路在肱骨髁近侧横断面，右图显露肘关节切开浅、深筋膜，切口上端后为肱三头肌，前为肱桡肌及桡侧腕长伸肌。切口下端在肘肌及尺侧腕伸肌间进入。分别自骨膜下剥离后，将肌肉向前、后牵开，肱骨外上髁及桡骨头即可显露。手术中应注意勿损伤桡神经，它在桡骨头处潜入旋后肌内，如必须切断该肌，宜在靠近尺骨附着处切断，并将该肌同桡神经一同向前牵开。

如仅为切除桡骨头，也可采用后外侧途径。如为治疗肱骨外上髁炎，切口可于肱骨外上髁近侧2 cm处起始，纵行向下至外上髁3~4 cm。显露伸肌总腱，小心将其向下翻转，切除环状韧带近侧的一圈，保留韧带远侧，以维持肱桡关节的稳定。切除外上髁尖，最后将翻转的伸肌总腱缝回原处。

（李森）

参考文献

1. 郭世绂.骨科临床解剖学. 济南:山东科学技术出版社, 2000.
2. 钟世镇, 徐达传, 丁自海. 显微外科临床解剖学. 济南: 山东科学技术出版社, 2000.
3. 徐达传. 骨科临床解剖学图谱. 济南: 山东科学技术出版社, 2007.
4. 丁自海, 王增涛. 手外科解剖学图鉴. 济南: 山东科学技术出版社, 2007.
5. 冯传汉, 张铁良. 临床骨科学. 2版. 北京: 人民卫生出版社, 2004.
6. 蒋涛, 黄富国, 徐建华, 等. 肘关节尺侧副韧带的修复重建. 中国修复重建外科杂志, 2008, 22(1):1−4.
7. 孙焕建, 徐达强, 夏春林, 等. 肘肌肘关节成形术的应用解剖学研究. 中国临床解剖学杂志, 2007, 25(4):373−375.
8. 蒋常文, 徐达传. 臂后侧手术入路的应用解剖. 中国临床解剖杂志, 2000, 18(4):344−345.
9. Richard SS. Clinical Anatomy by Regions. Lippincott Williams&Wilkins, 2008.
10. Williams P.L. Gray’s Anatomy. Churchill livingstone, Pearson Professional Limited, 1995.
11. King GJ, Zarzour ZD, Rath DA, et al . Metallic radial head arthroplasty improves valgus stability of the elbow. Clin Orthop Relat Res, 1999, 368: 114−125.
12. Mullen DJ, Goradia VK, Park BG, et al . A biomechanical study of stability of the elbow to valgus stress before and after reconstruction of the medial collateral ligament. J Shoulder Elbow Surg, 2002, 11(3): 259−264.
13. Hwang K, Han JY, Chung IH. Topographical anatomy of the anconeus muscle for use as a free flap. J Reconstr Microsurg, 2004, 20 (8):631−636.

5

前　臂

前臂是连接肘部与腕部的桥梁，前臂肌的主要功能是运动腕关节和手部关节，因此，了解前臂各肌的起止和作用非常重要。尺、桡骨之间的旋转活动是其主要功能，可以大大增加上肢的活动范围，临床许多创伤、长期错误的固定、骨骼发育畸形或肿瘤等可导致其旋转功能消失，诊疗过程中需注意维持前臂的旋转功能。

前臂软组织

■ 前臂浅层结构

前臂浅静脉

前臂浅静脉透过皮肤可清晰见到，体瘦的人更为明显，而体胖的人则较为隐蔽。此处浅静脉为静脉注射及取血的常用部位。前臂浅静脉包括头静脉、贵要静脉和前臂正中静脉及其属支（图5-1）。

1. 头静脉　头静脉起自手背静脉网的桡侧部，向上走行于前臂桡侧缘和前面，沿途接受前臂前后两面的静脉属支。在肘窝下方借肘正中静脉与贵要静脉相通。头静脉主干向上沿肱二头肌外侧缘上行。

2. 贵要静脉　贵要静脉起自手背静脉网的尺侧部，沿前臂后面尺侧上行，在肘前方与肘正中静脉汇合，其主干沿肱二头肌内侧缘上行。

3. 前臂正中静脉　前臂正中静脉起自手掌静脉丛，以细支向上走行于头静脉与贵要静脉之间，注入肘正中静脉或贵要静脉。前臂正中静脉可有1~4支，也可能阙如。前臂正中静脉在肘窝部

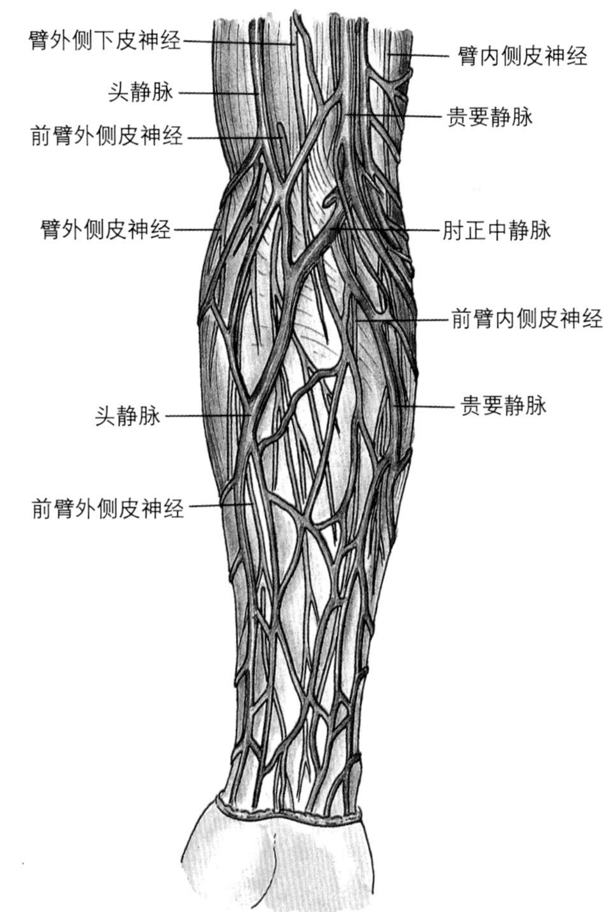

图5-1　前臂浅静脉和皮神经

分为两支，分别汇入头静脉与贵要静脉。有的前臂正中静脉呈网状。这些静脉是上肢回流的重要结构，并且互相代偿，所以手术结扎其中一支，一般不会造成静脉回流障碍。

前臂皮神经

前臂皮神经包括前臂内侧皮神经、前臂外侧皮神经和前臂后皮神经。

前臂内侧皮神经发自臂丛内侧束，其纤维来自C_8和T_1，分布于前臂内侧前面和后面的皮肤。臂丛神经下干损伤和胸廓出口综合征时，此皮神经最容易受累，所以出现前臂内侧区域麻木或痛觉迟钝，这与尺神经卡压征无前臂麻木有所区别，可作为鉴别二者的要点之一。前臂外侧皮神经来自$C_{5\sim8}$，是肌皮神经的延续，其主干在前臂与头静脉伴行，分布于前臂外侧皮肤。前臂后皮神经来自桡神经，在前臂后面分布。当桡神经损伤时，可出现前臂后部麻木，但由于前臂内、外侧皮神经的代偿和重叠分布而表现不明显。

前臂皮神经及分支均为纵向走行，故纵向切口或创口多不会损伤皮神经。前臂刀砍伤临床多见，多为横行切割伤，皮神经多被切断，此时临床医生多注重对深部肌腱、肌及血管神经的修复，而对皮神经的吻合多不重视，术后常遗留感觉障碍，故学者提出应重视对皮神经的寻找和修复，以最大限度地恢复切割平面以下的皮肤感觉。

另外，手术取纵向切口缝合浅筋膜时，应注意将皮神经牵开并保护好，以免缝针损伤皮神经或将皮神经结扎，造成顽固性疼痛和麻木。

前臂深筋膜

前臂深筋膜与臂筋膜及手筋膜相延续，其纤维呈横行，在后面较厚韧，成为前臂伸肌的止点。在前臂近端内侧，肱二头肌腱膜加强前臂筋膜。在前臂下份，前臂深筋膜增厚成为屈肌和伸肌支持带。前臂深筋膜分别附着于桡骨和尺骨，这样就形成了前臂前侧和后侧两个骨筋膜室。前侧骨筋膜室内容纳前臂屈肌和桡动脉、桡神经浅支、正中神经和尺动脉、尺神经等结构，后侧骨筋膜室内容纳前臂伸肌群和桡神经深支等重要结构。当前臂骨折、肱动脉损伤或前臂受压时间过长时，易发生前臂骨筋膜室综合征。

前臂肌

前臂肌共20块，前侧为屈肌，共9块；后侧为伸肌，共11块。前臂屈肌起始于肱骨内上髁、髁上嵴及前臂深筋膜，前臂伸肌起始于肱骨外上髁和前臂深筋膜。

前臂屈肌

前臂屈肌位于前臂前面及内侧，肌排列为4层：第1、2层为浅层，第3、4层为深层（图5-2，3）。

1. 第1层　位于最浅层，自外向内分别为肱桡肌、旋前圆肌、桡侧腕屈肌、掌长肌和尺侧腕屈肌。

（1）肱桡肌：以肌性起始于肱骨外上髁上方的骨面及外侧肌间隔，肌腹呈扁梭状。其前面为肱肌，后面为肱三头肌，在前臂近端位于桡侧，在中部移行为扁腱，止于桡骨茎突的基底部。其作用为屈肘和屈腕，主要作用为屈肘，并能协助已旋前或旋后的前臂回至中立位，肱桡肌受桡神经支配。

（2）旋前圆肌：位于前臂前面的上部，起始部有两个头，即肱骨头和尺骨头。肱骨头大而浅，附着于肱骨内上髁屈肌总腱和臂内侧肌间隔，肱骨头以肌性为主，可含有腱束；尺骨头深而小，起始于尺骨冠突的内缘，此头以腱性为主，有时尺骨头阙如。旋前圆肌肌束斜向外下，止于桡骨中1/3的前面、后面和外侧面，其附着处为桡骨弓状缘最凸出点。旋前圆肌受正中神经支配，旋前圆肌的作用为屈肘，并使前臂旋前。正

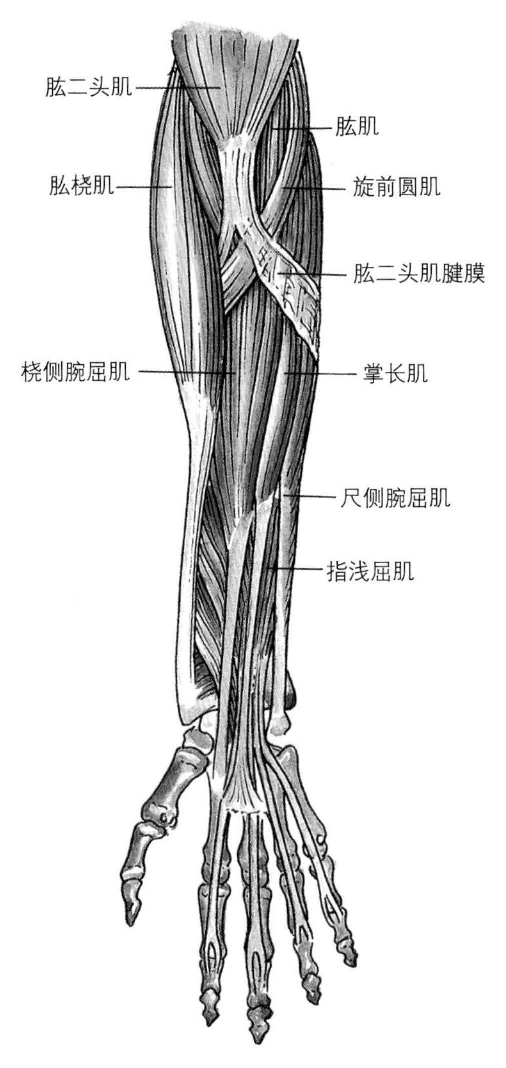

图5-2 前臂屈肌第1、2层

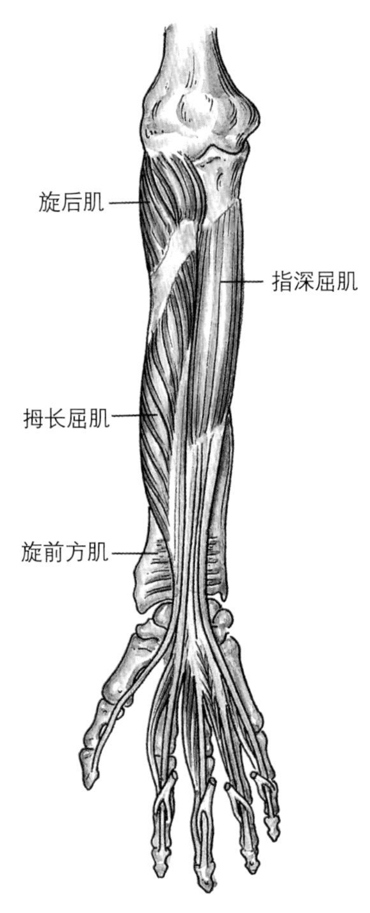

图5-3 前臂屈肌第3、4层

中神经走行在旋前圆肌两头之间，有的旋前圆肌肥大或其中的腱束太粗大，可能造成正中神经卡压，又称旋前圆肌综合征。

（3）桡侧腕屈肌：位于前臂前面中部，在旋前圆肌及肱桡肌内侧，起自肱骨内上髁和前臂深筋膜，肌纤维向外下，移行为细长的肌腱，穿过腕横韧带的深面，止于第2、3掌骨底的前面。作用为屈腕并使手外展，此肌受正中神经支配。

（4）掌长肌：位于前臂前面的中线上，起于屈肌总腱，向下移行为长腱，越过腕横韧带浅面，与掌腱膜相延续。掌长肌肌腹小，而肌腱细长，其作用为微弱的屈腕和紧张掌腱膜。掌长肌受正中神经支配，变异较多，最常见的为阙如。掌长肌腱横断面呈扁圆形，周围被以一层较丰富腱周组织。腱周组织为疏松网状组织，纤维较长而弹性大，便于肌腱在周围的筋膜或骨膜比较固定的组织上来回滑动。此外，腱周组织中含有血管，以营养肌腱（图5-4）。由于掌长肌腱有足够的长度和直径，切取后不遗留畸形和功能障碍，故常作为供腱进行肌腱移植。掌长肌腱并不恒定存在，其出现率约为85%，选切前应检查有无掌长肌腱。检查方法：拇指、小指屈曲对掌，抗阻力屈腕，此时可见到掌长肌腱明显隆起。掌长肌腱可切取13 cm左右。切取方法：在腕掌侧横纹处取横切口，找到掌长肌腱后切断，将断端钳夹住、牵拉，此时掌长肌腱便可在前臂皮下清楚触及，再在前臂中、下1/3处取横切口，将肌腱切

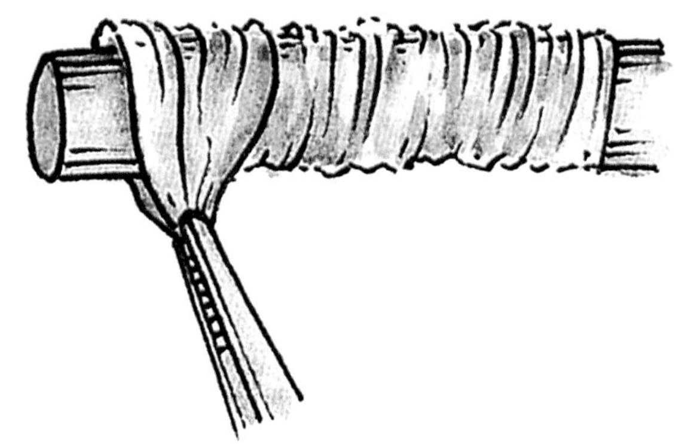

图5-4　掌长肌腱的腱周组织

断，自腕横切口抽出，这样就可根据需要切取足够长的肌腱。

（5）尺侧腕屈肌：位于前臂尺侧，为扁平的半羽状肌，起始部亦为2个头，一为肱骨头，另一个为尺骨头。肱骨头起始于肱骨内上髁的屈肌总腱，尺骨头起始于尺骨鹰嘴和尺骨后缘上2/3。起始的2个头形成尺侧腕屈肌腱弓，尺神经穿经此腱弓。尺侧腕屈肌肌束向下移行为短腱，经腕横韧带深面下行止于豌豆骨。此肌受尺神经支配，作用为屈腕并使腕尺偏。

2. 第2层肌　为指浅屈肌。指浅屈肌位于上述五肌深面，起点宽大，有2个头，即尺骨头和桡骨头。尺骨头起始于屈肌总腱、尺侧副韧带前束和尺骨冠突的内缘；桡骨头起始于桡骨前面的上半。两个起始部分形成指浅屈肌纤维桥，正中神经自该纤维桥下方通过，有时纤维桥是造成正中神经卡压的重要原因。在一般情况下，指浅屈肌对正中神经、尺神经及尺动脉有很好的保护作用。其肌腹向下分为4部分，并移行为4个肌腱，排列成2层，浅层2根止于中指、环指中节指骨，深层2根止于食指、小指的中节指骨。指浅屈肌止点在各中节指骨底掌侧面的两缘，主要作用为屈近侧指骨间关节、掌指关节、桡腕关节及肘关节。指浅屈肌受正中神经支配。

3. 第3层肌　位于指浅屈肌深面，包括拇长屈肌和指深屈肌。

（1）拇长屈肌：位于前臂深面的桡侧，在肱桡肌和桡侧腕屈肌的深面，指深屈肌的桡侧，起始于桡骨前方的骨面及骨间膜，止于拇指远节指骨基底部。其功能为屈曲拇指各关节并协助屈腕，该肌受正中神经的分支骨间掌侧神经支配。

（2）指深屈肌：位于前臂深面尺侧，指浅屈肌的深面，起始于尺骨前面及内侧面上2/3和前臂骨间膜。肌腹较大，呈菱形，向下移行为4根肌腱，分别止于食指至小指远节指骨底的掌侧面。其主要功能为屈曲第2~5远侧指骨间关节，也能协助屈曲近侧指骨间关节及掌指关节。该肌的桡侧半，即支配食、中指的部分受正中神经的骨间掌侧神经支配；其尺侧半，即环指和小指的部分受尺神经支配。

4. 第4层肌　最为深在，只有1块肌，称为旋前方肌。该肌位于前臂远端1/4，紧贴尺骨、桡骨的前面，为一方形肌，起始于尺骨下1/4的前缘，止于桡骨下1/4的前面及前缘。该肌前表面光滑，与腕管后壁相延续。旋前方肌受骨间掌侧神经支配，其作用为使前臂旋前。

前臂伸肌

前臂伸肌位于前臂后面及外侧，共11块，分浅、深2层，浅层6块，深层5块（图5-5~7）。

1. 浅层　浅层自桡侧向尺侧分别为桡侧腕长伸肌、桡侧腕短伸肌、指伸肌、小指伸肌、尺侧腕伸肌及肘肌。

（1）桡侧腕长伸肌：位于前臂后面的桡侧缘，以肌性起始于肱骨外上髁上方的骨面和外侧肌间隔，肌腹向下移行为肌腱，肌腱扁薄，经伸肌支持带深面止于第2掌骨的背面。该肌受桡神经支配，其主要作用为伸腕并桡偏，另外还有轻微的屈肘作用。

（2）桡侧腕短伸肌：位于桡侧腕长伸肌的深面，为梭形肌，肌腹较短，以腱性起始于肱骨外上髁部，肌束向下移行为长而扁的肌腱，肌腱

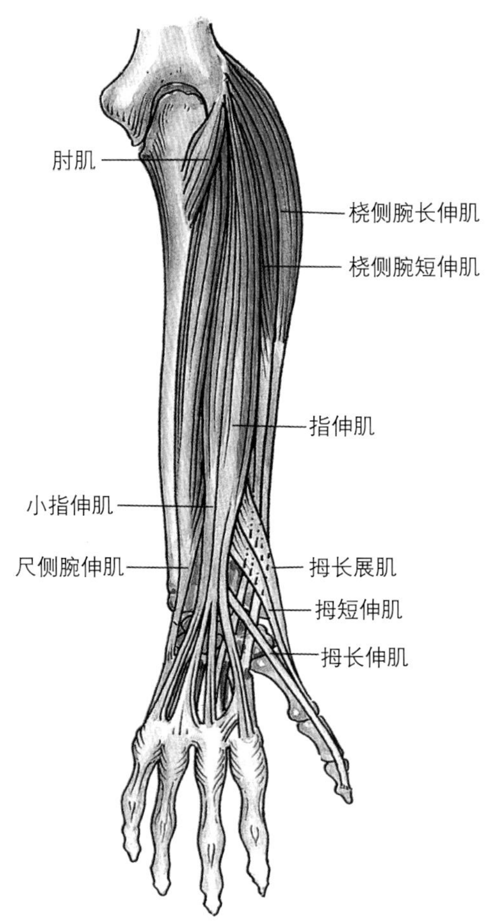

图5-5　前臂浅层伸肌

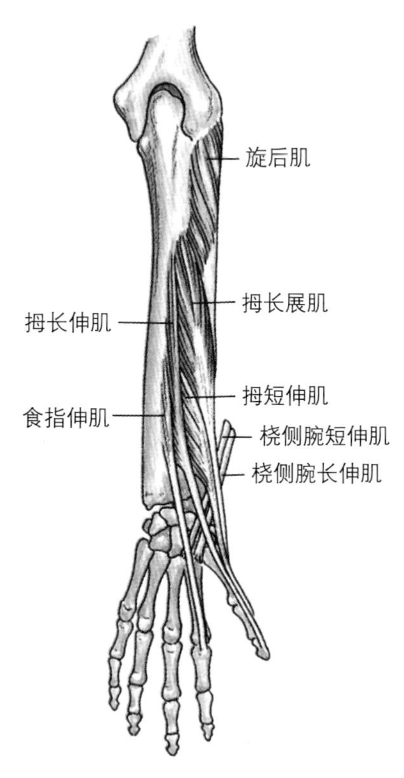

图5-7　前臂深层伸肌

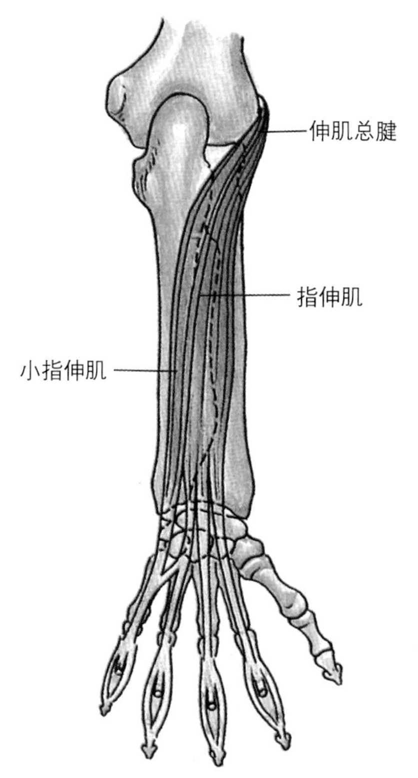

图5-6　前臂中层伸肌

远端与桡侧腕长伸肌腱重叠向下并行，在桡侧腕长伸肌腱深面穿经伸肌支持带深面，止于第3掌骨底的背面。该肌受桡神经支配，主要作用为伸腕并桡偏。

（3）指伸肌：位于桡侧腕短伸肌内侧，始于肱骨外上髁的伸肌总腱及前臂后侧深筋膜，肌腹向下移行为4条肌腱，经伸肌支持带深面下行，移行于食指至小指的指背腱膜，分别止于食指至小指远、中节指骨底的背面。该肌受桡神经深支即骨间后神经支配，作用为伸指、伸腕。

（4）小指伸肌：位于指伸肌的内侧，肌腹细小，起始于伸肌总腱，向下成为一细长肌腱，下行于指伸肌腱的尺侧，连于指背腱膜，止于小指中、远侧指骨底的背面。该肌受骨间后神经支配，其作用为伸指骨间关节和伸掌指关节。

（5）尺侧腕伸肌：位于前臂后面的尺侧皮下，呈长梭形，起始于伸肌总腱和尺骨后面，向下移行为肌腱，经伸肌支持带的深面，止于第5掌骨底的背面，尺骨后缘恰介于尺侧腕伸肌和尺侧腕屈肌之间。该肌受骨间后神经支配，主要作用为伸腕并尺偏。

（6）肘肌：为三角形小肌，位于肘关节的后外侧，起自肱骨外上髁和桡侧副韧带，肌纤维向内下方，止于尺骨的后上面。该肌受桡神经支配，作用为伸肘及紧张关节囊。

2. 深层　该层肌肉紧贴于尺桡骨背面，自外向内侧为旋后肌、拇长展肌、拇短伸肌、拇长伸肌及食指伸肌。

（1）旋后肌：位于前臂后面的上方，短而扁，被肱桡肌、桡侧腕长伸肌、桡侧腕短伸肌及指伸肌所覆盖。该肌起始于肱骨外上髁、桡侧副韧带、桡骨环状韧带及尺骨的旋后肌嵴，肌束紧贴桡骨的后面、外侧面及前面，向前下止于桡骨上1/3的前面，止点较旋前圆肌止点稍高。骨间后神经穿经该肌的浅、深两层之间至前臂后面，穿经旋后肌上缘形成腱弓，称Frohse腱弓，穿出处亦形成腱弓，称旋后肌出口。旋后肌的作用为使前臂旋后。在屈肘位时，旋后肌启动旋后运动，肱二头肌为旋后的主要动力；在伸肘位时，旋后肌为旋后的全部动力，肱二头肌则无旋后作用。

旋后肌分浅、深两部分，浅层多为肌性或腱肌混合性，少数为腱膜性，深层为肌性。极少数情况下旋后肌深层阙如。骨间后神经穿经其间，形成旋后肌管，深、浅二层两侧结合处连接疏松，易于分离。旋后肌管自肘前外侧由内上绕过桡骨体向外下至前臂后面旋后肌管入口，即Frohse腱弓表面投影，在肘前外侧髁间连线下3~4 cm及桡髁连线内侧2 cm处。由此点向外与桡髁连线呈30° 夹角，3~4 cm的线段，即是旋后肌管的体表投影。旋后肌下口位于前臂后面正中髁间连线下7~8 cm处。

Frohse腱弓两端附着于肱骨外上髁，多为腱性或腱膜性，桡神经深支（骨间后神经）穿经其深面，在此处还有桡侧腕短伸肌腱弓、桡返动脉扇和纤维束带，这些结构均有可能造成骨间后神经卡压，引起该神经麻痹。孟氏骨折、局部外伤、水肿、出血及肿物也有可能造成该神经卡压、损伤。由骨间后神经在此处发出分支支配指总伸肌、尺侧腕伸肌及拇长伸肌、拇长展肌及拇短伸肌，而支配桡侧腕长伸肌、桡侧腕短伸肌的肌支则在桡神经主干发出，所以骨间后神经麻痹时，只有伸指、伸拇障碍，伸腕弱且桡偏，旋后肌虽受影响，但由于肱二头肌旋后代偿作用使旋后功能无明显障碍。由于桡神经浅支不受累，所以无虎口区麻木（图5-8）。

手术松解骨间后神经入路主要从桡侧腕短伸肌和指伸肌之间进入并显露Frohse腱弓，切开该腱弓并将旋后肌管切开，以达到松解目的，同时将桡侧腕短伸肌腱弓切开，一并切除桡侧返动脉扇，以解除压迫（图5-9）。

（2）拇长展肌：位于前臂后面中间，在尺侧腕伸肌、指伸肌的深面和拇短伸肌的上方，起自尺骨和桡骨后面中1/3及介于其间的骨间膜。肌束斜向外下移行为长腱，肌腱自指伸肌腱与桡侧腕短伸肌之间穿出，跨越桡侧腕长伸肌和桡侧腕短伸肌的浅面，再经伸肌支持带的深面，止于第1

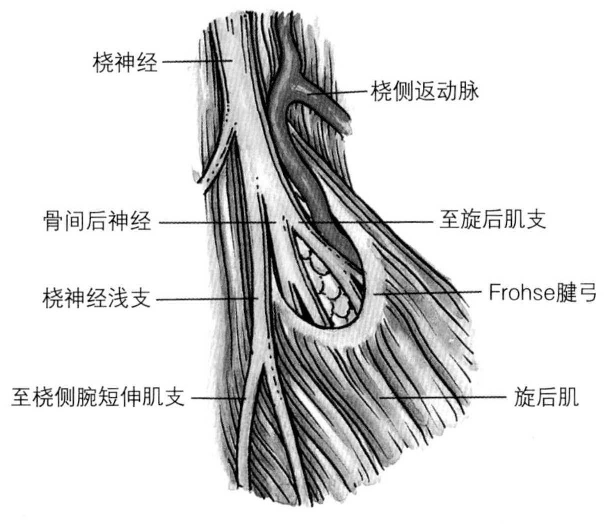

图5-8　Frohse腱弓与桡神经深支关系

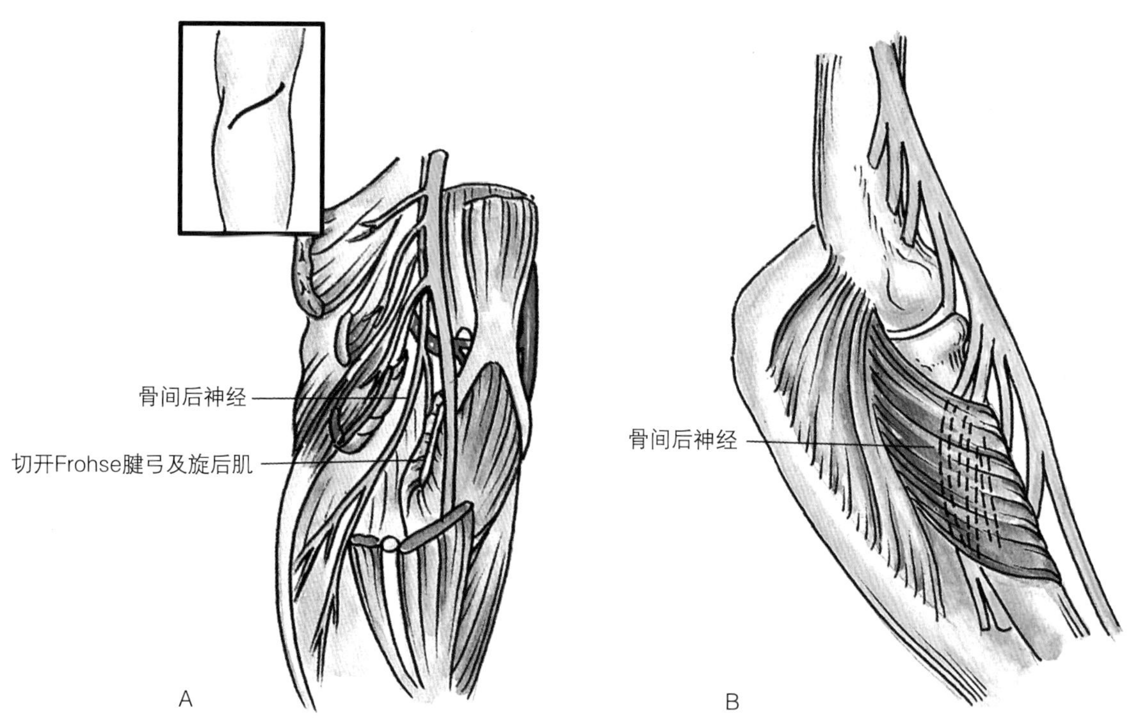

图5-9 骨间后神经挤压综合征减压术
A.切开Frohse腱弓及旋后肌；B.显露骨间后神经

掌骨底的外侧（图5-10）。此肌可使拇指外展。

（3）拇短伸肌：紧贴拇长展肌的外侧，其肌腹较小，在拇长展肌起点的下方，起自桡骨后面及骨间膜，肌纤维向外下移行为长腱，止于拇指近节指骨底的背侧。此肌可伸拇指近节指骨并使拇指外展。

（4）拇长伸肌：位于前臂后面中部，在指伸肌和尺侧腕伸肌的深面，拇长展肌和拇短伸肌的内侧，起自尺骨中1/3及邻近骨间膜，肌束向下移行为长腱，越过桡侧腕长伸肌和桡侧腕短伸肌腱，止于拇指远节指骨底的背面。其作用为使拇指内收和伸拇指关节。

（5）食指伸肌：位于前臂后面的下部，在指伸肌的深面，拇长伸肌的内侧。在拇长伸肌起点的下方，起自尺骨后面的下部及邻近骨间膜，肌束向下移行为长腱，经伸肌支持带的深面，在食指近节指骨的背面与指总伸肌的食指腱膜相结合，其作用为伸指。

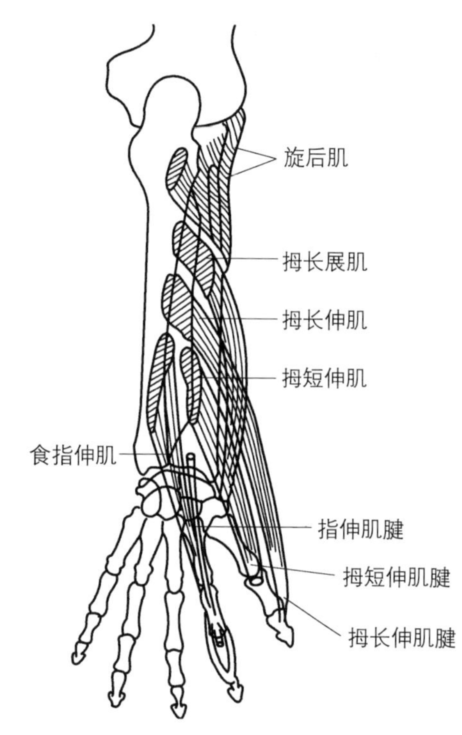

图5-10 拇长展肌和拇长、短伸肌的起止

在前臂的11块肌肉中，桡侧腕长伸肌受桡神经本干发支支配，桡侧腕短伸肌受桡神经本干或浅支、深支发支支配，其余各肌均受骨间后神经支配，故当桡神经本干受损伤时，可出现腕背伸，伸指、伸拇障碍，“垂腕征”，而骨间后神经麻痹时，只出现伸指、伸拇障碍，伸腕桡偏，并不出现“垂腕征”。

前臂背面肌腱在腕背的排列关系由桡侧至尺侧依次为拇长展肌腱、拇短伸肌腱、桡侧腕长伸肌腱、桡侧腕短伸肌腱、拇长伸肌腱、指伸肌腱、食指伸肌腱、小指伸肌腱和尺侧腕伸肌腱。这种排列关系对腕背部刀砍伤时寻找、辨认修复肌腱特别重要（图5–11）。

3. 旋后肌管

（1）旋后肌管的组成：旋后肌分浅、深两部分，浅层以腱性、深层以肌性起始于肱骨外上髁、环状韧带及肱桡关节的桡侧副韧带等，止于桡骨体上部。骨间后神经穿经其间，形成旋后肌管，入口处即Frohse腱弓，出口为旋后肌下口。旋后肌腱弓及旋后肌下口的测量结果见表5–1~3。旋后肌管的前壁为旋后肌浅层，根据旋后肌浅层表面的性质可分为：腱性（主要）、肌与腱性混合（次之）和肌性（少数）。旋后肌浅层厚度不一，其中3~5 mm者最多。旋后肌管后壁为旋后肌深层，全部为肌性，但其厚度不一，附着于桡骨体的部分可见裸区骨面。外、内侧壁均

表5–1　旋后肌腱弓、旋后肌下口类型　[n（%）]

	环型	襻型	线型
旋后肌腱弓	40（45.7）	52（54.3）	0（0.0）
旋后肌下口	3（3.4）	86（95.5）	1（1.1）

表5–2　旋后肌腱弓、旋后肌下口性质　[n（%）]

	腱性	肌性	膜性	混合性
旋后肌腱弓	60（65.2）	6（6.5）	9（9.8）	17（18.5）
旋后肌下口	56（62.2）	27（30.0）	1（1.1）	6（6.7）

表5–3　旋后肌管出口的纵、横径及定位　[（$\bar{x}\pm s$），mm]

纵径	横径	髁间连线下	桡髁连线内
12.3±3.4	6.2±1.8	33.8±7.3	7.6±7.1
14.9±4.9	3.3±0.9	68.4±10.6	–

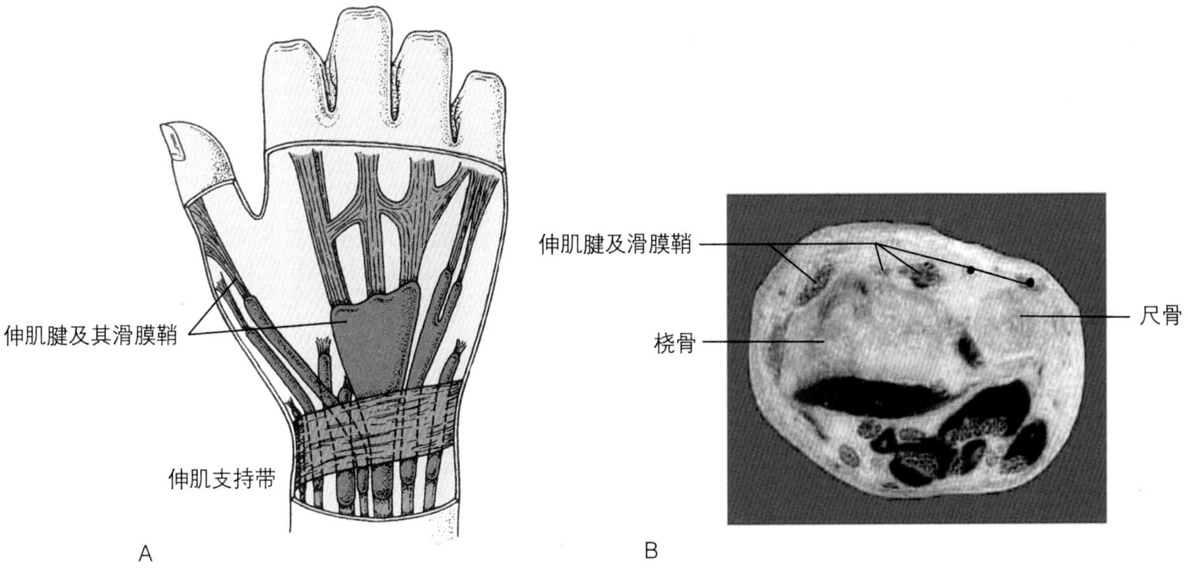

图5–11　腕背部肌腱排列关系
A.腕背面观；B.横断面观

为旋后肌浅深层相融合的部分。融合处疏松、易分离。旋后肌管腔四壁皆为肌性，旋后肌管长度为35.7 mm。此管自肘前外侧面由内上斜向外下绕过桡骨体至前臂后面，旋后肌管与桡髁连线的夹角约为30° 。

（2）旋后肌管的内部结构：全部为骨间后神经、支配旋后肌的神经血管及少量疏松结缔组织。骨间后神经入Frohse弓前走行于桡骨小头的前侧方，长度为13.2 mm，并发支支配旋后肌支，有96.9%分别由骨间后神经的尺、桡侧缘发出尺、桡侧支，有3.1%先发出一主支再分为尺、桡侧支。尺侧支支配旋后肌浅层，桡侧支支配旋后肌深层。尺、桡侧支分别伴随桡侧返血管的降支，经Frohse弓入旋后肌管，走行一段后入旋后肌。骨间后神经在管内隔旋后肌深层与桡骨体上部相邻。在Frohse弓处，各结构排列由桡侧至尺侧为旋后肌深层的血管及神经支、骨间后神经、旋后肌浅层的神经支及血管。骨间后神经未分支者出旋后肌下口后立即分为数支支配前臂伸肌；分2支者，其尺侧支支配尺侧腕伸肌及指总伸肌，桡侧支支配拇长伸肌、拇短伸肌及拇长展肌。

当被动旋前时，Frohes弓紧张，与骨间后神经相贴者占87.9%，Frohse弓无明显紧张者占12%；旋后肌下口紧张，与骨间后神经相贴近者占72%。旋后时Frohse弓及下口均松弛，与骨间后神经相分离。

（3）桡侧腕短伸肌腱弓：桡侧腕短伸肌近端桡侧缘为腱性者占55.6%，膜性者占16.7%，肌性者占18.9%，肌腱混合性者占8.9%。各种类型的弓形缘共占97.8%，称为桡侧腕短伸肌腱弓。此弓与Frohse弓关系密切，桡侧腕短伸肌腱弓高于Frohse弓者占42.3%；二弓平齐者占40.2%，其中有5.4%二弓相粘连；低于Frohse弓者占16.3%。被动旋前时，桡侧腕短肌腱弓紧张，此弓直接压迫骨间后神经者占56.8%，压迫Frohse弓者占28.2%。旋后时该腱弓均松弛。

在Frohse弓上方，桡侧返动、静脉分支呈扇形与桡神经深支交叉者占92.4%，其中桡返动、静脉在神经浅面交叉者占58.7%，在深面交叉者占27.2%，在神经浅、深面均有血管分支呈夹持状者占6.5%。光镜下观察，Frohse腱弓、桡侧腕短伸肌腱弓及旋后肌下口的腱性部分主要由胶原纤维组成。

（4）骨间后神经受压综合征的症状、体征：骨间后神经受压综合征合并肘外侧疼痛一般认为是骨间后神经在Frohse弓处受压所致。Frohse弓位于肘前外侧面髁间连线下3.0~4.0 cm、桡髁连线内侧1.0~2.0 cm、旋后肌深层上缘下1.0~3.0 cm的部位。故骨间后神经受压综合征的压痛部位应在肘前外侧面、髁间连线下3~4 cm处，即相当于Frohse弓的部位。旋后肌下口也是压迫神经的结构，位于髁间连线下5~8 cm处，表面有桡侧腕长、短伸肌及指总伸肌覆盖，故有些病例，可在前臂后面，指伸肌与桡侧腕长、短伸肌之间的间隙处有压痛。此压痛点应在髁间连线5~8 cm处。

桡侧腕长伸肌由桡神经支配，骨间后神经在入Frohse弓前发出桡侧腕短伸肌支和旋后肌支，在旋后肌管内多无分支，出旋后肌下口后分支支配尺侧腕伸肌、指总伸肌及拇长伸肌、拇短伸肌等，所以骨间后神经受压综合征伸腕功能减弱并桡偏，伸拇指障碍。旋后肌虽受累，但由于肱二头肌的代偿作用而不出现明显的旋后障碍。由于不累及桡神经浅支，手的虎口区感觉正常。

骨间后神经在桡骨小头的前方隔环状韧带与之相邻，然后进入Frohse弓，所以孟氏骨折、风湿性关节炎、桡骨上段骨折时易并发骨间后神经受压，在临床上应予重视，以利早期诊治。

旋后肌管上口低于旋后肌深层上缘，下口高于深层下缘，内、外侧壁虽结合疏松，但附于桡骨体。组织学证明旋后肌管的上、下口主要为胶原纤维，较硬韧，所以旋后肌管内缓冲余地较小，当出现肿胀或占位病变时易累及骨间后神经。在旋后肌管周围，压迫神经的因素较多，骨间后神经在此处分支多，这些都增加了神经的固定因素。在病理状态下，骨间后神经相对固定，不易移位，这也可能是骨间后神经易受压的原因。

（5）有关骨间后神经受压综合征的手术问题：旋后肌浅层厚度变化较大，切开时应注意。骨间后神经在旋后肌管内呈扁平状，与旋后肌深层接触面较大，易受损伤且不易修复。在旋后肌腱弓处骨间后神经排列较规律，于旋后肌下口处此神经可为1支主干、2支或数支，骨间后神经在旋后肌管内走行方向与此管方向一致，恰位于旋后肌腱弓与旋后肌下口中心的连线上，手术显露骨间后神经应遵循此标志，保护神经及其分支，以免损伤。

桡侧腕短伸肌肌支由桡神经、浅支或骨间后神经发出后走行于此肌浅面的桡侧缘。旋后肌管表面有桡侧腕长、短伸肌和指总伸肌覆盖，手术时应在桡侧腕短伸肌与指总伸肌间显露此管，显露Frohse弓时应注意将桡侧腕短伸肌向桡侧牵拉以保护此肌的神经不被损伤。

桡侧腕短伸肌腱弓及桡侧返血管扇也是压迫骨间后神经的解剖因素，手术时应将桡侧腕短伸肌腱弓或桡侧返血管一并处理。

（6）旋后肌管的体表投影：在肘前外侧面髁间连线下3~4 cm，桡髁连线内侧1 cm处为Frohse弓的体表投影，从此点向后外做与桡髁连线夹角30°、长3~4 cm的直线即为旋后肌管的体表投影，此线下端即为旋后肌下口的体表投影，一般位于前臂后面的尺桡骨中间，髁间连线下5~8 cm处。这对骨间后神经受压综合征的诊治有参考意义。

前臂肌与前臂骨折移位的关系

前臂骨折移位除了与当时肢体位置、暴力方向及大小相关外，还与肌的牵拉紧密相关。一般情况下，旋前肌和前臂屈肌的肌力强于旋后肌及前臂伸肌，桡侧肌强于尺侧肌。间接暴力时，骨折往往发生在前臂骨最薄弱部分，即桡骨中1/3和尺骨1/3交界处。

单纯尺骨干骨折时，骨折近端被肱肌牵拉至前方，而远端由于旋前方肌的作用向桡骨旋转。

单纯桡骨干骨折时，由于骨间膜及尺骨的支撑作用，一般不会发生短缩和重叠移位。如果有明显移位，多合并上、下尺桡关节脱位，所以临床上遇到尺、桡骨干骨折时，一定要拍摄包括腕关节和肘关节的前臂正、侧位片，以免漏诊。如孟氏骨折、盖氏骨折，在临床上常被误诊或漏诊。

当桡骨干骨折发生在桡骨粗隆以远，位于肱二头肌与旋前圆肌附着点之间，骨折近端因肱二头肌和旋后肌的作用处于屈曲和旋后位，并向桡侧移位，而骨折远端则因旋前圆肌及旋前方肌的牵拉作用而旋前并向尺侧移位。如果骨折发生在旋前圆肌止点以远，则骨折近端由于旋前圆肌、肱二头肌和旋后肌的相互拮抗作用而处于中立位，而骨折远端则由于旋前方肌的作用而处于旋前位。前臂双骨折时，则可能出现不同形式的移位。

正常情况下，前臂的旋前旋后是以桡骨头中心至下尺桡关节的关节盘尖连线为轴进行的，也可以理解为桡骨围绕尺骨旋转，即尺骨是轴，桡骨是旋转臂。单纯尺骨骨折时，骨折端之间易出现旋转剪力而不愈合；而单纯桡骨干骨折时，两骨折端则不会出现旋转剪力而较易愈合。所以，单纯尺骨干骨折外固定应同时包括腕、肘关节，以消除旋转，内固定则以钢板螺钉内固定为首选；桡骨干骨折则可选择髓内钉或钢板，外固定也不必同时包括腕、肘关节。从临床资料看，单纯尺骨干骨折比合并桡骨干骨折可能愈合更难。对双骨折手术的治疗也应注意上述情况，可采用双钢板固定或桡骨髓内钉、尺骨钢板螺钉内固定方法，而不推荐双骨折均使用髓内钉，尤其是无抗旋转作用的圆形髓内钉更不适宜用于尺、桡双骨折（图5-12）。

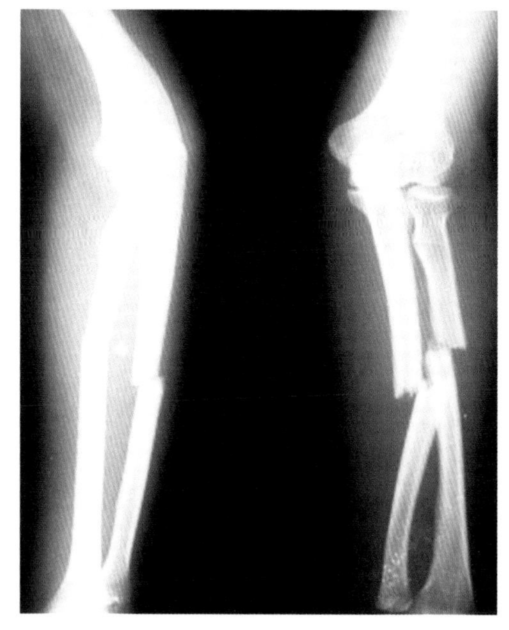

图5-12　前臂骨折移位与前臂肌的关系

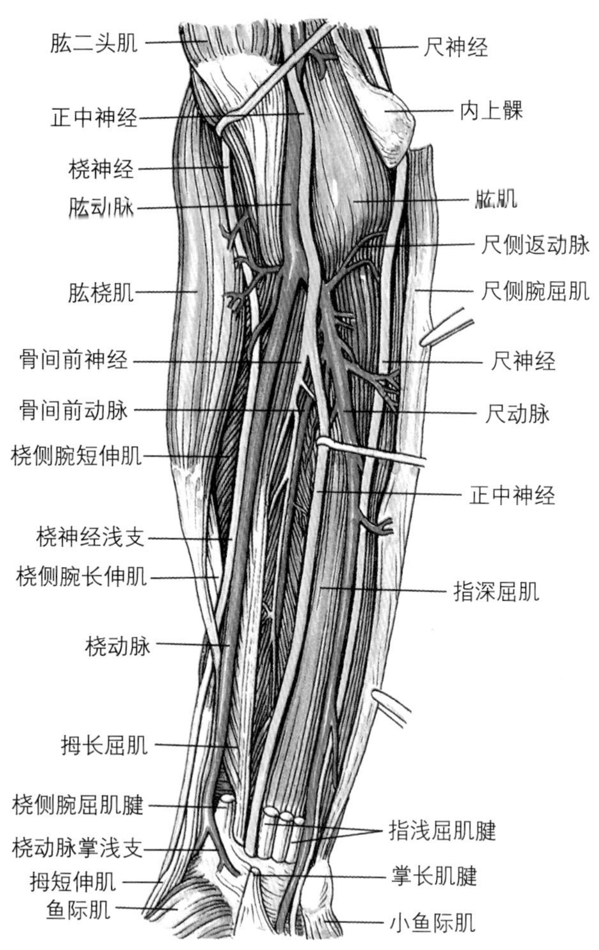

图5-13　桡动脉和尺动脉

前臂血管

桡动脉和尺动脉

肱动脉行经肘窝时，其内侧为正中神经，外侧为肱二头肌腱，向下至桡骨颈水平分为桡动脉和尺动脉，它们与各自同名静脉伴行（图5-13）。

1. 桡动脉　桡动脉较细，在前臂上1/3位于旋前圆肌与肱肌之间，向下则位于肱桡肌及桡侧腕屈肌之间。桡神经浅支在前臂上1/3紧贴于桡动脉外侧，至前臂下1/3处桡动脉与桡神经浅支分离。桡神经浅支在前臂中下1/3浅露于皮下，至腕上2~3指处即转至前臂背面。桡动脉在桡骨前面前臂下1/4接近皮下，其终末支为拇主要动脉。

2. 尺动脉　尺动脉较粗大，比桡动脉约粗0.7 mm，在前臂中部其内径为3.8 mm。尺动脉对手的血供较桡动脉更为重要。在前臂上1/3，尺动脉位置较深，走行于旋前圆肌尺侧头的深面，下行至指浅屈肌和尺侧腕屈肌所形成的尺侧沟内。尺血管神经束位于指深屈肌的表面，指深屈肌筋膜的深面。在腕部，尺动脉走行于尺侧腕屈肌与指浅屈肌的间隙内，较接近表面。在前臂上部，尺动脉与尺神经相距较远，向下则相互靠近，尺神经在尺动脉的内侧。

尺动脉、桡动脉在近端发出尺侧返动脉、桡侧返动脉及肌支、关节支等分支，参与肘关节动脉网的形成。在腕部，尺动脉、桡动脉发支形成腕关节动脉网；在手部形成掌浅弓和掌深弓。

桡静脉与尺静脉

桡静脉起自手背静脉网，有2支伴行桡动脉上行至肘窝，与尺静脉汇合形成肱静脉。尺静脉较桡静脉粗大，也为2支，与尺动脉伴行，接受掌深静脉的属支。在肘窝，桡静脉接受前臂骨间前静脉、骨间后静脉，并以交通支与肘正中静脉相吻合。

前臂骨筋膜室综合征的临床解剖学

前臂深筋膜与尺骨、桡骨和骨间膜共同形成了前臂掌侧骨筋膜室，该筋膜室又被指深屈肌表面的筋膜分为了深、浅两部分。在深部的骨筋膜室内有旋前方肌、指深屈肌、拇长屈肌、骨间前动脉和正中神经走行。在浅部的骨筋膜室内有指浅屈肌、旋前圆肌、桡动脉、桡神经浅支、尺动脉和尺神经等重要结构。

当肱骨髁上骨折合并肱动脉损伤或石膏太紧、夹板太紧、压迫时间过长时，前臂的血液循环发生障碍，前臂骨筋膜室内压力过高，达到30 mmHg时，前臂肌肉发生变性、坏死，神经出现功能障碍，此时会出现前臂剧痛、手指屈曲障碍、手指疼痛、手部麻木等临床表现，桡动脉搏动可有减弱，但多不会消失。因为当骨筋膜室内压力达到30 mmHg时就发生肌肉变性、坏死，而桡动脉的压力亦比此数值高得多，所以不能将桡动脉搏动消失作为判断骨筋膜室综合征的标准。治疗前臂骨筋膜室综合征不要抬高上肢，因为在此种情况下，试图用抬高上肢的方法无法达到加快静脉回流、减轻肿胀的作用，反而由于上肢动脉压的降低而减少前臂肌肉的灌注，从而加重肌的微循环障碍。

手术切开筋膜减压是唯一有效的治疗办法，切开筋膜时不但将浅部骨筋膜室减压，也要将指深屈肌筋膜切开使深部筋膜室减压。一般情况下，肌缺血超过8 h就会发生不可逆的肌坏死，所以一旦发生前臂骨筋膜室综合征应紧急手术。如不能得到及时治疗，晚期则发生前臂肌缺血性挛缩。

前臂神经

正中神经

正中神经穿经旋前圆肌的尺骨头和肱骨头之间进入前臂。尺动脉则位于深层，在旋前圆肌尺侧头深面进入前臂。穿过旋前圆肌后，正中神经沿前臂中线下行，穿过指浅屈肌尺骨头和桡骨头之间腱弓的深面，走行于指浅屈肌和指深屈肌之间。旋前圆肌近侧部肥大或形成腱板、筋膜，有可能卡压正中神经，引起旋前圆肌综合征。患者有前臂疼痛、不适、手无力及拇指或食指麻木等症状，查体可发现旋前圆肌压痛，抗阻力前臂旋前、屈肘或指浅屈肌收缩时均可使压痛加重。手术松解为治疗的主要方法，可见旋前圆肌内有腱性束带或肥大的旋前圆肌压迫正中神经。

除上述结构以外，以下结构尚可能压迫正中神经：①联合腱板，指浅屈肌起始部增厚的腱膜与旋前圆肌肱骨头或与桡侧腕屈肌腱膜共同形成的腱性组织，该腱板形成腱弓，可对正中神经造成压迫；②指浅屈肌纤维弓，为指浅屈肌起始部表面的腱膜形成增厚的腱弓，又称纤维桥，正中神经由此纤维桥下通过；③指浅屈肌腱束；④旋前圆肌尺侧头腱性增厚部分。

在前臂，正中神经走行在指浅屈肌、指深屈肌之间。在腕部，正中神经位于桡侧腕屈肌腱与掌长肌腱之间、掌长肌腱的深面，经腕横韧带的深面进入腕管，发支支配大鱼际肌群，第1、2蚓状肌和桡侧3个半手指掌侧感觉。当腕管内压力增高或内容物增加时，正中神经受到卡压，引起大鱼际萎缩及桡侧3个半手指感觉障碍，即腕管综合征。其重要特征为腕管掌侧压痛、蒂内尔征（Tinel征）阳性。正中神经在前臂部与掌长肌腱紧密相邻，故手术取掌长肌腱时注意勿损伤该神经，更不要将正中神经误认为掌长肌腱而切取。鉴别二者的方法为：①掌长肌腱呈韧白色，而正中神经呈浅黄色；②正中神经的系膜与掌长肌腱的滑膜形态特点不同；③肌腱的弹性与神经明显不同；④掌长肌位置较浅，而正中神经较深；⑤如果二者鉴别仍有困难，可纵行切开外膜进行分离，正中神经内有神经束，束间结缔组织疏松，而掌长肌腱则呈腱性纤维，纤维间连结致密。

正中神经本干在前臂部发支支配除尺侧腕

屈肌和指深屈肌尺侧半以外的所有屈肌，在穿出旋前圆肌以后发出骨间掌侧神经，该神经沿前臂骨间膜下行，发支支配拇长展肌、指深屈肌桡侧半，至旋前方肌深面并支配该肌。当骨间掌侧神经受损时，出现拇长展肌及指深屈肌桡侧部肌力减弱，表现为拇指屈曲不能、食指屈曲受限，呈手枪指。当食指、拇指对指时，由于指骨间关节不能屈曲，出现捏物障碍和失去正常的弧性。有时该神经有部分功能，表现为食指或拇指屈曲受限。骨间后神经受到卡压的因素有多种。正中神经损伤部位与症状、体征关系见表5-4。

尺神经

尺神经穿过臂内侧肌间隔达肘部，走行于尺骨鹰嘴后内侧的尺神经沟内。在此处，可在皮下触及尺神经，尺神经紧贴骨膜，其表面有臂部深筋膜覆盖。尺神经向下穿经尺侧腕屈肌腱弓，进入该肌深面，走行于指深屈肌与尺侧腕屈肌之间。在前臂下半部走行于尺侧腕屈肌的桡侧，位于前臂深筋膜的深面，与尺动脉伴行。在腕横韧带的浅面，进入腕部处形成腕尺管。尺神经在前臂的体表投影为肱骨内上髁至豌豆骨外侧连线。在前臂，尺神经发支支配尺侧腕屈肌和指深屈肌尺侧半。

尺神经在臂部无分支，其肌支均在肱骨内上髁以下近肘关节处发出，其支配尺侧腕屈肌的肌支也多在肘管水平以下，所以尺管综合征多合并不同程度的尺侧腕屈肌萎缩（尺神经损伤部位与症状、体征关系见表5-5）。

迟发性尺神经炎，又称尺管综合征，是指在尺神经沟处由于慢性摩擦，肘外翻、内翻或其他因素造成尺神经受损，表现为小指、环指感觉障碍和屈曲受限，小鱼际肌萎缩及第3、4骨间肌萎缩。手术松解和前置尺神经是主要治疗方法，但尺神经的功能恢复需要时日。

表5-4 正中神经损伤部位与症状、体征关系

部位	受损	受累肌	感觉	症状、体征
腋部	正中神经干	所支配全部前臂屈肌，鱼际肌	感觉支	屈腕受限、减弱，屈指受限，大鱼际肌萎缩，手掌及桡侧3个半手指感觉障碍
肘部（旋前圆肌综合征）	正中神经干	同上	同上	同上
前臂	骨间后神经	指深屈肌桡侧半、拇长屈肌	无	屈食指、屈拇指障碍，“手枪”指，捏握征（+）
腕部（腕管综合征）		大鱼际肌	桡侧3个半手指	大鱼际肌萎缩 桡侧3个半手指

表5-5 尺神经损伤部位与症状、体征关系

部位	受损	受累肌	感觉	症状、体征
腋部	尺神经干	尺侧腕屈肌 指深屈肌尺侧半 全部手内肌	尺神经手背支	尺侧腕屈肌萎缩 手背尺侧半、小指、环指麻木，手内肌萎缩，小鱼际肌萎缩
肘管部	尺神经干	同上	同上	同上
腕尺管	尺神经深支	手内肌	—	手内肌萎缩、小鱼际肌萎缩

桡神经

桡神经由上臂后方穿过外侧肌间隔进入桡管，穿经部位为肱桡肌上端，大约位于肱骨外上髁上方10 cm处，向下走行至前臂前外侧面的Frohse腱弓，此段称为桡管。桡管的前壁为臂深筋膜，外侧为肱桡肌、桡侧腕长伸肌、桡侧腕短伸肌，内侧为肱二头肌及肱肌，深面为肱骨下1/3的骨面、肱骨小头、肱桡关节、桡骨头及桡骨颈。桡神经在肱桡关节水平上下3 cm分为浅支和深支。桡神经走行在此段内如果受压，引起功能障碍称为桡管综合征，其临床表现因卡压的部位不同而有所不同。如卡压在桡管上部，则桡神经干受累，出现桡侧腕长、短伸肌麻痹和指总伸肌、拇伸肌等诸肌麻痹。另外，桡神经浅支受累，所以可能有腕背伸、伸指及伸拇障碍，虎口区麻木。如卡压发生在桡管下部，则仅卡压深支或浅支，只出现伸指、伸拇障碍和腕背伸减弱、桡偏或仅有虎口区麻木。桡神经浅支自本干发出后，先走行于肱桡肌的深面，然后走行于桡动脉外侧，并逐渐与桡动脉接近，于前臂中下1/3处，肱桡肌腱的尺侧缘部位桡神经浅支穿出深筋膜进入皮下。在此处，桡神经浅支多位于头静脉外侧，并与之伴行，在桡骨茎突部，桡神经浅支走行于头静脉深面并与之交叉，然后分为内、外两支。内支与拇长伸肌腱交叉，发支支配手背及桡侧2个半手指的背面，司感觉；外侧支经拇长展肌和拇短伸肌腱之间进入拇指背面，形成拇背神经，支配拇指背面，司拇背部感觉。

由于桡神经浅支在前臂中下1/3处多邻近肌腱及筋膜，周围组织致密，缺乏弹性，当肌肉收缩或反复屈伸腕及旋前、旋后时，以及劳累、外伤致局部粘连等病理因素存在时，有可能造成桡神经浅支主干或其分支的卡压，引起相应部位麻木和疼痛。此处卡压的重要体征是在相应部位Tinel征阳性，可根据此体征的部位选择手术松解入路。

桡神经深支（骨间后神经）在本干分出后，穿入旋后肌上缘的Frohse腱弓，进入旋后肌管，Frohse腱弓可呈腱性、肌性或膜性。在进入Frohse腱弓前，桡神经深支、浅支或主干发出桡侧腕短伸肌肌支，骨间后神经亦在进入Frohse腱弓前发出旋后肌肌支。在旋后肌管内骨间后神经呈扁平束状，无分支，只有在穿出旋后肌下口后立即分为数支，支配指总伸肌、小指伸肌、尺侧腕伸肌，其主干继续下行，位于拇长展肌表面，继而发支至前臂后面深层肌，自上而下分别支配拇长展肌、拇短伸肌、拇长伸肌及食指伸肌，其本干走行在拇长伸肌与指伸肌之间。在腕背部，其末梢形成菱形膨大，穿经腕背部腱鞘隔，进入桡腕关节背侧关节囊，然后分3~4支进入腕关节囊，支配腕关节感觉。在腕部骨折、脱位或炎症等情况下，骨间后神经的腕背支可能受累，这可能是造成腕背痛的原因之一（表5−6）。

桡骨下端骨折常遗留腕背痛。探讨腕背痛与骨间后神经的关系，对于预防腕背痛有一定意义。

1. 骨间后神经在腕背部的位置、形态及毗邻　骨间后神经自旋后肌管穿出后，其终末支向远侧走行于指伸肌与拇长伸肌之间。在前臂背侧中下段，该神经位于拇长伸肌深面，由拇长伸肌腱的桡侧斜行与该腱交叉至其尺侧，交叉处位于桡骨背侧结节上方2.4 cm。在桡腕关节背侧，骨间后神经呈梭形膨大者占92%，未见明显梭形膨大者占8%。该神经膨大位于第3、4腕背侧骨筋膜管与桡骨下端之间（100%），体表投影位于桡骨背侧结节尺侧0.2~0.5 cm处。梭形膨大下端分2~6支分布于桡腕关节囊的背侧部及腕背部韧带。梭形膨大部长2.2 cm、宽0.2 cm，较骨间后神经前臂中下段明显增粗，中、下段横径为0.07 cm，有非常显著意义。

2. 组织学观察　在光镜下，骨间后神经梭形膨大的纵、横切面上可见正常的神经纤维、神经外膜及束膜断面，未发现神经元结构。

3. 腕背部骨间后神经的形态　我们观察到骨间后神经终末支在腕背部呈梭形膨大，组织学观

表5-6　桡神经损伤部位与症状、体征关系

损伤部位	受累肌	皮肤感觉区	症状、体征
腋部	肱三头肌 肱桡肌 全部前臂伸肌	桡神经浅支	屈肘位，伸肘不能垂腕、垂指及伸拇不能，虎口区麻木
桡管上部（主干） （桡管综合征）	肱桡肌 全部伸肌	桡神经浅支	伸肘时，存在垂腕、垂指及伸拇不能，虎口区麻木
桡管下部 旋后肌Frohse腱弓以上 （骨间后神经卡压征）	旋后肌、指伸肌、小指伸肌、尺侧腕伸肌、拇长展肌、拇长伸肌、拇短伸肌	—	伸腕桡偏 伸指障碍 伸拇障碍 无虎口区麻木
旋后肌管及出口以上	除旋后肌外其余同桡管下部	—	同上
桡神经浅支本干	无	桡神经浅支	虎口区、手背、拇指背侧麻木，无运动障碍

察该膨大内无神经元，有学者称之为神经节样膨大。由于神经节形态各异，并非均呈梭形，故我们认为称之为梭形膨大更为恰当。这种膨大是先天性还是后天性刺激形成尚需进一步研究。

4. 腕背痛与骨间后神经的关系　骨间后神经终末支与桡骨下端紧密相贴，周围为坚韧的致密纤维组织，位置固定，当外伤、肿胀及桡骨下端骨折时易累及该神经支，这可能是桡骨下端骨折遗留腕背痛的原因之一。骨间后神经的梭形膨大位于第3、4腕背侧骨筋膜管及桡骨下端之间，腕背部切口易损伤之，在切开拇长伸肌腱与指伸肌腱之间筋膜、韧带及关节囊时极易将该梭形膨大切断，过度牵拉拇长伸肌腱也可以造成该神经损伤，这可能是手术遗留腕背痛的原因之一。骨间后神经支配桡腕关节及腕背部韧带，损伤后可造成腕关节神经支配部分缺失，导致腕关节神经性关节炎及继发腕关节不稳，故进行腕背部有关手术时应注意防止骨间后神经的损伤。

5. 有关骨间后神经手术的问题　梭形膨大的体表投影在桡骨背侧结节尺侧0.2~0.5 cm，故损伤后压痛点应在此处，屈伸腕关节时伸肌腱滑动可刺激该膨大诱发症状并可向前臂放射。局部封闭时进针应在拇长伸肌腱与指伸肌腱之间，针尖触及骨质后再注射药物。手术松解骨间后神经时应切开指伸肌腱筋膜管并将肌腱向尺侧牵开，显露肌腱间隙之间的间隔，纵行切开之即可找到梭形膨大处，沿神经向上、下松解即可。由于该处神经细小，手术宜在显微镜下进行。

肱骨外上髁炎的临床解剖学

肱骨外上髁炎是肱骨外上髁部伸肌总腱起始处的慢性肌筋膜炎。主要临床特征为肱骨外上髁部局限而敏感的压痛，腕伸肌紧张试验（Mill试验）阳性。关于其病因病理，争论较大，一般认为伸肌总腱起始部的损伤与撕裂是肱骨外上髁炎的主要原因；有学者认为，穿出伸肌总腱处微血管神经束的绞窄是本病的唯一病因。我们针对此病进行了解剖观测。探讨微血管神经束与肱骨外上髁炎的关系，为本病的病因和诊治提供解剖学资料。

微血管神经束的临床解剖学

血管神经束的出现率：杜心如解剖了40侧上肢，均见有穿经伸肌总腱的微血管神经束，共

60束（成人52束，儿童8束），每上肢1.5束。成人与儿童无明显差别。1束者占57.5%，2束者占35%，3束者占7.5%。左侧上肢每侧1.3束，右侧1.7束，右侧多于左侧。

1. 血管神经束的组成结构　仅含一动脉支者占48.3%；含有动、静脉者占46.7%；有肉眼可见神经支者占5%。

（1）血管神经束穿经伸肌总腱的位置及结构：穿经桡侧腕长伸肌和前臂深筋膜者占41.7%，穿经桡侧腕短伸肌起始部腱膜者占18.7%，穿经桡侧腕长、短伸肌之间者占11.2%，穿经肱三头肌腱膜者占18.3%，穿经肱桡肌及深筋膜者占8.3%，穿经指总伸肌起始部者占3.3%。60束中，穿出肱骨外上髁最突起处者占40%，在肱骨外上髁以下穿出者占33.3%，在肱骨外上髁以上穿出者占26.7%。

（2）血管神经束的来源及起始处的部位：来源于桡侧返动、静脉者占65%（39束），来源于桡侧副动、静脉者占13.3%，来源于肘关节动脉网分支者占6.7%，来源于肘肌动脉支者占5%，来源于桡侧返动脉与桡侧副动脉吻合支者占5%；在3束神经支中，来源于桡侧腕长伸肌肌支者占3.3%；来源于前臂后皮神经者1束，均为桡神经的分支。60束中，血管神经束起始部位在髁间连线以下者占55%，在髁间连线以上者占33.3%，平髁间连线者占11.1%。血管神经束自起始部至穿出伸肌总腱处的长度成人为14.5 mm，儿童为8.5 mm。

（3）血管神经束的包膜及穿出部位的腱孔：观察27束血管神经束均有包膜包被，穿出部位全部形成腱孔，边缘锐，呈裂隙状或椭圆状，腱孔最大径2.3 mm。血管神经束的粗细：动脉直径0.4 mm，静脉直径 0.4 mm。神经支分别为0.1 mm、0.1 mm和0.2 mm。腱孔远远大于血管神经束的粗细，未见到腱孔对血管神经束的直接压迫。

（4）光镜下观察：在肉眼未见神经纤维的血管神经束中均发现有神经纤维位于血管周围，包膜为疏松结缔组织。

伸肌总腱起始部的形态及其临床意义

1. 伸肌总腱的形态

（1）桡侧腕长伸肌：桡侧腕长伸肌以肌性起始于肱骨外上髁髁上嵴的下份、肱骨小头外侧面及舟状腱膜者占92.5%，7.5%在髁上嵴下份有少量腱纤维。起始部呈三角状，上窄下宽，起始部长度成人为30.4 mm，儿童为29.8 mm。在40侧上肢中，此肌均有肌纤维起于舟状腱膜的前侧面，未见到起源于深筋膜及外侧肌间隔者。

（2）桡侧腕短伸肌：桡侧腕短伸肌均以腱性的“舟状腱膜”起于肱骨外上髁最突起部、外上髁下方及肱骨小头的前外侧面，并与旋后肌浅层起始部在肱骨外上髁愈着。其中12.5%（6侧）有腱纤维起于环状韧带，1例旋后肌浅层的前缘有肌纤维起于舟状腱膜，此腱膜形如倒置的小舟状，舟底的纵嵴为桡侧腕长伸肌与指总伸肌的间隔，深部为腱性，浅部为膜性，与前臂深筋膜相连。此嵴将舟底分为前后侧面两部分。舟舱面紧贴于旋后肌表面，近端与桡骨小头隔环状韧带相邻。腱纤维排列整齐，由近端向远端呈放射状。舟状腱膜最大横断面的腱性中心呈三角形，腱性中心的前侧面长4.7 mm，后侧面长5.7 mm，底边8.7 mm，底边至腱嵴顶2.9 mm。

（3）指伸肌：指伸肌位于桡侧腕短伸肌与尺侧腕伸肌之间。此肌大部分肌纤维起始于舟状腱膜的后侧面，只有67.5% 为腱性，32.5% 为肌性起于肱骨外上髁下份，并与旋后肌浅层后缘相愈着，尺侧缘与尺侧腕伸肌愈着。桡侧深面有三角形腱束与桡侧腕短伸肌的舟状腱膜相连者占82.5%，此有肌纤维起于前臂深筋膜。其起始部腱束长82.5 mm，宽17.5 mm，相连腱束长31.6 mm，宽7.2 mm，厚0.4 mm。

（4）旋后肌：旋后肌浅层均起自肱骨外上髁、环状韧带和肘关节囊外的桡侧副韧带。起始部为腱性，自前向后被肱桡肌、桡侧腕长伸肌、桡侧腕短伸肌、指总伸肌及尺侧腕伸肌所覆盖。

旋后肌浅层与桡侧腕伸肌、指总伸肌相愈着，不易分离。

2. 伸肌总腱的分型　根据诸伸肌起始部特点，将伸肌总腱归纳为两型。

（1）总腱型：占67.5%，桡侧腕短伸肌、指总伸肌及旋后肌、尺侧腕伸肌均以腱性起于肱骨外上髁。

（2）非总腱型：占32.5%，指总伸肌以肌性起于肱骨外上髁，只有舟状腱膜（此时的舟状腱膜也就是伸肌总腱）为腱性。不论何型舟状腱膜均是伸肌总腱的主要组成部分，其他诸肌以不同方式起于舟状腱膜。

微血管神经束挤压学说

穿经伸肌总腱的微血管神经束受到挤夹而产生绞窄是肱骨外上髁炎的病因。人体各部均有肌皮血管自肌肉经筋膜、腱膜或肌腱穿出，常伴有神经支。小动脉的外膜有痛觉感受器，在周围结缔组织中也有感觉神经末梢，因而在不伴随神经分支的情况下亦可称微血管神经束。其周围是较硬的肌腱组织，肌的不断收缩或被动牵拉使其经常受到挤夹，易受损伤。随着年龄增长，结缔组织发生退行性变，弹性减退，损伤的机会则大为增加。微血管神经束受到挤夹刺激超过允许的生理范围时，神经支发生创伤性炎症，小血管增生而引起症状——微血管神经束缩窄痛，此学说已被国内学者接受。我们观察到的微血管神经束穿经结构以桡侧腕长伸肌及深筋膜者最多，穿经肱三头肌腱膜及桡侧腕短伸肌起始部腱膜者次之。根据观察，穿经的腱孔并不直接压迫此微血管神经束。穿经伸肌总腱的血管神经束在生理状态下是不会受到挤夹的，只有在创伤、过度劳累、局部肿胀时才可能发生缩窄或粘连等病理变化而产生症状。

1. 微血管神经束的临床意义　微血管神经束每侧上肢只有1束者最多，2束者次之，3束者最少。我们认为，这可能是肱骨外上髁炎多为一个压痛点、有时亦可有数个程度相仿压痛点的原因之一。若上肢微血管神经束超过1束，手术治疗此病时不应只切除1束，如有其他压痛点，仍应继续寻找并切除其相应的微血管神经束。

穿出的微血管神经束大多只有1支动脉和静脉，少数有肉眼可见的神经支。乔若愚也报道，术中所见的小血管多不含静脉，未见有肉眼可见的神经支。经用组织切片证实，在肉眼未见到神经的血管束中仍含有神经纤维。

微血管神经束的出现率右侧大于左侧。这说明肱骨外上髁炎多发生于右上肢，除右利手过度疲劳、易受损伤外，右侧微血管神经束明显多于左侧也可能是其原因之一。

大部分微血管神经束穿经桡侧腕长伸肌及深筋膜，少部分穿经桡侧腕短伸肌起始部腱膜或二肌之间及指伸肌起始部，穿出部位腱孔大，可说明在正常情况下肌肉血管或微血管神经束活动良好，不受挤夹。炎症时血管神经束与腱孔粘连，发生绞窄。肌肉收缩或被动牵拉，即桡侧腕长伸肌、桡侧腕短伸肌、指伸肌收缩（Mills征），其浅面的深筋膜固定，伸肌腱张力增加，微血管神经束受牵涉而产生症状，使疼痛加重。如将伸肌总腱张力减低，如伸肌腱松解、桡侧腕短伸肌腱延长术或切除微血管神经束，减少或消除对微血管神经束的刺激，症状消失。此点可解释为什么各种手术均能取得一定疗效。

2. 微血管神经束的临床应用　血管神经束穿出部位与乔若愚术中所见相似。以外上髁最突出部最多，与肱骨外上髁炎发病部位相符合。微血管神经束穿经的部位变异很大，其穿经结构及走行也不尽相同，这提示肱骨外上髁炎的压痛部位变化很大，局部注射时不应局限在某一固定的解剖部位而应按压痛点进行。手术时也应相应地变化部位。手术探查其根源时也不应拘于某一结构，而应顺其走行逆行追踪。微血管神经束从外上髁以上穿出者多来源于桡侧副动脉、静脉，起始部在髁间连线以上；从外上髁最突起部穿出者多来源于桡侧返动脉，起始部多平髁间连线；从外上髁以下穿出者多来源于桡侧返动脉及肌肉的小血管，起始部在髁间连线以下，故手术或局部注射时应根据穿出部位或压痛点部位追踪其根源。外上髁以上者向近端方向，切开肱三头肌腱膜；外上髁最突起部者平髁间连线切开深筋膜或伸肌腱起始部；外上髁以下者则向远端方向，切开深筋膜、桡侧腕长伸肌近端部分。由于其穿经长度在2~29 mm之间，故注射不可太深，一般10 mm左右即可。

舟状腱膜的临床意义

一般认为伸肌总腱起始部的创伤、撕裂是肱骨外上髁炎的病因。有的学者认为环状韧带变性、创伤是本病的原因，亦有人认为桡神经深支在旋后肌腱弓处受压是本病疼痛的原因。还有学者提出了微血管神经束挤压学说。肱骨外上髁炎的治疗有微血管神经束切除术、伸肌总腱起始部切断剥离术、环状韧带部分切除术、桡神经深支松解术及桡侧腕短伸肌腱延长术等，均有一定疗效。

一般认为伸肌腱是前臂伸肌浅群的共同起始部。杜心如认为这一概念并不十分准确，从广义上，因桡侧腕短伸肌起始腱是伸肌腱的主要部分，桡侧腕长伸肌、指伸肌均有肌纤维起自此腱膜，故可以理解为舟状腱膜即是伸肌腱，伸肌腱损伤主要是舟状腱膜的损伤。网球肘患者伸腕并桡偏（拧毛巾）时疼痛加重，主要是此肌受累所致。如行桡侧腕短伸肌起始部松解或肌腱延长术，则能奏效。

1. 舟状腱膜、旋后肌、桡神经深支及环状韧带之间关系及其意义　舟状腱膜与环状韧带相愈着者占12.5%，舟状腱膜牵拉、刺激环状韧带，可引起环状韧带损伤、变性。环状韧带切除或移位，能起到松解舟状腱膜、减低伸肌总腱张力的作用。这可说明为什么环状韧带切除术能取得良好疗效，网球肘患者可以有环状韧带变性等病理变化。

舟状腱膜与旋后肌愈着，桡侧腕短伸肌收缩，牵拉旋后肌浅层，Frohse腱弓刺激或压迫桡神经深支而产生症状。松解旋后肌浅层可降低舟状腱膜的张力，伸肌总腱松解或任何减低其紧张度的手术也能解除或减轻Frohse腱弓对桡神经深支的压迫。

2. 舟状腱膜的受力分析及意义　桡侧腕短伸肌的浅面及前侧面为桡侧腕长伸肌，后侧面的指伸肌附着于舟状腱膜，且有腱束与此腱膜远端相连。旋后肌浅层与之愈着。当伸腕及桡偏时，各肌均作用于舟状腱膜，旋后肌拉力向后，桡侧腕长伸肌向远端偏向桡侧，基本上与桡侧腕短伸肌一致，而指伸肌及腱束则向远端偏向尺侧，与舟状腱膜拉力成一定角度，舟状腱膜的受力不平衡，易导致损伤。前臂围绕桡骨头中心至三角关节盘尖连线所在的轴旋转，舟状腱膜的起点位于此轴近端。当旋前、屈腕时，桡侧腕短伸肌长度最大，腱膜紧张。压迫其深面的环状韧带和桡骨头。当旋后、伸腕时，伸肌收缩，舟状腱膜承受拉力增加，加重对环状韧带的压迫。前臂旋转主要表现为桡骨头旋转，又对舟状腱膜和环状韧带产生刺激，此处的肱桡滑囊可缓冲这些压力。过度劳损则引起舟状腱膜、环状韧带及桡骨头损伤，也可发生肱桡滑囊炎，临床上应注意肱桡滑囊炎与肱骨外上髁炎的区别。

舟状腱膜横断面的中心部为三角形腱质，其后侧面长于前侧面，可推知，此腱质中心是力的主要承受部位，是由于桡侧腕长、短伸肌拉力方向较为一致，而指伸肌及腱束与之不相一致所引起的。舟状腱膜的腱纤维由近端向远端呈放射状，可能是各伸肌拉力集中于舟状腱膜近端所致。

肱骨外上髁炎的主要诱因是反复伸腕、桡偏，从而引起伸肌总腱损伤，主要是舟状腱膜损伤。肱骨外上髁炎的首要病理变化是伸肌总腱撕裂、变性、水肿等炎性改变，但并不引起明显的疼痛，而引起疼痛的主要原因为损伤变性的伸肌总腱产生了对血管神经束的卡压，是继发性病理变化。目前，肱骨外上髁炎手术治疗方法有多种，但只要使伸肌总腱松解，即可收到疗效，多数患者经非手术治疗，使伸肌总腱炎性改变减轻或消除，亦可自愈。血管神经束松解术只是清除了疼痛的原因而并没有解除伸肌总腱的损伤。

桡骨及尺骨

桡、尺骨解剖特点

尺、桡骨是前臂骨架的组成部分，桡骨位于外侧，尺骨位于内侧，走行大致平行（图5-14）。在肘关节组成中，尺骨较为重要，是稳定关节的主要部分，而桡骨是其次要部分；在桡腕关节，仅有桡骨参与组成。桡、尺骨骨干中1/3有骨间膜附着。

桡骨干

桡骨干呈三棱柱形，上端窄小，下端宽大，可分为三面（前面、后面、外侧面）及三缘（骨间缘、前缘、后缘）。前面上部凹陷而狭窄，为拇长屈肌附着部；下部宽大平坦，有旋前方肌附着，在其上中1/3交界处，有滋养孔。后面上部圆隆光滑，中部凹陷，为拇长展肌及拇短伸肌的附着处，下部圆突而宽大。外侧面凸隆，其上部有旋后肌附着；中部有一卵圆形旋前肌粗隆，为旋前圆肌附着处；下部光滑。骨间缘锐薄，与尺骨相对，介于前、后面之间，上起自桡骨粗隆后缘，向下分为2支，移行为尺切迹的前、后缘，骨间缘为骨间膜的附着部。前缘位于外侧面与前面之间，自桡骨粗隆前外侧部的下方，斜向外下，达桡骨茎突的前缘，其上部和下部分别为指浅屈肌桡头及拇长屈肌的附着部。后缘介于外侧面与后面之间，自桡骨粗隆的后面斜向外下，中部较为明显。

桡骨为多弧度两端均能旋转的长骨，桡骨干有约为9.3° 的弧度，突向桡侧。其骨髓腔呈倒置漏斗状，远侧1/3为漏斗，较大，近侧2/3为漏斗柄，中1/3呈弧形，非常狭窄。桡骨髓腔的特点提示其骨折不宜使用髓内针固定。中1/3借弧度与尺骨维持一定的骨间隙，骨间隙的改变如尺桡骨双骨折后骨桥形成，前臂的旋转运动消失。

桡骨滋养孔以单孔最多，占92%，在纵向上多位于桡骨体上、中1/3交界处；横向上多位于桡骨体前面或前缘。口径中等，孔门朝向近端。

桡骨滋养动脉主要起自骨间前动脉，占71%，其余起自骨间总动脉、尺动脉、桡动脉或正中动脉。桡骨滋养动脉长1.8 cm，起始部外径为0.8 mm，从起点至肘关节距离为8.5 cm。

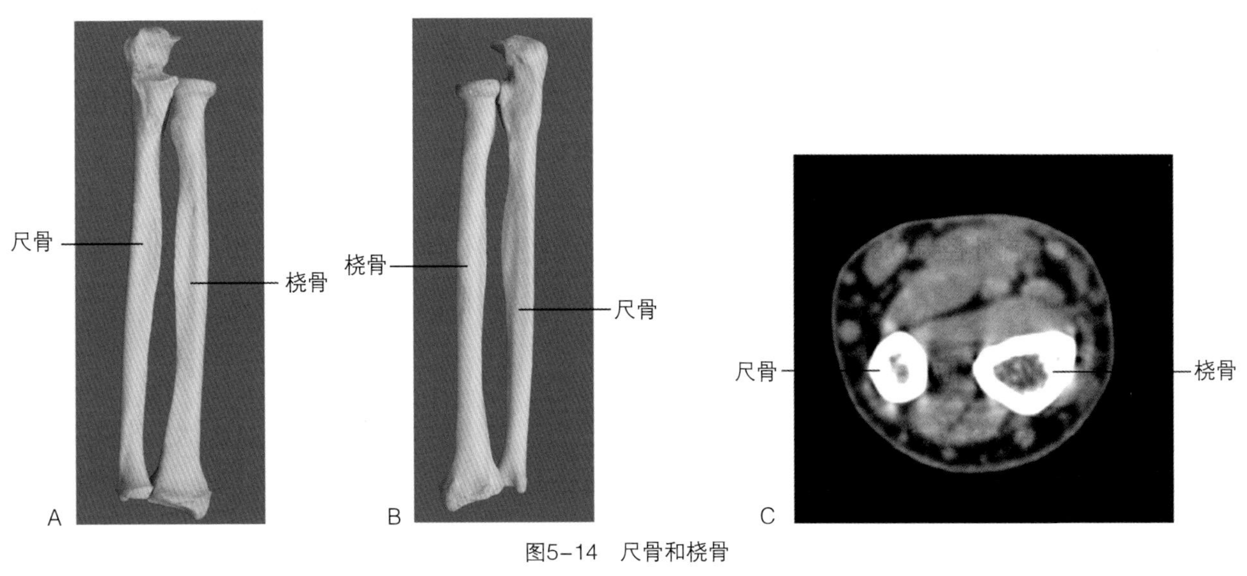

图5-14 尺骨和桡骨

A.前面观；B.后面观；C.CT像

尺骨干

尺骨干上部呈三棱柱形，下部为圆柱形，也分为三面（前面、后面、内侧面）及三缘（骨间缘、前缘、后缘）。前面上部宽大凹陷，为指深屈肌附着部；下部狭窄而凸隆，有旋前方肌附着。后面向后外方，被一条自桡切迹后端斜向背侧缘的斜线分成上、下两部，上部较小，为肘肌附着部，下部较大，有拇长展肌、拇长伸肌及食指伸肌附着。内侧面界于前后缘之间。骨间缘锐利，与桡骨相对，介于前、后面之间，上部显著，向上移行为旋后肌嵴，下部渐不明显，此缘为骨间膜附着部。前缘钝圆，介于前面和内侧面之间，上起自尺骨粗隆内上侧，向下止于尺骨茎突的前面，有指深屈肌及旋前方肌附着。后缘钝圆，介于内侧面与后面之间，上起鹰嘴尖端的后面，斜向外下方，终于尺骨茎突，此缘上部明显，为尺侧腕伸肌及指深屈肌附着部。尺骨全长除上段外均较直，其髓腔也直，骨折后适于髓内针固定。

尺骨干骨髓腔呈圆形，大约自鹰嘴至尺骨茎突连线上1/4以远开始狭窄，狭窄区长，最狭窄处位于此线中点远侧1 cm处，内径4~5 mm。

尺骨滋养孔以单孔最多，占89%，在纵向上位于尺骨体上、中1/3交界处略下。在横向上位于尺骨体前面或前缘。滋养孔径中等，孔口朝向近端。

尺骨滋养动脉起自骨间前动脉者占38%，起自尺动脉者占25%，起自尺侧返动脉者占28%，其余起自骨间总动脉或骨间后动脉。尺骨滋养动脉长2.2 cm，起始部外径为 0.8 mm，从起点至肘关节距离为6.7 cm。

桡、尺骨骨折移位机制

尺、桡骨骨折侧方及成角移位，主要因前臂屈伸肌群的作用，旋转移位主要因前臂旋前旋后肌群的作用。桡骨上1/3骨折，骨折近端呈旋后位；桡骨中、下1/3骨折，骨折近端呈中间位。此外，桡、尺骨均有约6.4° 的弧度突向后面，桡骨骨折引起骨干缩短，易致桡尺远侧关节脱位，如尺骨骨折缩短时，则易致桡尺近侧关节脱位。

■ 桡、尺骨的发育畸形

桡、尺骨完全阙如、部分阙如或变异罕见（5–15）。

桡骨部分或完全阙如

桡骨先天性阙如罕见，但较尺骨为多，可分为3类：①发育不良；②部分缺损；③完全阙如。在所有长骨先天性阙如中，桡骨阙如占第2位，仅次于腓骨。桡骨先天性阙如常伴有桡侧腕骨及拇指阙如，另外尚可伴有前臂桡侧肌肉肌腱阙如、发育不良或与邻近组织融合。桡骨完全阙如较部分缺损更为常见。此种畸形因前臂缺少桡骨支持，腕向桡侧偏斜，呈“拐形手”，甚至与前臂长轴相垂直，尺骨短粗、弯曲，凹向桡侧，前臂桡侧肌挛缩或纤维化，腕极度不稳，手倾向桡侧。正中神经可成为前臂桡侧最表浅结构并显得极度紧张。正常应由桡神经发出感觉支支配的区域改由正中神经发支代替。临床表现为前臂明显缩短，腕有重度成角畸形，腕不能在中立位或背屈位稳定。桡侧腕伸肌腱阙如使手指屈曲力量明显降低，患者手功能严重受限。患者还可伴有肋骨融合、半椎体、先天性髋脱位、肛门闭锁、唇裂、心血管或泌尿生殖系统发育畸形。

治疗目的在于通过手术途径改进功能和外观，重点在于恢复腕关节正常形态及改善其功能，尽量保持前臂长度，减少生长障碍及继发畸形。

尺骨部分或完全阙如

尺骨先天性阙如更为罕见，部分缺损者较完全阙如者稍多。尺骨畸形可分为：①发育不良；②部分不发育；③完全不发育。在X线像上阙如

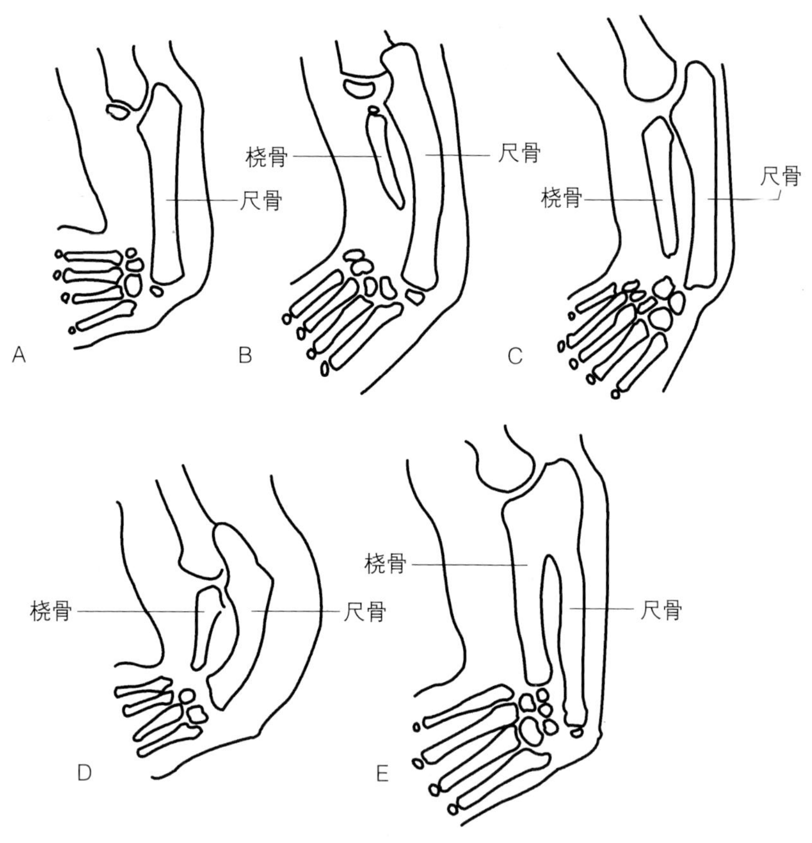

图5-15 桡、尺骨畸形变异

的尺骨可能为一大的纤维软骨带所代替，其远端附着于桡骨远侧骨骺或尺侧腕骨。此带可使腕及手向尺侧偏斜，使桡骨头脱位。此种畸形可同时伴有肘、腕畸形，如尺侧腕骨、掌骨、指骨阙如及并指等。如同时有肱桡关节融合，肘关节可强直固定于伸直位、屈曲位或屈伸运动明显受限。尺骨畸形时，桡腕关节形态正常。桡骨一般短粗、弯曲，桡骨头脱位。残留的尺骨近侧段遗迹与肱骨有一稳定的关节，其远端在正常占据位置为一纤维软骨带所代替。

治疗目的在于通过手术途径松解纤维软骨带，形成由单骨（桡骨）组成的前臂，改善前臂力线及肘、腕部功能。

先天性桡、尺骨骨性结合

桡、尺骨近侧端融合，前臂固定于旋前位，常为双侧。多有家族史，传自父方。表现为2种类型：一种是桡骨近端畸形，与尺骨融合达数厘米，桡骨较长，向前弯曲；另一种是桡骨外观基本正常，但近端向前或向后脱位，与尺骨近端融合，但范围不广泛。此型常为单侧性，可同时伴有多余拇指、拇指阙如或并指。

先天性桡骨头脱位

较为罕见，Fassier等研究认为系桡骨头成骨不全所致。X线片示桡骨干很长，而尺骨弯曲。桡骨头脱位，小而圆，与肱骨小头的关节面甚浅。肱骨小头很小，正常尺骨近端与桡骨头相关节的尺切迹亦很小或阙如。临床表现为旋转受限。由于缺少与肱、尺骨相应关节面，不可能手法复位。成年后可考虑桡骨头切除以改进前臂旋转功能。

前臂的骨性标志及表面解剖

桡、尺骨下部均可清楚摸到。前臂上部系肌起始处，主要为肌腹，显得宽大；向下变为肌腱，逐渐细小。

前臂前侧肌远较背侧发达，前臂骨后面，特别是尺骨背面全长（鹰嘴至尺骨茎突）均可明显触及，前臂骨前面中上段难以触及。桡骨头在肘后外侧的小窝中可清楚摸到，该窝位于鹰嘴的外侧及肱骨外上髁的下方。桡骨头稍下为肌所覆盖，但桡骨中点以下可被触及，直到桡骨茎突。

前臂前侧肌的体表投影可以根据若干引线确定，如肱桡肌的体表投影相当于肱二头肌腱外侧缘与桡骨茎突连线，旋前圆肌的体表投影相当于肱骨内上髁至桡骨中点连线，而尺侧腕屈肌的体表投影则相当于从肱骨内上髁至豌豆骨的连线。

在前臂前面，自肱二头肌腱向外下至桡骨茎突可见一沟，屈肘时更为明显。此沟也作为前臂前内侧群与前外侧群肌的分界。在前臂后面，相当于尺骨后缘常可看到一个凹槽。其尺侧为尺侧腕屈肌及其他屈肌，桡侧为尺侧腕伸肌与其他伸肌。在桡骨头后下方可以确定一沟，该沟走向桡骨外侧面的中点。沟的前方为肱桡肌及桡侧腕长伸肌，沟的后方，即相当沟与尺骨之间有桡侧腕短伸肌、指伸肌及尺侧腕伸肌。

桡动脉的投影可以肱二头肌腱内侧缘与腕部可以触及桡动脉搏动点之间的连线来确定。尺动脉的投影可以肱骨内上髁与豌豆骨的外缘连线来确定，该线相当于尺动脉在前臂下2/3的行程。

前臂骨干间的连结

前臂骨干间的连结虽在解剖上无关节结构，但在功能上应视为关节。

骨间膜

在桡、尺骨干之间有一坚韧的骨间膜，其纤维斜行向下内侧（图5-16）。骨间膜在前臂中段较厚，上下两端则较薄，桡骨的内侧缘与尺骨的外侧缘中部骨间膜附着处粗糙。在骨间膜的上缘有一斜索，呈扁带状起自尺骨粗隆的外侧缘，向下外止于桡骨粗隆的稍下方。骨间膜下部覆以旋前方肌筋膜的后层。

桡、尺骨干借骨间膜相连。前臂极度旋后时，两骨干之间形成一个椭圆形的间隙，骨间膜紧张而斜索松弛；前臂极度旋前时，两骨逐渐接近，在此位置，骨间膜最为松弛而斜索紧张；在前臂处于中立位，即半旋前或半旋后时，两骨距离最远，为1.5~2.0 cm。前臂在中立位时，在旋前圆肌止点下缘，骨间隙宽度约1.6 cm，在旋后肌止点下缘，骨间隙宽度平均约1.0 cm，骨间膜紧张，骨间膜和斜索的张力均匀一致，此时骨周围肌肉松弛，因此前臂骨折时，一般固定于中立位。一些观察与上述看法不同，一种认为前臂在整个旋转过程中，骨间隙宽度无改变，另一种认为旋后20° 时，骨间隙最宽。

前臂骨间膜中央束厚度为0.5~1.8 mm，其纤维并非平行而呈扇状，纤维长度及从桡骨发出附于尺骨角度亦不相同。骨间膜本身只有少数血管，但有明显的横纹肌束贴于膜上。复杂性前臂骨折脱位常伴有纵向桡尺骨分离，主要因骨间膜中央束断裂，导致桡尺骨旋转不稳。骨间膜损伤

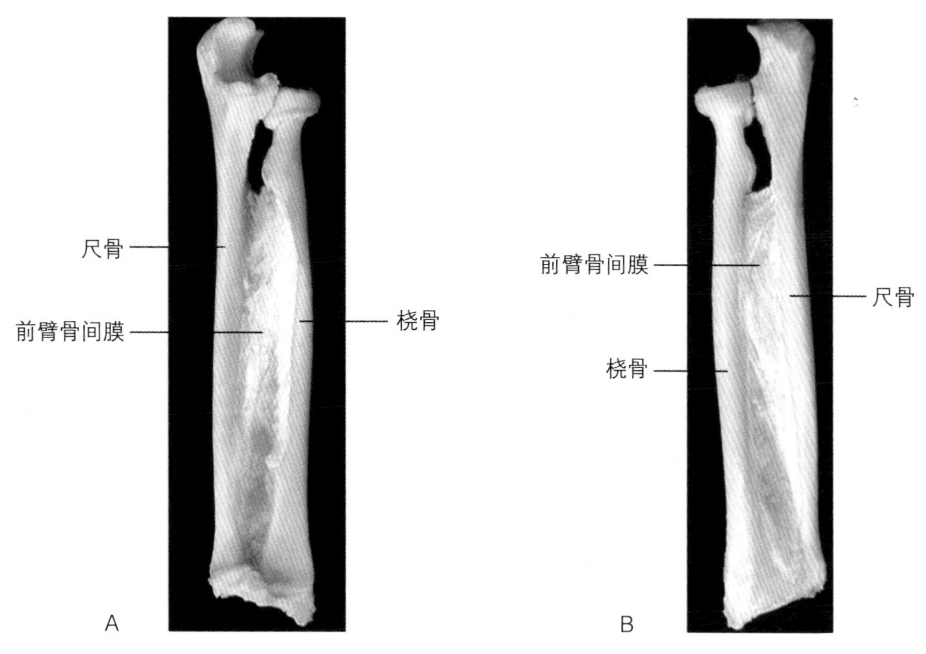

图5-16　骨间膜

A.前面观；B.后面观

并非一定自骨撕裂，也可能是中央束损伤。除非断裂时骨间膜得到愈合，否则从腕部传达到肘部的载荷将发生障碍，骨间膜长度的相对改变也会影响前臂旋转。

骨间膜紧张于两骨之间，桡骨围绕尺骨旋转。跌倒时，间接暴力从手部经桡骨再经骨间膜而达尺骨。如果暴力不能经骨间膜扩散，而集中于一点，则引起双骨骨折；而牵拉力的传递是从尺骨通过骨间膜斜行纤维而至桡骨。骨间膜骨化、排列不良或过多植骨将使旋前和旋后运动受限。

治疗前臂双骨折时要考虑桡、尺骨的弧度及长度，骨间膜的张力必须恢复，骨折断端对位必须良好。采用小夹板固定前臂骨折即利用骨间膜的特点，固定于中立位，并用分骨垫紧压骨间膜部，使骨间膜处于最紧张位置并保持最宽距离，有利于维持骨折断端的稳定性（图5-17）。桡、尺骨骨干骨折后，不同程度的成角、旋转畸形，改变了前臂骨间膜的张力及近、远侧桡尺关节的解剖关系，造成旋转障碍，成角愈大，障碍愈大，其原因是成角畸形后，桡、尺骨骨干在旋转过程中相接触，形成骨性阻挡或引起骨间膜紧张而妨碍旋转活动。成角超过10°，旋转畸形超过30°，将引起严重功能受限。

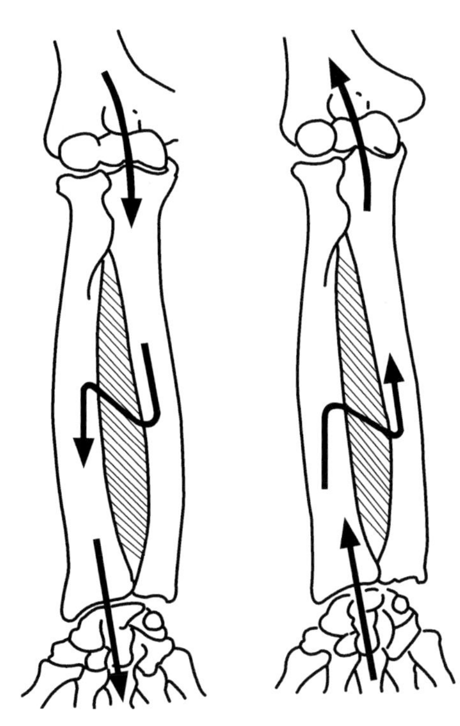

图5-17　骨间膜传达暴力情况

骨间膜的神经来自骨间前神经，下行于骨间膜两层之间，分布于骨间膜和前臂骨。骨间前神经是前臂骨干神经支配的主要来源，其次尚有骨间后神经支配（图5-18）。

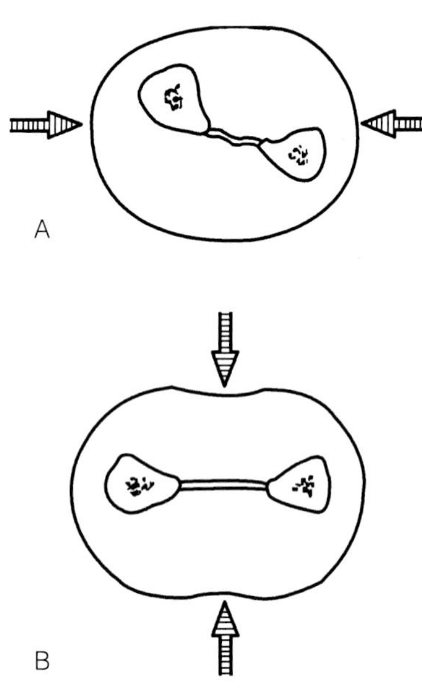

图5-18 骨间膜在前臂骨折固定中的作用
A.松弛时；B.紧张时

桡、尺骨骨干间关节

桡、尺骨骨干下端之间发育畸形可存在关节，X线像显示桡骨的内侧缘有一骨赘，正好与尺骨的外侧缘凹窝相对，而患者的肘、腕关节活动正常。桡骨突出物呈髁状，而尺骨突出物呈臼状，髁与臼覆以软骨。在相对关节软骨之间存在关节腔，覆盖关节的纤维组织似关节囊。此畸形可能为先天性，不似由于损伤引起的假关节，其外形虽与桡尺骨间连结相似，但后者不存在关节腔，且前臂旋前、旋后运动完全受限。

前臂的旋转运动

前臂的旋转运动是一个相当复杂的运动，为人类所独有，在日常生活中甚为重要。前臂的旋转轴，在尺骨保持固定的情况下，由桡骨头的中心到达关节盘至尺骨茎突基底附着处。沿此轴线，在桡尺近侧关节，桡骨头在尺骨的桡切迹进行自转运动；在桡尺远侧关节，桡骨的尺切迹围绕尺骨头进行公转或自转运动。由于桡骨头为椭圆形，其长、短轴之比约为7：6，因此在旋转时，桡骨头的轴心是变动的。桡骨由旋后位至旋前位运动时，尺骨也在肘关节同时向后外侧进行弧线运动。

前臂向外侧旋转，称为旋后；向内侧旋转，称为旋前。前臂正常旋前约为80°，旋后为100°，旋前较旋后少20°。一般旋前或旋后减少在15°以内者，不致引起不便；如旋前或旋后减少15°~30°，患肢尚不感到显著不便；旋前或旋后减少30°~45°，患肢运动需要旋转臂部来补偿前臂旋转的限制，但尚能满意地完成工作，故前臂旋转运动的限制不超过30°时，结果可称满意。一旦超过这个限度，虽有臂部旋转运动的补偿，仍将影响患者的工作。

前臂手术入路

一般尺桡骨入路均自前臂后方进入。显露注意事项：前臂手术入路必须经肌间隙进入，剥离骨膜需严格执行骨膜下剥离，同时必须注意勿损伤任何神经干及其肌支，前臂前方入路勿损伤尺桡动脉（先行显露血管并保护好可避免损伤）。

桡、尺骨上端后方入路

采用单一切口同时显露尺桡骨上部，切口从肱三头肌外侧、肘关节近侧2 cm处开始，经鹰嘴尖外侧，沿尺骨后缘直到尺骨上、中1/3交界处。

将肘肌及旋后肌自尺骨上进行骨膜下剥离，并向外侧牵开，这样可以避免术中损伤骨间后神经。将尺侧腕屈肌向内侧牵开，尺侧腕伸肌向外侧牵开，即可显露尺骨上1/3；将尺侧腕伸肌向外牵开，将前臂旋前，使桡神经远离桡骨，沿旋后肌的桡骨附着处将其切开。在确认骨间后神经后，可向外进行骨膜下剥离，如此可显露桡骨上1/4（图5-19）。

临床多采用双切口各自显露桡、尺骨。显露尺骨干即用上述方法，显露桡骨头、桡骨颈或桡骨干上部可在肘后外侧陷凹内另取一切口，桡骨头及桡骨上段即在切口之下，比较表浅。

■ 桡、尺骨骨干后方入路

前臂双骨折在外伤中极为常见，对某些复位不良、陈旧性骨折畸形愈合者，需切开复位。

显露尺骨，切口可从鹰嘴远侧5 cm处开始，沿尺骨后缘直线向下延伸，其长度视所需显露范围而定。显露分离尺侧腕屈肌及尺侧腕伸肌间隙，分别向两侧牵开即可显露尺骨干。尺骨干后缘的全长皆在皮下，位置极浅。此显露途径无重要结构，甚少有损伤血管、神经的危险。由于尺骨紧位于皮下，其周围特别是后部缺少软组织保护，应尽量避免剥离周围软组织，以免影响血供而妨碍伤口愈合。

显露桡骨时，被称为“移动的伸肌束”的结构是一个重要标志，此束是指肱桡肌及桡侧腕长、短伸肌而言，可用手提起并前后移动。显露桡骨可选择自此束的前侧或后侧进入，如自前侧进入，需结扎桡侧返动脉；如自后侧进入，可从桡骨头远侧4 cm处起，沿桡骨后面向远侧延长，即在桡侧腕短伸肌与指伸肌间隙内进入。

显露桡骨干上段时，将指总伸肌向后牵开，桡侧腕短伸肌向前牵开。显露出旋后肌和由该肌下缘穿出的骨间后神经及其分支。必须切开时，宜将前臂旋前，使神经远离桡骨，沿桡骨切开旋后肌，以防损伤骨间后神经（图5-20）。

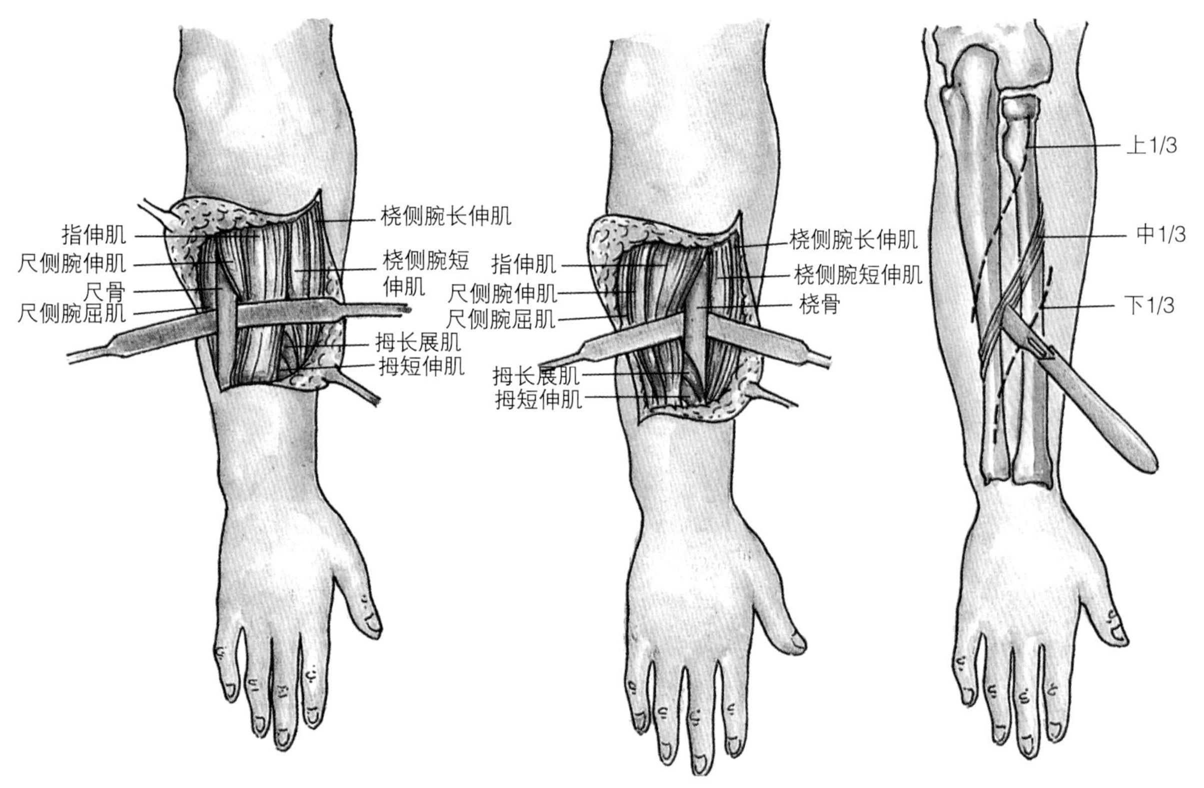

图5-19　前臂后侧单一弧形切口

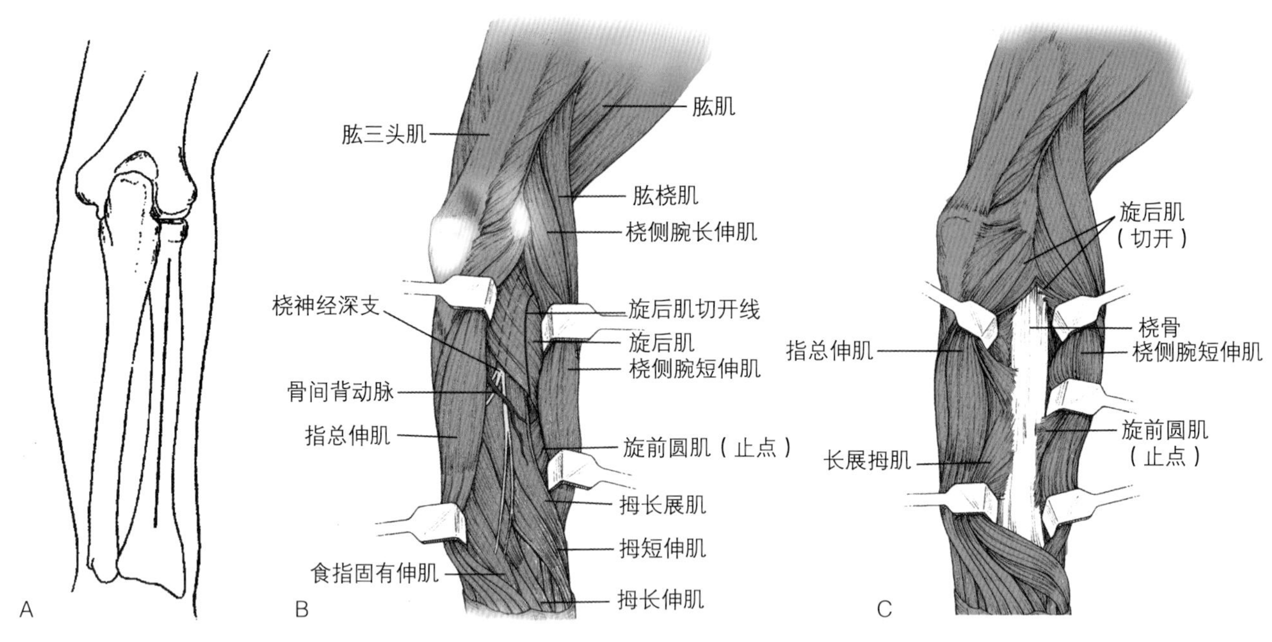

图5-20　显露桡骨干上段骨

A.切口；B.旋后肌与桡神经的关系；C.显露桡骨干上端

显露桡骨干下段时，切口由腕关节平面沿桡骨背侧直线向上延长，将拇长展肌及拇短伸肌向尺侧牵开，骨膜下剥离。辨认旋前圆肌的止点，一般无须切断。在此斜行肌肉之下，注意勿损伤骨间后神经分支，这些肌支一旦受到损伤，就会影响拇指的伸展功能。

对于桡骨干上1/3的显露，有人主张从后面通过桡侧腕长、短伸肌间隙内进入。采用自桡侧腕长、短伸肌之间进入的途径较自桡侧腕短伸肌与指总伸肌之间进入的途径优越，后一途径易损伤桡神经至指伸肌和拇长伸肌的神经肌支，造成该两肌的瘫痪。

前臂双骨折多需切开内固定，以往多采用后侧双纵切口，但因距离较近，关闭切口时常感皮肤张力过大，显露广泛，手术时间较长。对上1/3骨折，采用纵切口，术后血肿机化则可致尺桡骨交叉愈合。Shenoy（1995）建议在前臂后侧中部取单一弧形切口，从桡骨上外方斜向并稍弯向内并沿尺骨向下，切开浅、深筋膜，尽量保留较大静脉，将皮瓣向两侧掀起。自桡侧腕长、短伸肌与指伸肌之间显露桡骨，对桡骨上1/3，应尽量在其外侧切开旋后肌，并进行骨膜下剥离，以防损伤骨间后神经。尺骨干显露在前臂伸、屈肌群间隙进行（图5-20）。这种显露途径在同一切口、两个肌间隙各自剥离，不会发生双骨交叉愈合，浅静脉损伤少，术后肿胀轻。缺点是对尺骨上、下1/4显露较困难。

前臂前方入路

前臂前侧有较多重要组织通过，如正中神经、尺神经、桡动脉、尺动脉等均位于前侧；前臂上端肌肉肥厚、融为一体，不易分离；同时，尺、桡骨位置也较深，故临床一般很少经前侧手术入路进入。特殊情况下，必须自前侧进入时，术前必须对此部位解剖有充分的了解。手术切口视需要可在内侧或外侧取纵向切口。皮肤及皮下组织切开后，如前臂的浅静脉妨碍手术进行，应适当结扎一部分。必须经肌肉间隙分离进入显露尺桡骨。

桡神经及骨间后神经显露途径

在肘后外侧取纵向切口，桡神经本干可在肱肌与肱桡肌之间寻找，骨间后神经可在肱桡肌与桡侧腕长伸肌之间寻找，亦可在桡侧腕长、短伸肌之间寻找。切开旋后肌时，宜使前臂旋前，沿桡骨切开，以免损伤神经。

正中神经及尺神经显露途径

均在前臂掌侧取纵向切口。于旋前圆肌二头之间分离显露前臂上段正中神经，于指深浅屈肌之间可分离显露前臂中段正中神经，于桡侧腕屈肌腱与掌长肌腱之间深面可分离显露前臂下段正中神经。于尺侧腕屈肌腱弓深面分离显露前臂上段尺神经，于尺侧腕屈肌深面分离显露前臂中下段尺神经。显露尺神经时注意避免损伤尺动脉，前臂下段显露神经时需注意与肌腱鉴别，尤其同时修复神经肌腱时要防止错接。

（闵少雄　张玉发）

参考文献

1. 郭世绂. 骨科临床解剖学. 济南: 山东科学技术出版社, 2000.
2. 钟世镇, 徐达传, 丁自海. 显微外科临床解剖学. 济南: 山东科学技术出版社, 2000.
3. 徐达传. 骨科临床解剖学图谱. 济南: 山东科学技术出版社, 2007.
4. 丁自海, 王增涛. 手外科解剖学图鉴. 济南: 山东科学技术出版社, 2007.
5. 朱盛修. 现代骨科手术学. 北京: 科学出版社, 1997.
6. 陆裕朴, 胥少汀, 葛宝丰, 等. 实用骨科学. 北京: 人民军医出版社, 1991, 614-618.
7. Richard SS. Clinical Anatomy by Regions. Lippincott Williams & Wilkins, 2008.
8. Williams P.L. Gray's Anatomy. Churchill livingstone, Pearson Professional Limited, 1995.
9. Su PH, Chen JY, Hsu CH, et al. Trisomy 18 with multiple rare malformations: report of one case. Acta Paediatr Taiwan, 2007, 48(5):272.
10. Irani Y, Salazard B, Jouve JL. Ulnar dimelia: Management of a rare malformation. Chir Main, 2007, 26(6):303.
11. Soubeyrand M, Lafont C, De Georges R, et al. Traumatic pathology of antibrachial interosseous membrane of forearm. Chir Main, 2007, 26(6):255.
12. Fassier AM, Rauch F, Aarabi M, et al. Radial head dislocation and subluxation in osteogenesis imperfecta.J Bone Joint Surg Am, 2007, 89(12):2694.
13. Shenoy RM. Biplaner exposure Of the radius and ulna through a Single incision. J Bone Joint Surg (Br), 1995, 77:568.
14. Wallace Al, Walsh WR, Rooijen, et al. The interosseous membrane in radioulnar dissociation. J Bone Joint Surg(Br), 1997, 79:422-427.

6

腕　部

腕部介于手和前臂之间，其上界在桡、尺骨茎突上方1 cm处的环形线，下界为通过豌豆骨远侧的平行线。

腕部表面解剖

在腕部掌面可见3条横行的皮肤皱纹，以此确定关节线。近侧横纹与尺骨头在同一水平，中间横纹相当桡腕关节线的两端，远侧横纹通过腕中关节线的最高点。桡腕关节线可按下法确定：在桡、尺骨茎突间做一连线，在腕部背面从该线中点向上做一长约1 cm的垂直线，通过两茎突尖端及该垂线上端的弓形线即代表桡腕关节线的投影（图6–1）。

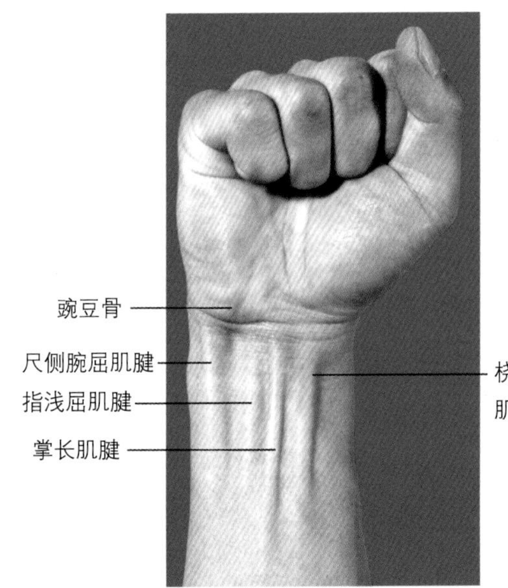

图6–1　腕部掌侧表面标志

桡、尺骨的远端均可摸到，桡骨远端关节面粗糙的前缘甚为显著。尺骨头远小于桡骨远端，桡骨远端占腕部横径的2/3，而尺骨头仅占1/3。在腕背面中点的外侧，桡骨背侧结节向后突出，拇长伸肌腱由此绕过。桡骨茎突位于解剖学鼻烟窝内，可以触知，介于拇长、短伸肌腱之间，在尺骨茎突下1.0 cm~1.5 cm处，稍靠前。桡骨远端骨折时，如桡骨茎突上移，尺骨茎突必向外突出，前臂处于松弛的旋前位时，尺骨茎突更显突出。

手舟骨结节可在腕掌面远侧横纹的外侧摸到，稍下为大多角骨结节；在同一水平面，内侧为豌豆骨及钩骨钩，四者构成腕管的两侧缘，即腕桡、尺侧隆起，其上有屈肌支持带附着。豌豆骨位于腕中横纹和腕远侧横纹的尺侧缘，可沿尺侧腕屈肌腱触及。在腕背面的尺侧很容易触及位于尺骨远端的三角骨。

强力握拳并屈曲桡腕关节，腕部掌侧的肌腱即变得明显，在桡动脉的外侧为肱桡肌腱；在桡动脉的内侧，由外向内依次为桡侧腕屈肌腱、掌长肌腱、指浅屈肌腱，最内侧为尺侧腕屈肌腱。指浅屈肌腱居于较深的平面，掌长肌腱约位于腕的正中部，向下与掌腱膜相续。正中神经位于桡侧腕屈肌腱及掌长肌腱之间或在掌长肌腱的深面。尺动脉及尺神经则介于指浅屈肌腱与尺侧腕屈肌腱之间，神经更偏于内侧。腕掌面各肌腱及重要血管、神经的表面投影必须熟悉，发生在腕部的切割伤，这些肌腱及神经、血管常同时断裂，正确缝合这些肌腱与神经是维持腕关节功能的重要保证。

在腕背面靠外侧可见一三角形凹窝，即所谓“解剖学鼻烟窝”。其外侧缘为拇长展肌腱和拇短伸肌腱，内侧缘为拇长伸肌腱。此凹陷的底为桡骨茎突尖、手舟骨、大多角骨及第1掌骨底。手舟骨骨折后，如在此凹陷内下压，即可引起疼痛。桡动脉由腕前经此处至第1掌骨骨间隙。手舟骨显露可经此处进入，但必须注意勿损伤桡动脉（图6-2）。

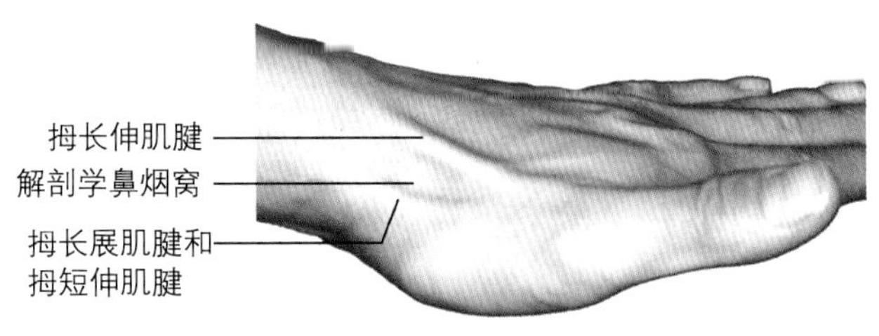

图6-2 解剖学鼻烟窝

腕部软组织

腕掌侧结构

腕管内的结构

1. 腕管构成 在桡腕关节附近，前臂深筋膜增厚，形成掌浅横韧带及其深面的屈肌支持带（腕横韧带），紧张于腕桡、尺侧隆起之间，厚而坚韧。此韧带长、宽各约2.5 cm，厚约0.2 cm。屈肌支持带与腕骨共同构成腕管（carpal tunnel）。腕管的前壁为屈肌支持带，后壁为一层覆盖桡腕关节及腕中关节光滑韧带的筋膜组织，此筋膜向上至前臂桡、尺骨前缘，与覆盖旋前方肌的筋膜相续。腕管的桡侧壁为舟骨结节及大多角骨结节，尺侧壁为豌豆骨、钩骨钩。腕管的浅面有掌长肌及与其相续的掌腱膜，还有正中神经和尺神经的掌皮支。

2. 腕管内的结构 腕管内有前臂屈肌腱和正中神经通过。屈肌支持带为前臂深筋膜特殊增厚的强韧纤维束，长2.5~3.0 cm，宽1.5~2.0 cm，近端与前臂深筋膜及掌长肌相连，远侧与掌腱膜相续。屈肌支持带可保持腕弓，为指屈肌腱的重要支持带滑车，起保护正中神经的作用，腕关节极度掌屈或背伸时，屈肌支持带可压迫正中神经（图6-3，4）。

3. 腕管综合征 系因屈肌支持带增厚、局部骨折脱位，以及由腱鞘炎、类风湿关节炎、结核、腱鞘囊肿等引起；异常的肌和肌腱，如指浅屈肌腱、掌长肌、蚓状肌占据腕管，亦可引起腕管综合征。主要表现为正中神经受压，患手桡侧3个半手指有感觉异常、麻木或刺痛，夜间加重，手部温度增高时更为明显，严重时手指活动障碍，鱼际肌萎缩，皮肤发亮，还可有指甲增厚等神经营养障碍。神经因长期受压，可变细，而近端膨大，呈假性神经瘤。由于尺神经行经腕管之外，故不被累及。

腕管综合征多见于中年妇女，约为男性的5倍。任何占据腕管空间的病变如整复不好的桡骨远端骨折、炎症和创伤引起的水肿、异位肌肉、肿瘤（如脂肪瘤、黄色瘤），以及腱鞘囊肿都可导致正中神经受压。桡骨远端骨折整复后固定于极度屈腕尺偏位可引起急性发作，习惯于夜间睡眠时将腕置于颌下呈过屈位也可引起。患者主要表现为正中神经支配区感觉障碍，夜间可因

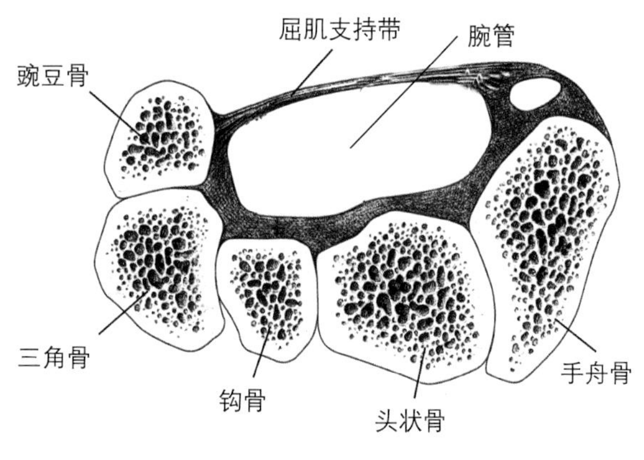

图6-3　腕管的组成

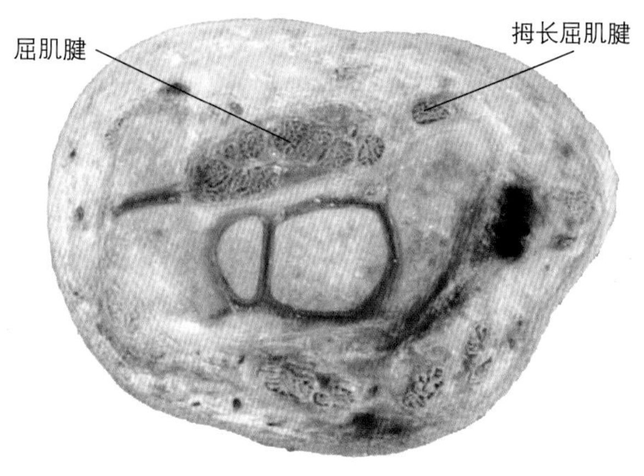

图6-4　腕管内的结构

灼痛和麻木而惊醒，活动后可缓解，在上臂绑一止血带使静脉扩张可诱发症状产生。有些患者在腕过屈或手用力时可加重麻木。正常人腕中立位时，压力为0.33 kPa（2.5 mmHg），屈腕90° 时为4.12 kPa（31 mmHg），伸腕90° 时为3.99 kPa（30 mmHg）；而腕管综合征患者，压力明显升高，在中立位及屈、伸腕时分别达到4.25 kPa（32 mmHg）、13.16 kPa（99 mmHg）及14.63 kPa（110 mmHg）。

过去对腕管综合征常采用Tinel触诊法、腕部压迫法及Phalen试验以诱发症状，但均存在某些不足，敏感性及特异性较差。Tetao（1998）建议在肘伸直位及前臂旋后位使腕在60° 屈曲位，并压迫正中神经，如在30 s内出现正中神经手部分布区麻木或感觉异常，即为阳性，其敏感性达82%，特异性达99%，较以往各试验均优越。

对腕管综合征，一般只需纵行切开或切除屈肌支持带即可取得良好效果。但对一部分患者，有时单纯切除屈肌支持带效果不好。Curtis（1973）主张同时纵行切开增厚的正中神经外膜，应用显微外科技术，将神经外膜和神经束及神经束之间仔细分离。松解范围决定于神经外膜增厚情况，通常自近侧腕横纹至屈肌支持带的远侧缘，正中神经背侧与疏松结缔组织相连部分不要游离，以保存该处营养神经的微循环。

切除屈肌支持带可在腕前取S形切口。减压后约半数患者效果良好，1/3患者尚可，但症状可以复发，常因腱滑膜鞘增生所致。术中应避免损伤正中神经掌侧感觉支，后者位于掌长肌和桡侧腕屈肌之间。宜沿屈肌支持带尺侧切断或切除，以防损伤正中神经返支，该支可自屈肌支持带远侧缘穿出或自正中神经腹侧发出。屈肌支持带的坚强纤维常向远侧延伸，较预想的要长（图6-5，6）。

腕尺侧管

1. 腕尺侧管构成　腕尺侧管也称尺管（Guyon管），位于腕骨的尺掌侧，前壁为腕浅横韧带，后壁为屈肌支持带，内壁为豌豆骨及豆钩韧带，其内走行为尺神经及尺血管，从外向内为静脉、动脉、静脉及神经（图6-7）。尺神经可遭受压迫，但由于其具有一定退让性，远较腕管综合征引起正中神经受压少见。如压迫恰在尺管远侧，支配手内在肌的尺神经深支可遭受压迫。

2. 尺管综合征　可因腱鞘囊肿、真性或假性尺动脉瘤、尺动脉栓塞、钩骨骨折出血引起。腱鞘囊肿可起源于腕骨和桡尺远侧关节，特别是豆状骨与三角骨之间。尺神经的手背支在尺管近侧

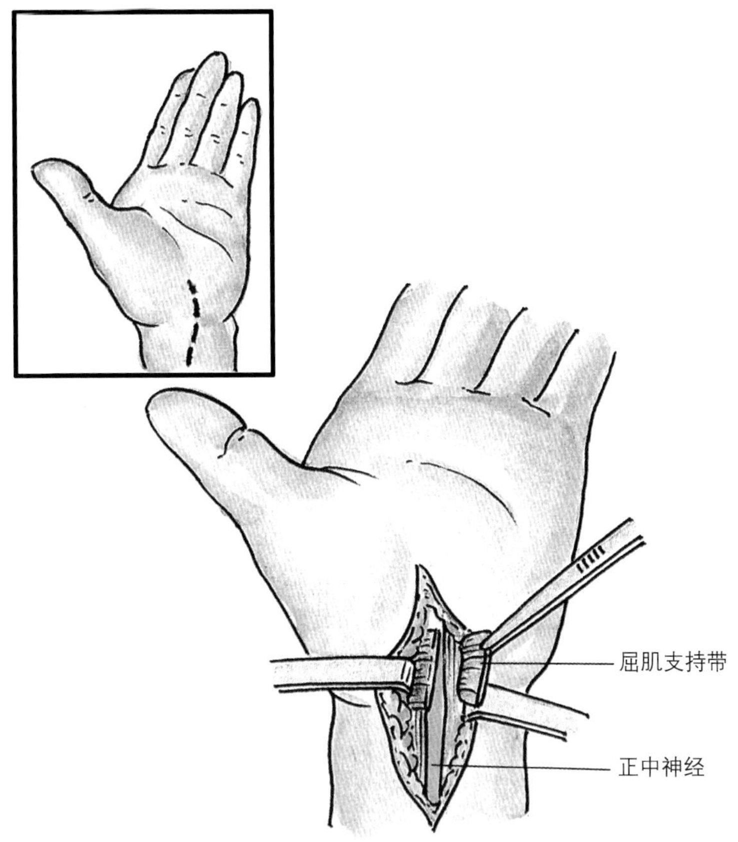

图6-5 腕前S形切口

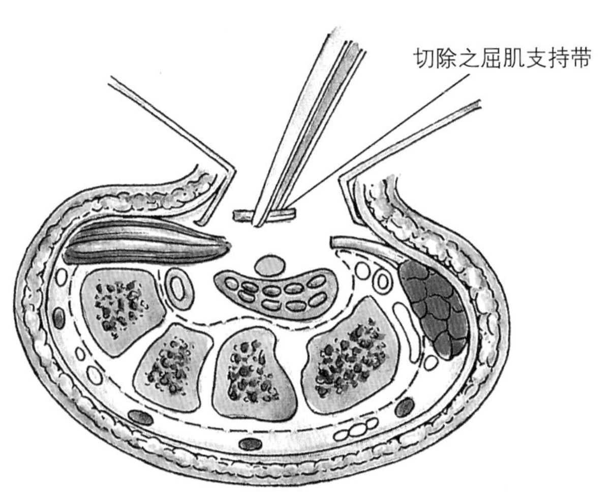

图6-6 切除屈肌支持带

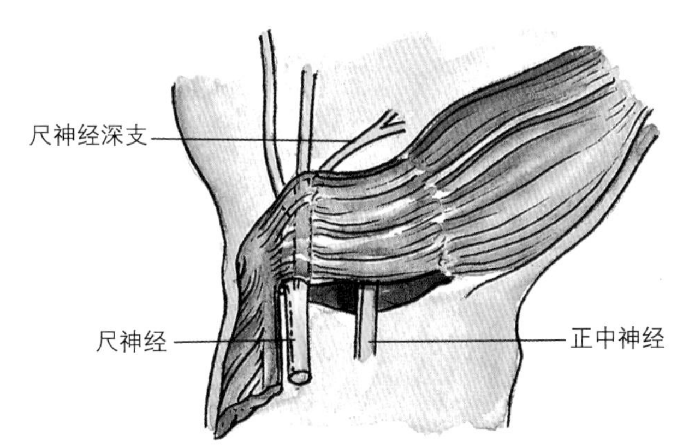

图6-7 尺管的构成及内容

4~5 cm处发出，一般不被累及。尺管综合征可有不同临床表现：①单纯运动障碍，累及所有受尺神经支配的手内在肌或小鱼际肌除外；②单纯感觉障碍；③运动及感觉均有障碍。

与尺管综合征近似，另有一种豆-钩裂隙综合征（piso-hamate hiatus syndrome）。小指短屈肌有2个附着点分别附着于豌豆骨及钩骨钩。在这个附着点之上，有一个坚强的凹形腱弓，与相对的豆钩韧带在尺管底作为1个窄斜出口的界限，称为豆钩裂隙，尺神经及尺动脉的深支从尺管经此出口至掌深间隙。尺神经深支（运动支）先在豆钩韧带远侧弯向背侧，以后围绕钩骨钩转向桡侧，在小指短屈肌及小指对掌肌钩骨附着处之下。在此裂隙，如尺神经受压，除小指展肌外，所有受尺神经支配的手内在肌均发生瘫痪，但无感觉障碍。对此综合征，需要剥离小指短屈肌及小指对掌肌在钩骨钩上的附着处，扩大豆钩裂隙，以解除尺神经深支受到的压迫。

屈肌支持带在桡侧分为2层，附着于大多角骨结节附近，形成腕桡侧管，管内通过桡侧腕屈肌腱及包绕其周围的腱鞘。

腕掌侧的肌及肌腱

前臂掌面肌下行近腕部时，均移行为肌腱，经腕管入手掌。在腕部，这些肌腱的前面有一坚强的屈肌支持带保护，并包有腱鞘以减少摩擦。拇长屈肌腱有其单独腱鞘，指浅屈肌和指深屈肌的腱鞘互相沟通，共同形成屈肌总腱鞘。这些腱鞘的上部越过屈肌支持带，向下延伸至手指或手掌。

1. 腕掌侧浅层肌腱　腕掌侧浅层肌腱均为屈肌腱，自桡侧向尺侧，依次为桡侧腕屈肌腱、掌长肌腱、指浅屈肌腱和尺侧腕屈肌腱。其中桡侧腕屈肌腱止于第2、3掌骨底的掌侧面，指浅屈肌在腕上分为4腱，向下经腕管止于第2~5指的中节指骨底掌侧面的两缘。尺侧腕屈肌腱止于豌豆骨。

掌长肌腱向下续于掌腱膜，其形状、走行、附着点及其周围关系可有很多变化。①异常起点：可起于桡侧腕屈肌、指浅屈肌或肱二头肌腱；②异常止点：可止于鱼际筋膜或腕骨；③掌长肌的肌性部分、腱性部分与通常位置相反，即腱性部分在上，肌性部分在下；④掌长肌的上、下端为腱性，中间部分为肌性，近侧部接受自肱二头肌腱膜发出的纤维束；⑤掌长肌分叉，肌性部分不完全分开，腱性部分完全分开；⑥掌长肌腱远侧部分开，其尺侧部的纤维束与前臂筋膜相融合；⑦重复掌长肌腱。

尺侧腕屈肌在前臂掌面下部被致密的筋膜包裹，后者在腕部与掌浅横韧带相融合。尺神经在前臂下部初位于尺侧腕屈肌与尺骨之间，以后与尺动脉经腕尺侧管下行，后者由掌浅横韧带与屈肌支持带形成。尺神经的手背支在尺侧腕屈肌肌腹背侧下行。偶尔尺侧腕屈肌肥大，可压迫尺神经，其手背支被累及，但尺侧腕屈肌及至环、小指的指深屈肌不受影响，如此可以帮助确定尺神经损伤的位置，以与肘部或腕尺管内尺神经受压相鉴别。

上述4肌腱中，除尺侧腕屈肌受尺神经支配外，其余均受正中神经支配。

2. 腕掌侧深层肌腱　腕掌面深层肌腱包括指深屈肌腱、拇长屈肌腱及旋前方肌腱。指深屈肌腱的4个腱分别止于食指至小指远节指骨底的掌侧面。由指深屈肌总腱分出至食指的肌腱较其他水平为高，因此，此腱的活动较其他指灵活。这些肌腱到各指止点的纤维分为浅、深两部，浅部腱纤维止于远节指骨的部位靠外，而深部腱纤维的止点靠中心和远侧。拇长屈肌腱止于拇指远节指骨。旋前方肌位于前臂骨下1/4的前面。

上述3肌除指深层肌至环指和小指的肌腱为尺神经支配外，其余2肌及指深屈肌至食指、中指的肌腱均受正中神经的骨间前神经支配。

腕掌侧的动脉

1. 桡动脉　在腕部，桡动脉下行于肱桡肌与桡侧腕屈肌之间，其浅面为前臂深筋膜，深面为拇长屈肌和旋前方肌及桡骨下端。平桡骨茎突水平，桡动脉发出一掌浅支，向下穿过大鱼际肌，进入手掌，与尺动脉吻合形成掌浅弓。桡动脉的本干在桡骨茎突的下方，斜越拇长展肌腱和拇短伸肌腱的深面至手背，达解剖学鼻烟窝，至手背第1掌骨间隙的近侧端，以后穿经第1骨间背侧肌两头间至手掌，分出拇主要动脉后，即与尺动脉的掌深支吻合成掌深弓。桡动脉的走行往往发生变异，有时在较高部位即斜越至腕背，形成所谓反关脉。

2. 尺动脉　尺动脉下行于指浅屈肌与尺侧腕屈肌之间，与尺神经伴行。初行于腕掌侧韧带的深面，以后包于屈肌支持带浅面形成的腕尺侧管中，在尺神经的外侧达手掌。在豌豆骨的外下方，尺动脉发出掌深支，穿过小鱼际肌与桡动脉的末支吻合成掌深弓，其本干经屈肌支持带浅面入手掌，与桡动脉的掌浅支吻合成掌浅弓。在腕部，紧靠豌豆骨，尺动脉只被皮肤、皮下组织、掌短肌及掌腱膜覆盖，容易遭受损伤，发生栓塞，引起指端缺血。Cameron（1954）曾报道1例尺动脉在腕部走行于掌浅横韧带与屈肌支持带之间患者，由于该处纤维组织肥厚，发生尺动脉阻塞，引起中指、食指和小指尖坏死。

桡动脉与尺动脉在腕部尚发生较细的腕掌支及腕背支，彼此形成腕掌网和腕背网。前者位于腕部屈肌腱的深面，后者位于第2排腕骨的平面，在伸肌腱的深面。腕部的血管吻合非常丰富，必要时结扎桡动脉或尺动脉，尚不致引起肢端坏死。腕掌网细小，常呈丛状，由桡、尺动脉的腕掌支、骨间前动脉的掌侧终支以及掌深弓的返支共同吻合形成。腕掌网分支供应桡骨远端、腕骨和腕关节囊。桡动脉的腕掌支（腕横动脉）在距桡骨茎突上方5~20 mm处，经桡侧腕屈肌腱深面横行至旋前方肌下缘。腕横动脉在桡骨下端有一组恒定的正中支。

腕掌侧的神经

1. 正中神经　正中神经在腕部接近表面，位于桡侧腕屈肌腱及掌长肌腱之间，亦可在掌长肌腱的深面、指浅屈肌腱的外侧，向下经腕管进入手掌。正中神经一般在屈肌支持带的远侧分为桡侧支及尺侧支，在桡骨茎突远侧19~60 mm，但也可高至屈肌支持带近侧5 cm。第1指掌侧总神经沿拇长屈肌腱走行，发出正中神经返支，至大鱼际诸肌。正中神经的变异表现在支配指深屈肌及蚓状肌的分支数目及分布情况，有时分支可走行于屈肌支持带之间，而非在其深面。

正中神经的掌皮支在正中神经自指浅屈肌桡侧穿出处的前外侧发出，此处正中神经的横切面上，掌皮支的纤维占整个横切面积的2%。掌皮支发出后，与神经本干紧贴下行16~25 mm，以后行于正中神经与桡侧腕屈肌之间的间隙内，贴于前臂筋膜的深面。当桡侧腕屈肌腱走行于屈肌支持带深浅层之间的隧道时，正中神经掌皮支也在其尺侧穿行于屈肌支持带的隧道内，但行程仅为9~16 mm。在此隧道内或其远端，掌皮支一般分为1个大的桡侧支和1个或多个小的尺侧支。桡侧支走向鱼际区，尺侧支在掌长肌腱与掌腱膜愈合处穿入屈肌支持带的纵行及斜行的纤维层中，以后越过大鱼际皱褶走入手掌中部的皮下组织内。

正中神经掌皮支在远侧腕横纹与中指延长线交点近侧4.6 cm处，自正中神经桡侧发出，位于掌长肌腱与桡侧腕屈肌腱之间深面，先与正中神经主干伴行一段，然后分开。掌皮支位于手舟骨结节内侧，距舟骨结节约8 mm。其穿出掌腱膜处距上述交点8.3 mm。掌支长4.8 cm，约半数分为内、中、外3个分支，但也可有2个或仅1个分支。

根据正中神经及其分支的走行情况，腕部横切口或因腕管综合征而纵行切开屈肌支持带时，可能损伤正中神经掌皮支本干或其分支，引起掌部疼痛或不适，故手术时应在腕尺侧取弯形切口，将皮肤、皮下组织及屈肌支持带一起向外翻转。在腕部，由于屈肌腱和神经的位置相当紧密，在神经损伤时常伴有肌腱损伤，但是单独的肌腱损伤也并非少见，这种情况在前臂下1/3、手掌和手指也是如此。

正中神经在腕部位于桡侧腕屈肌腱和掌长肌腱之间，进行正中神经腕部阻滞前，可使患者用力屈腕，以使2个肌腱明显突出。注射时先在尺骨茎突的水平画一横线，在上述2腱之间和腕部横纹之上垂直刺入皮肤，当注射针通过屈肌支持带后，可缓慢前进，边进针边注射，如此时患者手部有异感，表示针头已触到正中神经；如注射针已经深达骨面，而患者尚无异感，可将针头拔出少许，稍稍改变方向，使其朝向桡侧腕屈肌腱之下，再寻找正中神经。

2. 尺神经　尺神经在尺侧腕屈肌二头之间下行，在腕部位置较浅，位于指浅屈肌腱与尺侧腕屈肌腱之间，尺动脉在其外侧，以后经腕尺侧管，即在屈肌支持带的浅面入掌位于豌豆骨外侧的肌膜性管内，最后分为浅、深两末支（图6-8）。尺神经在腕以上有时发出一较长的吻合支，加入正中神经。

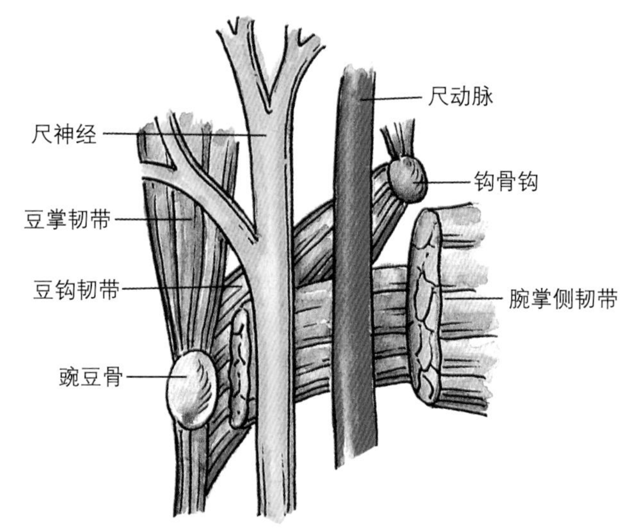

图6-8　尺神经及其分支

尺神经深支行程可分为4段：①豆钩管段：位于豌豆骨的外侧缘与钩骨钩内侧缘之间，在豆钩韧带的浅面并经其前缘向内下入于小鱼际肌；②小鱼际肌段：多行于小指对掌肌与第5掌骨底之间，与后者关系尤为密切，亦可行于小指对掌肌间隙或小指对掌肌与小指短屈肌之间；③掌中段：与掌深弓伴行，尺神经深支可位于掌深弓浅面或深面，由此段发出至第4、3、2骨间肌及至第3、4蚓状肌肌支；④终末段：一般分出4支，分别至拇收肌横头、斜头，拇短屈肌深头和第1骨间背侧肌。

尺神经的深支支配小鱼际诸肌、骨间肌、第3蚓状肌、第4蚓状肌、拇收肌及拇短屈肌深头，并发出节支至桡腕关节，一旦损伤，严重影响手的功能。尺神经深支在行程中，豆钩管内仅有筋膜组织充填，豌豆骨及钩骨钩骨折，以及豆钩韧带撕裂所致增生粘连均可造成神经受压。在小鱼际肌段，第5掌骨基底骨折也可损伤神经、尺神经深支，还可因屈肌支持带增厚、腱鞘囊肿等引起腕尺侧管综合征，表现为小鱼际肌、拇收肌及骨间肌萎缩或麻痹、肌力下降。

进行尺神经腕部阻滞时，使患者手掌向上，在尺骨茎突水平所画横线处，摸出尺侧腕屈肌腱，注射针在此肌腱桡侧垂直进入，如针头触及尺神经，患者小指即有异感，如针头已达深筋膜下，患者小指尚未出现异感，可将针头略拔出，转向尺侧腕屈肌腱之后注入。

3. 桡神经的浅支　桡神经的浅支在桡骨茎突上一掌宽处离开桡动脉，经肱桡肌的深面进入腕背，分为4~5支指背神经。此浅支主要为感觉神经，支配手背外侧及外侧3个半指背的皮肤，拇指达甲根，食指达中节指骨中部，中、环指不超过近侧指骨间关节。

桡神经浅支在行经腕部处分为内、外侧2支，皆由解剖学鼻烟窝通过。进行桡神经腕部阻滞时，使患者的腕部放在既不旋前也不旋后位置，拇指伸直并略向外展。这样解剖学鼻烟窝的界限即变为明显，用注射针先在鼻烟窝前界（拇短伸肌腱）皮下注射麻醉液少许，以后由鼻烟窝的前界至后界在皮下注射麻醉液，在鼻烟窝即形成1个麻醉墙，如此通过鼻烟窝的桡神经的内、外侧支的痛觉传导即被阻滞。

腕背侧结构

腕背侧有伸肌支持带（腕背侧韧带），是前臂背侧深筋膜的加厚部，在外附着于桡骨下端的外侧缘及桡骨茎突，斜行向内至尺骨茎突及其远端，附着于豌豆骨及三角骨，其位置较屈肌支持带略高。从伸肌支持带的深面发出许多纵隔，至桡、尺骨的嵴上，这样在腕背侧与骨膜之间构成6个骨性纤维管，而由前臂背侧至手背的各肌腱连同其滑膜鞘即经过这些骨性纤维管，它们通过腕背时，与桡腕关节囊紧相贴连。桡腕关节的关节囊背面为桡腕背侧韧带，非常薄弱，桡腕关节的滑膜易从这些肌腱间脱出，形成腱鞘囊肿。

手背浅静脉分布丰富。由手背静脉网分别向桡、尺侧汇入头静脉及贵要静脉，随后绕向前臂前侧上行。由尺神经手背支和桡神经浅支发出指背神经，二者之间并有交通支（图6-9）。

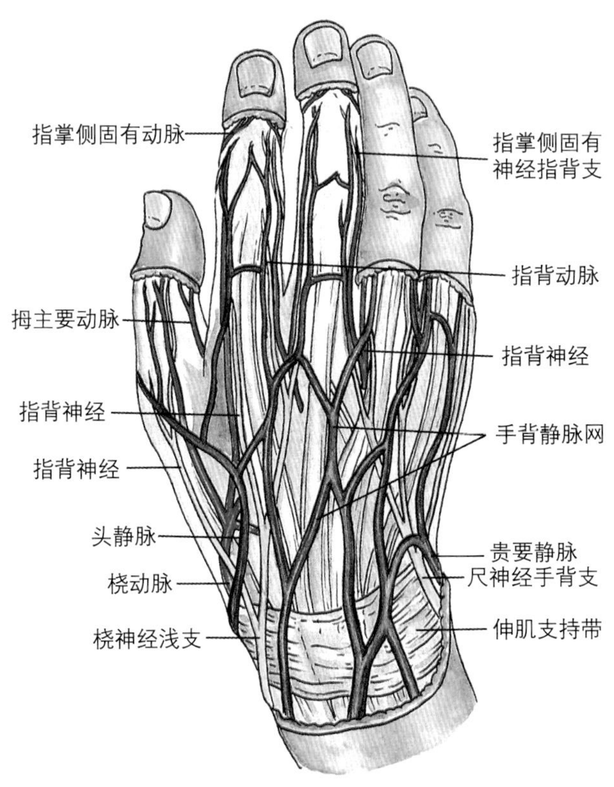

图6-9 腕背、掌背侧浅静脉和皮神经

腕背侧的滑膜鞘

在伸肌支持带下有9个肌腱，均裹以滑膜鞘，经过6个骨性纤维管达于手背。每个管内均衬以腱滑膜鞘，自外向内如下。

第1管：通过拇长展肌腱与拇短伸肌腱。

第2管：通过桡侧腕长、短伸肌腱。

第3管：通过拇长伸肌腱。

第4管：通过指伸肌腱和食指伸肌腱，位于指伸肌深面的前臂骨间后神经亦位于此管内。

第5管：通过小指伸肌腱。

第6管：通过尺侧腕伸肌腱。

这些管内的滑液鞘如发生慢性炎症或粘连，往往影响肌腱的运动。最常见者发生于第1管，拇长展肌腱与拇短伸肌腱的狭窄性腱鞘炎较为常见，也称为桡骨茎突部狭窄性腱鞘炎。

伸肌支持带深面的各区格与肌腱情况如下。①第1区格：2个肌腱居于不完全分隔的2个骨性纤维管者占54%，2个肌腱居于完全分隔的骨性纤维管者占11%，2个肌腱共一管者占34%；②第2区格：与第3区格之间有92%的标本有小孔相通，其余各区格的变异较少。张为龙（1964）发现拇短伸肌腱和拇长展肌腱居同一骨性纤维管内者占72%，完全分开者占27%。

腕背侧的肌腱

1. 浅层肌腱　多起于肱骨外上髁的伸肌总腱，由外向内为如下组织。

（1）肱桡肌腱：止于桡骨茎突的基部。

（2）桡侧腕长伸肌腱：止于第2掌骨底（99%），副腱出现率为22%。

（3）桡侧腕短伸肌腱：一般描述止于第3掌骨底。但据钟世镇报道，大多数同时止于第2和第3掌骨底（85%），止于第3掌骨底者仅占13%，其副腱出现率为11%。罕见情况下，桡侧腕长、短伸肌腱可融合为一腱。

（4）指伸肌腱：在腕上分为4腱，对第1排指拐（掌骨头隆起）及近节指骨背面展阔成指背腱膜或膜性伸肌腱扩展部。

（5）小指伸肌腱：在小指的背面展阔成为伸肌腱扩张部，与指伸肌至小指的腱相连合。小指伸肌腱可分叉，其桡侧的腱可止于环指。偶尔此肌的肌腹可延至伸肌支持带的远侧而使腕背侧通过此腱的滑膜鞘狭窄。

（6）尺侧腕伸肌腱：止于第5掌骨底。此腱的止点变异较少，少数具有一细小额外腱条，占11%。

2. 深层肌腱

（1）拇长展肌腱：起于尺骨和桡骨中部的背面及介于二者之间的骨间膜，止于拇指第1掌骨底的外侧。

拇长展肌腱的止点可有很多变异。除止于第1掌骨底外，还有同时止于第1掌骨及大多角骨者，止于第1掌骨、拇短展肌及大多角骨者，止于第1掌骨及拇短展肌者，止于第1掌骨及拇对掌肌者，止于第1掌骨、大多角骨及拇对掌肌者，止于桡骨茎突、掌浅横韧带及拇指近节指骨者等。也有拇长展肌阙如者。

大多数拇长展肌腱有2~10 mm宽的副腱，与主腱明显分开，在骨性纤维管的远侧位于其尺侧，腱的起始处常有或多或少分开的肌腹。在骨性纤维管，副腱常占据主腱的鞘，但其止点5 mm内偶有分开的鞘，其大小有变化，有的分裂为2个或2个以上腱条，其附着点均在主腱的近侧及掌侧。副腱止点多样，可直接附着于拇短展肌的基底、止于大多角骨，亦可止于第1腕掌关节的关节囊及邻近筋膜，有的主腱不仅止于第1掌骨底，且止于大多角骨、关节囊及邻近筋膜，有的直接止于第1掌骨底（图6-10）。

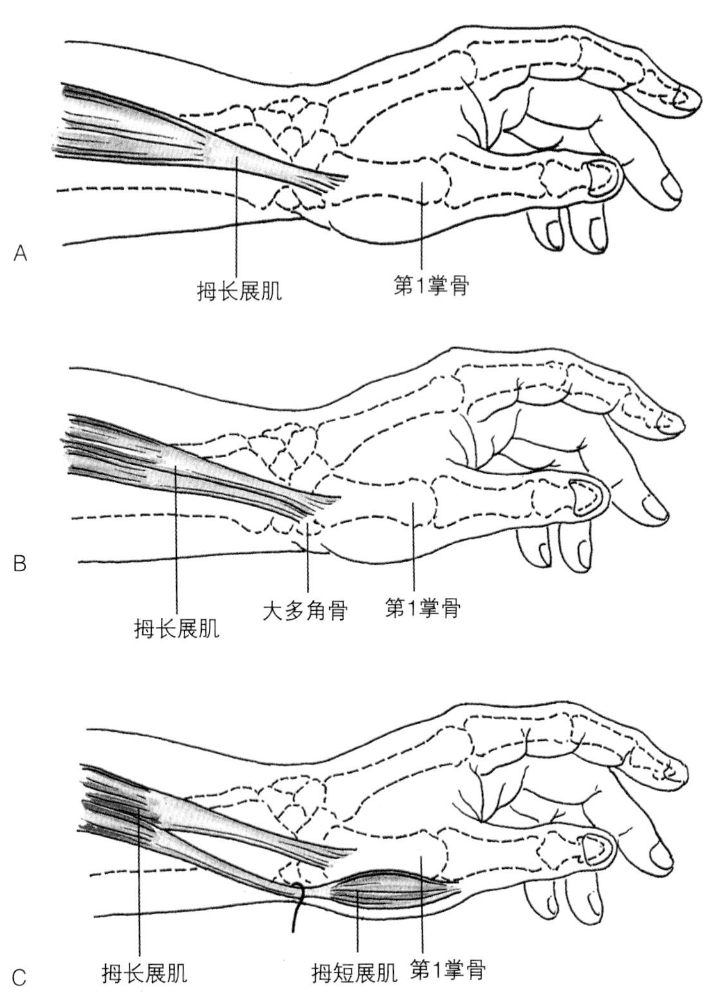

图6-10　拇长展肌腱止点变异

A.止于第1掌骨；B.止于第1掌骨及大多角骨；C.止于第1掌骨及拇短展肌

（2）拇短伸肌腱：肌腹为较小的梭形肌，紧贴拇长展肌，在拇长展肌起点下方起自桡骨背面及邻近的骨间膜，肌腱多数止于拇指近节指骨底的背侧，但有29%同时延伸于中节指骨底。拇短伸肌完全无肌腹和肌腱者占1%，无肌腹但由邻近结构分一肌腱以代替拇短伸肌腱者占9%，阙如时通常由拇长展肌分一副腱代替（69%）。拇短伸肌具1条副腱者占1%，多止于第1掌骨底。拇短伸肌尚可发育不全、缺少肌腹，其肌腱起自手舟骨及大多角骨。

（3）拇长伸肌腱：拇长伸肌起于尺骨背面中1/3及邻近骨间膜，止于拇指远节指骨底的背面。拇长伸肌腱多同时止于拇指近节和远节指骨底，占70%，而仅止于远节指骨底者仅占29%。

拇指背侧的3个肌腱在下部形成一三角形间隙，即“解剖学鼻烟窝”。供给此3肌的骨间后神经在其穿出旋后肌后，在前臂后侧深、浅两层肌肉之间发出。此3肌分别至拇指掌骨，近、远节指骨底，其中拇长伸肌腱与其他两腱在桡骨背侧结节借滑车相隔。因此，“解剖学鼻烟窝”位于第1掌骨底的近侧，上界为桡骨茎突，桡神经浅支及浅静脉越过其表面，一些交通静脉及关节神经支则穿过深筋膜，而桡动脉位于舟骨及大多角骨上，在鼻烟窝的底，最后在第1背侧掌骨间隙穿行至掌侧（图6-11）。

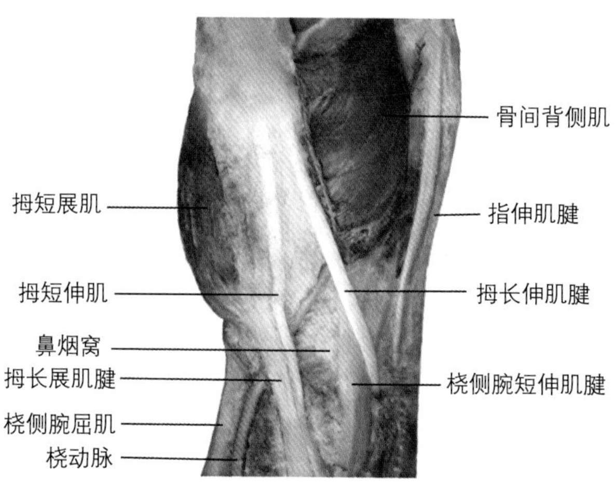

图6-11 解剖学鼻烟窝

（4）食指伸肌腱：食指伸肌起于尺骨后面的下部及邻近骨间膜，在拇长伸肌的远侧，其腱在指伸肌至食指腱的内侧移行为伸指肌腱扩张部，亦受骨间后神经支配。

腕背动脉网

腕背动脉网由桡、尺动脉的腕背支，骨间前动脉后支与骨间后动脉末支形成，由此网向远侧发出3个粗细不等的交通支，连于第2~4掌背动脉（图6-12）。

腕背网较粗大，常呈弓形，其组成形式较多。腕背网可单独由桡动脉的腕背支形成，占58%。由腕背网发出3~4支细小的掌背动脉，经相应骨间背侧肌下行，分为指背动脉，分布到掌指关节囊和近节指骨背面小部分皮肤。在手背，有2条动脉，即由桡动脉发出的腕背支和由骨间后动脉发出的分支，供应手背皮肤，动脉间吻合丰富，可利用它切取手背轴型与感觉皮瓣。

骨间前动脉在旋前方肌上缘发出的背侧支，当其穿过骨间膜后即发出一皮支，沿拇短伸肌与指伸肌的间隙穿出，在入皮前尚发出一骨膜支，供应桡骨远端背侧骨膜。该皮支解剖恒定，

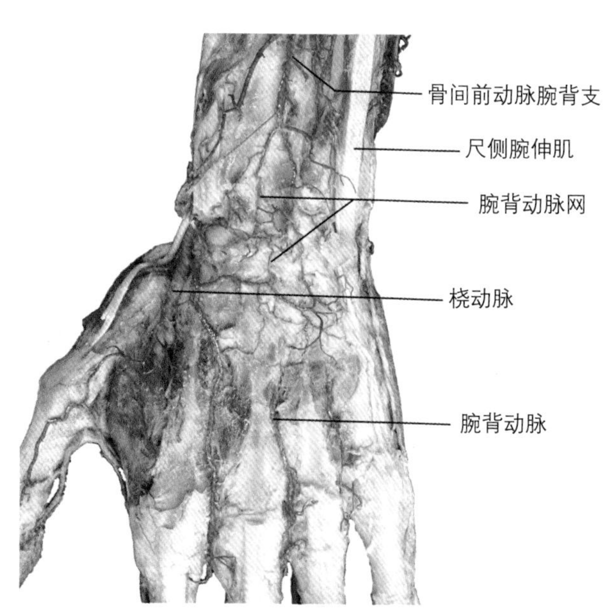

图6-12 腕背动脉网和掌背动脉

长2 cm，可连同背侧支主干作为血管蒂向远端逆转，形成岛状皮瓣或骨膜瓣，用于修复手背皮肤缺损或腕骨骨折不愈合及缺血坏死。

软组织病变的解剖学基础

1. 肌腱损伤　拇长伸肌腱在桡骨背侧经过骨性纤维管，当桡腕关节桡屈及背屈时，拇长伸肌腱成直角弯曲，如长期在桡骨边缘遭受摩擦，则能引起破裂；捶击用力过大、长久亦可引起拇长伸肌腱的损伤。

桡骨远端骨折后，因其前有旋前方肌保护，一般不致发生屈肌腱断裂，但偶尔亦有报告者。约有1/270的病例可发生晚期拇长伸肌腱断裂，女性较多，平均在骨折后6周发生，可能与女性骨骼上肌肉、韧带附着的突起或骨嵴发育较差，以及肌腱的血供不足有关，一般在25岁以后，肌腱血供减少。拇长伸肌腱与桡骨下端紧密相关，肌腱虽可因骨折断端部分断裂，但更常见者，则由血肿压迫或瘢痕组织形成影响肌腱血供所致。此肌腱在尸体上5%~8%可见血管发育不良，表现为口径小、分支减少。自发性断裂可能由于拇指突然屈曲或伸直所致，患者不能伸拇指远节指骨，在解剖学鼻烟窝的背侧缘不能摸到此肌腱。

2. 桡骨茎突部狭窄性腱鞘炎　腕桡侧及解剖学鼻烟窝处变异较多，拇长展肌腱经常存在附着及数目变异，约75%的人有迷走肌腱，或较正常附着更位于近侧及尺侧，或同时附着于大多角骨及第1掌骨底，还可附着于拇短展肌、拇对掌肌及其筋膜。另外，拇短伸肌腱与拇长展肌腱之间，或存在1个明显间隔，或共处于1个腱鞘内。后一种情况如发生狭窄性腱鞘炎也称为Quervain病。女性常见，发病率约为男性的10倍，可能与女性腕掌关节较多活动，使有关肌腱走行方向改变、容易遭受摩擦有关。某些职业如经常拧洗衣服或腕部不断重复同一动作较易发生。患者可同时伴有类风湿关节炎、桡骨茎突处压痛，可触及增厚的纤维腱鞘，使患者握紧拇指、腕部迅速向尺侧偏斜时，桡骨茎突出现明显疼痛，即Finkelstein征阳性。进行手术时，不仅将腱鞘切开，还应注意有无迷走肌腱及异常抵止，否则不能达到完全松解状态。

在腕的桡侧，拇长展肌腱及拇短伸肌腱与桡骨茎突关系密切，最易发生腱鞘炎。拇长展肌及拇短伸肌自桡、尺骨背面及骨间膜起始，分别止于拇指掌骨及近节指骨底，于桡骨茎突处位于共同或单独腱鞘中（图6-13）。该段腱鞘长5~6 cm，外侧及背侧由伸肌支持带紧紧包围，内侧为桡骨茎突，故通过部位狭窄，且距离皮肤极近。两肌腱在经过桡骨茎突到第1掌骨时，屈曲角度大约为105°，因此该两腱的持续过度活动及反复轻度外伤，如用手指握物，手指内收及腕部尺屈时，可以摩擦、挤压腱鞘，腱鞘受刺激后发生水肿，使该处更为狭窄，摩擦力增加，形成恶性循环，日久该处腱鞘增生、肥厚，发生纤维性变。当拇指做屈伸、外展、内收各种运动时，该肌腱在肥厚的腱鞘中通行困难，遂发生各种症状。当拇指内收及腕部尺屈时，拇短伸肌腱、拇长展肌腱及其腱鞘呈紧张状态，长期重复此种动作，腱鞘受多次摩擦、压挤后即可发生病变。检查时，使患者

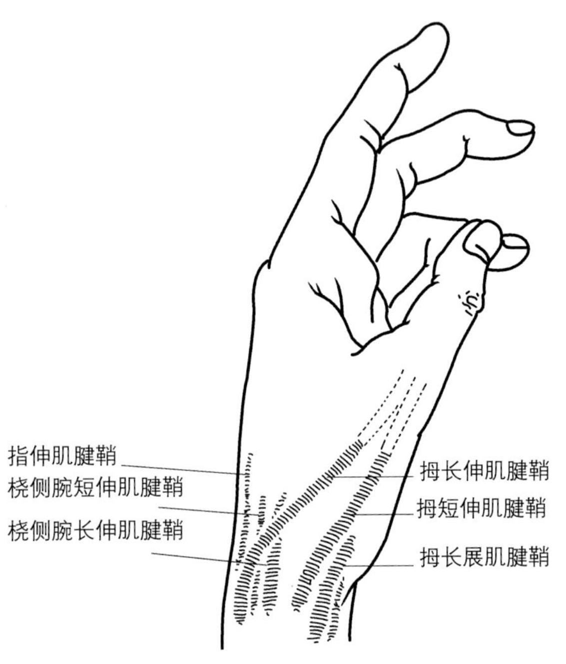

图6-13　桡骨茎突部腱鞘

拇指置掌心握拳，并使腕部尺屈，患者可因过度牵引拇短伸肌腱及拇长展肌腱挤压腱鞘而发生疼痛，但如使拇指置掌外握拳，再使腕部尺屈，则不发生疼痛。

拇短伸肌腱及拇长展肌腱的变异并非少见，迷走肌腱常为引起狭窄性腱鞘炎的原因。起于拇长展肌的迷走肌腱，其止点常在手舟骨、三角骨或鱼际肌筋膜等处。迷走肌腱较拇长展肌腱短小，伸张度不如后者范围大，因此当拇指及手腕过度活动时，迷走肌腱更易受损伤而发生症状。拇长展肌腱与拇短伸肌腱常伴有副腱，可分别居于单独的骨性纤维管中，亦可居于骨性纤维管的外侧，临床经局部封闭治疗不见效的桡骨茎突部狭窄性腱鞘炎，如不将这种变异的骨性纤维管切开，往往不易治愈。

腕 骨

腕骨的形态

腕骨8块，排成2列（图6–14）。腕骨的背面凸出，掌面凹进，形成腕骨沟，两侧高起，形成腕桡侧隆起和腕尺侧隆起，其上面有屈肌支持带（腕横韧带）附着，共同构成腕管。腕骨属于短骨，大致呈立方形，有6个面。腕骨的前面和后面有韧带附着，显得粗糙，其他4个面与邻近的骨相关节，均有软骨覆盖，其中除月骨前面较宽外，其他均相反，后面较宽。腕骨在结构上与长骨两端的骨骺有许多相似点，表现在：①腕骨内部为骨松质，表面覆以一层极薄的骨密质；②在长骨骨干内的红骨髓变为黄骨髓以后，腕骨内的红骨髓继续保留若干年；③腕骨的骨化一般在出生后不久到数年相继出现。

近侧列腕骨

近侧排列的腕骨由外向内分别为手舟骨、月骨、三角骨和豌豆骨。前3块腕骨由坚强的韧带连结在一起，共同形成1个椭圆形的关节面，向上与桡骨的腕关节面相关节；而豌豆骨实际上是尺侧腕屈肌腱内的籽骨，并不参与形成桡腕关节。手舟骨在近排腕骨中最大，长轴斜向前外下方，上面凸隆，与桡骨相接，下面有一微嵴，分为

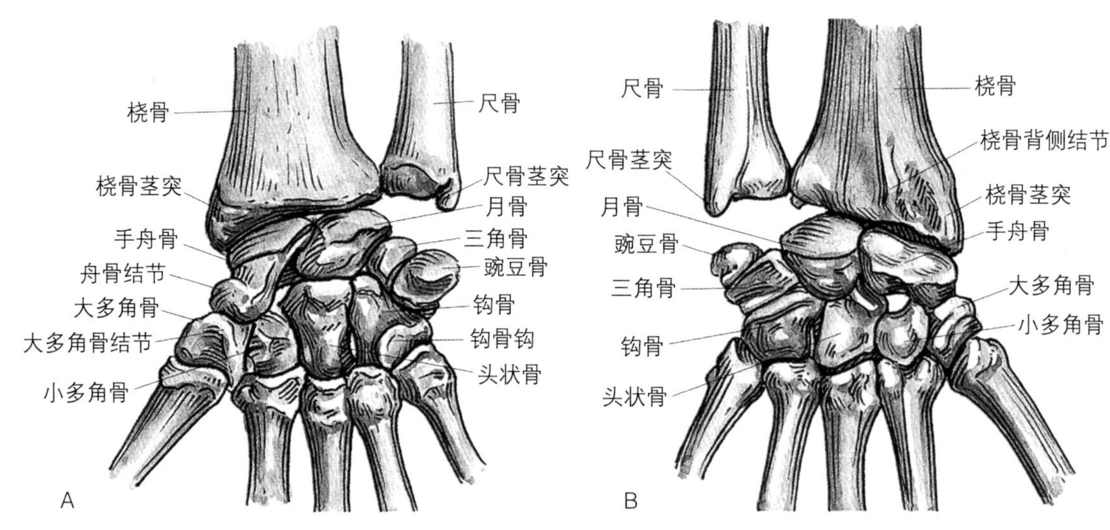

图6–14 腕骨
A.掌面观；B.背面观

内外两部，分别与远排腕骨中的大、小多角骨相连，下部的舟骨结节为屈肌支持带与拇短展肌的附着部。月骨与三角骨较小。豌豆骨位于三角骨的前方。

1. 手舟骨　细长，其远端超过第1排腕骨，平头状骨的中部，其腰部相当于两排腕骨间平面。正常腕关节的活动主要通过桡腕关节，但也有一部分通过腕骨间关节及第1、2掌骨之间。舟骨腰部骨折后，两排腕骨间关节的活动就改为通过手舟骨骨折线的活动。这样，手舟骨骨折线所受的剪力很大，加之手舟骨本身血供不佳，是造成手舟骨骨折后迟缓愈合或不愈合的原因（图6-15）。

2. 月骨　侧面观呈半月形，掌侧呈较宽的四方形，背侧尖窄，上面凸隆，与桡骨腕关节面及桡尺远侧关节的关节盘相接，下面凹陷，有微嵴分为内、外两部，分别与头状骨与钩骨相关节。

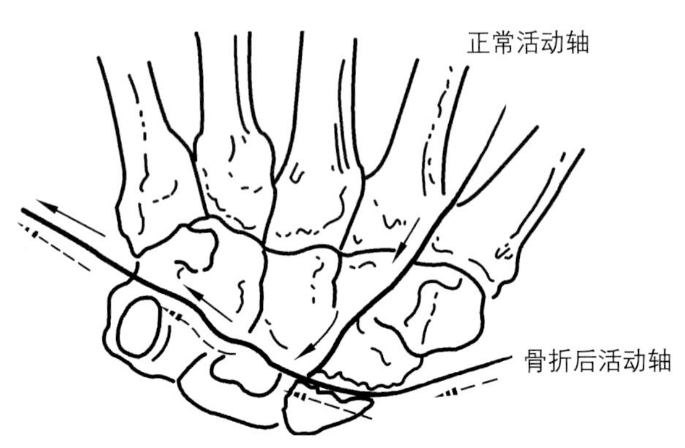

图6-15　手舟骨骨折后的活动轴改变

正常在腕背伸及掌屈时，月骨在桡骨腕关节面及头状骨上均有一定程度旋转（图6-16）。摔跌时腕部极度背伸，月骨被挤压于桡骨下端和头状骨之间，关节囊破裂，月骨向掌侧脱位。如仅背侧韧带断裂，月骨可旋转90°~270°；掌侧韧带仍完整者，月骨血供仍可由该韧带中的血管供应，如能早期整复，月骨可以存活，桡腕关节也可保持较好功能；如为完全脱位，桡腕掌侧及背侧韧带断裂，月骨失去血液供应，可发生缺血性坏死。

3. 三角骨　呈锥形，上面的外侧与桡尺远侧关节的关节盘相关节；内侧粗糙，有韧带附着。下面凸凹不平，与钩骨相关节。前面有卵圆形关节面，与豌豆骨相关节。

4. 豌豆骨　是腕骨中最小的，前面粗糙而凸隆，为尺侧腕屈肌、小指展肌、屈肌支持带、豆掌韧带及豆钩韧带附着处。

远侧列腕骨

远侧排列的腕骨也为4块，自外向内分别为大多角骨、小多角骨、头状骨及钩骨。

1. 大多角骨　上面凹陷，与手舟骨相关节，下面呈鞍状，与第1掌骨底相关节，前面有嵴状隆起，称为大多角骨结节，为屈肌支持带、拇短展肌及拇对掌肌的附着部。

2. 小多角骨　近似楔形，四周被手舟骨、大多角骨、头状骨及第2掌骨底所包绕。

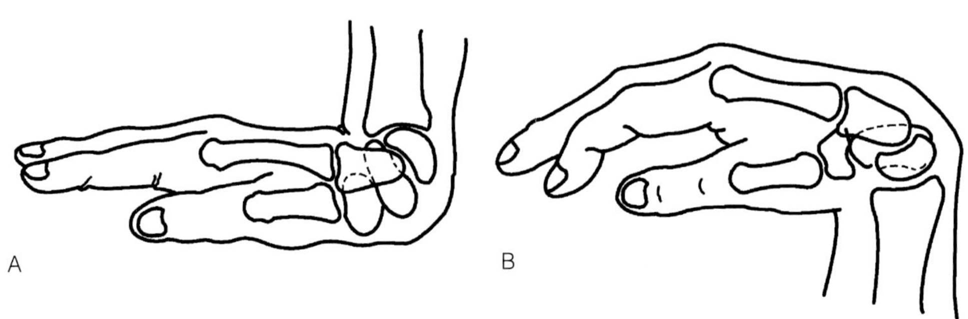

图6-16　桡腕关节活动时月骨的旋转
A.背伸；B.掌屈

3. 头状骨　位于腕骨中央，是最坚强的一个。手受到打击时，外力可经头状骨的头部传导至桡骨。头状骨的头部呈球形膨大，与月骨相关节，下面被2条微嵴分成3个关节面，分别与第2、3、4掌骨底相关节。

4. 钩骨　呈楔形，下面被一微嵴分为两部，分别与第4、5掌骨底相关节，前面上部有钩骨钩，钩的顶部有尺侧腕屈肌及屈肌支持带附着，钩的内侧面为小指短屈肌及小指对掌肌的附着部。

■ 腕骨的血供

腕骨的特点是关节面多、血供差，遭受炎症破坏后容易发生缺血性坏死。

一般特点

腕骨由围绕它的动脉吻合支供应。血管从腕骨掌、背侧非关节面穿入，1个腕骨通常接受2个以上的动脉。动脉进入骨内后，有时分为等大的分支，也可能是1个大支和1个小支，以后分支呈叉状。由掌、背侧动脉来的主干在骨内形成横行的直接吻合，较大血管的第1或第2分支形成吻合弓。腕骨周围的血管比较细小，形成直径小于1 mm的动脉网，这些动脉网在关节软骨之下呈多角形。

手舟骨的血供

手舟骨的血供来自桡动脉和尺动脉的分支，经附着于手舟骨结节及舟骨腰部的韧带进入骨内，手舟骨近侧1/3因被关节软骨覆盖而无血管进入（图6–17）。手舟骨不同部位的骨折，血供受到影响的程度不同，愈合速度也不同。如舟骨结节骨折，近侧与远侧骨折断端均有较丰富的血供，愈合较快；舟骨腰部骨折，虽远侧断端血供良好，但近侧断端血供可能部分或大部被破坏，愈合缓慢，近侧断端可发生缺血性坏死；舟骨近端骨折因近侧骨片血供大部丧失，多数发生缺血性坏死。

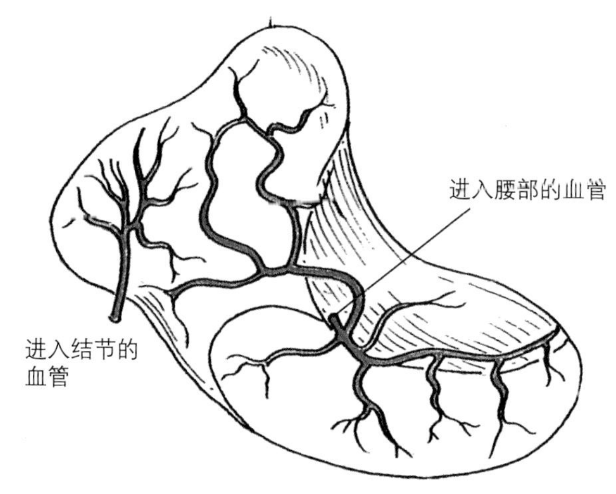

图6–17　手舟骨的血供

手舟骨的血供来自2组：一组从背侧经舟骨嵴进入，另一组自掌外侧靠近舟骨结节进入。Kulkarni（1999）对急性手舟骨骨折做MRI检查，将其血供分为4型。Ⅰ型，骨折两端均保持血供，骨折线位于两组血管之间，即在手舟骨嵴与结节之间、骨折两端均能见到过多血供愈合反应。Ⅱ型，近端缺血，远端有过多血供反应，骨折线破坏经舟骨嵴进入近端的血供，愈合来自远端。可以看到再血供前沿逐渐向近端推进，分界线清晰，此过程继续，直到整个缺血段被越过，而不愈合者再血供前沿将停止前进，随时间延长，过多血供区消失，出现正常含脂肪的骨髓。Ⅲ型，远端缺血，近端有过多血供愈合反应，骨折线破坏经掌侧舟骨结节进入远端的血供，愈合仅能靠近端血供向远端的扩展。Ⅳ型，两端均缺血，一般在桡侧有广泛粉碎骨折，两组血供均被骨折线破坏，愈合只能靠进入的血管向两端逐渐侵袭。

手舟骨近、中、远1/3全长均有滋养孔，13%主要在远端，而20%多在围腰部，其近侧1/3几乎完全阙如，说明约1/3的人手舟骨近侧1/3无血供分布，这与临床上手舟骨骨折后发生35%的缺血坏死率几乎一致。手舟骨的血供来自桡动脉，从侧掌面及背面和远端进入，前二者供应手舟骨的近2/3部分。

腕骨的骨化过程

出生时，所有腕骨骨化中心仍未出现（图6-18）。但不久，头状骨即骨化，女性甚至在出生时或出生前即已骨化，以后大致每年出现1个腕骨骨化中心。1~2岁时钩骨出现骨化中心，3~4岁时出现三角骨及月骨的骨化中心，5岁时出现手舟骨的骨化中心，6~7岁时出现大、小多角骨的骨化中心，10岁（6~12岁）时出现豌豆骨的骨化中心（图6-19）。腕骨的骨化中心顺序出现，如同自头状骨开始沿腕骨绕一圆周。有时每块腕骨可有两个骨化中心。

腕部骨骼发育研究总结规律如下。①女性骨骼发育多早于男性。由于各骨发育超前时间不等，有的骨骼均值相差最长者可达2年以上，仅少数骨骺出现均值，男女相等。②男性正常值范围较女性为大。③与美国Gann资料相比，我国儿童骨骺的出现时间较美国人延迟。必须说明，除头状骨、钩骨以外，其他各骨骨化中心的出现，可以有先后的改变。根据我国学者的测定，男性腕骨骨化中心的出现及骨骺愈合的时间皆晚于女性1~2年。

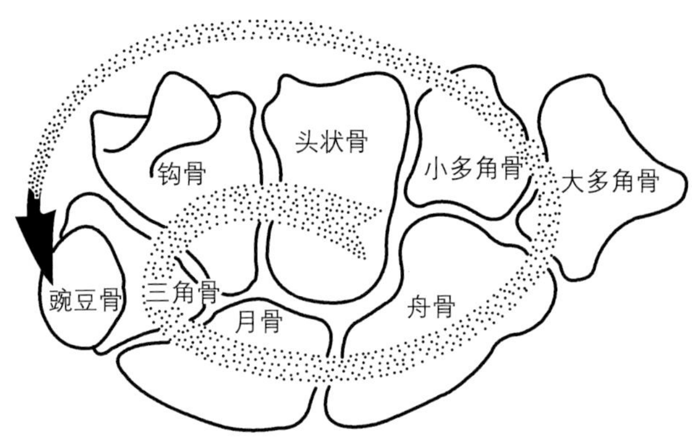

图6-19　腕骨骨化中心出现的顺序

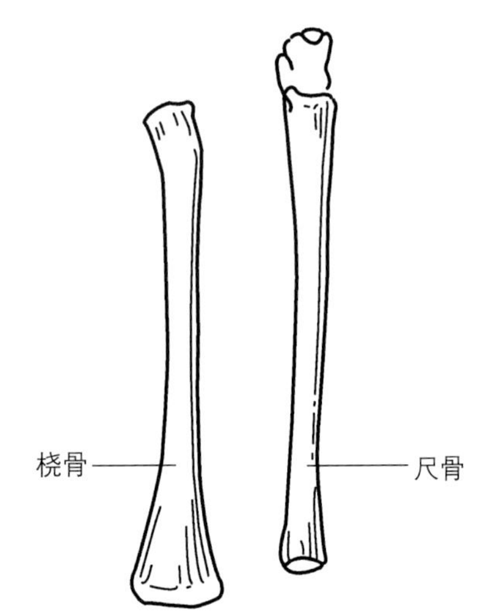

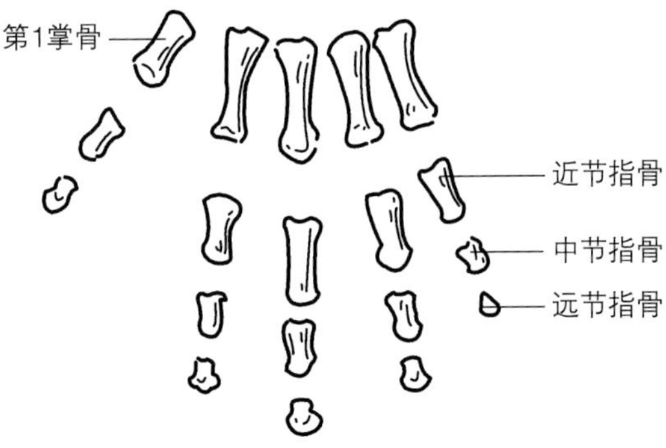

图6-18　出生时腕骨尚未出现骨化中心

腕骨的变异畸形

腕骨发育的变异有二分手舟骨、中央骨（os centrale）、2个或更多的腕骨相融合，这些畸形一般为双侧性，无外伤史。

手舟骨变异畸形

1. 二分手舟骨（bipartite navicular bone）　在临床上常被误诊为手舟骨骨折未愈合，原因是二分手舟骨分开处常在手舟骨围腰的中部，与不愈合的骨折部位相同。Waugh（1950）在约1 400例腕骨X像中发现二分手舟骨2例。二分手舟骨是否存在或是未愈合的骨折，各学者意见不一。Pfitzner认为，二分手舟骨系由一个桡侧手舟骨骨化中心和一个尺侧手舟骨骨化中心发生，如有附加中央骨的骨化中心，则成为三分手舟骨。手舟骨再分比胚胎中央骨不愈合解释二分手舟骨更为可信，原因是：①手舟骨常由2个或更多骨化中心发生；②二分手舟骨最常见；③中央骨为小的软骨结节，其大小、形状、位置与分开的手舟骨不对称，显得过大。

二分手舟骨与手舟骨骨折之间的鉴别点为：前者一般为双侧，分界线横行或稍斜行；二分手舟骨相接处覆以关节软骨，平滑光亮，X像显示界限明显，边缘为骨密质，在分开的二分手舟骨间有清晰的间隙。腕骨由于过分承受压力及张力，可伴有腕骨损伤性骨质疏松，一般为双侧，而不愈合的手舟骨骨折断面粗糙，不规则，病变为1侧，有外伤史。必要时应拍摄对侧腕骨像作为对照，确定是否存在先天性畸形。

2. 手舟骨阙如　手舟骨阙如多伴有桡骨茎突及第1掌骨发育不良或延迟出现。

茎突骨

过去认为茎突骨（os styloideum）是第9腕骨，位于第3掌骨茎突尖的背侧，在头状骨、小多角骨及第2掌骨、第3掌骨基底之间。在腕部侧位像上容易看到，而在前后位像上易被漏诊。茎突骨一般为独立的小骨，但有趋向与第2、3掌骨相融合。有茎突骨的人常无症状，仅偶然被发现，损伤后可引起第2、3腕掌关节背侧疼痛。

中央骨

中央骨（os centrale）在哺乳动物和人胚胎的腕骨中存在，出生后，正常腕骨中无中央骨。文献报告对于胚胎时期存在的中央骨的发育意见不同，一些人认为中央骨退化，变为1个介于头状骨和手舟骨间的不重要的韧带；还有一些人认为中央骨与邻近腕骨（头状骨或手舟骨）的生长软骨相融合。

腕骨融合畸形

腕骨中最常见的融合畸形为月骨及三角骨的融合。人手因向下向后的下推作用，手的轴后缘（post axial border）需要加强稳定，而轴前缘（preaxial border）因握取的需要，腕骨的数目减少。月骨及三角骨的先天性融合，可能表示手的轴后缘进一步加强。少数情况下，可发生头状骨与钩骨融合、所有腕骨融合，甚至腕掌关节也融合。

额外骨

出生时，各腕骨均为软骨，每块腕骨一般由1个骨化中心形成。如2个骨化中心不愈合，可形成二分腕骨，如二分头状骨等。钩骨钩也可有一单独的骨化中心，不与钩骨体愈合。

手的额外骨除上述茎突骨、中央骨外，可出现紧接大多角骨的前大多角骨（pretrapezium）、第2大多角骨（trapezium secundarium）、旁大多角骨（paratrapezium）和上大多角骨（epitrapezium）；紧接小多角骨的第2小多角骨（trapezoides secundarium）；紧接头状骨的第2头状骨（capitatum secundarium）和下头状骨（subcapitatum）；紧接钩骨的固有钩骨（os hamarum proprium）、基钩骨（hamatum basale）、维萨里骨（os Vesalianum）和外尺骨（ulnare externum）；紧接三角骨的尺侧三角骨（triquetrum ulnare）、桡侧三角骨（triquetrum radiale）、上锥形骨（epipyramis）等。拍摄腕部的X线侧位像有助于发现这些异常骨。

月骨缺血性坏死

月骨位于桡骨、手舟骨、头状骨及三角骨的中央，与上述诸骨形成关节。月骨的四周均为关节软骨面，仅在桡月掌、背侧韧带及腕关节囊附着处，各有2~3条小血管进入，所以月骨的血供很差。桡腕关节运动时，月骨的活动度相当大，外伤或其他原因均易损伤这些血管，引起月骨缺血性坏死或月骨软化症，即Kienbock病。

手用力抓握动作，特别在旋前和尺屈位时，容易使腕骨的中央列受压，并可使月骨血供遭受损害，这可能是月骨发生缺血性坏死的原因。头状骨近极发生缺血性坏死的机制也与此类似。

有学者认为，Kienbock病与尺骨短缩有关。

正常人约8%有这种短缩，称为短尺骨（ulnar minus），可使月骨支持减弱。实际上，有短尺骨者，其三角纤维软骨较厚，不会出现“台阶”，这种假说值得怀疑。

月骨四周大部分为关节面，无骨膜覆盖，发生缺血性坏死后，很难依靠周围骨骼的血供而获得再生。这种情况下，可考虑行月骨、三角骨融合术或月骨、头状骨融合术，但因三角骨体积很小，血供也差，仅在三角骨背侧与关节囊附着处有数条小血管供应，所以月骨、三角骨很难融合，而头状骨较大，血供丰富，月骨与其融合成功的机会较多。也有人认为，桡骨较尺骨长，桡骨下端关节面较为突出，在日常劳动中，月骨经常承受桡骨关节面的压力，致发生缺血和压缩变形。

进行月骨切除术时，除经背侧途径显露月骨外，可于腕掌侧再做横切口，将正中神经及指屈肌腱向两侧牵开，防止损伤。然后切开关节囊，游离月骨，将其整个摘除。切除月骨后，腕部活动范围如掌、背屈及桡、尺屈均将受到一定影响；此外，腕骨移位，相互关系也将发生改变，头状骨移向近侧，特别是在腕尺屈时，移位1~4 mm。手舟骨与头状骨的关系也稍有变化，正常掌屈时，手舟骨向掌侧倾斜90°，而在背屈时，倾斜度为0° ，月骨切除后腕背屈时，手舟骨向掌侧有些倾斜。

正常腕部完全尺偏时，三角骨与尺骨下端密切相关。月骨切除后，这种关系更为密切。证据是：①在腕尺屈及背屈时，疼痛更常见；②尺偏明显受限；③三角骨及尺骨下端常出现骨囊肿；④尺骨长度正常者较短缩者更易发生骨囊肿；⑤尺骨茎突的大小及形状发生改变。

腕部的关节

狭义上看，腕关节是指桡骨下端与第1排腕骨间的关节（豌豆骨除外），即桡腕关节；但从功能着眼，腕关节实际应包括桡腕关节、腕骨间关节及桡尺远侧关节，它们在运动上是统一的，桡腕关节位于腕管的深面。

■ 桡腕关节

桡腕关节属于椭圆关节或髁状关节，其前后径较横径为短，呈椭圆形，这样的结构不能做旋转运动。桡腕关节之所以有旋前、旋后动作，实际是在桡尺远侧关节发生的，二者协同动作，运动的范围就增加许多。就运动范围来说，几乎与盂肱关节相当，同样便利手的动作。桡腕关节是手部关键性关节之一，只有屈腕肌与伸腕肌将此关节稳定于功能位，手的功能才能充分发挥。治疗手外伤与疾患时，必须把这个关节放于功能位，施行肌腱转移术时，尤应保持屈腕肌与伸腕肌之间的平衡（图6-20）。

桡腕关节的构成

桡腕关节由椭圆形窝与球面两部分组成，前者包括桡骨下端的关节面及关节盘的远侧面（图6-21），后者包括手舟骨、月骨及三角骨。在此三骨中，手舟骨与月骨的关节面大致相等，与桡骨下端及关节盘相接，三角骨几乎不占重要位置，手上承担的质量主要由手舟骨及月骨传达至前臂。关节盘亦名三角软骨，为纤维软骨，光滑而微凹，在尺骨头与月骨之间的三角区较坚硬，其他部分则为韧带性，较柔软，软骨部分常发生裂缝。关节盘的位置一端连于桡骨下端内侧的尺切迹下缘，另一端附着于尺骨茎突的内侧，故桡腕关节与桡尺远侧关节不相交通，但三角骨与豌豆骨间的关节往往与桡腕关节相通。约有40%的

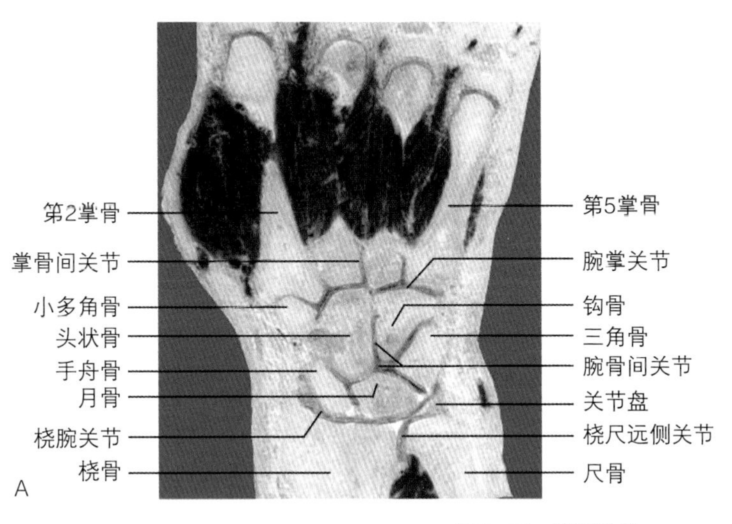

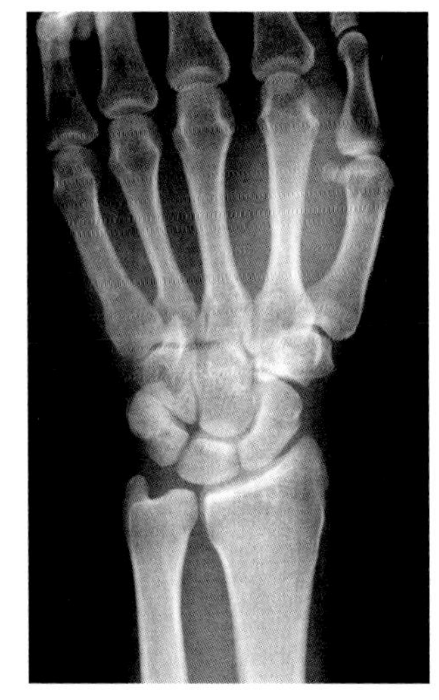

图6-20　桡腕关节
A.冠状切面；B. X线像

图6-21　桡腕关节近端关节面

关节盘发生穿孔，同时桡骨腕关节面粗糙，如此使两关节相交通。手在中立位时，三角骨的关节面并不与关节盘的下面相接，仅与腕尺侧副韧带相接，但当手尺屈时，与关节盘相接。正常桡腕关节向内、向前倾斜，在整复腕部骨折时，必须恢复其原有位置。桡腕关节的穿刺可在尺骨茎突下方尺侧腕屈、伸肌腱间进行。

桡腕关节的韧带

桡腕关节周围没有肌肉覆盖，只有许多肌腱、神经、血管通过。桡腕关节的关节囊非常菲薄，上端连于桡、尺骨的下端，下端附着于第1列腕骨，各方均为韧带所加强。桡腕掌、背侧韧带系关节囊前后加厚部分。

1. 桡腕掌侧韧带　坚韧，起自桡骨茎突根部及桡骨、腕骨关节面的边缘，桡腕关节活动时使手部跟随桡骨转动，桡腕掌侧韧带纤维的方向朝下内，止于第1排腕骨及头状骨的掌侧面（图6-22）。

2. 桡腕背侧韧带　远不如掌侧韧带发达，由桡骨下端背侧向内下方而行，至第1排腕骨，主要至三角骨，其他部分则连接腕骨与掌骨底相接的背面。桡腕背侧韧带的背侧另有伸肌支持带，可以看作是桡腕背侧韧带的浅层，仅是由于腕背侧肌腱插入而分开（图6-23）。

3. 副韧带　腕桡侧副韧带为一圆束纤维，由桡骨茎突至舟骨结节与大多角骨。腕尺侧副韧带呈扇形，由尺骨茎突止于三角骨，一部分至豌豆骨。此二副韧带可防止腕的过度内收或外展。

4. 腕的韧带层次　腕的韧带分为3层。

（1）第1层：为桡腕掌、背侧韧带，是前臂筋膜的局部增厚部分，不仅使肌腱特别是尺侧腕伸肌保持在正确位置，对腕骨两侧和尺骨尚有包绕作用。屈肌支持带主要与保持屈肌腱位置有关，在腕屈曲时起滑车作用，切断屈肌支持带对腕的功能极少或不产生影响。

（2）第2层：为外在韧带群。此层浅部呈

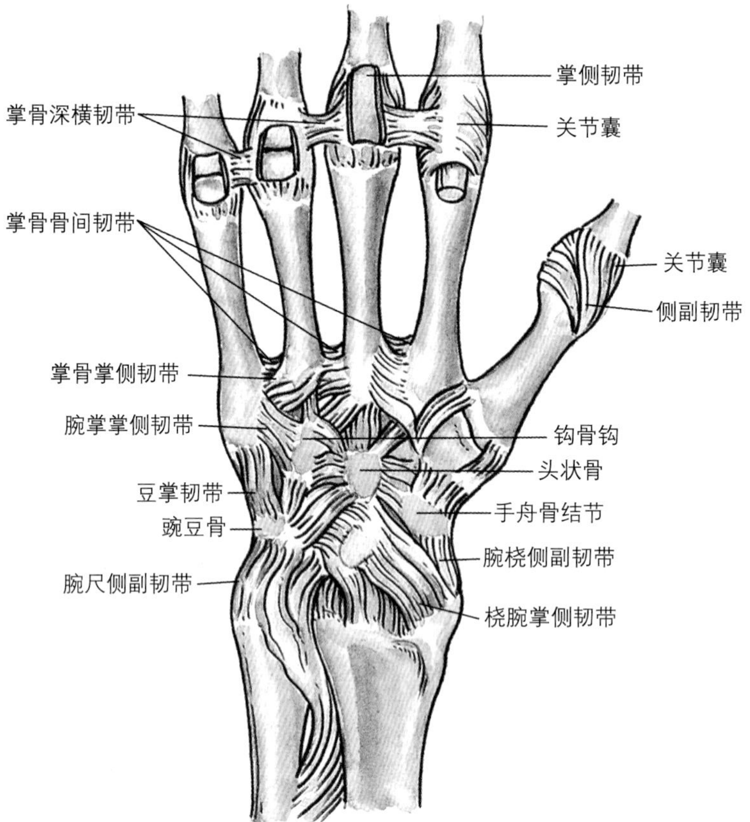

图6-22　桡腕掌侧韧带

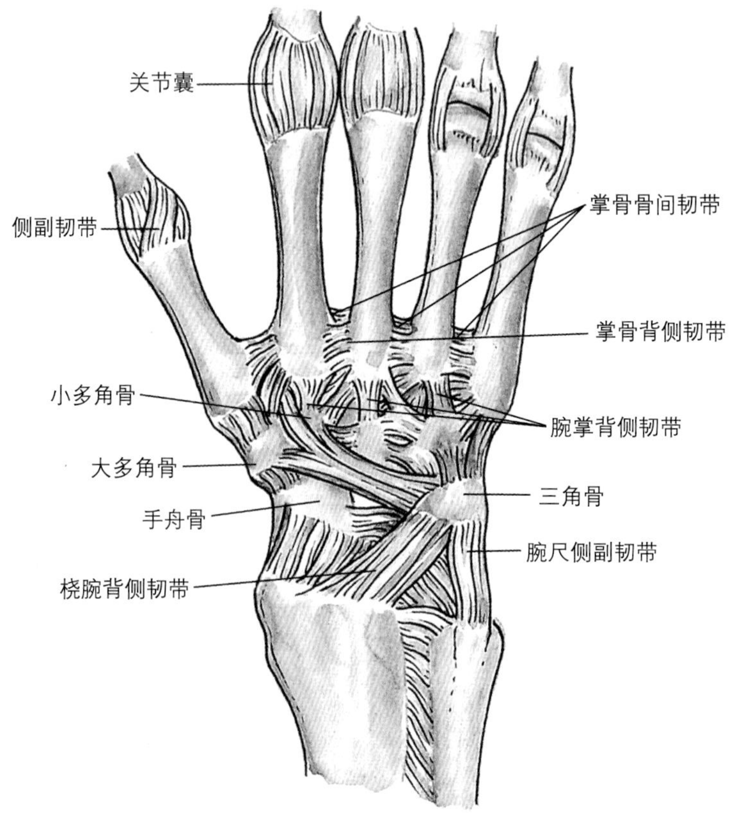

图6-23　桡腕背侧韧带

倒置“V”字形，从头状骨至桡、尺骨，而深部从桡骨经手舟骨凹面至头状骨，其内侧为桡月韧带。桡侧副韧带部分支持手舟骨远极，同桡腕掌侧韧带合并。尺侧副韧带较薄，起自尺骨茎突基底，止于三角骨，有加强豌豆骨远侧的尺侧腕屈肌的作用。桡腕背侧韧带自桡骨后面呈扇形散开，包括一些横行束，此韧带一部分附着于月骨，另一部分附着于三角骨，伸肌纤维鞘是此处加强部分。

（3）第3层：为内在韧带，呈环形位于每2个腕骨间，使4个近排腕骨紧紧固定在一起，其中舟月韧带尤为重要。各腕骨之间均有韧带相连，但位于手舟、月两骨间之骨间韧带常部分吸收，感染后可以广泛蔓延。桡腕关节结核时，肿胀明显，脓肿容易穿破表面形成窦道。

尽管桡腕关节四周均具有韧带，但关节囊的桡侧及背侧仍有时缺损，通过这些缺损，桡腕关节腔可与位于关节部的滑膜鞘相交通，如在豌豆骨或钩骨附近，屈肌总腱鞘可以与关节腔相交通。有些情况下，可以看到滑膜憩室，穿至桡腕关节囊前部的裂缝与缺损中。个别情况下，尚可以看到关节腔与桡侧腕伸肌腱鞘相交通，此种情形远较关节腔与掌侧的滑膜鞘相交通者为少。临床上看到的腱鞘囊肿即发自关节囊，间有发自通行于关节部的腱滑膜鞘，腱鞘囊肿常发生于指伸肌腱与拇长伸肌腱之间隙中。滑膜衬于关节囊及关节盘的内面，有时突出成腱鞘囊肿。透明的滑膜皱襞在骨间突出。桡腕关节滑膜面积小，引起单纯滑膜结核比较少见。

桡腕关节的血供和神经支配

桡腕关节由桡动脉和尺动脉的腕支、骨间动脉与掌深支所组成的腕掌、背侧动脉网所供血。

桡腕关节由正中神经的骨间前神经、桡神经的骨间后神经及尺神经的手背支与深支支配。从新鲜尸体桡腕掌侧韧带、桡月韧带及桡舟头韧带通过染色可以发现机械刺激感受器，包括Golgi、Pacini及Ruffini小体或终器，还有游离末梢，桡腕掌侧韧带有明显感受器，以维持腕部稳定和控制运动，机械感受器对组织变形范围敏感，但在较坚硬的近、远侧附着部对变形反应较差，相对较大能使韧带过度变形和损害的应变则能传达。腕部韧带机械感受器的存在可产生韧带肌肉保护性反射；对腕部的手术修复应保留副韧带的关节神经支，以保留固有感觉。当然，也有时对损伤后疼痛或蜕变情况需要去除神经。

桡腕关节的力学特性

腕关节好比3条纵向铰链关节，腕关节的稳定首先决定于3条铰链间关节的相互联系。腕关节的全程运动与中间骨的特殊形态有关，是腕骨间和桡腕关节共同参与的结果。Palmer（1981）更明确地提出由手舟骨、大多角骨、小多角骨和第1掌骨、第2掌骨组成外侧柱（外纵列）；由月骨、头状骨和第3掌骨组成的中间柱（中间纵列），以及由三角骨、钩骨和第4掌骨、第5掌骨组成的内侧柱（内纵列）即腕关节三柱（纵列）概念，内侧柱在三角软骨复合体的支持下发挥作用。

腕掌关节特别是第2~5腕掌关节属于微动关节，结构坚强，在力学上成为一体，可以看作手的骨干。在腕部损伤机制中，月骨和手舟骨起关键作用。腕骨轴向爆裂脱位（axial burst dislocation of carpal bones）即在腕的3个纵柱功能解剖基础上，如遭受以纵向为主兼有侧向偏斜的暴力，可发生除月骨、三角骨外其余腕骨在3个纵轴间发生崩解，致使腕的结构发生严重紊乱。

桡腕关节的运动

桡腕关节的运动与腕骨间关节的运动同时作用，但腕掌关节不起作用，桡腕关节可以做背伸、掌屈、外展（桡屈）及内收（尺屈）4种动作。

1. 桡腕关节的运动特点　过去很长时期内有这样的理论，将近排腕骨视为一个运动整体，并认为腕关节的关节面有规则的曲线，有可能使腕关节在固定的运动轴上完成手的屈曲和外展动作。这个概念不能圆满地解释腕关节平衡失调所发生的各种现象。Fisk认为，两排腕骨在不同弧线上有两个水平方向的运动，这使手在前臂上可以随意做侧-侧运动，还可使腕骨能在桡骨上做轻度旋转。腕关节的真正运动轴线是沿手的背屈、桡偏至掌屈、尺偏连线，此运动一般在前臂半旋前时完成。

腕骨被排成3个纵列，其近侧较活动，远侧较稳固。每一纵列有助于特殊的腕功能。外纵列包括手舟骨和大、小多角骨的关节，活动度最大，主要与拇指和食指的抓拿和准确握持有关。中间纵列由月骨和头状骨构成，与屈伸有关。这是腕的不稳定部位，对腕其余部分的位置和功能影响极大。内纵列由三角骨和钩骨构成，前臂旋转经此轴延展到腕。

尽管腕的动作复杂，但所有运动中心集中于头状骨。随腕的伸展，近排腕骨除了在桡骨下端转动外，还在其关节面上向前移动，腕屈曲时则相反。在侧-侧运动中，桡屈是腕中关节的功能，手舟骨沿其长轴屈曲，内纵列则在同时朝反方向伸展。尺屈时，腕骨绕中央的头状骨轴旋转，手舟骨伸展，钩骨与三角骨的关节做旋转动作。

近排腕骨包括手舟骨互相镶嵌，其位置及运动决定于腕骨间及桡尺关节面施加的压力。两排腕骨的动作在腕关节掌屈及背伸时相互协调；而在桡、尺屈时彼此相反。掌、背屈时协调的角度主要在手舟骨与腕骨间关节的机械性链环。桡腕掌、背侧韧带的复合排列可决定运动的弧度，如无这种稳定性，近排腕骨在3条链环系统上将成为不受支持的镶嵌链，在轴向负重时，将会出现弯曲。手舟骨骨折及舟月关节脱位后，月骨向背侧移位，这是由于桡腕掌侧韧带及舟月韧带的远侧部分断裂，引起腕关节不稳定。

腕关节掌屈不稳定表现为在腕链中月骨掌屈，多由于类风湿关节炎或尺骨远端切除后腕骨向尺侧移位所致。腕骨塌陷的方向与头状骨的头在月骨凹面施加压力的部位有关，也与头状骨在桡、尺屈时旋转及滑动有关，为骨的外形及施加于腕上的力量所管制。这个力量决定于越过腕关节复合的肌腱单位强度、方向及杠杆作用。

在腕部不同位置的断面，手舟骨、月骨及三角骨的关节面时而接近桡骨骨骺部的背侧部，时而接近掌侧部。例如当手强度背伸时，上述诸骨的下缘推向后方，仅这些骨关节面的背侧与桡骨相接触，但手掌屈时，近排腕骨的下缘朝向前方，仅手舟骨与月骨关节面的掌侧部与桡骨相接触。这些事实说明，手在背伸或掌屈时，近排腕骨对桡骨的位置关系急剧改变，也说明桡腕关节参与这些功能。

腕骨间关节可进行掌屈及背伸运动，但这种运动对腕骨间关节来说不是主要的，仅协助桡腕关节的屈伸功能。由于手舟骨的末端像楔木一样嵌入小多角骨及头状骨的间隙中，必然限制腕骨间关节的屈曲功能，同样亦限制侧屈功能。手舟骨前端的移动犹如波浪中小船的摆动，船头及船尾均时而升高、时而降下，手舟骨前端在手背伸时上升、掌屈时降下。

2. 桡腕关节的运动范围　桡腕关节的中立位为0°，无背伸或掌屈，第3掌骨与前臂纵轴成一直线，其活动范围，一般可掌屈40°~50°，背伸50°~60°，还可以过伸或过屈（图6-24）。两侧手背或手掌相对，可观察桡腕关节掌屈或背伸有无受限。桡腕关节还可桡屈10°，尺屈20°。桡腕关节受拮抗肌紧张程度影响，屈指时，掌屈的角度减少；而伸指时，背伸的角度减少。正常桡腕关节背伸角度相当于拇指外展后和手指所成角的分角线，与前臂纵轴一致，而桡腕关节尺屈角度相当于拇指伸展时与手指所成角度的分角线，也与前臂纵轴一致。尺屈较桡屈的范围大2倍，这与桡骨茎突较长有关，旋后时更大。桡腕关节轻度掌屈时，侧屈最大，但在强度掌屈或背伸时，由于韧带紧张，侧屈几乎消失，桡腕关节在前后面上运动良好，但在轻度背桡屈及掌尺屈时，侧方运

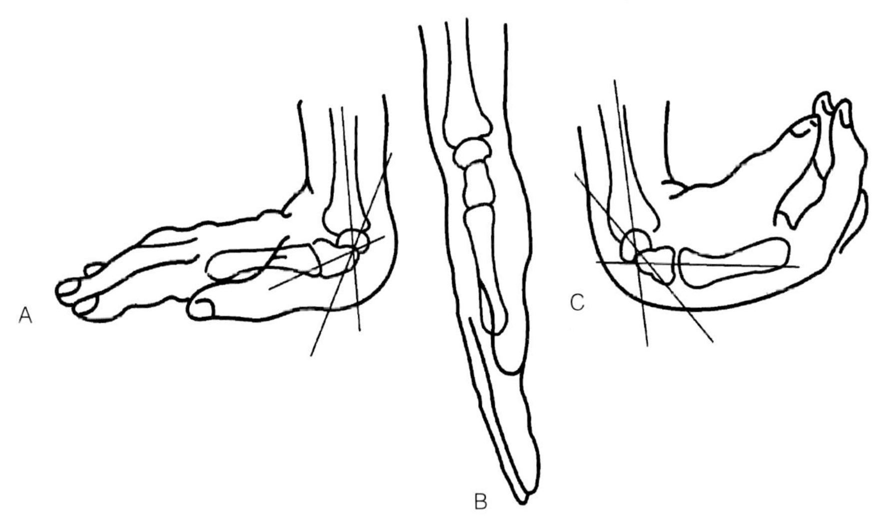

图6-24 桡腕关节屈伸范围
A.过伸位；B.中立位；C.过屈位

动更为自如。

根据X线检查，桡腕关节侧方运动的中心在桡骨下2 cm，相当于头状骨中心，运动范围见表6-1。

腕部各骨在侧屈时相互关系如下：桡屈时，头状骨的中线与桡骨下端的尺侧缘相切，但在尺屈时经过桡骨茎突。桡屈时，月骨的中心经过桡尺远侧关节，但在尺屈时，整个月骨则在此关节的桡侧。

桡腕关节掌屈、背伸运动的中心在桡骨下方1 cm，在月骨及头状骨之间，运动范围如表6-2。

从上表可以看出，桡腕关节的屈伸运动约较腕骨间关节的运动多1/5。

桡腕关节的各种运动范围在不同人可有很大不同，同一个人两手以及活动时手所处位置不同（旋前或旋后），其运动范围也有所不同。在桡腕关节活动中，手舟骨的活动范围远比月骨及三角骨要大，桡舟部分从掌屈到背伸约为88°，而桡月部分仅为43°。桡腕关节背伸及桡屈时，各腕骨镶嵌甚紧，但在掌屈及尺屈时则甚松。

吴乃庆等（1997）通过腕关节解剖和X线动态测量，发现腕部活动主要发生在桡腕关节和月头关节，头掌关节亦参与少量活动。主动掌屈时，3关节相加为70°，其中桡腕关节24°、月头关节为37°、头掌关节为9°；主动背伸时，三关节相加为63°，其中桡腕关节为23°、月头关节为32°、头掌关节为8°。过屈时可达87°，过伸时可达63°。

3. 运动桡腕关节的肌　不同运动时，作用于桡腕关节的肌如下。

表6-1　桡腕关节尺屈和桡屈范围

活动部位	尺屈	桡屈	合计
头状骨与桡骨之间	28°	17°	45°
头状骨与近列腕骨之间	15°	8°	23°

表6-2　桡腕关节背伸和掌屈范围

活动部位	背伸	掌屈	合计
头状骨与桡骨之间	78°	44°	122°
头状骨与月骨之间	34°	22°	56°
月骨与桡骨之间	44°	22°	66°

（1）掌屈：主要为桡侧腕屈肌、尺侧腕屈肌及掌长肌。拇长展肌虽主要位于前臂的背、桡侧，但其止点靠近掌侧，也具相当的屈腕能力。指屈肌仅在手指背伸时始能屈腕，同样亦只当腕背伸时始能屈曲手指。上述各肌分别由正中神经、尺神经及桡神经支配。

（2）背伸：主要为桡侧腕长、短伸肌。指伸肌仅当手指掌屈时始能协助伸腕，由于其长度不足以同时伸腕及伸指，因此指伸肌瘫痪后（腕下垂），如首先握拳，仍能伸腕。所有背伸肌均受桡神经支配，因此桡神经损伤后，必然发生垂腕症。

（3）尺屈：正常为尺侧腕屈肌及尺侧腕伸肌的联合作用，分别受尺神经及桡神经支配。

（4）桡屈：主要为拇长展肌及拇短伸肌，受桡神经支配。桡侧腕屈肌主要司掌屈，能否桡屈，各作者意见尚不一致。

在腕部前、后侧的肌群中，尺侧腕屈肌与尺侧腕伸肌分别止于第5掌骨底的掌、背侧，但因尺侧腕屈肌在终止以前必须经过豌豆骨，在活动上就多了个支点；另外，桡侧腕屈肌与桡侧腕长、短伸肌分别止于第2、3掌骨底的掌、背侧，同样，桡侧腕屈肌在到达其终点以前必须经过舟骨结节，也加大它的支点作用。腕掌侧的另一块肌，掌长肌因越过屈肌支持带之前，止于桡腕关节横轴的远侧，也可充分发挥作用。总之，桡腕关节前面的肌肉因为着力点的关系要比后面肌肉的力量大得多，其比例约为13：5。

桡腕关节掌屈或背伸的肌肉瘫痪后，如进行肌腱移植，必须保留一个肌腱作为拮抗，使运动能更好地进行。

桡腕关节不稳

腕部扭伤后，有可能造成桡腕关节不稳，表现如下。

1. 背侧间介不稳定（dorsal intercalated segment instability，DISI） 当腕关节桡偏运动时，近排腕骨屈曲旋转。此时手舟骨远极受到压迫，使手舟骨掌屈，通过舟月骨间韧带，月骨也随之掌屈。当舟月韧带断裂后，手舟骨掌屈时，其他近排腕骨如月骨和三角骨由于与手舟骨失去联系，反向背侧旋转，月骨远端留出空隙，可使头状骨向近端背侧移位及腕骨缩短（图6-25）。这是一种分离型腕关节不稳定。侧位片示舟月轴线交角达70°，正常为30°~60°。月骨向背侧旋转，正位片示手舟骨变短，呈骨性环形影像，而月骨呈斜

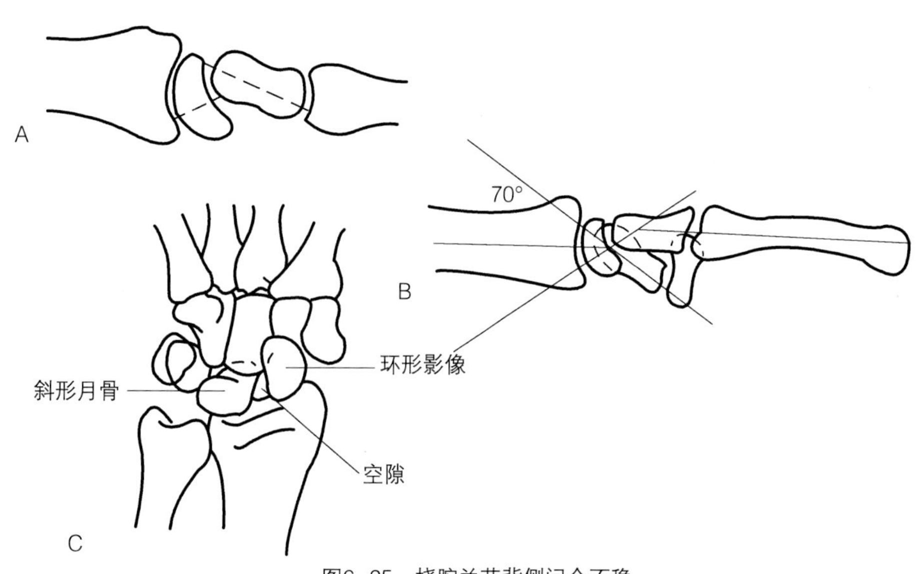

图6-25 桡腕关节背侧间介不稳

方形，手舟骨与月骨间隙加宽。

2. 掌侧间介不稳定（volar intercalated segment instability，VISI） 当腕关节尺偏时，近排腕骨由掌屈变背伸，由于月-三角韧带断裂，三角骨向背侧旋转，而月骨向掌侧旋转，其机制与DISI相反，也属于分离型腕关节不稳定（图6-26）。此时腕关节侧位片示手舟月轴线交角小于30°，正位片示舟骨缩短，呈骨性环形，而三角骨呈三角形，月-三角骨间隙可加宽。

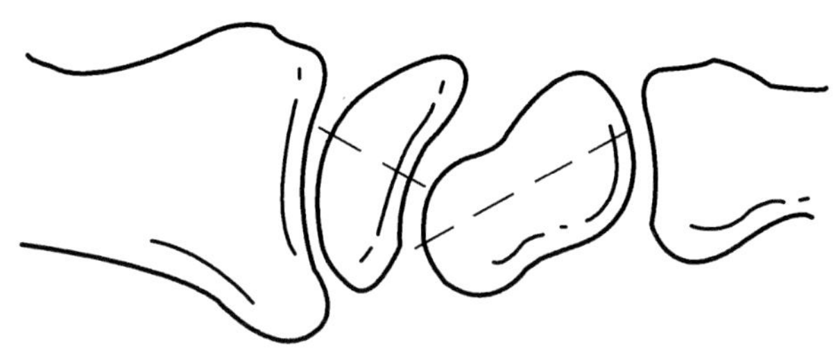

图6-26 桡腕关节掌侧间介不稳

桡尺远侧关节

桡尺远侧关节呈“L”形，其垂直部位于桡、尺骨下端之间，横部在尺骨头下端与关节盘之间（图6-27）。

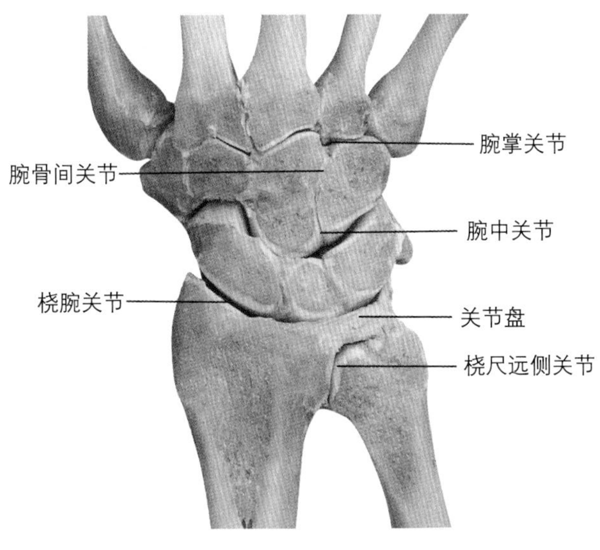

图6-27 桡尺远侧关节的组成

桡尺远侧关节的构成

桡尺远侧关节由尺骨头环状关节面构成关节头，桡骨尺切迹及其自下缘至尺骨茎突根部的关节盘共同构成关节窝。腕关节盘或称三角纤维软骨，是1块位于尺骨头与三角骨之间狭长区域内的纤维软骨，平面略呈三角形。中央比周围薄，上下面呈双凹形。关节盘的中央厚3~5 mm，但有的中央很薄，呈膜状，容易破裂，其较厚之尖端借纤维组织附着于尺骨茎突的桡侧及其基底小窝，一部分与尺侧副韧带相连。三角纤维软骨较薄的底附于桡骨的尺切迹边缘，与桡骨远端关节面相移行，形成桡腕关节尺侧的一部分，其掌侧及背侧与桡腕关节的滑膜相连。由于桡腕关节的关节囊下部与关节盘相融合，关节囊松弛无力，滑膜向上突出于桡、尺骨间并越过远端骨骺线形成囊状隐窝，容许进行旋前和旋后运动。此关节盘除分隔桡尺远侧关节与桡腕关节外，也是尺、桡骨下端相互拉紧与联系的主要结构。关节盘的下面光滑平坦，与桡骨腕关节面之间的分界并不明显，上面因有一部分附着处，故游离面较小，表面亦较粗糙不平。

Palmer把三角纤维软骨当作由5个不同部分组成，即固有关节盘、桡尺掌侧和背侧韧带、半月板近似物及尺侧腕伸肌腱鞘。三角纤维软骨的厚度和发育取决于桡、尺骨的相对长度，在于使桡骨到尺骨茎突基底保持一个平滑的关节面，起到所谓尺腕“半月板”的作用。三角纤维软骨是腕尺侧腕的缓冲垫，是桡尺远侧关节的主要稳定装置。当前臂和腕处于中立位时，约40%通过关节的负荷经过关节盘和尺骨下端。因此，三角纤维软骨是一个容易发生蜕变的结构，约50%显示穿孔，使桡腕关节与桡尺远侧关节相通。可伴有尺骨远端和月骨的磨损，约3/4有月骨三角骨韧带破裂。

桡尺远侧关节的运动

桡尺远侧关节的主要功能为进行旋前、旋后运动，如拨表、夏日挥扇等均需要此种运动。正常时，桡骨能围绕尺骨进行150° 旋转运动。在桡骨远端骨折时，一般因桡骨远端向上，桡、尺骨远端间的关节盘往往受累，如不及时整复，则以后旋前、旋后的动作将受到影响。

腕关节盘损伤

前臂旋转运动时，桡骨远端的尺切迹以尺骨头为轴心，在桡侧进行弧形旋转，在旋转过程中，如腕掌部遭到阻力或掌部固定而前臂仍继续用力旋转，则其轴心将离开尺骨头而向桡侧方向移动，致使尺、桡骨的远端距离增加，再加上极度旋前或旋后时，关节盘的背侧或掌侧紧张度增大，从而造成关节盘撕裂。转动改锥、扣排球、旋转机器摇把等前臂极度用力旋转的动作，均可以引起关节盘破裂。

一般桡腕关节在工作中多呈旋前位，桡腕关节尺屈背伸时，三角骨的近侧面紧压关节盘的腕侧关节面，并在一定程度上限制了它的活动。同时，在关节盘的尺骨面则因随同桡骨旋转，需要在尺骨头上滑动，如此在同一关节盘的上下两面出现了动与不动的矛盾。当前臂旋前、桡腕关节尺屈、背伸及手被固定时可发生关节盘撕裂。临床表现为局部肿胀、疼痛、尺骨头向背侧移位、桡尺远侧关节有异常活动。在手部固定并前臂旋转时，旋转应力以手部为杠杆而作用于桡骨，同时旋转中心不再是尺骨，这种情况可使桡尺远侧关节发生异常活动，如旋转力过大，则能引起关节盘破裂。

对腕关节盘损伤的患者可施行腕关节造影，穿刺部位在尺骨茎突内侧及局部皮下浅静脉的外侧，当针尖穿过腕背侧韧带及关节囊进入关节腔时，可有明显的减压感。正常时造影剂仅充盈于关节盘远侧的桡腕关节腔中，但当关节盘发生破裂时，则造影剂可通过破裂缝隙进入桡尺远侧关节及其囊状隐窝中。30.6%及50%的患者由于退行性变而出现关节盘中心部穿孔，必须与外伤性撕裂相鉴别。穿孔大小1~14 mm。

桡尺远侧关节与桡尺近侧关节的比较

1. 相同点　桡尺远侧关节在有些方面与桡尺近侧关节很近似，表现如下。

（1）尺骨头如同桡骨头，除内侧的茎突外，大部形成一个圆盘，关节面占圆周的2/3，与桡骨下端内侧的尺切迹相接，桡骨尺切迹即围绕它旋转。

（2）桡尺远侧关节不负重，由手部来的暴力并不经过它而经过桡腕关节传达至尺骨干，负重亦极轻微。

（3）尺、桡骨上下端的骨骺线均位于关节囊内，桡骨上、下骺分离时，均有可能进入关节囊，在一定程度上影响旋前、旋后运动。

（4）关节囊内的滑膜显得很松弛，向上超越关节上约0.5 cm，形成一袋形隐窝，与桡尺近侧关节相似，可保证在运动上有较大便利。此隐窝前为旋前方肌所覆盖，因此前臂前侧的深部化脓性病变可影响桡尺远侧关节，而以后由于滑膜的融合，病变亦可波及桡腕关节。

2. 不同点　桡尺近、远侧关节也有许多不同点，主要包括以下几点。

（1）桡尺远侧关节有2个韧带，1个起自尺骨茎突，至三角骨及豌豆骨，甚为坚强，如同枢轴；另1个为围绕桡尺远侧关节的疏松关节囊韧带，附于桡、尺骨相对关节面的边缘，称为桡尺掌、背侧韧带，当桡骨围绕尺骨旋前、旋后时，关节囊韧带亦跟随其摆动。

（2）桡尺远侧关节主要靠关节盘和桡尺掌、背侧韧带维持稳定，不像桡尺近侧关节有环状韧带环抱桡骨颈，因此在解剖结构上比较不稳定。腕背伸摔跌时，可使桡尺掌、背侧韧带断裂而引起桡尺远侧关节脱位，尺骨头向桡背侧移位。

（3）桡尺近侧关节与肘关节相通。正常情况下，桡尺远侧关节与桡腕关节并不相交通，其间因有关节盘存在而互相隔绝。但在某些情况下，关节盘前、后留有窄缝甚至穿孔，这样桡尺远侧关节就与桡腕关节互相交通。

（4）桡尺近侧关节为一在环状韧带内桡骨头自身转动的真正枢轴关节，而桡尺远侧关节在正常活动情况下尺骨不动，仅系桡骨的尺切迹围绕尺骨头并以其为轴心进行150° 左右的弧形旋转，其周围并无桡尺近侧关节所具有的环状韧带，而仅以关节盘直接相连。

腕部影像解剖

桡骨远端

侧位X线像显示，桡骨远端前角大、后角小，桡尺远侧关节一般向背侧倾斜30°，占84.6%。其余者稍大或稍小于30°。前臂旋后30°时，桡尺远侧关节间隙最为清晰，前后角完全重叠。由此旋后，则桡骨后角与尺骨头逐渐重叠；而由此旋前，则桡骨前角逐渐与尺骨头重叠。新生儿的桡骨远端可略呈杯形，称为“生理性杯状变形”，不要误诊为先天性佝偻病。儿童桡骨远端的边缘可能不平滑，而略呈波浪形，但较锐利；成人桡骨远端皮质薄而骨松质较多，密度较低，并非局部骨质疏松。

尺骨远端

尺骨茎突正常位于尺骨头背侧正中。正常人前臂旋转时，尺骨并不旋转，但在尺骨干骨折后，尺骨远段包括尺骨茎突受旋前方肌的影响，将沿尺骨长轴进行旋转。

尺骨茎突的位置大致可分为3类：居背侧正中者最多，占57%；稍偏尺侧或桡侧者占42%；居边缘者仅占6%。尺骨茎突的大小差异不大，但长短不一，最大者可占据尺骨头的一半。尺骨茎突的形状有直形、斜形和钩形3种，在尺骨头平面与茎突间，多数有一浅而宽的凹沟。

新生儿的尺骨远端亦可呈“生理性杯状变形”，儿童尺骨远端的边缘可呈波浪形。尺骨远端和腕骨间有三角软骨，因此在正位X线像上，尺骨远端距腕骨较远，尤其在桡偏的正位X线像上，易误诊为半脱位。

腕骨

正位X线片上，在手舟骨与月骨的近侧缘划一切线，另在月骨与三角骨近侧缘划一曲线，2线相交形成腕角，正常为131.5° 。在Madelung畸形中，腕角减小；在多发性骨骺发育障碍中，腕角加大。手舟骨可有2~3个骨化中心，形成二分手舟骨或三分手舟骨。月骨可有2个骨化中心，形成2块相等或不相等的骨块，这种多余骨块均不要误认为骨折。大、小多角骨初出现时，形态可能不规则。钩骨钩与体部在正位像上互相重叠，表现为局部密度增高。豌豆骨是腕骨中最小而骨化最晚的，往往有多个骨化中心，并呈颗粒状。月骨在正位X线片上呈方形，侧位片上形似新月。

在腕部侧位X线片上，正常月骨近端与桡骨腕关节面相关节，远端与头状骨圆形近端相关节。月骨前脱位是腕骨脱位中最常见者，前后位像由于倾斜呈三角形，可压迫正中神经，需紧急复位，以解除对神经的压迫。

月骨缺血性坏死或Kienbock病，多因以前有腕部严重背屈损伤引起。如未经治疗可发展为月骨节裂、塌陷，腕骨缩短及继发性创伤性关节炎。

在前后位X线片上，分别测量第3掌骨长度L_1，腕骨高度L_2，自桡骨腕关节面中点，相当于舟、月骨间至头掌关节面及腕尺距离L_3，自腕骨中心相当于头状骨近端中点至尺骨纵轴延长线的垂线。根据腕骨长度比（L_2/L_1）及腕尺距离比（L_3/L_1）可观察腕骨间关系。

测量头桡距（CR），即在桡骨远端关节面与头状骨近端最突出点的偏心距离（图6-28），其指数（两侧对比）正常为0.99。Zdrarkovic（1997）认为，如CR指数小于0.92即为异常。该作者通过对11例Kienbock病进行测量，发现其在诊断一侧腕塌陷及监控其发展时较以往Natrass（1994）用的修正的腕高比（RCH），即以头状骨高度代替第3掌骨高度更有意义。

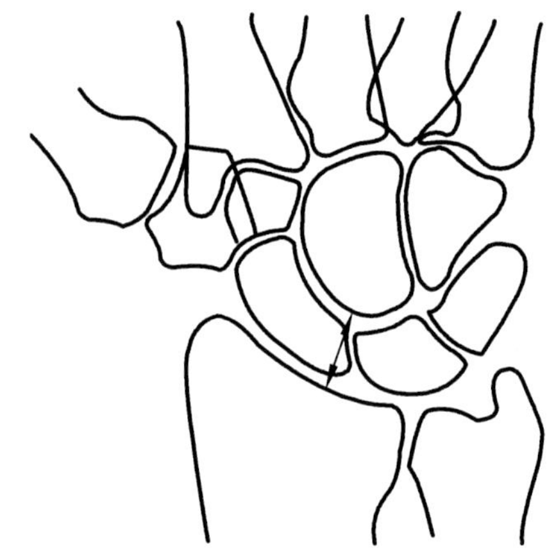

图6-28　头桡距

腕部手术的解剖学要点

桡腕关节平常甚少需要全部显露。腕关节结核患者，一般甚少采取手术治疗。腕部诸骨因为数较多，在某一腕骨发生病变时，仅取一局限性小切口即可。少数情况下，如进行桡腕关节固定术、人工关节置换术或病灶清除术，需要进行较广泛的显露。

腕骨骨折

正常时，头状骨稳定地固定在第3掌骨底，手的长轴通过头状骨而达于腕骨。各个腕骨附着韧带的排列情况使小多角骨、手舟骨远侧端、头状骨、钩骨和三角骨形成一个紧密的骨群，稳定地附着在掌骨底；但月骨与手舟骨近侧端属于单独一组，与桡骨腕关节面相接触。当外力作用于背屈的桡腕关节，超出韧带所能承受的活动范围时，月骨常被桡骨挤压，向手舟骨近端靠拢，手舟骨远端随其他腕骨背屈，而造成手舟骨围腰部骨折。

摔跌时，由于手处在不同位置，各腕骨均可发生骨折。正常时，掌屈主要在桡腕关节，小部分在腕中关节；而背屈则首先在腕中关节，桡腕关节仅参与很少活动。尺屈主要在桡腕关节，而桡屈则主要在腕中关节。

手舟骨和月骨以不同曲度的关节面与桡骨相关节，因此在此二骨背屈时，手舟骨走行途径是月骨的2倍，同时向掌侧移位，手舟骨与月骨之间的骨间韧带紧张。桡腕关节在腕中关节之前先达到背屈极限。这样，手舟骨与远排腕骨继续伸展，因此手的强力背屈会造成手舟骨围腰部骨折，同时可合并手舟骨与月骨之间的骨间韧带破裂。

当手向桡屈时，手舟骨直接位于桡骨之下，因其本身弯曲，同时骨的轴线斜行，一旦受到暴力，很容易引起骨折；如果遭受暴力时手向尺屈，则仅手舟骨的近端可能受到损伤，手舟骨结节也可因桡侧副韧带的牵引而断裂。

手舟骨的血供有不同类型，一般多沿围腰部而列。比较起来，近侧血供较少，骨折后如复位和固定不佳常发生坏死。整复后，手舟骨近端发生缺血性坏死的概率接近50%，不整复者，坏死率约为100%。切除舟骨近侧端的效果不好，反而加重腕骨相互关系的紊乱。切开整复脱位与固定手舟骨骨折，将会发生缺血性坏死。如广泛剥离韧带，试图获得头状骨、手舟骨及三角骨的正常关系，将引起纤维性强直。

在所有的腕骨中，月骨的位置最不稳定，当手向尺屈时，月骨位于头状骨与桡骨之间，易发生脱位。手过度背屈时，通常向前脱位，可能挤压正中神经。

如手舟骨有不全脱位合并骨折，或随同头状骨与月骨分离，或随同月骨与头状骨分离，但因其与头状骨及大、小多角骨的连结比较牢固，前一种情况更常发生。月骨脱位后，用手法获得解剖复位并固定，一般效果良好，缺血性坏死的发生率很低；如移位继续存在，头状骨将移位至月骨与手舟骨远端之间。切除月骨的后果一般是不满意的，常造成腕无力，同时因头状骨移动到月骨的位置，将引起腕骨间的紊乱。

腕部手术入路

腕背侧入路

桡腕关节的背侧因重要组织较多，如正中神经，桡、尺动脉等均位于桡腕关节的掌侧，故除特殊情况外，一般宜采用背侧显露。切口视所需显露骨骼位置，沿前臂下端背侧正中纵行向下，大致对准第3掌骨底，亦可稍靠外或稍靠内，上端在关节线以上4 cm，下端在关节线以下2 cm。切除腕骨需要越过桡腕关节线或需要进行较广泛显露时，为避免日后瘢痕形成，可略弯取“S”形切口。但如进行关节固定术，弯形切口即不需要，可采用直切口。过去有人主张沿关节线背侧取横切口，如此将不可避免地损伤较多皮神经及浅静脉，以致术后发生手背麻木及肿胀，且手术显露范围受到限制，故较少采用，但在切除少数腕骨时，尚可考虑施行。

皮肤切开后，根据皮肤切口方向，横行或纵行切开腕背的浅筋膜及深筋膜（图6-29A），应尽可能少切断横过关节线的手背静脉弓各支，并注意勿损伤由桡、尺神经分出的皮神经。腕背动脉弓较不显著，由骨间后动脉与桡动脉的腕背支组成，可以切断。

纵行切开伸肌支持带后，可在腕部各肌腱间进入。一般自指伸肌腱桡侧进入，将指伸肌腱及食指伸肌腱一同向尺侧牵开，将拇长伸肌腱及桡侧腕长、短伸肌腱向桡侧牵开，切开关节囊即可抵达（图6-29B）。在背侧肌腱中，桡侧腕长、短伸肌腱及尺侧腕伸肌腱甚为重要。拇长伸肌腱在桡骨下端围绕桡骨背侧结节，食指伸肌腱在指伸肌腱深面越过桡骨下端，所有背侧肌腱均被伸肌支持带包绕，附着于桡、尺骨背面，防止肌腱的活动。各肌腱均为分离的筋膜腔及腱鞘包绕，为显露腕背不同部位，必须切开这些腱鞘，如此才能牵开。

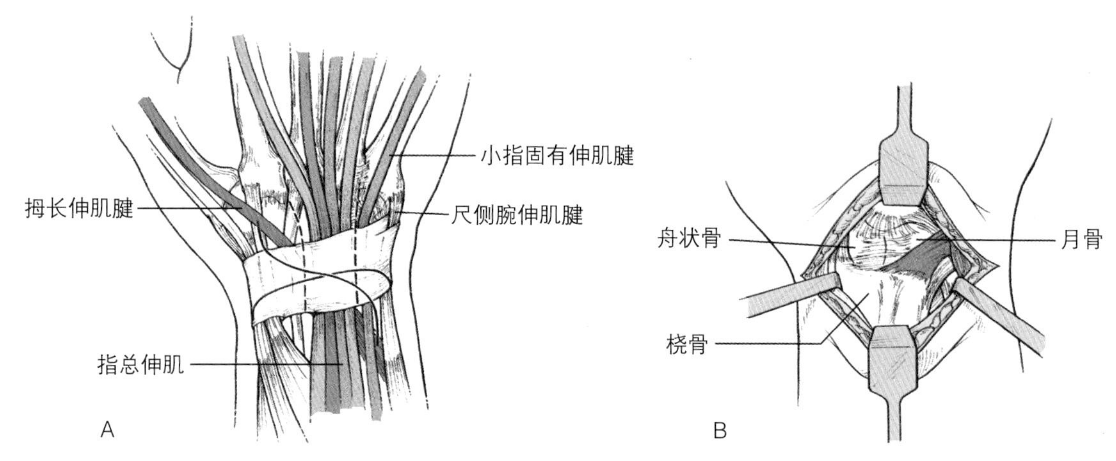

图6-29 腕背侧入路

A.实线为纵弧形和横行切口，虚线为腕背韧带切口；B.显露桡骨远端、舟骨和月骨

腕骨间的关节囊彼此紧密相连，分离时应尽量少剥离，因各腕骨均较小，周围血管营养亦差，游离过多可引起坏死。以后切开关节囊即进入关节内部。手术完毕时，切断的各肌腱应重新缝合。如需固定，一般宜使桡腕关节固定于背伸位。

腕掌侧入路

桡腕关节甚少自掌侧显露，因其位置较深。如需要自掌侧进入，一般宜沿腕远侧屈曲横纹取横行或“S”形切口，切开腕掌侧浅筋膜及深筋膜（图6-30A）。腕掌侧纵向切口因术后会引起瘢痕挛缩，不宜采用。探查腕管时，切开深筋膜后，仔细辨认掌长肌腱及其下的正中神经，以后手术在肌腱间进入，注意勿损伤正中神经及桡动脉。为避免损伤，在腕掌侧韧带近侧切开深筋膜后，宜首先将正中神经游离，之后再切断掌浅横韧带。纵行切开屈肌支持带，将指浅、深屈肌腱向尺侧牵开，将掌长肌、桡侧腕屈肌及其深面的拇长屈肌以及正中神经向桡侧牵开，如此即可显露腕管的平滑后壁（图6-30B）。月骨脱位需要整复或切除，手舟骨植骨术或为显露手舟骨结节均可经此途径进行。

腕桡侧入路

主要为显露手舟骨及大多角骨，当手舟骨因陈旧性骨折发生不愈合必需部分或全部切除时，一般多自腕背侧解剖学鼻烟窝进入，但如病变发生在手舟骨结节，亦可自掌侧进入。在解剖学鼻烟窝，拇长伸肌腱与拇短伸肌腱之间取纵行微弯切口，以手舟骨为中心向上下延长，全长4 cm。切断深筋膜及伸肌支持带，将拇长展肌腱、拇短伸肌腱向掌侧牵开，将拇长伸肌腱及桡动脉向背侧牵开，手舟骨即可显露。在此部手术中必须注意勿损伤桡动脉。

如取掌侧切口，应以手舟骨结节为中心，沿鱼际弯行向外。切口避免靠内，因有正中神经的返支通过。切开鱼际筋膜后，沿拇短展肌腱与拇短屈肌腱之间隙进入，如此即可抵达（图6-31）。在前侧切口，注意勿损伤正中神经的返支，后者支配鱼际三小肌，一旦损伤，拇指的功能将受到极大的影响。

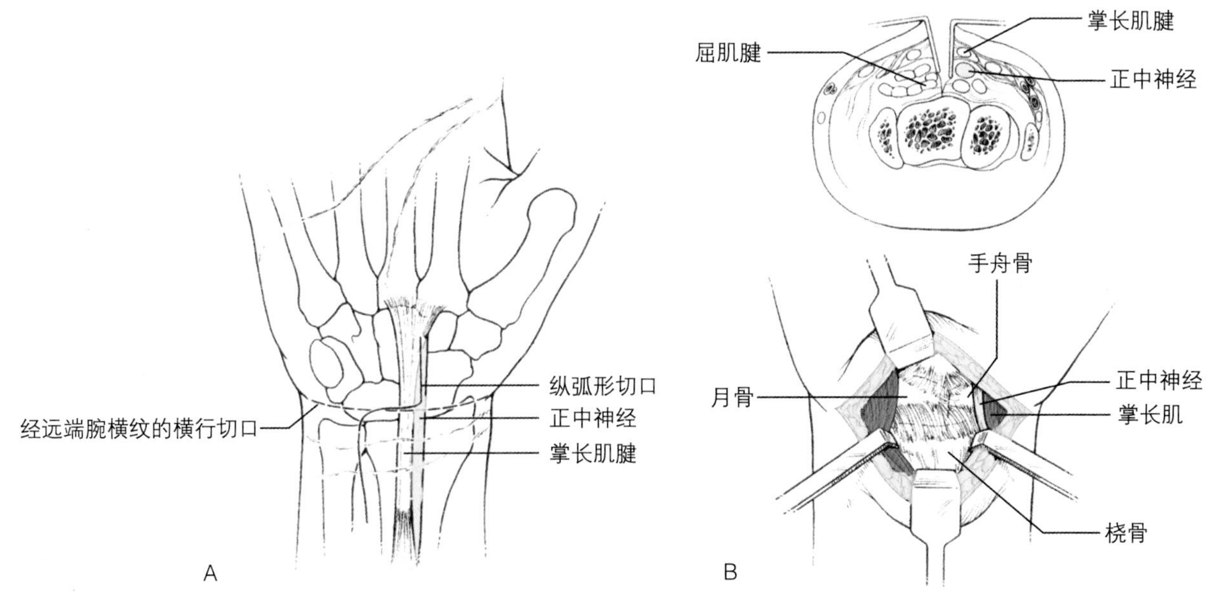

图6-30　腕掌侧入路

A.可选择纵行或弧形皮肤切口；B.显露桡骨远端和月骨，横断面示牵开屈肌腱和正中神经

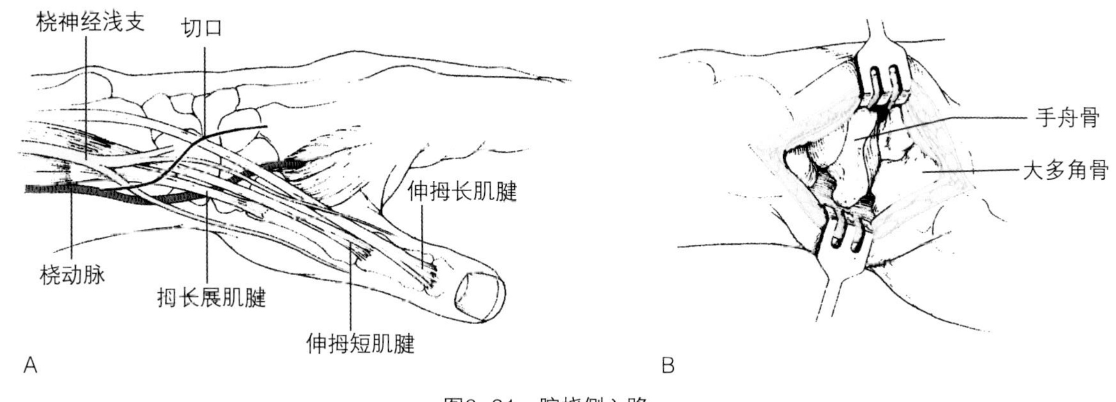

图6-31 腕桡侧入路
A.皮肤切口；B.入路完成

桡骨下端入路

切口从桡骨茎突向上向内沿桡骨背侧纵行，约长6 cm。在指伸肌腱的外侧切断深筋膜与腕背侧韧带，将拇长展肌腱、拇短伸肌腱与桡侧腕长伸肌腱、桡侧腕短伸肌腱向外侧牵开，将指伸肌腱与拇长伸肌腱向内侧牵开，桡骨下端即位于皮下，如此可显露桡骨干远侧1/4。

尺骨下端入路

在陈旧性桡骨远端骨折引起畸形时，尺骨头多向内突出，影响腕部的运动，因而需要切除。尺骨的背面即位于皮下，宜采用背侧切口。

切口在腕内侧，自尺骨头稍下处沿尺骨尺侧纵行向上，约长6 cm。切断深筋膜及伸肌支持带，在此切口可能见到尺神经的手背支，但一般不致损伤。将尺侧腕屈肌向前牵开、尺侧腕伸肌向后牵开，将尺骨周围骨膜剥离。

尺骨头位于桡腕关节之外，无须切开桡腕关节囊。切除尺骨下端时，在可能情况下，尺骨茎突及附着其上的关节盘应予保留，亦可视具体情况一并切除，手术后对于旋前、旋后运动影响不大。尺骨下端的骨膜必须充分切除，否则可引起骨质再生。如尺骨下端掌侧有肿瘤而必须自掌侧进入，切口亦可沿尺骨掌侧纵行。切开深筋膜及屈肌支持带后，将尺侧腕屈肌向内牵开、指浅屈肌向外牵开，注意勿损伤其下通过的尺动脉及尺神经。如需要广泛显露，亦可将尺侧腕屈肌腱切断，手术完毕时再缝合。

桡尺远侧关节及腕关节盘入路

1. 纵切口　腕关节盘破裂后，可予切除。自尺骨头背侧内缘纵行切开，约长4 cm。经皮下及伸肌支持韧带达小指固有伸肌腱，切开腱鞘并牵向桡侧，即达桡尺远侧关节。切开关节囊，先沿桡骨的尺切迹近侧面切断其移行部，此时关节盘基本松弛，1/3能部分牵出伤口，顺次切断掌侧、背侧与滑膜的附着部，最后自尺骨茎突完全切除取出。纵向切口与腕部皮肤纹理不一致，但术后的瘢痕极少影响到关节的功能，故比较适宜。

2. 横切口　在腕背侧，相当于尺骨茎突远侧取一横切口，缺点是：①由于尺神经手背侧支被牵拉，手背尺侧皮肤有暂时性感觉减退；②切口远侧手背肿胀明显。

桡腕关节去神经术入路

桡骨远端骨折、手舟骨骨折、类风湿关节炎、腕关节慢性不稳、Kienbock病等引起慢性疼痛时，在确定施行腕关节融合前，可考虑施行去神经术。首先对支配腕关节的各神经进行阻滞，包括：①骨间后神经，在腕关节近侧3 cm从背内侧注射；②桡神经浅支至第1指蹼的关节支，在第1、2掌骨底背面，并在第1掌背静脉尺侧进针；③前臂外侧皮神经关节支，在腕近侧桡血管周围进针；④桡神经浅支关节支，利用进针横行向桡侧缘浸润；⑤骨间前神经，在腕远侧皱襞近侧3 cm，并在掌长肌尺侧缘，直至桡骨及骨间膜；⑥尺神经背关节支，在茎突尺侧缘向掌侧进针；⑦正中神经掌皮支，在桡血管与掌长肌之间进针，进行皮下浸润；⑧尺神经穿支，在相应掌骨底间进针。

如上述阻滞暂时有效，即可进行腕部去神经术，对不同神经分别采用不同切口。①骨间后神经：在腕背近侧3 cm取纵切口，在拇长伸肌桡侧缘切开筋膜。骨间后神经较深，尽量向上游离主干，仅切除由其发出至桡尺远侧关节的小支，对桡神经浅支可采用同一切口。②前臂外侧皮神经及骨间前神经：在桡骨远端掌侧取弯形切口，前臂外侧皮神经与桡血管平行，桡静脉可切断、结扎，小心切断前臂外侧皮神经发出的关节支，对骨间前神经，可在桡动脉与桡侧腕屈肌之间显露旋前方肌，牵开桡侧腕屈肌，指屈肌腱及正中神经即可在旋前方肌远侧显露骨间前神经的关节支。③正中神经掌皮支：可在腕皱襞显露，需充分游离，以防术后对鱼际区造成的感觉障碍。④尺神经背关节支：可在尺骨茎突取弯形小切口，其穿支可在第2~4掌骨底分别取小切口。⑤第1掌间隙的关节支：在第1腕掌关节背侧取小切口，神经位于第1掌静脉的尺侧，当其穿过肌肉达手掌时朝向桡动脉。

Grechenig（1998）对22例进行腕部去神经手术患者随访50个月，其中16例单纯做去神经术，其他6例附加一些其他手术，如茎突切除术、滑膜切除术、截骨术等，结果显示，16例疼痛缓解，无患者需要做关节融合术。

（杨震　靳安民）

参考文献

1. 郭世绂. 骨科临床解剖学. 济南: 山东科学技术出版社, 2000.
2. 钟世镇, 徐达传, 丁自海. 显微外科临床解剖学. 济南: 山东科学技术出版社, 2000.
3. 徐达传. 骨科临床解剖学图谱. 济南: 山东科学技术出版社, 2007.
4. 丁自海, 王增涛. 手外科解剖学图鉴. 济南: 山东科学技术出版社, 2007.
5. 姚万才, 王效杰. 正中神经掌皮支形态特点及其临床意义. 中国临床解剖学杂志, 1998, 16: 133-135.
6. 杨广夫, 马茂林. 手腕部正常骨骼发育的X线研究. 中华骨科杂志, 1990, 10: 29-32.
7. Richard SS. Clinical Anatomy by Regions. Lippincott Williams&Wilkins, 2008.
8. Williams P. L. Gray’s Anatomy. Churchill livingstone, Pearson Professional Limited, 1995.
9. Cameron BM. Occlusion of the ulnar artery with impending gangrene of the fingers relieved by section of the volar carpal ligament. J Bone Joint Surg(Am), 1954, 36:406.
10. Curtis RM. Internal neurolysis as an adjunct to the treatment of the carpal tunnel syndrome. J Bone Joint Surg(Am), 1973,55:733.
11. dos Reis FB, Katchburian MV, Faioppa F, et al. Osteotomy of the radius and ulna for the Madelung deformity. J Bone Joint Surg (Br), 1998, 80:817.
12. Grechenig W, Muhring M, Clement HG. Innervation of the radiocarpal joint. J Bone Joint Surg (Br), 1998, 80:504.
13. Grcttve S. Arterial anatomy of the carpal bones. Acta Anat, 1955:252.
14. Louis DS. Congenital bipartite scaphoid. J Bone Joint Surg(Am), 1976, 58:1612.
15. Palmer AK. The triangular fibrocartilage complex of the wrist. anatomy and function. J Hand Surg, 1981, 6:153.
16. Schultz RJ. Anormalous median nerve and an anomalous muscle belly of the first lumbrical associated with carpal tunnel syndrome. J Bone Joint Surg(Am), 1973, 35:1744.
17. Tetro AM, Evanoff BA, Hollstein SB, et al. A new provocative test for carpal tunnel syndrome. J Bone Joint Surg(Br), 1998, 80:493-498.
18. Zdravkovic V, Sennwald GR. A new radiographic method of measuring carpal collapse. J Bone Joint Surg(Br), 1997, 79:167.

7 手部

手是劳动器官，其结构复杂，功能重要。从功能上讲，手外科的范畴在神经应包括臂丛，骨、关节、肌和血管应包括前臂以远部分。本章从局部解剖角度描述手掌及以远部分，其他相关内容见第3~6章。

手部骨性标志及表面解剖

除了作为腕管的两侧界，即外侧的手舟骨结节、大多角骨结节，内侧的豌豆骨及钩骨钩可在腕部摸到外，当手在握拳姿态时，可摸到掌骨头及近、中节指骨滑车。

手掌两侧的隆凸为鱼际及小鱼际，中间的凹窝包含屈肌腱及深部手内在肌（蚓状肌及骨间肌），在手背可以看到指伸肌腱，有时可看到该肌腱与邻近手指的腱结合。拇、食指靠拢时，在手背第1、2掌骨间可见一明显隆凸，相当于第1骨间背侧肌。

掌指关节屈曲时，在手掌显示之横沟即掌浅弓所在位置，弓最凸之点适与极力外展拇指时之鱼际远侧缘相平，亦相当于第3掌骨中1/3处。由此弓对每骨间隙分出一条指掌侧总动脉，后者在指蹼上1 cm处又分出2条指掌侧固有动脉，至相邻2指的毗连缘。在手掌切开排脓时，应顺掌骨前外侧稍前切开，以避免损伤血管、神经。

掌深弓在掌浅弓近侧1.5 cm处，其中心相当手掌凹陷之尖端。在豌豆骨的桡侧缘可以触到尺动脉及位于其内侧的尺神经，鱼际内侧的掌近侧横纹近侧，可作为正中神经返支的投影。

手指的屈面显有几道横纹，与皮下的屈肌腱鞘紧相贴连，近侧横纹位于掌指关节之下，中间横纹正对近侧指骨间关节线，远侧横纹位于远侧指骨间关节之上（图7-1，2）。

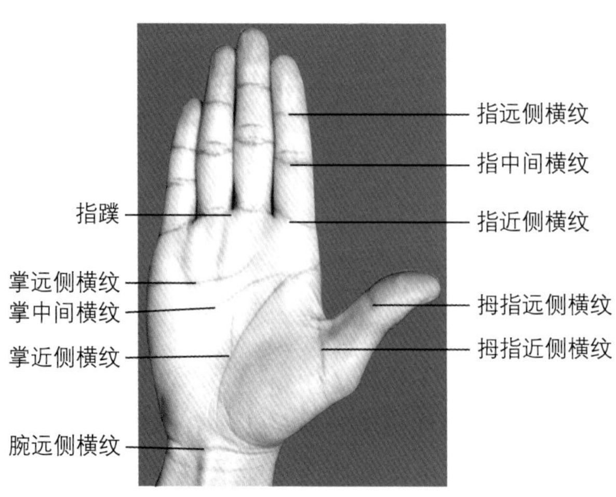

图7-1　掌纹和指纹

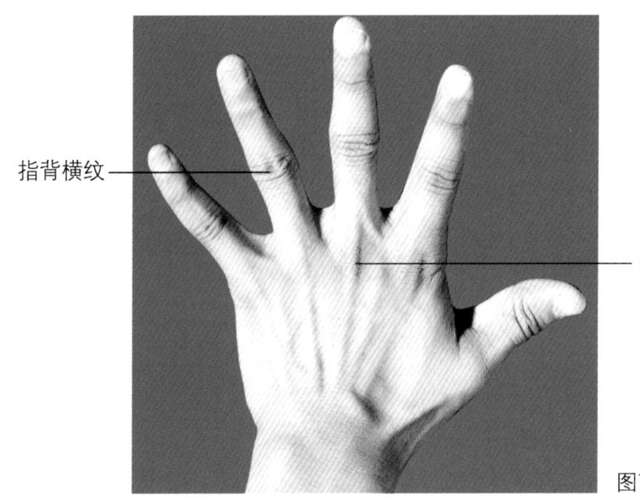

图7-2　手背侧标志

手的姿势

了解和掌握手的休息姿势是手部损伤诊断及治疗的重要基础。手的休息姿势即手在休息时的自然位置，此时手呈松弛状，神经、肌、肌腱、骨和关节等结构处于平衡状态，表现为腕部轻度背屈（10°~15°），拇指尖靠近食指远侧指骨间关节的桡侧，其余各指处于半屈位，其屈曲程度从拇指到小指依次增多，食指尖端朝向手的尺侧，而小指尖端则朝向手的桡侧，均朝向手舟骨结节（图7-3）。

手的休息位是手的最稳定姿势，绝大多数的手可以比较长时期地维持在这个姿势上而不发生疲劳，也可比较长时期地固定在这个姿势，使骨折愈合，而不发生关节强直。

腕的位置对手的姿势有所影响，腕被动掌屈或背伸时，每个手指的弯曲度将有变化，如桡腕关节由背伸15°再进一步背伸时，手指的屈曲度随之增加，但由背伸改为掌屈时，手指的屈曲程度又随之减少；桡腕关节完全掌屈时，手指的屈曲度几乎完全消失，但不管腕的位置如何改变，手的基本姿势及各指彼此的关系并无改变。

手的功能位为手能发挥最大功能的位置。各种活动前的准备姿势，即腕背伸20°~25°，尺侧偏斜10°，拇指充分外展，各指分开，掌指关节屈30°~45°，近侧指骨间关节屈60°~80°，远侧指骨间关节屈10°~15°，拇指处于对掌位（图7-4）。

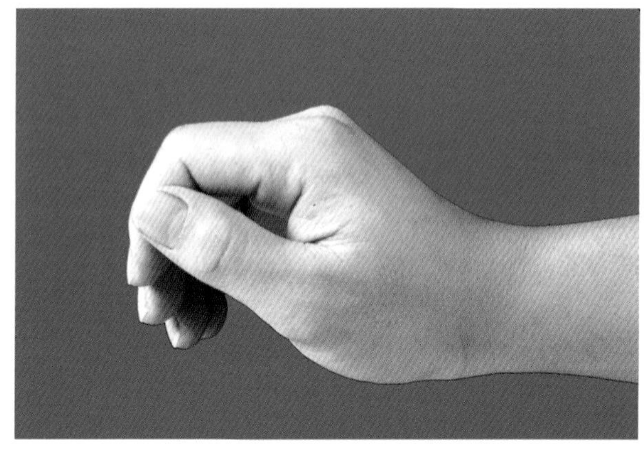
图7-3　手的休息位

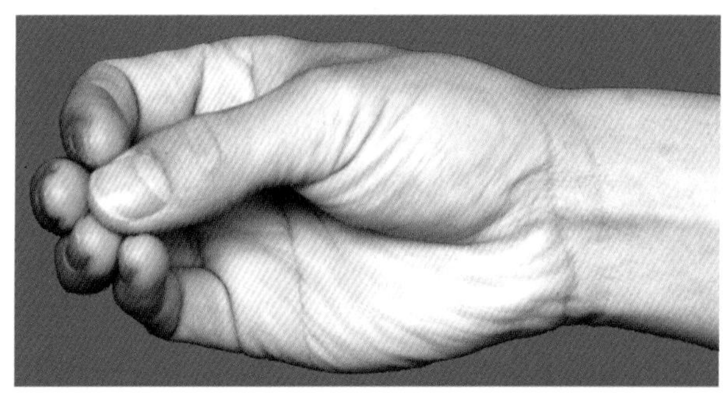
图7-4　手的功能位

手掌有2个横弓及5个纵弓。近侧横弓为坚硬的半圆形弓，由远侧列腕骨及腕骨间韧带构成，起自桡侧的大多角骨结节与手舟骨结节，止于尺侧的钩骨钩与豌豆骨。头状骨是此弓的关键，屈肌支持带加强此弓的坚固性，此弓与坚强连结其上的第2、3掌骨底可视为手的一个固定单位，作为其相邻近、远侧较活动部分的支持基础。远侧横弓活动性大，由掌深横韧带及掌骨头构成。近侧横弓的破坏可使腕管发生改变，其内容物受到压迫，有时需切开减压，否则会引起手指旋转畸形。5个纵弓分别由各指骨、掌骨与腕骨通过指骨间关节、掌指关节及腕骨间关节构成（图7-5）。

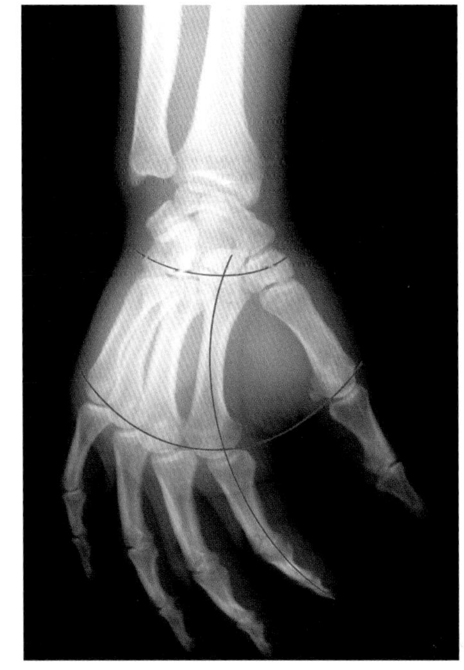

图7-5　掌弓

手部软组织解剖

手掌部

手掌的皮肤

手掌的皮肤在鱼际处较薄，但在掌心及小鱼际处则较厚，手掌及手指的皮肤具有厚的角化上皮，皮下有较厚的脂肪垫，并有很多垂直的纤维间隔将皮肤与掌腱膜、腱鞘或指骨等深部组织相连，以防皮肤滑动，较手背皮肤坚韧而固定（图7-6）。手掌皮肤具有丰富的汗腺，但没有毛发，也没有皮脂腺，因此手掌不会发生皮脂腺囊肿。角化上皮层的厚度根据劳动性质而不相同。这种解剖构造从功能的观点来看，不易移动，缺乏弹性，有利于抓、握、持物，也能阻止脓肿的扩散，但对伤口愈合不利。角化上皮虽能耐受摩擦，但缝线的周围部分往往在术后数周脱落。因皮肤缺乏伸缩性，缝合伤口时不能有任何张力。即使手掌皮肤缺损很小也很难对合，否则将引起明显功能障碍。用身体其他皮肤来代替，多数也难以满足它的特殊要求。掌侧皮肤缺损如任其自然愈合，必将形成较多瘢痕，产生功能障碍。手的掌侧皮肤有许多指纹，手指末节尤多。每个指纹的隆嵴上有一排汗腺开口，分泌汗液，这种构造能增加皮肤与接触物的摩擦系数，有利于钳捏细小的物体。

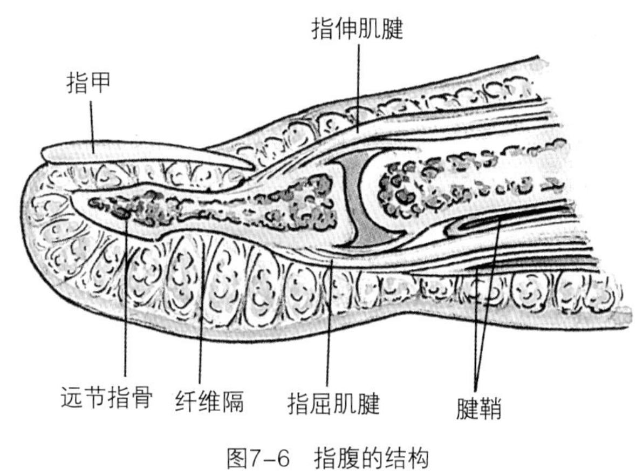

图7-6　指腹的结构

掌侧皮肤的乳头层内有许多神经小体，在手指特别是拇、食、中指末端尤多，对于手的感觉，特别是实体觉甚为重要，其中球形触觉小体位于汗腺开口的周围，在末节指腹与指背远端的皮肤中，每平方毫米达50个。手部皮肤感觉较腹部敏感20倍。

环层小体（Vater–Pacinian corpuscles）为感觉神经末梢，具有感应压力和振动刺激的功能，也可以感受动静脉吻合的压力而调节局部血流。手指的环层小体靠近血管，并自其接受血供，环层小体的厚壁静脉汇入邻近的球状动静脉吻合，其回流决定于吻合的血流压力。环层小体位于手掌或足底邻近神经或关节的皮下组织中，长1~4 mm，直径约150 μm，呈圆形或卵圆形，肉眼可以看到，每个小体环绕神经纤维的终末，由结缔组织膜作为同心层排列，围绕一个中央由细颗粒组成的棒状物，称内球（inner bulb），每个小体只有1条有髓神经纤维分布。中央间隙覆以单层扁平上皮样细胞，神经纤维在此间隙内终为1个或多个小结。

在手指，环层小体最常见于以下部位：①指掌侧真皮深层；②指掌侧皮下脂肪，位于汗腺的深面；③邻近近、中节指骨两侧骨膜；④在指屈肌腱及近、中节指骨掌面骨膜之间；⑤在近节指骨底肌附着处，在中节指骨，少数小体相对位于中线，大多位于皮下组织，靠近指神经。

手掌及手指掌侧各有3条皮纹，其产生和关节的活动相适应，犹如皮肤的“关节”。手掌有3条横纹：①掌近侧横纹，从手掌桡侧开始，大致与鱼际肌的内缘相一致，适应拇指单独的活动；②掌中横纹，从掌近侧横纹的桡侧开始，与远侧掌横纹平行，适应食指的活动；③掌远侧横纹，从中指指根桡侧斜向近端到手掌尺侧，以适应中指、小指的活动。

手掌的3条横纹将手分为3个部分：拇指有单独的内、外在肌，具有特殊的关节结构，自成独立部分，屈曲时，掌近侧横纹明显。食指的指浅、深屈肌分化较好，并有指伸肌及食指伸肌，可以单独屈伸，屈曲时，掌中横纹明显。中、环、小指另组成一部分，屈曲时掌远侧横纹明显，其功能主要是握物。

掌中横纹与掌远侧横纹相当于掌指关节水平。掌中横纹略向近端，屈曲第2~5掌指关节时，此两横纹常相连成一线。正常屈指时，指腹可触及横纹，如有距离，说明手指屈曲功能受限（图7–1）。

在大鱼际、小鱼际、指间横纹、掌指横纹和掌拇斜纹等处，皮下脂肪组织几乎完全阙如，掌侧皮肤与鱼际的筋膜、屈肌腱鞘及掌腱膜直接相连，大大减少手掌皮肤的移动性，有利于抓握动作。

手指掌面皮肤有3处横纹，近端的掌指横纹位于近节指骨中部，相当于指蹼处，不要误认为是掌指关节水平。近侧指骨间关节屈曲范围较远侧指骨间关节为大，其横纹也较深。手指掌侧横纹将手指分成3个皮下脂肪垫，横纹与屈指肌腱鞘相连，刺伤易直接进入腱鞘。横纹的两侧至于指侧方中线，即手指掌、背侧交界处，手指手术可以此为标志取侧方正中切口，如偏向掌侧，易引起手指屈曲挛缩，影响充分伸展，且易损伤手指的血管神经束。

掌指横纹和掌拇斜纹是手指和拇指活动的一个界限，手和臂部采用石膏固定时，石膏绷带在手掌的长度应以达到这些皱纹为限，如超过掌指横纹和掌拇斜纹，则手指和拇指的运动将受到限制，容易发生掌指关节强直。

手指屈面的皮肤较厚，活动度小。手指近关节部自指骨两侧各有一薄层纤维带，自掌侧指血管神经束的背侧经外侧皮下止于手指掌侧的皮肤，称骨皮韧带（Cleland韧带），使皮肤与骨骼间接相连，减少相互间的活动，这样手指握物时，可以防止滑脱。手指两侧的指血管、神经走行于屈肌腱两侧的皮下组织隧道中，后者由指骨伸向皮肤的纤维隔构成，其掌侧为皮韧带，背侧为Cleland韧带。从手指皮下伸出许多网状纤维隔，连到屈肌腱鞘上，在远节指骨则直接连到骨膜上，这些纤维隔内裹以脂肪小柱，因而组织非常致密，当手指发生炎症，因间隙窄小，一旦遭受压迫，患者感到非常疼痛，甚至可引起骨髓炎。

手指远端筋膜及纤维脂肪结构较为复杂。从

远侧指间横纹至指尖，皮肤厚度增加3倍，但以后又逐渐变薄。皮肤厚度主要为纤维脂肪组织，最厚处位于指腹开始向指尖倾斜时。在真皮浅层，纤维组织质地均匀，基底上皮致密，其下为弥散的皮下纤维脂肪组织。手指掌侧皮下组织的厚度不同，纤维隔在近侧紧张于皮肤及深筋膜之间，在远侧紧张于皮肤及骨膜和远节指骨粗隆之间，在脂肪小房中，神经纤维周围沿血管分支有触觉小体。

指髓即手指掌侧的皮下组织，可分为近、远侧指髓。近侧指髓附着于远节指骨屈肌腱鞘的斜韧带上，相对活动，主要为脂肪组织及触觉小体。远侧指髓比较固定，被明显的纤维隔固定于远节指骨粗隆，防止指髓向背侧移位。

从腱鞘远端有2个纤维带自腱鞘中线的表面向外，朝掌侧方向经过真皮下组织，在远侧指间横纹止于真皮，这2个斜行纤维带称为斜隔，在拇指较其他手指为大。

从远侧指间横纹，指髓覆盖在屈肌腱松薄的深筋膜上，但在远节指骨底，此筋膜较坚强，覆盖屈肌腱纤维止于骨膜。真皮下层借近侧指髓薄的纵纤维隔止于深筋膜。

指髓的功能为握取、吸收压力，触觉敏感。在钩握时，指垫起握住作用。指髓的纤维脂肪结构如同手的压垫。指髓的压力对指髓内的血液及淋巴起水压作用。远侧指髓在指尖捏物时可以分布压力。指髓与屈肌腱鞘相连，近侧指髓脓肿可以向上扩散到屈肌腱鞘，由于远侧指髓纤维脂肪隔的阻挡而不致向指尖蔓延。指尖脓肿除非纤维隔遭受广泛破坏，不致蔓延至近侧指髓。

有5个纤维结构汇合后附着于远节指骨侧结节，即侧（斜）韧带，屈、伸肌腱外侧纤维，侧皮支持带，甲床近侧和远侧及指髓。长屈肌腱腱纤维附着于侧结节，肌腱向远侧沿甲床近侧缘止于指骨体的掌侧骨膜，外侧较松地附着于远侧指骨间关节的掌板增厚面。

侧斜韧带由中节指骨头的侧凹，围绕远侧指骨间关节的侧面，向掌侧附着于远节指骨的侧结节。掌板坚强附着于屈肌腱骨膜附着点起始处，但不乏侧结节。

侧骨间韧带是一个明显的坚强韧带，由远节指骨底的侧结节起始的纵行纤维，向远侧附着于甲棘。此韧带长5~6 mm，宽1~2 mm，并沿同一平面附着于皮肤。沿韧带侧缘，从皮肤发出的纤维性侧皮支持带横行附着于外侧骨间韧带的近侧，即至侧结节。此支持带向近侧，似为侧指骨皮韧带的延续。侧骨间韧带的背外侧部与甲床外侧缘及甲板坚强附着。侧骨间韧带的这些皮肤及指甲附着点能限制皮肤，并作为外侧支柱，维持甲床及甲基质，防止在背侧移动。

侧骨间韧带的功能是：①握物时，能部分抵抗施加于远侧指髓的张力；②防止指髓的旋转移位；③侧捏时，连结皮肤侧缘，防止剪力；④使指甲有坚强的附着点，否则宽的甲板及甲床可在窄的骨干上移动，指甲又可支持指髓压力；⑤在长时期的侧捏动作中，能保护远节指骨在甲缘的血供。

指端不适当切口如损坏外侧骨间韧带，将使指甲侧缘支持结构、皮肤及指髓支持削弱。甲粗隆闭合性骨折由于外侧骨间韧带的近侧坚强附着很难复位。

掌腱膜

掌腱膜由手部深筋膜浅层增厚而成，位于手掌中部，呈三角形，近端与屈肌支持带的远侧相连（图7-7）。

掌腱膜分为3部分，两侧部较弱，分别覆于鱼际及小鱼际的肌上，形成鱼际筋膜及小鱼际筋膜；中央部对掌骨头又分为4条增厚的纵行纤维带，称为腱前束，呈放射状，和指屈肌腱方向一致，与相应手指的腱鞘及掌指关节的侧韧带相融合，其近端的纵行纤维直接由掌长肌延长。掌长肌阙如时，掌腱膜仍存在，但形态有所变异，可从屈肌支持带起始，有时有指浅屈肌腱的副束参

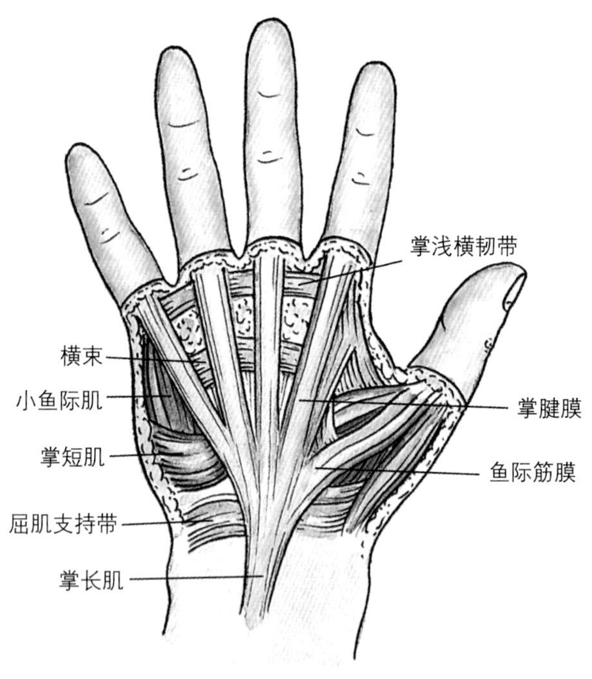

图7-7　掌腱膜

加，罕见者尚有双掌腱膜。

掌腱膜在中央部及两侧部之间发出纤维间隔，从大鱼际肌的尺侧及小鱼际肌的桡侧向背侧延伸，分别止于第1及第5掌骨上，如此将手掌分为3格。掌腱膜的掌面，有垂直纤维与手掌皮肤紧密相连，特别在手掌及手指的皮肤横纹处更为明显。掌腱膜的大部分纤维纵行，接近掌骨头部位，深层有横束连接纵束。部分纵行纤维向远侧指蹼，并有较薄的横行纤维相连，形成掌浅横韧带，连接各腱前束。在掌远侧1/3处，掌腱膜发出垂直纤维，与深层骨间肌筋膜相连，形成4个屈肌腱纤维鞘管，对着掌骨，包绕指屈肌腱，另形成4个蚓状肌管，呈膜状，对着掌骨间隙及食指桡侧，其中通行蚓状肌及指血管神经束。在掌浅横韧带远侧、指蹼间韧带近侧及腱前束之间形成3个空隙，各有一脂肪垫，保护指蹼间的血管神经束。掌腱膜向远侧延伸至每个手指，分3束，一为中央束，达手指全长，位于手指掌侧中央，与皮肤相连；两侧束与屈肌腱纤维鞘管、骨膜及关节囊相连，但不至远侧指骨间关节。

掌腱膜如特殊增厚，可引起Dupuytren挛缩，多位于远侧掌横纹处，通常在手指的1个或数个分叉以及在腱膜与皮肤纤维束连接处发生，系由于掌腱膜进行性挛缩所致，特别易伸展至环、小指，多发生在手的尺侧，但拇指指蹼间隙亦可发生，其病理自早期结节至致密纤维索。这种患者多为两侧性，身体的其他部分亦可发生韧带挛缩。患者的掌指关节及近侧指骨间关节发生屈曲性挛缩，手掌皮肤出现皱褶，手指呈屈曲畸形，指尖可与手掌相接触。

Dupuytren挛缩系因手掌皮下组织发生纤维组织增生，形成结节或束带而引起指关节继发性挛缩。患者可出现手掌皮下脂肪变薄，皮肤粘连，形成凹陷，近侧指骨间关节背侧呈垫状。

病变发展快慢不一，通常需要几年才能形成严重畸形，偶尔在几周或几月内某一手指可明显屈曲，病变可保持稳定，也可反复发作。约5%的患者可伴一足或双足跖内侧筋膜相同病变。

本病病因不明，据悉有遗传因素，可能与损伤有关。纤维组织增生系来自本身原存在的掌筋膜纤维，而非新组织形成。结节一般发生于皮下组织，而束带发自筋膜，仅纵行腱前带被累及。病变常自远侧掌横纹沿环指发展，环、小指更常见。掌指关节及近侧指骨间关节可逐渐发生屈曲性挛缩，其严重程度决定于纤维组织形成范围及成熟程度。

治疗此种挛缩时，可切开或切除掌腱膜，严重时，必须将全部掌腱膜及其至掌骨的延长部以及手指的屈肌腱鞘切除，切口可沿掌纹做弧形切开。切除掌腱膜时，应避免损伤指神经、血管。

手掌肌

手掌肌包括内在肌和外在肌，前者包括鱼际肌、小鱼际肌（图7-8，9）、蚓状肌和骨间肌，后者包括从前臂下行的屈肌腱。

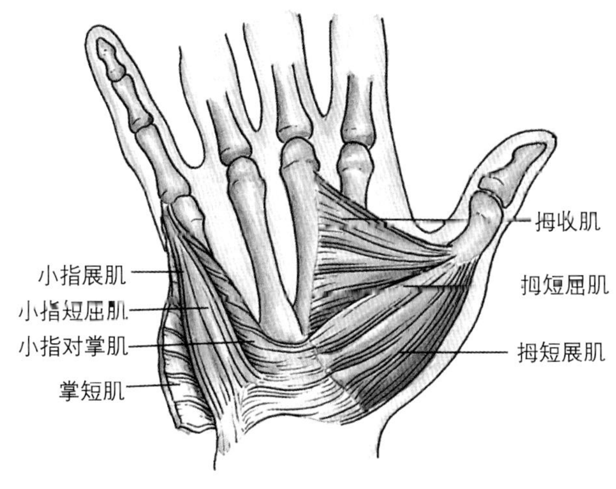

图7-8 鱼际肌和小鱼际肌

1. 鱼际肌 鱼际肌位于手掌桡侧，是作用于拇指的一组肌，包括拇短展肌、拇短屈肌、拇对掌肌及拇收肌。

（1）拇短展肌：拇短展肌起于屈肌支持带远端的桡侧半，相当于手舟骨结节和大多角骨嵴，由于桡侧腕屈肌腱在屈肌支持带与手舟骨结节之间经过，故拇短屈肌不直接起自手舟骨。拇短展肌腱止于拇指掌指关节的关节囊桡侧，少数纤维止于桡侧籽骨及拇指背侧指背腱膜。

拇短展肌超越2个关节，自手的掌面斜向桡侧，能使拇指腕掌关节屈曲、外展及旋前，其抵止于拇指指背腱膜的纤维，尚能协助伸指骨间关节，而使捏物有力。

（2）拇短屈肌：有2个头，浅头起自屈肌支持带远端的桡侧、桡侧腕屈肌腱鞘和大多角骨嵴，深头也称为第1骨间掌侧肌，起自小多角骨掌面及头状骨。拇短屈肌在接近掌指关节变成肌腱，有纤维和关节囊及掌板相连，最后止于桡侧籽骨及近节指骨底的桡侧，一部分纤维止于指背腱膜。拇短屈肌2头之间形成一沟，通过拇长屈肌腱。

（3）拇对掌肌：拇对掌肌起于屈肌支持带、大多角骨嵴及腕掌关节处，纤维斜行，至第1掌骨的桡侧。拇短屈肌及拇对掌肌的纤维均斜向下外，附着点在1条线上，其性质颇似前臂之旋前肌。在腕掌关节作用时，能使拇指旋前及内旋；在掌指关节作用时，则能使拇指屈曲。二者的纤

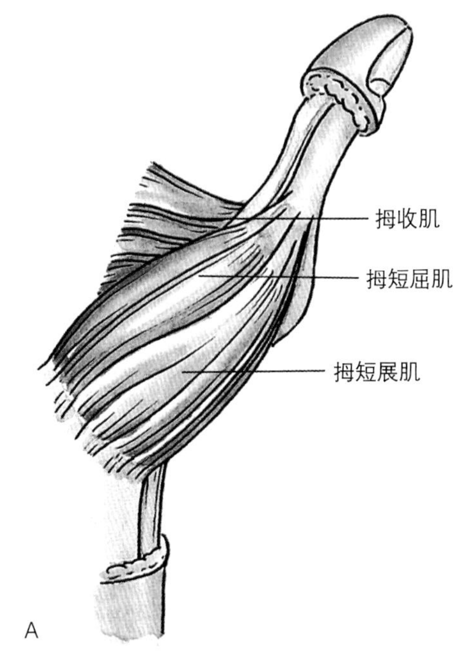

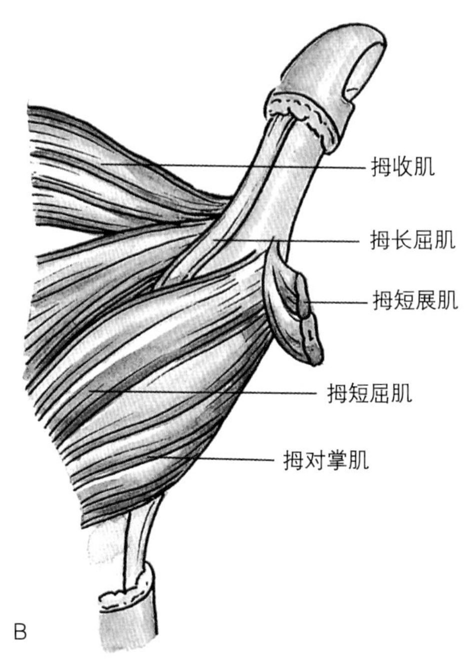

图7-9 鱼际肌
A.浅层；B.深层

维不易分离，事实上拇指对掌作用在屈拇时最为有效，二者的作用几乎不可分开。

拇短展肌、拇短屈肌浅头和拇对掌肌均受正中神经的第1指掌侧总神经发出的鱼际肌支或返支支配，其神经纤维均来自$C_{7\sim8}$，拇短屈肌深头则来自C_8~T_1（图7-10）。正中神经返支或鱼际肌支多为1支，在鱼际肌近侧1/3进入，鱼际肌支与尺神经掌深支常有吻合，称为鱼际襻（thenar ansa），借此鱼际肌可同时接受正中神经与尺神经双重支配（图7-11）。

正中神经的鱼际肌支起于第1指掌侧总神经者占84%。此支多在出腕管后发出，占62%；但也可在腕管内发出，占38%。有9%的鱼际肌支贯穿屈肌支持带，对腕管综合征患者施行腕横韧带切除减压时，应考虑这种变异，以避免损伤。

鱼际肌的神经支配变化较大，过去认为鱼际肌全由正中神经支配是不正确的，实际上，尺神经也很重要。拇短展肌受正中神经支配者占95%，受尺神经支配者占2.5%，双神经支配者占

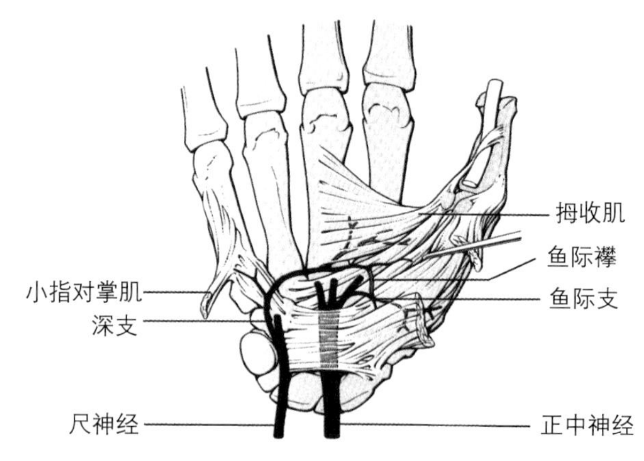

图7-10　正中神经返支

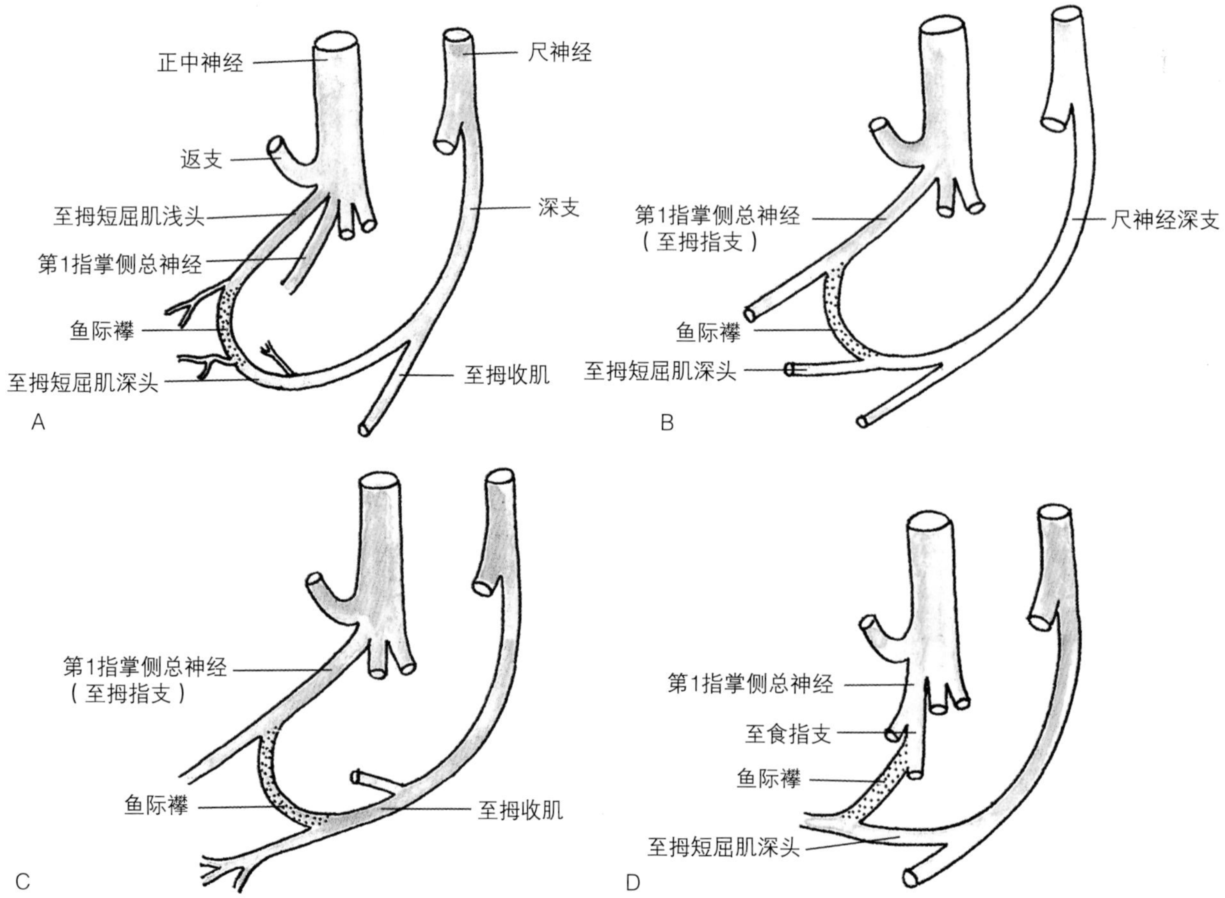

图7-11　鱼际襻的类型

2%；拇短屈肌受正中神经支配者占36%，受尺神经支配者占48%，双重神经支配者占17%；拇对掌肌受正中神经支配者占83%，受尺神经支配者占9%，双重神经支配者占7.5%。因此，某些鱼际肌仍保持功能并不能说明正中神经未受损伤。

（4）拇收肌：拇收肌是鱼际最深的肌，位于拇指尺侧，有2个头，横头起自第3掌骨嵴的全长，由掌骨颈直至掌骨底。斜头起自第2、3掌骨底、头状骨及覆盖头状骨及小多角骨的韧带，2头聚合成腱，止于尺侧籽骨，并和关节囊及掌板相连，一部分纤维止于拇指近节指骨底的尺侧及拇指指背腱膜。拇收肌在第1掌骨间隙的远侧位于表面，并作为鱼际间隙的底。

拇收肌的作用除主要内收拇指外，还能轻度屈曲掌指关节、伸指骨间关节、拇指与掌面平行横越手掌。

拇收肌受尺神经支配，神经纤维来自C_8~T_1，使患者以拇、食指夹纸，正常时拇指的指骨应紧压于纸上；如此肌瘫痪，则拇指依靠拇屈肌的作用，远侧指骨间关节屈曲，仅拇、食指末端施压力于所夹纸上。

鱼际肌的表面覆盖一层筋膜，由掌腱膜中央部的桡侧缘向背侧伸展。它与手掌的中央部借筋膜隔开，鱼际脓肿甚少有可能蔓延至掌心。

3个鱼际肌可以阙如，正中神经返支发育不良可能与鱼际肌阙如有关，患者有拇指指蹼内收挛缩，系由于无对抗肌所致，患者对掌、捏挟及抓握动作均受到严重影响或丧失。鱼际肌中受正中神经支配的拇短展肌及拇对掌肌可阙如，而受尺神经支配的拇短屈肌深头及拇收肌可正常。

2. 小鱼际肌　位于手掌尺侧，是作用于小指的一组肌，包括掌短肌、小指展肌、小指短屈肌及小指对掌肌。

（1）掌短肌：掌短肌最表浅，呈四方形或斜方形，大小不同。肌纤维横行，为薄弱的退化皮肌，在小鱼际部覆盖尺动脉及尺神经。此肌有20%阙如。

掌短肌有两头，起自掌腱膜及屈肌支持带。此肌借腱纤维止于小鱼际尺侧缘的纤维脂肪组织，近侧肌纤维越过钩骨止于豌豆骨。肌纤维背侧的支持筋膜形成尺管（或豆钩管），亦称Guyon管，其前壁为纤维性，后壁为屈肌支持带，系前臂筋膜远侧伸展的加厚部分，底为豆钩韧带，即尺侧腕屈肌腱由豌豆骨至钩骨的延伸部分。

掌短肌受尺神经支配，其作用可以协助小指外展。肌收缩时，小鱼际皮肤产生皱纹，对皮肤施以一定张力，使其在小鱼际肌上向桡侧移动。在抓握硬物时可以防止小鱼际垫在压力下引起的移位，此软组织垫位于尺神经血管束之上，大大减少持久的压力，手术时应注意保留此肌。在豌豆骨桡侧，用力按压尺神经可引起掌短肌收缩，称为掌短肌反射，尺神经损伤后，此反射消失。

（2）小指展肌：小指展肌位于掌短肌的深面，起自豌豆骨远端、豆钩韧带及屈肌支持带，肌纤维斜向下内，止于小指近节指骨底的内侧面，一部分移行于小指的指背腱膜，作用为外展小指，如同骨间背侧肌，还能屈小指掌指关节及伸指骨间关节。与拇短展肌的不同处是，非在腕掌关节发生，而在掌指关节作用。

（3）小指短屈肌：小指短屈肌在小指展肌的深面，起自钩骨钩和屈肌支持带，止于小指近节指骨底的尺侧，在此肌与小指展肌之间有尺动脉及尺神经深支通过，此肌有屈小指及外展小指的作用。小指短屈肌类似小指展肌的一部分，有时阙如。小指腕掌关节旋转运动有限，小指不能与其他手指相对，但可屈伸。

（4）小指对掌肌：位于小指展肌和小指短屈肌的深面，起自钩骨钩及屈肌支持带，肌纤维斜向内下方，止于第5掌骨尺侧缘的全长。此肌收缩时，可向拇指方向牵引第5掌骨产生对掌。

小鱼际各肌均受尺神经深支支配。尺神经深支在豌豆骨及钩骨钩之间分出，偕同掌浅弓的小指分支向远侧行至小指的尺侧。小鱼际部的手术切口应沿第5掌骨及豌豆骨之背侧施行。

3. 中央部肌及肌腱　包括蚓状肌、骨间肌及由前臂下行的屈肌腱。

（1）蚓状肌：蚓状肌有4块，均为小肌腹，起于指深屈肌腱。第1、2蚓状肌呈单羽状，起于第2、3指肌腱的桡侧；第3、4蚓状肌呈双羽状，起于第3、4指与第4、5指肌腱的毗连缘。蚓状肌大部止于各指指背腱膜的侧缘，小部与骨间肌同止于近节指骨底。蚓状肌的肌纤维在手掌部覆盖指屈肌腱，近指根处，乃偏向桡侧，与指血管、神经一同进入蚓状肌管，除第1蚓状肌外，其他3块肌均位于掌骨间韧带的掌面。第1、2及第3、4蚓状肌亦分别由正中神经及尺神经支配。

蚓状肌腱虽由掌侧横越掌指关节至背侧，然始终位于掌骨头横轴的掌面，能屈该关节。又因牵拉伸肌腱，亦能伸指骨间关节。尺神经损伤后呈爪状手畸形，第4、5指畸形显著而第2、3指畸形不显著，因第1、2蚓状肌受正中神经支配之故。

蚓状肌完全正常者仅占45%，第1~4蚓状肌起端变异率分别为3%、23%、5%及11%。第1蚓状肌可起自前臂，通过腕管止于手掌，增大的肌腹可压迫正中神经引起腕管综合征。除第2蚓状肌外，其余蚓状肌均有骨性止点的变异，部分或全部止于近节指骨底，多为第3、4蚓状肌，第1蚓状肌止端较恒定，第3、4蚓状肌止端分叉，其肌腹往远侧劈开为二，分别止于相邻2指的指背腱膜。

第1蚓状肌完全由正中神经支配，第4蚓状肌完全由尺神经支配。第2、3蚓状肌的神经支配有较大变异，可由正中神经支配、正中神经和尺神经共同支配或尺神经支配。

（2）骨间肌：掌侧3块，背侧4块。各肌腱在指蹼处经过掌指关节而止于近节指骨底，一部分加入指背腱膜（图7-12）。

骨间掌侧肌皆为1个肌腹，起于第2、4、5掌骨的掌侧面，第1骨间掌侧肌起自第2掌骨干的尺侧；第2、3骨间掌侧肌起自第4、5掌骨干的桡侧。各肌腱分别止于各指指背腱膜及近节指骨底（图7-13）。

骨间背侧肌皆为双头，以羽毛状在掌骨间隙起自相邻掌骨的毗连缘；第1、2骨间背侧肌止于第2、3指近节指骨的桡侧，第3、4骨间背侧肌则止于第3、4指近节指骨的尺侧（图7-14）。

骨间掌侧肌为手指的内收肌，骨间背侧肌为手指的外展肌。所谓内收、外展是以中指为轴心，向其靠近者为内收，由其远离者为外展。拇指有其单独的内收肌与外展肌，小指亦有其单独的外展肌，均无骨间肌配备。试验骨间肌的功能

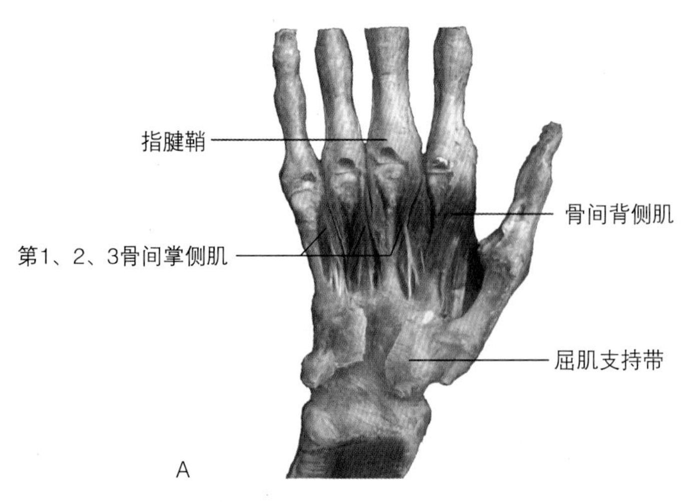

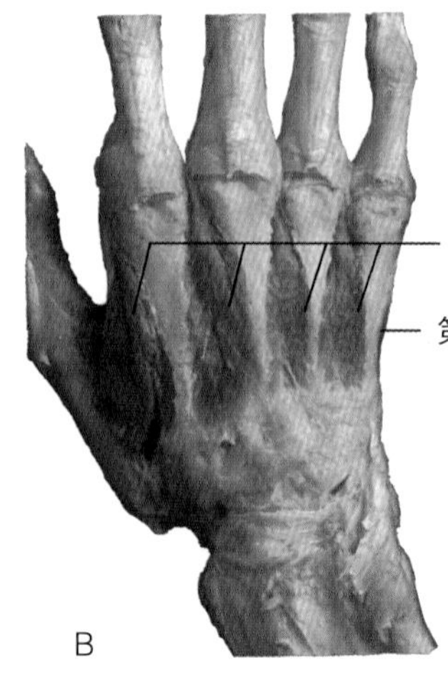

图7-12　骨间肌
A.骨间掌侧肌；B.骨间背侧肌

时，可令患者相邻两指夹纸片，正常时患者可牢固夹持，抽出时受到一定阻力，骨间肌瘫痪时，此功能即丧失。另一试验方法可令患者伸掌指骨间关节与屈指骨间关节。

骨间肌和蚓状肌能使掌指关节屈曲，机制是：当指伸肌腱稍微放松，允许指浅、深屈肌收缩，使近侧指骨间关节及远侧指骨间关节掌屈时，指背腱膜即移向掌指关节的远侧，此时附着在腱膜两侧的蚓状肌和骨间肌如收缩，掌指关节即发生掌屈动作（图7-15）。事实上，蚓状肌和骨间肌为掌指关节掌屈的主要肌，只是这种动作常需指背腱膜向掌指关节远侧移动作为先决条件。

正常情况下，骨间肌因其一部止于指背腱膜，故尚能伸近侧及远侧指骨间关节。骨间肌系由第8颈神经及第1胸神经供给，受尺神经的深支支配，当后者损伤时，骨间肌不能行使其正常作用，而使掌指关节过伸、指骨间关节屈曲，呈爪形手畸形。蚓状肌的作用与骨间肌类似，第1、2蚓状肌受正中神经支配，故尺神经深支损伤后引起的第2、3指畸形，不如第4、5指显著。

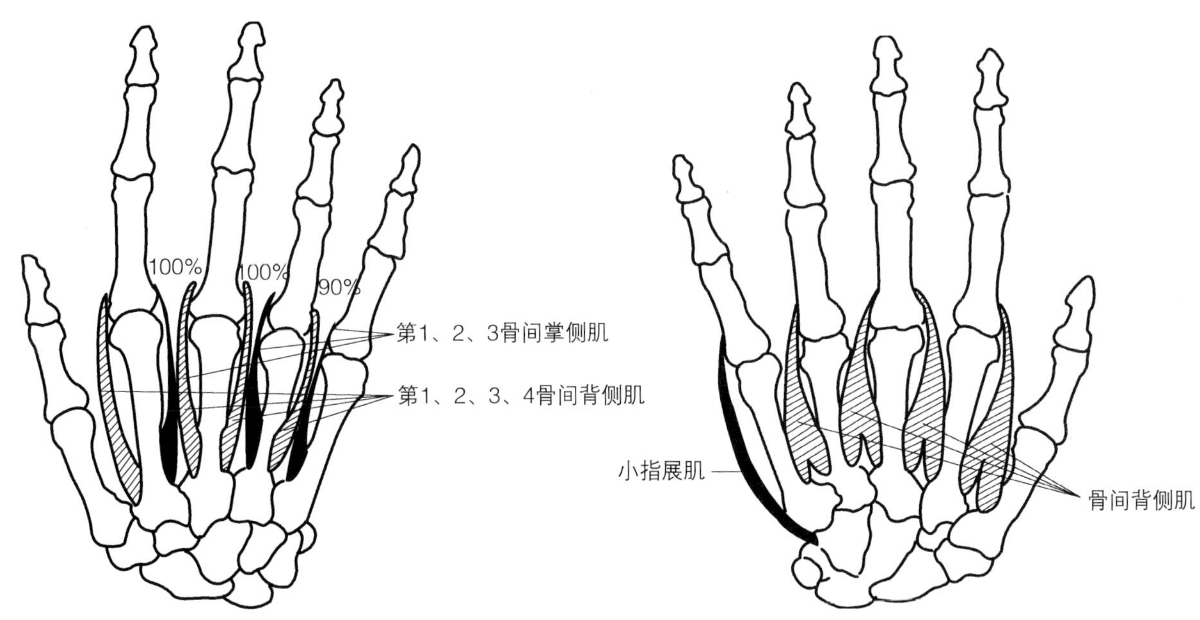

图7-13　骨间掌侧肌止于指背伸肌腱的百分比

图7-14　骨间背侧肌止于近侧指骨

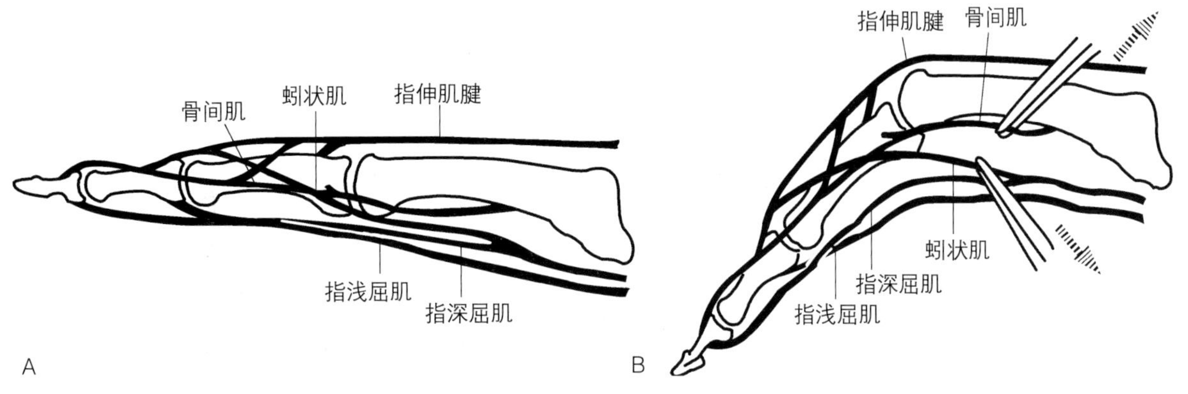

图7-15　骨间肌和蚓状肌的功能

A.伸指时；B.屈指时

当拇指与食指靠近时，所显示之隆凸即为第1骨间背侧肌。其他骨间肌在表面虽不显著，然在瘫痪时各掌骨间隙则出现凹陷。

手在握物前，指骨间关节必须伸展，如不能采取这种准备姿势，握物将遇到困难。正常握拳时，必须掌指关节和2个指骨间关节一同屈曲，骨间肌和蚓状肌瘫痪后，掌指关节仅能依靠指屈肌的作用，即在近、远侧指骨间关节充分屈曲后，才能使掌指关节屈曲。这种屈掌指关节和伸指骨间关节的功能，虽通过肌腱移位可以重建功能，但手的精细动作却难以恢复。

掌骨干骨折较为多见，由于屈肌及骨间肌的作用，骨折多向背侧成角。

近节指骨骨折多发生于骨干中部，由于骨间肌、蚓状肌的作用，骨折近侧断端呈屈曲位，而伸肌腱的张力作用可使骨折断端向掌侧成角（图7-16）。如不予矫正，骨折掌侧成角处，正好抵在屈肌腱上，限制屈肌腱的活动，并发生粘连。

中节指骨骨折后发生的畸形，根据部位而有所不同，如骨折线位于指浅屈肌腱止点的近端，由于骨折远侧断端被指浅屈肌牵拉，骨折远侧断端屈曲，形成背侧成角畸形；如骨折线位于指浅屈肌腱止点的远端，则由于指浅屈肌的牵拉，使骨折近侧断端屈曲，形成掌侧成角畸形（图7-17）。

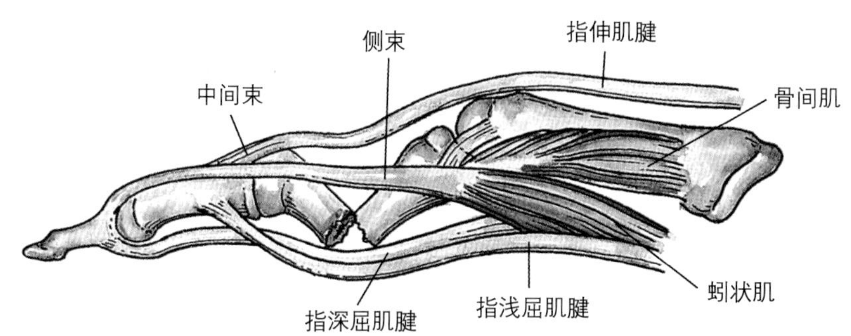

图7-16　近节指骨骨折后骨折断端移位

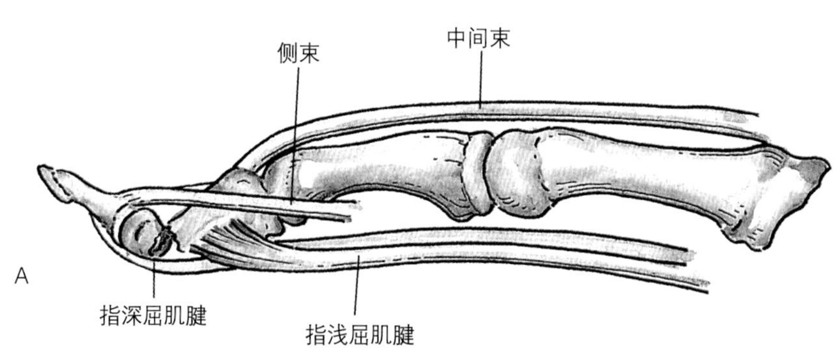

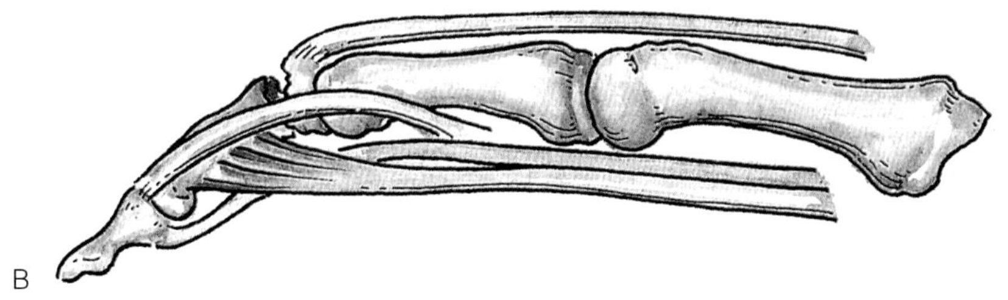

图7-17　中节指骨骨折后骨折断端移位
A.伸指时；B.屈指时

（3）指屈肌腱

1）指浅屈肌腱：在掌指关节水平，呈扁平状，逐渐变薄加宽，至近节指骨中部时，分裂为两半，形成V形裂隙。以后分裂的腱板纤维经过扭转，围绕深肌腱的侧方而至其背侧，彼此交叉到对侧，形成一个倒V形裂沟，经过交叉的纤维最后止于中节指骨底。

指浅屈肌腱的纤维束在扭转前的排列基本上是平行的，扭转后，原来最外侧的纤维到最内侧，与对侧相当的腱纤维进行交叉；而原来最内侧的纤维移行至最外侧，但不经过任何扭转。这样，浅肌腱围绕深肌腱形成一个近似菱形的裂沟，其上、下两端的距离为1.1~1.5 cm。

指浅屈肌腱在腕部分为2层，到中、环指者位于浅层，到食、小指者位于深层，到食、中、环指的肌腱粗细相同，但到小指者为一很薄的腱条。指浅屈肌腱在腕部分散，彼此互不连接，当共同经过腕管到达手掌时，与其深面的指深屈肌腱伴行，直到手指腱鞘。指浅屈肌腱进入鞘管后，立即分成两半，合抱其下面的深肌腱，分成的两半在未附着中节指骨掌面两侧之前，于近侧指骨间关节部位，有相当长的一段又重新连结（图7－18）。指浅屈肌腱的止点紧靠手指腱鞘附着处，手指皮肤的横纹或稍位于远侧的割伤，常伤及此腱，指深屈肌腱完全被离断后，缩回至指根部，而指浅屈肌腱的两半则在其线形附着的起点远侧被离断。指浅屈肌腱附着于近侧指骨间关系的关节囊及近侧指骨远端的三角形短腱纽，可当作腱的真正附着的一部分，结果是指浅屈肌腱保存了它的止点近侧部分，仍有相当功能，主要依靠关节部分残留的瘢痕。

指浅屈肌腱两半所形成的隧道，其宽度正好容纳深肌腱通过。因此，如在隧道内修复深肌腱，缝合反应会使肌腱在隧道内被卡住，而于该处发生粘连。

当桡腕关节伸直而手指从充分伸直位到各指骨间关节完全屈曲时，指浅屈肌腱的任何一点向近端移动的距离一般为2.8 cm，如指浅、深屈肌腱都完整，手指的屈曲应从近侧指骨间关节开始，继以远侧指骨间关节；如仅存在指深屈肌腱，运动的次序相反。指浅屈肌腱虽然对手指屈曲有一定作用，但切除后对手指屈曲影响较小，如果深、浅屈肌腱同时断裂，仅修复深肌腱比同时修复深、浅肌腱要好，因为在后一种情况下往往会引起粘连。

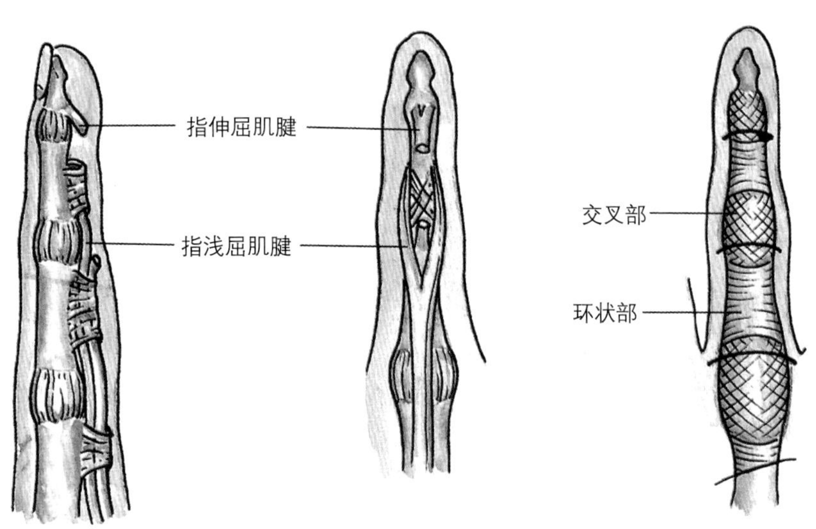

图7－18　指浅、深屈肌腱及指纤维鞘

2）指深屈肌腱及拇长屈肌腱：指深屈肌腱在掌指关节以上呈卵圆形，位于指浅屈肌腱的深面。在指浅屈肌腱分裂成V形裂隙前，指深屈肌腱呈扁宽状，在V形裂隙尖处则明显变窄厚，其侧面与指浅屈肌腱相适应。在浅肌腱形成的裂沟中，深肌腱再度呈扁宽状，出裂沟后又变窄，随后呈扁平扇状止于远节指骨底。

指深屈肌腱的纤维束在近侧端呈平行排列，约在指浅屈肌腱分裂成V形裂沟以上1~2 cm处，深腱掌侧的腱纤维束从腱的正中逐渐扭转，斜向下外先至腱的侧方再至背侧。在背侧，腱纤维束的排列方向由上外斜向下内，深入背面中线，以后又继续斜行至掌面的正中线浅出，在同侧继续扭转。由此可见，深肌腱的纤维束在浅肌腱纤维束发生扭转以前早已发生扭转，其纤维束除极少数交叉到对侧外，全部在同侧进行连续的扭转，原来在外侧的纤维束经过扭转形成内侧部分，而原来在内侧的纤维束经过扭转形成外侧部分。

指深屈肌腱外形上的改变与指浅屈肌腱分裂形成的“隧道”完全相适应，有的作者将这种外形改变看成是腱纤维束再排列的结果，也有的作者认为是浅肌腱的铸型。从力学观点看，腱纤维的扭转使腱更为坚韧，也便于力的传递。指深屈肌腱的构造说明其在屈指活动中较指浅屈肌腱更强而有力。

拇长屈肌腱在近节指骨近端也逐渐加宽，平指骨间关节处，腱明显狭窄但不增厚，最后腱束呈扇形止于远节指骨底。拇长屈肌腱纤维束的排列与指深屈肌腱相似，在近侧端先是相互平行，以后也发生扭转，只是深部的腱纤维彼此交织较多。

拇长屈肌腱深部的腱束在两侧均形成较明显的侧束，其与掌侧正中部分的关系犹如指浅、深屈肌腱的相互关系，即最初位于拇长屈肌腱掌侧部分的腱束，以后分裂成两半，围绕拇长屈肌腱正中部分的侧方，经过扭转而至其背侧，且有部分交叉最后形成明显的侧束。这种排列与指浅、深屈肌腱的关系甚为相似，从进化上来看，拇长屈肌腱可能由指浅、深屈肌腱相合而成。

拇指先天性扳机指相对少见，表现为拇指远侧指骨间关节固定性屈曲性挛缩，多为双侧性，由于幼儿并不感疼痛，常不引起家长注意，直至1~2岁后始被发现，约30％在出生后1年畸形可自动消失，故手术宜在2岁左右施行，延期手术将遗留15° 屈曲畸形。罕见情况下可出现多指先天性扳机指，甚至出现伸直位交锁，患儿不能握拳。

拇长屈肌腱异常附着，拇指发育不完全时，不能主动屈曲指骨间关节，也有时拇长屈肌或鱼际肌，甚至外在伸肌或拇长展肌亦阙如。遇有拇长屈肌腱异常抵止时，可将其松解，切断其与拇长伸肌腱的融合。为避免掌骨异常外展，可将松解后的拇长屈肌腱朝尺侧移位，埋于拇短展肌的深面，使其中心化，不再向外侧移位。

拇长屈肌腱可与至食指的指深屈肌腱有共同肌腹或发出腱束至食指指深屈肌腱，因此，2指只能同时屈曲，彼此不能独立活动，拇长屈肌腱还可从屈肌支持带穿出。

深部屈肌系统包括1个肌-腱单位，拇长屈肌腱完全分开，食指的指深屈肌腱有不同程度的独立性，但其余3指的指深屈肌腱独立性较少。在腕部，所有指深屈肌腱部位于同一平面上，除拇长屈肌腱外，其余肌腱彼此之间有一些腱束相连，直到进入手掌，肌腱才分开进入各个手指。拇长屈肌腱被割断后，近端回缩很多，甚至到达腕部。有时由于拇长屈肌腱与其他屈肌腱在前臂或腕管内有交叉连接，在屈曲拇指远节指骨时，食指的远节指骨也同时屈曲。

指深屈肌腱止于远节指骨底，在远侧指骨间关节囊及中节指骨的远端有短腱组与其疏松连结。手指充分屈曲时，指深屈肌腱的移动可达3.3 cm。

拇长屈肌从腕管至拇指远节指骨走行迂曲，在大多角骨水平，弯向尺侧，至掌指关节则弯向桡侧。拇长屈肌腱可以阙如，此时拇指屈曲动作在掌指关节发生，借拇收肌的指背腱膜附着部或拇短屈肌来完成。拇长屈肌腱的肌腹偏于一侧，肌腱是在肌腹尺侧相当的高部位起始，而且在屈肌支持带的近侧有相当一段距离无肌附着，容易从肌上将腱的起点分开，再重新连接在较低的位置，如此，腱的长度可增加2~3 cm。利用这种特点，在修复断裂的拇长屈肌腱时，可将断端移至靠近肌的止点而不在原位修复，以预防指骨间关节近侧粘连。在第1掌骨平面，拇长屈肌腱的掌侧有拇短展肌、拇短屈肌、正中神经返支及正中神经发出至拇指至中指的指支共干，在修复肌腱时，需注意这些周围结构勿使损伤。

指屈肌腱断裂后，根据受伤时手部的位置，肌腱断端的位置可有所不同，如在伸直位断裂，远侧断端系腱性结构，仍处于原位或很少回缩，但近侧断端因肌收缩可以向上回缩甚多；相反，若在屈曲位断裂，近侧断端回缩不显，但远侧断端随手的伸直可以向下回缩很多，如指深屈肌腱在掌中部断裂，其远侧断端可缩回至近侧指骨间关节处。

根据手部指屈肌腱周围组织解剖关系的特点，各作者将它分为不同区，对处理指屈肌腱的断裂有一定意义。在拇指至小指自肌腱远端向近端可分为5区（图7-19）。

第1区：从指浅屈肌腱止点至指深屈肌腱止点。一般可直接缝合，如断端距止点少于1 cm，可将近侧断端直接固定于远节指骨。因延误诊断而致近侧断端回缩至手掌时，由于腱纽断裂松弛，修复困难，对晚期食指肌腱未修复者，可将肌腱固定于远侧指骨间关节或进行关节融合。

第2区：又称无人区（no man's land），从远侧掌横纹至指浅屈肌腱附着部（图7-20）。过去，因为此区腱鞘具有滑车结构，容易发生粘连，一期修复常遭失败。目前，多数作者主张对浅、深屈肌腱均行修复，A2（位于近节指骨上半第2环状滑车）、A4（位于中节指骨中部的第4环状滑车）宜保留。如半年内屈指功能恢复不佳，

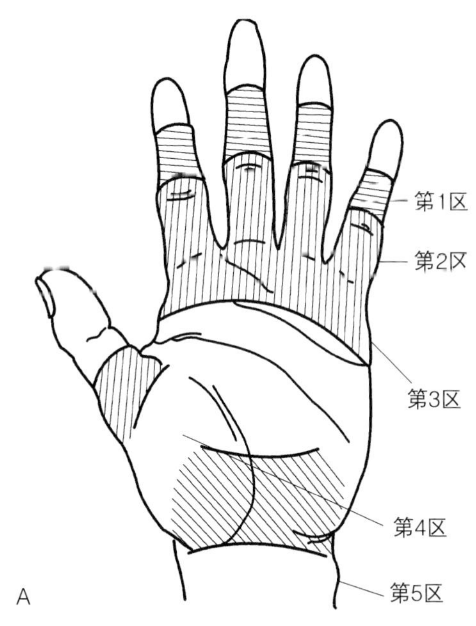

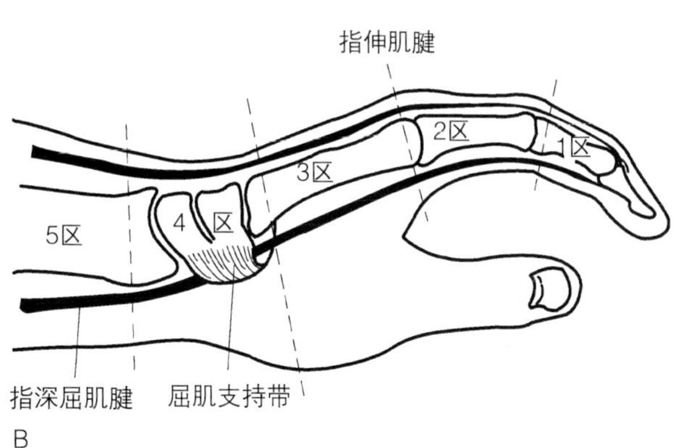

图7-19 指屈肌腱分区
A.掌面观；B.侧面观

可进行肌腱松解。

第3区：又称蚓状肌区。从屈肌支持带远侧缘至远侧掌横纹或A1（位于掌指关节的第1环状滑车），此区屈肌腱与蚓状肌常同时断裂，肌腱可一期缝合。蚓状肌则不需要，否则可增加肌张力，引起所谓蚓状肌多余指（lumbrical plus finger），但断裂神经需修复（图7-21）。

第4区：即屈肌支持带覆盖部分。此处可以一期修复，为充分显露以下结构，有时需近完全切除屈肌支持带。术后应置手于中立位，过屈可

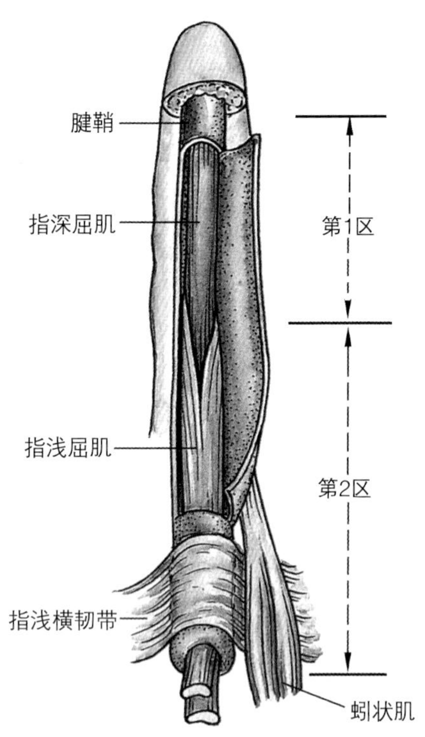

图7-20　指屈肌腱第1、2区

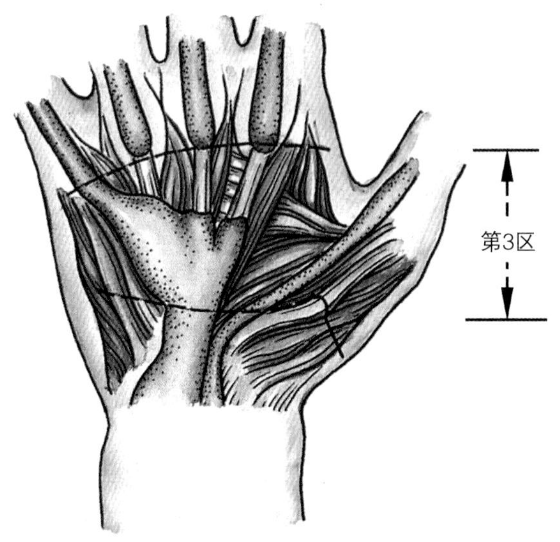

图7-21　指屈肌腱第3区

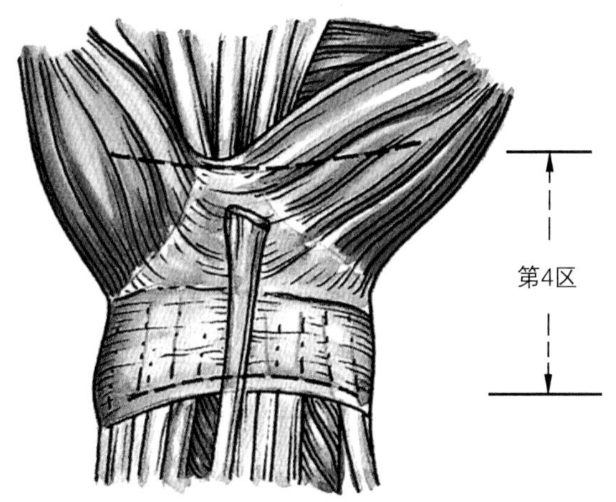

图7-22　指屈肌腱第4区

使缝合肌腱半脱位，在皮下呈弓弦状。有时亦可将屈肌支持带部分修复以形成滑车（图7-22）。

第5区：在屈肌支持带近侧，包括前臂远端。此处指深屈肌腱尚未分束，指浅屈肌腱较易辨认，还有血管神经等，显露需充分。肌腱修复后，其滑动较远端者为佳。

拇长屈肌腱与指屈肌腱不同，拇长屈肌腱无浅肌腱，亦无蚓状肌附着，仅偶尔有异常的副蚓状肌，拇长屈肌只能活动2个指骨，经过2个环状滑车，1个在掌指关节近侧，1个在近节指骨中部，而其他指深屈肌腱可活动3个指骨，经过3个环行滑车，1个在掌指关节近侧，1个在近节指骨中部，1个在远节指骨中部。拇长屈肌腱无腱纽，在腕管内具有独立的腱鞘，在指深屈肌腱的桡侧，其肌部分亦不与其他指屈肌的肌性部分相连，比较独立，但偶尔与食指的指深屈肌腱相连。拇长屈肌腱断裂后，向近侧回缩较多。在拇指指骨间关节，拇长屈肌腱活动范围为10~12 mm，而其他指深屈肌腱为5 mm。拇长屈肌腱的纤维性腱鞘止于掌指关节平面，腱鞘经过两籽骨处比较狭窄，在掌和腕部仅覆以滑膜层，按照解剖关系及临床需要，拇长屈肌腱可分为5区（图7-23）。

第1区：指浅屈肌腱止点至指深屈肌腱止点之间。如断端离止点1 cm以内，可直接缝合或将近侧断端直接固定于远节指骨上。如在靠近端断裂，可在腕上做Z字延长。此段拇长屈肌腱因无腱纽，前移时不会影响血供，术后腱旁也很少发生粘连。

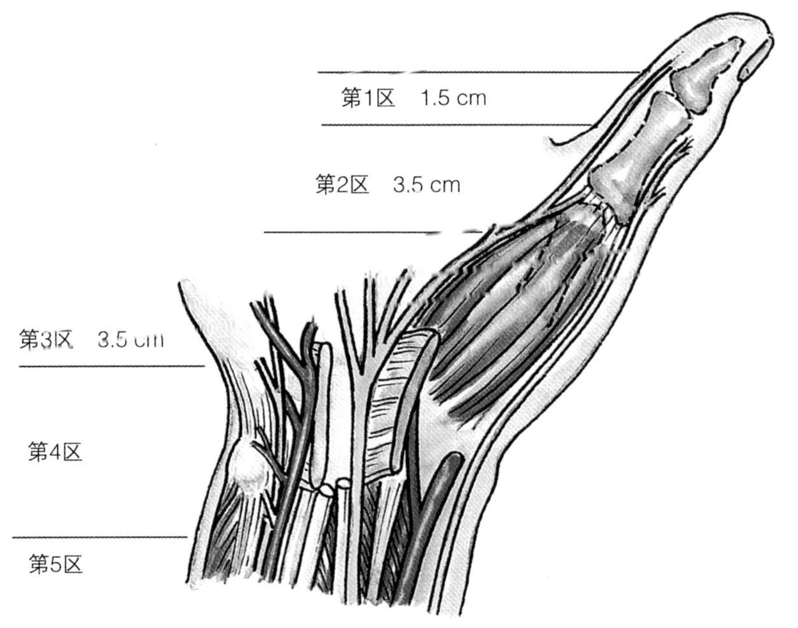

图7-23 拇长屈肌腱分区

第2区：远侧掌横纹至指屈肌腱止点，累及掌指关节滑车系统（A1或第1环行滑车），有拇收肌附着，为防止术后粘连，有时必需切除一部分，应注意保留A2、A4滑车，目前多主张一期修复指屈肌腱，必要时进行肌腱移植。

第3区：屈肌支持带远侧缘至远侧掌横纹，此区指屈肌腱与蚓状肌常同时断裂，断裂肌腱可一期修复。

第4区：位于腕管内，直接修复多无问题，但避免缝线在封闭的腕管内压迫正中神经。

第5区：在腕横韧带近侧，亦可一期修复。

每个手指都有1套杠杆臂，每个成分都被双重肌-肌腱系统所稳定，如其中之一受到破坏，将发生不平衡。指浅屈肌阙如时，近侧指骨间关节过伸，引起鹅颈畸形，因此，指浅屈肌不能随意牺牲。

每个手指有3个滑车，1个短的环状鞘韧带附着于掌指关节掌板并随板移动，第2个较大，靠近近节指骨中部，第3个位于中节指骨中部。

在进行肌腱缝合或移植时，必须考虑滑膜鞘表面的完整性、其丰富的血供及明显的再生能力等重要因素，因肌腱需要在鞘管内滑行一段很长的距离。手指支持带韧带甚为重要，切口避免损伤血管神经束及在屈肌腱鞘上的Landsmeer韧带近侧附着点，否则术后会引起瘢痕挛缩及指背腱膜的破坏。

肌腱的营养由腱系膜及腱纽所供给。损害一个或更多腱纽将会使肌腱发生坏死。在指腱鞘，血管从腱鞘的两端，特别是皮肤横纹进入肌腱，也从腱系膜及腱纽进入。血管主要来自邻近关节动脉，靠近肌腱的末端，滑膜脏、壁两层之间的滑膜纵襞即腱系膜，如同关节滑膜一样，其内含许多血管，在滑膜鞘中部，滑膜脏层的血供远不明显。

肌腱接受来自肌的血管、肌腱附着部骨膜的血管以及周围结缔组织的血管。在指骨间关节附近，指掌弓发出细小分支，经腱系膜或腱纽进入腱鞘，是腱鞘内肌腱血供的主要来源。没有腱鞘的肌腱，血管则由肌腱表面多处进入肌腱内部。

肌腱血管的分布在肌腱不同部位有所不同。比较长的肌腱如拇长屈肌腱，血管的节段性分布较为明显，无论是内在血管或外在血管，均相对集中于肌腱的非摩擦面。在肌腱内部，血管网沿肌腱全长纵行分布，形成连续的内在供血系统，使肌腱不致因局部受损而缺血。

血管经腱系膜至腱内的束间间隙，而不直接与腱纤维相接触，也不进入腱内，因此腱的营养靠血液自血管壁的透析，透析的产物组成滑液及组织液，众多血管的存在便于滑液的生成与吸收，其机制如同关节液一样。

手掌侧腱滑膜鞘

手掌肌腱有滑膜鞘配备，以减少摩擦及便利活动，分为屈肌总腱鞘及拇长屈肌腱鞘（图7-24）。

1. 屈肌总腱鞘（或称腕尺侧囊）　包绕指浅屈肌腱及指深屈肌腱，近端达于屈肌支持带上2指处，远端约至掌骨中部，包绕食指、中指及环指屈肌腱者于此形成盲端，而包绕小指屈肌腱者恒与小指腱鞘相通（90%），但亦有不相通者。指深屈肌至食指的腱可有单独的腱滑膜鞘。屈肌总腱鞘上内侧有尺神经通过，一旦化脓需要切开时，宜在第4掌骨间隙远侧半取切口，不可过长，以免损伤尺神经。

在手掌近侧进行横断面观察，可见屈肌总腱鞘的滑液鞘由桡侧沿指浅、深屈肌之间套入，将腕尺侧囊分为3个凹陷：在掌腱膜与指浅屈肌腱的部分为腱前凹陷，在指浅、深屈肌腱间的部分为腱间凹陷，在指深屈肌腱之后者为腱后凹陷，此三部分在尺侧互相交通。

2. 拇长屈肌腱鞘（或称腕桡侧囊）　包裹拇长屈肌腱，位于桡侧，上端亦在屈肌支持带上2指处，下部恒与拇指腱鞘相通，拇长屈肌腱鞘与屈肌总腱鞘有时亦彼此相通。因为互相贴近，一鞘化脓时甚易穿破至他囊，如二鞘相通，小指的感染可蔓延至拇指。正中神经位于腕尺、桡侧二滑液囊之间，其返支在拇长屈肌腱鞘之前或外侧面经过，后者化脓需切开时，宜循鱼际远侧施行，以免损伤神经。

3. 手指屈肌腱鞘　系指前深筋膜的增厚部，包裹指屈肌腱的前面与两侧，附着于指骨两侧，与掌腱膜的指歧相连，远侧止于远节指骨底，近侧止于掌指关节近侧2 cm处。手指的血管及神经自手掌远端走行于指屈肌腱的两侧，在掌骨头处分支成为指掌侧固有动脉和神经，因此在指骨两侧中线并无血管及神经，手指切口宜在此处施行。手指屈肌腱鞘与指骨共同形成的骨性纤维管，一方面有约束指屈肌腱于原位的作用，同时因其内面衬以滑膜鞘，又有润滑、便利活动的作用（图7-25）。

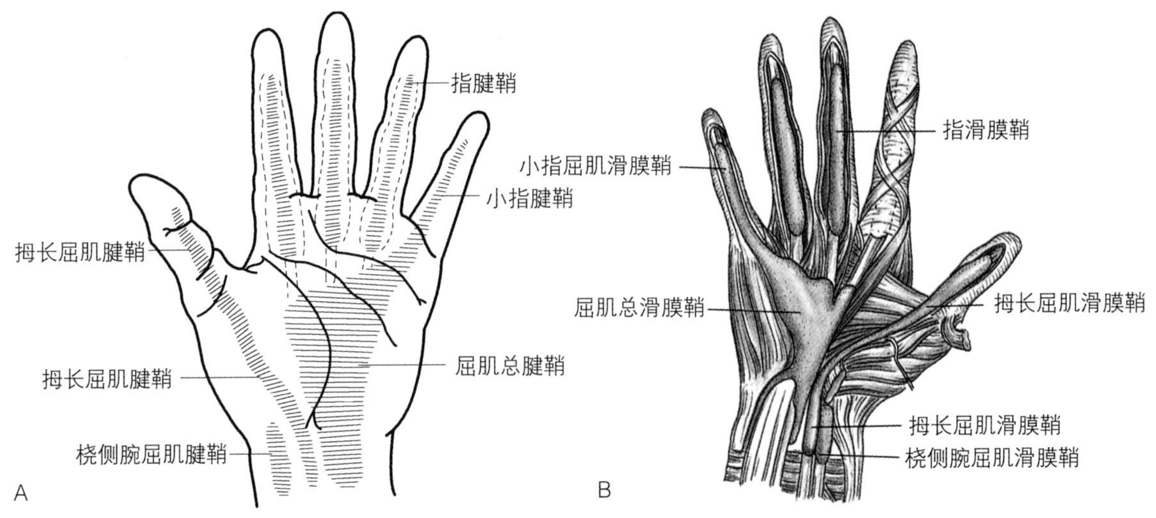

图7-24　手掌侧滑膜鞘
A.腱鞘；B.滑膜鞘

骨性纤维管自远节指骨底至掌骨头，指屈肌腱为滑膜所包围，指鞘韧带位于掌骨头处，宽4~6 mm，厚约1 mm，边缘明显，与指骨的掌面构成骨纤维性隧道。鞘管的伸缩性较小，仅能容纳深、浅肌腱。在拇指，仅有拇长屈肌腱通过此隧道，在其他手指则有指深、浅屈肌腱通过。中指至小指的骨性纤维管的近端位于远侧掌横纹，食指的位于掌中横纹水平。

手指滑膜鞘分脏、壁两层，二者相续，并经腱系膜相连，手指滑膜鞘为纤维性鞘所支持并与其融合。手指滑膜鞘在手掌部为掌腱膜保护，但在手指部则为增厚的纤维性鞘所代替。

屈肌腱鞘的纤维在不同部位的厚薄及韧度有所不同。在指骨间关节掌侧，纤维性腱鞘变薄，有利于该关节屈伸运动，纤维大部斜行交叉，称为交叉部（斜韧带或指十字韧带）；但在近、中节指骨掌侧，这种纤维大大增厚，变为横行方向，称为环状部（鞘韧带），两侧止于指骨边缘（图7-26）。这个环状部构成滑车系统，起支持带作用。当腱鞘内屈肌腱活动时，可以使其紧贴指骨（图7-27）。屈肌腱损伤后，为防止粘连，腱鞘大部应行切除，但至少应保留一部分滑车结构，以防修复后肌腱向掌侧脱出（图7-28）。拇长屈肌腱鞘环状部在近节指骨处斜行，有拇收肌部分纤维附着其上（图7-29）。

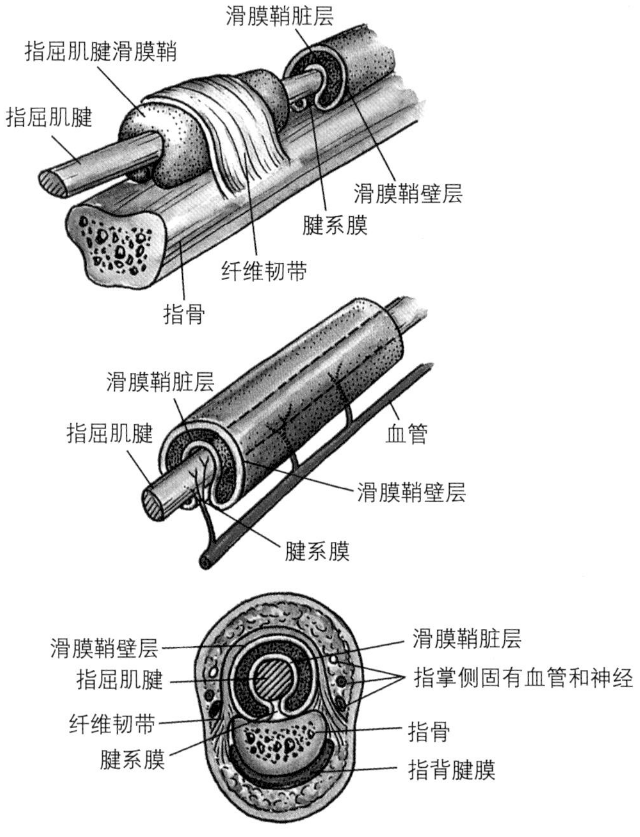

图7-25 指腱鞘

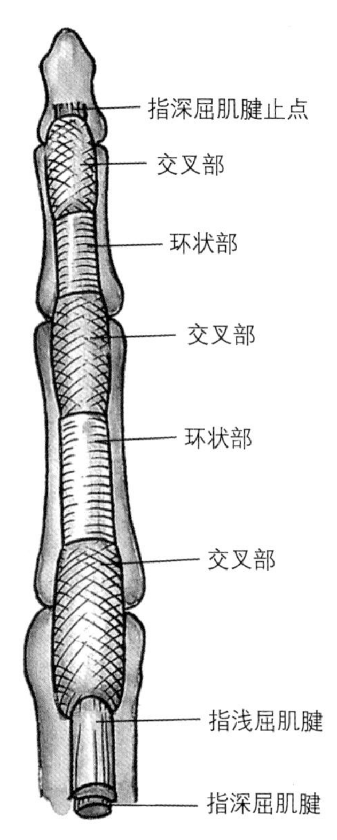

图7-26 指纤维鞘

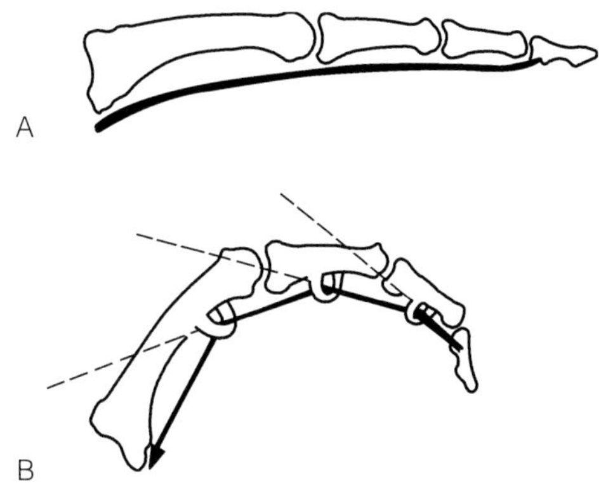

图7-27 指纤维鞘的环状部构成滑车

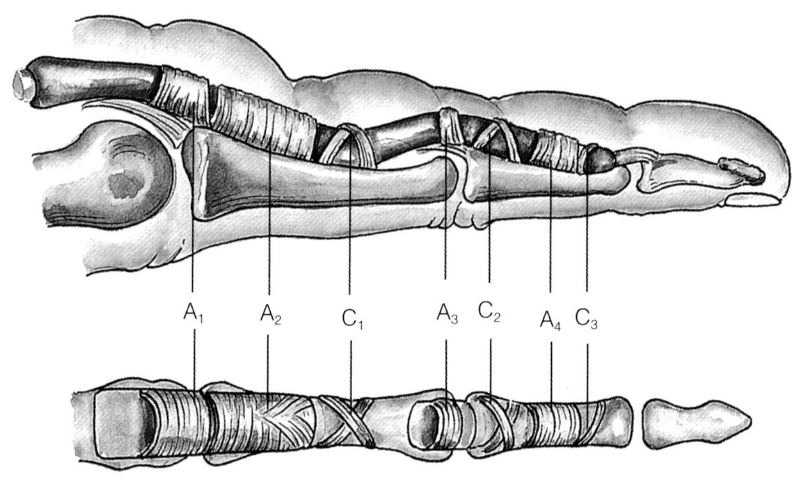

图7-28　腱鞘手术时应保留环状部，以防肌腱向掌侧脱出

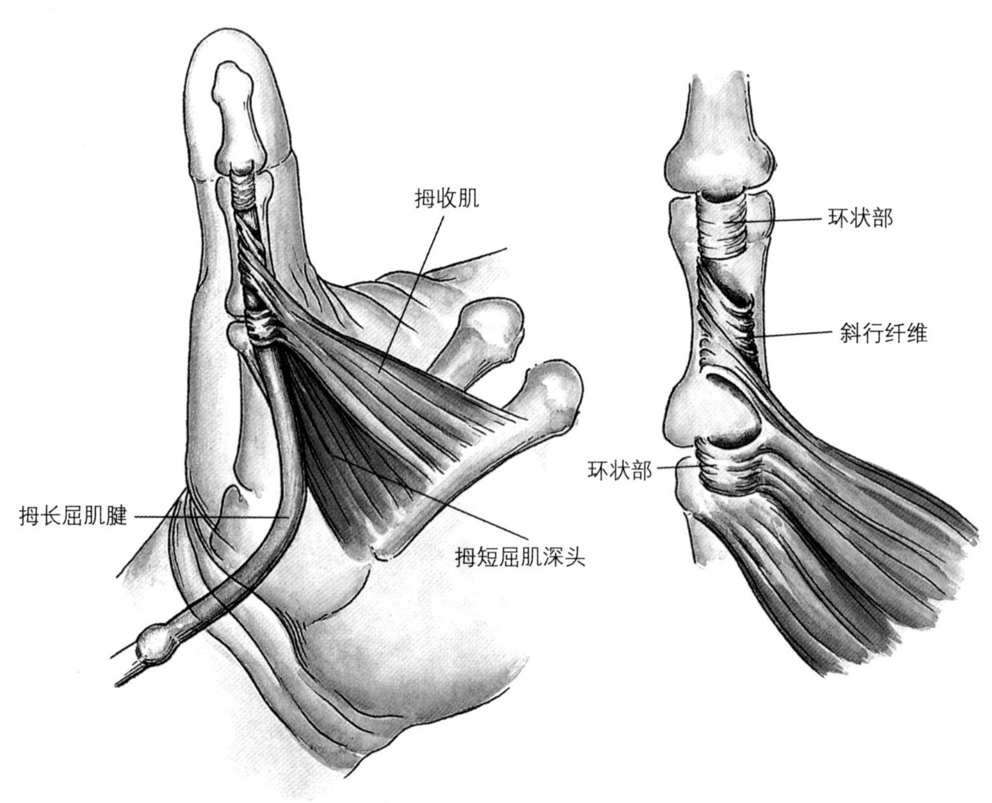

图7-29　鱼际肌和拇长屈肌腱鞘环状部

指屈肌腱活动范围较大，腱鞘完整时，指浅屈肌腱在掌部腱鞘起始处滑动范围：环指（2.44 cm）＞中指（2.35 cm）＞食指（2.14 cm）＞小指（2.05 cm）。在屈肌支持带近侧缘滑动范围：环指（4.01 cm）＞中指（3.79 cm）＞小指（3.51 cm）＞食指（3.38 cm）。

指深屈肌腱及拇长屈肌腱在掌部滑动范围：中指（3.25 cm）＞环指（3.05 cm）＞食指（3.00 cm）＞小指（2.60 cm）＞拇指（1.91 cm）。在腕部滑动范围：中指（4.73 cm）＞环指（4.23 cm）＞食指（4.21 cm）＞小指（4.09 cm）＞拇指（3.20 cm）。

指屈肌腱滑动距离越短，修复效果越好。临床上，拇、小指较好，中、环指较差。肌腱越近止点，滑动越少，离上点越远，滑动越多。因此，同样程度的粘连，靠远端影响小，靠近端影响大。

如将大部腱鞘切除，在手掌腱鞘起始处，近节指骨中部及中节指骨中部各留一滑车，以使腱鞘完整。保留3个滑车及逐个切除滑车，每改变一次条件，浅肌腱在掌部增加滑动距离为0.01~0.63 cm，在腕部增加0.02~0.41 cm；深肌腱在掌部增加滑动距离为0.52~0.99 cm，在腕部只增加0.17~0.81 cm。

滑车的存在，对发挥屈肌腱的作用和屈指功能甚为重要，但在手指不同部位保留滑车，效果不同（表7-1）。

表7-1　手指不同部位保留滑车对指骨间关节活动的影响

	近侧指间关节屈曲	远侧指间关节屈曲	指腹距掌心（cm）
腱鞘起始处保留滑车	90°	40°	0
近节指骨中部保留滑车	90°	40°	0
中节指骨中部保留滑车	75°	30°	2.3

在近节指骨中部保留滑车效果最好，手术时应尽量在该处保留或重建滑车，在腱鞘起始处保留滑车，屈指效果虽好，但肌腱在手指内弓起明显。

手指腱鞘狭窄或局部肿胀常为引起“扳机指”的原因。由于腱鞘过小，伸肌腱力量常不足以使其通过狭窄部，故手指经常处于屈曲位，呈扳机状。

手指的屈肌腱滑膜鞘和骨性纤维鞘是不可分割的整体，其中弹性的滑膜鞘延至掌指关节，而坚硬无弹性的骨性纤维鞘则从掌指关节直到肌腱的止点。了解二者与屈肌腱的关系，可以理解屈肌腱在掌指关节近端切断，修复之后即使局部有瘢痕形成，但由于周围滑膜鞘具有一定弹性，功能可能很好，而如在此点远侧断裂，则功能很差。

食、中、环指的屈肌腱鞘与拇长屈肌腱鞘及屈肌总腱鞘不相沟通，此3指的感染不易波及滑膜囊。拇指及小指的屈肌腱鞘分别与拇长屈肌腱鞘及屈肌总腱鞘相通，拇及小指的屈肌腱鞘由远节指骨底一直延伸至桡腕关节平面，全部屈肌腱均为滑膜鞘所包绕。有时在腕管内，食、中、环指的指浅、深屈肌腱包绕在一个总的滑膜鞘内，形成一个中间滑膜鞘。有些情况下，这些滑膜鞘可互相交通，或者3个联在一起，或者中间滑液囊与拇长屈肌滑液鞘相交通，或者中间滑膜鞘与小指屈肌的滑膜鞘相交通。一般拇指的滑膜鞘与拇长屈肌腱鞘相通，小指的滑膜鞘与屈肌总腱鞘相通，这可以解释腱鞘型瘭疽会扩张到上述滑膜囊，甚至到达前臂。在通过腕管时，拇长屈肌腱鞘内方有时与屈肌总腱鞘或中间滑膜囊相连，因而炎症可从桡侧蔓延到尺侧。

手指屈肌腱鞘与屈肌总腱鞘及拇长屈肌腱鞘相交通的情形可有很大变异，有下列8种情况（图7-30）。①如一般描写，拇指屈肌腱鞘与拇长屈肌腱鞘相通，小指屈肌腱鞘与屈肌总腱鞘相通，占71.4%；②小指屈肌腱鞘不与屈肌总腱鞘相通，占17.4%；③小指及食指屈肌腱鞘与屈肌总腱鞘相通，但中指及环指不相交通，占3.5%；④小指及环指屈肌腱鞘与屈肌总腱鞘相通，但食指及小指不相交通，占2.7%；⑤小指及中指屈肌腱鞘与屈肌总腱鞘相通，但食指及环指不相交通，占2.4%；⑥食指屈肌腱鞘与屈肌总腱鞘相通，但中指、环指及小指不相交通，占0.8%；⑦食指、中指、环指及小指屈肌腱鞘均与屈肌总腱鞘相交通，占0.8%；⑧中指屈肌腱鞘与屈肌总腱鞘相交通，但食指、环指及小指不相交通，占0.8%。

腱纽为腱系膜的残留，分长、短两种（图7-31）。长腱纽位于短腱纽的近侧，较窄，其数目可有不同。指浅屈肌腱一般有2个，当后者分叉

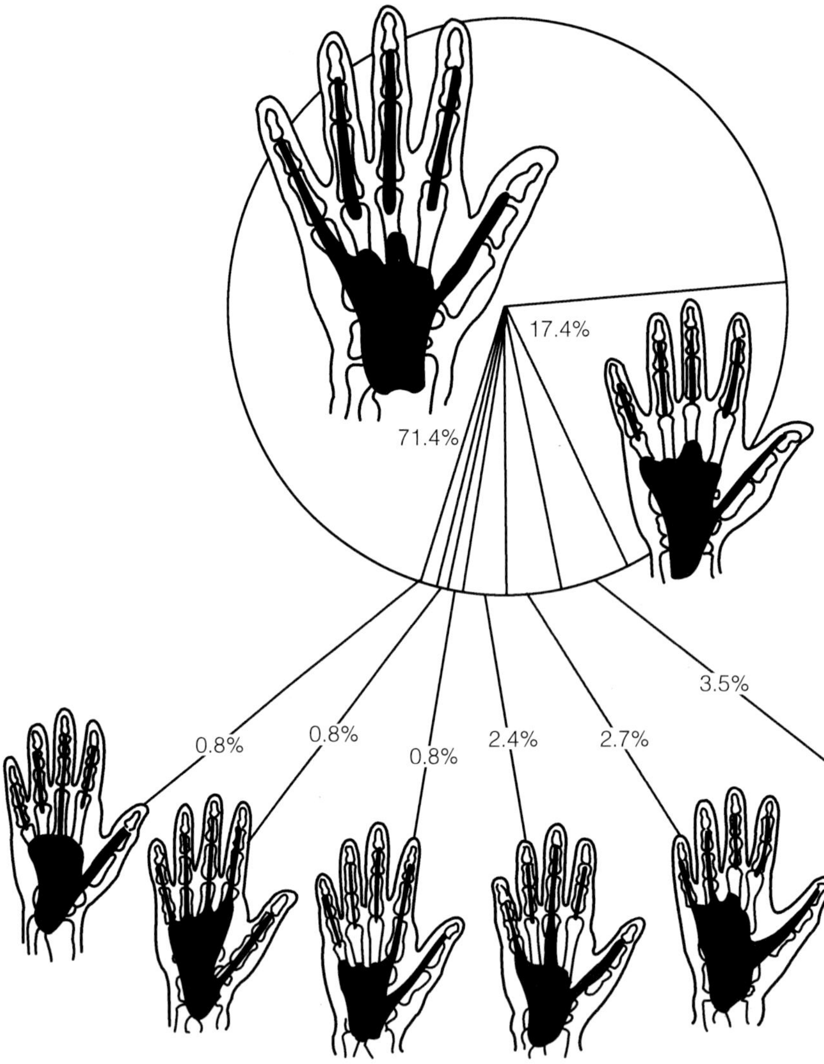

17.4%
71.4%
0.8%
0.8%
0.8%
2.4%
2.7%
3.5%

图7-30　手指屈肌腱鞘变异

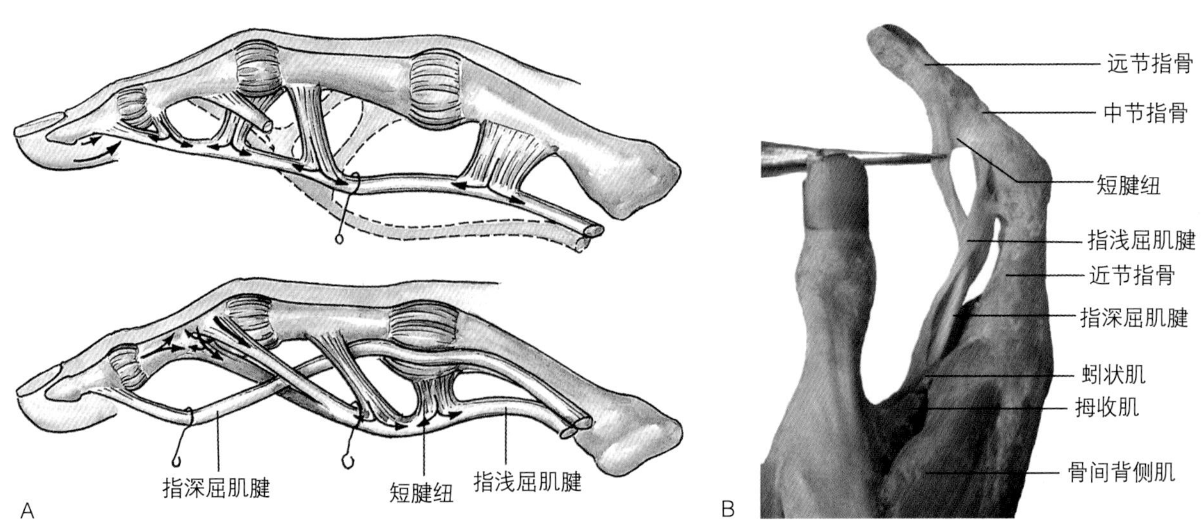

图7-31　指屈肌腱腱纽
A.类型；B.位置

后，每侧有1个附着于近节指骨；指深屈肌腱一般只有1个，在浅腱两束之间，达于指骨，附着于骨膜的掌面，连接此2束的终部。长腱纽连结屈肌腱的背侧及腱鞘的后壁，后者则由滑膜及指骨骨膜构成。长腱纽有3种类型：①单独或分叉型：似近侧短腱纽的延长，经浅腱至深腱；②细长型：在近、远侧短腱纽之间，连接浅、深腱；③薄长型：在浅腱为深腱穿过远侧，由浅腱至近节指骨腱鞘背侧壁。

短腱纽相当厚，呈三角形，位于肌腱在指骨上附着处所形成的角内，连接指浅、深屈肌腱的终部至腱鞘背侧壁。指浅屈肌腱的短腱纽起于腱的背侧，附着于近节指骨的远端及近侧指骨间关节的掌侧韧带。指深屈肌腱的短腱纽亦起自腱的背侧，附着于中节指骨的远侧半，在邻近远侧指骨间关节的掌侧韧带时变尖。

腱纽含指动脉分支。腱纽伸展于肌腱及指骨之间，其血管多从鞘外的动脉发出而非来自中线，在近、远侧指骨间关节近侧自指动脉发出，穿过腱纤维鞘至屈肌腱。在肌腱表面，血管纵向，位于背侧，在手指屈曲时不会因纤维性腱鞘及滑车损伤或压迫而受影响，腱内血管一般在束间纵向排列，深腱在近、远侧指骨间关节有横行弓，在近侧指骨间关节，浅腱也有这种弓，以保证指骨间关节极度屈曲时仍有充足血供。横行血管为自指动脉发出的腱纽血管分支，紧邻指骨掌面，在屈肌腱深面。

一般认为指骨及屈肌腱的血供借骨膜血管间接联系，但实际上自短腱纽有血管直接进入近节指骨皮质。神经束也经纤维性腱鞘及近侧短腱纽走行。

在屈肌腱断裂进行修复时，如在短腱纽处切除浅肌腱，将影响血供，延缓肌腱愈合。一般采用侧正中切口。如将手指血管神经束连同掌侧皮肤及皮下组织向前游离，至腱纽的血管将被切断，虽然对侧血供仍可代偿，但由于两侧血管口径往往不一致，血供可能不充足。为此，采取Z字形切口或仅将皮肤、皮下组织与腱鞘剥离，而神经血管束保持原位。

短腱纽对供应腱鞘内指浅、深屈肌腱的血供有重要性，在指浅屈肌腱背侧有1个动脉及2个静脉走行，经短腱纽供应屈肌腱，两侧者互相吻合，每个沿指浅屈肌腱止点向远侧发一小支，并向近侧发一较大支。指深屈肌腱从鞘的两端接受血供，1条纵行血管沿其背侧走行，而至远侧指骨间关节的指动脉分支经短腱纽供应此腱的终端，并沿肌腱与手掌部动脉相吻合。

腱纽的完整与否可决定手指屈肌腱断裂时近端回缩情况，如在腱纽连接处的远侧断裂，同时腱纽仍保持完整，则近侧端回缩较少，两断端距离不远；但如肌腱在靠近指根部及腱纽连接处的近侧断裂，肌腱常回缩入掌内，直至屈肌支持带远侧，由此再往近侧回缩即被蚓状肌阻止。

4. 手部肌腱病变的解剖基础　指屈肌腱腱鞘的结构在不同部位有所不同。在环状滑车部位，屈指时肌腱掌面与腱鞘相接触，有一定摩擦阻力，受压较大，其滑膜无连续的滑膜细胞层，其下亦无血管，不能产生滑液，但滑车内表面与相对应的肌腱掌面分别有大量横向及纵向沟，沟间为柱状海绵结构，当肌腱滑动时，有利于滑液的吸入和排出，以提供肌腱的营养。相反，在受压较小部位，如肌腱的背面和侧面，指浅屈肌腱分叉处以及与指骨相邻部位，有连续的滑膜细胞层，细胞突起上有许多分泌小泡与之相连，滑膜下层还有丰富的血管网，产生滑液较多。

腱细胞在无血供而有滑液的部位有自身增殖修复能力，从而改变过去认为肌腱损伤后只能依靠腱鞘外肉芽组织进行修复的错误观点，完整的滑膜鞘可以产生滑液，防止粘连，更有利于肌腱获得营养，即使需要切开腱鞘，亦应选择在滑膜下层血供贫乏滑液产生稀少的部位进行。

为减少移植肌腱和腱鞘的粘连，手术除保留两段作为植腱的滑车外，需切除多余的腱鞘。一个滑车位于中节指骨中部，另一个位于近节指骨近端，此滑车可使屈指力量传达到指骨间关节，加强屈指作用。指浅屈肌腱应从近侧指骨间关节囊的近侧切断，使其近端回缩至掌心。

移植肌腱的来源宜采用掌长肌，因其周径较小，横切面呈扁圆形，富有腱周组织，切取方便。如掌长肌腱阙如或过短、过细，亦可采用足部趾长伸肌腱，该腱长，较扁平，腱周组织少。

手筋膜间隙

手筋膜间隙分为鱼际间隙和掌中间隙（图7-32）。各作者对筋膜间隙及掌中隔的描述有所不同。李桂桐（1964）认为，掌中隔后（背）缘起于第3掌骨前缘，斜向桡侧，在第2掌骨间隙范围内覆盖拇收肌，与拇收肌筋膜不能分离。掌中隔的前缘介于食指和中指屈肌腱之间，连于掌腱膜深部的掌深筋膜，掌中隔远端移行于食指屈肌腱纤维鞘的尺侧缘，近端的前缘与指屈肌腱滑液鞘背面愈着。

掌中隔先分裂成两层，包围食指屈肌腱及第1蚓状肌，以后再合为1层，附着于大鱼际筋膜。

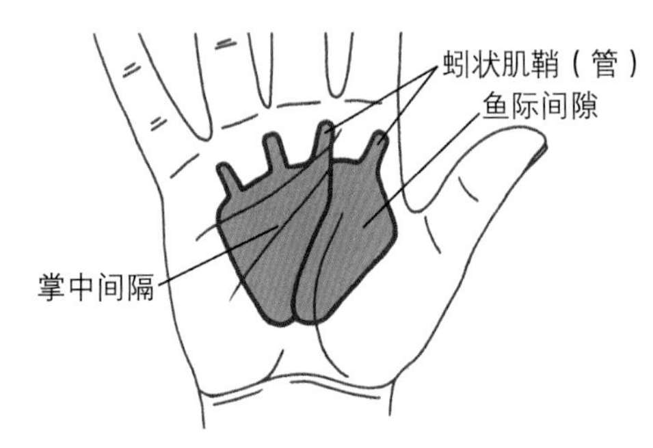

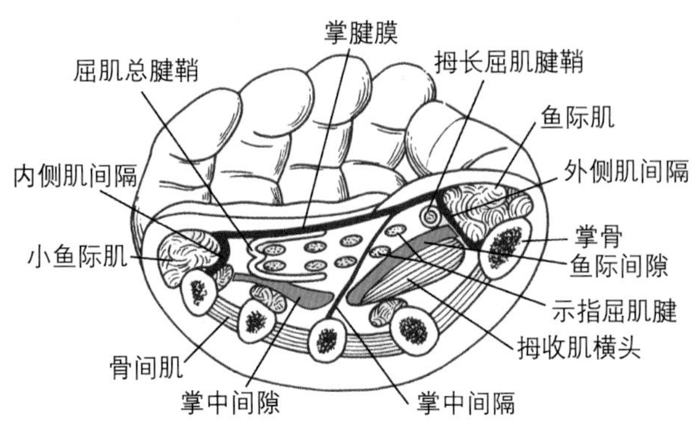

图7-32　鱼际间隙和掌中间隙

食指屈肌腱及第1蚓状肌的位置恰介于鱼际间隙及掌中间隙之间。掌中隔前缘在食指屈肌腱及第1蚓状肌的桡侧，附着于掌深筋膜，其后缘也起于第3掌骨前缘。如此，食指屈肌腱及第1蚓状肌则位于掌中隔的尺侧，即位于掌中间隙内。有人认为掌中隔前缘位于食、中指屈肌腱之间，因此将食指屈肌腱列为鱼际间隙的内容。由于以上各作者对掌中隔描述不同，有的认为食指屈肌腱鞘的感染可引起鱼际间隙感染，也有的认为可引起掌中间隙感染。掌中隔无穿孔，除非掌中隔因感染而坏死，一般来说，鱼际间隙及掌中间隙是不相通的。

1. 鱼际间隙　在第3掌骨外侧，位于鱼际肌深面及拇收肌横头前面，适在第1蚓状肌腱之后。在近侧，与掌中间隙之间隔较为薄弱，有时可穿破。第2掌骨的开放性骨折可引起此间隙的感染。脓液一般多经拇收肌横头的远侧，局限于拇指蹼的背面，少数情形下，也可沿拇收肌2头之间向上蔓延，甚至延至前臂。

食指屈肌腱滑膜鞘与鱼际间隙相通，该滑膜鞘感染积脓时大都波及鱼际间隙。鱼际间隙积脓时，自第1、2掌骨间隙背侧取切口，容易损伤拇收肌的肌束，且可使感染扩散至拇收肌后间隙，除非拇收肌后间隙亦合并感染，不宜采用。

在第1、2掌骨间隙掌侧取切口引流鱼际间隙脓肿，易损伤正中神经返支，鱼际间隙积脓时，不蔓延至食指指蹼处，也不能从该处切开引流，在第1指蹼处取切口则能避免上述缺点，不易损伤血管、神经、肌及掌腱膜等组织。

2. 掌中间隙　在第3掌骨内侧，其背侧为覆盖第4、5骨间掌侧肌的筋膜，间隙的前面为至中指、环指和小指的指屈肌腱鞘、蚓状肌及筋膜，桡侧为掌腱膜外缘至第3掌骨的筋膜，尺侧为掌腱膜内缘至第5掌骨的筋膜。掌中间隙下端有3支袋沿蚓状肌向远侧延展，间隙的浅而与至内侧3指的屈肌腱及血管神经间仅隔以薄层结缔组织，故因3指感染及第3、4指腱滑膜鞘发炎时，易蔓延至掌中间隙，第3~5掌骨的开放性骨折及刺伤亦可波及此间隙。

掌中间隙近侧部有少许脂肪组织，远侧部被2个结缔组织隔分为3个小间隙。这2个结缔组织隔，居桡侧者较显著，后缘起自骨间掌侧筋膜，前缘界于环指及中指屈肌腱之间，连于掌深筋膜；居尺侧者较薄弱，前缘界于环指及小指屈肌腱之间，连于掌深筋膜，后缘也起自骨间掌侧筋膜。上述3个小间隙分别容纳第4、5指屈肌腱及第3、4蚓状肌。

掌中间隙可蔓延至食指指蹼，掌中间隙感染积脓时，开始时只局限于个别小间隙内，此时在相应的指蹼处切开引流即可。

手掌动脉

手掌的动脉起于尺动脉及桡动脉，组成掌浅弓与掌深弓（图7-33~35）。

1. 掌浅弓　掌浅弓由尺动脉本干续行段与桡动脉的掌浅支（或食指桡侧动脉或拇主要动脉）组成。前者构成掌浅弓的主要部分，在掌腱膜的覆盖下，相当于掌中横纹，越过屈肌腱的前面，与正中神经各指支交叉。掌浅弓内径2.2 mm，由掌浅弓的凸面发出3支指掌侧总动脉，沿掌骨间隙下行，内径约为1.8 mm。此3支在近指叉处又各分为2支指掌侧固有动脉，分布于手指之毗连缘。第

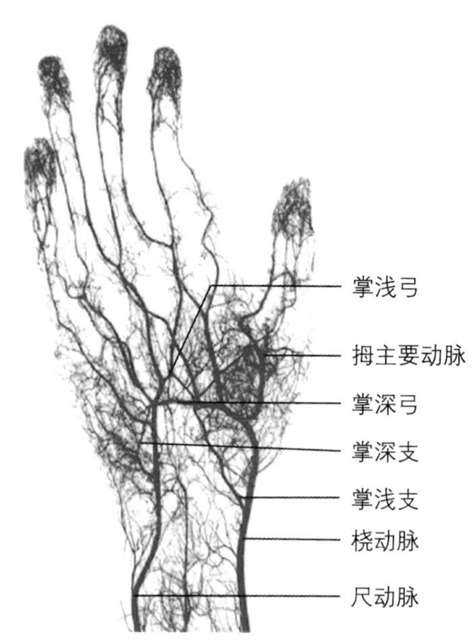

图7-33　掌浅弓和掌深弓（铸型）

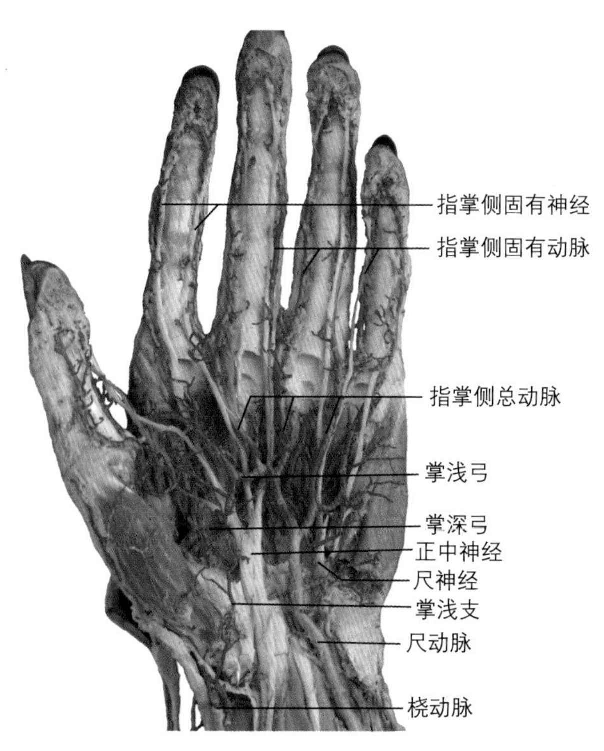

图7-34　掌浅弓及其分支

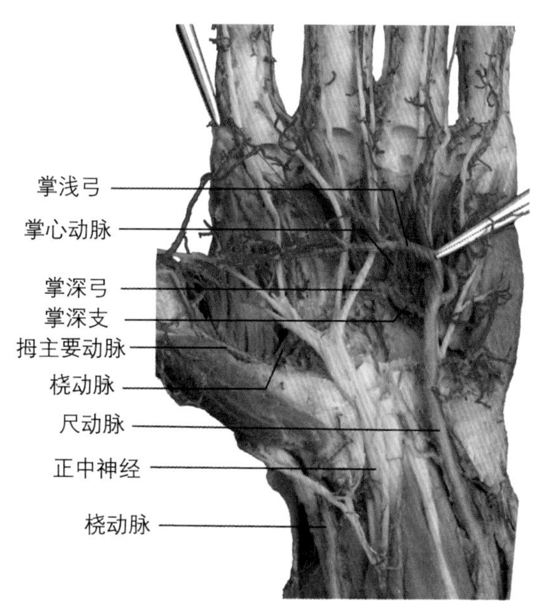

图7-35　掌深弓及其分支

4支即小指尺掌侧固有动脉，直接由掌浅弓发出，向下至小指的尺侧缘。手指岛状植皮时，可将植皮连同指掌侧总动脉及指掌侧固有动脉移至缺损处。在指根部，各指掌侧固有动脉内径为1.2 mm，拇指较粗，平均为1.4 mm。尺动脉在手的血供上占主要地位，由其形成的掌浅弓发出的各指掌侧总动脉及其次级支——指掌侧固有动脉，供应尺侧3个半手指甚至5个手指的全部血供。对远节指骨，各指两侧的动脉互相吻合为一弓，由此弓发出甚多的细支连接成密网，布于指髓及甲床。手指末端发生感染时，因该部筋膜有纤维隔紧与骨膜相贴，甚易压迫血管而引起骨髓炎。

中国人掌浅弓的构成变异很大，戴蘅茹将掌浅弓分为4型：①尺动脉型弓：主要由尺动脉构成，桡动脉掌浅支不发达，消失于鱼际肌内，占46%，某些发支与深弓相连（10%）；②桡尺动脉型弓：由尺动脉与桡动脉掌浅支吻合而成，占34%，其中两者口径等粗（16%）或桡动脉较细，而成所谓过渡型（18%）；③正中动脉型弓：由正中动脉与尺动脉组成，以中指中轴为界，各分布于手的桡侧半及尺侧半，在掌心借一小支相连成弓，占1%；④掌浅弓阙如：占19%，其中桡尺动脉型不连接成弓者占15%，正中尺动脉型不连接成弓者占4%。

左才杰（1964）根据直接由浅部入掌的各动脉来源、组合、发育及分布状况，将掌浅弓分为4型：其中桡尺动脉型占47%，尺动脉型占46%，正中尺动脉型占6%，桡正中尺动脉型占0.5%。该作者同时发现，掌浅弓成弓者占81%，不呈弓形吻合而借线形细支连接者占7%，其余完全独立或互相分离者占5%。

掌浅弓顶点过去多以掌横纹为定位标志，但掌横纹常有较大变异。左才杰以掌中线为标准，发现掌浅弓顶点分布范围都在掌正中线中点桡侧0.6 cm、尺侧0.5 cm、远侧0.4 cm、近侧0.3 cm的长方形区域内，其中有89%的顶点集中在以该线中点为圆心、以0.4 cm为半径的圆周内。

2. 掌深弓　桡动脉由拇收肌两头之间穿掌骨间隙入手掌，向内侧弯行，第5掌骨底与尺动脉掌深支相连，形成掌深弓，在掌浅弓近侧1~ 2 cm处。掌深弓内径为2.1 mm，位于指屈肌腱的深面和骨间掌侧肌及掌骨底的浅面，主要分支为3个掌心动脉。各掌心动脉内径1.7 mm。掌心动脉在掌骨间隙前行，分支与掌浅弓之支相交通，其凹侧有时发出一粗细不等的分支，与掌浅弓相交通。掌深弓在腕周围尚分出数支，形成腕掌侧网。掌深弓如有动脉瘤或因外伤出血不止必须结扎桡、尺动脉时，一般情况下，手部的血供仍可借前臂的骨间前动脉及骨间后动脉来维持。

掌深弓主要由桡、尺动脉深支构成，占88%，也可由桡、尺动脉其他分支构成，亦可由桡动脉和小指尺掌侧动脉的分支构成，甚至由桡动脉单独形成，极罕见的情况下基本由粗大的尺动脉掌深支所代替。

拇主要动脉自桡动脉发出后即向内入手掌，在拇收肌斜头深面下行至拇指近节指骨底，分为2支，沿拇指两侧走向末节，并在此互相吻合成弓。

指掌侧总动脉和掌心动脉多为3支，少数是1~2支，两动脉间的吻合形式甚多。食指桡侧动脉起自掌浅弓者占40%，起自掌深弓者占43%，此动脉单独发出者甚少，多与拇主要动脉共干。食指桡侧动脉由掌深、浅弓发出几乎同等粗细的分支组成者，占15%。

根据手的血管分布情况，可以看到，掌深弓末端均与尺动脉掌深支或小指尺掌侧动脉相连，各指掌侧总动脉与掌心动脉相连，掌深弓可有粗细不等的交通支与掌浅弓相连，掌背动脉近端借后穿支连于掌深弓，而其远端则借前穿支连于指掌侧总动脉，腕背动脉尚发出交通支连于掌背动脉。所有这些都说明，在桡、尺动脉间存在广泛的吻合。因此，桡、尺动脉损伤，如其中一条被阻断，特别是尺动脉尚畅通时，手部血供仍可维持。断腕再植术时，应以接通尺动脉为主。

Wegelius通过不同年龄人体标本手血管造影研究发现，手掌与手背的血管形成1个侧副血管网。胚胎时期，组成这个网的不同部分都比较明显，以后经过发育，一部分管径增大，一部分缩小，这个发育过程受遗传和种族差别的影响，与年龄及性别也有关。男性随年龄加大，由于鱼际部劳动时受压，桡动脉掌浅支逐渐变细。

了解手肌的血供对于某些外科手术有一定意义，如拇收肌的血供由第2掌心动脉的分支供给，此支进入该肌2头的背面中1/3部，入横头的接近近侧端，入斜头的接近远侧端，切开斜头远侧部，剩余的近侧部会发生血供障碍。拇短屈肌2头各有自己的血供来源，完全切除浅头，而深头的血供仍然没有破坏。另外，切断拇短展肌的中间部以及早期切除部分拇对掌肌都能导致肌的剩余部分发生血供障碍。

手部血供丰富，互相吻合形成许多环弓，因此在腕部，如果桡、尺动脉单独断裂或同时断裂，只要骨间前、后动脉和软组织完整，通过侧支循环，手部血供仍可维持。主要侧支有：①掌深弓、腕掌侧网与骨间前动脉的吻合；②掌背动脉、腕背侧网与骨间后动脉的吻合；③骨髓腔与皮下血管网之间的吻合。

每个手指有2条主要的指掌侧固有动脉，位于屈肌腱鞘掌面的两侧，直径为0.8~1.2 mm，另外还有2条次要的指背动脉，除拇指外，只有一些分散的小支。指掌侧固有动脉沿屈肌腱两侧走行，吻合形成指端血管网，由其发出细支，分布于指的远端及指背。两侧指掌侧固有动脉在行程中，在近、中节指骨远端平面各发出一较大而恒定的横行吻合支，称为指掌弓，在指屈肌腱深面，紧贴指骨掌侧，位于腱鞘和骨膜之间。

拇主要动脉直接发出拇指固有动脉，是拇指的主要血供来源。拇主要动脉可单独担负移植拇指的血供。一旦它所起源的桡动脉受阻，会危及拇指的血液循环。

食指桡侧动脉的供应范围和重要性与起源有关。食指桡侧动脉起自掌深弓者占45%，供应食指两侧和中指桡侧，类似1个掌心动脉，对食指血供十分重要；而起自掌浅弓者，实际只是1个指掌侧固有动脉，仅分布于食指的桡侧，其重要性要小得多。

一侧指掌侧固有动脉损伤不致影响手指血供；如两侧指掌侧固有动脉同时损伤，但指背动脉与指背皮肤完整，手指仍可存活。

手掌静脉

深静脉伴随掌浅、深弓，口径较小，每个动脉常有2条静脉伴行。深静脉多回流到桡、尺静脉，也有一些直接回流到手背的浅静脉（图7-36）。

手掌部神经

1. 正中神经　正中神经由屈肌支持带深面入掌，穿出屈肌支持带后即变宽扁，分为5~6支。分支至外侧3指半掌侧全部及背侧远端的皮肤（如图）。另外还发支至第1、2蚓状肌，并分出返支（鱼际肌支）支配鱼际肌（图7-37，38）。

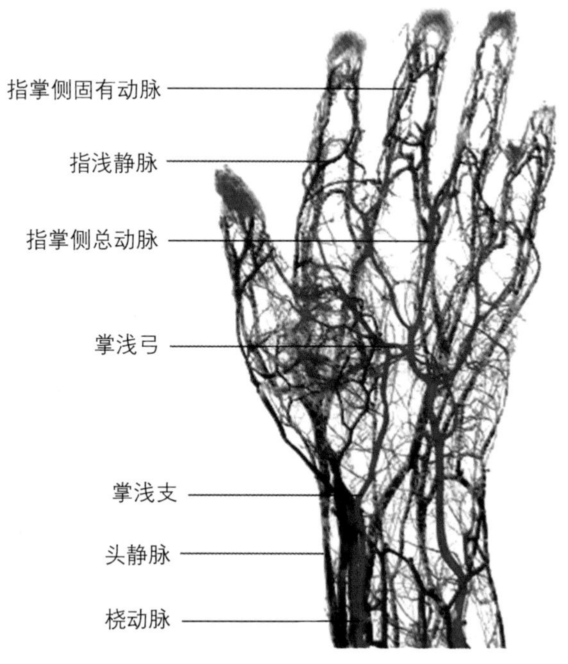

图7-36　手掌侧动、静脉

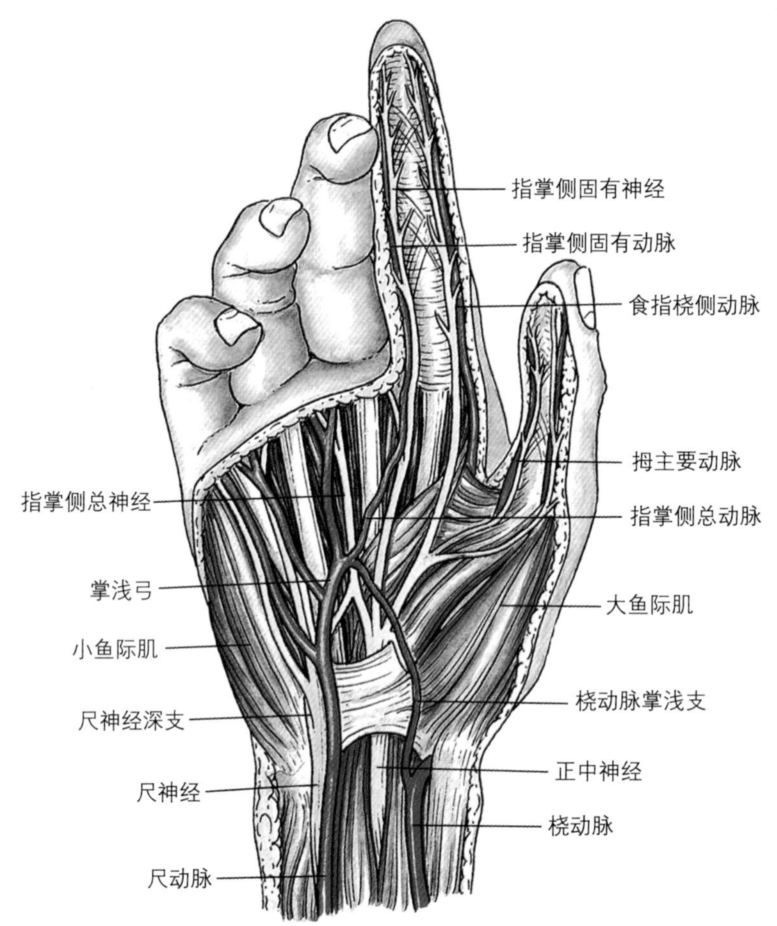

图7-37　手掌部神经和血管

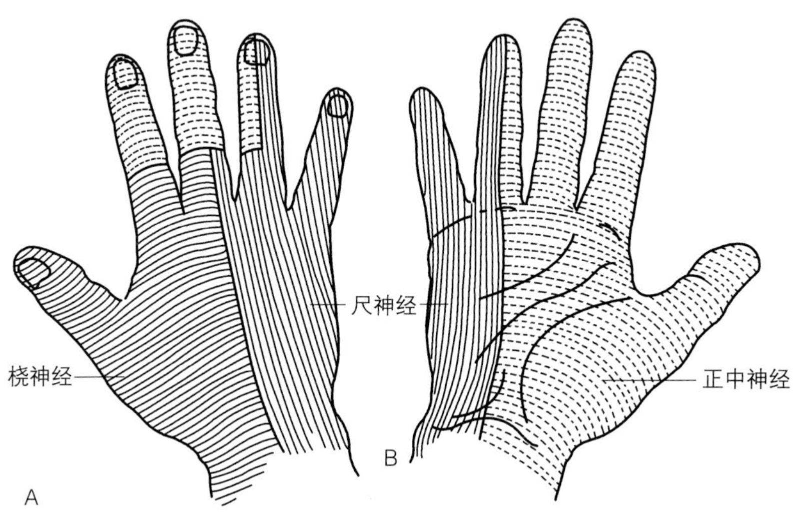

图7-38　手掌部皮神经分布

A.背侧；B.掌侧

正中神经的本干在手掌皮肤上的投影位于围成鱼际的掌近侧横纹起始部。正中神经的分支可分为集中型、分散型及中间型。集中型占19%，本干成锐角依次发支，分支处所占面积较小；分散型占11%，本干在高处分为桡侧干及尺侧干，分支处占较大面积。在分支中，以中间型为最多，但可有多种变化。正中神经可在前臂高位分为桡、尺侧支，两支之间及与尺神经之间可有吻合，两支相加的直径可比单干增粗。

正中神经返支（第1支），在集中型与中间型由本干发出，但在分散型，则由桡侧干发出，正中神经第5、6分支的水平一般相当掌指关节线。正中神经返支发出后，绕屈肌支持带远侧缘向外，并略向近侧返行至拇短屈肌表面，在此分支至鱼际各肌。肌支有时在腕管内发出，并穿过屈肌支持带，此点在腕管手术有重要意义。

2. 尺神经　尺神经经屈肌支持带的浅面入掌，在钩骨钩侧分为深、浅2支。浅支分支支配小指及环指尺侧的皮肤及掌短肌，深支与尺动脉深支伴行，在小指短屈肌及小指展肌之间穿入深面，分支支配小鱼际肌，又转向外，行于指深屈肌腱的深面，并分支支配所有骨间肌，拇收肌，拇短屈肌深头及第3、4蚓状肌（图7-39）。

尺神经除发出深、浅支外，有时还发出1个运动支，经过钩骨钩近侧与屈肌支持带尺侧附着点所形成的裂隙中，之后进入腕管，位于其背面的深筋膜中，最后与主深支会合。某些腕管综合征患者可同时出现第1骨间肌、第2骨间肌、拇收肌及拇短屈肌萎缩，过去常认为由于异常正中神经引起，实际上可能为异常尺神经运动支遭受压迫所致。

3. 桡神经　桡神经浅支沿前臂外侧前面下行，在肱桡肌之深面，以后绕桡骨外侧面，穿过深筋膜，于腕上约1手掌处，斜越腕背分成多支，支配腕背、手背外侧及外侧3个半手指近侧的皮肤。当其从肱桡肌后缘穿出时，即变为皮神经，此处在腕部手术或手法整复骨折时可遭受损伤，

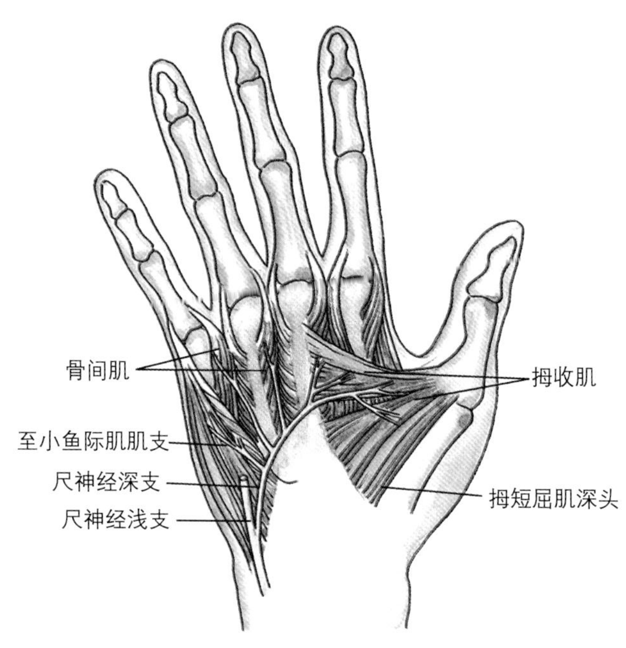

图7-39　尺神经深支

引起桡神经浅支神经痛，但麻木范围常有变化。

在支配手部的神经中，过去一般强调尺神经为管理精细动作的神经，而对桡神经较为忽视，桡神经的运动支固然不直接支配手部肌，但手的运动需要腕保持在背伸功能位，如果桡神经损伤而致腕下垂，虽然尺神经及正中神经良好，但手指不能伸直，拇指不能伸展，手部重要功能如用力握物及准确握物均不能很好完成，故桡神经对手部功能维持意义不可低估。

手掌皮神经分布区域变化较多，绝大多数为正中神经分布于桡侧3个半手指，尺神经分布于尺侧一指半，此种情况占98.5%。实际上，严格具有这种分布的仅占12%，而在88%的情况下，尺神经与正中神经在手掌具有交通支。尺神经的掌浅支与走向第3、4指间隙的正中神经有连接；在交通支上，可以看到紧密编织的细小神经束。这样，正中神经走向中指间隙的分支中，同时包含其本身与尺神经的纤维，也就是说，中、环指的毗邻缘同时受双重神经支配。2条神经的交通支亦见于手掌其他部分。可以认为，仅拇指及小指皮肤分别由正中神经及尺神经支配，而其他手指皮

肤常受双重神经支配。

拇指指掌侧神经位置及行程固定，从指掌侧神经，有30%发出一个短的外侧皮支。食指指掌侧神经有不同变化，指掌侧神经横径为1.5 mm，直至远侧指横纹。

指掌侧固有神经在指腱鞘旁两层骨皮韧带之间，由指根向指尖行走，并不断发出小支到掌、背侧皮肤。指掌侧固有神经在远节手指底部分支增多，分布到指尖与指髓。

手背部

手背皮肤及皮下组织

手背的皮肤薄，指背较腕背更薄，没有指纹，只有张力线，在指背与腕背均呈横向，在指间及虎口，为交叉的斜线，与皮内胶原纤维排列有关。手背皮肤软而滑动，具有伸缩性，并富有弹性，这在紧紧握拳、拇指与手指完全屈曲时更能体现出来。握拳时，手背的皮肤正好够用，但掌指关节背侧的皮肤较紧，轻度的皮肤缺损即会引起明显的功能障碍，手背的瘢痕将明显限制手指的充分屈曲。

指背皮肤的远节常无毛发生长，手背的皮下组织含脂肪甚少，皮肤与伸肌腱及其滑膜之间仅借一薄层松软的蜂窝组织隔开，便于皮肤在深部的组织上活动。由于这种连接比较松弛，手背外伤时，手背皮肤易于撕脱。

握拳时，手背皮肤的面积较伸直时可增加25%，游离植皮时，必须充分估计握拳时的最大缺损范围，以免术后影响握拳。手背皮肤具有很大弹性，手背烧伤后特别容易产生瘢痕。在手背瘢痕切除、游离或带蒂植皮时，由于从身体他处移来的游离皮片或带蒂皮瓣大都不似手背皮肤那样富有弹性，所以取皮时必须加大皮片面积，并考虑供皮的质量，还需将手固定于屈曲位或半握拳位。

在指骨间关节处，手指背面皮肤有许多横纹和环形隆起，手指屈曲时伸张，有助于指骨间关节活动，如损伤后这些结构被瘢痕所代替，指骨间关节的活动将发生严重障碍。

手背浅静脉及淋巴管

各指背面尺、桡侧均有较细的指背静脉（内径1.0~1.6 mm），在各指节背面中部形成指背静脉弓及静脉网，接受各指掌侧来的小静脉。各指背静脉汇入掌背静脉（内径1.5~3 mm）并形成手背静脉弓，后者又接受各指蹼及大、小鱼际的掌侧静脉支，掌背静脉网汇入头、贵要静脉，手的静脉回流包括指背主要在背侧，手的掌侧静脉较背侧静脉细小。各指末端可有动、静脉间微细吻合，形成短路循环（图7-40）。

断指再植时，因手指掌侧固有动脉伴行静脉非常细，难以辨认，可不必寻找；而各指指背静脉恒定并较粗大，易于吻合。手背静脉是手部静脉回流的主要途径，易于解剖，断指再植时需进行吻接。

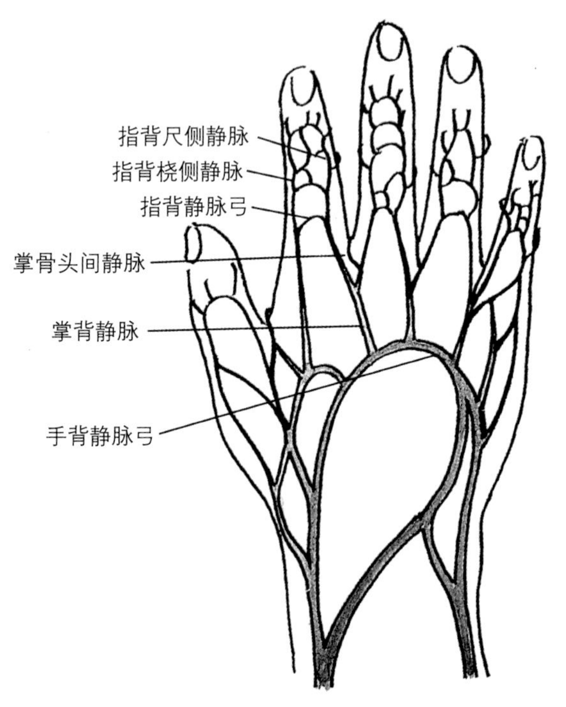

图7-40　手背浅静脉

手与手指的主要动脉多位于掌侧，而主要静脉多位于背侧、尺侧及桡侧，手指的掌侧主要有动脉，而手指掌侧静脉位于皮下，不易寻找。指背静脉位于伸肌腱与皮肤之间，其他尚有掌背静脉、腕背静脉网等。静脉回流均由远而近、由深而浅，有丰富的静脉瓣，防止静脉血逆流。

在指背静脉和手背静脉弓汇合远侧1~2 mm处有静脉瓣装置，近节指骨背面出现率为86%；在相邻二指指背静脉汇合成手背静脉。汇合口的稍远侧，静脉瓣出现率为78%；手背静脉与手背静脉网或手背静脉弓汇合口的稍远侧，静脉瓣的出现率为87%。手背静脉在较大属支汇合口稍远侧也有1~4个静脉瓣（图7-41）。

静脉瓣由血管内皮皱褶形成，凸缘附着于远侧血管壁，游离缘则朝向近侧，与血流方向一致。瓣膜和静脉壁之间有瓣膜窦，吻接静脉时应避开静脉瓣，不要误将静脉瓣缝扎，静脉动脉化时，由于血流压力加大，静脉壁薄，管腔扩大，将丧失静脉瓣的作用。

头静脉由手背静脉网的桡侧汇集而成，直径3~6 mm，自桡骨茎突部沿前臂桡侧皮下而达肘窝。贵要静脉由手背静脉网的尺侧汇集而成，直径亦为3~6 mm，沿前臂背侧与尺侧缘皮下，向上达肘窝，与尺、桡动脉伴行静脉有多处交通。

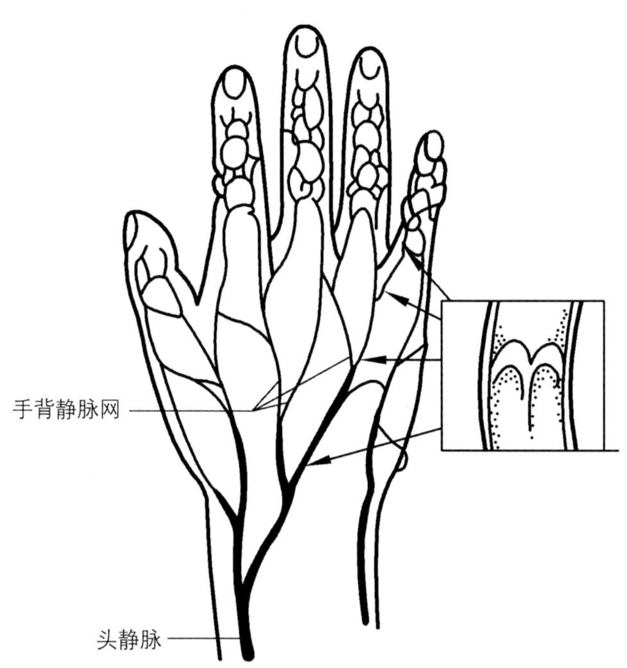

图7-41　手背静脉网和静脉瓣

手背的静脉分支有两个基本类型，即复杂型及单干型。在复杂型中，由第3、4掌指关节间隙来的静脉汇入贵要静脉，而来自第2、3掌指关节间隙的静脉汇入头静脉，这些主要的静脉被吻合支联结起来呈“H”或“N”形；在单干型中，仅具有一个主要的静脉干，其分支又分成3个次型，即：简单型、分叉型和分支型。在所有3型中，其主干都来自第3间隙，但在第1型中，来自第2和第4间隙的静脉在同一平面，在第2、3型则在不同平面上。手下垂用力握拳时，深部静脉在筋膜间隙中受收缩肌的挤压，手背静脉受紧张皮肤的压迫，通过静脉瓣作用，起到水泵效果，促进静脉回流。

手背严重皮肤撕裂伤，如蒂部向远侧，动脉血可通过皮下血管网供应，而静脉因有静脉瓣不能逆流，撕裂皮瓣尖端因不能将存留的静脉血排出，可发生淤血性坏死。断肢再植时，对腕部以下离断者，只要缝合较粗的浅静脉就可保证静脉血液回流；但对腕部以上离断者，前臂深静脉亦应吻合，以免再植肢体深部组织血液郁积发生肿胀。

手部淋巴网的形状由张力线的方向、皮肤的厚度与上肢各部的活动程度而定。

手背筋膜

手背的浅、深筋膜在手指背侧彼此互相连续，腱间筋膜与指背腱膜亦相连续，腱下筋膜附着于腱膜的近侧缘，但也可向远侧延伸，抵止于近节指骨的近侧。

手背肌腱

手背肌腱均由前臂背侧经伸肌支持带深面入手背，浅层包括指伸肌腱及小指伸肌腱，深层包括3条拇指肌腱（即拇长展肌腱、拇短伸肌腱和拇长伸肌腱）及食指伸肌腱。

1. 浅层

（1）指伸肌腱：在腕上成为4腱，各腱在手背彼此分离，但有小斜腱条互相连接，对第1排指拐及近节指骨背面展阔，形成指背腱膜、伸肌腱扩张部或伸肌腱帽（extensorhood），位于掌指关节的背侧（图7-42）。由此前行在近节指骨的远侧分为1个中央束及2个侧束，中央束经过近侧指骨间关节以代替其背侧韧带，止于中节指骨底背侧；2个侧束接受蚓状肌腱及骨间肌腱，在近节指骨的背侧联合成一膜性腱，经过近侧与远侧指骨间关节而止于远节指骨底，共遮盖掌骨头的腱帽与掌侧副韧带相连。骨间肌部分附着于近节指骨，部分附着于指背腱膜。蚓状肌全部至指背腱膜的桡侧（图7-43）。

手指伸肌腱可分为5区（图7-44）。

第1区：从中节指骨远端的伸肌腱中央束至远节指骨底肌腱附着处，肌腱断裂后常形成锤状指并连以小骨片，过伸位指托固定多可治愈。

第2区：从掌骨颈至近侧指骨间关节，包括伸肌机制，包绕指骨及掌骨头。在关节附近缝合，异物可引起炎症反应。当中指近侧覆盖韧带及筋膜撕裂、手指突然在抗力下伸直时，伸肌腱可向掌指关节尺侧脱位。

第3区：从伸肌支持带远侧至掌骨颈，此区肌腱较游离，仅覆以腱旁组织及筋膜，无韧带附着。

第4区：在伸肌支持带的深面，肌腱有腱系膜，起滑车作用，如同鱼际的屈面。如需缝合需切除伸肌支持带，但在背伸位又可引起弓弦状，术后宜在微伸位固定（图7-45）。

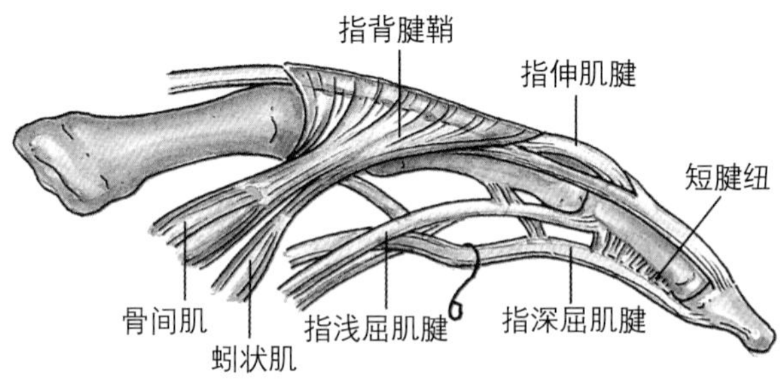

图7-42 指伸肌腱和指背腱膜

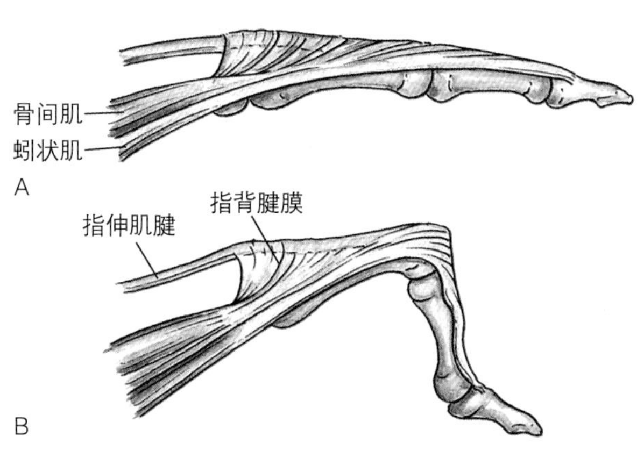

图7-43 指背腱膜
A.伸指位；B.屈指位

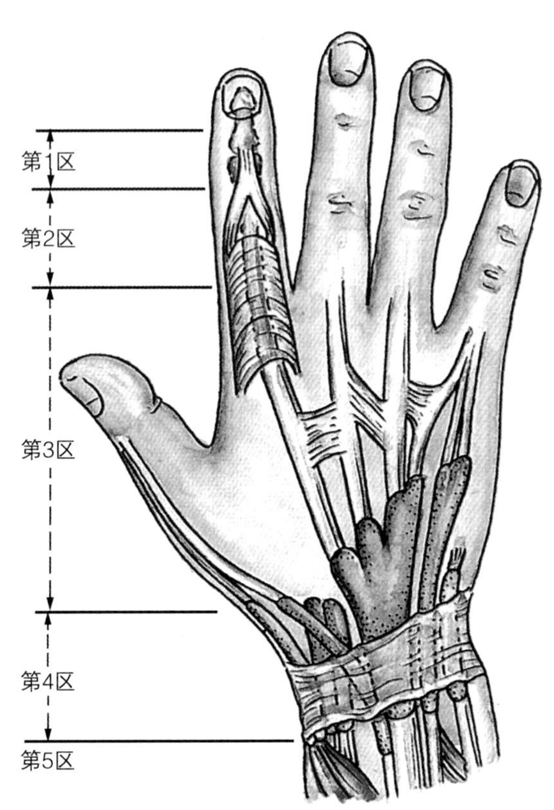

图7-44 指伸肌腱分区

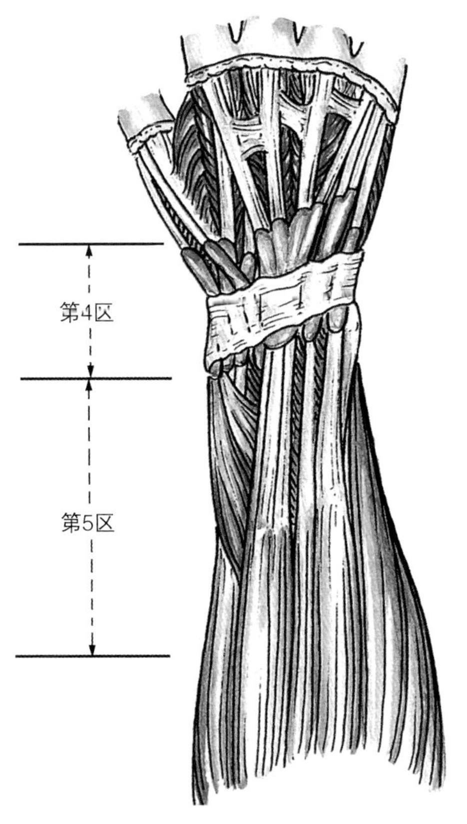

图7-45 指伸肌腱第4、5区

第5区：在伸肌支持带近侧，肌腱仍包绕在相应的肌中。

指伸肌腱的数目可为3~10个，68%为4~5腱。环指接纳指伸肌腱的数目较多，其次为小指，有53.4%的小指无指伸肌腱。

（2）小指伸肌腱：小指伸肌腱在小指的背侧与指伸肌至小指之腱联合。84%止于小指指背腱膜，少数同时止于第4~5指指背腱膜，小指伸肌常具2~3个腱，占84%。

（3）指背腱膜：关于第2~5指的指背腱膜，各作者描写不同，亦必然反映到对指伸肌腱作用的认识方面。虽然骨间肌附着于各指之位置有所不同，第2、5指又有固有伸肌腱附着，但基本构造仍然一致。

当扁而稍窄的指伸肌腱抵达掌骨头的远侧时，明显扩展，不仅覆盖整个掌指关节的背侧，亦覆盖其两侧，其中中间部较厚，可视为指伸肌腱的直接延续，也称为伸肌腱帽。腱帽边缘的纤维离开伸肌腱后，呈弓形围绕掌指关节，朝向掌侧及远侧，附着于关节囊及掌骨深横韧带。在掌骨深横韧带远侧，腱帽的纤维更呈横行，连接指伸肌腱与位于关节两侧靠近屈面的蚓状肌腱及骨间肌腱，形成腱帽的掌侧缘。这种腱间纤维由两层构成，浅层越过指伸肌腱的背侧，连接外侧的骨间肌腱及蚓状肌腱，称为浅层腱间纤维。深层则由指伸肌腱的边缘至较小的外侧腱，有些腱帽的深部纤维也附着于关节囊，一般朝向掌侧及远侧。屈曲时，腱帽可在关节的背侧滑向远侧，而在伸展时则滑向近侧。腱帽朝向远侧的运动较朝向近侧更为自如，后者容易使纤维紧张，使指骨处于伸直或过伸位。正因为有这种附着纤维，当中、远节指骨同时屈曲时，伸肌腱可单独作用于伸直或过伸的近节指骨。这个作用可能由于指伸肌腱恰在掌指关节远侧有附着点止于近节指骨。但Kaplan（1950）发现，由伸肌腱深面发送到近节指骨的这种纤维仅占1/3，而且不呈腱性。这种纤维束很难被认为是肌的真正止点，但无疑可以管制伸肌腱帽的近侧运动。这个运动由于指伸肌腱收缩所引起，而腱帽向远侧运动则为被动的，是长屈肌作用于指骨间关节、牵引指背腱膜所引起。这种向远侧的滑移，使腱帽的蚓状肌组成部分在屈指骨时，更能发挥效力。

在近节指骨上，当骨间肌腱及蚓状肌腱汇合于中央的伸肌腱时，腱帽窄，但当抵达近侧指骨间关节前，伸肌腱分为3束。一般认为中央束止于近节指骨，而侧束有蚓状肌腱与骨间肌腱加入，似乎仅作用于中节指骨，但实际上这种短肌作用于中节指骨的力量较作用于远节指骨者更强。

手指伸肌腱扩张部的中央束在其止点或接近止点断裂时将使近侧指骨间关节不能主动伸展而持续处于屈曲姿势，结果此关节的侧副韧带及掌板也收缩，伸肌腱扩张部的侧束向掌侧半脱位并为挛缩的支持带横部韧带所固定。由于外侧束位于近侧指骨间关节横轴的掌面而使关节屈曲，拉紧的支持带斜部韧带及侧束被动背伸近侧指骨间关节使远侧指骨间关节处于过伸位。

近侧指骨间关节部分屈曲并旋转可引起近节指骨髁从关节囊经侧束与中央束之间较薄的伸肌腱扩张部部分突出，可引起侧束掌侧半脱位，伸肌腱扩张部虽破裂，但中央束不一定断裂。还可有侧副韧带部分断裂及近侧指骨间关节暂时性前脱位。当血肿及肿胀出现时，近侧指骨间关节不能完全伸直，维持在屈曲位置。半脱位的侧束变短，以后支持带横部亦挛缩，更牢牢固定半脱位的侧束。修复这种畸形需要切断松解已挛缩的支持带，使侧束复位，如侧副韧带完全断裂亦需要修复，维持近侧指骨间关节在完全伸直位。

骨间肌腱发出内侧骨间束，亦称螺旋纤维，越过伸肌腱侧束的背面，加入中央束，附着于中节指骨，而骨间肌腱的其余纤维加入侧束，止于远节指骨。中央束尚有浅层腱间纤维参加，作为伸肌腱帽的一部分，位于伸肌腱的背侧而不加入伸肌腱。蚓状肌仅止于手指的桡侧，恰在骨间肌加入伸肌腱的远侧。

中央束与2个侧束借三角韧带的纤维相连接，当其越过近侧指骨间关节，3束连同其间的三角韧带共同在此关节的背面形成一腱帽，保护其侧面及背面。腱帽的中央束与关节囊背侧相融合，而位于关节背外侧面的侧束则因三角韧带防止其过分前移，覆盖于近侧指骨间关节腱膜扩张部，犹如掌指关节的伸肌腱帽一样，固定于关节囊的侧部。这个固定点称为支持带，有两种纤维均附着于侧束的外侧缘，浅层纤维几乎横行，形成支持带横部。在近节指骨附着于屈肌腱鞘，而深层纤维则形成一细而强的支持带斜部，在浅层横行纤维的深面附着于近节指骨的侧缘（图7-46）。支持带可以允许伸肌腱帽在关节上向近、远侧移动，也可以防止外侧纤维带过分滑向背侧。支持带韧带强有力的斜部，位于关节横轴的掌侧。当指深屈肌屈曲远侧指骨间关节时，覆盖近侧指骨间关节之伸肌腱帽向远侧移动，将使支持带斜部的纤维带紧张，结果引起近侧指骨间关节屈曲。这个事实说明，远侧指骨间关节屈曲总伴有近侧指骨间关节屈曲。

侧（腱）束由骨间肌或和蚓状肌的腱性部分构成，向远侧分为内、外侧束，分别止于中、远节指骨底背侧，骨间肌与蚓状肌的走行先位于掌指关节屈伸轴的掌侧，以后位于近、远侧指骨间

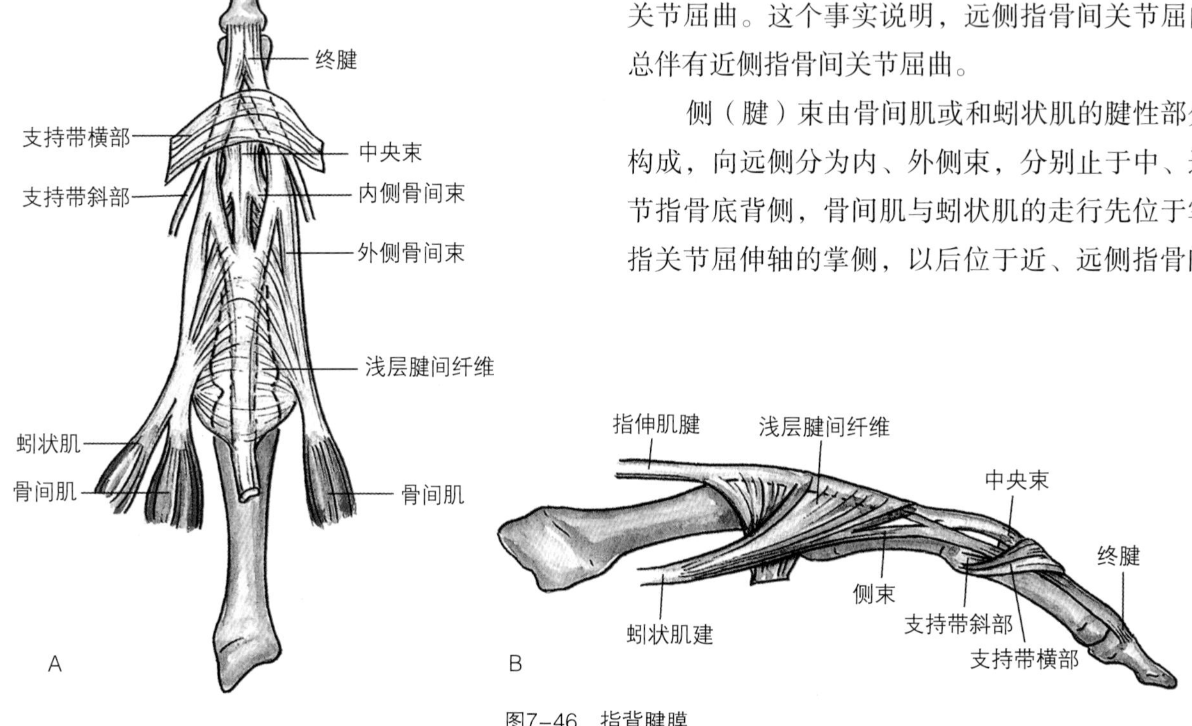

图7-46　指背腱膜
A.背面观；B.侧面观

关节的背侧，当肌收缩时，通过侧腱束主要为屈掌指关节及伸近、远侧指骨间关节。各指及两侧侧束的组成不尽相同，可存在解剖变异。

尺神经损伤后致骨间肌和蚓状肌麻痹，使侧束过分松弛而丧失功能，伸指肌由于缺少侧束的抗衡作用而使掌指关节过伸，同时不能发挥伸指骨间关节的作用，而使屈指肌作用于指骨间关节的力量加大，更因侧束丧失对指骨间关节的牵拉作用，致使指骨间关节过度屈曲，出现爪形指畸形。

每个手指的指背腱膜把骨间肌、蚓状肌、指伸肌腱3个腱束和3节指骨连接起来，形成1个联动装置，使手指发生复杂、精细而灵巧协调的运动。

Kaplan认为伸肌腱装置在关节的侧面固定于关节囊，这种固定纤维主要朝向掌侧及近侧，长度可使整个伸肌腱装置向关节近、远侧移动，因此在修复掌指关节及近侧指骨间关节时，必须注意伸肌腱扩张部不同组成部分精细连结的修复。

根据上述，伸肌腱的中央束与侧束均同时含有伸肌腱、骨间肌及蚓状肌成分，中央束附着于中节指骨底，而2个侧束在中节指骨背面汇合成1个腱，越过远侧指骨间关节并与其关节囊融合，最后止于远节指骨底。

在近节指骨底远侧，伸肌腱扩张部变得较薄、较平，与指骨骨膜之间仅有1层薄的疏松网状组织隔开。在某些长期制动、化脓或水肿情况下，此肌腱与骨之间的疏松滑面为固定的粘连面所代替，乃引起手指功能及姿势障碍。

指伸肌腱与指屈肌腱不同，非圆形而系扁平形，有自身的滑膜鞘，在伸肌支持韧带下面越过腕背，在滑膜鞘的远侧，只有1层疏松膜状的腱周组织围绕。指伸肌腱接近表面及其深面的骨骼或关节，因而在掌、指骨骨折时，也可以遭受损伤，形成粘连。但因伸肌腱的移动范围较短，所以粘连引起的后果不如屈肌腱损伤严重。

（4）手指协同动作中伸屈肌腱的作用：Kaplan认为，指伸肌用力收缩时，仅使近节指骨过伸及中节指骨做一些伸展，随个人有所不同，可达160°~170°，但远节指骨不为此作用所影响，而保持屈曲位置。在手术中，如使指伸肌腱将掌指关节完全伸直后，向近侧牵引侧腱束可以使近、中节指骨完全伸直。

整个伸肌腱装置与掌指关节，近侧、远侧指骨间关节的旋转横轴关系如下：在掌指关节外侧带的牵拉作用下，近侧、远侧指骨间关节旋转轴的背侧，这种配备解释骨间肌及蚓状肌的特别作用，即同时屈掌指关节，伸远、近侧指骨间关节。

手在握拳时，远节及中节指骨的逐渐伸直对骨间肌作用最为有利。因掌指关节屈曲，骨间肌进一步屈曲此关节并伸直远节指骨，指伸肌腱主要作用于掌指关节，超过骨间肌的屈曲力量，因而伸直掌指关节；它尚作用于近侧指骨间关节，而骨间肌伸远节及中节指骨，由于指伸肌作用于近、中节指骨，骨间肌作用于中、远节指骨，结果手指的3个指骨同时伸直。

在整个手指之协同动作中，有3个平衡区域：①作用于远节指骨底，有两个平衡力量，即背侧伸肌腱装置的侧束及掌侧指深屈肌腱；②作用于中节指骨底，即背侧伸肌腱装置的中央束及掌侧指浅屈肌腱；③作用于近节指骨底，即背侧的指伸肌腱及掌侧的骨间肌、蚓状肌，某些情况下尚有指屈肌腱参加（图7-47）。

上述任何力量的1个如其作用占优势，将使关节平衡被破坏，引起关节运动障碍。侧束如与远节指骨底的背侧失去联系，将产生锤状指；中央束如在中节指骨底的近侧失去联系，将产生近侧指骨间关节屈曲及远侧指骨间关节伸直畸形。

在一般动作中，手指的伸直需要速度，而屈曲需要力量，如蚓状肌在迅速伸直时收缩，将指深屈肌腱向远侧牵拉，并使远节指骨伸展；如远节指骨屈曲，蚓状肌与指深屈肌腱一同收缩，则因伸肌腱远侧部的张力使远节指骨更好地稳定。

在新鲜尸体中，如将指伸肌腱在掌骨上向近侧牵引，可使近节指骨过伸，中节指骨明显伸

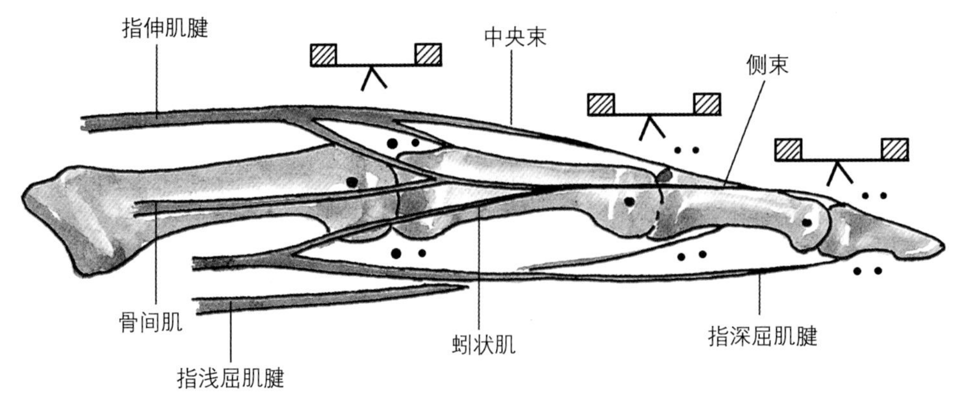

图7-47　手指协同动作的平衡区

直，但对远节指骨作用最小，后者仍维持屈曲；如牵引侧束并使指伸肌腱维持于牵引位置，则可使近、小节指骨完全过伸；如将伸肌腱装置在中节指骨底的远侧完全切断，并在掌骨上牵引指伸肌腱，则可产生近节指骨的过伸及中节指骨伸直；如果伸肌腱装置在近节指骨的中部完全横行切断并牵引指伸肌腱，将不产生中节指骨伸直，仅近节指骨过伸。

Kaplan在胚胎标本中发现：①在侧束不能分开骨间肌腱及蚓状肌腱；②指屈肌腱似从1个包含于屈肌腱鞘内之总块分化为指浅屈肌腱及指深屈肌腱，从相应肌无肌腱发生，手指的深腱分为两部，与浅腱相似；③伸肌腱装置似从1个总块发生，中间部分更为致密，逐渐扩展至两侧，从纤维的构筑来看，伸肌腱装置有2个活动支点。其一，在掌指关节骨伸肌腱的深部，伸肌腱借半圆形纤维与关节囊及掌韧带相连，这些纤维具双重功用，一方面稳定肌腱于关节上，另一方面借在关节囊上的牵引，使第1节指骨伸直。此外，骨间肌腱附着于近节指骨底的侧面，当这些肌收缩时也起到稳定作用。伸肌腱装置的稳定甚为重要，可以同时影响掌指关节的屈伸。其二，在近侧指骨间关节，此处伸肌腱装置借长的斜行纤维固着于关节囊，连结伸肌腱的侧束及中央束，靠近并在其附着于中节指骨底的背面，使这些腱束与关节囊及屈肌腱鞘相连。这些纤维的长度及斜度可以允许整个伸肌装置朝远、近侧运动，而与近侧指骨间关节的连结纤维斜行朝向掌侧及近侧，而掌指关节的连结纤维朝向掌侧及远侧。在上述2区进行修复时，必须同时修复背侧装置与掌指关节及近侧指骨间关节的纤维连结，否则不易成功。胚胎不同时期，手指肌腱装置的发生表明，在背侧伸肌腱装置及掌指关节与近侧指骨间关节间有确定纤维连结，在手指的功能及修复手术中均有重要意义。

根据上述，蚓状肌和骨间肌的动作与手指的肌腱特别是指伸肌腱的动作借指背腱膜作用而发生联系。指背腱膜是指伸肌腱的一个扩张部分，两侧有横行纤维与蚓状肌和骨间肌的止点相连。在近侧有纤维与掌指关节的关节囊和侧副韧带相连，在远侧分为3个腱束与近、远侧指骨间关节及中、远节指骨相连，在其下面还有纤维与近节指骨的背侧相连。这种情况使指背腱膜成为1个联动装置，使指伸肌腱、蚓状肌、骨间肌及3个指骨等结构一起发生复杂而且协调的动作。

手的内在肌及手指肌腱的功能如下。①指伸肌腱的3个腱束虽然分别附着在中、远节指骨，但在近节指骨背伸时，其余2个指骨并不一定能背伸。这是因为指伸肌腱有许多纤维将伸肌腱连结在近节指骨侧面，这种附着使得伸肌腱的背伸动作首先发生在近节指骨。②指伸肌腱虽然只能使近节指骨背伸，不能使其他2个指骨明显背伸，但实际上其余2个指骨亦能发生背伸动作。原因是指伸肌腱在背伸时将指背腱膜牵向掌指关节的近侧，附着在腱膜两侧的蚓状肌和骨间肌如同时收缩，则中、远节指骨可背伸。由于指伸肌腱牵引了指背腱膜，因此，指伸肌腱也部分参加了中、远节的动作。

指伸肌腱仅在掌指关节稳定时才能有限度地伸指骨间关节，否则即使强力收缩，也仅能过伸掌指关节，对指骨间关节很少作用或根本无作用，这在腕部正中神经与尺神经同时切断的病例中很容易表现出来。如为这些患者设计一种支架，防止掌指关节过度背伸，指骨间关节即可由指伸肌腱伸直。

手内在肌虽小，但对保持手指屈、伸肌的平衡有重要作用，对于手指活动来说，手内在肌与外在肌是一个不可分割的整体。指伸肌腱及骨间肌、蚓状肌两个结构中任何一个虽可单独伸直近、远侧指骨间关节，但必须具备一定条件，即不论掌指关节的姿势如何，只有在其余结构完整时才能伸指骨间关节，每一个结构需要另一个结构的完整来固定掌指关节。这就是说，另一个结构必须把掌指关节稳定于功能位，既不过伸也不过屈，在轻度屈曲位或至少是伸直位，这样在活动这个关节时，它的动力才不致消失。尺神经和正中神经麻痹后，由于手内在肌瘫痪，掌指关节过伸，指骨间关节不能伸直，形成爪形指畸形。只有将掌指关节过伸畸形矫正，指骨间关节才能被指伸肌腱伸直；相反，桡神经麻痹后，引起指伸肌瘫痪，必须将掌指关节稳定于功能位，蚓状肌与骨间肌才能发挥作用。因此，两个结构必须互相配合、互相辅助，而不能孤立地看它们的功能。临床上施行关节融合术及肌腱移植术时都要掌握这个规律。

2. 深层

（1）拇长展肌腱：正常止于第1掌骨底，但副腱甚多，此腱下部可分成2~4个大小不等之腱，其中1个副腱者占65%，可止于拇短展肌、拇对掌肌、拇指近节指骨、拇指腕掌关节或大多角骨。副腱常居于一单独腱鞘内，易受劳损，可引起桡骨茎突部狭窄性腱鞘炎。此肌腱为稳定拇指掌指关节的重要结构，与拇收肌相互协调，把腕掌关节稳定于功能位，可发挥最有效功能。

（2）拇短伸肌腱：拇短伸肌腱有2.6%阙如，止于拇指近节指骨底（图7–48）。抵止部亦常有变异，可止于拇指远节指骨或同时止于近、远节指骨。此肌腱断裂后，失去对拇收肌及拇短屈肌稳定掌指关节的拮抗作用，掌指关节呈半屈曲位，持物力量减弱。

（3）拇长伸肌腱：位于桡骨背侧，经过骨性纤维管，70.8%止于拇指近、远节指骨底，止于拇指远节指骨底者仅占29.2%。此腱与拇短伸肌腱的止点变异甚多，而且每腱还可为双腱或三腱。拇长伸肌可使拇指远节指骨、近节指骨及第1掌骨伸展，同时使第1掌骨强力内收朝向第2掌骨，拇短伸肌及拇长展肌则同时作用，以稳定拇指（图7–49）。

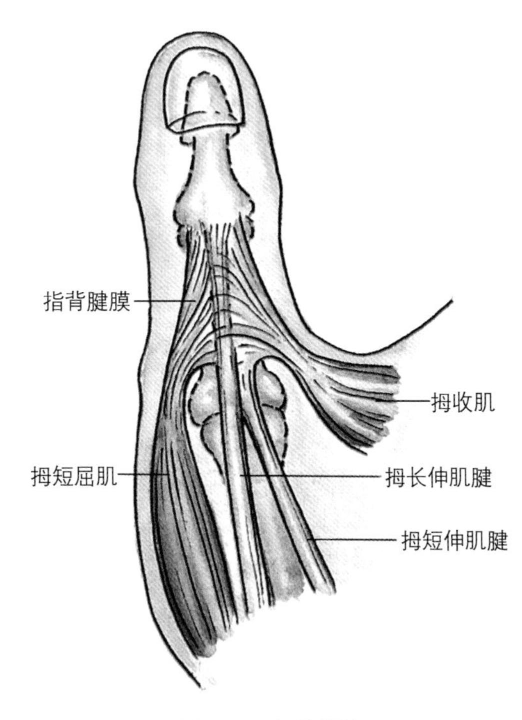

图7–48　拇伸肌腱

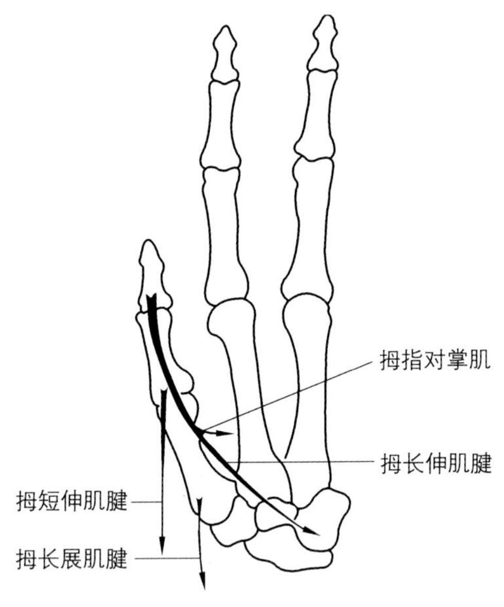

图7-49　拇伸肌的协同作用

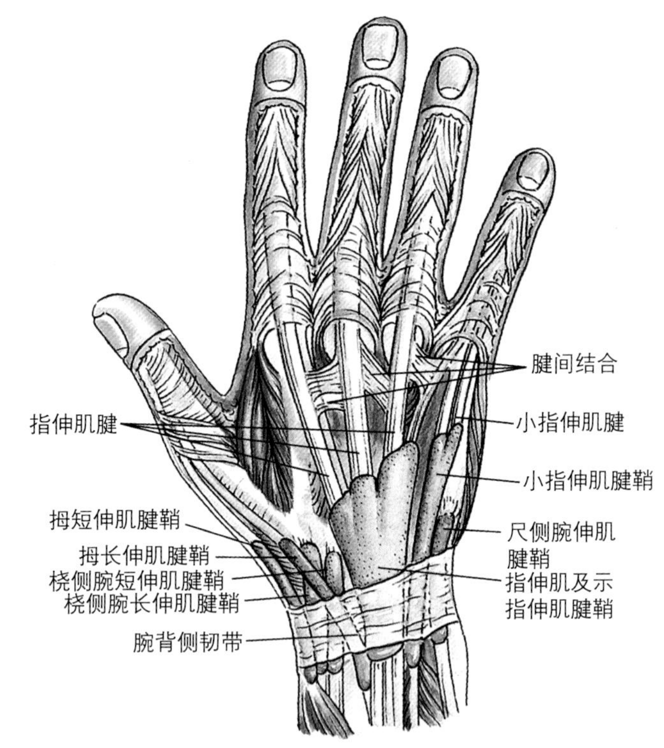

图7-50　指伸肌腱鞘和腱间结合

腕桡屈而背伸时，拇长伸肌腱成直角弯曲，长期受桡骨边缘磨损或因桡骨下端骨折移位，局部骨性隆起，致使骨性纤维管高低不平，肌腱受到磨损而发生断裂。损伤后，掌指关节丧失部分伸直功能，而指骨间关节完全丧失伸直功能，呈屈曲位。

（4）食指伸肌腱：在食指近节指骨背面，位于指伸肌最外侧腱之内侧，与其扩张部会合。食指伸肌可阙如。

拇长展肌能外展第1掌骨，同时能屈曲桡腕关节。在正中神经损伤病例中，患者能模仿对掌动作，这是因为它与拇短展肌常有连结，并能协同拇收肌使第1掌骨向掌心旋转，把拇指的腕掌关节稳定于功能位，发挥最有效的功能。

拇长伸肌不但能微伸拇指指骨间关节及伸掌指关节，而且能带动整个拇指向背侧及向尺侧，使拇指紧靠食指，并与食指在同一平面上，起到内收拇指的作用。这个非外展而内收的位置，在此腱因受伤而需制动拇指时有一定重要性。

（5）腱间结合：指伸肌各腱，在掌骨头近侧附近借斜纤维相连，称为腱间结合（图7-50）。腱间结合均出现于掌骨间隙远侧半，位置不恒定，但在环、小指上多靠近远侧。腱间结合在种系发生上是比较新的结构，在人类才恒定。根据腱间结合的数目，可将手指伸肌腱分为4型。①Ⅰ型：具有3个腱间结合，占1%；②Ⅱ型：具有2个腱间结合，占79%；③Ⅲ型：具有1个腱间结合，占11%；④Ⅳ型：无腱间结合，占9%。

腱间结合的形态可为：①膜样：占40%，多分布在第2~4指腱间；②腱索样：占34%；③腱膜样：占25%。后2种多分布在第3~4及第3~5指腱间。滕连国将腱间结合分为筋膜腱性和腱性，前者又分为膜型和腱膜型2种，后者包括有弯型、穹型和愈合型等。第2腱间隙（即第2、3指腱间）的腱间结合属于筋膜腱性者最多。环、中指间的腱间结合呈束状，纤维方向斜行；环、小指间的腱间结合亦呈束状，但纤维方向呈Y形，两歧之间有横行纤维相连；中、食指间的腱间结合呈膜状，纤维方向横行。膜状腱间结合的宽度为1.5 cm。

腱间结合能限制各指的单独活动，可能与固有腱的固定、掌指关节固定及其运动调节有关，可以加强手指连结的坚固性；但也有作者认为其与限制各指单独活动无关。腱间结合的形态与各指运动的灵活性有关，尤以膜样结合为然。此种腱间结合绝大多数分布在第2~3指腱间，在此腱间隙，腱间结合的出现率较其他腱间隙为少，可能有利于食指的灵活运动。

3. 手背肌变异　指伸肌腱的数目可为3~10个，其中以4腱和5腱较为常见，各指附着指伸肌腱的数目以环指较多，其次为中指。有53%的小指没有指伸肌的肌腱。中指的腱最粗，其次为环指，食指更细，至小指的腱最细或阙如，其抵止点也有甚多变异。

手背滑膜鞘及筋膜间隙

经过腕后的肌腱有9个，但因指伸肌腱与食指固有伸肌腱同居一鞘，故仅有8个滑膜鞘。每鞘皆甚短，位于伸肌支持带深面或微向上。手背滑膜鞘发炎时，肌腱的动作受到一定障碍，并往往伴有碾轧音。手背各腱鞘炎以桡骨茎突处的拇长展肌、拇短伸肌及桡侧腕长伸肌、桡侧腕短伸肌最常发生。

手背侧筋膜间隙有筋膜下间隙，其浅面为伸肌腱及腱间的深筋膜，深面为掌骨及骨间背侧肌，此间隙化脓时有使伸肌腱黏着于其深面组织的趋向。在伸肌腱的浅面另有皮下间隙。

手背动脉

手背动脉从前臂远侧至指尖包括4个连续节段，即骨间后动脉、腕背动脉、掌背动脉和指背动脉。掌背动脉由腕背弓发出。第1掌背动脉常由桡动脉在穿过第1骨间背侧肌的2个头之前发出，第2、3掌背动脉比较恒定，第4掌背动脉有30%阙如。拇指与小指的背侧动脉通常由桡、尺动脉直接发出，前者出现率达76%~83%。掌背动脉的近端与掌深弓的穿支相连，远端也通过穿支与指掌侧总动脉或指掌侧固有动脉相连。穿动脉的数目越多、管径越大，则掌背动脉越少、越细。

桡动脉在腕背尚未穿第1骨间背侧肌入掌时，分为腕背支及第1掌背动脉，前者向内与尺动脉的腕背支相交通，形成腕背动脉弓，位于第2列腕骨水平，由此弓发出的掌背动脉至内侧掌骨间隙。腕背动脉弓多数阙如，仅由尺动脉腕背支形成，桡、尺动脉腕背支也可互相独立，有时骨间前动脉腕背支可很明显。掌背动脉阙如或甚细小，其供应区偶为掌深弓分支代替。掌背动脉内径0.3~0.8 mm，第2掌背动脉较粗大。

各掌背动脉沿相应骨间背侧肌的背面下行，在相应的近节指骨底发出2指背动脉，分布于食、中、环、小指背面的毗连缘（图7−51）。拇指指背动脉多起源于第1掌心动脉，食指桡侧的指背动脉常是第1掌背动脉的延续。手背部动脉虽一般细小，但与掌浅弓发出的指掌侧总动脉及掌深弓发出的掌心动脉相通，因此，手背动脉在维持手的血供方面也起一定作用。

指掌侧固有动脉与神经相伴，在近节及中节指骨处，亦位于指腱鞘的两旁，在掌侧及背侧骨皮韧带之间，动脉在神经的背外侧，沿途发出微小分支供应手指软组织，到达远指骨底处分为2支，1支即指掌侧固有动脉的延续，直达指端，并有分支走向指背，血管外径为0.4~0.6 mm；另1支朝向指腹中央，与对侧分支在中央汇合形成动脉

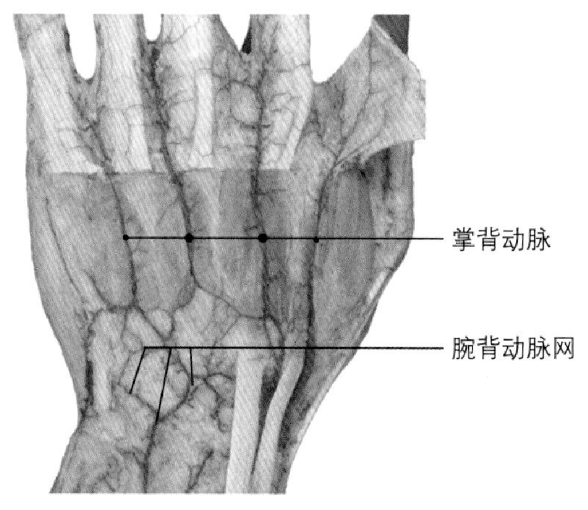

图7−51　掌背动脉

弓，血管外径为0.4~0.7 mm。以上2支在指端掌、背侧相互交通形成动脉网。

虎口区的血供主要有拇指桡、尺掌侧固有动脉和食指桡掌侧固有动脉。此外，第1掌背动脉也供应虎口区及拇、食指背侧。

拇主要动脉出现率为93.7%，常有变异（图7-52）。其中I型起自桡动脉（掌深弓始端）者占45.3%，Ⅱ型起自掌浅弓者占45.3%。虎口区的动脉吻合丰富，根据吻合支的走向，又分为纵向及横向吻合，以及位于浅筋膜层的浅层吻合和穿拇收肌、骨间肌等的深层吻合。了解虎口区的动脉分支及吻合，对拇、食指再造，虎口区损伤的修复重建及断掌再植提供了形态学基础。

手背静脉

手指小静脉起于指甲两侧，在甲床近端汇合成指背中央的小静脉，向近端走行2~4 mm后，又分成2~3个分支，此段静脉外径为0.4~0.7 mm。手指远节掌侧的静脉较丰富，行程亦大致恒定，较大的1支为中央皮下静脉，紧贴掌侧中线皮下行走，外径为0.4~0.6 mm，另2支在指神经血管束的两旁，外径为0.3~0.5 mm，可能阙如。

手背神经

手背皮肤由桡神经、尺神经及正中神经支配。

1. 桡神经　桡神经深支（骨间后神经）至所有前臂背侧的肌，浅支在腕上3指处穿出深筋膜，越过伸肌支持带，分为4~5支指背神经，布于手背外侧及外侧3个半指（或2个半指）近侧的皮肤。其中至拇指者达甲根，至食指者达中节指骨中部，至中、环指者不超过近侧指骨间关节，上述各指指背远侧的皮肤，则由正中神经的指掌侧固有神经支配。偶尔桡神经浅支可阙如，其分布区由前臂外侧皮神经分支代替。

桡神经浅支在腕部被切断时，因所有伸腕肌均在较高平面由骨间背神经支配，故腕的运动并不受影响，仅手背外侧及外侧3个（或2个）半指近侧皮肤感觉消失。桡神经的指背神经常与前臂背侧皮神经及前臂外侧皮神经的分支相交通。

2. 正中神经　由正中神经发出的指掌侧固有神经，除分布于拇、食、中指及环指桡侧半掌侧皮肤外，尚布于拇指远节背面，食、中指及环指桡侧中节及远节背面皮肤。

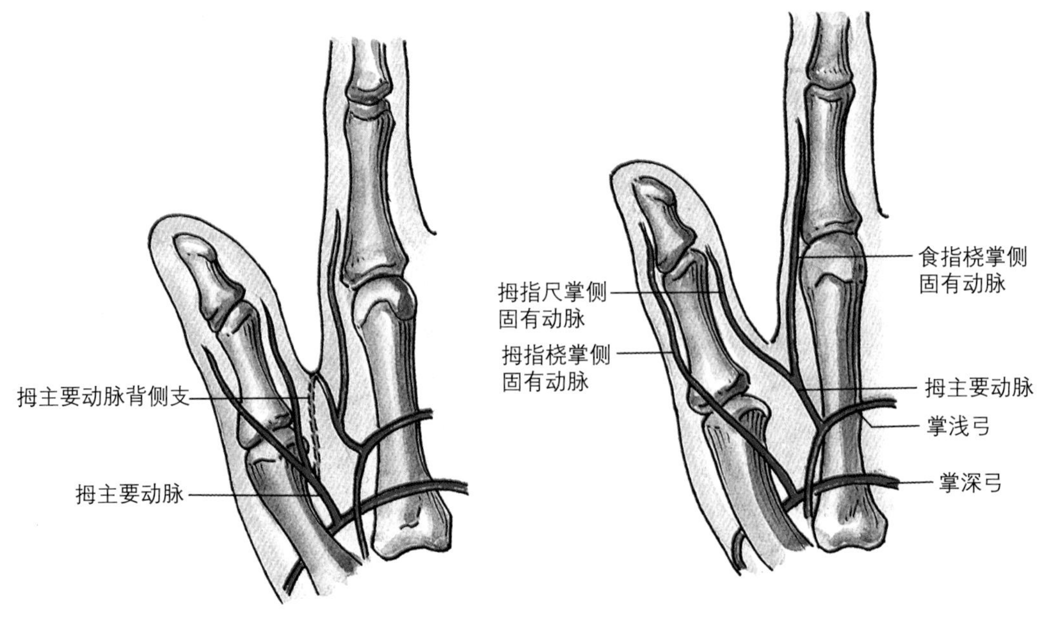

图7-52　拇主要动脉分布类型

3. 尺神经 尺神经的手背支在腕背侧分为3条指背神经，其至小指背侧的神经，到达远节指骨底；至环指背侧的神经，布于中节指骨底。此两指背侧远侧的皮肤则由尺神经的指掌侧固有神经支配。据观察，手指背侧神经的分布以桡、尺神经各占2个半指的情况最为多见。

手背皮神经分布有很多变异，尤以中、环指变化较大（图7-53）。

手背大部，除指尖外，均由桡神经支配，第1掌骨间隙尚受前臂外侧皮神经支配。Hutton记载，食指至小指及相应手背除食指至小指桡侧半指尖受正中神经支配外，其余均由尺神经支配。同一作者尚记载，前臂后皮神经亦支配手背一部。另外，Appleton记载，除指尖外，前臂外侧皮神经及尺神经各支配手背的一半。

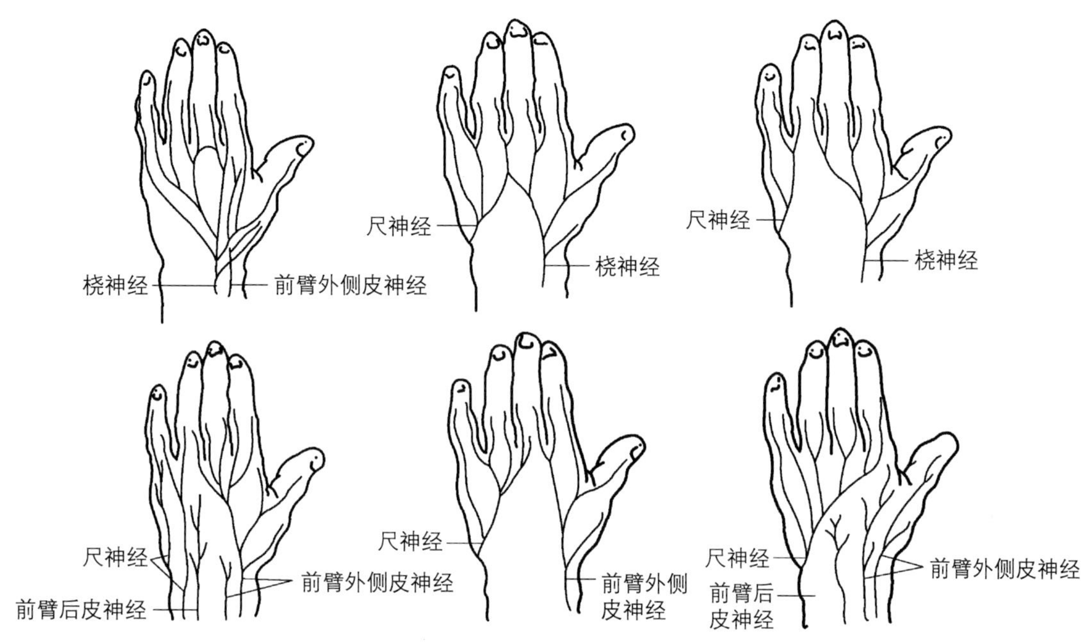

图7-53 手背皮神经变异类型

上肢神经损伤

上肢各主要神经的肌支

对上肢各主要神经，了解其肌支数目及长度，在神经损伤后，有助于估计神经的恢复速度和顺序。一般规律是，各神经发出的肌支，先发支至近侧的肌，后发支至远侧的肌。各肌的肌支数目与肌腹大小、运动强度成正比。人类前臂特有的旋前肌和旋后肌，体积虽小，但肌支数较多。肌支数越多，其与中枢的联系越多，有利于神经冲动的传递。

上肢主要神经的神经束组局部定位

用醋酸溶液滴浸法追踪上肢主要神经，其神经束组局部定位如下。

尺神经

在前臂下端，尺神经深支居后，浅支居前，至前臂小部附近，有尺神经手背支束组由内侧加入，以运动为主的深支占据神经干中部，手背支束组周围束膜厚而疏松，易于识别。

桡神经

在臂部，以感觉为主的神经束组，其位置由下向上依次为前外→前→外→外后；以运动为主的神经束组则依次为后→内后→内→内前。

正中神经

鱼际肌支束组在桡骨茎突下方40 mm处，从桡侧进入神经干，在前臂下部转至后外方，以后与其他束组混合，前臂屈肌束组，进入神经干后，分居前侧及后侧；至臂部后均与其他束组混合，不易分离。

肌皮神经损伤

肌皮神经由臂丛外侧束发出，通常在喙突下2.5~5 cm贯穿喙肱肌部，向下斜经肱二头肌深面，先后发支支配喙肱肌、肱二头肌与肱肌，最后由肱二头肌外缘穿出，成为前臂外侧皮神经。

肌皮神经损伤后，主要表现为肱二头肌瘫痪，屈肘功能减弱或消失，但可为肱桡肌所代偿，前臂外侧皮肤感觉虽有减退，但不完全消失。

桡神经损伤

所有臂及前臂后侧伸肌均由桡神经或其分支骨间后神经支配。共皮支支配臂与前臂后侧及手背桡侧。桡神经损伤后，所有伸肌均瘫痪而发生腕垂症（图7-54）。但如固定近节指骨使其伸直，则为尺神经所支配的骨间肌仍能协助伸指骨间关节。骨间后神经损伤时，由桡神经直接供给的肱桡肌及桡侧腕长伸肌并不受影响，仍能伸腕，但力量甚弱。

桡神经浅支往往与其他神经的皮支有吻合，损伤后所引起的皮肤麻木并不显著，仅局限于手背虎口处。

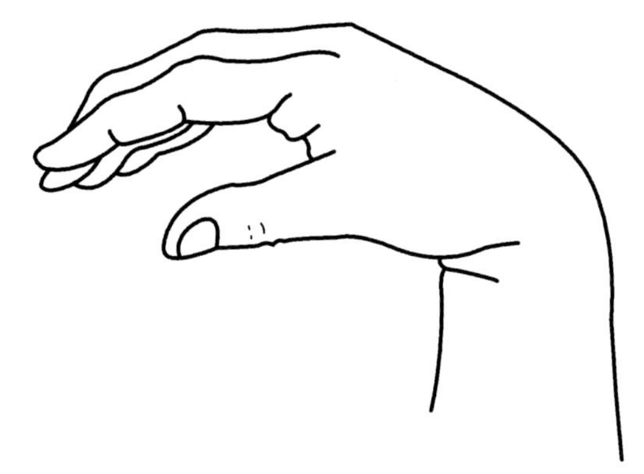

图7-54 腕垂症

正中神经损伤

正中神经主要支配前臂屈肌、旋前肌、鱼际肌及第1、2蚓状肌，其皮支支配手掌桡侧3个半指及背侧2个半指远侧皮肤。

正中神经在腕部位于桡侧腕屈肌与掌长肌之间，接近表面，易受损伤。如腕部受损伤，受影响之肌有鱼际肌及第1、2蚓状肌，其症状为：①鱼际肌萎缩；②拇指外展力量大部消失，但小部仍能靠拇长展肌维持，后者由桡神经供给；③拇指对掌运动受到影响，唯拇长屈肌仍能协助一部分，后者虽由正中神经供给，但发出的神经在前臂而不在腕以下；④紧力握拳时，由于第1、2蚓状肌受影响，屈、伸肌的正常平衡受到扰乱，故第2、3指较第4、5指显得靠后；⑤拇指的内收力量加强，因拇收肌无拇短展肌与其相拮抗；⑥屈腕动作尚可，因指浅屈肌及指屈深肌桡侧部神经来自正中神经的前臂段；⑦由于皮神经常有吻合，手指皮肤麻木区可有各种变化。

一般情况下，仅检查拇指的运动功能及测定食指感觉是否存在，即可确定正中神经是否受伤。

尺神经损伤

尺神经主要支配前臂尺侧屈肌、小鱼际肌、

骨间肌及第3蚓状肌、第4蚓状肌，其皮支支配手的尺侧1个半指或2个半指皮肤。

在腕部，尺神经受到损伤时，手内在肌除正中神经支配者外，均受到影响，其表现为：①小鱼际肌萎缩，小指所有动作几乎消失；②手指内收、外展动作均不可能，因骨间掌、背侧肌及小指展肌瘫痪；③拇指内收动作消失；④屈掌指关节及伸指骨间关节不能，因骨间肌及蚓状肌均受到影响，唯食指、中指不似环指、小指显著，原因是由正中神经支配的第1、2蚓状肌仍起作用，指伸肌虽能伸指，但只能在掌指关节起作用，结果掌指关节伸及指骨间关节屈曲，呈爪形手。检查手指的内收及外展是一种简单而可靠的尺神经功能测验，如小指不能外展，表示尺神经运动支受到损伤，如小指知觉丧失，则表示尺神经感觉支损伤。

手内在肌瘫痪，握力影响不大，主要表现为：①在指骨间关节，手指不能完全伸直；②手指不能内收、外展；③握物时，屈曲由指骨间关节开始，系手指屈曲而非手掌屈曲；④手指有效部分为指尖及指甲，而非指腹。以上4点，①②比较容易引起注意，但后两点从功能上看更为重要。手内在肌瘫痪后，掌指关节及指骨间关节的功能受到严重障碍。

手内在肌为掌指关节的主要屈肌，手指长的屈肌虽然亦屈此关节，但属次要，后者的主要作用在指骨间关节。内在肌瘫痪后，掌指关节失去主要屈肌，但保留一强有力的伸肌。正常时，指骨间关节仅由骨间肌及蚓状肌作用而伸展，后者位于关节支点的背面，可以借助长伸肌伸展，但必须由内在肌稳定掌指关节。

内在肌瘫痪后，指骨间关节无主要伸肌，任何全手伸直的企图只能引起掌指关节过伸，直至其掌侧关节囊限制向背侧运动时为止。在此阶段，长伸肌的残留力量可以部分伸直指骨间关节，以抵抗过度收缩的屈肌。当掌指关节过伸松弛、开始握拳时，指骨间关节再次失去所有伸直力量，患者在握拳时永远先屈曲远侧关节。除非握物甚小，仅用手指弯曲握取，在握较大之物时，指尖及指甲将物件推至手掌以外，而不是用手指掌面及指腹环抱后者，后者纯为内在肌之作用，握物或捏物时均不可缺少。

手部骨骼

手部骨骼解剖特点

手部骨骼由8个腕骨、5个掌骨、14个指骨与数个籽骨构成（图7-55）。手骨借腕骨间关节、腕中关节、腕掌关节、掌指关节和指骨间关节相连，形成2个横弓和5个纵弓。

腕 骨

详见第6章。

掌 骨

掌骨有5块。第1掌骨最短、最粗；第2、3掌骨长、较粗；第4、5掌骨较短、较细，握拳击物用力多由第2、3掌骨传递，原因是：①第2、3掌骨长，坚强且稳定；②第2、3掌骨底单独的关节面相当于第4、5两个关节面的和；③第2掌骨的力量可经大多角骨、手舟骨，第3掌骨可经头状骨及月骨直接传达至桡骨，而第4、5掌骨的力量仅沿头状骨经月骨间接传达至桡骨；④手在中位极度外展或内收时，三角骨及豌豆骨并不在桡骨之下，不能传达重力。

每个掌骨可分为掌骨底、掌骨体和掌骨头。第1掌骨底呈鞍状，与大多角骨形成拇指腕掌关

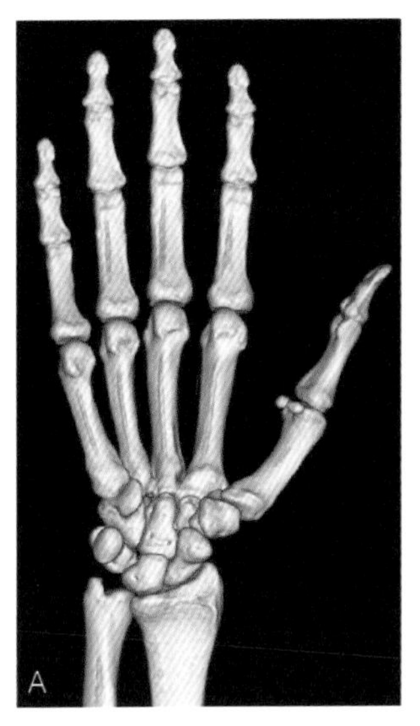

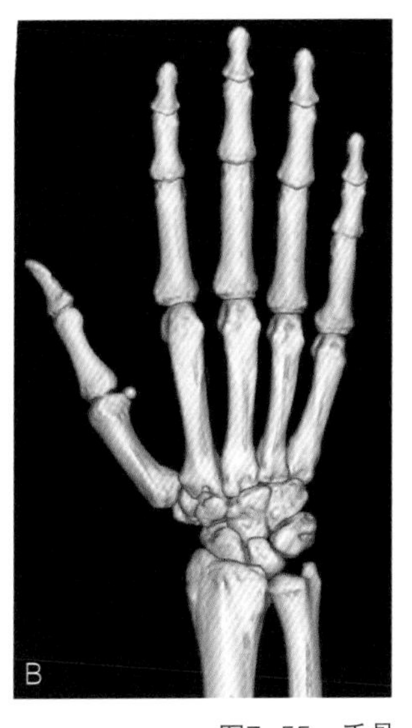

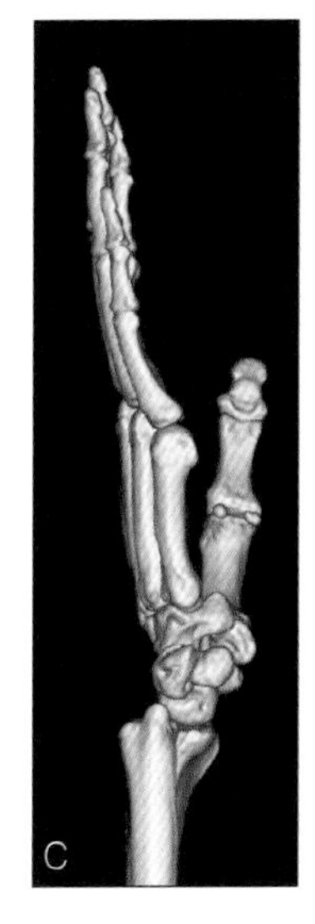

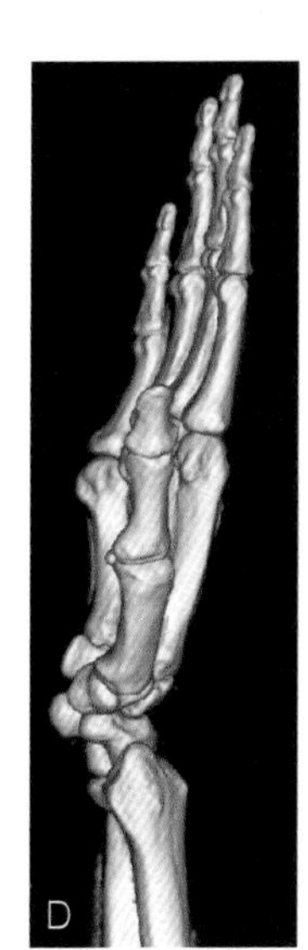

图7-55　手骨

A.前面观；B.后面观；C.内侧面观；D.外侧面观

节。握拳时，第1掌骨被迫屈曲，暴力经拇指纵轴传递，可使第1掌骨底尺侧发生一小斜行骨折，尺侧小骨片因有韧带与大多角相连，保持原位不变，但桡侧部分因受拇长展肌牵拉，而向背桡侧脱位，此即Bennett骨折。第2~5掌骨底之间有关节面相邻。另外，第2掌骨底还与大、小多角骨，第3掌骨底与头状骨，第4掌骨底与头状骨及钩骨，第5掌骨底与钩骨相关节，伸展的拇指端受击，可引起第2掌骨底骨折。

掌骨体的掌面略凹，背面平，横断面呈三角形，前缘将掌面分为前内侧面与前外侧面。第3掌骨的前缘为拇收肌横部的起点。5个掌骨体的毗邻缘有骨间背侧肌附着。第1掌骨体向内旋转几乎达90°，因此掌面朝内而背侧朝外。

每个掌骨体有1个滋养孔者占95%，有2个滋养孔者占5%，有3个滋养孔者极少。90%的主滋养孔位于掌骨内侧面或外侧面的中1/3部，从第1~5掌骨，滋养孔的位置有逐渐由内侧面移向外侧面的趋势。第1掌骨滋养孔的方向朝向远端，而其他各掌骨的滋养孔均毫无例外地朝向近端，以此可说明骺端可影响滋养孔、管的方向。由于手的屈肌力量大，骨折后掌骨常向背侧成角。

掌骨头呈圆形，与近节指骨形成掌指关节。关节屈曲时，掌骨头显露于外。

指　骨

指骨共14节，除拇指有2节指骨外，其他手指均有3节。近、中节指骨的背面光滑，为伸肌腱扩张部所覆盖，掌面作成骨纤维管的一部。远节指骨底加宽，有2个侧结节，其间为一倒置的V形嵴，指深屈肌腱附着其上。远节指骨干逐渐变细，末端为一粗糙加宽的新月形帽，称为远节指骨粗隆。其两侧延为甲棘，背侧的甲突为甲床远侧半的附着处。

近、中节指骨的滑车各有2个小髁，握拳时均显露于外。中、远节指骨底各有2个凹陷，近节指骨底则凹进。

不同职业的劳动对手管状骨的构造有所影响。搬运工人手管状骨的皮质厚度及横径显著变大，其拇指也较长。汽车司机较搬运工人的手管状骨横径稍加宽，第3、4、5指加长，这可能与驾驶汽车时，手的尺侧缘负担较大有关。钳工的食指显著加长，这可能由于工具长期作用于手的桡侧缘，特别对食指引起较大负担所致。

手部籽骨

掌指关节及指骨间关节正常可出现多余籽骨，其发生常与纤维软骨样掌韧带相连，其数目、大小可有很大不同。拇指掌指关节几乎均有2个籽骨，可视为正常。籽骨出现较多部位为拇指近侧指骨间关节（1个籽骨），其他出现较多部位尚有食指掌指关节（47.8%~64.2%）及小指掌指关节（44.6%~82.4%），均为1个籽骨。

■ 掌、指骨的骨化过程

出生时，各腕骨的骨化中心均未出现，以后按一定顺序发生。掌骨的初级骨化中心以后形成骨体与底，而指骨的初级骨化以后形成骨体与滑车。掌、指骨只有1个骨骺，一般在2~3岁时出现，18岁时与骨体愈合。掌骨的骨骺在头部，指骨的骨骺则在底部。第1掌骨的骨骺例外，与指骨相似，也出现在底部。从发生的观点来看，可以认为拇指仅有3节指骨而无掌骨。少有情况下，第1掌骨仅在远端有一骨骺，而第2掌骨在底部可能有一骨骺，第3掌骨底可能有一分离的茎突。

各节指骨骨化中心的出现，半数呈左右对称，骨骺的愈合，绝大多数也呈对称性。各排指骨愈合并不在同一时期，而从远端开始，逐渐发展到近端。男性骨化中心的出现及愈合，平均较女性晚1~2岁。掌、指骨骨骺出现及愈合年龄如表7-2。

表7-2　掌、指骨骨骺出现及愈合年龄

掌、指骨骨骺出现及愈合	男	女
掌指骨近端骺出现	1~7岁	7个月~3岁
掌指骨近端骺愈合	15~20岁	14~16岁
掌指骨远端骺出现	1~6岁	7个月~2岁
掌指骨远端骺愈合	15~20岁	14~16岁

■ 掌、指骨变异和畸形

手的先天性畸形名目繁多，从手指发育不全、阙如、不对称、重复到部分或完全融合。

多　指

多指（polydactyly）多出现于拇指或小指，特别是拇指，可仅为赘生的肉块，出现于指骨，与增大的掌骨头或分叉掌骨头相关节，但甚少出现多余掌骨。多指的出现率每1 000人约为2.4个，最多的有13个手指。多指可分为轴前性（preaxial）和轴后性（postaxial），二者以中指划分，在其桡侧者为轴前性，在其尺侧者为轴后性。又可为交叉多指（即轴前性多指合并轴后性多趾或与此相反），多指可单独存在或合并其他畸形，如同时有并指。

多指与正常指紧密相连，外观一般较小，发育及功能较差，X线片示近侧骨骺阙如或不发育。有的底较宽，对残余的骺板必须完全切除，否则随生长可出现痛性难看的硬结节。

拇指可分叉，呈二分拇指。多指可有重复远节指骨或同时有重复远、近节指骨。多指多较正常者为小。拇指多指畸形可分为7种类型（图7-56）。

治疗多指并不太简单，如单纯部分切除，由于侧副韧带往往与远节指骨同时切除，致指骨间关节不稳定。在远侧指骨间关节切除多指时，应同时切断异常伸、屈肌腱及其与主指之间的软骨性连结，但侧副韧带应保留，以后将近节指骨头缩小，在近节指骨进行楔形截骨，以矫正成角畸形，切断的侧副韧带重新附着于远节指骨，并经远侧指骨间关节用克氏针固定，以维持直线位置。

并　指

并指（syndactyly）常与多指同时存在，亦可伴有指骨发育不全、短指畸形及长骨缺陷。并指多位于中、环指之间，男性发生率为女性的2~3倍，轻者仅皮肤相连，重者包括指甲、骨，甚至神经与肌腱共有，其中一指常发育不良。如相邻2

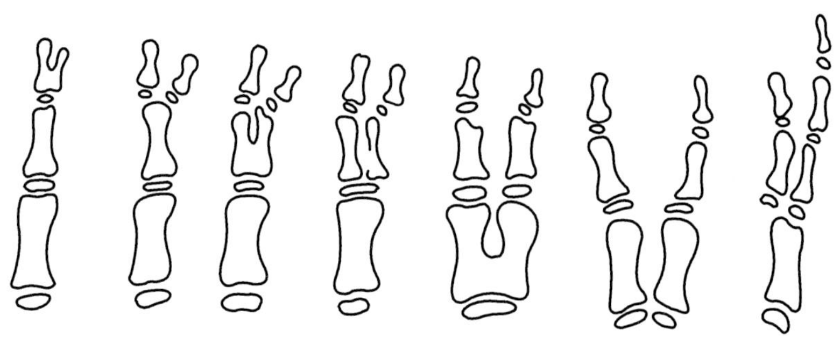

图7-56 拇指多指畸形

指在指尖亦并合，则不可能完全伸直。如多指合并伴有以尖头为特征的颅骨狭小畸形则称为Apert综合征。它常伴有奇特面容，同时有智力迟钝及内脏畸形，足趾亦常有类似并趾畸形。

多指并指畸形常对称，拇、食指间约有30%相连。有时4指均并合，其远端紧连在一起，呈漏斗状。各指较正常为短，远、近侧指骨间关节可融合，甚至拇指掌指关节桡偏融合。

并指治疗的主要问题是分开后覆盖皮肤不足，对主要手指（如中指）宜采用转移皮瓣，新建成的指蹼游离缘应斜向手掌，不要向远侧伸展或形成横形张力瘢痕。

曲 指

曲指（camptodaetyly）为近侧指骨间关节屈曲畸形，一般仅小指单独被累及，偶有邻指出现同样畸形。患者无疼痛，畸形逐渐发展，开始不被注意，直到手指需要做精细动作时始发现灵活性丧失。儿童开始，在屈腕时，手指多能伸直，但成年以后发展较快，一旦皮肤及韧带出现挛缩，畸形即变为固定。儿童患者如症状不甚严重，可松解指浅屈肌腱，但此腱常阙如或发育不良。成年患者症状严重时可在腕、掌部延长相关指浅屈肌腱。

巨 指

巨指（macrodactyly）症约占上肢先天性畸形0.9%，男性多见，约10%还合并其他畸形。巨指症不仅累及指骨，还累及相应肌腱、血管、神经、皮下组织、指甲及皮肤，但不会累及掌、跖骨。

巨指畸形可分为2型，一型随生长呈比例增大，另一型则不呈比例，增大不限于手指，可向手掌甚至前臂扩展，肥大的软组织主要为脂肪及周围神经组织。

巨指症多于出生时或出生后不久即出现，多见于手的桡侧即正中神经支配的拇、食、中及环指，很少发生于小指。巨指皮肤粗糙，皮下组织肥厚，皮肤感觉迟钝，患指可有增厚的结节，并偏向一侧或出现不同程度畸形和功能障碍。拇指巨指并伴有手掌、前臂甚至整个上肢增粗增厚。先天性巨指症畸形比较稳定，与其他手指一样按比例生长。切除指神经可停止其生长，分开指神经并切除部分分支可使增大速度放慢。对幼儿可阻滞相应骨骺生长，但对较大儿童特别是伴有偏屈畸形时，可进行截骨术或缩短骨骼。

短 指

短指（brachydactyly）为掌、指骨较正常为短或指骨数目减少。短指的指深屈肌腱可能功能良好，也可能指端呈连枷状，丧失功能（图7-57）。

过多指骨

过多指骨（hyperphalangism）如拇指有3节指骨，其他各指有4节指骨（图7-58）。

指骨融合

指骨融合（symphalangism）为相邻2节指骨融合为1个，多发生在近、中节指间，也可发生在中、远节指骨间，系因发生上关节形成缺陷引起。此种畸形多为轴后性，即发生在尺侧指骨。

掌指骨阙如

掌指骨阙如（ectrodactyly）可为一指或多指阙如，部分性或完全性（图7-59）。

裂 手

裂手（clelt hand）或称钳状手、龙虾爪手（lobsterclaw hand）。裂口可深达手掌中部，将中间的两个掌骨分开（图7-60）。裂手形状分为：①裂口呈V形，第3掌骨及中指指骨阙如，指蹼常存在；②裂口较浅，第2掌骨存在，但指骨阙如；③仅拇、食指或其中一指有掌指骨，第4、5指亦只有1指，其余掌、指骨均阙如。

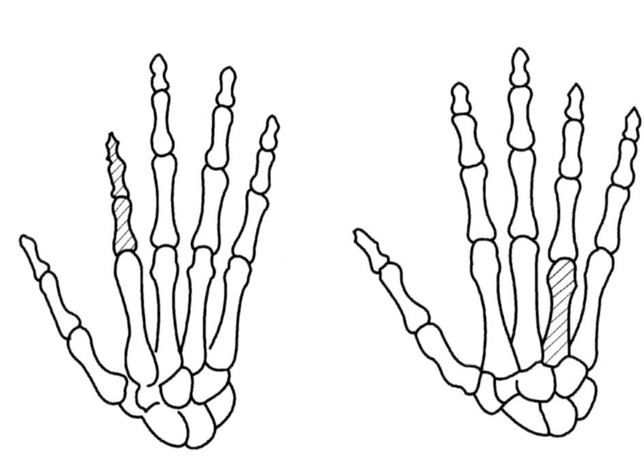

图7-57 短指骨和短掌骨

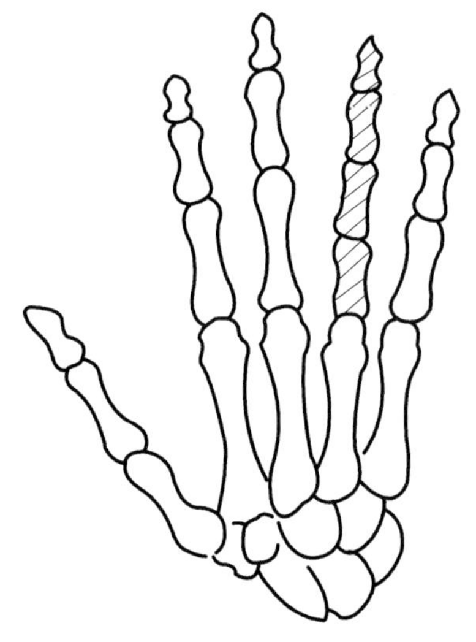

图7-58 过多指骨

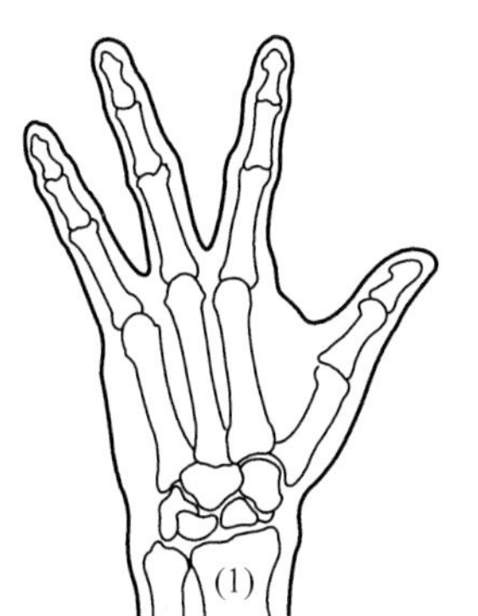

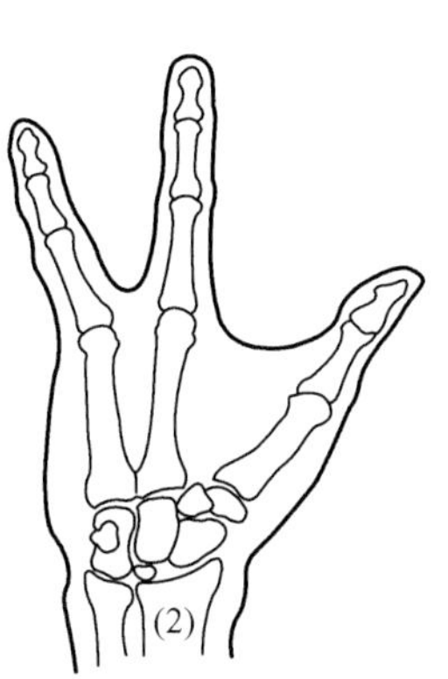

图7-59 掌指骨阙如

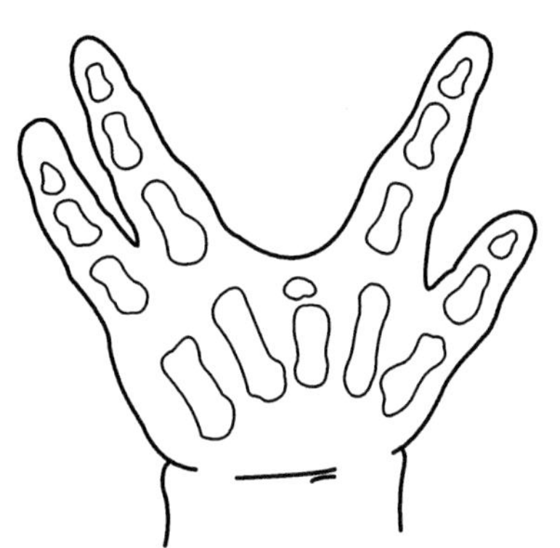

图7-60 裂手

手骨X线解剖学

X线可清晰显示各骨的形态（图7-61）。腕骨可出现多余骨化中心，如手舟骨可由2个或3个骨化中心形成二分舟骨或三分舟骨，手舟骨腰部的分离线不要误认为骨折。月骨在早期也可出现2个骨化中心，以后互相融合或作为分离的小骨存在，称为月骨上小骨。月骨可与三角骨融合，形成1条假性骨折线。儿童钩骨钩常看不到，但在青春期前可显示，不要误认为是骨折小碎片。在正位X线片上，由于钩骨钩与体部重叠，局部密度增高。

腕和掌部可有各种副骨和籽骨，特别是第1掌骨远端常见有籽骨，其他部位的籽骨和副骨则较为少见。

第1掌骨和大多角骨之间的关节腔较宽，是正常现象，不要误认为是半脱位。中节指骨的掌面在肌腱附着处常粗糙不平，不要误认为骨质破坏。远节指骨的远端稍肥大，边缘不整齐，也是正常现象。

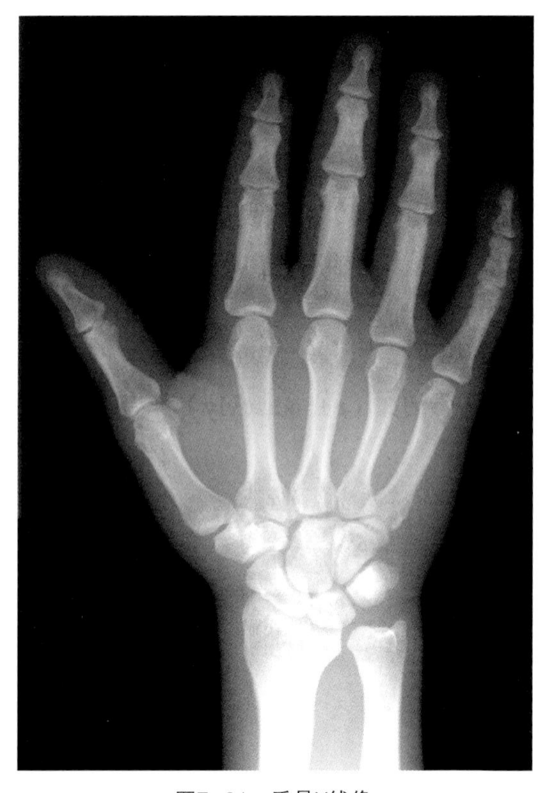

图7-61　手骨X线像

手的关节

腕间关节

腕间关节有2类，一类是同一列相邻腕骨所形成之腕骨间关节，运动范围甚小；另一类是两列腕骨间所形成之关节，即腕中关节，运动范围较大。

腕骨间关节

在第1列腕骨中，手舟骨、月骨及三角骨表面借腕骨间掌、背侧韧带紧密相连，在第1列各腕骨之间，尚借2个腕骨间骨间韧带相连，将桡腕关节与腕中关节分开。豌豆骨关节（豌豆骨与三角骨间的连结）与其他腕骨间关节常相通，具有一个小的滑膜腔，滑膜周围覆以关节囊韧带。豌豆骨近侧借腕尺侧副韧带及桡腕掌侧韧带坚强附着于尺骨茎突及桡骨，而在远侧则借豆掌韧带附着于第5掌骨底及豆钩韧带附着于钩骨钩。这些韧带可传递尺侧腕屈肌的牵引至第2列腕骨及掌骨。从发生的观点来看，豌豆骨属籽骨，这些韧带可视为尺侧腕屈肌腱的延续。

第2列4个腕骨之间借腕骨间掌、背侧韧带相连，4骨间亦借3个腕骨间骨间韧带相连，其中以头钩骨间韧带最强并恒定。有时在头状骨与手舟骨之间亦存在骨间韧带，这些骨间韧带将第2列各腕骨间的关节分为两部分，近侧者与腕中关节相通，远侧者与腕掌关节相通。大、小多角骨的骨间韧带及小多角骨与头状骨之间的骨间韧带常阙如。

腕中关节（腕横关节）

腕中关节介于两列腕骨之间，为滑膜关节。关节面呈波纹状，外侧由大、小多角骨形成一变形的平面关节，其凹面与手舟骨相接；头状骨与钩骨所形成之凸面与手舟骨、月骨、三角骨相接，为一变形的椭圆关节。此3块骨所连之线在钩骨尖处中断。

腕中关节的关节腔较大，从腕之一侧延续至另一侧，完全相通。但如头状骨与手舟骨之间存在骨间韧带，这种连续性即被部分中断。关节的掌、背侧有腕骨间掌、背侧韧带相连，其中掌侧者介于第1、2列腕骨间，纤维自头状骨向周围放射，亦称腕辐状韧带，在两侧有很短的腕桡、尺侧副韧带。

腕中关节尚与第1、2列相邻腕骨间之关节腔相通，某个骨间韧带可发育不完全或阙如，腕中关节可与桡腕关节或腕掌关节相通，后一种情况更属常见。

腕中关节的活动度在腕部整个伸屈活动中小于1/3，其余由桡腕关节负担，因此在腕中部有疾患时，运动受限小于1/3，疼痛只在运动极限时发生，在解剖学鼻烟窝及腕背部相当于腕中关节处有压痛。

腕掌关节

第2列腕骨的下面高低不平，与掌骨底形成的关节活动受限。第2列腕骨的数目与掌骨也不相当，第2列腕骨是4个，而掌骨是5个，它们并不是1个对应1个。第2掌骨与大、小多角骨，小部分与头状骨相关节；第3掌骨与头状骨相关节；第4掌骨与钩状骨并小部分与头状骨相关节；第5掌骨则与钩骨相关节。比较起来，除拇指腕掌关节外，其他4指中，小指的腕掌关节因有小指对掌肌，尚能屈曲并旋后，活动度较大，环指次之。第2~3掌骨可视为手的中央支柱，与关节面不规则的腕骨相连，比较稳定，第2、3腕掌关节几乎不动。在5个腕掌关节中，第2、3腕掌关节较大、较稳定；第4、5腕掌关节可以屈伸，如在抓紧木棍或推动车柄时特别有力。

腕掌关节腔迂曲，近侧与第2列相邻腕骨间远侧的关节腔相通，远侧则与第2~5掌骨间关节腔相通，大多角骨与第1掌骨所形成的拇指腕掌关节借骨间韧带与大多角骨和第2掌骨所形成之关节隔开。腕掌关节的掌、背面有腕掌掌、背侧韧带，除豆掌韧带外，其余大部分纤维仅介于第2列腕骨与掌骨底之间。

拇指腕掌关节是拇指外展-对掌运动中起主要作用的关节，其关节囊较松，活动范围较大。在拇指腕掌关节的掌侧有鱼际肌止点，背侧有伸肌腱，两侧有桡、尺侧副韧带。这些都加强关节囊，但并不限制其活动。因此即使韧带完整，两关节面在某些动作中可产生轻微分离。这样拇指腕掌关节不仅可以屈伸、内收、外展，而且可以进行一定的旋转运动。在屈曲、外展接近终了时，可以产生15°~20° 的旋前运动。

拇指腕掌关节为鞍状关节，由大多角骨及第1掌骨底构成，大多角骨远端关节面前后呈凸面，左右呈凹面。第1掌骨底的关节面与此相反，此关节具有独立的关节囊韧带及滑膜，但比较松弛，便于第1掌骨活动。

拇指腕掌关节在拇长展肌的牵引下保持于外展伸直位，在拇收肌的牵引下，稳定于内收屈曲位，二肌互相拮抗能使“虎口”加大。在拇指腕掌关节稳定的基础上，拇长屈肌腱与拇长伸肌腱可使拇指关节发挥最有效的功能。此关节为拇指的关键关节，只要这个关节保持于功能位，指骨间关节能充分活动，拇指即能保持良好功能。

拇指腕掌关节实际为2个相对鞍状面，其纵轴互相垂直。2个主要运动面，即屈伸及外展内收而亦互相垂直。在旋转运动如对掌及环行运动，关节扭曲而变为不合适，关节囊紧张，关节稳定性增加。

拇指腕掌关节的腕掌掌侧韧带对拇指稳定起主要作用。背侧韧带薄而不显，为拇长展肌腱附着于掌骨桡背侧的扩张止点所加强。背侧韧带对关节的稳定作用不大，不能防止桡背侧半脱位。

关节囊的最薄弱点位于桡侧，在掌、背侧韧带之间，呈膜性，无真正韧带结构，与掌侧韧带垂直，除非桡、背侧韧带均加强，关节不能很好稳定。

拇指腕掌关节的关节囊及关节面，在关节屈伸及外展内收时，均匀接受应力，在对掌及夹捏动作（屈曲内收）中，关节面因扭曲而变为不合适。关节囊伸展，应力集中于某些关节上面，特别是大多角骨的背桡侧面，主要压缩力经过关节而传导。韧带的松弛，即使小至1~2 mm，也可使这种不适合及压力集中进一步增加，结果引起软骨坏死，关节小面受侵蚀并逐渐引起掌骨半脱位，随后还可引起滑囊炎，使拇指功能进一步受到障碍。

拇指的对掌运动实际是外展、旋前及内收3种运动联合的结果。此关节的环行运动范围为120°。手部陈旧外伤需要做第1掌骨指化时需具备以下3个条件。①皮肤，特别是手背的皮肤要柔软。②鱼际肌及其筋膜要正常。在第1~2掌骨间有2个三角形的肌彼此交叉，前为拇收肌，主要起自第3掌骨，其腱止于拇指内侧籽骨，并借一扩张部加入拇指伸肌腱装置，后为第1骨间背侧肌，同时起自第1掌骨内缘及第2掌骨外缘，止于食指第1节指骨底。每块肌的浅层均覆以双层筋膜。③拇指腕掌关节正常，关节囊无挛缩。

拇指腕掌关节有3个轴能进行多方向活动。Bennctt骨折即第1掌骨和关节内骨折，其骨干因受到无抵抗拇收肌及拇长展肌牵拉向外侧移位，近侧断端由于有关节囊附着仍维持原位。一般通过牵引较易复位，但不容易维持。切开复位时可采用Wagner切口，即沿第1掌骨桡背侧，再在腕近侧横纹处弯向掌侧呈弯形切口，部分剥离第1掌骨近端软组织，切开腕掌关节，骨折复位后以克氏针固定。如第1掌骨底严重粉碎性骨折累及关节面或称Rolando骨折，按前法固定后常发生创伤性关节炎，有时需做关节融合术。

其他4指的腕掌关节为各掌骨底与腕骨构成的关节，各掌骨间亦形成关节，有腕掌掌侧、背侧与骨间韧带，亦有内、外侧韧带。关节腔多与腕骨间关节腔相通，唯钩骨与第4、5掌骨间关节腔不相通，具有单独的关节腔。

腕掌背侧韧带最坚韧，也最明显。在第2~4腕掌关节，此韧带近侧至第2列腕骨，远侧至相应掌骨底。在第5腕掌关节，只有1个背侧条，近侧附着于钩骨。腕掌掌侧韧带排列相似，但第3腕掌关节有3条，内侧条起自钩骨，中间条起自头状骨，1个附加的外侧条起自大多角骨，位于桡侧腕屈肌腱的浅面。腕掌骨间韧带为短而厚的韧带，连接头状骨及钩骨的下缘与第3~4掌骨及大多角骨与第2掌骨。

小指腕掌关节由钩骨与第4、5掌骨底构成，钩骨与这2个掌骨的凹形关节面借1个骨嵴分开。第5掌骨底有1个凸凹面与钩骨相关节，在其桡侧有1个平面与第4掌骨底相接。维持此两关节稳定的有连接腕骨与掌骨的背侧及掌侧韧带及第4、5掌骨底侧面之间的骨间韧带。小鱼际肌对此关节的稳定及运动均起作用，尺侧腕伸肌腱止于第5掌骨底的尺背侧，在关节稳定结构被破坏后，可使第5掌骨向近侧及尺侧移位。小指腕掌关节运动范围较大，屈伸约30°，此关节尚有少许旋转运动，在拇指与小指对掌以及手掌呈杯形时起作用。活动的小鱼际肌可使手旋转朝向手的其余部分，如钩掌关节脱位，将使握力减弱。

腕骨及其周围韧带血供受掌、背侧腕血管网供给，掌侧网由桡、尺动脉的腕掌支及骨间前动脉前终支形成；背侧网则由桡、尺动脉的腕背支及骨间前动脉之后终支形成。腕骨间关节及腕掌关节受正中神经的骨间前神经、桡神经的骨间背神经及尺神经的掌深支支配。第5腕掌关节屈伸活动范围为25°~30°，第4腕掌关节为15°，第2~3腕掌关节活动度更小。坚强的横韧带连结第2~5掌骨头之间，在掌侧形成一个薄的纤维带。

从比较解剖学的观点来看，大多数能够用手抓握各种物体的哺乳类，其掌骨及腕掌关节具有一系列共同的解剖和功能上的特征：①由于较大的功能负担，第4掌骨，有时第5掌骨与第2掌骨相比，发育较好；②第2~5掌骨底的关节面有明显的桡侧倾斜和凸降的外形，保证这些骨在额状面和矢状面上或多或少运动。

人类与类人猿不同的地方就在于第1掌骨特别发达，第2掌骨亦较大，但第4、5掌骨的发育远不如其他掌骨，人类桡侧掌骨明显增大，可以用手在劳动中发育来解释。在石器时代使用工具时，质量主要落在手的桡侧，桡侧腕屈肌更多收缩，可能与使用质量很大的古代石器（斧）有关，同时也与手较复杂的工作及运动的发展有关。

人类腕掌关节也具有一系列特性：①第3、4掌骨底较类人猿更明显向尺侧倾斜；②第2、3及一部分第4腕掌关节明显扁平和呈多面性；③各腕掌关节的关节面不是连续排列；④第3掌骨底发生茎突，具有与第2掌骨、头状骨甚至与小多角骨相关节的补充关节面，对于这些关节的稳定具有一定作用。此茎突经常有稍为狭窄的尖端，从背面凸向近侧，并作为韧带附着处。在第2、3腕掌关节处，有时在第2、3掌骨底背侧和头状骨远端背侧有唇样骨质增生，引起腕背隆突综合征，表现为腕背部隆起，疼痛无力，可能与慢性劳损或茎突骨折有关。

掌骨间关节

掌骨间关节有3个，介于第2~5掌骨底之间，有小的滑膜腔，近侧与腕掌关节腔相续，每个滑膜腔在掌、背侧分别为掌骨掌、背侧韧带所加强，这些韧带仅连接相邻2个掌骨底，在相邻2个掌骨底远侧尚有掌骨骨间韧带相系，伸入相邻2个关节面之间。

由于掌骨远侧彼此借软组织分开，各掌骨头之间不存在关节，但第2~5掌骨相邻掌骨头之间彼此借掌骨深横韧带（掌骨间深韧带）相连。这些韧带在掌面与掌韧带相融合，其背面则与掌指关节囊外侧相连，拇指与食指之间无此种韧带，更便于第1掌骨自由活动。

指掌侧神经、血管及蚓状肌腱走行于掌骨深横韧带的掌侧，而所有骨间掌侧及背侧肌则经过其背侧。

掌指关节

拇指掌指关节由第1掌骨头及近节指骨底构成，其掌侧有2个籽骨，与近、远侧掌韧带相连。关节囊掌侧厚，背侧薄，两侧有桡、尺侧副韧带加强，较厚，自掌骨头靠背侧斜向掌侧，止于近节指骨底。在侧副韧带掌侧，另一个较薄的副侧副韧带呈扇形连接籽骨及掌侧纤维软骨板，即掌板。由于拇长屈肌腱在两籽骨间穿过，其腱鞘与掌板紧密相连，也和两侧的侧副韧带及籽骨相连。掌板和关节囊及籽骨连成一整体，紧密地附着在近节指骨底的掌面，掌指关节屈伸时随指骨活动。伸指时，掌板向远端滑动，屈指时向近端滑动（图7-62）。掌指关节伸直时，侧副韧带松弛，掌韧带紧张；屈曲时，侧副韧带紧张，掌韧带松弛（图7-63）。

拇指的掌指关节为双轴向关节，主要为屈伸运动。掌指关节的侧副韧带，伸直时较松弛，屈曲时较紧张，当拇短展肌或拇收肌、拇长伸肌通过其在伸肌腱扩张部两侧的附着点牵拉时，可分别产生外展及内收运动，外展时还可有旋前运动。

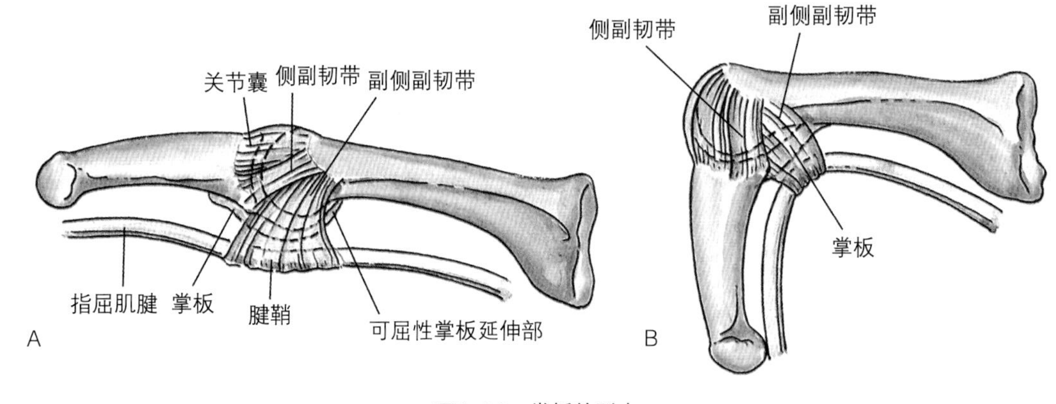

图7-62　掌板的形态
A.伸指时；B.屈指90°

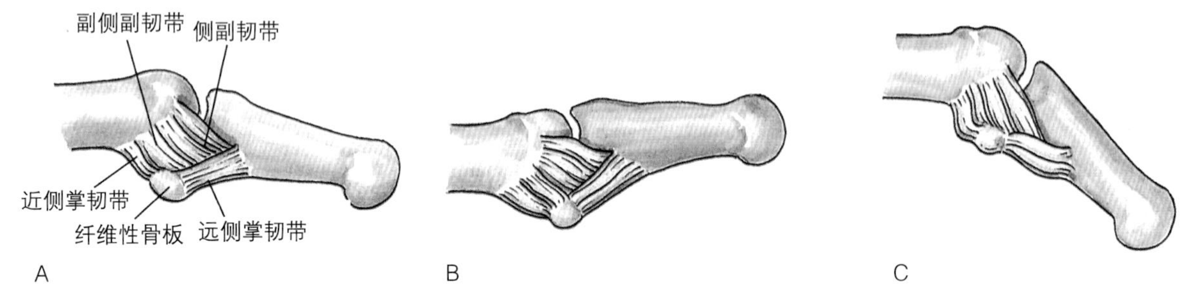

图7-63　掌指关节在不同状态下侧副韧带和掌韧带的变化
A.微屈时；B.伸直时；C.屈曲加大时

拇指掌指关节活动范围变动较大，屈曲75°（10°~100°），伸直20°（0°~90°），内收外展在屈曲15°时为16°（0°~20°），拇指掌指关节的活动较其他掌指关节受到限制。

掌指关节全脱位时，指骨底多向背侧脱位，掌侧关节囊破裂，掌骨头向掌侧突出，掌侧关节囊连同籽骨卡于指骨底及掌骨头的背侧，掌板亦常自近端撕脱而卡在脱位关节之间，影响手法复位。另外，掌骨头多在掌侧关节囊中线的纵行裂缝中向掌侧脱位，掌骨头被嵌在关节囊壁中及拇短屈肌与拇收肌止腱之间；拇长屈肌腱也可能夹在掌骨头与指骨底之间，所有这些病理变化均造成复位困难。

切断尺侧副韧带及拇收肌腱膜将引起部分不稳定，如尺侧副韧带及一部分掌侧关节囊与拇收肌腱膜被切断，将引起尺侧不稳定；切断拇短展肌腱膜及桡侧副韧带亦引起部分不稳定；而如完全切断桡、掌侧关节囊将引起整个不稳定。

第2~5指的掌指关节为髁状关节，掌骨头与指骨底的凹陷相关节，此关节可以屈伸，并可做侧方运动及一些被动旋转运动。

每个掌指关节皆有一单独的关节囊，但较松弛，附着于关节面的周缘，背侧部较薄弱。虽然掌指关节的功能与指骨间关节有所不同，但韧带装置基本相同，掌侧均有坚强的掌韧带，两侧为侧副韧带加强，背侧为伸肌腱及其扩张部所覆盖。

在关节的掌侧面，有掌板，厚而致密，由纤维软骨构成，与掌骨连接松弛，但与近节指骨连结较紧，两侧与侧副韧带及掌骨深横韧带愈合。掌指关节的侧副韧带加强两侧关节囊，在关节侧

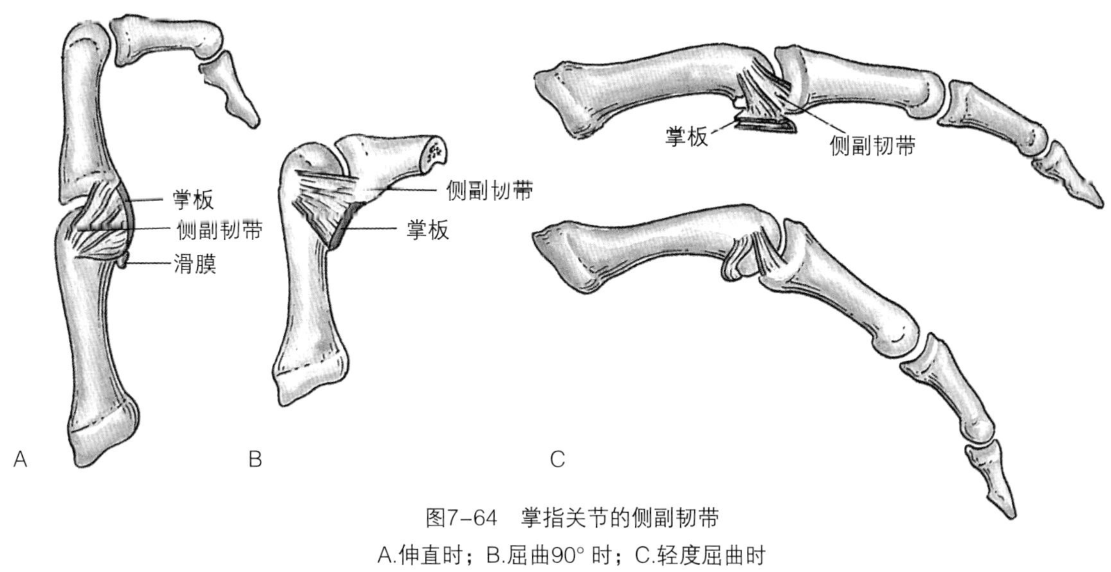

图7-64　掌指关节的侧副韧带
A.伸直时；B.屈曲90° 时；C.轻度屈曲时

面斜行，近侧附着于掌骨头的背侧，远侧附着于近节指骨底的侧方，此韧带常不对称，在第2、3指最明显。

掌板（volar plate）甚为致密，即正常掌指关节囊掌面变厚的纤维软骨板，其远端较坚韧，附着于近节指骨底，掌侧紧密相连，近端松软且薄，借膜性及松弛部附着于掌骨颈掌侧。掌板形成腱鞘基底的一部分。掌指关节屈伸时，仅关节囊近端松软部分可伸缩。掌指关节屈曲时，侧副韧带紧张，几乎无侧方活动，伸直时松弛（图7-64）。尺偏的范围较桡偏为大，手外伤后，如将掌指关节固定于伸直位，处于松弛状态的掌指关节几乎无侧方活动，最终将严重影响掌指关节的屈曲功能。副侧副韧带起自掌骨髁，在侧副韧带起点的掌侧，向掌侧止于掌板，并与指屈肌腱鞘相连。副侧副韧带呈扇形，亦称扇形韧带，其掌侧缘如同掌板的悬吊韧带，副侧副韧带亦在掌指关节屈曲时松弛，伸直时拉紧。正常关节屈伸时，掌骨头和颈在副侧副韧带下方滑动自如，如掌骨头侧方出现异常隆起，关节反复屈伸，久之关节囊被磨损，在侧副韧带与副侧副韧带之间发生撕裂。伸直到一定角度时，副侧副韧带在突出的骨隆起上围绕掌骨头向上移位，发生交锁，妨碍关节的伸直。掌板游离有一沟，以容纳屈肌腱，凹陷面覆以屈肌腱的滑膜鞘，其两侧则为纤维性腱鞘所附着。掌韧带在两侧并与侧韧带紧密相连。

掌腱膜的纤维在掌指关节部位称为腱前带（pretendinous band），掌腱膜在掌指关节处形成2组横纤维，远侧者位于食指至小指蹼内，称为蹼间韧带（natatory lig），近侧者横过手掌，连接腱前带，形成掌骨浅横韧带。

正常捏挟时，关节的稳定性为侧副韧带、副侧副韧带、掌板及周围内在肌维持。被动的侧方稳定由侧副韧带及副侧副韧带共同维持，前者主要在屈曲时起作用，而后者则主要在伸直时起作用。这2个韧带及部分掌板如受到损伤，必然影响掌指关节的侧方稳定。拇指掌指关节的主动稳定由尺侧的拇收肌及桡侧的拇短展肌及拇短屈肌来维持。

食指掌指关节极度过伸后，近节指骨底脱向背侧，掌骨头突破掌侧关节囊，穿出囊外，指屈肌腱、腱鞘及与其相连之腱前带被推向掌骨头尺侧，蚓状肌脱向桡侧，关节囊前方的掌板移至掌骨头背面，隔开掌骨头及指骨，掌骨头掌面被掌骨浅横韧带卡住，难以复位。手张开时，掌指关节在运动上十分灵活，可以进行屈伸及内收、外展运动，如无侧副韧带固定，也可旋转。掌指关节屈曲时，内收与外展就大受限制。原因是掌骨头虽然大致呈球形，但其前缘扁平，屈曲时掌骨头与指骨底的关节面就不十分相称；另外，虽然侧副韧带在伸直时很松弛，但屈曲时变为紧张，各指不能展开。日常生活中可以注意到，握拳时，掌指及指骨间关节屈曲，但桡腕关节伸直，说明手的屈肌动作必须有腕部伸肌配合，否则握拳即缺少力量，同时不稳。

应当注意的是，拇指掌指关节的运动系与腕掌关节联合运动，独立性甚少，拇指外展与内收皆在腕掌关节，非如他指在指骨间关节。关节的平衡仅在屈肌、伸肌及骨间肌的翼腱同时动作时才能得到。

掌指关节为手指的关键性关节，借手的内、外在肌稳定于功能位，以发挥手指最有效的功能。手外伤后，必须将此关节固定于功能位，尽早练习活动，以防关节囊挛缩或伸直位强直。

掌指关节接受指神经支配，除拇指外，其他各掌指关节尚接受尺神经深支支配。Stop-ford发现拇指掌指关节同时受正中神经及桡神经支配，16%仅由正中神经支配，15%仅由桡神经支配。食指和中指掌指关节主要受正中神经支配，辅以桡神经。环指掌指关节主要受尺神经支配，辅以正中神经。小指掌指关节完全受尺神经支配。

指骨间关节

指骨间关节属于屈戌关节铰链类，各有单独的关节囊，其增厚部分形成掌侧、尺侧及桡侧副韧带（图7-65）。背侧韧带由伸肌腱扩张部所代替。指骨远端为滑车，无圆形头部，只能做屈伸运动，不能进行外展、内收。

拇指与其他4指指骨间关节的动作皆与掌指关节协同。屈一指骨间关节时，其他指骨间关节与掌指关节也一同屈曲，伸时亦然，如此可以便于工作。指骨间关节受伤后，容易发生强直，应固定于功能位。

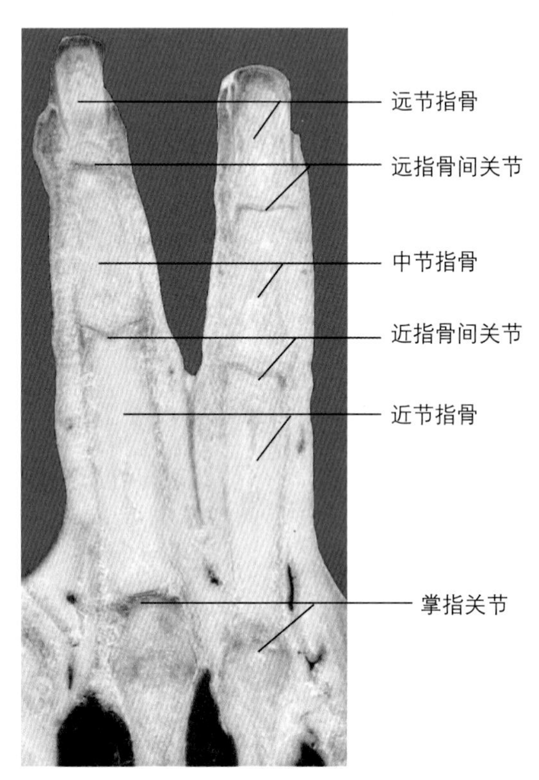

图7-65　指骨间关节

手的功能

手是精细运动及敏锐感觉的器官，其运动需要钳、抓、握等多种功能高度的组合。它依靠手、腕、前臂29块骨之间形成的众多关节及50块肌提供动力及保持稳定。运动受到管制，越过关节的肌腱必然有拮抗肌腱以保持稳定。握拳时腕背屈，只有靠强有力的指屈肌才能防止腕掌屈，屈腕肌作为伸腕肌的拮抗肌也能使腕稳定于此位置。

伸腕时，为使肌平衡，手指维持于功能位。手活动时，必须有不同关节在不同时间及间隔保持稳定。这种动力性平衡只有依靠肌有管制的平衡作用才能取得，在某一动作中一组肌收缩必须有另一组肌有机地配合，称为协调功能（coordination）或协同动作（synerzistic）。如伸腕肌、指屈肌同指收肌或屈腕肌、指伸肌及指展肌常协同动作并能快速灵活地重复转换另一个位置，另一种情况的伸腕、伸指动作与屈腕、屈指动作不断转换则显得缓慢、笨拙，对瘫痪或软弱肌进行转移时宜选用前一种协同肌。

当手某一主要肌发小瘫痪不能行使某种特定功能时，手的平衡将受到破坏，不同稳定位置不能实现，协调变得困难。某些肌一旦失去拮抗肌，将无对抗地收缩，终将引起固定的挛缩，包绕它的筋膜及相关韧带也发生短缩。手内在肌瘫痪引起的平衡结果将导致畸形，如爪形手即由于蚓状肌及骨间肌瘫痪，失去对抗的指长屈肌变得强而有力，使指骨间关节屈曲，而失去对抗的指长伸肌则使掌指关节过伸。即使对掌指关节施加强劲的伸力，但如无内在肌维持掌指关节在中立位或稍屈位稳定，指骨间关节仍然不能伸直，最后由于强而有力的指屈肌也使腕屈曲。这种指长伸肌腱的固定作用甚至使掌指关节更为过伸。除手指畸形外，拇指因失去对掌和外展内在肌的对抗，拇长伸肌牵扯使其呈内收位，并伴腕掌关节伸展，后者又增加越过此关节掌面拇长腱的张力，此时由于拇长屈肌腱失去拇收肌及拇短展肌的对抗而使指骨间关节屈曲。这种位置或称内在肌减性位（intrinsic minus），可引起继发性关节挛缩甚至脱位。不管这种内在肌功能的丧失是由于损伤还是疾患引起，其导致动力性肌不平衡的结果则相同。脑性瘫可出现这种情况，肌过度牵拉，关节脱位，但感觉多正常。

在进行肌腱转移前必须对现有存在及丧失的功能进行细致的检查，对准备移植的肌腱要了解其功能，其协同肌、强度及移动度，以及是否可以牺牲。一般来说，被移植的肌腱的肌力将降低一度。如桡神经损伤后造成的腕下垂、桡侧腕屈肌腱因作为腕的稳定肌腱不能替代，因此对伸腕可选用旋前圆肌，伸指可选用尺侧腕屈肌腱，伸拇及外展拇可选用掌长肌腱。Cuitis（1974）测定腕及手部肌腱移动范围：腕伸肌腱为33 mm，指深屈肌腱为70 mm，指浅屈肌腱为64 mm，指伸肌腱为50 mm，拇长屈肌腱为52 mm，拇长伸肌腱为58 mm，拇短伸肌腱为28 mm，拇长展肌腱为28 mm。

手在许多方面具有双重作用，包括静力及动力、运动及感觉。尺侧部分及桡侧部分有很大不同，环指及小指主要用于支持及静位管制，而拇指、食指及中指则作为动力3支点，但这种区分并非明显，二者互相依赖，中指同时具有两种作用。

手具有3个主要功能轴，即纵轴、前后轴及横轴，但运动并非围绕固定轴。前臂在纵轴旋转（旋前—旋后）时，许多解剖学者虽认为桡骨系围绕作为固定点之尺骨下端旋转，但临床上甚难确定此点。如果桡骨仅围绕尺骨而旋转，则动力3支点之作用将减小，应用旋转器械如改锥将感困难。在X线下如进行旋前、旋后动作，尺骨下端从一侧至他侧进行弓形运动，并位于桡骨后面，而后者则朝相反方向旋转。手及前臂的纵轴旋转，一般在桡骨下端中心以内，但可以在桡、尺骨突间任何一处。

手稍向尺偏具有一定生理意义，如此，桡腕关节及腕骨间关节可同时进行尺屈及桡屈运动，近似轴线靠近头状骨尺侧缘之中心。Bunnell认为手的侧方倾斜运动，更易在朝向桡侧并伸展及朝向尺侧并屈曲时进行，这2种运动分别为桡侧腕伸肌及尺侧腕屈肌的作用。斜的横向运动在用槌叩击时更为明显。在桡侧倾斜及伸展时进行侧方运动，前臂稍旋前，相反，在尺侧倾斜及屈曲时进行侧方运动，则前臂稍旋后，这种旋后部分

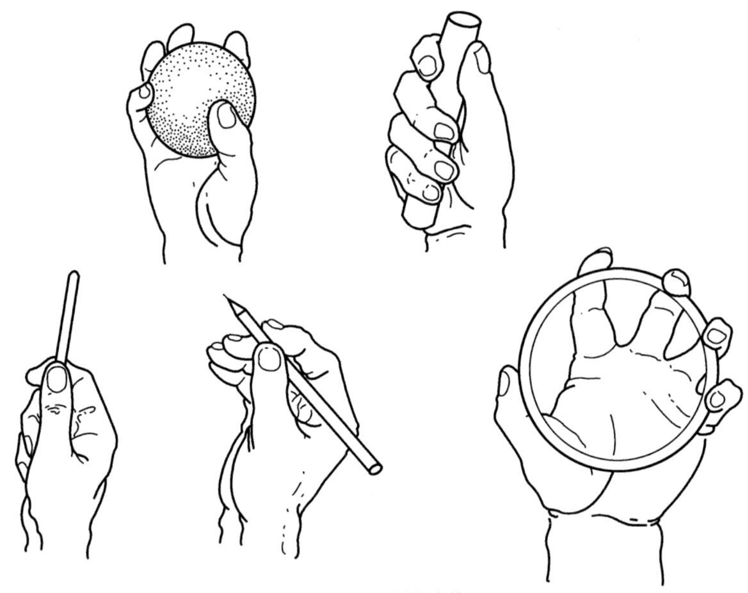

图7-66　手的动作

系由于肱二头肌的作用，同时限制肘之伸展。在所有手的操作中，前臂位置不定，桡腕关节朝向尺侧。

手的第3种作用为沿桡腕关节及腕中关节的横轴进行前后滑动及旋转运动，极少为单纯屈伸运动。屈曲时总伴有一些内收，而在伸展时总伴有一些外展。

■ 手的动作

手的动作形式

手的动作繁多，基本动作可归纳为握球、握笔、提物、平持、握圆柱、夹物、钳捏及拧圆盘等动作（图7-66）。Griffiths将手的动作分为握圆柱、握球、握环、握钳等，此系功能结果而非功能分析。Slocum及Pratt将手的动作分为握、钳、钩等。McBride则将手的动作分为手整个握取、拇指与其他手指间的握取、手掌及手指的联合握取。

握取动作变化甚大，主要由于握取物体的形状、大小千变万化所致。握物首先必须牢固，否则即使手有正常感觉及细微运动亦无价值。Napier认为，为达到稳固，握物有2种基本姿势，即：①用力握物（power grip）：手指如钳，握物不但夹于部分屈曲之手指及手掌，且由拇指在手掌平面施加反压力；②准确握物（precision grip）：握物钳夹于手指的屈面及相对的拇指间。

影响手功能因素

1. 物体的形状　物体的形状并不影响手的握取姿势，同一物体的握取根据需要可采取不同姿势，如握一细木棍用于书写时可以采取握笔姿势（即夹于拇指尖及其他指尖之间），击物时可以采取握槌姿势（即夹于屈曲手指及手掌，同时为拇指所加强）。

2. 物体的大小　物体中等大小时，两种握物姿势稳定效果相同，如物体甚大（如大圆球），手必须广泛张开，采用准确握物姿势；物体甚小时，夹于拇指及食指之指腹间，同样采用准确握物姿势。

3. 动作的影响　在一确定动作中，用力握物或准确握物，或者用力握物占主要，准确握物占次要，或者相反，二者虽有主次之分，但相辅相成。

手的动作分析

用力握物及准确握物同时具有动力及稳定意义，不同握物时，手指及前臂位置也有所不同，现分析如下。

1. 拇指的位置　用力握物时，拇指的掌指关节及腕掌关节呈内收；而在准确握物时，两关节则呈外展。握物时，拇指必采取其中之一位置，如此方能稳定；而在休息姿势，由于韧带松弛及关节面不相适合，腕掌关节显得不稳定。

准确握物时，拇指形成钳之一颚而部分或整个其他手指的屈面形成钳的另一颚。在准确握物时，不仅拇指腕掌关节外展并旋前，掌指关节亦外展旋前，故拇指与其他手指处于对掌位置，使手指皮肤感觉发出反应，对采取位置做细致调整提供最大可能。

用力握物时，准确握物的成分有时反映在拇指的位置上，当不需要准确或要求较低时，拇指包绕手指之中节指骨，仅单纯起加强作用。主要为用力握取。需要准确握取时，拇指变为内收，借助小的位置调整，可以管制施加力量的方向。

一般来说，握物需要的力量越大，拇指越需要加强其支点，当使用槌子时，槌子越长越重，拇指的位置越外展、屈曲及旋前。

2. 手指的位置　在正常手，拇指与食指长轴所形成的角度不代表腕掌关节运动，而代表腕掌、掌指、指间，可能还有腕骨间的联合运动。

用力握物时，手指或多或少屈曲，形成钳之一颚，手掌形成钳之另一颚。随握物的大小发生变化，手指屈曲度及手掌姿势发生改变，手指屈曲、旋后并向手的尺侧倾斜，小鱼际隆起在手的尺侧形成一肌垫以对抗鱼际隆起。

准确握物时，手指的掌指关节屈曲、外展，在于增加手指间的距离并产生手指轴向旋转，手指屈曲及轴向旋转的程度随握物大小形状而异，如握物较小，需要准确握物程度加大，轴线移向拇指及食指，更适合精细操作。

3. 手及前臂位置　用力握物时，手偏向尺侧，腕在中性位置，在此位置上，拇指与前臂的长轴相一致。

准确握物时，手位于尺偏及桡偏之间，腕明显背屈。由用力握物转为准确握物时，拇指由内收位转为外展位，不再与前臂长轴呈一线，为使拇指再与前臂呈一线，必须矫正手的尺偏并使腕进一步背屈。

固然在手的握物动作中，一般为用力握物或准确握物，但也有时同时出现2种握物方式，即联合握物，如打绳结或以拇、食指握小圆球（准确握物），但同时其他3指握1圆棒。

还有一种钩握（hook grip），如提箱，此时拇指不起或起甚小作用，仅需要较小肌力维持，所需准确度甚小，但力量需持续，有时只需一指尖，手内在肌瘫痪患者，此姿势甚至成为唯一握物姿势。

正常手指在握拳时，其指尖均朝向手舟骨，屈指时，各指甲轴线朝向匀称，遇有某指旋转不良时，其指尖及指甲轴线将偏离。正常小指有倾向与环指重叠，环指完全屈曲时，小指只能进行部分屈曲。当小指完全屈曲时，腕掌关节不能外旋。当环指部分屈曲时，小指位于环指的掌侧，外观似有旋转畸形。

手的运动

拇指运动

1. 腕掌关节　腕掌关节运动甚为复杂，原因是第1掌骨的运动极少与掌面平行（屈伸面）或与掌面成直角（外展内收面），第1掌骨外展一般伴有屈伸，而大幅度的屈曲或外展尚同时伴有第1掌骨的旋前，背伸时则伴有旋后（图7-67）。

（1）外展：主要为拇短展肌，受正中神经支配，作为拇对掌肌的拮抗肌，并能屈曲腕掌关节。受桡神经支配的拇长展肌能很好代偿，受正中神经支配的拇对掌肌亦稍能外展，但主要使拇

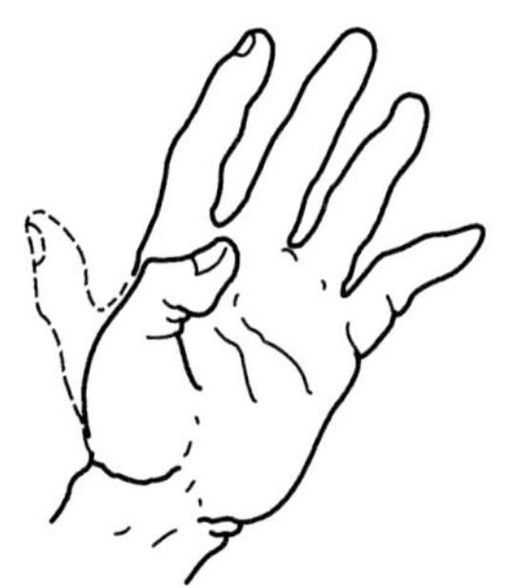
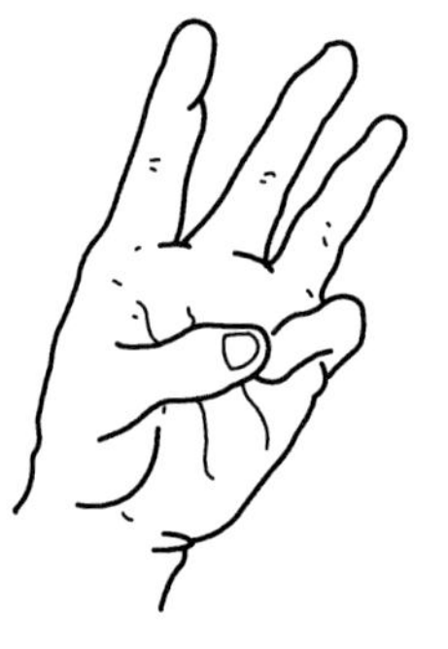
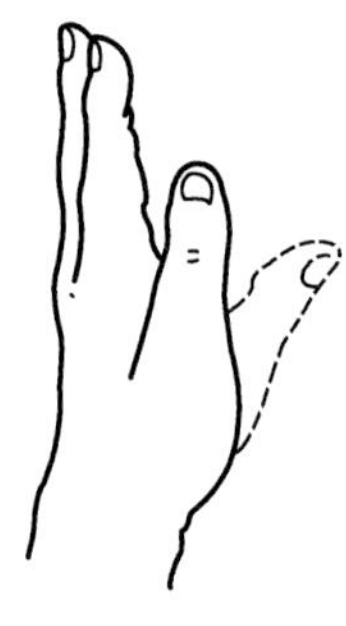

图7-67　拇指腕掌关节运动

指腕掌关节屈曲及旋转。检查拇指外展功能（包括掌指关节及指骨间关节），可用双手拇指及其他四指相对挤压进行比较。

（2）内收：主要为拇收肌，受尺神经支配，此肌亦能使掌指关节屈曲。拇长、短屈肌能在对掌时协助内收，而拇长伸肌则在背伸时协助内收。拇对掌肌虽一般视为外展肌，有时亦能协助内收。第1骨间背侧肌虽主要作用于食指，但在内收的拇指与食指捏挟时亦甚重要。

（3）屈曲：拇指腕掌关节的屈曲必先有外展，主要为拇收肌及拇短屈肌，单纯屈曲因拇指横过手掌，无甚意义。

（4）背伸：休息位时，单纯背伸肌受限制，主要为拇短伸肌。检查拇指背伸功能包括掌指关节及指骨间关节，可以双手掌面相对进行比较。

（5）旋转：多伴有其他运动。拇指腕掌关节的整个旋转运动范围为45°，其中30°为内旋，在屈曲时发生；15°为外旋，在背伸时发生。被动运动时，旋转主要在运动终末时发生。手内在肌瘫痪后，受桡神经支配的拇长伸肌及拇长展肌也能旋转拇指，使其韧带背伸，结果拇指指腹方向与其他手指指腹相同而引起所谓猿手。

（6）对掌：对掌运动是个复杂的联合运动，包括几个步骤。开始对掌时，第1掌骨与其他掌骨平行，完成时，第1掌骨在其他掌骨之前。使拇指腕掌关节先外展，处于较大活动位置，以后再屈曲旋前，这种旋转不能单独产生，也不能在外展、内收或屈曲、背伸时产生，它必须从拇指休息位或内收、伸直位开始，向对掌位进行弧形运动的过程中随腕掌关节的外展和屈曲而产生。拇短展肌及拇对掌肌首先将第1掌骨拉向前，拇对掌肌、拇短屈肌，可能还有拇短展肌的最内侧纤维及拇长屈肌等四肌的牵引角度，均能同时使第1掌骨屈曲及旋前。对掌的最后一步，即拇指指腹与其他手指掌面相对，部分借拇长屈肌使远侧指骨屈曲，部分借拇短屈肌及拇收肌使近节指骨屈曲内收。

在对掌运动中，拇指的掌指关节依靠拇短展肌的作用呈外展、旋前，如拇指与小指相对，掌指关节由于拇短屈肌的作用也同时屈曲。拇指近节指骨的两髁大小不等，对掌时如拇指指骨间关节屈曲，指腹也产生轻微的旋前。对掌时，如拇指与小指的指腹相对，小指的腕掌关节产生屈曲、旋后。大、小鱼际肌的收缩也加大了掌横弓。这个动作的完成需要大、小鱼际肌功能良好，这两组肌的收缩可加大掌横弓。

所有参加拇指对掌运动的肌，除拇收肌外，均受正中神经支配。因此，正中神经损伤后，拇指对掌功能将受到极大障碍。由于对掌运动消失，受桡神经支配的拇长展肌及拇长伸肌的作用加强，能使拇指腕掌关节伸展及旋后，因此形成猿手。有的作者认为，借助于拇长展肌及拇长屈肌，尚能起一定代偿作用。

一般认为，拇指腕掌关节不宜融合，因可

影响拇指活动；但有的作者认为，只要掌指关节及指骨间关节功能良好，腕掌关节即使被融合，拇指的主要运动对掌及外展并不受障碍，仅伸展稍受限。拇指腕掌关节可伸展30°~70°，外展30°~65°。

2. 掌指关节 由于第1掌骨头较其他掌骨头前后为扁，其关节面伸展至掌侧距离较短，故此关节的内收、外展、旋转及展曲均受一定限制。其伸展，随关节囊前部松弛程度及关节面形状而有很大不同，有时很受限制，但也有时可过度活动甚至半脱位。

拇指背面与其他各指背面呈直角，拇指屈曲必然与其他各指呈直角，并与手掌相平行。拇指外展时，拇指离开食指桡侧缘，而与掌面成直角；拇指内收则恢复到与食指相接触位置。

拇指掌指关节的屈曲主要靠拇短屈肌及拇收肌，但拇短展肌及拇长展肌亦能协助。这些肌虽大部分受正中神经支配，但拇收肌及拇短屈肌深头受尺神经支配，故在正中神经损伤后，拇指掌指关节仍能屈曲。拇指掌指关节的伸展主要靠拇短伸肌，另由拇长伸肌协助。拇指的外展、内收则分别靠拇短展肌及拇收肌。拇指掌指关节运动范围一般为屈曲45°~90°，伸直0°~45°，但可屈曲至100°，过伸至90°。

3. 指骨间关节 拇指指骨间关节亦为屈戌关节，约可屈曲90°，过伸范围随关节囊前部松弛程度而有所不同。此关节仅有的屈曲肌为拇长屈肌，受正中神经支配；背伸肌主要为拇长伸肌，但有时拇短伸肌腱、拇短展肌腱及拇收肌腱部分纤维亦可加入拇长伸肌腱而止于远节指骨，因此后3肌亦能协助背伸。此4块肌中，拇长、短伸肌受桡神经支配，拇短展肌及拇收肌则分别受正中神经及尺神经支配。拇指指骨间关节的活动范围为过伸50°至屈曲95°。

手指运动

食指至小指的运动基本相同，仅小指有所不同，手掌握物时，小指的对掌主要由小指对掌肌作用，此运动不仅包括第5腕掌关节的屈曲和旋后，而且能增加掌横弓的弯度，后者则由起自屈肌支持带的屈肌及小指对掌肌起作用。拇指与小指的指腹相对，从掌侧看近似菱形，两边为拇指及小指，另两边分别为大、小鱼际的边缘，这一运动需要大、小鱼际肌共同完成，正中神经及尺神经必需功能完好。

1. 掌指关节 食指至小指的主要运动为掌指关节的外展、内收及屈伸，尚可做有限度的被动旋转活动。

（1）外展及内收：手指外展系以中指为轴心，其他各指自行离开的运动。食指至小指的外展肌为4个骨间背侧肌及小指展肌，后者相当于手尺侧缘的骨间背侧肌。4个骨间背侧肌虽然止于近节指骨及伸肌腱膜张部的部位有所不同，但只影响背伸，并不影响外展。指伸肌腱在伸手指时亦能使手指外展，但不能使其中一个单独外展，小指固有伸肌则具有较强的外展作用。

内收系指其他3指向中指靠拢，3个骨间掌侧肌能使手指内收，屈指肌在屈手指时亦能使手指内收，但不能使某一个手指单独内收。有人认为食指伸肌可以单独内收食指。

4块蚓状肌分别止于食指至小指指伸肌腱膜张部的桡侧，可以外展食、中指及内收环、小指，使所有四指向桡侧偏斜。Braithwaite认为第1骨间背侧肌不能使食指紧靠拇指，也就是说不能很好地桡偏，但蚓状肌由于其止点比较靠远侧，可产生这种运动，蚓状肌瘫痪后，将引起手指尺偏。

指伸肌腱和指屈肌腱的分布都大致呈扇形。指伸肌腱可使手指在掌指关节发生少许外展，同样，指屈肌腱也可使手指在掌指关节处发生少许内收。在尺神经损伤后，不要误认为骨间肌功能完整。

所有骨间掌、背侧肌及小拇展肌均受尺神经支配。Sunderland发现，第1骨间背侧肌约有3%受正中神经支配，有时同时受正中神经及尺神经支配。

（2）屈伸运动：在食指至小指，小指掌指关节屈曲度最大，食指最小；握拳时，越向尺侧，掌指关节屈曲越多。掌指关节可轻度过伸，被动屈曲中指掌指关节，环指掌指关节主动伸展受限，但食指、小指由于有固有伸肌，故掌指关节伸展可达正常。被动伸展中指时，其他手指均不能充分屈曲。屈指肌虽可以屈掌指关节，但在此关节抵抗伸指肌之作用不够强，故屈掌指关节之作用亦不强。手内在肌瘫痪后，一般引起近节指骨过度后伸。掌指关节屈曲的主要肌为手之内在肌，即蚓状肌、骨间肌及小指屈肌，这些肌除第1、2蚓状肌受正中神经支配外，其余均受尺神经支配，故尺神经或其深支损伤后，将严重影响掌指关节屈曲，特别是环、小指。蚓状肌腱经掌横深韧带之前，而骨间肌经掌横深韧带之后，故蚓状肌腱靠前，理论上应对屈曲更有利。但有的作者认为，蚓状肌使掌指关节屈曲的力量较弱，特别在掌指关节伸展时屈曲更是如此。不过，它有固定掌指关节抵抗指伸肌的牵引作用，握拳时由于其起于指深屈肌之起点上移，对握拳之最后步骤亦起到一定作用。总的来看，在掌指关节屈曲上，重要的肌仍为骨间掌、背侧肌。屈曲刚开始时，骨间背侧肌腱因紧靠动作轴，处于不利位置，但当屈曲继续时，其止于近节指骨之止点移向掌侧，屈曲时骨间掌、背侧肌止于指背腱膜的止点更移向近节指骨的远侧，这些均能增强肌的效能。

近节指骨的背伸则靠指伸肌腱，食指、小指更有食指伸肌腱及小指伸肌腱。虽然一般认为这些肌腱不止于近节指骨，但其止点都经指背腱膜止于关节囊。有的伸肌腱的中央束从其深面尚发出非腱性束，止于近节指骨底。手内在肌瘫痪后，近节指骨过伸，即可看到这些附着点的作用。

2. 指骨间关节　指骨间关节可以做屈伸运动。

（1）屈曲：指深屈肌腱为唯一能屈远侧指骨间关节的肌腱，尚能屈近侧指骨间关节，引起手指的滚动。当远侧指骨间关节屈曲时，伸肌腱扩张部的远侧部分被牵引，可使位于近侧指骨间关节伸肌腱扩张部的斜行部分变为紧张，后者因位于关节运动轴的腹侧，可屈曲近侧指骨间关节。近侧指骨间关节单独屈曲而不伴有远侧指骨间关节屈曲时，仅为指浅屈肌的作用。

因为指深屈肌腱同时具有屈曲远、近侧指骨间关节的作用，当肌腱在手指腱鞘内断裂时，一般切除浅腱仅修补深腱即可获得良好功能，如同时修补2个肌腱，有可能引起粘连，并影响两肌腱间的滑动机制。正常近侧指骨间关节屈曲100°~110°，远侧指骨间关节屈曲80°~90°。屈指时，近侧指骨间关节屈曲度最大。手指完全屈曲时，指腹应与手掌横纹相触，如有距离，说明手指屈曲功能有一定受限。

（2）背伸：关于指伸肌腱及骨间肌、蚓状肌伸近、远侧指骨间关节的作用，到现在为止尚存在不同看法。

Wikian认为，指伸肌腱仅能伸近节指骨，中节指骨的背伸主要依靠骨间掌侧肌，辅以骨间背侧肌，而远节指骨的背伸主要为蚓状肌，辅以骨间肌。该学者认为，食指伸肌、小指伸肌能伸第2、5指所有3节指骨。Braithwaite认为相反，所有指骨间关节的背伸均由指伸肌负责，手内在肌仅起辅助作用。在掌指关节屈曲及指骨间关节背伸时，蚓状肌能使长的屈肌腱松弛，指骨间关节的背伸系由于伸肌腱被动牵引，并非像一般认为由骨间肌及蚓状肌引起。介于以上两种意见，并被大多数作者所赞同的是：指骨间关节的背伸，在正常情况下，同时受指伸肌腱及骨间肌、蚓状肌的作用。Sunderland观察神经损伤后手的运动，发现骨间肌为指骨间关节强有力的背伸肌，而如掌指关节轻微屈曲时，指伸肌腱单独亦能伸指骨间关节。正常时，当指骨间关节背伸，掌指关节的过伸为骨间肌及蚓状肌所限制。

阻滞桡神经及正中神经引起指伸肌及蚓状肌瘫痪后，第2、3指的骨间肌仍能完全伸指骨间关节，但力量较弱，说明正常的指伸肌腱仍起一定作用。Kaplan认为，蚓状肌为伸远侧指骨间关节的肌，掌指关节过伸时，指骨间关节的背伸由手的内在肌作用。

手指伸直运动机制复杂，存在不同看法。对远侧指骨间关节来说，过去一般认为由伸肌装置2个侧束担负，亦有人认为与支持带斜部固定关节有关，后者为一小的纤维束，起自近节掌骨腹侧及屈肌腱鞘，斜向背侧并加入止于远节指骨的侧束。Harris认为，它如同支持带横部一样，仅起固定作用，使韧带维持于指背的中央，对远侧指骨间关节伸直不起作用。

1个手指的近、远侧指骨间关节能同时伸直，中央束可以伸直近侧指骨间关节，2个侧束经过近侧指骨间关节可使远侧指骨间关节伸直。这3个腱束的长度必须维持平衡，在近侧指骨间关节伸直时，侧束移向背侧，并互相靠拢，手指越伸直，两侧束越互相靠近，这是简单的机械作用，而非三角韧带或支持带横部作用。因此在纠正陈旧性扣眼畸形时，主要是重建中央束而不要扰乱侧束。

肌电图显示手指完全伸直时，需要内、外在肌同时收缩。指伸肌及蚓状肌有力收缩，而蚓状肌对指骨间关节伸直特别有效，原因是它牵引指深屈肌向远侧，放松指骨间关节被动屈曲力量。

手指呈爪形姿势时，指骨间关节屈曲，掌指关节伸展，此时主要靠指深屈肌及指伸肌，指浅屈肌仅起小部分作用。手指完全屈曲时，起作用的亦为上述3肌。掌指关节屈曲及指骨间关节伸直时，主要靠内在肌，即蚓状肌及骨间肌，而指伸肌可协助指骨间关节伸直，防止掌指关节过屈。蚓状肌的作用比较一致，但骨间肌随手指及个人有所不同。指伸肌与伸指肌功能相同，小鱼际肌不明显参与小指屈伸运动。

手部切口

手的解剖构造复杂，手的切口应考虑手的解剖特点，特别是血管、神经走行、腱鞘、滑膜囊的位置，以及皮肤、筋膜特点。手是劳动的重要器官，任何切口必须尽量保持手的功能完整。

手部切口原则

手部切口应尽量与手的皮肤横纹一致，而不应与横纹相交叉，免致术后粘连，影响手指活动。在手掌取这种切口时，一般能获得良好显露，但在手指除沿指间横纹取切口外，常需在手指侧方即与掌面或与背面交界处取切口，在手指取切口时，应避免形成锐角，以防皮肤坏死（图7-68）。

切口不应从掌面连到手指，但在食指及拇指的桡侧或者小指的尺侧取切口 ，可以分别沿手的桡、尺侧边缘延长。在手掌取切口或对原有伤口进行延长时，切口的方向应横行、斜行或做“S”形扩大（图7-69）。手指切口应在侧方正中线，如此可避免损伤血管、神经。

腕前区的中部通行正中神经，紧贴指屈肌腱桡侧，以后与其共同进入腕管，在此部位进行手术，正中神经最易遭受损伤。

为显露手的肌腱和神经，应掀起皮瓣间接进入，不应在其上或沿其走行取切口，如果原伤口为纵行，可以采用“Z”字形切口。

常用手部切口

尺神经深支显露途径

在前臂远端、腕及掌部尺侧取S形切口。在前臂远端找到尺神经，向远侧游离。在近屈肌支

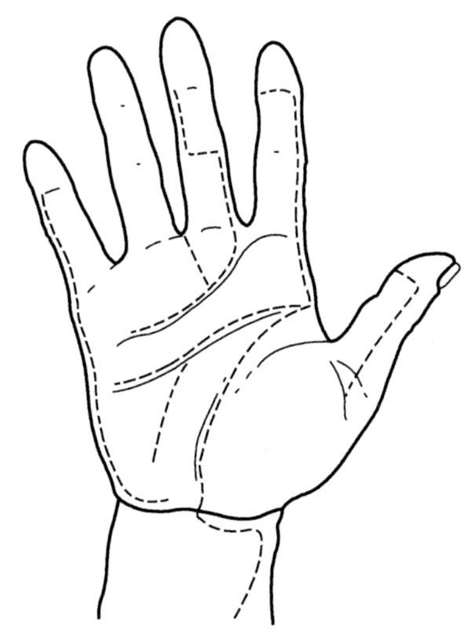

图7-68　手掌及手指切口

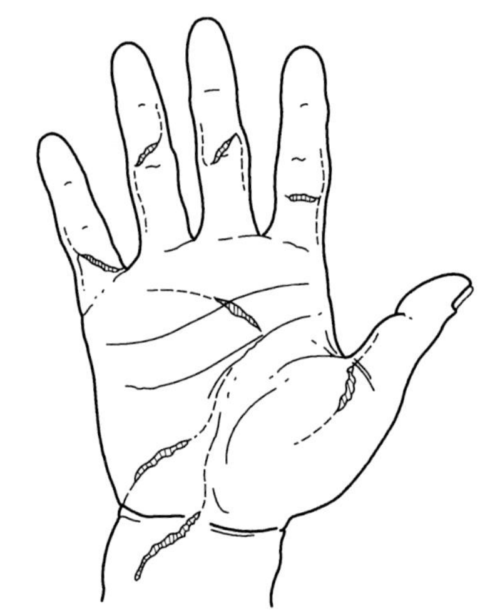

图7-69　在原手掌及手指外伤基础上扩大切口

持带起点处切断小指对掌肌及小指短屈肌，即可显露尺神经深支。如深支缺损较大，可向近端游离，切断屈肌支持带尺侧部分，将尺神经移位至腕管内吻合。

手掌切口

1. 屈肌总腱鞘　切口自手掌远侧横纹，向上在第4、5掌骨间，沿小鱼际桡侧缘，全长4~5 cm。切开掌腱膜，切断并结扎掌浅弓，注意切口上部勿损伤尺神经。

为了便于腱前、腱间及腱后三凹陷的排脓，应尽量将滑膜鞘与皮肤间的组织切至滑液鞘的尺侧。如屈肌总腱鞘炎蔓延至屈肌支持带以上，应在前臂下端另取一切口，甚至将屈肌支持带切断，避免其下肌腱因压迫而发生坏死。

2. 拇长屈肌腱鞘　切口自拇指近节指骨掌侧沿鱼际内侧向上内弯行，在拇短屈肌浅、深头之间即可进入滑膜囊。显露不要过于靠上，因在屈肌支持带下一拇指宽处有正中神经返支发出，支配鱼际肌，在任何情形下，切勿损伤正中神经返支，否则所带来的肌瘫痪将严重影响拇指的动作。

3. 掌中间隙　切口在第4、5指或第3、4指指蹼间沿蚓状肌腱向上，长约2 cm，避免靠近手的尺侧缘，如此可防止进入屈肌总腱鞘，沿第3、4指指蹼间进入为佳。用血管钳在指屈肌腱下分离，即可进入掌中间隙。

4. 鱼际间隙　鱼际间隙可在手掌近侧横纹（大鱼际纹）旁取切口，结扎掌浅弓，注意保护正中神经返支，切开掌腱膜，将屈肌腱向尺侧牵开，即进入鱼际间隙。

切口亦可沿第2掌骨掌面下半之桡侧缘进入，用血管钳在第2掌骨的屈肌面下分离，在骨间肌和拇收肌横头掌侧进入，不论脓肿位于拇收肌横头的前侧或后侧，均可经此途径引流（图7-70）。

5. 掌骨显露途径　某些有移位的掌骨骨折需进行切开复位时，因掌骨位置较浅，可自手背沿掌骨干取切口。将伸肌腱向一侧牵开，骨间肌自两侧剥离，即可显露该骨。

拇指腕掌关节显露途径

沿第1掌骨桡侧取切口，在远侧腕屈曲横纹向尺侧弯曲，直至桡侧腕屈肌腱。在此取切口应注意桡神经浅支、桡动脉浅支及正中神经掌皮支。从掌骨及大多角骨掌侧面将大鱼际肌进行骨膜外剥离。在大多角骨上缘，有1层横行筋膜包绕

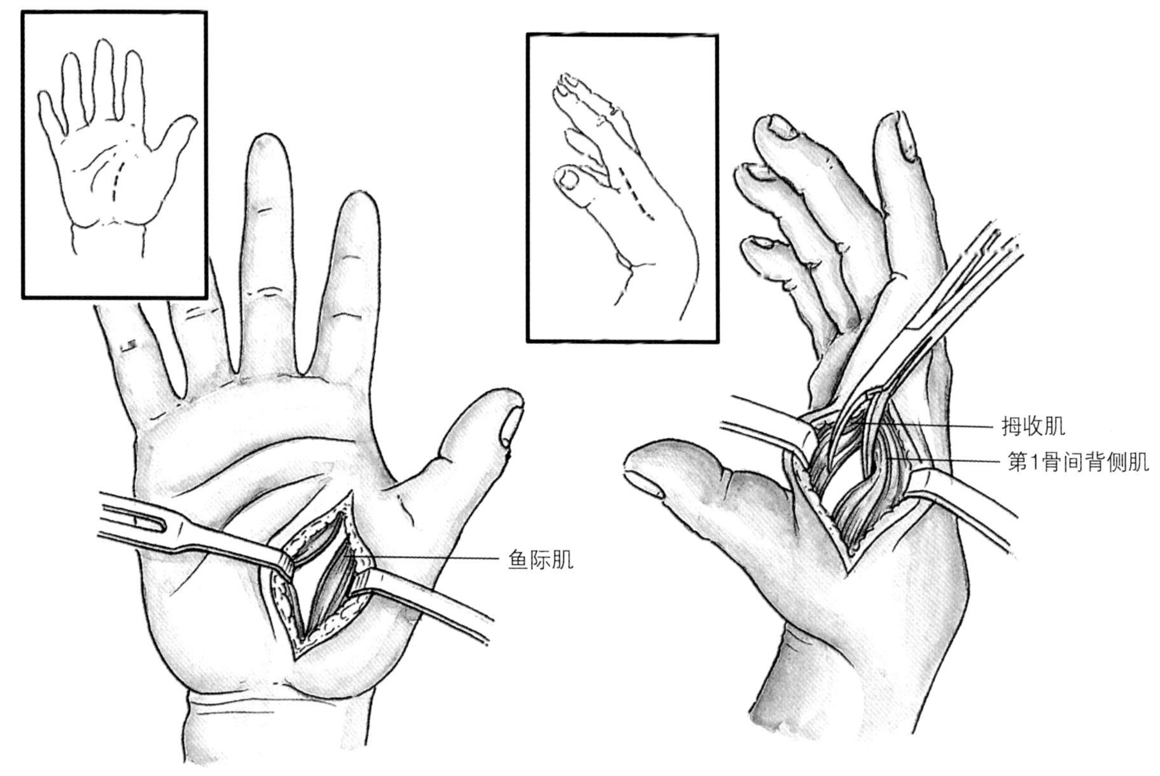

图7-70 鱼际间隙显露途径

桡侧腕屈肌的纤维性管，此管与腕管为位于桡侧腕屈肌及拇长屈肌间的纤维隔所分开。纵行切开此筋膜层，显露桡侧腕屈肌腱，其止端在大多角骨水平突起部的远侧终了。锐性剥离鱼际肌起点及屈肌支持带，向上游离桡侧腕屈肌腱0.5 cm，至此即可显露拇指腕掌关节掌侧及桡侧。

手指的切口

手指切口不应向前超越指间横纹的尽端，各指屈肌腱鞘两旁有指动脉及指神经通过，故手指切口宜沿两侧切开，手指屈曲时沿各指间横纹末端连线，采用侧正中切口，不可过前，以免进入腱鞘（图7-71）。

如手指切口需向手掌延长，与掌横纹平行，超越桡腕关节时，必须使切口呈弧形弯曲，不要与指掌横纹或指蹼垂直，以免发生瘢痕挛缩。

在进行手指肌腱、骨骼及神经手术时，一般沿手指侧面正中取纵向切口，皮肤及皮下组织应较广泛剥离，如此可以显示手指的屈、伸肌腱及血管、神经。在切口的近端，蚓状肌及骨间肌止于伸肌腱之扩张部分亦可显露。

如需显露手指屈肌腱，切口沿近节或中节指骨干的侧缘，并稍靠前。进行指屈肌腱断裂游离肌腱移植术时，可以手指一侧为基底做皮瓣，切口沿手指侧面正中，相当于手指屈曲时指间横纹的尽端，皮瓣的远端应超过远侧指间横纹，以便清楚显露指深屈肌腱的止点。其近端在各指有所不同，小指和食指的侧方切口能向上到达远侧掌横纹，皮瓣近端即可沿此横纹延长（图7-72）。在中指和环指，皮瓣一般不应经过指蹼延长到手掌，因此在手掌的远侧，需要沿手掌横纹另做一小横切口，以便到达两指腱鞘的上端。以食指为例，需沿大鱼际纹取一短弧形切口。在腕部及前臂中下1/3交界处，还需取2个小横切口，以切除掌长肌腱（图7-73）。皮瓣的侧缘在指血管神经束后方将该侧血管、神经连同皮瓣一起翻向掌面。

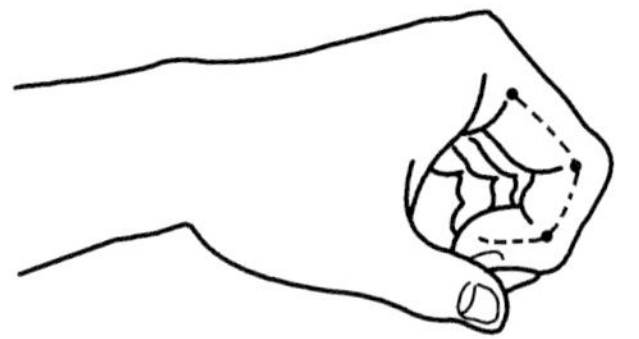
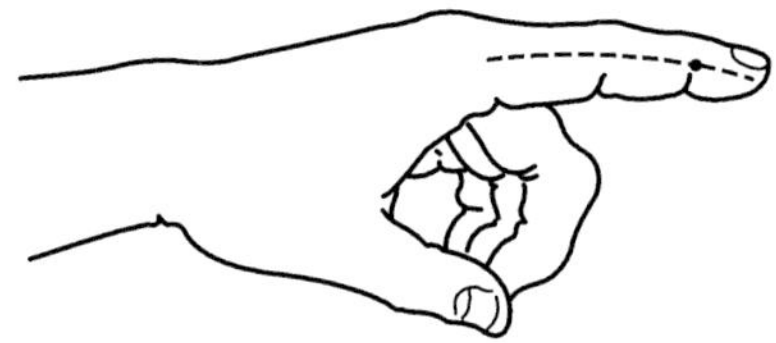

图7-71　手指侧正中切口

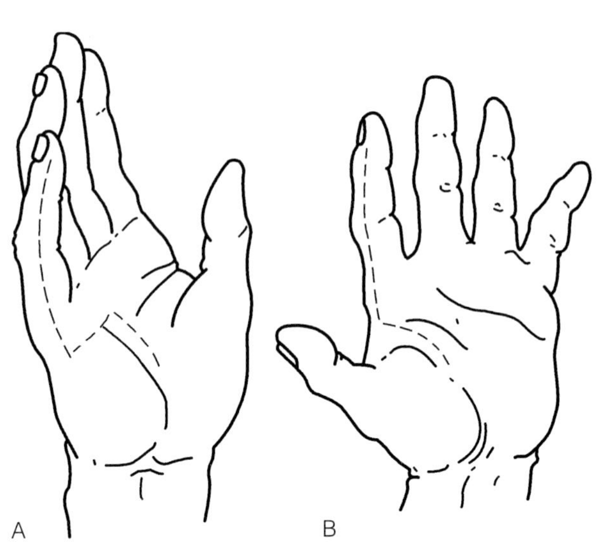

图7-72　小指和食指屈肌腱显露切口
A.小指；B.食指

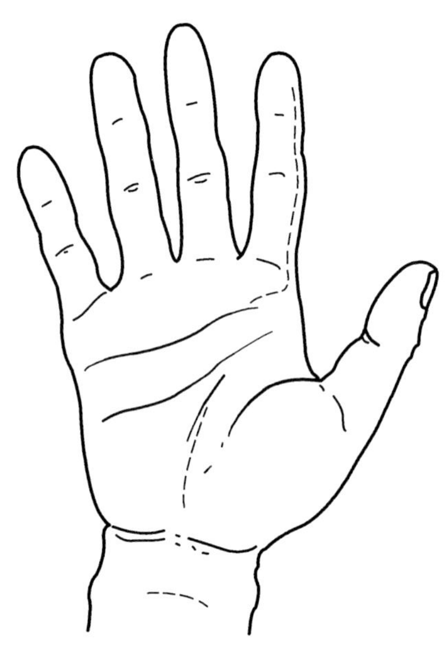

图7-73　食指屈肌腱断裂移植术切口

施行游离肌腱移植术时，为了减少移植腱与腱鞘的粘连，并使移植腱与血供良好的皮下组织有广泛的接触，可将腱鞘切除。但在近节指骨近端应保留1 cm宽度，在中节指骨的中部保留0.5 cm宽度，作为滑车，以加强屈指作用，并防止屈曲时移植腱如弓弦在皮下翘起。手指部的指浅、深屈肌腱除保留指深屈肌腱抵止部0.5 cm外，余腱全部切除。将切取的带有腱旁系膜的掌长肌腱通过保留的滑车深面，远端嵌入指深屈肌腱残端劈开的缝隙中，用钢丝固定于指甲背侧，近端与在手掌切断的指深屈肌腱断端进行编织缝合，并用腱旁两侧的蚓状肌包裹缝合，以防粘连。术后将腕关节固定于掌屈30°，掌指关节及指骨间关节屈曲固定于功能位（图7-74）。

如进行拇长屈肌腱断裂游离肌腱移植术，可在拇指桡侧正中及大鱼际纹取切口，以寻找断腱，另在腕部偏桡侧及前臂中下1/3交界处，分别取“L”形切口及横切口，以切除掌长肌腱（图7-75）。

为显露近、远侧指骨间关节，可以关节为中心取“S”形切口。为显露伸肌腱陈旧性断裂，如在锤状指畸形中，可取“L”形切口，掀起一个三角形皮瓣，从中节指骨上将粘连的肌腱上端剥离，向下方牵引而缝合到预先剥离和剪齐的远端上（图7-76）。

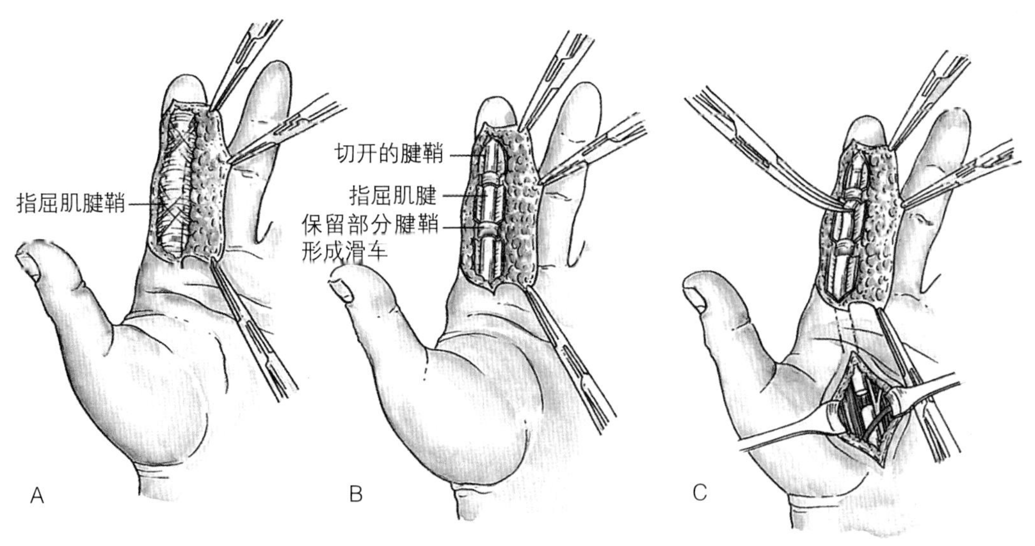

图7-74　示指屈肌腱断裂移植显露途径
A.显露腱鞘；B.保留部分腱鞘形成滑车；C.切除指屈肌腱

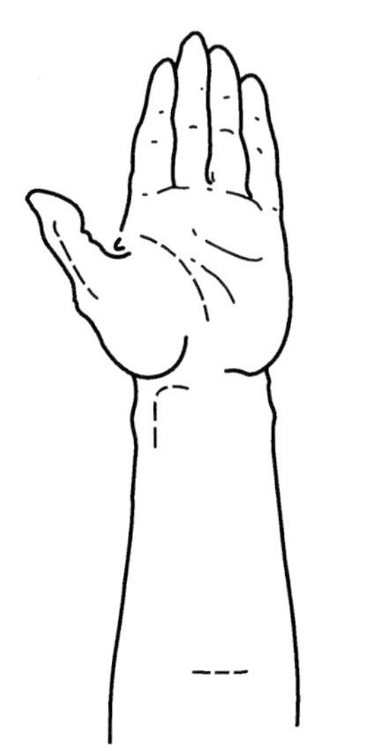

图7-75　拇长屈肌腱断裂肌腱移植术切口

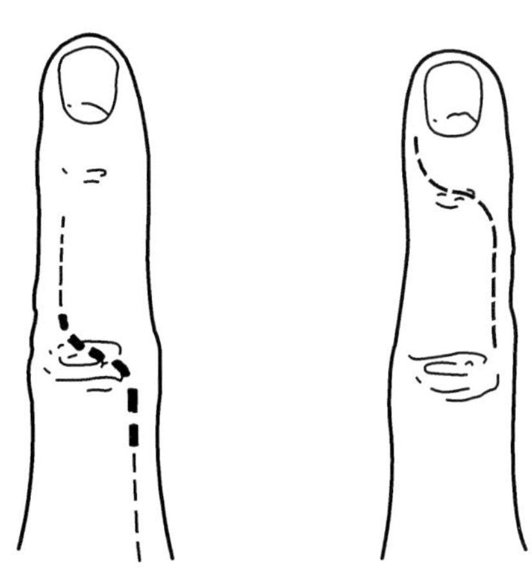

图7-76　远侧指骨间关节切口

手部腱鞘炎切口

拇指屈肌腱狭窄性腱鞘炎发生在掌指关节掌侧籽骨与韧带所形成的环状鞘管处，鞘管增厚，形成环状狭窄，肌腱梭形膨大，勉强通过鞘管的狭窄处，可产生扳机样动作及弹响。经保守疗法不见效者，可沿拇指掌指关节横纹处做切口，切除增厚狭窄的鞘环，小心勿损伤指神经。对其他手指的指屈肌腱狭窄性腱鞘炎，可沿掌远侧横纹即相当掌指关节处做切口。

对手指化脓性腱鞘炎，应及早切开，以防肌腱坏死。由于肌腱血供不佳，有炎症时，肌腱营养受到障碍，为避免肌腱干燥和皱缩，可沿手指侧面，在血管、神经束的前方切开皮肤、皮下组织、筋膜及滑膜鞘壁。切口不可超越关节线，以免损伤韧带，同时需指出，切口绝对不可在手指的中线，因为中线切口会切断指屈肌腱的腱鞘，若引流不畅，愈合后可形成粘连，导致肌腱活动受到阻碍。另外，皮肤瘢痕收缩时，将造成屈曲挛缩，严重影响手指运动。

治疗拇指和小指化脓性腱鞘炎时，除在指部取切口外，还应在手掌沿鱼际隆起内缘或小鱼际外缘切开，为防止正中神经返支损伤，切口不应超越桡腕关节远侧1 cm处。在治疗食、中、环指腱鞘炎时，不应在手指远节取切口，因该处无腱鞘，而应在手指近节取切口。

手指指骨与指骨间关节的暴露，切口一般宜在两侧，在较薄之背侧皮肤及较厚之掌侧皮肤交界处紧贴指骨施行，如此可以避免损伤指掌侧与指背侧之动脉与神经，任何可见之皮神经分支应妥当保留，以防术后手指皮肤麻木。因为手指伸肌腱扩张部之中央束越过近节指骨背侧正中而止于中节指骨底，同时两侧束越过中节指骨两侧，止于远节指骨底，故通常在手指背侧的切口，近端宜在两侧施行，远端宜在正中施行。

切除指甲及其下肿瘤时，不管用中厚皮片、真皮或翻转皮覆盖指骨，均不能代替甲床，结果是指甲不能与其相贴而分离，造成指甲畸形或飘浮，不但妨碍手指功能亦影响美观。为此，可用小尖刀从甲床游离缘贴骨膜向上分离，上翻甲床。术毕充分止血后，仍将甲床复位，创缘严密缝合。这种显露有利于甲下骨疣的切除，甲床完整，易成活。纵行切开甲床，向两侧翻转，待肿物切除后再将甲床复位，覆盖创面。这种显露方法比较彻底，如注意无创技术，仍能保持甲床光滑平整。如甲床完全游离切除，其缺损甲床和甲基质可用拇指或第2~5指甲床游离移植。

（寇伟）

参考文献

1. 郭世绂. 骨科临床解剖学. 济南: 山东科学技术出版社, 2000.
2. 钟世镇, 徐达传, 丁自海. 显微外科临床解剖学. 济南: 山东科学技术出版社, 2000.
3. 徐达传. 骨科临床解剖学图谱. 济南: 山东科学技术出版社, 2007.
4. 丁自海, 王增涛. 手外科解剖学图鉴. 济南: 山东科学技术出版社, 2007.
5. 北京积水潭医院. 手外科学. 北京: 人民卫生出版社, 1978.
6. 李树桐. 手筋膜间隙及其临床意义. 中华外科杂志, 1964, 12:648.
7. 刘正津. 手部动脉的解剖. 临床应用解剖学杂志, 1984, 2:124.
8. 秦小云, 徐达传, 钟世镇. 虎口区的动脉及其吻合与临床意义. 中国临床解剖学杂志, 1995, 13: 166-170.
9. 张凤兰, 钟世镇, 徐达传. 尺神经深支的形态特点及其临床意义. 中国临床解剖学杂志, 1998, 16:69-70.
10. 王澍寰. 手部创伤的修复. 北京: 北京出版社, 1997.
11. Richard SS. Clinical Anatomy by Regions. Lippincott Williams & Wilkins, 2008.
12. Williams P.L. Gray's Anatomy. Churchill livingstone, Pearson Professional Limited, 1995.
13. Kulkarni RW, Wollstein R,Tanyar R, et al. Patterns of healing of scaphoid fractures. The importance of vascularity, J Bone Joint Sury(Br), 1999, 81:85-90.

8 骨 盆

骨盆软组织

■ 皮肤和筋膜

臀部皮肤较厚，筋膜的多数纤维隔与臀大肌相连。骶尾部皮肤甚为坚厚，与肛门缝相连。瘦弱而长期卧床的患者，易引起褥疮。覆盖骶骨的筋膜是腰背筋膜后层的延续，紧紧地与骶中嵴和骶外侧嵴相连，在腰骶部，此筋膜特别坚厚，也是维持腰部稳定的因素。覆盖于臀中肌的筋膜尤为坚厚，在臀大肌上缘分为两层并将其包裹。在臀部外侧，阔筋膜接受臀大肌止点大部分纤维及阔筋膜张肌纤维，向下为坚强的髂胫束。

臀上皮神经（superior gluteal nerve）来自$L_{1\sim3}$的后外侧支，由各支在横突附近、竖脊肌表面彼此汇合而成（图8-1）。臀上皮神经在越过髂嵴处，被坚强的扁圆形骨性纤维管固定，神经在此管中穿过。此管如变形或缩窄即能压迫神经，若腰部急性扭伤，被固定的神经受牵拉，也可引起损伤。臀上皮神经至臀部后，在臀部下行，可达大腿后部下端，故其损伤后疼痛可影响到腘窝。

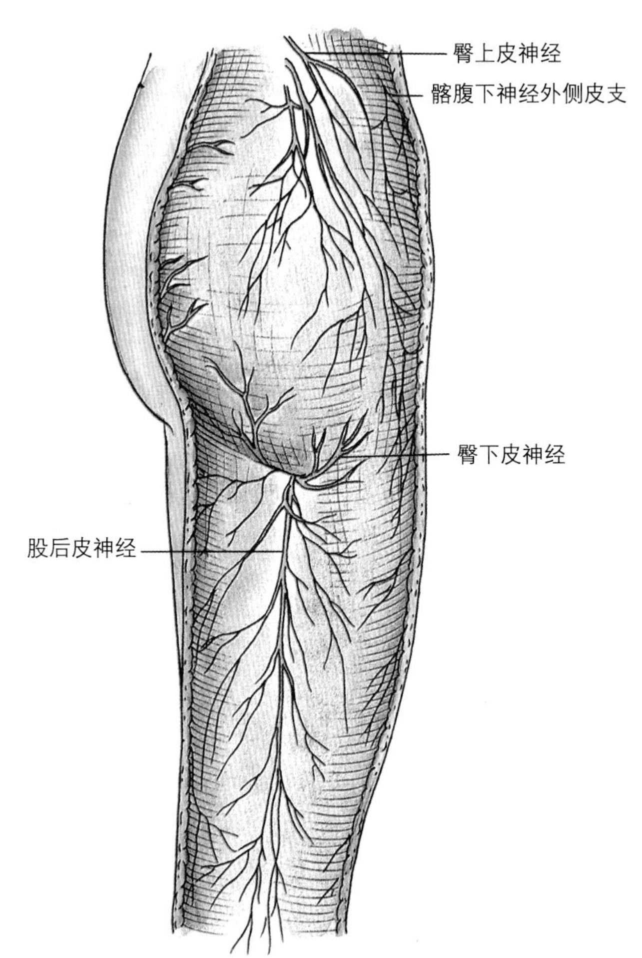

图8-1 臀部皮神经

■ 肌

盆腔的肌包括盆腔内壁肌和盆膈的肌，前者在小骨盆腔的侧壁有闭孔内肌、髂肌、腰大肌、腰小肌等，后壁有梨状肌。

骨盆侧壁肌

1. 闭孔内肌　闭孔内肌（internal obturator muscle）起自闭孔周围的骨面和闭孔筋膜的内面，肌纤维向外集中，穿过坐骨小孔，出小骨盆，直角弯曲，经髋关节囊的后面，与上孖肌、下孖肌同止于股骨转子窝，此肌能使大腿外旋。由L_4~S_2神经根分支支配。

2. 梨状肌　梨状肌（piriform muscle）起自小骨盆的后壁，肌纤维发自第2~5骶椎椎体前面，在骶前孔的外侧，同时尚起自骶结节韧带，肌纤维向外集中由坐骨大孔出盆，止于股骨大转子上缘的后部（图8-2）。梨状肌收缩时，能使大腿外旋、外展。梨状肌由$S_{1\sim3}$神经根分支支配。梨状肌并非全部将坐骨大孔占满，在其上、下缘各形成梨状肌上、下孔，前者介于坐骨大切迹和梨状肌之间，其内通过臀上神经和血管；后者在梨状肌之下，坐骨棘和骶棘韧带之上，有臀下神经和血管、坐骨神经、阴部内血管及阴部神经通过。阴部内血管及阴部神经由梨状肌下孔进入坐骨小孔至会阴部。梨状肌上、下孔和闭孔比较薄弱，病变情况下，骨盆内结构可能脱出。

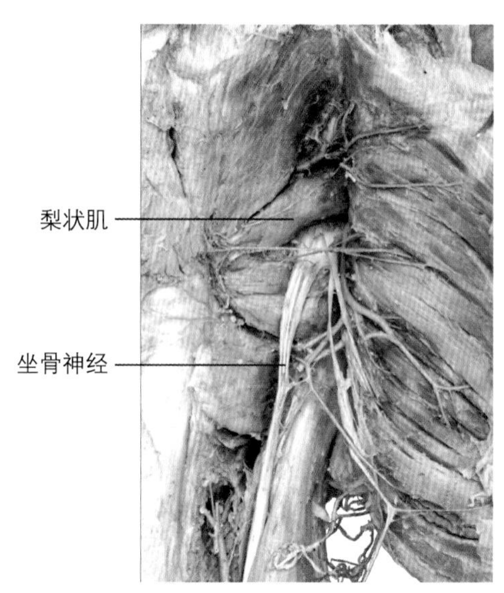

图8-2　梨状肌

闭孔内肌和梨状肌的表面被覆盆壁层筋膜，与其上的神经血管紧密相贴。由耻骨后面向后至每侧的坐骨棘形成一腱弓或白线，为肛提肌的起始处。

骨盆后壁肌

1. 髂肌　髂肌（iliac muscle）呈扇形，起自髂窝，髂筋膜、骶髂前韧带的盆面和骶翼的盆缘，肌纤维向下形成一厚束，紧贴骨盆入口的外缘，越过耻骨的升支，最后加入腰大肌腱的外侧。也有的纤维直接止于股骨小转子及髋关节囊。髂肌由$L_{1\sim4}$神经根分支支配。

2. 腰大肌　腰大肌（major psoas muscle）位于腰椎椎体和腰椎横突之间，起于第12胸椎和第1~4腰椎椎体的侧面、椎间盘、横突根和有腰动脉横跃过的腱弓，肌纤维向下外至髂窝处形成一坚强肌腱，部分髂肌纤维加入，经腹股沟韧带的肌腔隙进入股部，止于股骨小转子（图8-3）。腰大肌由T_{12}~L_4神经支配。

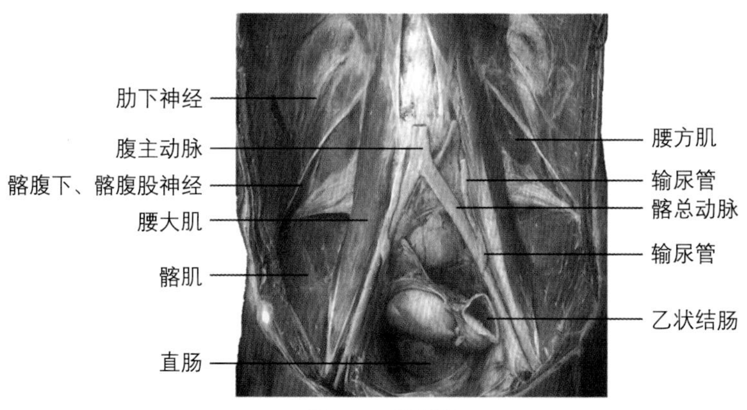

图8-3　髂腰肌

在40%的个体中，腰大肌的前面另有一小肌腹，即腰小肌，起于第12胸椎及第1腰椎的椎体及其间椎间盘，向下变为一细长肌腱，止于髂耻隆起，并以腱移行于髂筋膜和耻骨梳韧带。

髂肌和腰大肌合为髂腰肌（iliopsoas muscle），是强有力的屈髋肌。如果下肢固定，尚可使躯干前屈。站立时，髂腰肌、臀肌和阔筋膜张肌均可以维持骨盆在股骨头上的平衡。髂腰肌的屈髋作用无论在股骨内旋或外旋时完全一样，但它的内外旋作用只有在屈髋时始可发生。腰大肌一侧软弱时，可以使腰段脊柱发生侧弯，凸向健侧，如两侧同时软弱，则可以使腰段脊柱发生后凸。

髂骨翼前面的凹陷部称为髂窝，覆有腹膜，下有一层腹膜后疏松结缔组织及髂淋巴结，髂动、静脉，精索或卵巢动静脉亦在窝内。在腹膜下组织深处为髂筋膜和髂肌。髂淋巴结与腹股沟淋巴结相交通，臀部、脐下腹壁、会阴部、外生殖器、足及小腿、腘窝等处的淋巴均注入腹股沟淋巴结内。上述各部有炎症时，均可引起髂淋巴结炎，扩散后可引起髂窝广泛的蜂窝组织炎或向后穿破髂筋膜引起髂窝脓肿。

骨盆底肌

骨盆的出口为盆膈所封闭，盆膈主要由肛提肌、尾骨肌和上、下方的筋膜后形成，但其前部两侧肛提肌之间有一裂隙，为尿生殖膈所封闭（图8-4）。

肛提肌（levator ani muscle）和尾骨肌（coccygeal muscle）就其功能而言，应合称为盆膈肌，前起耻骨盆面，后达坐骨盆面，在二骨之间起于盆筋膜，覆被闭孔内肌增厚部之腱弓。每侧盆膈肌又分5部：前列腺提肌、耻骨直肠肌、耻尾肌、髂尾肌和尾骨肌（坐尾肌），由第4、5骶神经的前支供给。这些肌为由骨盆内面发出的肌束，彼此重叠，向内绕经尿道和肛门。

■ 髂总动脉及其分支

髂总动脉（common iliac artery）由腹主动脉于第4腰椎平面分叉处起始，至骶髂关节处分为髂内、外动脉（图8-5），其前面被以腹膜和小肠曲。髂总动脉的长度变异颇大，成人左髂总动脉的长度为43.7 mm，右髂总动脉长度为40.93 mm，男性较女性为长。右髂总动脉起端与终端的口径

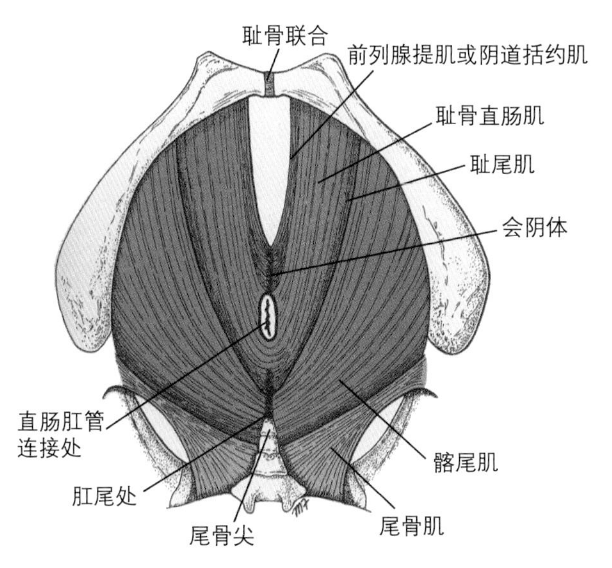

图8-4 肛提肌和尾骨肌

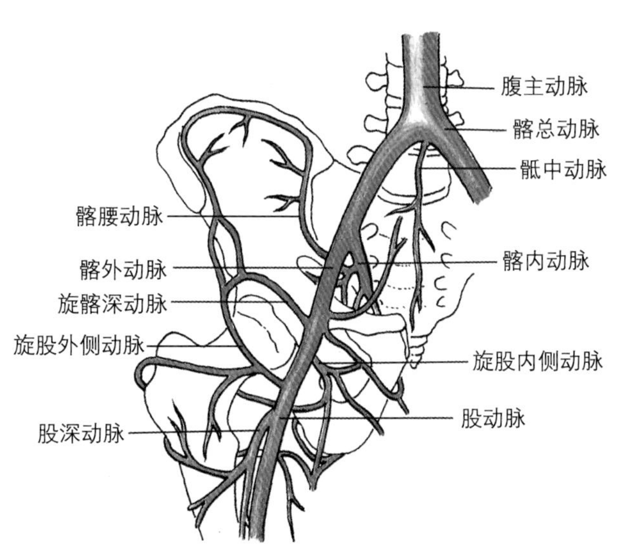

图8-5 髂总动脉及其主要分支

均大于左侧。髂总动脉完全阙如者，在人类极少见，但偶有两侧髂总动脉甚短者，腹主动脉可直接分为5个分支。髂总动脉多在骶岬或第5腰椎与第1骶椎椎间盘水平分为髂内、外动脉，两侧常对称，如两侧不对称，一般左侧低于右侧。

左髂总静脉位于动脉的内侧，而右髂总动脉近侧半位于两髂总静脉汇合处，因而右髂总静脉的近侧段位于动脉的外侧，其远侧段则为动脉所掩盖，但它们之间的关系可有很大变异。

髂总动脉与输尿管的关系常为解剖学家及临床学家所注意，右输尿管一般跨越右髂外动脉起始处至小骨盆，而左输尿管则跨越左髂总动脉分叉处的前方至小骨盆，但二者之关系亦非恒定。

骶中动脉起自腹主动脉终端后壁的上方，距其分叉处1~15 mm。副骶中动脉可直接自腹主动脉分叉处发出，但极罕见。

髂外动脉

髂外动脉（external iliac artery）发出后，沿腰大肌内侧缘下行至腹股沟韧带中点，以后经血管腔隙移行为股动脉。如由脐下左一指远处至腹股沟韧带中点画一线，此线上1/3相当于髂总动脉的行程，下2/3则相当于髂外动脉行程。在腹股沟韧带的深面，腹横筋膜位于其前，髂筋膜位于其后，这两层筋膜随股动脉入股部形成股鞘。髂外动脉在腹股沟上方分出腹壁下动脉和旋髂深动脉。髂外动脉的分支通过股动脉分出的旋股内、外侧动脉与髂内动脉分出的臀下动脉在股后形成十字吻合。

旋髂深动脉在腹股沟韧带处起于髂外动脉，男性起于股动脉者较多，可能与男性的髂骨翼较为陡峭、髂前上棘转向内侧及腹股沟韧带外侧端较高有关。旋髂深动脉以从腹股沟韧带上方5 mm至下方10 mm之间发出者最多，外径约2 mm（1~5 mm）。旋髂深动脉沿腹股沟韧带外侧半的后侧斜向外上，经髂前上棘至髂嵴上缘后行，除发支营养邻近肌支外，还通过腹壁肌的髂嵴附着面，进入和营养髂嵴前部骨质。该动脉在髂嵴内侧行于腹横筋膜与髂筋膜愈合处，向髂嵴方向发出2~8支；在髂嵴上缘又向髂嵴发出2~9支。旋髂深静脉多与动脉紧密伴行。旋髂深血管适宜作为髂骨游离移植的血管蒂。

髂内动脉

髂内动脉（internal iliac artery）的起点多平第5腰椎或第5腰椎与第1骶椎椎间盘高度，多数是右侧高于左侧。左、右髂内动脉长度分别为4.1 cm和4.3 cm，起始处外径分别为6.9 mm和7.2 mm。髂内动脉发出后下行经骶髂关节之前，在坐骨大孔上缘分为前、后干。前、后干的分支均向下行于覆盖腰大肌和梨状肌腹膜壁层的深面，越过腰骶丛的浅部，其变异甚多。

1. 前干的分支　前干分为脏支和壁支，末端以壁支臀下动脉出骨盆（图8–6）。

（1）壁支：包括闭孔动脉、阴部内动脉和臀下动脉。

1）闭孔动脉：闭孔动脉（obturator artery）由闭孔沟出盆，在耻骨的盆面与腹壁下动脉之间有吻合。少数个体中，闭孔动脉直接起于腹壁下动脉，向下经陷窝韧带之后达于闭孔，这种变异的闭孔动脉出现率约为20%，在股疝手术中可能成为大出血的主要因素。

闭孔动脉分支至股内侧各组织，亦发出至髂骨的滋养动脉，至髋臼内股骨头韧带；发出耻骨支与腹壁下动脉的耻骨支相吻合。

闭孔动脉按起始部位分为3型。①Ⅰ型：由髂内动脉发出；②Ⅱ型：由髂外动脉的分支腹壁下动脉发出；③Ⅲ型：闭孔动脉共有2支，其中1支起自髂内动脉干或其分支，另1支起自髂外动脉。

2）阴部内动脉（internal pudendal artery）：发出后经骶丛前方、坐骨大孔出骨盆，随后再由坐骨小孔入会阴管，在坐骨直肠窝的侧壁分出直肠下动脉、会阴动脉和阴茎动脉。

3）臀下动脉（inferior gluteal artery）：分出

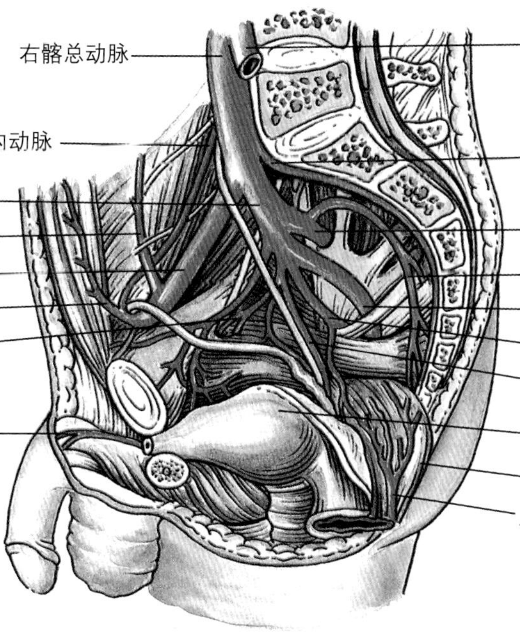

图8-6 髂内动脉及其分支

后多在$S_{2\sim3}$神经之间至梨状肌下孔出骨盆，与臀上动脉之间有丰富的血管吻合。臀下动脉发小支供应梨状肌、肛提肌及骶结节韧带，也供应股后肌、髋关节、臀后及大腿后侧皮肤。臀下动脉分支向下参与形成臀后十字吻合。

（2）脏支：有膀胱上、下动脉和直肠动脉，在女性另有子宫和阴道动脉。男性的膀胱下动脉可分出一支输精管动脉至输精管。女性没有膀胱下动脉，有一个相应的阴道动脉。子宫动脉行于子宫阔韧带的基部，在离子宫2 cm处越过输尿管，然后弯曲向上，分支供应输尿管，和卵巢动脉相吻合。子宫动脉向下，与阴道动脉相吻合，形成宫颈的冠状动脉。

2. 后干的分支　后干的分支全为壁支，包括臀上动脉、髂腰动脉和骶外侧动脉。

（1）臀上动脉（superior gluteal artery）：短粗，由梨状肌上孔穿出，其出盆部位多位于腰骶干与骶神经之间。臀上动脉分为浅、深支，浅支供应臀大肌及覆盖其上的皮肤；深支发出至髂骨的滋养动脉及供应臀小肌、阔筋膜张肌、髋关节和大转子的分支。

（2）髂腰动脉（iliolumbal artery）：经腰大肌和闭孔神经的深面，在腰骶干之前向上后外行，分出腰支和髂支，供应腰大肌、髂肌及髂骨。

（3）骶外侧动脉（lateral sacral artery）：2支者占47.5%，1支者占45.0%，分布至骶骨上部和尾骨。

骨盆骨折可致盆腔内动脉及静脉丛破裂出血，盆腔壁肌及盆腔脏器也可被骨折端刺伤而出血，再加上骨折面出血，可形成巨大的腹膜后血肿。为了抢救患者，有时不得不结扎一侧或两侧髂内动脉。盆腔内各血管及盆腔内各血管与盆腔外诸多血管有丰富的侧支循环，其吻合部位有10个（图8-7~9）：①臀上动脉与腹主动脉发出的肋下动脉及肋间动脉之间的吻合；②臀上、下动脉与股深动脉之间的吻合；③髂腰动脉与第4腰动脉、肋下动脉、肋间动脉及旋髂深动脉之间的吻合；④闭孔动脉的耻骨支与腹壁下动脉的耻骨支之间的吻合；⑤骶外侧动脉与骶中动脉之间的吻合；⑥阴部内动脉与阴部外动脉之间的吻合；

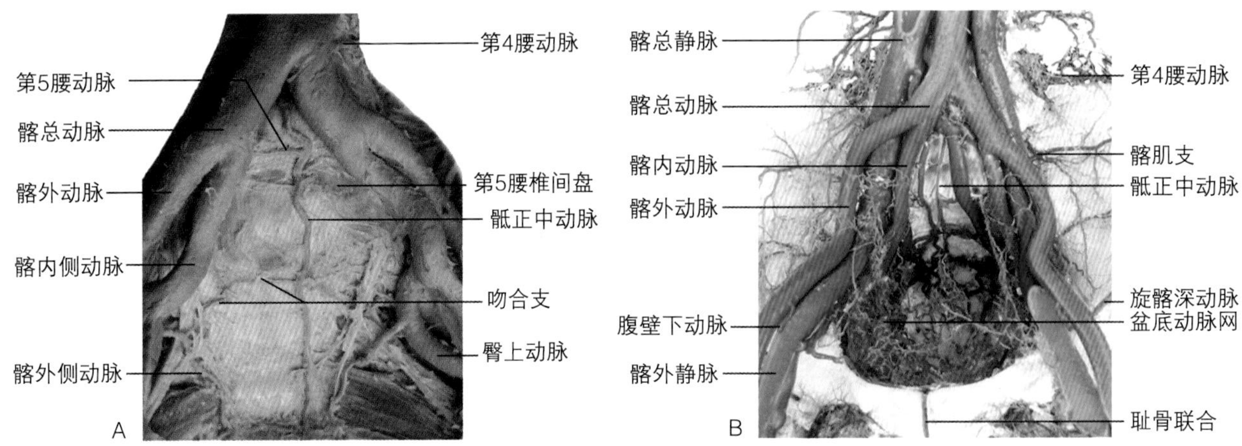

图8-7　盆后壁动、静脉
A.动脉分布；B.动静脉分布（铸型）

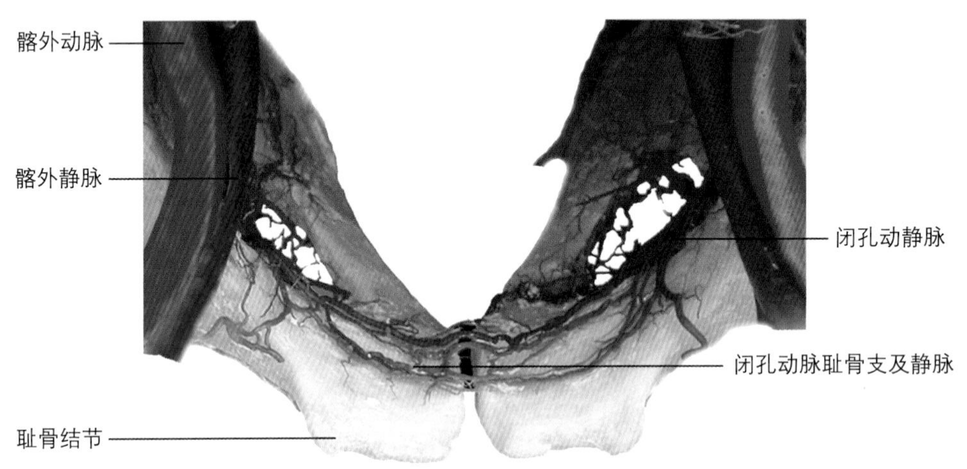

图8-8　盆前壁动、静脉

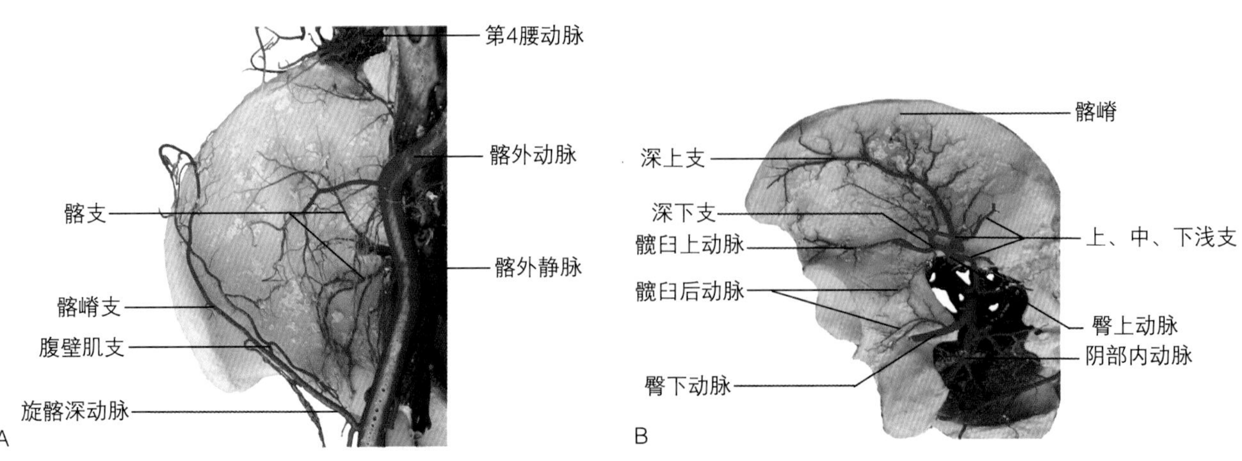

图8-9　盆侧壁外面动、静脉
A.内面观；B.外面观

⑦直肠下动脉与直肠上动脉之间的吻合；⑧子宫动脉与卵巢动脉之间的吻合；⑨输精管动脉与精索内动脉之间的吻合；⑩输精管动脉与腹壁下动脉发出的精索外动脉之间的吻合。在髂总动脉分叉以下结扎髂内动脉，血管造影显示不同个体的变化并不一致。如同时结扎髂内动脉及肠系膜下动脉，血供来自髂外动脉及股动脉，骶骨部及盆腔完全无血流。在盆腔手术中，为控制严重出血，虽然有时不得不结扎两侧髂内动脉，但必须慎重考虑。

■ 髂总静脉及其属支

髂总静脉（common iliac vein）在骶髂关节前方由髂内、外静脉汇合而成。其合成处以在髂总动脉分叉点下方者多见，位于其同一平面或在其上方者少见。

髂外静脉

髂外静脉（external iliac vein）为股静脉的续行段，由腹股沟韧带至腰骶关节，与髂内静脉形成髂总静脉。右侧的先居动脉之内，渐至其后；左侧的位于动脉的内侧，接收腹壁下静脉和旋髂深静脉。髂外静脉的外径左侧为13.1 mm，右侧为13.7 mm。

髂内静脉

髂内静脉（internal iliac vein）位置较深，贴骨盆侧壁，在髂内动脉的后内侧上升，于骶髂关节前方与髂外静脉汇合成髂总静脉。盆腔脏器的静脉多先聚集为丛，而后形成数干，汇入髂内静脉。睾丸和卵巢静脉蔓状丛分别形成睾丸静脉和卵巢静脉，与同名动脉伴行，而不汇入髂内静脉。髂内静脉的外径左侧的为11.6 mm，右侧的为11.9 mm。髂内静脉无静脉瓣。

在各脏器附近又组成许多静脉丛，彼此吻合，均无瓣膜配备。在正常生理条件下，大部分静脉均经髂内静脉支回流至下腔静脉。在直肠壁上，有的注入髂内静脉的直肠中、下静脉，也有的经肠系膜下静脉注入门静脉系统的直肠上静脉。因此，在门静脉发生堵塞而压力增高时，这些吻合的静脉就发生曲张，可能形成痔核。

椎管内，在脊髓的前后部有一组很复杂的静脉，其管壁很薄。在每一个椎间隙，这些静脉与盆腔、腹腔、胸腔的静脉均有吻合，当胸腹腔压力增大时，这部分静脉血就可能经过椎静脉上升至颅内静脉窦内，然后再经上腔静脉回至右心，这整个循环途径可以称为第四静脉系或椎静脉系。椎静脉系与盆腔内静脉的吻合，可以解释盆腔内的脓肿或恶性肿瘤转移至盆骨、椎骨和股骨，甚至可以转移至脑，但不一定转移至肝、肺。脊柱手术后，血栓常发生于下肢，可能为右髂总动脉挤压左髂总静脉所致。手术时如采用俯卧位，应注意勿使腹部受压，不仅要保证一定的呼吸量，而且要避免静脉血流阻滞，术后应避免较长期的腹部受压和俯卧位，以避免静脉血流阻滞。髂总静脉一般缺少瓣膜，仅个别人可能存在瓣膜。我国髂外静脉的瓣膜出现率较欧美人为高。

两侧髂内静脉的壁支和脏支相互间有发达的吻合支相连。脏支还通过骶前静脉丛、骶正中静脉及骶外侧静脉与椎静脉系相连。椎静脉系是无瓣膜的纵行静脉丛，向下与骨盆静脉相通，向上与颅腔静脉相通，并通过腰升静脉、奇静脉与胸腹腔的静脉相连，由于髂总静脉和髂内静脉通常无静脉瓣，故在一定条件下，盆腔静脉血可逆流入椎静脉系。

■ 骨盆骨折引起的出血

骨盆骨折时容易引起出血，由于骨折好发部位与血管关系密切，容易损伤。

毗邻骨盆壁的主要血管

1. 骨盆前段　包括坐、耻骨及耻骨联合，骨盆骨折多发生于此处。围绕耻骨上支血管较多，在其前、后方各有髂外动、静脉及闭孔动、静脉经过。在耻骨下支，坐骨支内缘有阴部内动、静脉经过，位置恒定。当耻骨、坐骨骨折或耻骨联合分离时，上述诸血管由于贴近骨面，易于受伤。

2. 骨盆中段　系指髋臼窝处，发生骨折较少，但窝底甚薄，其内侧有闭孔动、静脉经过，并发出1~2小支至邻近组织，髋臼骨折或中心型脱位时，可能伤及此血管。髂总动、静脉在髋臼的前内侧下行，位于腰大肌及髂肌的筋膜隐窝，在进行全髋关节置换术修锉髋臼时，应警惕发生出血。

3. 骨盆后段　包括骶髂关节、骶骨及髂骨翼后部。此段有髂内动、静脉及其主要分支，如臀上动、静脉经坐骨切迹到髂骨后面，骶外侧动脉走行在骶骨的前面，髂腰动、静脉越过骶髂关节到髂骨前面，此段血管排列稠密，骨折时常引起损伤，如伴有骶髂关节脱位，则髂腰动、静脉的分支最易撕裂。

骨盆壁静脉丛

静脉多吻合成网状，壁薄，缺少弹性，撕裂后易造成渗血。在骶骨前方，由骶外侧静脉及骶前静脉组成的骶前静脉丛在骶骨骨折时最易损伤。

贴近骨盆壁的内脏

膀胱、直肠均有丰富的血管，骨折刺伤或牵拉可引起撕裂及出血。

骨盆骨

骨盆主要由骨松质构成，如伤及骨内血管，亦易渗血，多发性骨折出血更为严重。

骨盆的淋巴管和淋巴结

骨盆的淋巴结一般沿髂总动脉和髂内、外动脉而列，髂总和髂外淋巴结主要接受来自盆壁的淋巴，而髂内淋巴结则主要接受盆腔内的淋巴管，它们最后均输出至腹主动脉淋巴结（图8-10）。

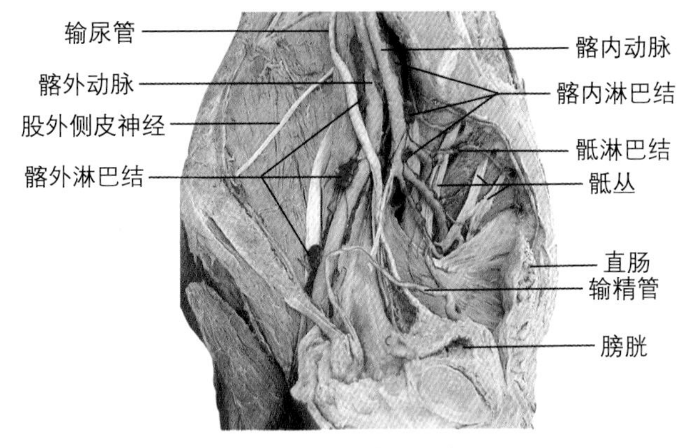

图8-10　髂外淋巴结

骨盆的神经

盆腔内的神经主要为骶丛和自主性神经的骶部。

骶　丛

骶丛（sacral plexus）为腰骶干（lumbosacral trunk，由L_4部分和L_5合成）和S、Co全部前支组成（图8-12）。但其组成可有多种变异，如为前置型，$L_{3\sim4}$同时参加骶丛，而后置型只有L_5参加骶丛。

骶丛贴于骨盆后壁，位于骶髂关节盆面之前，梨状肌与其筋膜之间。主要分支有坐骨神经、阴部神经等（图8-11~13）。

1. 坐骨神经　坐骨神经（sciatic nerve）为全身最大神经，由$L_{4\sim5}$、$S_{1\sim3}$神经根组成，起始处横径约2 cm，由梨状肌下孔出骨盆。坐骨神经分为两部分，腓总神经起于$L_{4\sim5}$及$S_{1\sim2}$的后股，胫神经起于$L_{4\sim5}$及$S_{1\sim2}$的前股。两部合并，包于一个总鞘内，一般在大腿后部中、下1/3交界处分开，也可

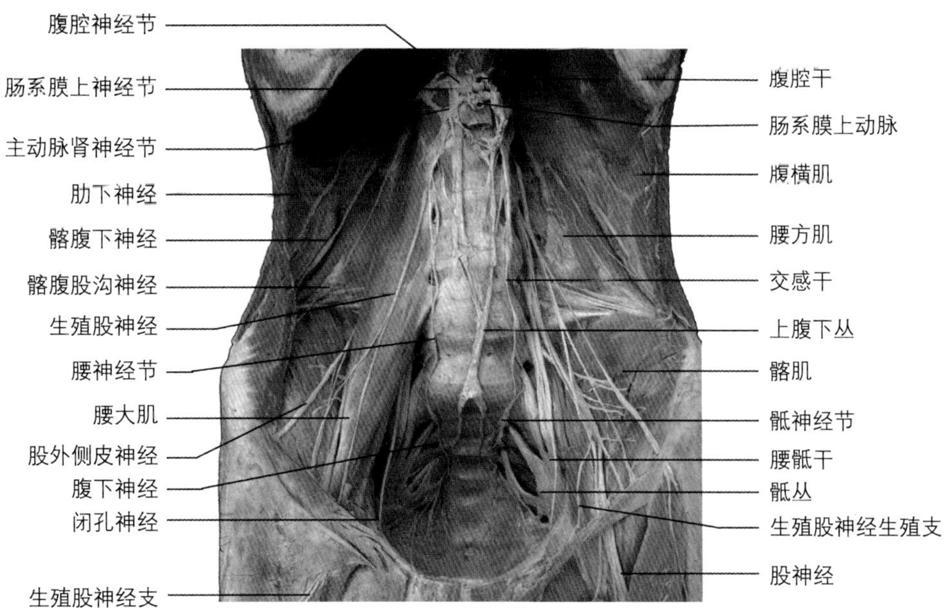

图8-11 腰骶丛的位置

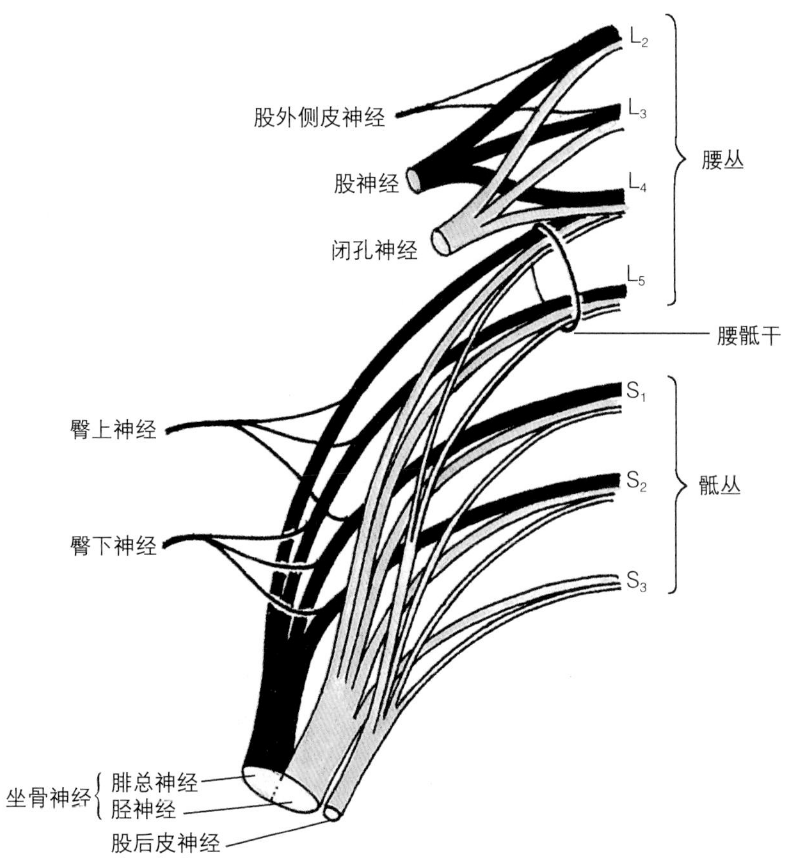

图8-12 腰骶丛的组成

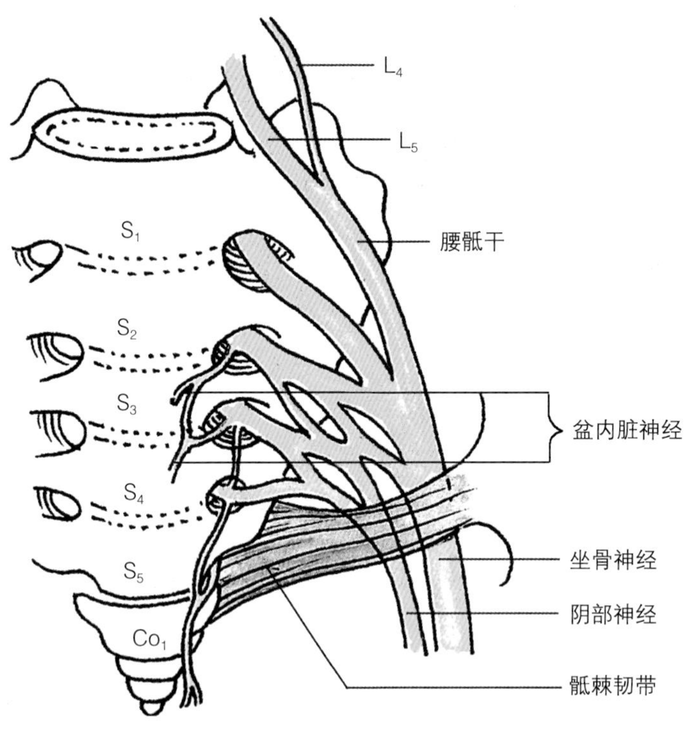

图8-13　坐骨神经和阴部神经的组成

在臀部及大腿上、中部的任何一平面分开。坐骨神经的分支多在内侧的不同平面发出，支配腘绳肌、股二头肌短头及内收大肌坐骨部，因此，坐骨神经的外侧为安全地带。

组成坐骨神经的神经根较多，行程又长，故椎管内、外侧，包括骶髂关节、梨状肌等任何部分病变均可引起坐骨神经痛，常见的如椎间盘突出、椎管狭窄、侧隐窝综合征等；但需要区别沿坐骨神经径路引起的放射性疼痛及反射性疼痛，后者也称为假性坐骨神经痛。

2. 阴部神经　阴部神经（pudendal nerve）由$S_{2\sim4}$神经根组成，位于坐骨神经内侧，由梨状肌下孔出骨盆，并由坐骨小孔进入会阴区。

3. 臀上神经　臀上神经（superior gluteal nerve）由$L_{4\sim5}$、S_1神经根组成，经梨状肌上孔与臀上血管一同出骨盆，在臀大肌及臀中肌间走行，支配上述两肌和阔筋膜张肌。

4. 臀下神经　臀下神经（inferior gluteal nerve）由L_5、$S_{1\sim2}$神经根组成，经梨状肌下孔与臀下血管、坐骨神经一同出骨盆，支配臀大肌。

5. 股后皮神经　股后皮神经（posterior femoral cutaneous nerve）起自L_5、$S_{1\sim2}$神经根，与坐骨神经一起在梨状肌下缘出骨盆，其后在其内侧走行，在臀大肌下缘出筋膜，分布于大腿后侧部皮肤。在臀大肌下缘常分出臀下皮神经，支配臀下部皮肤。

6. 其他神经　由骶丛发出的还有股方肌神经、闭孔内肌神经、盆内脏神经、梨状肌神经和盆膈肌的神经。

骶部自主性神经

自主性神经的节前纤维来自第$S_{2\sim4}$节段侧柱的细胞，经过前根和盆丛至盆腔脏器壁，在此交换神经元后，节后纤维分布于肛门和直肠的平滑肌。

这些自主性神经与盆腔其他结构紧密相连，在腹膜后疏松结缔组织内，可以寻出自自主性神经胸腰部发出的肠系膜下丛和下腹下丛，前者与直肠上动脉伴行，位于输尿管之前并紧紧与其相连，后者在输尿管之后，并位于它与直肠之间。这些纤维在远端展开，一部止于膀胱的上面，另一部在直肠后放射，在肠壁形成次级丛，在女性尚有纤维止于子宫和阴道。在腹膜后的致密组织内，杂有盆丛的纤维，它们一部来自第2~4骶神经的脏支，另一部则来自下腹下丛。

1. 肠系膜下丛　肠系膜下丛（inferior mesenteric plexus）接受沿腹主动脉两侧下行的肠系膜间神经和由盆丛发出的副交感神经纤维，这个神经丛在肠系膜下动脉各分支组成密织的神经网，其中环绕直肠上动脉的纤维尤为显著。

2. 上腹下丛　上腹下丛（presacral nerve）亦称骶前神经，系腹主动脉前神经丛的向下延续部分，由交感神经纤维组成，位于腹主动脉分叉处，在下部腰椎及骶岬之间，有2~3个根，其间有许多交通支相连，呈网状，向下分为左、右2个盆丛（图8-14）。

骶前神经的根有3种，左右两侧根由第1、2腰交感节之支合并而成，垂直向下，在第5腰椎和骶岬之前彼此会合；另一中央根来自腹主动脉周围，下降加入两侧根的汇合处。此3根约80%成丛，盘绕于主动脉分叉的下方，下行接收第3、4腰神经的交通支。

3. 下腹下丛（盆丛）　下腹下丛（盆丛）（inferior hypogastric plexus）在男性位于直肠的两侧，在女性则位于直肠和阴道的两侧，其节前纤维来自肠系膜下丛、骶部椎旁交感神经节发出的纤维和由$S_{2\sim4}$节段发出的盆内脏神经纤维，形成膀胱丛、直肠丛和子宫阴道丛，节后纤维止于盆腔相应的脏器。下腹下丛内的纤维互相交织，局部损伤或切除对于整体功能影响不大。

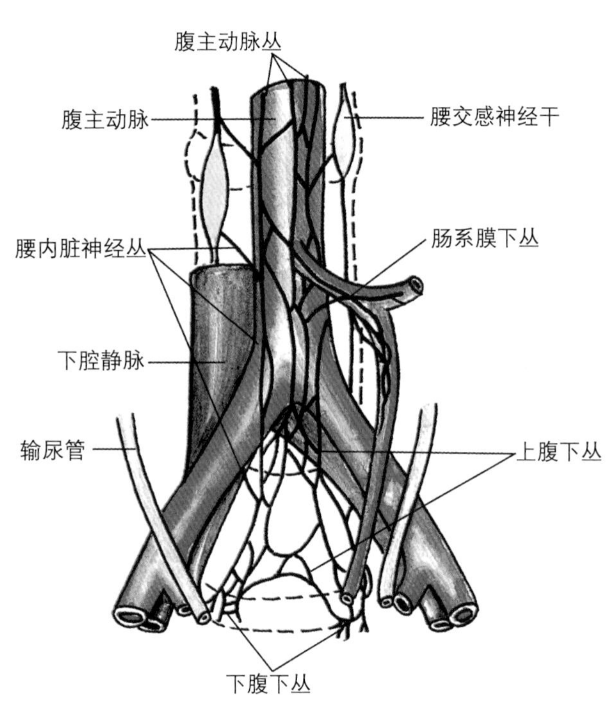

图8-14　上腹下丛

骨盆的组成

骨盆（pelvis）由骶、尾骨和左右髋骨及其韧带连结而成，被斜行的界线（为骶骨岬、髂骨弓状线、髂耻隆起、耻骨梳、耻骨结节、耻骨嵴到耻骨联合上缘连线）分为两部，界线以上为大骨盆，界线以下为小骨盆。小骨盆有上、下两口，上口又称入口，由界线围线；下口又称出口，高低不平，呈菱形，其周界由后向前为尾骨尖、骶结节韧带、坐骨结节、坐骨下支、耻骨下支、耻骨联合下缘。两侧耻骨下支在耻骨联合下缘形成的夹角叫耻骨角，男性为70°~75°，女性为90°~100°。

骨盆是连接脊柱与下肢的重要环节。骶骨与髂骨和骶骨与尾骨之间，均有坚强韧带支持连结，形成关节，一般不能活动。骶骨和髂骨构成骶髂关节，耻骨在前方借纤维软骨之连接构成耻骨联合。骨盆最薄弱处为耻骨上支、坐骨支与耻骨下支相连接处，当受到来自前后方或左右方的压力时，易在此处发生双骨折。骨盆上与腰椎相连，下借髋臼与下肢骨相连，身体的力量由躯干向下经骨盆传达至下肢。

髋骨

髋骨（hip bone）为不规则的扁骨，由3个骨化中心形成的髂骨、坐骨和耻骨结合而成，这3块骨于16岁以前由软骨连结，成年后骨化，在髋臼处互相愈合（图8-15）。髋臼底部中央粗糙，无关节软骨附着，称为髋臼窝。窝的周围骨面光滑，称月状面。髋臼的前下部骨缘缺口叫髋臼切迹（图8-16）。

髂骨

髂骨（ilium）位于髋骨的后上部，分髂骨体和髂骨翼。髂骨体位于髂骨的下部，参与构成髋臼后上部。由体向上方伸出的扇形骨板叫髂骨翼，其内面凹陷称髂窝，窝的下方以弓状线与髂骨体分界。弓状线前端有髂耻隆起，髂窝的后部

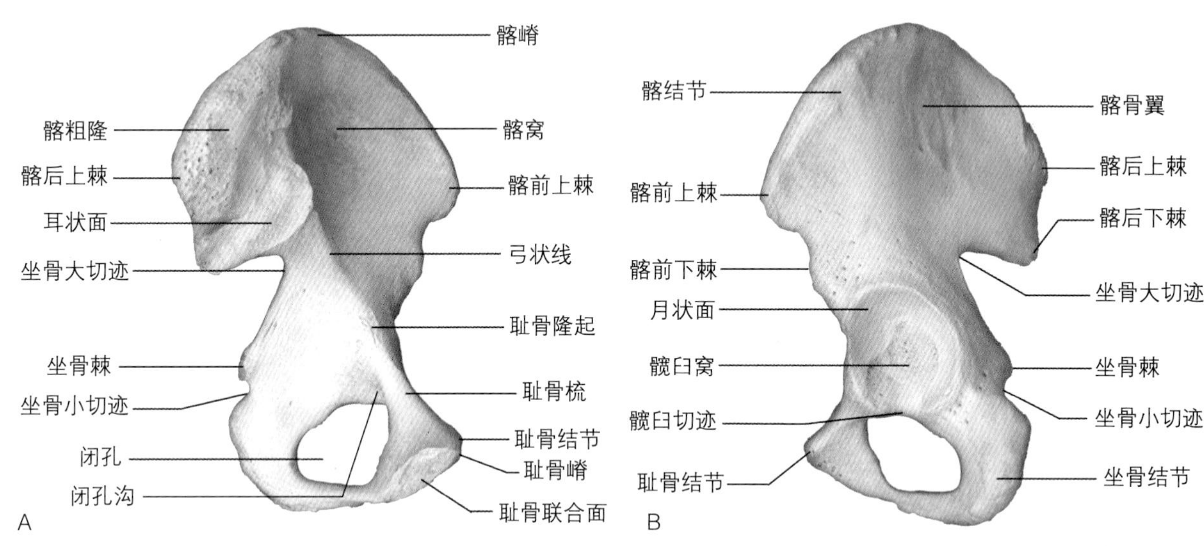

图8-15　髋骨的形态

A.内面观；B.外面观

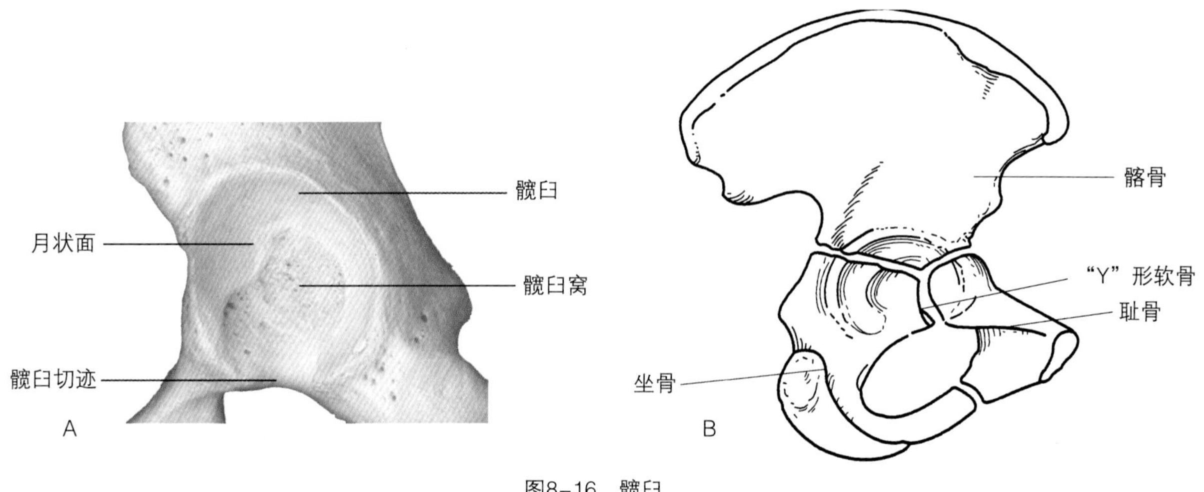

图8-16　髋臼

A.髋臼；B.髋臼Y形软骨

粗糙，有一近横位的耳状面。髂骨翼的上缘称髂嵴，为髂骨的上缘，凸向上，呈S形。髂嵴的前后两端突出形成髂前上棘和髂后上棘。髂前上棘在腹股沟外侧可以摸到，而髂后下棘位于臀部的内上方，第2骶椎棘突外侧4 cm处，难以触及，但体表有一浅凹，可作为标志。两侧髂后上棘的连线约平第2骶椎。从髂前上棘向后5~7 cm处，髂嵴较厚且向外突出，称髂结节，是骨髓穿刺的常用部位。髂嵴最高点位于髂嵴中点略后方，两侧髂嵴最高点连线约平第4腰椎棘突，是计数椎骨的重要标志。

坐 骨

坐骨（ischium）为髋骨的后下部，分坐骨体及坐骨支。坐骨体又分为上下两端和3个面，即股面、臀面和后面。上方，坐骨体构成髋臼的后下部。下方，坐骨体与坐骨支以锐角弯向前内上方，与耻骨下支相连接，围成闭孔，闭孔在男性比较大，呈卵圆形，女性比较小，略呈三角形，闭孔除上方有一连通盆腔与大腿的闭孔沟外，其余都被闭孔膜覆盖。坐骨体的后缘有三角形骨突称坐骨棘。坐骨棘与髂后下棘之间的弧形凹陷称坐骨大切迹，坐骨棘下方的缺口称坐骨小切迹。由体向下延续为坐骨上支，继而转折向前内方称坐骨下支。坐骨上、下支移行处骨面粗糙肥厚，称坐骨结节。

耻 骨

耻骨（pubis）位于髋骨的前下部，分耻骨体及耻骨上支、耻骨下支3部分。耻骨体构成髋臼的前下部，耻骨上支由体部行向前下方，达耻骨联合处急转向后下，形成耻骨下支，在闭孔的前下方与坐骨支连接。耻骨上、下支移行处的内侧面为一卵圆形粗糙面，称耻骨联合面，耻骨联合包含2块相对的透明软骨，表面覆盖纤维软骨并有致密的纤维组织包裹。耻骨联合下方有弓形韧带加强，这一纤维关节最厚的地方在前上方。耻骨上支的上缘有一锐利的骨嵴，称耻骨梳，其后端起于髂耻隆起，前端终于耻骨结节。耻骨结节内侧的骨嵴称为耻骨嵴。由坐骨和耻骨围成的孔称闭孔，闭孔有闭孔膜封闭。孔的上缘有浅沟，称闭孔沟。

■ 骶骨和尾骨

骶 骨

1. 骶骨的形态　成人骶骨（sacrum）由5块骶椎融合而成，分骶骨底、侧部、骶骨尖、盆面和背侧面，呈倒三角形（图8-17），构成盆腔的后上壁，其下端为骶骨尖，与尾骨相关节，上端宽阔的底与第5腰椎联合形成腰骶角。骶骨盆面凹陷，背侧面后凸，以增加骨盆容量。骶骨具有明显的性别差异，男性长而窄，女性短而宽，以适应女性分娩的需要。

骶骨底前缘突出，称骶骨岬。骶骨底上面的卵圆形骨面即第1骶椎椎体的上面，与第5腰椎椎体的下面形成腰骶关节。底的两侧平滑，名骶翼。骶骨的两侧上部粗糙，为上3个骶椎横突相愈合所致，该部呈耳郭状，又称耳状面，与髂骨相应的关节面形成骶髂关节。耳状面下缘的位置多位于第3骶椎中部及下部，但可高至第2骶椎或低至第4骶椎上部。骶髂关节的高度并不直接与骶骨高度相关，高而长的骶骨，骶髂关节可以短，而低而短的骶骨，骶髂关节可以长。骶骨的侧缘在骶髂关节以下窄薄部分为骶结节韧带和骶棘韧带附着处。了解骶骨的关节突甚为重要，原因是：①与S_1及L_5神经相关，可能直接或间接压迫这些神经；②第5腰椎椎间孔多有一侧隐窝，前界为第5腰椎椎间盘及椎体，后界为骶骨关节突的内侧部（位于额状面上），当第5腰椎椎间盘退化并变窄，第5腰椎椎体向后移位，导致侧隐窝矢径变小。在腰骶部进行手术时，应考虑这种解剖特点。

骶骨盆面在正中线的两侧有两排骶前孔，每侧各为4个，由骶管出来的骶神经前支由此穿出。

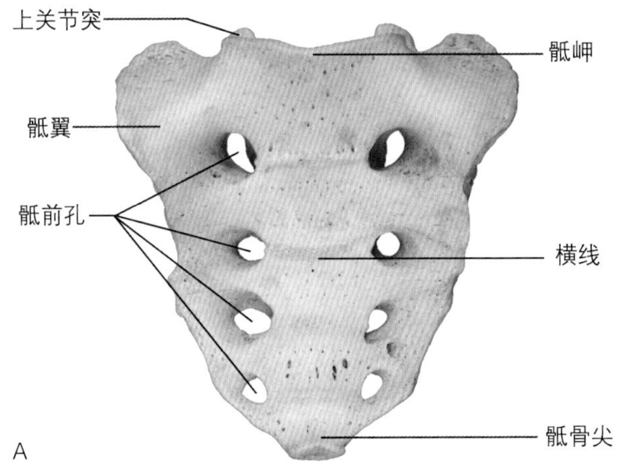

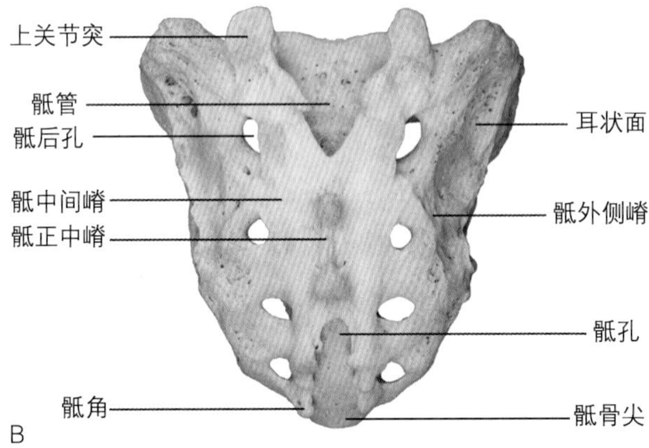

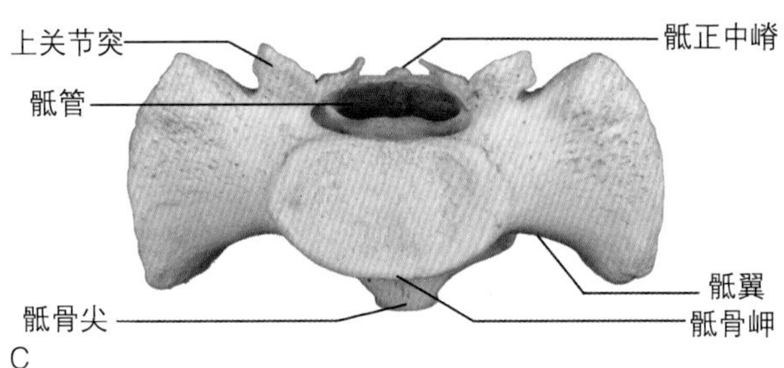

图8-17 骶骨的形态
A.前面观；B.后面观；C.骶管上口

骶骨的后面粗糙不平，正中隆起为骶中嵴，由第1~4骶椎的棘突连成，在骶正中嵴的两侧，各有一条断续的骶中间嵴，由各骶椎的关节突连成，在每侧骶中间嵴的外侧各有4个骶后孔，骶神经的后支由此经过。在每侧骶后孔的外侧，各有一条断续的骶外侧嵴，由各骶椎的横突构成。如骶骨下部与第1尾椎相愈合，则有5对骶后孔；骶骨底如与第5腰椎愈合，亦可形成5对骶后孔，如为4个骶椎，则只有3对骶后孔。

盆面的4对骶前孔经椎间孔与骶管相通，穿过上4对骶神经前支。骶骨后面上下部，各有一缺口，名腰骶间隙和骶尾间隙，蛛网膜下腔麻醉和骶管阻滞可分别由此两间隙进入。骶尾间隙成“八”字形，也称骶管裂孔或骶管裂隙，系由于第5骶椎两侧椎弓未愈合、椎板和棘突未发育所致，其位置可存在变异，有的在裂孔的尖端有向下伸延的骨片，将裂孔分为左、右两半，或有些小骨片凸向腹侧，裂孔被分隔，或骶管裂孔两侧缘向腹侧生出一些小骨片，相连成2个小孔，或骶角不显而几乎无裂孔。所有这些变异都会在骶管阻滞麻醉时造成障碍。两个间隙的表面均为一坚厚的纤维膜所覆盖。

人体直立时骶骨向前倾斜约45°。骶骨盆面的弯曲度大致均匀一致，但可增大或减小，有的于骶尾骨交界处形成角度或曲度不均匀。盆面的弯曲度与骨盆腔各部的直径大小有关，直而长的骶骨或骶骨位置不正，对分娩不利。盆面稍不平坦对骨盆腔大小无重要意义。

骶骨的高度与骶椎数目有关，由于腰椎或尾椎的移行，骶椎的数目可能增加。如骶骨含有第5腰椎时称腰椎骶化，腰椎骶化可能完全，也可能不完全，通常一侧发育不全或仅横突融合而腰椎体与棘突仍分离。第1骶椎一般与第5腰椎形成单岬，但可同时与第2骶椎又形成一岬，构成重岬。如出现腰椎骶化，第5腰椎替代第1骶椎与其上位腰椎，即第4腰椎形成一岬，又与其下一椎骨，即第1骶椎形成一岬而构成重岬。

2. 骶管　骶管（sacral canal）在骶骨体的后部有一扁平的骶管，前后借骶前、后孔与外界相连。下部开口于骶管裂孔。蛛网膜下腔至第2骶椎部即终了，故骶管裂孔处药物注射一般不会有直接注入硬膜囊的危险。

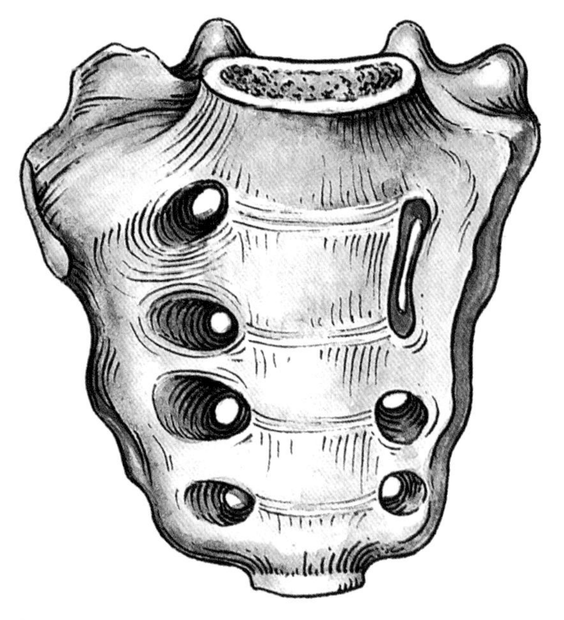

图8-18　骶骨发育不良

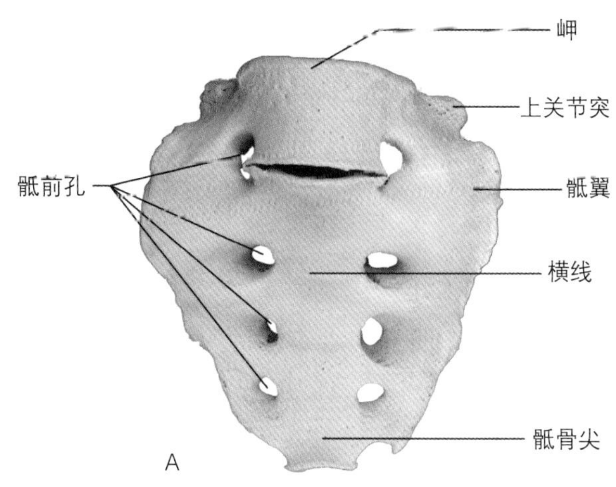

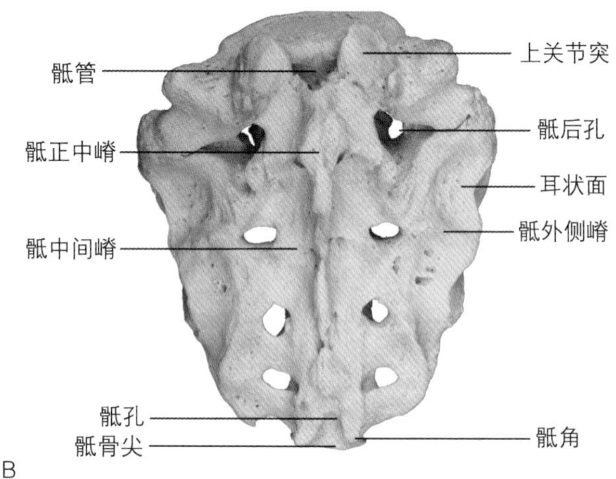

图8-19　移行骶椎

A.前面观；B.后面观

3. 骶骨畸形变异

（1）骶骨发育不良：骶骨两侧可不对称，一侧发育不良，表现为明显萎缩，不仅骶骨翼变窄，而且骶前、后孔亦变形，甚至相邻两孔融合为一细长的裂隙（图8-18）。

（2）移行骶椎：骶骨的节数常有变化，如第5腰椎骶化，则骶椎变为6节，如同时尾骨与骶椎相愈合，则可能为7节；如第1骶椎腰化，则剩余的骶椎只有4节（图8-19）。这种变异有的仅在一侧发生，为引起腰痛原因之一。如骶尾骨不发育，骨盆可显著变窄，臀部有明显的陷窝和萎缩，下肢肌萎缩常随骨骼生长而逐渐加重。

（3）骶椎裂：骶骨在发生时有缺损，两侧椎板在后正中部不愈合或在上下关节突之间，神经弓缺少骨性连合。第5腰椎也常有这种畸形（图8-20）。骶椎裂可能很小，只是一个缝隙，发生于正中或偏一侧，棘突仅与一侧椎板相连，严重时椎板本身甚至下关节突也发生缺损。正常情况下，硬脊膜囊及马尾为坚强的椎板所保护，如出现脊柱裂，椎板阙如，游离棘突或浮棘为黄韧带

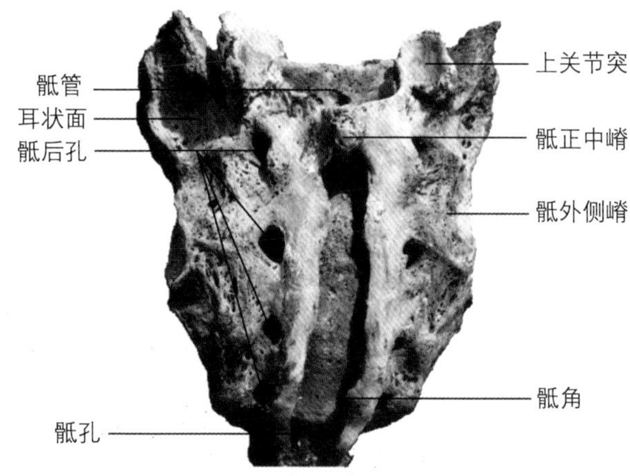

图8-20　骶椎裂

所支持，可对前方的硬脊膜囊发生挤压，在后伸时尤其明显（图8-21）。

骶椎裂常是引起腰痛的原因，这种缺损能使韧带的附着变为软弱和不稳定，同时由于该部负重和活动不平衡，易使韧带肌、关节囊和关节面发生劳损。

（4）骶骨关节突不对称：骶骨上关节突的关节面一般两侧对称，呈斜位，近似横行方向，并微呈弧形，但也有不少呈冠状位及矢状位，两侧可不对称。

尾 骨

尾骨（coccyges）略呈三角形，由3~5节尾椎愈合而成，一般在30~40岁才融合完成，在人类为退化之骨，切除后无太大影响。坐位时，尾骨并不着力，而系坐骨结节负重。尾骨在晚年可与骶骨相愈合形成一骨，这在女性更为多见。尾骨下端尖，上端为底，其卵圆形关节面和骶骨尖形成关节，其间有纤维软骨盘。尾骨后上部的凹陷与骶骨相连部分称为骶尾间隙，在关节面后部两侧各有一尾骨角，相当于尾骨的椎弓和上关节突。

尾骨底的后缘较前缘高，朝前下，它的前面稍凹，平滑，后面凸出并粗糙。尾骨的形状可有很多变异，两侧可不对称，其曲度可前弯或向一侧倾斜。骶尾关节可发生骨性融合。尾骨可以改变骨盆出口形状，如尾骨不能活动，分娩时可发生骨折。

■ 骨盆的连接

下肢的关节可分为下肢带关节和自由下肢关节，骨盆的关节即属下肢带关节，包括耻骨联合、骶髂关节，另有骶结节韧带和骶棘韧带参与（图8-22~25）。

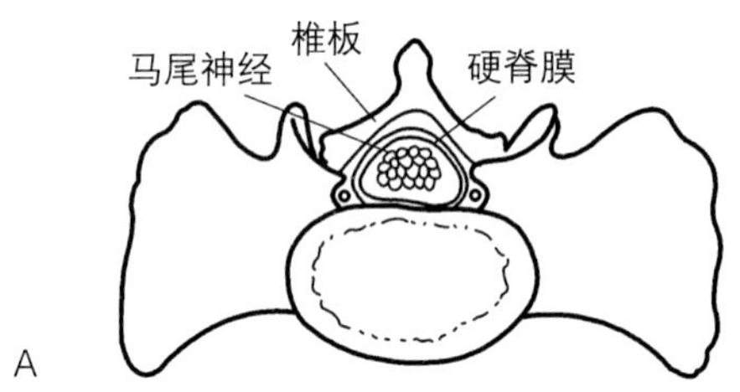

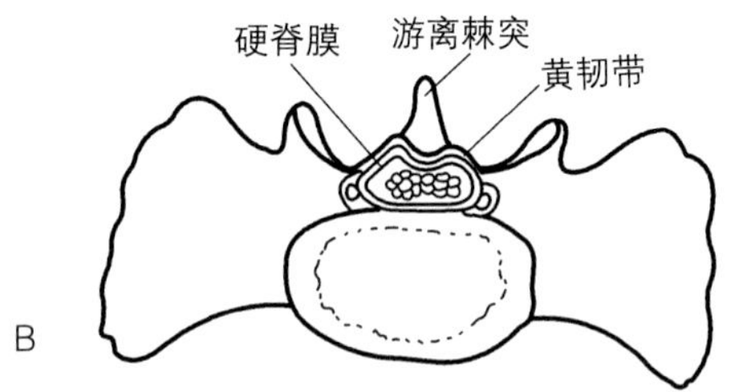

图8-21 游离棘突对硬膜囊的压迫

A.正常情况下硬脊膜囊及神经根为坚强的椎板所保护；B.隐性脊柱裂，椎板阙如，游离棘突为黄韧带所支持

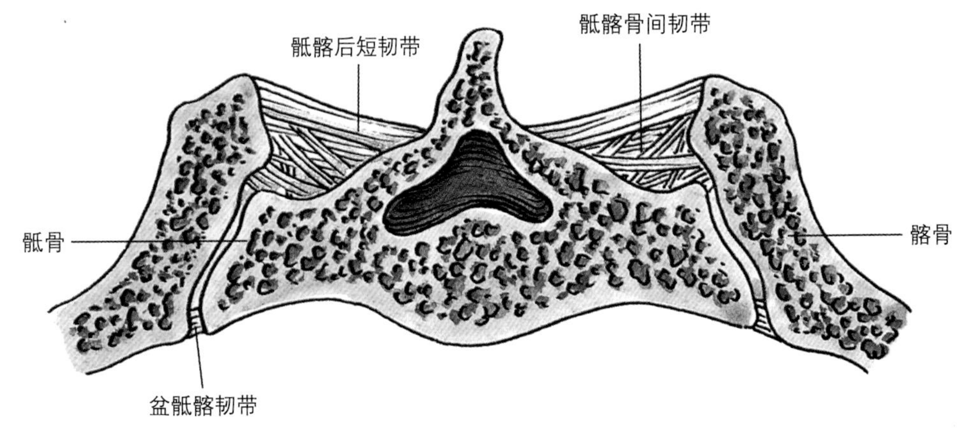

图8-22 骶髂关节

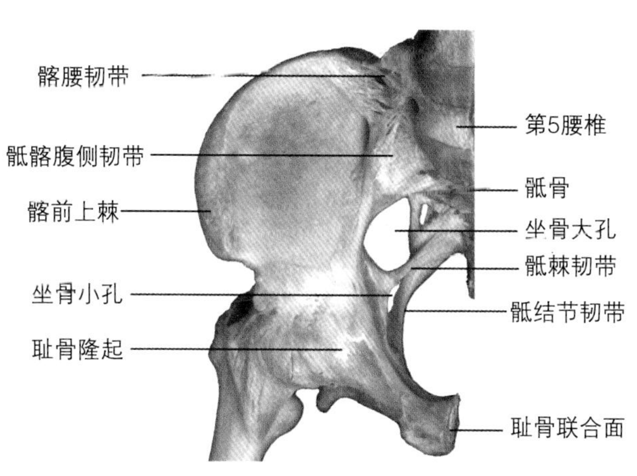

图8-23 骨盆前面的韧带

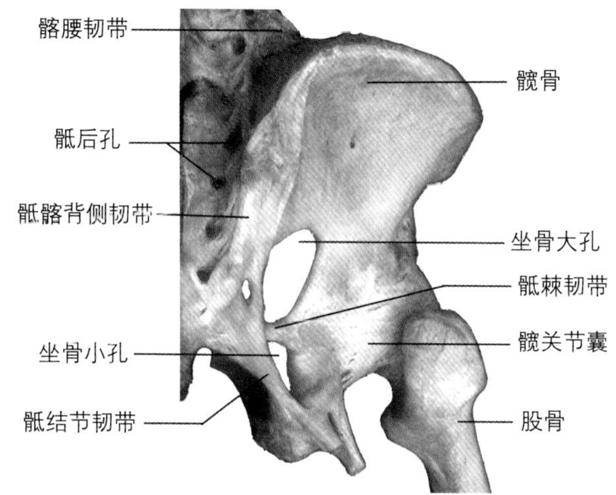

图8-24 骨盆后面的韧带

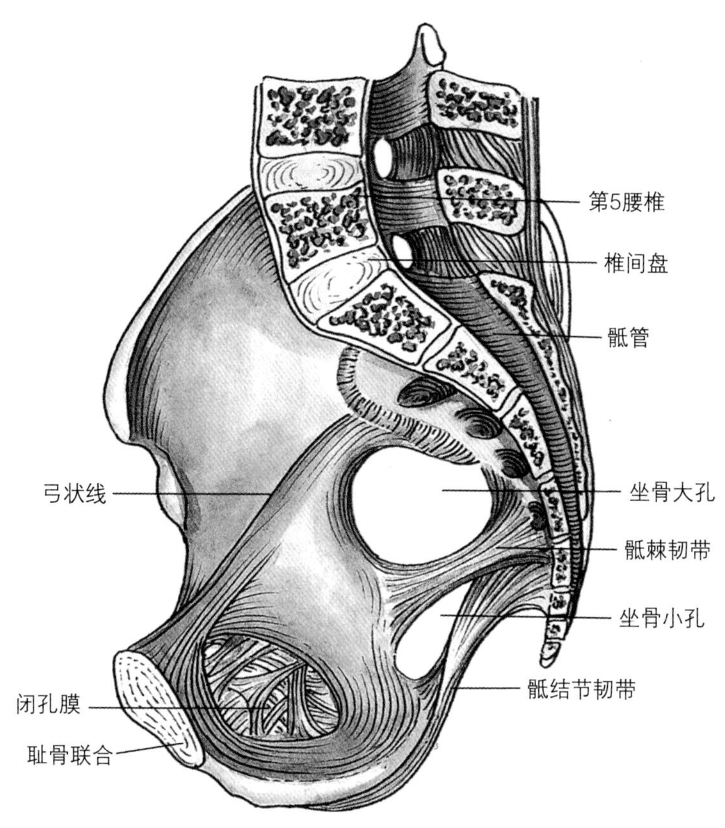

图8-25 骨盆韧带内侧面观

骶髂关节

骶髂关节（sacroiliac joint）由骶骨及髂骨的耳状面构成，在构造上属于滑膜关节，但从运动范围来看，可以认为是滑动关节。其大小及形状在个体有较大差异，即使同一人，两侧也不完全相同。

1. 关节的结构特点　骶髂关节由骶骨和髂骨的耳状面构成，骶骨的耳状面在上3个骶椎的侧部，向外向后，其前面较后面为宽；髂骨的耳状面向前向内，骶髂关节的关节面表层为纤维软骨，深层为透明软骨，有滑膜、关节腔及滑液，两关节面凹凸不平，相互嵌合，只有很窄的间隙，其关节腔方向由后内向前外。这样的构造使得两个相应的关节面密切相嵌，更增加关节的稳定性，因此骶髂关节脱位少见。有些人的骶髂关节小而平坦，产生相当剪应力，这种小而直的关节很不稳定，仅靠周围韧带维持。

骶骨的关节面覆被以一层较厚的透明软骨，髂骨关节面上的透明软骨极薄，仅为前者厚度的1/3，软骨面小的穿孔即可使髂骨骨髓与软骨接触，引起骶髂关节炎。这一点与小儿长骨血源性骨髓炎不同，后者因有骺板相隔，除股骨上端外，一般不侵犯关节。正因为如此，髂骨骨髓炎局部病变更为严重而复杂，同时由于髂骨翼的炎症直接刺激髂腰肌，早期侵犯髋关节，所以在发病早期即能出现髋关节屈曲性挛缩。中年以后关节腔内常有纤维束横过，关节软骨上可能覆有一层纤维软骨，在年轻人中，这些软骨板紧密融合，关节腔甚至完全阻塞。骶髂关节有短而薄的关节囊。

2. 维持关节稳定的组织　骶髂关节的关节囊薄弱，但关节周围有骶髂骨间韧带、骶髂后韧带、骶髂前韧带、骶结节韧带、骶棘韧带等不同方向的韧带组成稳定关节的坚韧结构。在关节面的后部，骨面极为粗糙，即为韧带的附着点。

（1）骶髂骨间韧带：骶髂骨间韧带（iliosacral ligament）为众多短而坚强的纤维束，位于关节软骨之后，为骶髂后韧带所覆盖，纤维的方向杂乱，是两骨之间充填于关节后方与上方不规则间隙的主要连结结构。

（2）骶髂后韧带：骶髂后韧带（posterior sacroiliac ligament）为坚强的纤维束，从骶外侧嵴向外斜至髂骨，加强关节后部。分为长、短两部，短韧带的纤维近乎水平，长韧带斜行，在短韧带的浅面向下与骶结节韧带融合。

（3）骶髂前韧带：骶髂前韧带（anterior sacroiliac ligament）为宽薄的纤维束，是关节囊前方增厚的部分，内侧起自骶骨盆面的外侧，向外止于髂骨耳状面的前缘和耳前沟。仅在关节上部存在，具有防止髂骨外旋的作用。

（4）骶结节韧带：骶结节韧带（sacrotuberal ligament）为一坚强的纤维束，起点较宽，一部与骶髂后韧带相融合，由髂后上棘和髂嵴的后部向下止于坐骨结节，其附着处由坐骨结节沿坐骨支前延为镰状突。部分臀大肌起于此韧带下部的纤维，一部与股二头肌的起点相混。该韧带作为骨盆出口的后外侧界，亦作为坐骨小孔的下界。

（5）骶棘韧带：骶棘韧带（sacrospinous ligament）呈扇形，甚为坚强，韧带的基底由骶尾骨的侧面向外止于坐骨棘，其后部为阴部神经所越过。此韧带介于坐骨大、小孔之间，作为二孔之界。由臀部观察，位于骶结节韧带的深面。骶棘韧带前部为肌性，与尾骨肌相连，通常认为是尾骨肌退化的部分。骶结节韧带及骶棘韧带使骶骨稳定于坐骨结节及坐骨棘上，防止骶骨在髂骨上向后转动。

上述两条韧带与坐骨大、小切迹共同围成坐骨大孔和坐骨小孔，是臀部与盆腔和会阴部之间的通道，有肌、肌腱、神经、血管等通过。

骶髂关节是微动关节，由于肌的作用，特别是站立的结果，使骶髂关节的易动性朝两个方向，即骶骨和髂骨的关系是垂直滑动及前后活动。骶髂关节的活动一般为上下的滑行，而前后活动甚少。男性骶髂关节的活动在30~40岁时开始消失，女性在40~50岁开始消失。随年龄增加，该关节常发生纤维性或骨性强直。骶髂关节及周围的骶髂韧带、骶棘韧带及盆底肌和筋膜共同构成骶髂关节复合体。骶髂韧带可维持骨盆环的正确位置，防止骨盆环外旋，骶结节韧带可防止矢状面的旋转，骨盆环的稳定主要依赖于骶髂关节复合体的稳定性。

3. 骶髂关节的血供和神经支配　骶髂关节血供来自臀上动脉、髂腰动脉和骶外侧动脉的关节支，神经来自臀上神经的关节支和第1~2骶神经后支。

4. 骶髂关节的检查　检查骶髂关节可以有很多方法：①直腿抬高试验，即使股后肌紧张伸长，并使坐骨结节向下，间接影响骶髂关节，髂骨有向后旋转的倾向；②使患者平卧，一侧膝关节和髋关节尽量屈曲，患者的两手抱一侧膝部，使大腿与腹壁相贴，这样使腰椎和骨盆固定，之后使患者另侧大腿放置桌缘之外，检查者用力按此侧膝部，使髋关节过伸，这样经过骶髂关节的横轴，可使此侧骨盆向前旋转。在这种姿势下，骶髂关节有疾患时发生疼痛，而腰骶关节有疾患时并不引起疼痛，以此鉴别疾病发生的部位。俯卧时，一手压骶髂关节处，一手上提踝部，使骶髂关节过伸亦可诱发疼痛；③PATRICK试验：患者取仰卧位，屈大腿及小腿，置外踝于健侧膝前髌骨处，形成4字形，一手向外下方向压膝关节内侧，牵扯髋及骶髂部，诱发骶髂关节疼痛为试验阳性。

正常直立时，骨盆应在水平位置，髂前、后上棘连线应与地面平行。躯干正常屈曲时，腰椎和骨盆应同时前屈，由第1胸椎至第1骶椎的距离一般为20 cm，如腰椎有疾患，患者只能借骨盆前旋而使躯干半屈曲，腰椎并没有屈曲；如骶髂关节有疾患，弯腰时虽然腰椎屈曲使躯干半屈曲，但骨盆并未前旋。

5. 骶髂关节病变的解剖基础　骶髂关节的上半部为韧带关节，无软骨关节面，在骶骨与髂骨之间有许多凸起和凹陷，互相嵌插借纤维组织连接，颇为坚固，不易损伤；而骶髂关节的下半部有耳状关节面，小量滑膜和前后关节囊韧带，是真正的关节，也是比较薄弱容易损伤的部位。在不良位置和肌不平衡的情况下，身体的负重会引起骶髂关节的扭伤，亦可使韧带变为松弛，如此损伤的机会增多。各种暴力均可造成关节面移位及韧带损伤。韧带或肌损伤后，局部血肿如不予以积极治疗，则可产生纤维性变，以致在肌、韧带或关节中发生粘连，引起慢性腰痛。

骶髂关节有病变时，立位屈曲的情况下，股后肌紧张，髂骨后旋，使关节劳损，故感疼痛；侧屈时不疼痛；伸展时髂腰肌紧张，髂骨位置不变，关节无劳损，故亦不痛；坐位屈曲及仰卧（双膝双髋屈曲）时，因股后肌松弛，躯干屈曲，髂骨位置不变，无关节劳损，亦不痛。直腿抬高试验时，因患侧股后肌紧张，髂骨后旋，关节劳损，故疼痛。骶髂关节有疾患时. 压痛点多限于患侧髂骨后缘，疼痛向臀部、大腿小腿后侧和外侧放射，患者为了减较疼痛，背部肌特别挛缩，亦是引起脊柱侧凸的原因。

老年人骶髂关节的下部常有骨质增生，关节本身亦可骨化而融合。腰骶干即位于骶髂关节下1/3的前方，其间只隔开关节囊，因此骶髂关节的骨质增生或炎症可刺激神经引起坐骨神经痛。骶髂关节附近为骨松质，结核病可侵犯此部位，脓液聚集在髂腰韧带下，可沿腰大肌至大腿，亦可由坐骨大孔穿出至臀大肌深处，然后由梨状肌下方沿坐骨神经下行至大腿后部或大转子处。

副骶髂关节

除正常骶髂关节的关节面外，有时另有一个或多个副关节面，即副骶髂关节（secondary sacroiliac joint），是后天形成的纤维软骨关节，在男性尤为多见，可成单或成双，发生于一侧或两侧，且多位于第2骶后孔平面，有的对第3骶后孔。副骶髂关节一般位于髂嵴的后上部，横行，其直径为1~2 cm，与骶髂关节成一角度，呈马鞍状，有关节囊。

在副骶髂关节，骶骨的关节小面位于骶外侧嵴，髂骨的关节小面在髂后上棘的内面，并位于耳状面的上粗隆区。关节小面大多扁平，但可能呈凸面或凹面，与相对关节小面相适应。周围轮廓一般不规则，呈卵圆形，其最长直径在纵面，最短直径在横面。

副骶髂关节的出现可能是由于人的直立姿势引起脊柱下部下沉于骨盆，遂使两侧的髂后上棘更为靠近。

腰骶关节

腰骶关节（lumbosacral joint）由第5腰椎椎体与骶骨底的椎体，以及两侧的小关节面构成，其构造与一般的椎间关节无异。腰椎常有畸形，如腰椎骶化或骶椎腰化，其腰骶关节两侧常不对称，运动时不协调，久之乃产生创伤性关节炎，引起腰痛和下背部扭伤。

第5腰椎下关节突与骶骨上关节突间的关节属于滑动关节，具有关节腔和关节囊，关节面上覆盖有透明软骨，只是关节面方向较腰椎椎间关节更接近额状位，这样可以防止第5腰椎在骶骨上向前滑动，同时在运动上具有较多的灵活性。腰骶关节属于微动关节，其间的椎间盘较其他腰椎的椎间盘为厚，前侧较后侧尤厚，可以加大腰椎前凸。

腰骶关节周围的韧带与其他腰椎间关节大致相同，前、后纵韧带向下分别附于骶骨的前、后面，在椎板之间以及棘突之间有黄韧带、棘间韧带和棘上韧带，除此以外，尚有髂腰韧带和腰骶韧带，在位置上相当于横突间韧带。

髂腰韧带伸展于第4、5腰椎横突与髂嵴上部前面之间，其纤维由第4、5腰椎横突做放射状走行，前部纤维向下斜行，附着于髂嵴内唇的后半，偶尔形成一硬的镰刀形纤维束。髂腰韧带是覆盖于盆面腰方肌筋膜的加厚部分，它的内侧与横突间韧带和骶髂后短韧带相混。髂腰韧带为宽而坚强的纤维束。由于第5腰椎在髂嵴的平面以下，可抵抗身体质量所引起的剪力，这个韧带可以限制第5腰椎的旋转，同时防止它在骶骨上向前滑动。

腰骶韧带的上部与髂腰韧带相连，它的纤维呈扇形，向下附于髂、骶骨的盆面与骶髂前韧带相混，它的内侧锐利缘有第5腰神经的前支通过。

腰骶关节位于腰骶角的顶点，身体的质量很容易使第5腰椎向前滑脱，正常时因为关节突相互交锁、椎间盘的存在以及韧带的维持（特别是髂腰韧带）而得以防止这种倾向。如因外伤或发生以上变异，使这些支持组织变为软弱，则可以引起关节的不稳定。

腰骶关节在一个斜面上受到增加的压力和剪力的作用，正常人骨盆倾斜30° 时，压力是剪力的2倍，比例是2：1；腰椎前凸15° 时，比例是1：1；前凸25° 时，比例为1：2。腰椎前凸过大能引起进行性损伤，尤其在40~50岁的中年患者中更为明显。如果腰椎前凸消失，则压力和剪力减少。下背痛时，重力和体质量这两种主要力量作用于关节的韧带和肌，任何机械改变都能引起椎间盘损害、肌痉挛和加重神经压迫，治疗的目的是通过功能性肌锻炼加强肌力和改正力线。

腰骶关节为人体躯干和下肢的桥梁，负重大，活动多，遭受外伤机会较多，有时可发生关节突骨折。腰部急性损伤包括肌、韧带扭伤，90%发生于腰骶关节或骶髂关节。腰骶关节有病变时，立、坐位及仰卧时均疼痛。

骶尾关节

骶尾关节（sacrococcygeal joint）由骶骨尖和尾骨底组成，属于微动关节，椎间盘甚薄，前后部较侧部厚，其周围也有一些韧带加强。骶尾前韧带是前纵韧带向下的延长部，分为两束，在上附于骶骨的盆面，向下合而为一，附于尾骨的盆面。髂尾后韧带分为深、浅二部，深部是后纵韧带的延长部，在第1尾椎的下缘与浅部相混合，浅部扁平，从骶管裂口缘到尾骨背面，遮蔽骶管下部，也可看作棘上韧带、棘间韧带和骶棘肌筋膜起始部的延长部分。位于两侧的骶尾外侧韧带相当于横突间韧带。此外，在骶尾角之间另有角间韧带相连。

这个关节可以允许轻微的屈伸运动，肛提肌收缩时，可以使这个关节微微前屈，增大肛门直肠交接处的屈曲度，可控制大便的排出。肛提肌松弛时，关节微微后伸，有助于大便的排出，但过度后伸可引起尾骨角骨折。

尾骨间关节

年轻人第1、2尾椎间可能有纤维软骨盘存在，老年人尾骨间关节多消失。尾骨间关节也靠上述各韧带而加强。

耻骨联合

耻骨联合（pubicsymphysis）由两侧的耻骨联合面借纤维软骨连接而成，有耻骨上韧带、耻骨弓状韧带加强，有人将耻骨联合算作半关节（图8-26）。在耻骨联合纤维软骨的上部到9岁时始出现一甚小的关节腔，女性较大。关节周围的韧带皆甚弱，真正具有连接作用的为关节内的纤维软骨盘，与椎间纤维软骨盘相似，唯有一甚小的滑膜腔，而无髓核。耻骨联合的构造特点说明，当暴力冲击时，常引起耻骨骨折，而不易发生耻骨联合分离。耻骨联合可进行微小的运动，如旋转和移位，并且多与骶髂关节和髋关节同时运动，在妊娠晚期和分娩时可出现耻骨联合分离现象。

耻骨上韧带附着于耻骨嵴和耻骨结节。耻骨下韧带亦称弓状韧带，为弓形的厚纤维束，附着于两侧耻骨的下支，形成耻骨弓的圆形部分，其基部与尿生殖膈之间隔一间隙，有阴茎（阴蒂）背深静脉穿过。耻骨前韧带由坚强的纤维交织而成，与腹直肌和腹外斜肌的纤维相混，耻骨后韧带只有极少的纤维束，最为薄弱。成人男性耻骨联合承受的质量可超过236 kg，承受的张力较压力更大，可达270 kg。耻骨联合的血供来自闭孔动脉、阴部内动脉、腹壁下动脉和旋股内侧动脉的分支。神经由阴部神经和生殖股神经分支支配。

骨盆关节的运动

骨盆因有2个骶髂关节及耻骨联合而使骨盆骨性中断，如不稳定，必产生剪力施加于骨盆环，并传递应力至骨盆的其他部分。

体质量向下压迫骶骨的力量因有骶髂关节强有力的骨间韧带、骶髂后韧带及耳状面互相交锁得以消除，体质量加于骶骨前部有使骶骨底下倾的趋势，但为骶结节韧带和骶棘韧带所防止。骨盆受股骨的支持，不致向一侧倾斜。腰骶关节倾斜较大，第5腰椎在体质量压迫下之所以不向前移位，乃由于椎间纤维软骨、髂腰韧带和关节突交锁所致。下肢传达的震荡经骨盆至脊柱，经过骶髂关节时，关节稍退让。

骶髂关节的运动幅度甚小，骶骨有一种倾向以第2骶椎作为支点而向前旋转，这种倾向系由

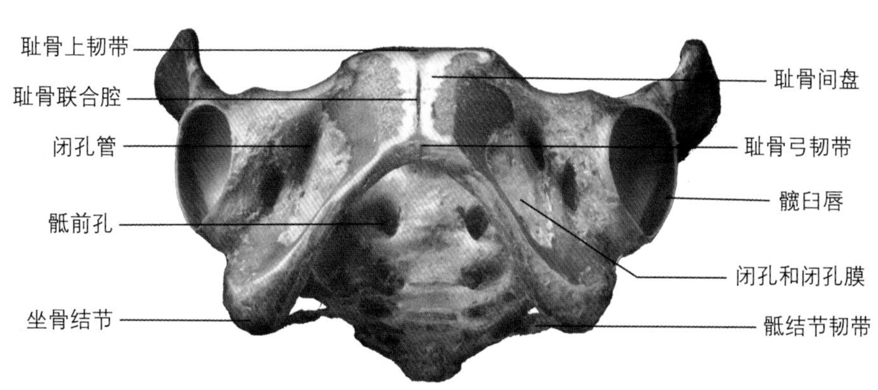

图8-26 耻骨联合

于直立质量加于脊柱之故。骶髂关节的韧带在抵抗这种旋转时，关节面的前部较后部更为分开，因此在负重位置下，髂骨倾向于向前移位，骨间韧带及骶髂韧带紧张，使两侧髂骨更为靠拢，以防止这种倾向，骶髂骨关节面间存在的相应沟、凹、嵴，使彼此嵌合紧密。

骨盆整体观

小骨盆和大骨盆

以界线将骨盆分为前上方的大骨盆（greater pelvis）及后下方的小骨盆（lesser pelvis）。大骨盆主要由髂骨翼构成，属腹腔的一部分，其上部向前敞开，无明显入口。其出口即小骨盆的入口。小骨盆居于下部，也叫真骨盆，分为骨盆上口、骨盆下口及骨盆腔3部分（图8-27）。小骨盆的出口甚不规则，无明显界限，且高低不平，前为耻骨联合下缘，两侧为坐骨结节，后为尾椎。小骨盆前壁短，后壁长。骨盆腔的上口与腹腔相连，下口为会阴菱形周界。

正常情况下，人体直立时，骨盆向前方倾斜（图8-28）。骨盆上口平面与水平面形成一斜度，称为骨盆（倾）斜度，为50°~60°。骨盆下口平面与水平面也形成约15°的角。由于骨盆向前方倾斜，因此骶尾骨朝前下方，而耻骨联合的后面向后上方。骨盆斜度正常时，腰椎有一定前凸，沿第5腰椎及骶骨纵轴划线，两线相交成腰骶角，约为130°（图8-29）。如骶骨较高，骨盆斜度减小，腰椎曲度变平；如骶骨呈水平位，骨盆斜度变大，腰椎前凸也必定增加，腰骶关节所受剪力及应力也增加，而髋、膝关节过度伸展。

男女性骨盆的不同点

男女性因生理不同，骨盆的形状有很多不同点。一般来说，女性骨盆入口大，呈卵圆形，男性的入口较小，呈心形；女性骨盆腔较宽、较浅，男性的则较窄、较深；女性的骨盆腔较直，男性的呈漏斗状。这些区别并非绝对，其间有甚多过渡型甚至相反者。除此以外，女性的骶岬不显著，男性的隆凸；女性的坐骨大切迹角度大，男性的小；女性的耻骨角大，为90°~100°，男性的小，为70~75°；女性的髂骨翼近似水平，男性的峭立。

因为疾病、先天性畸形或发育障碍，骨盆的形状可有多种改变。佝偻病患者，骨盆一般扁平，其畸形程度与发病的年龄和营养状况有关。成人软骨病患者，其骨盆畸形和疾病的严重程度成正比，在较严重的病例中，骶岬被挤压向前下，两侧的髋臼向内挤压，耻骨弓仅留一纵行窄隙，向前如鸟嘴，同时坐骨结节向外侧展开。

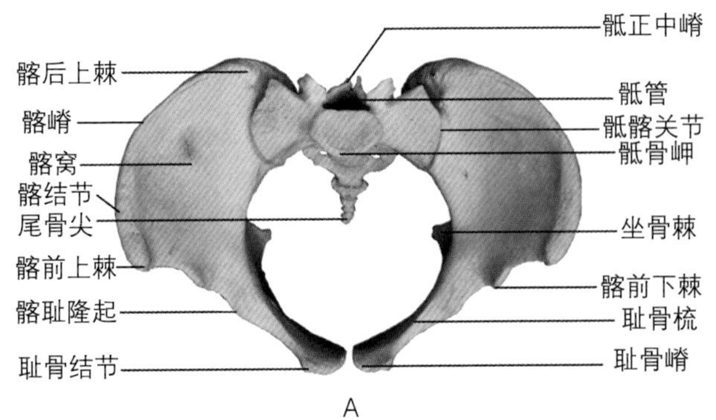

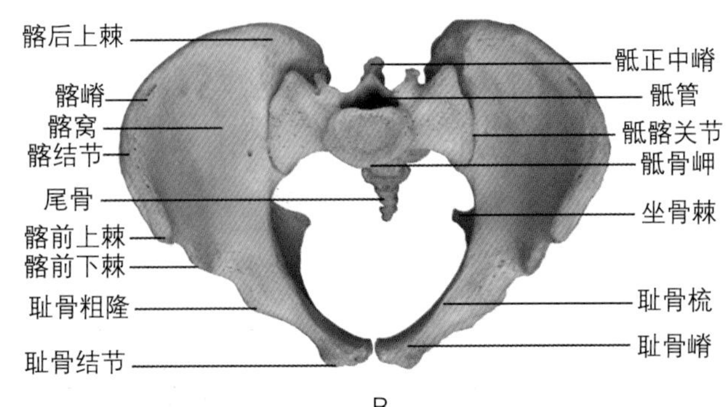

图8-27　小骨盆上口

A.女性骨盆；B.男性骨盆

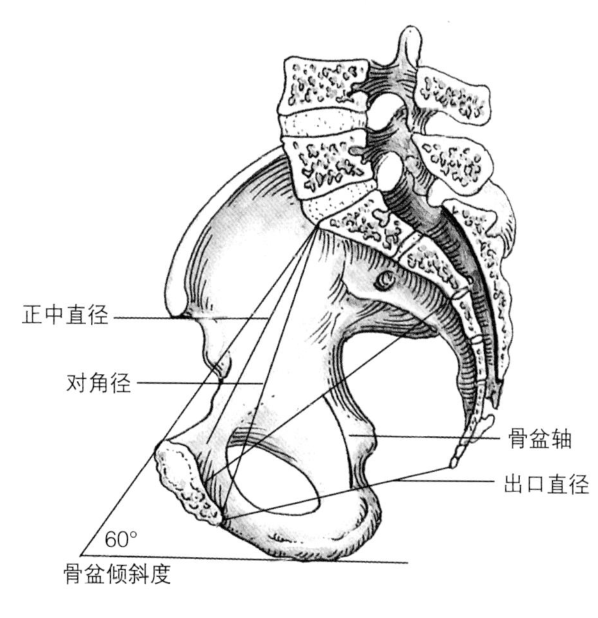

图8-28 骨盆倾斜度

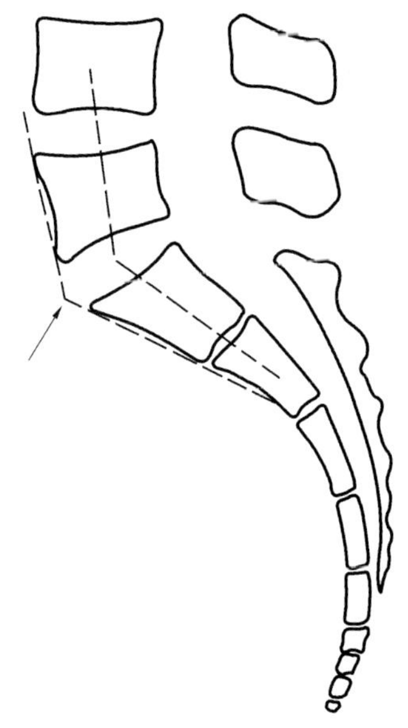

图8-29 腰骶角

骨盆的骨化和变化过程

出生时骨盆小，呈圆锥形，骶骨几乎垂直向下。髂骨的骨化中心在胚胎第2个月时出现，坐骨的骨化中心于胚胎第4个月时出现，耻骨的骨化中心至第4、5个月时始出现。由髂、耻、坐3个骨化中心发生的骨骼，男性在16~17岁始互相愈合，女性在13~17岁时愈合，耻骨支和坐骨支在10岁时愈合。

髋骨除了上述的近髋臼的初级骨化中心外，另在髂骨的周围突起有次级骨化中心，以后发展成为髂嵴、髂前上棘、坐骨结节、坐骨棘和耻骨结节（图8-30）。

随年龄增加，骨盆的形状和直径开始发生变化，骨盆的发育大致受下面4个因素影响。

年龄变化

在前3个月中，骨盆的发育最快，无论是骨盆的高度，髂、坐、耻骨的长度均有所增加，自3个月以后，发育的速度即稳步下降。青春发动期间，一般女性在13岁时，骨盆各径显著增加，男性则迟2年，女性在17岁时，骨盆的发育大致完成，但以后仍在进行。

直立姿势的改变

婴儿开始坐立时，体质量传达至坐骨结节，站立时传达至股骨头。这种姿势的改变使骶骨向前向下，骨盆入口的矢径减小，骶岬就更显突出。骶骨下部的后倾因受骶棘韧带和骶结节韧带的牵拉得以防止，骶骨的前部因而凹陷，其中心部正好位于第3骶椎。

在直立过程中，髂骨迅速向外上发展，虽然骶骨的生长有使两侧髂骨分开的趋势，但因后部附着于髂粗隆的坚强韧带、前部的腹股沟韧带，股骨头加于髋臼的压力及耻骨联合等因素而得以防止。这些因素可使髂骨在耳状面之前弯曲，骨盆的矢径相对缩小，骨盆的横径相对增大，如果再加上腹壁和大腿肌的牵引，就可以想象髂骨嵴为什么会呈“S”形。除此以外，髂窝和髋臼逐渐加深，坐骨结节变得粗糙。

各骨骼的发育速度

构成骨盆时各骨骼发育不平衡，从出生到8岁，骶骨的宽度增加较快，以后则发展很慢，青春期以后迅速发育完成。髂骨的发育是逐渐进行的，耻骨和坐骨直到青春期都发展缓慢，以后耻骨亦迅速发育完成。这种发育不平衡可以解释在8岁以前，骨盆的入口比较扁平，8岁以后至青春期比较圆，而以后仍然扁平。

性别的差异

女性胎儿的骨盆虽然在外表上显得小，但骨盆腔则较大，耻骨下角和坐骨大切迹较大。比较起来，在男孩，骨盆的高度、髂骨的宽度和髂坐间隙较大，在女孩，两坐骨间的宽度、耻骨长度、坐骨大切迹的宽度较大。髋骨近髋臼的骨化中心出现较早，幼儿的疾患多发生于此处。在发育过程中，因为两侧负重不同或因骨盆骨骼某处疾患而招致不平衡时，往往发生畸形。

■ 骨盆的功能

从结构说，骨盆可以看作是一个完整的环，主要功能是对抗身体重力及周围强大肌收缩力的应力作用，保护盆腔内脏器，其骨小梁按压应力及张应力分布而排列，骨小梁从骶骨底及骶骨翼开始经骶髂关节沿髂嵴及弓状线呈弧形排列，主要集中于骶骨翼、弓状线、髋臼后上部及坐骨结节，而至耻骨联合及骶骨体者较少（图8-31）。

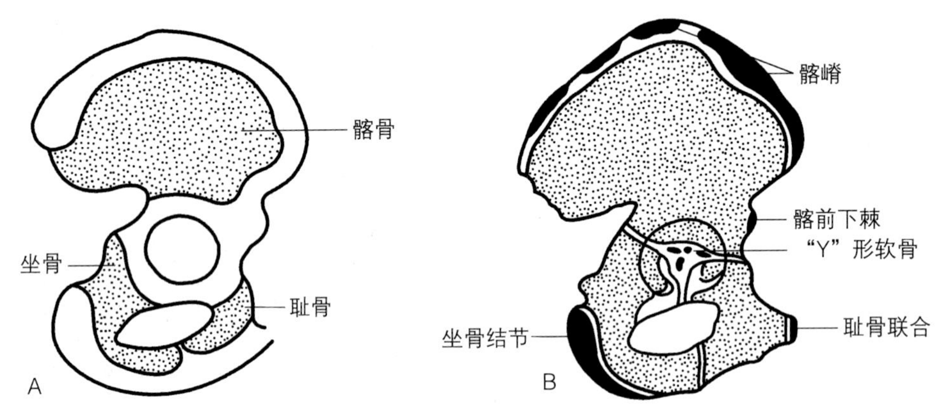

图8-30　髋骨的发生
A.初级骨化中心；B.次级骨化中心

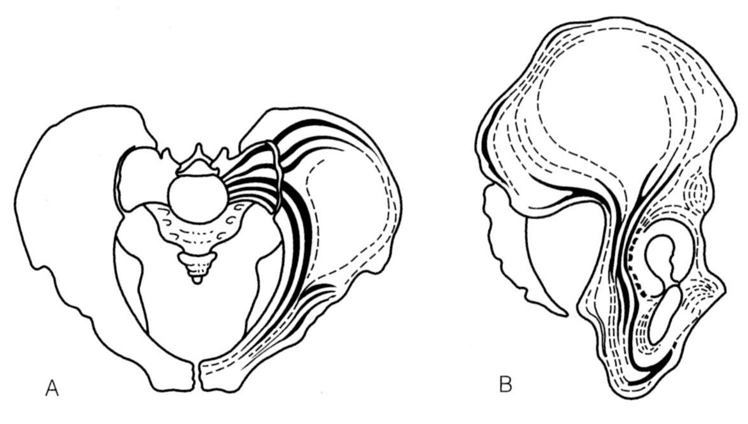

图8-31　骨小梁的排列示意图
A.上面观；B.侧面观

骨盆环可以分为2个弓，后弓由骶骨上3节、骶髂关节及由骶髂关节至髋臼的髂骨部分构成，前弓由髂坐骨至耻骨的部分构成，两弓在相当于髋臼的平面相交。后弓是直立位或坐位负重部分，比较坚固，不易骨折，前弓连接两侧后弓，比较脆弱，易发生骨折。2个骶髂关节和1个耻骨联合具有相当弹性，在运动中可以减少震荡，又因为均有韧带连结，在剧烈的运动中亦能维持稳定。盆腔内的泌尿生殖和消化器官因有骨盆壁的坚强保护得以保持安全，并具有相当的活动余地。骨盆还是骨盆肌及一些下肢肌的起止处。

骨盆骨折

骨盆骨折占全身骨折的3%，而在多发性损伤患者中其发生率升至25%。从骨盆的构造来看，其最坚强部为骶骨的两侧，最薄弱部在骶髂部、髂骨翼和坐、耻骨支，后者特别容易发生骨折，能同时引起膀胱损伤。任何直接冲击骶骨、尾骨或髂骨的外力均可发生局限性骨盆骨折，如外力作用于整个骨盆环时，则骨盆的联结弓先发生骨折而后累及骨盆其他部位。骨盆环的完整性一旦受到破坏，骨盆的承重弓即发生断裂、分离，整个骨盆裂为两半。如骨盆前、后同时被挤压，骨盆前弓的耻骨支首先发生骨折，耻骨联合因有韧带联系仍能维持完整。骶髂关节本身因有坚强的骨间韧带联系，极少骨折，但其邻近部分则容易骨折。如骨盆横向被挤压，前弓薄弱部分最易骨折，两侧的髂骨翼互相靠近，同时骶髂关节附近亦可发生骨折（图8-32~34）。

人由高处跳下时，除前弓耻骨部分会发生骨折外，股骨头可穿破髋臼而进入于骨盆腔内。骨盆骨折骨片可以刺伤脏器，尿道和膀胱破裂尤为多见，直肠撕裂、神经及血管损伤亦可发生。因此，对所有骨盆骨折患者，应注意盆腔内脏器和血管神经等是否同时受损。坐位摔倒时，可发生尾骨骨折或骶尾关节脱位，下段骨片多向前移位，这是由附着于尾骨上的肛提肌及尾骨肌收缩所致。

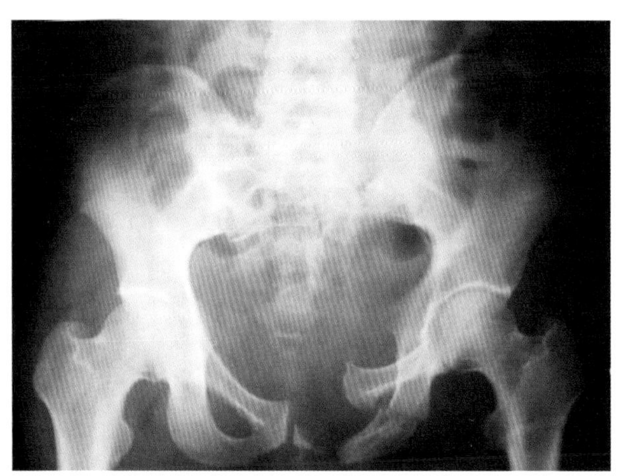

图8-32　骨盆骨折

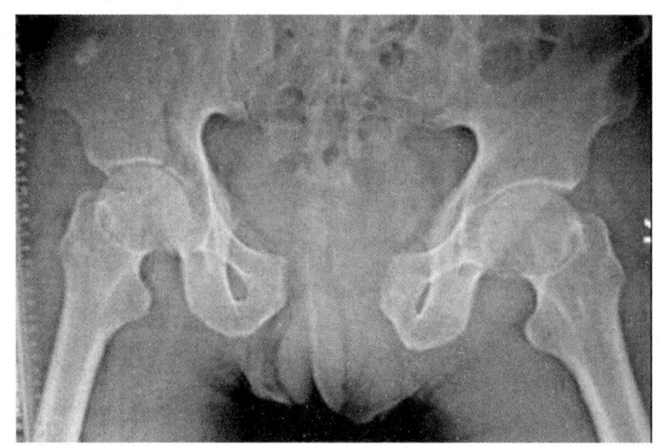

图8-33　骨盆骨折

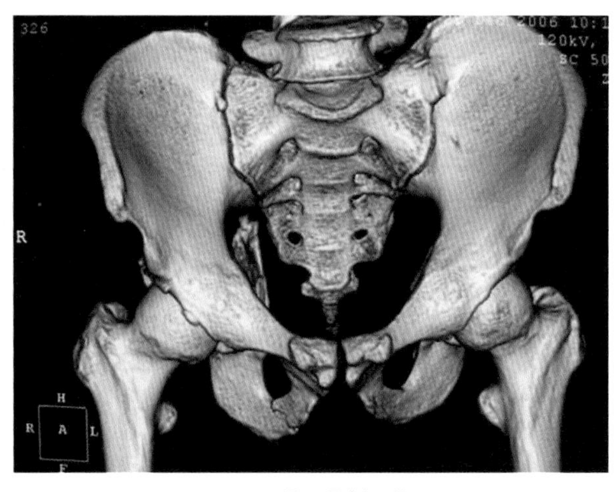

图8-34　骨盆骨折三维CT

骨盆骨折的分类方法很多。以往根据部位分为：①撕脱性骨折；②骨盆环的孤立性骨折；③骨盆环的双骨折或骨折脱位；④骶、尾骨骨折；⑤髋臼骨折合并股骨头中心性脱位。这种分型对合并损伤和估计预后有指导意义。目前的分类系统集中于损伤机制上。Tile基于垂直面的稳定性、后方结构的完整及外力的作用方向将骨盆骨折分为A、B、C 3型，每型又分为若干亚型。A型为稳定型，骨折轻度移位。A_1型为骨盆边缘骨折，不累及骨盆环。如髂前上棘和髂前下棘骨折、坐骨结节骨折等。A_2型为骨盆环有骨折或有轻度移位，但不影响骨盆环的稳定性。如耻骨支、坐骨支单侧骨折或双侧骨折（骑跨骨折）等。A_3型为骶骨和尾骨的横断骨折，不波及骨盆环。B型为旋转不稳定但垂直稳定。这类损伤的骨盆后侧张力带和骨盆底仍保持完整。髋骨可发生旋转不稳定，但无垂直不稳定。B_1型为骨盆翻书样损伤，外旋损伤。前后方向挤压暴力或外旋暴力作用在骨盆上，造成耻骨联合分离，使骨盆像翻书样张开；B_2型为骨盆侧方挤压损伤或髋骨内旋损伤；B_3型为双侧损伤。C型为不稳定骨折，骨盆在旋转和垂直方向均不稳定。C_1型为骨盆的单侧损伤；C_2型骨盆双侧不稳定，多为侧方挤压性损伤；C_3型为双侧损伤。

骨盆X线解剖

在正位X线片上，观察骨盆两侧是否对称。如脊柱有侧凸，两侧骨盆常不等高，闭孔大小亦不相同。女性骨盆的特点是：骨盆入口大，盆腔较宽、较直，骶骨岬不显著，底较宽，髂骨翼近似水平，坐骨大切迹及耻骨角较大，而男性与此相反（图8-35）。

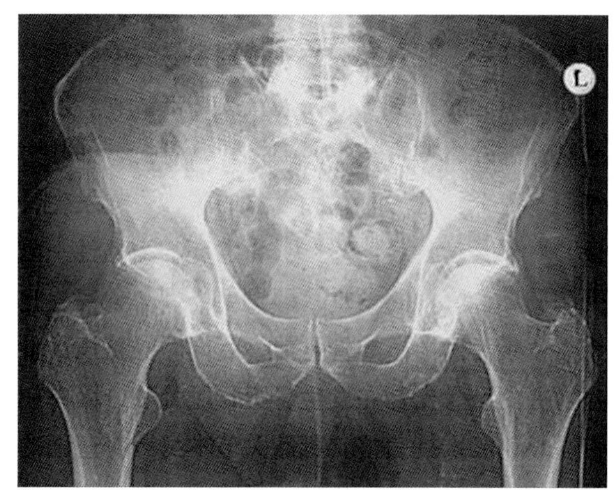

图8-35　骨盆标准X片

腰骶部常出现畸形变异，第5腰椎与第1骶椎常互相移行，而形成腰椎骶化或骶椎腰化。此两脊椎骨之脊柱裂亦非少见，棘突可游离。腰骶关节两侧可不对称。骶椎可呈水平位，腰椎极度前凸，腰骶角减小，而骨盆斜度加大。骶、尾骨可融合，第5骶椎及第1尾椎亦可互相移行。尾骨可向前成角或向一侧倾斜。

新生儿的髂嵴光滑，2~3岁后变为不规则，青春期出现次级骨化中心，往往不整齐或呈分节状，以后自前向后融合为一块，约在25岁愈合。在髂骨翼部有时可见放射状或Y形血管沟阴影。在双侧髂骨翼的后外方有时可见骨性突起，称为髂骨角或Fong病，常伴有多种中、外胚层的发育缺损。在此种畸形中，髂骨纵径可减小，骶骨呈弓形，并可出现双侧髋外翻，髂骨角顶端可见一独立的骨化中心。妇女的耻骨联合在分娩前后可出现透亮裂隙，坐骨结节的次级骨化中心可呈分节状。

在小儿，构成髋臼之诸骨因软骨较厚，各骨间相距较远，关节腔显得较宽。2~4岁小儿髋臼边缘不规则，高低不平，10岁以后逐渐整齐。在正位像上，髋臼外缘可出现多余的骨化中心，呈卵圆形或三角形，有时分裂成3~4块髋臼小骨。

骨盆骨性标志及表面解剖

腹部前正中线的下端可触及耻骨联合下缘，两侧的锐缘为耻骨嵴，耻骨嵴有外侧端可触及耻骨结节，耻骨结节与髂前上棘间为腹股沟韧带。会阴部的耻骨弓、坐骨结节及尾骨尖也可扪及，为产科常用的体表标志。由髂前上棘及由髂前上棘向后沿髂嵴直至髂后上棘均可触得，髂后上棘居于臀上部一小凹陷内，离中线小于一手掌宽处，平第2骶椎平面，正相当于骶髂关节中点。

在骶尾部有一凹陷，为Michaelis菱形区或米氏凹。凹的两侧为髂后上棘，凹的上端平第5腰椎棘突下方，下端为由两侧髂后上棘至骶尾关节连线相交处。

骶骨背面的正中线上，有一排纵向隆起，称为骶正中嵴，为棘突愈合的痕迹。此线上有3~4个结节，以第2、3骶椎背面最显著。在尾骨底的后外侧，可以扪及两个隆起，即骶尾角，作为骶管裂孔的侧壁。

从两侧骶后孔向外一拇指宽处有两排隆起，名骶外侧嵴，为骶骨横突愈合的痕迹，适在骶后孔的外侧，经骶后孔做骶神经阻滞麻醉时为良好的标志。

坐骨结节下端与股骨小粗隆位于同一平面，也是股方肌及内收大收肌坐骨部之分界面，在站立时覆盖臀大肌，坐位时滑出，较易触得，顺坐骨结节可触及坐骨及耻骨下支，尾骨尖可于两臀皱襞间触及，约位于肛门后一寸半处，尾骨尖位于坐骨结节水平。

骨盆手术入路

骨盆后侧显露途径

骶髂关节显露途径

显露骶髂关节多自后侧进入。患者取斜俯卧位，腹壁与手术后面呈60°，患侧向上，腰下垫枕，使髂嵴与第12肋骨分离，健侧髋和膝屈曲45°，患侧髋和膝微屈。切口沿髂嵴后1/3外弯行至第2骶椎，再向下外沿臀大肌的方向对着大转子顶端伸延至坐骨大切迹，切开皮下组织及深筋膜，将弧形皮瓣向外剥离（图8-36）。

显露髂嵴后部，将腰背筋膜从髂嵴上剥离。臀大肌中上部、竖脊肌筋膜起点，髂后上棘以及第2、3骶椎棘突亦应显露。

将竖脊肌腱膜连同骨膜一同剥离，向内侧翻起，显露臀大肌的起始部分。臀大肌的肌纤维与臀部筋膜粘连甚紧，有时不易分清，宜慢慢剥离。将臀大肌的起点部分自髂嵴、髂后上棘和竖脊肌筋膜切开，再用骨膜剥离器自髂骨外面向下外剥离臀大肌，直达坐骨大切迹上方1 cm处为止，髂腰韧带及骶髂后长、短韧带应保持完整。

髂后上棘和髂骨后部显露后，如欲从后面进入关节，必须在髂骨后上方开一骨窗，覆盖关节面这一部分髂骨厚度为0.05~2 cm，骨窗必须开得准确，才能良好显露骶髂关节，开骨窗的方法很多。

1. 常用开骨窗法　三者常用的带蒂髂骨片按下法凿下：由髂后上棘顶端向外朝髂骨翼取一4 cm长的水平线，由髂后下棘远端亦向髂骨翼取一等长水平线，将此二线远端连接，即为骨瓣的外侧缘。将此骨瓣的上下缘及外侧缘凿透，并将

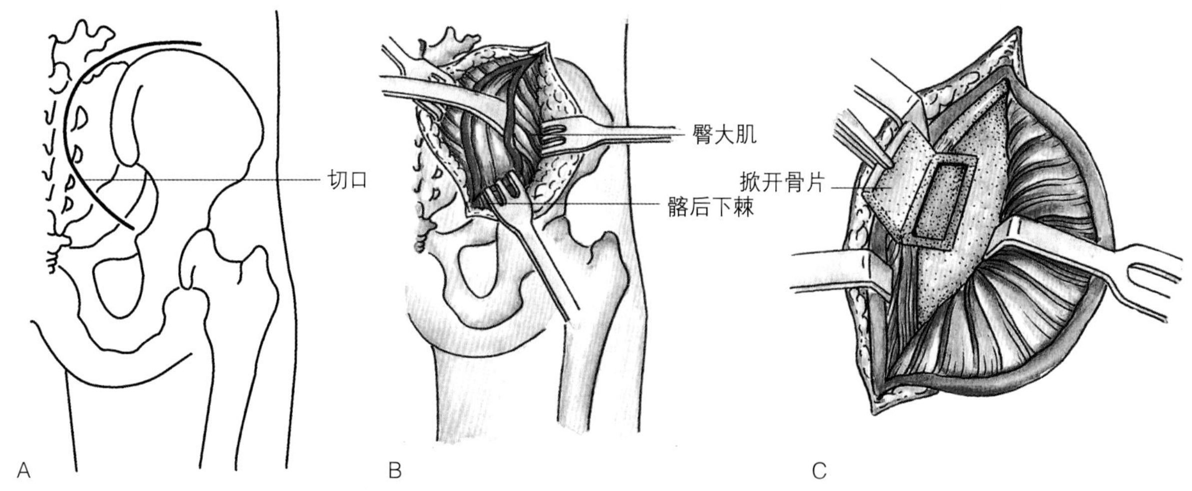

图8-36　骶髂关节显露途径

A.切口；B.剥离臀大肌；C.将髂骨分离，掀开骨片，以显露骶髂关节

其向后掀开，造成长方形带蒂的骨瓣，其蒂由骶髂后长、短韧带形成，至此可进入骶髂关节。采用此种开骨窗方法，骶髂关节一般即能显露，唯一缺点是髂后上、下棘的位置往往不易确定，凿骨位置有时过高。骨窗凿开后，如关节仍未完全显露，可按关节走行方向，再凿掉一部分髂骨内板，骶髂关节即可完全显露。

2. 显间氏法　由髂前上棘向髂后上、下棘各取一联线，沿此二线由内向外凿4~5 cm，再将两骨槽的外端连起来，掀起一个梯形骨瓣，此法可以在尽量少凿开髂骨的条件下多显露关节。

3. Локатнлов法　取弧形切口，自髂嵴中部开始向下后经过骶髂关节上方而达其下缘，切开皮肤、肌和骨膜后，将软组织牵开，露出整个关节及髂骨翼的后部，在骨上做3个切开线，第1个在坐骨大切迹的中部、髂后上棘的平面内，由上而下；第2个在关节间隙内侧约1 cm处，与第1个切开线平行，切口在骶骨上；第3个取水平位，连接上述两个切口的上端。用骨凿除去骨质，将关节切除，如病变累及骶骨前面，经过这种切口也可以达到。这种切口的优点在于保留了髂嵴后部及髂粗隆部位韧带的附着点，骨盆的功能不受损害。

4. 叶衍庆法　手术操作步骤与前基本相同，仅在显露髂骨后部后，自坐骨切迹上2 cm处开始，向前凿开，包括髂嵴内1/3，在病灶清除后，将凿下的三角形髂骨片择其健康部分剪碎填入关节。

上述各方法均系直接进入骶髂关节内部，显露清晰，对疾病的诊断及病灶清除均较容易，不需要在骶骨上剥离骶脊肌，对骶神经均不显露。因此术后在神经四周不致形成术后粘连，可免除神经的压迫刺激症状。

在手术进行到坐骨大孔时，应注意勿损伤臀上动脉，一旦切断，容易向骨盆腔缩回，不易发现，如万一损伤而结扎又不可能，宜紧急开腹自前侧结扎髂内动脉。

骶骨显露途径

对第2骶椎以下的显露，经腹部的腹膜外途径常不够理想，经后方入路则较简便，患者侧卧，沿骶正中嵴一侧取弧形切口，切开皮肤及筋膜，显露竖脊肌和臀大肌的骶骨附着处，将其切开连同骨膜剥离，将臀大肌牵向外侧，竖脊肌牵向内侧，即可显露骶骨、骶后孔及由此穿过其中的骶后神经。于第2、3骶后孔之间开窗进入，此途径对于骶神经的刺激虽能引起短期排尿困难，但多能自行恢复（图8-37）。

■ 骨盆前面显露途径

在显露腰骶关节、骶髂关节前部、骶骨上部或下部腰椎时，可采用前侧途径。腰椎滑脱时也可在前侧进行融合术，其途径与显露腰椎相同，只是在下部稍复杂。

经腹膜外途径

切口自一侧第12肋下缘向下至耻骨结节的外上方，注意勿损伤腹股沟管及其内容物。

将腹内斜肌和腹横肌自腹膜上分离并予切断，随后将腹膜连同其包含的内容，以及输尿管推向对侧，如此即抵达腹后壁，下部腰椎、骶骨上部、髂总动脉、髂总静脉及腰大肌即被显露。骶髂关节结核时，因脓肿常位于髂总动、静脉和腰大肌的外侧以及髂肌的前内侧，必要时可以切断腰大肌外侧的部分纤维，适当扩大手术野，但切勿损伤腰丛的神经。

辨认骶岬的位置，可以作为良好标志，由此向下即为骨盆。手术至此步时，必须将腹主动脉和下腔静脉及其分支和属支认出并牵开，注意勿使其受损。

经腹膜腔途径

患者取仰卧位，会阴部及下肢抬高，自脐以上1~2 cm开始，绕脐沿下腹正中线取切口，直至耻骨联合。切开白线，将腹直肌向两侧牵引，切开腹膜。用纱布垫将肠管及膀胱等脏器妥为保护，并向周围牵开。如此即抵达腰骶部及骶骨上段（图8-38）。

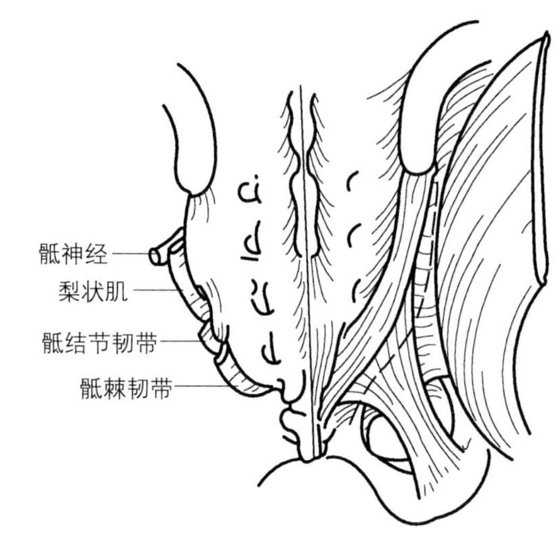

图8-37 切除骶骨侧方切开途径

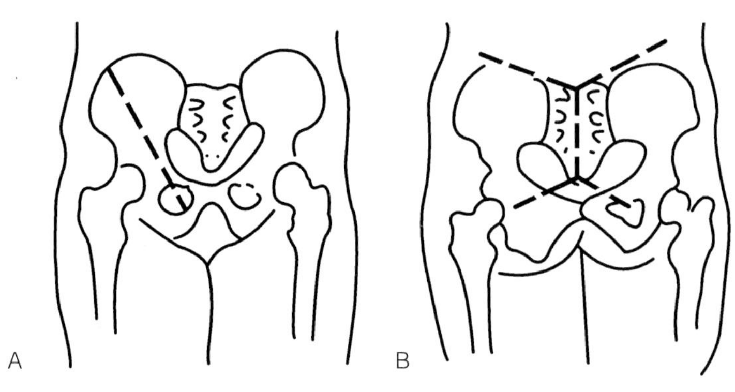

图8-38 骶骨显露途径
A.前侧入路；B.后侧入路

切开后腹膜，可先将腹主动脉分叉处、两侧髂总动脉及其分支髂内、外动脉解剖清楚，注意勿损伤两侧的输尿管。

如拟切除骶骨上部，将骶骨上段充分显露，以后根据情况可用橡皮导尿管暂时阻断腹主动脉，即可进行骶骨切除，每次阻断时间不得超过30 min。对病变范围甚大，单独采用前侧或后侧途径无法彻底切除者，可先经腹腔途径将骶前上部的病变予以切除，然后再从骶部做Y形切口，切除剩余部分。

切除骶骨有3个问题需要解决，一是如何控制出血，二是骶神经如何保留，三是腰骶部及骶髂部的稳定如何保持。出血问题通过暂时阻断腹主动脉及结扎髂内动脉可以大大减少。骶神经支配膀胱及肛门，对括约肌功能甚为重要，一般只要保留$S_{1\sim2}$及一侧S_3神经根或一侧$S_{1\sim3}$神经根，即不致发生括约肌功能障碍。切除骶骨只要保留骶岬或骶髂关节，术后仍能站立及扶拐行走。

骶髂关节前侧入路

取仰卧位，患者臀部垫高，切口自髂前上棘开始，沿髂嵴向后切开，至竖脊肌附着点为止，长约15 cm，切开皮肤、皮下组织后，在髂嵴沿着腹肌附着处切开，至腹膜后，将腹膜向中央部推开，显露髂骨，在髂骨上切开髂肌附着部，沿髂骨内板行骨膜下剥离髂肌，直至骶髂关节。向内推开髂肌，即可显露骶髂关节上半部，经弓状线向下剥离，达坐骨切迹、骶髂关节的下半部及弓状线后端后，即可显露髂骨耳状面。注意避免损伤臀上动脉及神经。

（敖俊　靳安民）

参考文献

1. Susan Standring. 格氏解剖学: 临床实践的解剖学基础. 41版. 丁自海, 刘树伟主译. 济南: 山东科学技术出版社, 2017.
2. 郭世绂.骨科临床解剖学. 济南: 山东科学技术出版社, 2000.
3. 钟世镇, 徐达传, 丁自海. 显微外科临床解剖学. 济南: 山东科学技术出版社, 2000.
4. 徐达传. 骨科临床解剖学图谱. 济南: 山东科学技术出版社, 2007.
5. 张年甲. 国人骶骨的观察与测量. 解剖学报, 1957, 12:87.
6. 柯应夔. 中国女性骨盆. 天津: 天津人民出版社, 1958.
7. 颜小琼, 女性骨盆X线测量术一百例总结报告. 中华放射学杂志, 1955, 3:97.
8. 朱通伯. 抢救骨盆骨折合并休克的经验. 中华外科杂志, 1979, 17:376.
9. 张为龙. 髂静脉瓣的形态及其临床意义. 临床应用解剖学杂志, 1983, 1:27.
10. Richard SS. Clinical Anatomy by Regions. Lippincott Williams & Wilkins, 2008.
11. Williams P.L. Gray's Anatomy. Churchill livingstone, Pearson Professional Limited, 1995.
12. Schlesinger PT. Low lumbar nerve root compression and adequate operative exposure.J Bone Joint Surg(Am), 1957, 139: 541.
13. Gunterberg B. Anorectal function after major resection of the sacrum with bilateral or tinilateral sacrifice of sacral nerves. Br J Surg, 1976, 63:540.

9

髋 部

髋部（hip）包含股骨上段、臀部和髋关节。本章主要介绍髋部与临床应用密切结合的解剖结构和特点，并将断面解剖与影像解剖对比展示，着重各种手术入路中需注意识别的界面和易于损伤的解剖结构，以期对临床实践有切实的参考作用。

髋部的表面解剖

髋部的界限为上起髂嵴，下达臀股皱褶。髋部上界可扪及髂嵴（iliac crest）全长及其前端突出的髂前上棘和后端的髂后上棘。髂前上棘后上方约5 cm处，可扪及髂结节，其下方约10 cm处能触及股骨大转子。两侧髂嵴最高点连线过第4腰椎棘突。屈髋时，臀下部内侧可触及坐骨结节。腹股沟内侧端前内上方可扪及耻骨结节，向内为耻骨嵴。两侧耻骨嵴连线中点稍下方为耻骨联合上缘。髂前上棘与耻骨结节连线深面为腹股沟韧带（图9-1）。

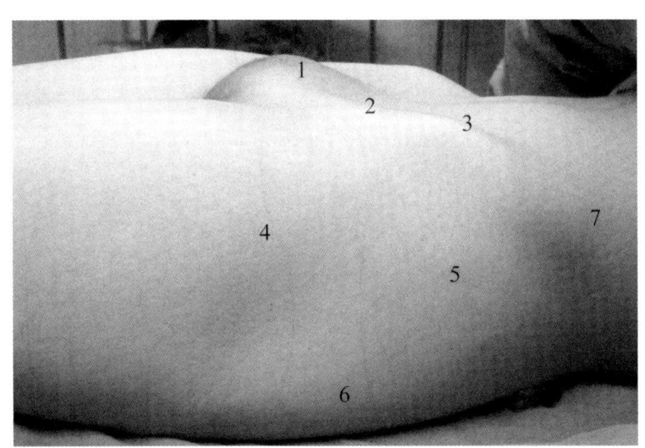

1.耻骨结节；2.腹股沟韧带；3.髂前上棘；4.股骨大转子；5.阔筋膜张肌；6.臀大肌；7.髂嵴。

图9-1　髋部体表标志

■ 骨性标志

髂 骨

髂骨的髂嵴可在所系腰带的下缘皮下触得，其表面无肌、筋膜覆盖，深筋膜直接附着于上。该标志明显与否和营养状况有关。从侧面观，髂嵴最高点相当于第4腰椎棘突水平。髂嵴最外侧部称为髂嵴结节。

髂前上棘（anterosuperior iliac spine）即为髂嵴之前端，是缝匠肌和阔筋膜张肌的起点。此棘常为测量下肢长短的重要标志。髂后上棘是髂嵴之后端，居于臀上部的一小凹陷内，离中线小于一手掌宽处，相当于第2骶椎平面，适对骶髂关节的中点。

耻骨部分

耻骨结节（pubic tubercle）位于腹股沟的内侧，由耻骨结节向内为耻骨嵴（pubic crest）。在两侧耻骨嵴之间有纤维软骨相连接，居正中线，称耻骨联合。

坐骨部分

坐骨结节（ischiadic tuberosity）在髂后上棘下方。其下端与股骨小粗隆在同一平面，这个平面同时也是股方肌、大收肌坐骨部的分界线。站立位时，覆被以臀大肌，在坐位时即由肌下缘滑出，较易触得。顺坐骨结节可以触得坐骨与耻骨的下支。尾骨尖可在两臀部皱襞间触得，约在肛门后4 cm处。尾骨尖位于坐骨结节平面上方。

股骨部分

于腹股沟韧带中点下约2 cm处用力按压，再使下肢旋转时，即可觉察股骨头在指下滚动。股骨大粗隆最高点位于髂前上棘与坐骨结节的连线上（Nelaton线）。

■ 几种对比测量线

髋部骨性标志间存在正常的、恒定的相对位置关系，当下肢骨折或关节脱位时，这些关系可能发生变化，识别这些变化有助于临床诊断和治疗。

Nelaton线

又称髂坐线。侧卧并屈曲髋关节90°～120°，自坐骨结节至髂前上棘的连线称Nelaton线。正常时，此线恰通过股骨大转子尖。当髋关节脱位或股骨颈骨折时，大转子尖可向此线上方移位（图9-2）。

Schomaker线和Kaplan点

取仰卧位，两下肢并拢伸直，两髂前上棘处于同一水平面时，由两侧大转子尖过同侧髂前上棘取延长线，称Schomaker线。正常时两侧Schomaker线相交于脐或脐以上，此相交点称Kaplan点。髋关节脱位或股骨颈骨折时，此点偏移至脐下并偏向健侧（图9-3）。

Bryant 线和Bryant三角

又称髂股线和髂股三角。仰卧位，自髂前上棘画一垂线于床面，再由大粗隆顶点做一水平线与上线垂直相交，该水平线段称Bryant线，成人约5 cm。再由髂前上棘到股骨大粗隆顶点的连线与上二线组成的三角称Bryant三角（图9-4）。

■ 体表投影

臀上动、静脉与神经

髂后上棘与股骨大转子尖连线的中、内1/3交点为臀上动、静脉和神经经梨状肌上孔出盆腔的投影。

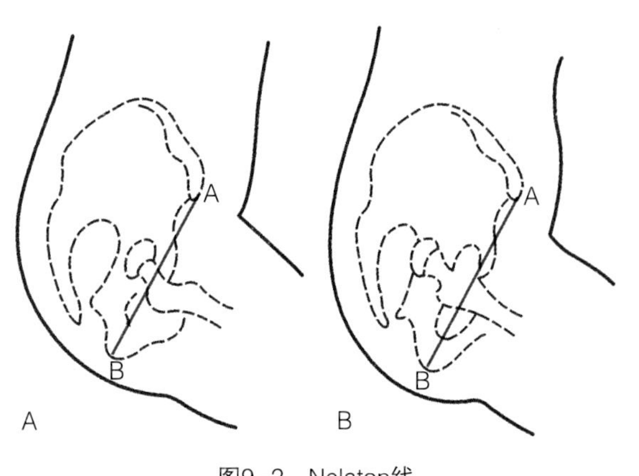

图9-2　Nelaton线
A.正常；B.异常（脱位）

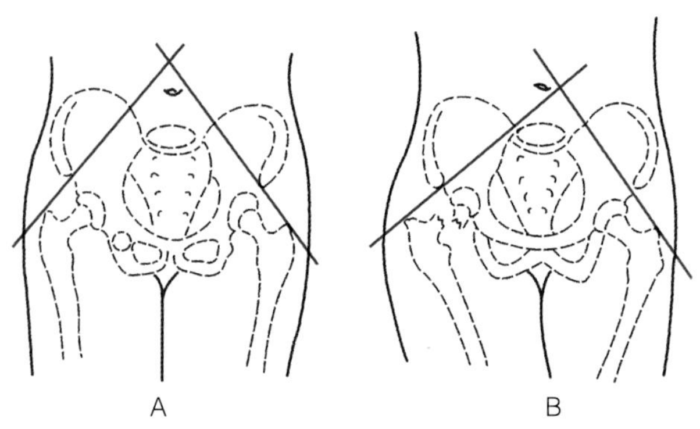

图9-3　Schomaker线和Kaplan点
A.正常；B.异常

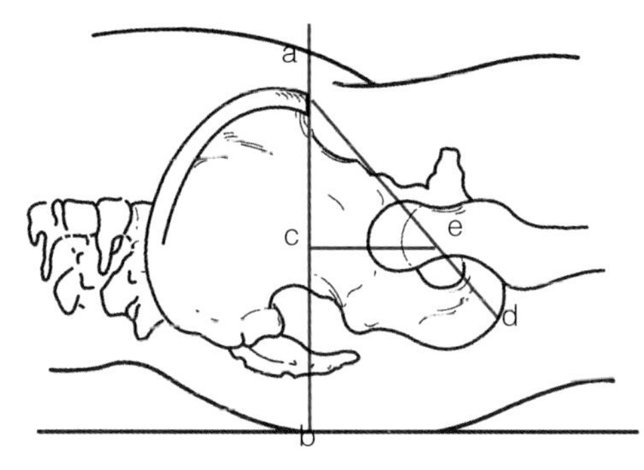

a.髂前上棘；ab线.垂直床面；c.由股骨大粗隆向ab线作垂线的交点；ce线.bryant线；d.坐骨结节；e.股骨大粗隆顶点；△ace为bryant三角

图9-4 Bryant 线和Bryant三角

臀下动、静脉与神经

其出盆的投影点在髂后上棘至坐骨结节连线的中点。

坐骨神经

其出盆腔点在髂后上棘至坐骨结节连线中点外侧2~3 cm处。坐骨神经干的投影位置为股骨大转子与坐骨结节连线的中、内1/3交点至股骨内、外侧髁之间中点。

股动脉

大腿微屈并外展、外旋时，由髂前上棘至耻骨联合连线的中点至收肌结节连线的上2/3段。

髋部的软组织

髋部的浅层软组织

髋部包含解剖学的臀部和股部的前上部。臀部皮肤较厚，富含皮脂腺和汗腺，浅筋膜发达，个体差异较大。近髂嵴和臀下部形成厚的脂肪垫，中部较薄，内侧在骶骨后面及髂后上棘附近很薄，长期卧床时，此处易受压形成褥疮。浅筋膜内的皮神经分3组（图9-5）。①臀上皮神经：由第1~3腰神经后支的外侧支组成，在第3、4腰椎棘突平面穿出竖脊肌外侧缘，行经竖脊肌与髂嵴交点处的骨纤维管后，至臀部皮下。臀上皮神经一般有3支，以中支最长，有时可达臀沟。腰部急性扭伤或神经在骨纤维管处受压时，可引起腰腿疼痛；②臀下皮神经：发自股后皮神经，绕臀大肌下缘至臀下部皮肤；③臀内侧皮神经：为第3骶神经后支，较细小，在髂后上棘至尾骨尖连线的中段穿出，分布于骶骨表面和臀内侧皮肤。此外，臀部外侧尚有髂腹下神经的外侧皮支分布。

股前区上部皮肤厚薄不均，内侧部较薄而柔软，皮脂腺较多，外侧部较厚。浅筋膜中富含脂肪。近腹股沟处浅筋膜分为浅的脂肪层和较深的膜性层，分别与腹前壁下部的脂肪层（Camper筋膜）和膜性层（Scarpa筋膜）相续。其中膜性层在腹股沟韧带下方1~2 cm处与股部深筋膜（阔筋膜）相融合。浅筋膜中有浅血管、浅淋巴管、浅淋巴结及皮神经分布。

髋部的深层软组织

深筋膜及其形成的结构

1. 深筋膜（deep fascia）　在臀部称臀筋膜，上部与髂嵴愈着，在臀大肌上缘分2层包绕臀大肌，并向臀大肌肌束间发出许多纤维小隔分隔肌束。内侧部愈着于骶骨背面。外侧移行为阔筋膜，并参与组成髂胫束。

大腿深筋膜又称阔筋膜（femoral fascia），坚韧而致密，包裹整个大腿，上方附着于腹股沟韧带及髂嵴，并与臀筋膜和会阴筋膜相续。下方止于胫骨内、外侧髁，胫骨粗隆，腓骨头及膝关节周围的韧带和肌腱，并与小腿筋膜和腘筋膜相续。阔筋膜在大腿各部厚薄不均，内侧部较薄，

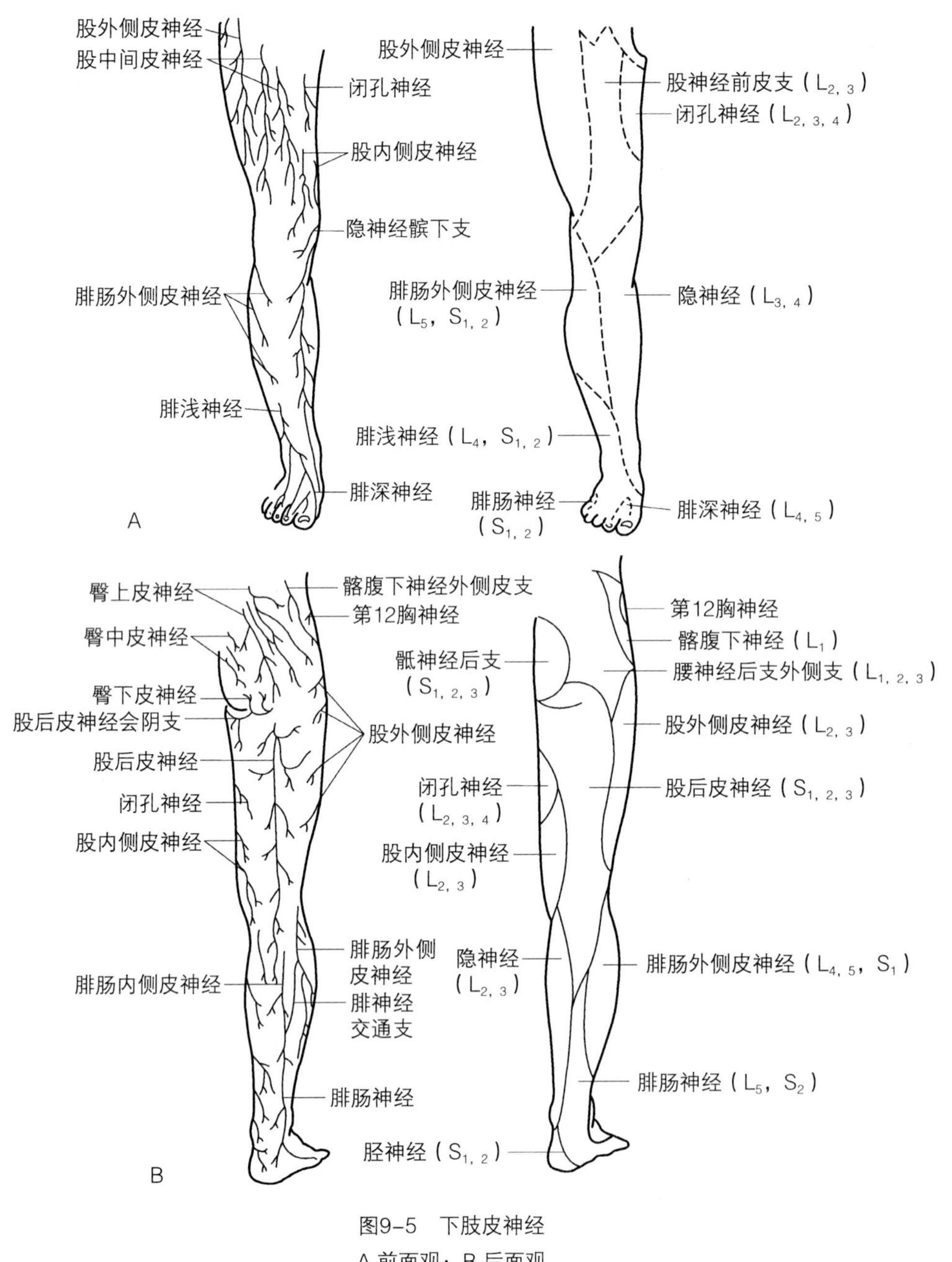

图9-5 下肢皮神经

A.前面观；B.后面观

前部较厚，外侧部最强厚，形成一扁带状结构称髂胫束。

2. 髂胫束（iliotibial tract） 起自髂嵴前份的外侧缘，其上部分为2层，包裹阔筋膜张肌，并与之紧密结合不易分离。下部的纵行纤维明显增厚呈扁带状，其后缘与臀大肌腱相续。髂胫束下端附着于胫骨外侧髁、腓骨头和膝关节囊。临床上常用髂胫束作为体壁缺损、薄弱部等修复重建材料。

3. 骨筋膜鞘 阔筋膜自大腿内、外侧和后内侧向大腿深部发出股内侧、股外侧和股后3个肌间隔，深入肌群间隙并附着于股骨粗隆，形成相应的3个骨筋膜鞘，以容纳相应肌群、血管和神经等。

4. 肌腔隙与血管腔隙 腹股沟韧带与髋骨之间的间隙被髂耻弓（一端连于腹股沟韧带，另一端附着于髋骨的髂耻隆起）分隔为内外两部分，外侧者为肌腔隙（lacuna musculorum），内侧者为血管腔隙（lacuna vasorum）（图9-6）。二者是腹、盆腔与股前区之间的重要通道。

肌腔隙前界为腹股沟韧带外侧部，后外界为髂骨，内侧界为髂耻弓。内有髂腰肌、股神经和股外侧皮神经通过。腰椎结核的冷脓肿可经此腔隙扩散至大腿根部。

血管腔隙前界为腹股沟韧带内侧部，后内界为耻骨肌筋膜及耻骨梳韧带，内侧界为腔隙韧带（陷窝韧带），后外界为髂耻弓。腔隙内有股鞘、股血管、生殖股神经股支、股深淋巴管通过（图9-7），最内侧为股管上口，称股环。

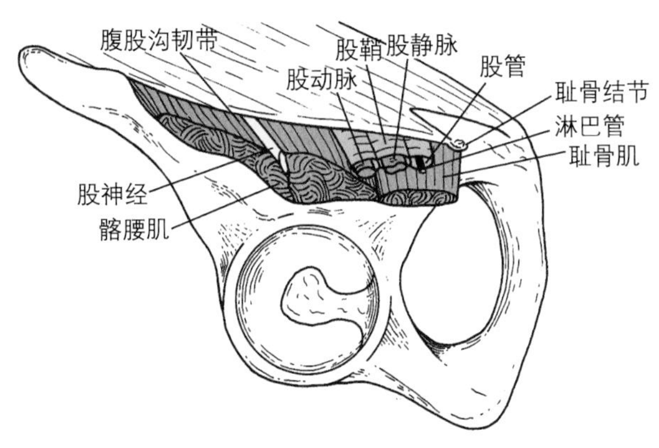

图9-6 肌腔隙与血管腔隙

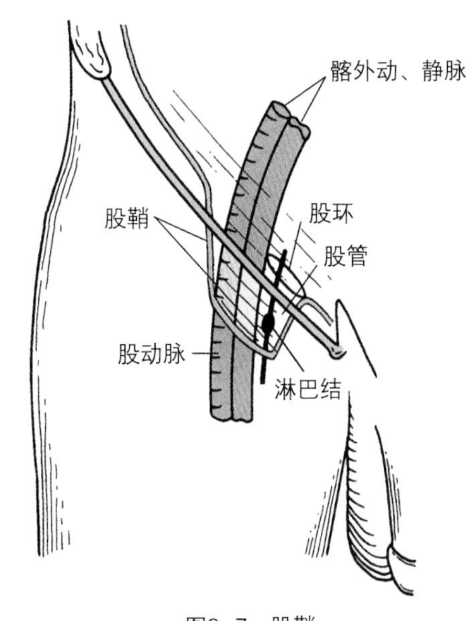

图9-7 股鞘

髋关节的肌系统

髋关节的肌动力系统在全身最强大，主要包括髋肌和大腿肌，髋肌和大腿肌又包括多个肌群，肌群间相互协同作用完成髋关节的前屈、后伸、内收、外展、内旋、外旋等运动。

1.髋肌 髋肌又称为盆带肌（cingulum pelvicum），部分起自躯干骨，部分起自骨盆，分别包绕并超过髋关节止于股骨。据其位置关系可分为两群，位于髋关节前的称前群，位于髋关节后的称后群（表9-1）。

（1）前群肌（图9-8）

1）腰大肌（psoas muscle）：位于腰椎的两旁，呈长形或纺锤状，上段在腰方肌（quadratus lumborum）的内侧，中段在髂肌（iliacus）的内侧。起自第12胸椎椎体、第1~4腰椎椎体和椎间盘的外面及所有的腰椎横突。在其走行过程中，与髂肌的内侧部分融合，形成的肌腱穿过腹股沟

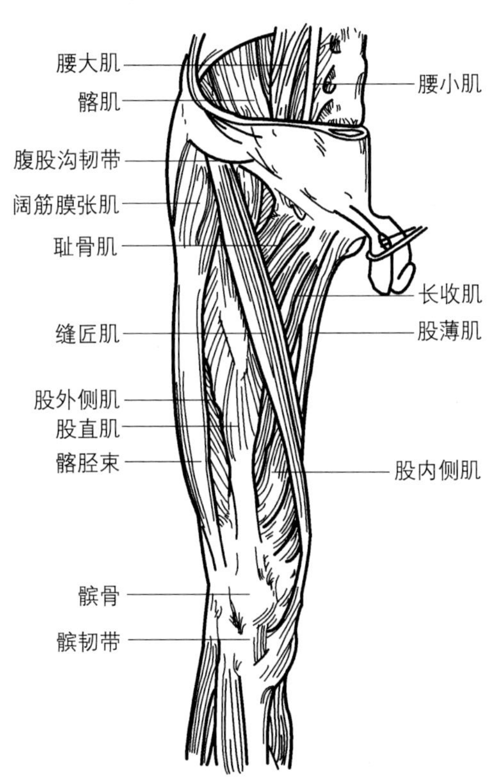

图9-8 髋肌和股前肌群

韧带深面的肌腔隙，止于股骨小转子。腰大肌、髂耻隆起（iliopectineal eminence）与髋关节囊之间，可出现一个较大的与髋关节腔相通的滑液囊，称为髂耻囊（iliopectineal bursa）。腰大肌收缩时，髋关节前屈并外旋。下肢固定时，可使骨盆和躯干前屈。受腰丛的分支支配。

2）髂肌（iliacus）：位于髂窝（iliac fossa）内，居腰大肌的外侧，扁平呈扇形。大部分起自髂窝，一部分起自髂筋膜、髂前下棘和骶骨翼，行走过程中有部分肌纤维与腰大肌相融合，向下止于股骨小转子及髋关节囊。附着部的肌腱与股骨小转子之间有时可出现髂肌腱下囊。髂肌收缩时，髋关节屈曲并外旋。腰大肌和髂肌一起常被称为髂腰肌（iliopsoas）。受腰丛前支支配。

3）阔筋膜张肌（tensor fasciae latae）：位于大腿前外侧，在缝匠肌和臀中肌之间。起自髂前上棘，肌腹呈梭形，被包裹附着于2层阔筋膜内，向下移行至股骨上中1/ 3处形成粗厚的条束，称髂胫束。髂胫束与股外侧肌间隔相连续止于股骨粗线，髂胫束的下端止于胫骨外侧髁。阔筋膜张肌收缩时阔筋膜紧张，并在臀大肌的共同作用下发生屈髋伸膝动作，对维持人体的直立姿势十分重要。如发生挛缩，则可引起髋关节和膝关节的畸形。受臀上神经（superior gluteal nerve）支配。

（2）后群肌：主要位于臀部，故又称为臀肌（gluteus）。由浅入深可分为3层：浅层为臀大肌，中层由上向下为臀中肌、梨状肌、闭孔内肌和股方肌，深层为臀小肌和闭孔外肌。

1）臀大肌（gluteus maximus）：为一不规则的四方形扁厚肌，与臀部皮下脂肪共同形成臀部隆起的外形，并覆盖臀中肌的后下部及其他臀部小肌。以短腱起自髂骨背面、骶部和尾骨的背面，以及骶尾骨之间的韧带、腰背筋膜和骶结节韧带等，粗大的肌束向外下方斜行，大部分移行于髂胫束的深部，小部分止于股骨后面的臀肌转子（图9-9）。臀大肌和股骨大转子之间常有一个较大的滑液囊，称臀大肌粗隆囊，其下方有时还可有数个小滑液囊，称臀肌股骨囊。臀大肌为髋关节强有力的后伸肌。其收缩时，除使髋关节后伸外，还稍有旋外作用。在大腿固定时，则使骨盆向后倾斜，从而维持躯干的直立姿势。受臀下神经（inferior gluteal nerve）（L_5、$S_{1\sim2}$）支配。

2）臀中肌（gluteus medius）：其前上部分位于皮下，后下部分位于臀大肌的深面，呈扁形。肌的前方为阔筋膜张肌，后方为梨状肌。起自髂骨的外面、髂嵴外唇和阔筋膜，肌束向下经髋关节外侧，以短腱止于股骨大转子（图9-10）。在腱止端和大转子间多有臀中肌浅转子囊。臀中肌与梨状肌之间也常有臀中肌深转子囊。臀中肌收缩时，髋关节外展。但其前部肌囊收缩时使髋关节内旋，而后部肌囊收缩时则使髋关节外旋。受臀上神经（$L_4\sim S_1$）支配。

3）臀小肌（gluteus minimus）：位于臀中肌的深面，其前部分肌束和臀中肌肌束相融合。形态、功能和神经支配均与臀中肌相同。

4）梨状肌（piriformis）：起自小骨盆的后壁，即骶骨（sacrum）（第2~5骶椎椎体）的前面及外侧面，肌纤维向外，通过坐骨大孔出小

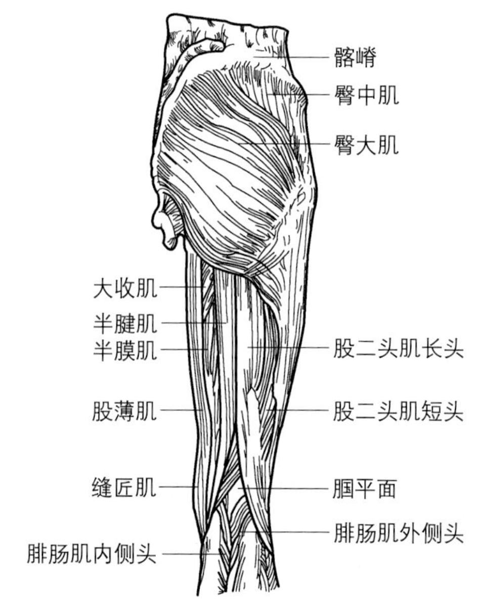

图9-9　臀肌和大腿肌后群

骨盆至臀深部，绕过髋关节囊的后面，止于股骨大转子顶端（图9-11）。梨状肌上缘与坐骨大孔之间的空隙称为梨状肌上孔（suprapitiform foramen），由外向内依次有臀上神经、臀上动脉和静脉通过；梨状肌下缘与坐骨大孔之间的空隙称为梨状肌下孔（infrapiriform foramen），大部分情况下，由外向内依次有坐骨神经、股后皮神经、臀下神经和臀下动脉和静脉、阴部内动脉和静脉及阴部神经通过。有时坐骨神经由梨状肌上孔或梨状肌肌束之间通过。在该肌下端附着部，肌腱与髋关节囊之间有时可出现滑液囊，称为梨状肌囊（pyriform bursa）。梨状肌除有固定髋关节的作用外，还可使髋关节外旋和外展。受骶丛的前支支配。

5）闭孔内肌（obturator internus）：为小骨盆内的三角形扁肌，起自闭孔膜内面及周围骨面。其上缘和闭孔膜上缘跟耻骨上支下面相应的闭孔沟形成一管腔，称闭孔管（obturator canal），其中有闭孔血管和神经通过。肌囊向后移行为肌腱，经坐骨小孔穿出，向外在梨状肌和股方肌之间及髋关节囊的后面止于股骨转子窝。闭孔内肌在经过坐骨切迹部时可形成一恒定的闭孔内肌束。闭孔内肌亦是髋关节的固定肌，并可外旋髋关节。受骶丛的前支支配。

6）上孖肌和下孖肌：上孖肌位于闭孔内肌的上方，下孖肌位于闭孔内肌的下方。上孖肌起自坐骨棘，下孖肌起自坐骨结节，二肌分别与闭孔内肌融合伴行，止于股骨转子窝。亦为髋关节的固定肌，并可外旋髋关节。该二肌受骶丛前支支配。

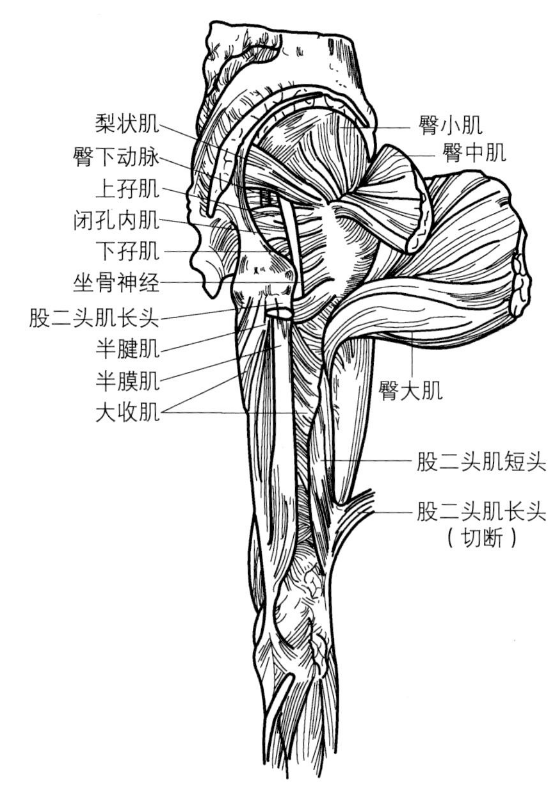

图9-10 臀肌和大腿肌后群（深层）

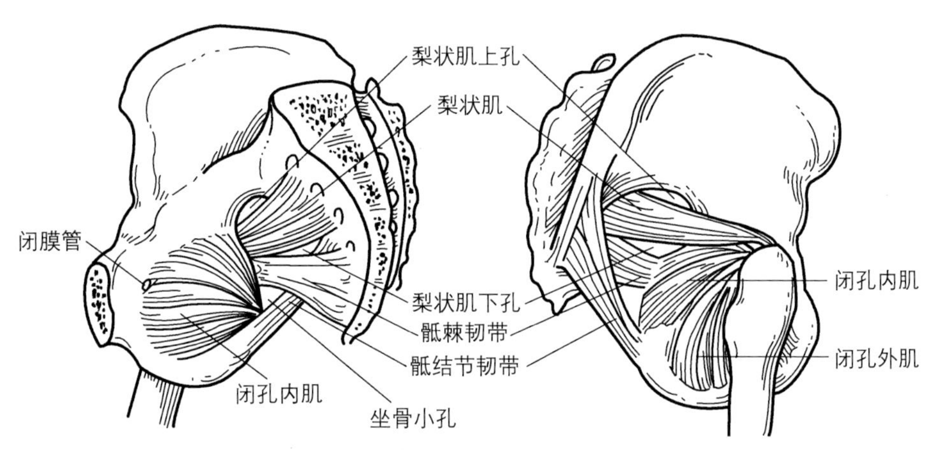

图9-11 梨状肌和闭孔内、外肌

7）股方肌（quadratus femoris）：位于臀大肌的深面，闭孔外肌的浅面、闭孔内肌的下方及大收肌的上方，呈扁长方形。起自坐骨结节，止于股骨转子间嵴。作用为外旋髋关节。该肌受骶丛的前支支配。

8）闭孔外肌（obturator externus）：位于股方肌和耻骨肌、短收肌之间的一块三角形扁肌。起自闭孔外面及周围坐骨和耻骨的骨面，向后外行走，经过髋关节的下方再转向其背面，止于股骨转子窝。亦为髋关节的固定肌，并可外旋髋关节。受闭孔神经支配。

2. 大腿肌　根据大腿肌与股骨的位置关系，可分为前群、后群和内侧群。前群包括缝匠肌和股四头肌。内侧群包括耻骨肌、长收肌、股薄肌、短收肌和大收肌（图9-12）。后群肌包括股二头肌、半腱肌和半膜肌。上述各肌将在第10章详述。

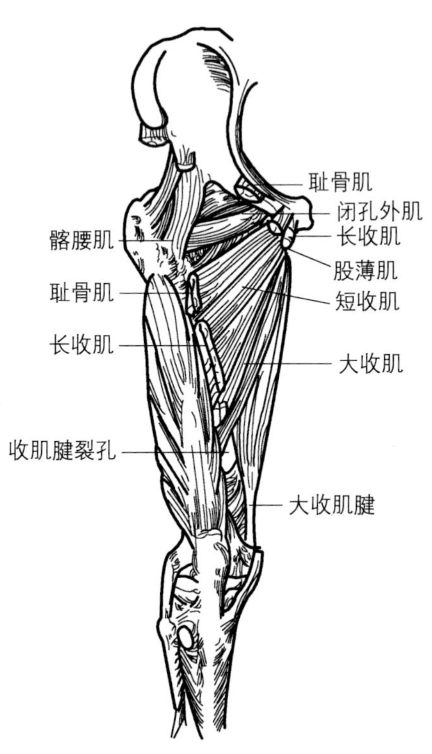

图9-12　大腿肌内侧群（深层）

3. 产生髋关节运动的肌群

（1）髋关节屈肌群：髋关节的屈曲运动主要由腰大肌、髂肌和耻骨肌收缩产生。另外，一些附着于股骨和骨盆前面的其他肌也有助于髋关节的屈曲，包括股直肌、缝匠肌、阔筋膜张肌、长收肌、短收肌和大收肌的前部分肌束，以及股薄肌、臀中肌和臀小肌的前部分肌束。

（2）髋关节伸肌群：主要由臀大肌来完成。协助肌有股二头肌、半腱肌、半膜肌及大收肌的坐骨头。辅助肌包括臀中肌、臀小肌（后部肌束）和梨状肌，闭孔内肌亦有一定作用。

（3）髋关节内收肌群：主要由长收肌、短收肌、大收肌的闭孔部分，以及耻骨肌和股薄肌组成。辅助肌有臀大肌、闭孔外肌、股四头肌、股二头肌、半腱肌、半膜肌、腰大肌和髂肌等。

（4）髋关节外展肌群：主要由臀中肌、臀小肌完成。另外，阔筋膜张肌、梨状肌、缝匠肌也起协助作用。

（5）髋关节内旋肌群：髋关节的内旋运动较弱，凡收缩时张力线通过股骨头和股骨颈之垂直轴前面的肌，不管其起止点在何处，均能起到内旋髋关节的作用。这些肌主要包括臀中肌和臀小肌的前部肌束、阔筋膜张肌、长收肌、短收肌、大收肌、耻骨肌、腰大肌和髂肌等。

（6）髋关节外旋肌群：髋关节的外旋运动较强。由收缩时张力线通过股骨头和股骨颈之垂直轴后面的肌肉产生，主要包括臀中肌和臀小肌的后部肌束、梨状肌、闭孔外肌、闭孔内肌、上孖肌、下孖肌、股四头肌、臀大肌、缝匠肌及股二头肌的长头等。

髋部的血液供应

髋关节的动脉较丰富，主要发自附近的动脉分支，且彼此相互吻合，在关节周围形成致密的动脉网（图9-13）。其细小分支穿过关节囊，分布于关节囊的纤维层和滑膜层，并与附近骨膜上

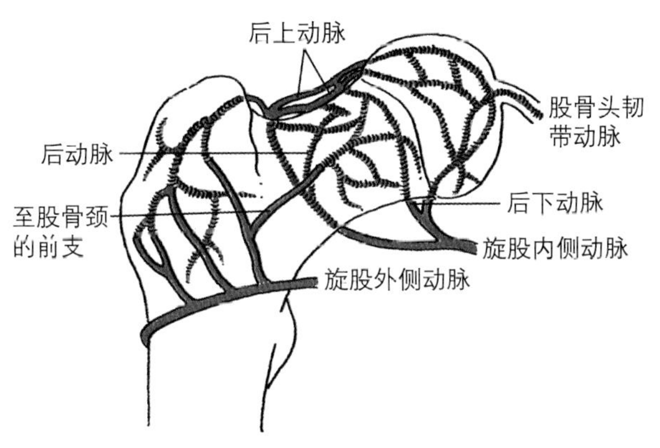

图9-13 股骨头的血供来源

的动脉支吻合。纤维层和滑膜层的动脉本身也交织成网，后者较前者更为丰富。并由此发出滑膜皱襞动脉，后者又反复分支形成树枝状动脉丛，供应整个皱襞。参与髋关节血液供应的动脉主要由臀上、下动脉，旋股内、外侧动脉，闭孔动脉，股深动脉及阴部内动脉的关节囊支等组成。正常关节软骨无血液供应，但在其深部和骨连接处及边缘与毛细血管相接，软骨下骨对这部分的血供并不形成障碍，由骨髓动脉发出的毛细血管前动脉经软骨下骨的管道在钙化软骨的深面形成宽阔的毛细血管环。毛细血管后小静脉由此环经软骨下骨管道返回骨髓。

髋关节动脉供应模式

1. 滑膜下吻合　于关节软骨周缘呈环状分布，在儿童期供应骨骺和干骺端，在成人期供应股骨头和股骨颈。

2. 囊周吻合　包括髋关节缘和股骨颈基底的囊周吻合，供应髋关节的各个部分。

3. 囊下吻合　为发自基底部的囊周吻合，再沿关节囊支持带的深面上行，至关节软骨周缘，参与滑膜下吻合的形成。

成人髋关节的血液供应系统

成人髋关节的血液供应主要来源于臀上动脉、臀下动脉、闭孔动脉、股深动脉第1穿支、旋股内侧动脉、旋股外侧动脉6条动脉的分支。

1. 臀上动脉（superior gluteal artery）　臀上动脉为髂内动脉的直接延续，穿过腰骶干和第1骶神经之间，经由梨状肌上孔出骨盆。分支供应髋臼的上部、关节囊的上部、大转子上部。当臀上动脉从坐骨大切迹穿出时，分出一支下行，供应髋臼后缘及关节囊后部；另一支沿髂骨横行在臀小肌下，分支供应该肌，并分数支上髋臼动脉到髋关节上部供应该部，其分支下降，终于近侧关节囊。臀上动脉的臀中肌支供应该肌之外，穿过该肌之后发出一终支至股骨。臀上动脉的降支至大转子上面及外侧面，与臀下动脉，旋股内、外侧动脉相吻合，共同分支分布该区域。有学者认为年幼患者行髋臼成形术时，由于上髋臼动脉的损害，会造成髋臼骨骺的血液供应障碍。亦有人发现上髋臼动脉的关节囊支可达大转子的上外侧。

2. 臀下动脉（inferior gluteal artery）　臀下动脉也是髂内动脉的分支，为其前干的直接延续，沿阴部内动脉的后方下降，穿行于第2、3骶神经之间，经梨状肌下孔出骨盆腔，至臀大肌的深面，分支分布于臀大肌、髋关节囊、坐骨神经、臀部及股后部皮肤，并发出交通支，向下与股深动脉第一穿支和旋股内、外侧动脉相吻合，即所谓“十字吻合”。

臀下动脉除发出众多大分支供应臀大肌之外，向后发出2个主支供应髋关节的深部结构。横支越过坐骨神经，分支分布坐骨神经后分出一支向下，称髋臼后动脉，供应髋臼缘的下部、后部及邻近纤维性关节囊。本干继续外行在闭孔内肌、两孖肌及梨状肌之间，有众多小分支分布于这些肌附着点，臀中肌及大转子的上后缘。从坐骨神经内侧，发出分支向下深处行走在神经及髋臼后部之间，向前绕坐骨，在髋臼下部及坐骨结节的切迹部；在闭孔外等处与闭孔动脉相吻合，供应髋臼下部。此动脉向股骨无分支。

3. 闭孔动脉（obturator artery） 闭孔动脉通常起于髂内动脉的前干。在盆腔腹壁层深面，沿骨盆侧壁向前下方行进，上为闭孔神经，下为闭孔静脉伴行。经闭孔管出骨盆，分为前后两终支。前支沿闭孔前缘行走，分布于闭孔外肌等，并与其后支的分支和旋股内侧动脉的分支相吻合。后支沿闭孔后缘行走，分支分布邻近肌之外，尚发出一髋臼支，又分为髋臼前支和下支，分别分布于髋臼的前下部。二者又一起从髋臼切迹进入髋臼内，分布于臼内软组织，其中有一支通过股骨头韧带到达股骨头凹，进入股骨头，分布股骨头内下部小范围区域，称为股骨头韧带动脉。闭孔动脉在骨盆内尚发出一耻骨支，经耻骨后面上行，与腹壁下动脉的闭孔支吻合。

闭孔动脉在闭孔外肌的附着处，形成一血管环。在髋臼富有丰富的分支分布于脂肪、滑膜及髋臼。股骨头韧带动脉仅为髋臼动脉的一个终支。在髋臼后部，从臀下动脉发出分支与闭孔动脉环相吻合。分支进入髋臼后部。有1/3的人可见到臀下动脉、旋股内侧动脉参与闭孔外血管环的组成。

4. 股深动脉（deep femoral artery） 股深动脉第1穿支发自股动脉大收肌止点水平，穿过大收肌的上部，位于臀大肌附着点之下，分一些分支供应臀大肌及大收肌之外，一大支从臀大肌附着点以下沿股骨干上升，在股方肌下缘分出一个小支至小转子后下面，另一支至大转子的后下面与臀下动脉及旋股内、外侧动脉吻合，共同分支分布该区域。

5. 旋股内侧动脉（medial femoral circumflex artery） 直接起自股动脉或发自股深动脉，有时旋股内侧动脉与旋股外侧动脉共干，穿过耻骨肌与髂腰肌之间，至闭孔外肌下缘附近，分支到邻近肌，并与旋股外侧动脉、第1穿支动脉及臀下动脉相吻合。另外发出一髋臼支，伴随闭孔动脉关节支通过髋臼横韧带下方到髋臼窝，分布于髋关节，且与闭孔动脉的关节支相交通。

旋股内侧动脉于关节囊内侧与目前对供血给股骨头的末梢血管命名尚不统一，一般称股骨颈滑膜下动脉为支持带动脉、颈升动脉、干骺端动脉或网状动脉等。各支持带动脉均分为关节囊壁段和颈段两部分。各支持带动脉的壁段于股骨颈基底部各处穿过关节囊附着处；颈段在股骨颈滑膜下行进，分支供应骨骺及干骺端，最后达股骨头。在转子窝小转子近侧发出3~4条小血管，再发出后下支持带动脉，穿过关节囊，为颈部一厚滑膜层所保护，沿颈向上，达股骨头。沿途分出小支营养关节滑膜。

旋股内侧动脉在转子窝上行时，分出许多小支进入骨孔，供养股骨颈基底部。同时此处有3~4条大支穿过外侧关节囊附着处，向近侧在股骨颈增厚的滑膜下行进，达股骨头颈交界处，从关节软骨边缘的4~5条大的血管孔进入股骨头。一般数目比较恒定。

6. 旋股外侧动脉（lateral femoral circumflex artery） 旋股外侧动脉在股三角处自股深动脉发出或直接起自股动脉。一般比旋股内侧动脉粗大。二者围绕股骨颈根部，共同组成囊外动脉环，为供应股骨近端的一级血管。旋股外侧动脉组成动脉环的前部，旋股内侧动脉组成环的内、后、外侧部。但此动脉环完整的仅占10%，多数不完整。

旋股外侧动脉外行至缝匠肌和股直肌深面时分为升支、降支和横支。升支分布于阔筋膜张肌、缝匠肌等；降支至股四头肌下部及膝关节；横支穿越股外侧肌到股骨后面，在大转子下方吻合旋股内侧动脉和臀下动脉、第1穿支动脉。旋股外侧动脉发出到股骨颈前部的分支，从髂腰肌前面经外缘向深部走行。分支供应沿转子间线的股骨颈基底部（囊外部）、关节囊部、囊内股骨颈部。进入关节囊内颈部的动脉较大，位于关节滑膜下沿股骨颈上升，血管口径逐渐缩小。有小分支进入股骨颈内，有时有小关节支穿过髂股韧带，在滑膜下上升，靠近旋股内侧动脉的支持动脉分出上头动脉，终于股骨颈上部。

在转子部有2~3支血管向外延续，供应大转子的上面及外面。最上支达臀小肌附着处。有时可吻合此处的旋股内侧动脉分支；1~2支从前侧进入大转子，最下支越过股中间肌向外，在股外侧肌上部肌下行走，环绕股骨干的外侧面。分布于大转子的外侧面，可与臀上动脉相吻合。继续向后分支分布与第1穿支动脉供应相同区域。

股骨头和股骨颈的血液供应

对股骨头、颈的血液供应研究者甚多，结论尚不完全一致。从生物形态上分析，股骨头和股骨颈的血管分布变化较多，主要通过关节囊、股骨髓腔和股骨头韧带等途径得到，但其主要来源仍可分为3组（图9-14，15）。

1. 囊外动脉环　围绕股骨颈基部，由源于股动脉的旋股内、外侧动脉组成，自此动脉环发出前、后、内、外4组颈升动脉，旋股外动脉构成囊外动脉环的前部，在股骨颈前方发出1~2支前颈升动脉；旋股内动脉经髂腰肌和耻骨肌间至关节内侧，先分出内颈升动脉（又称为下干髓端动脉或下网状动脉），主干外行至转子间发出后颈升动脉，末梢转向外侧形成外颈升动脉（又称为上干骺端动脉或上网状动脉）。4组颈升动脉从关节囊在股骨颈基部附着处穿过关节囊纤维层，然后在股骨颈周围的滑膜覆盖下上升，分支营养股骨头和股骨颈。在关节软骨边缘，股骨颈表面组成囊内动脉环，最后进入骨内，分别供应骺和干骺端的血运。外颈升动脉是营养股骨头的最重要血管，其进入关节囊后分出2~5支骺外侧动脉，在滑膜覆盖下紧贴股骨颈外侧上升，至股骨头关节软骨与股骨颈交界处穿入股骨头。其存在和走行恒定，管径粗（外径可>1 mm），营养股骨头外上负重部分，外颈升动脉供应股骨头血

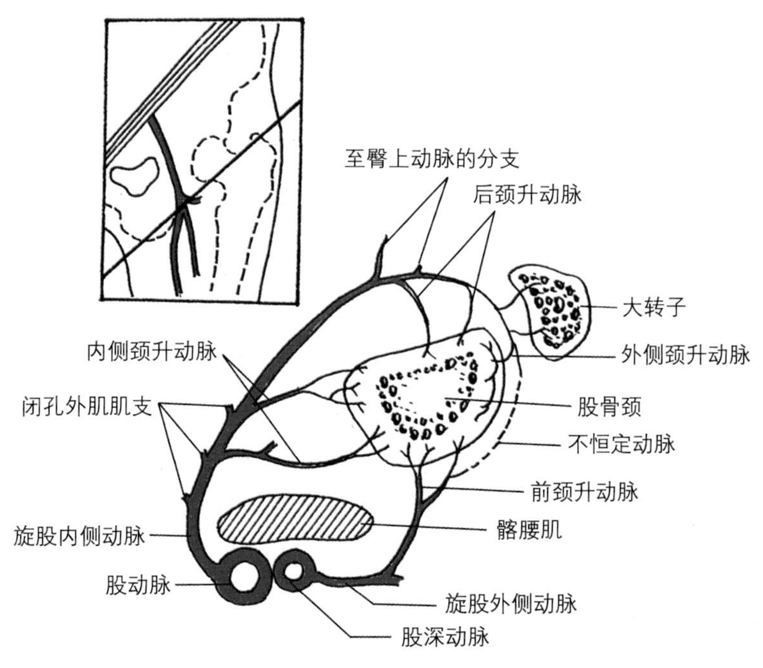

图9-14　股骨颈血供来源

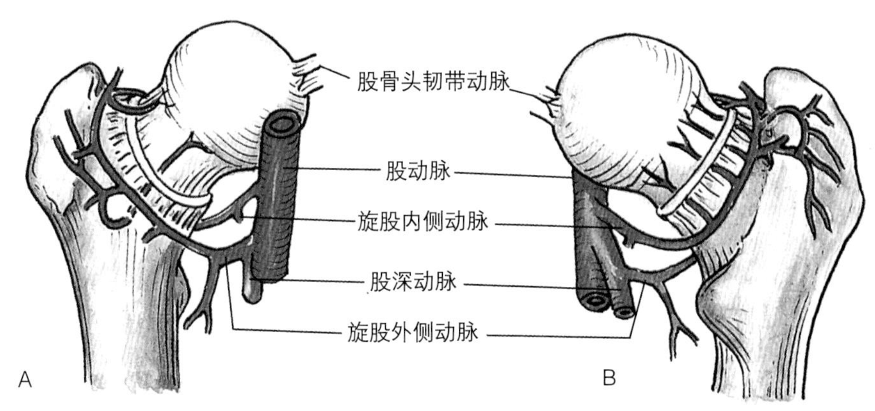

图9-15 股骨颈动脉的走行
A.前面观；B.后面观

运的65%~85%。当股骨颈骨折时，骨折端成角或分离，下肢呈内收外旋畸形，极易损伤或撕裂紧贴股骨颈骨面的外颈升动脉。高选择动脉造影证实，外侧颈升动脉损伤或阻塞是股骨头缺血坏死的主要原因。内颈升动脉行程亦恒定，管径亦粗，几乎被滑膜完全包绕，活动度大。故股骨颈骨折除在有严重移位或旋转时方有损伤内颈升动脉之可能。内颈升动脉仅供应股骨头后下部，远不及外颈升动脉重要。前、后颈升动脉细小而不恒定，故为较次要的血管。

2. 圆韧带动脉　又称内侧骺动脉，较细小，仅供应股骨头圆韧带凹附近小范围的血液。Sevitt认为，成人随年龄增长，该动脉有退化的趋势，故对股骨头血供不起重要作用。出生时，股骨头软骨和大转子软骨主要接受外侧动脉（上支持带动脉）的营养，在4个月~4岁时，圆韧带血供形成，但未与来自股骨颈部的血供构成交通；在4~7岁时，圆韧带动脉渐趋闭锁，血供中断，这期间若髋部受损，易导致股骨头坏死；8~11岁时，圆韧带动脉与支持带间构成吻合支，外伤后股骨头抵抗缺血坏死的能力已有提高；12~17岁时，上、下干骺动脉分支通过近于闭合的骺板，与股骨头的血供交通，使股骨头血供加强。

3. 股骨滋养血管　股骨滋养血管在儿童期不穿过骺软骨板抵达股骨头，在成人则可经股骨颈至股骨头并与支持带血管吻合。股骨滋养血管在股骨干髓腔的上端分为很多小支，但从不分布于髓腔以外，其对股骨头、股骨颈及大转子的血供相对不重要。

髋关节周围的动脉网

1. 臀部十字吻合　位于臀大肌的深面，股骨大转子的股方肌附近的丰富动脉吻合网主要由闭孔动脉、臀上动脉、臀下动脉、旋股内侧动脉、旋股外侧动脉、股深动脉第1穿支动脉等组成。十字吻合不仅对髋关节的血供起着重要作用，而且是沟通股动脉和髂内动脉的主要途径。

2. 旋髂深动脉、腰动脉、第4腰动脉、骶外侧动脉和骶中动脉之间的吻合网。

3. 骨盆内脏器两侧之间有丰富动脉吻合网。结扎一侧髂内动脉时，可通过髋关节周围动脉网建立侧支循环而得以代偿。

髋部的神经支配

髋关节的关节囊、韧带、关节内脂肪垫和关

节血管有神经终端的分布，但在滑膜部缺乏。这些神经包括有髓或无髓纤维的关节传入神经，或直接通过邻近的周围神经（关节的主要神经），或通过关节囊周围肌中的神经（辅助性关节神经）进入关节。

支配髋关节的感觉神经有不同来源，前、后方各有2条，前方的神经来自股神经及闭孔神经，后方的来自臀上神经及坐骨神经（图9-16）。关节支一般较细，其分布重叠现象不像其他大关节显著，许多分支常随血管一同进入。股神经发出的关节支，主要来自耻骨肌支，其次为股四头肌支，在关节囊前方支配近侧的内面及远侧的外面。股神经关节支主要分布于关节囊的后上部及耻股韧带。支配股直肌的股神经分支的返回支常与进入耻骨肌的神经分支吻合，作为前部关节囊的下部关节囊感觉神经分布的补充。

闭孔神经的髋关节支为一纤细的支，由本干穿过闭孔管时发出，先向下外，再向上外弯行，与旋股内侧动脉的关节支一同由髋臼切迹进入髋关节。由闭孔神经发出的关节支分布于关节囊内侧，终于耻股韧带，闭孔神经的前支支配前部关节囊，其后支除支配股骨头韧带和髋臼脂肪垫

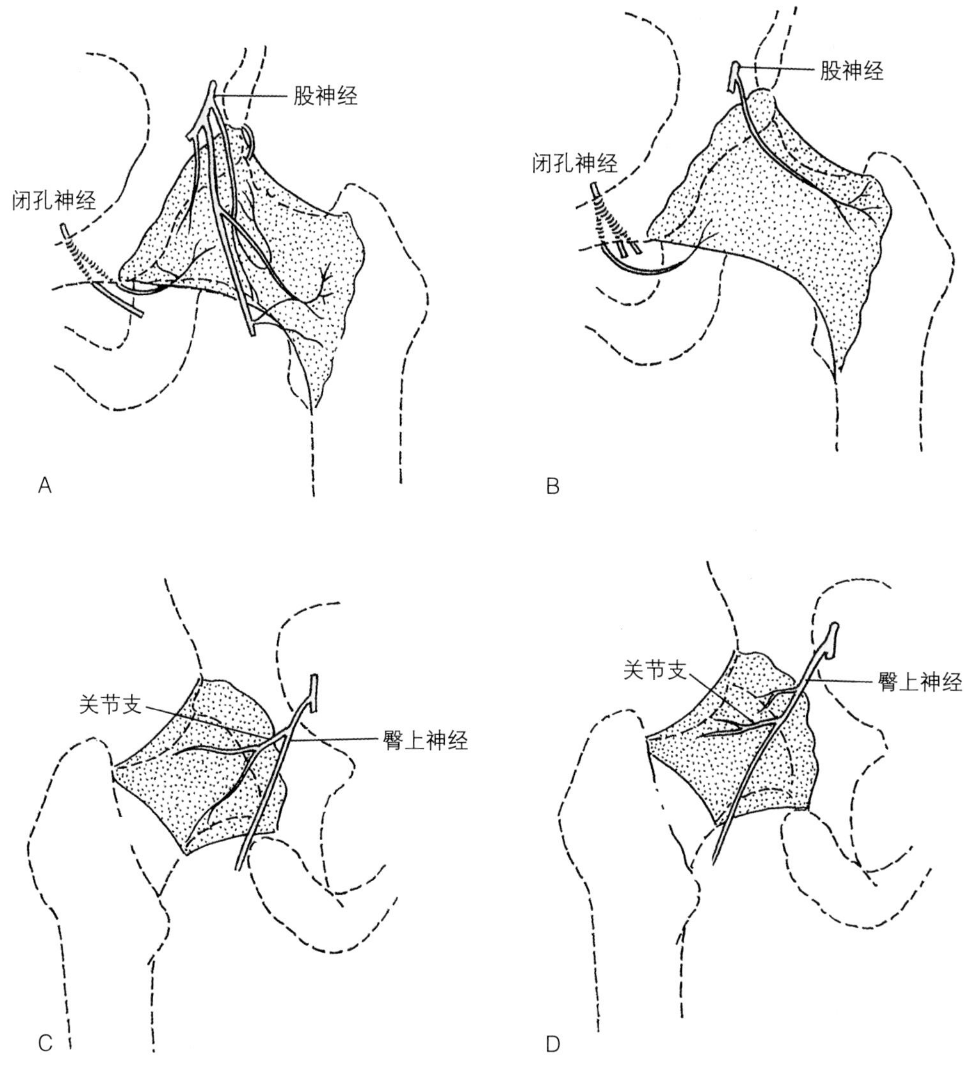

图9-16 髋关节的神经支配

A.前面观；B.前面观；C.后面观；D.后面观

外，和股神经一样也有终末支分布于膝关节周围的动脉，所以当有髋关节疾患时，常可出现膝关节的牵涉性疼痛，常称“膝痛髋病”，应予以注意。

由臀上神经发出的进入臀小肌的关节支分布于关节囊后方的上部及外部。由坐骨神经发出的股方肌支则稀疏分布于关节囊的后部。总之，不管关节疼痛的程度或起因如何，其疼痛性质一般均为弥漫性，较难确定位置，并常向远侧的吻合部放射。支配髋关节的神经有甚多变异，来自闭孔神经的关节支多从位于闭孔管的闭孔神经本干发出，但亦有在盆腔中即发出者。

对髋关节顽固性疼痛，如成人股骨头缺血性坏死，可以考虑切断闭孔神经本干或其后支，如同时切断至股方肌的肌支则效果更佳，切断闭孔神经后对内收肌的影响一般不甚严重，但由于神经变异较大，故效果并非完全一致。在盆腔内经腹膜外途径切断闭孔神经及其髋关节支最为方便。

股骨上段

股骨（femur）是人体最长最结实的长骨，长度约为身高的1/4，分一体两端。股骨上段的上端有朝向内上的股骨头，与髋臼相关节。头中央稍下有小的股骨头凹，头下外侧的狭细部称股骨颈，颈体相交成颈干角。颈与体连接处上外侧的方形隆起为大转子，内下方的隆起称小转子。大小转子之间，前有转子间线，后有转子间嵴。大转子是重要的体表标志，可在体表扪及。股骨体略弓向前，股骨上段呈圆柱形，其后外方有臀肌粗隆，后内侧则为耻骨肌线，均与体部后方纵行粗线相续（图9-17）。

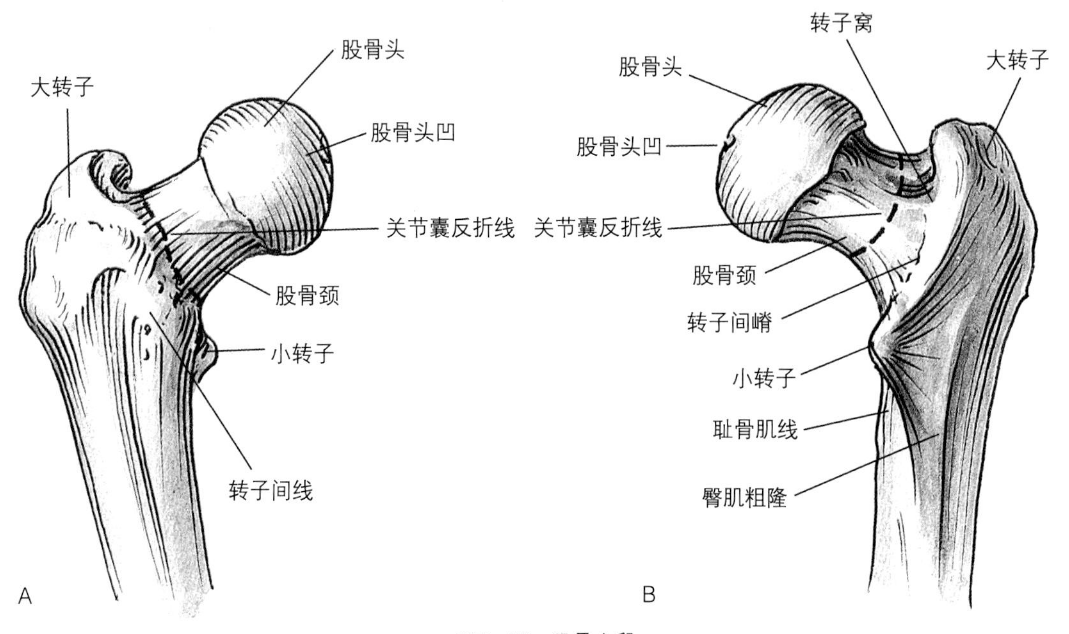

图9-17　股骨上段
A.前面观；B.后面观

股骨头

股骨头（head of femur）位于股骨上端，朝向内、上、前方，除顶部稍显扁平外，股骨头整体膨大呈球形，约占圆球面的2/3。除股骨头凹外，均被一层光滑的关节软骨（articular cartilage）所覆盖。股骨头关节软骨面较髋臼大，可分为3部分：压力负重区最厚，可达3 mm，覆盖压力骨小梁表面，与髋臼软骨面相关节；内侧非压力负重区和周围非压力负重区，分别覆盖于压力负重区的内侧部分和外侧边缘。软骨层厚度并非均匀一致，而是中部较厚，周缘较薄。软骨下有厚0.5~1.0 cm的致密区。在股骨头的前面，关节软骨向外侧移行，止于头颈交界部。与髋臼相比，股骨头的关节面较大，可以增加活动范围；覆盖髋臼的软骨则较少，呈倒置马蹄形，两臂间为髋臼窝，包含脂肪垫，覆以滑膜，因此在任何位置上，股骨头总有一部分与髋臼窝的软组织相对，而并非与关节软骨相对，故股骨头的下内面因不接触关节软骨而不参与传达关节应力。股骨头的前部、上部，还有后部的一小部分边缘，关节软骨突出至髋臼外面，仅在极度屈伸时，股骨头周围的软骨面才与髋臼软骨面相接触。股骨头二次骨化中心于生后3~6个月出现，17~19岁闭合。

股骨颈

股骨头下较细长的部分为股骨颈（neck of femur），其横径为2~3 cm，纵径为2~3 cm，男性大于女性，方向与股骨头相同。股骨颈的前面较平坦，后面光滑而凹陷；上缘稍短而钝圆，存在若干营养血管孔，向外下方移行于股骨大转子；下缘长而锐薄，向外下方移行于股骨小转子。股骨颈内部由骨松质组成，骨松质形成排列有序的骨小梁系统，内侧为抗压缩骨小梁，起自股骨干内侧，向上扩展至股骨头。外侧为抗张力骨小梁，从股骨干的外侧弯曲向上，终于颈的上部和头的下部。髋内翻、髋外翻畸形可改变影响这两套骨小梁系统的结构。当髋内翻时，由于股骨颈承受压缩力减少，使抗张力骨小梁增加，抗压缩骨小梁减少。反之，当髋外翻时，可出现相反现象。因而，可以通过骨小梁结构的改变来反映股骨颈负荷与应力的变化。两组骨小梁呈60° 交叉，Ward三角位于两组骨小梁间区，此区承受力最小，骨小梁数量也最少。股骨颈皮质骨越靠近下端越厚。

股骨颈与股骨干有2个重要的角度关系（图9-18~23）。在额状面上，颈干轴线相交构成颈干角（collodiaphyseal angle）。在水平面上，股骨颈轴线与股骨内外髁横轴形成前倾角（anteversion）。颈干角使股骨干向骨盆外侧偏置，以适应髋关节大幅度活动的需要。成人正常颈干角为127°（125°~135°）。前倾角个体差异较大，12°~15° 的骨性关节炎成人患者，该角度会有增加。先天性髋关节发育不良患者，有时前倾角可以超出正常值10°~14°，并且这个角度会随着髋关节脱位程度而有所不同，导致手术难度增加，特别是对非骨水泥固定型假体。

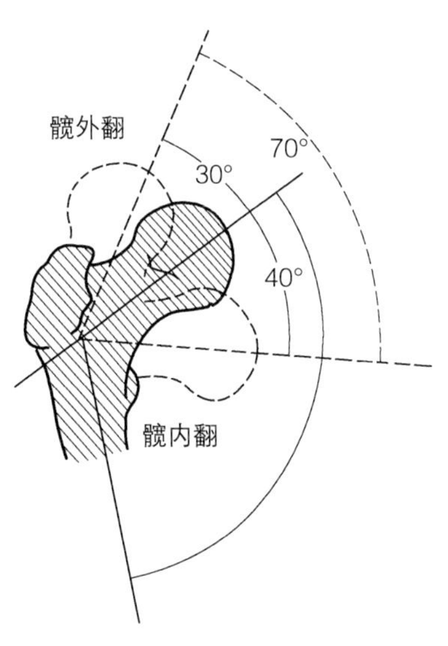

图9-18　股骨颈干角

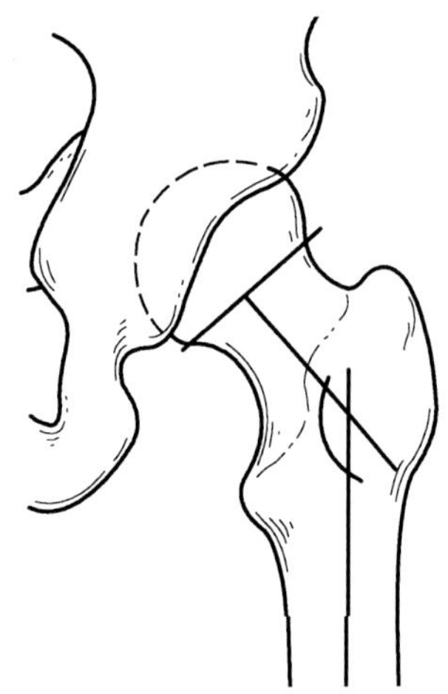

图9-19　颈干角测量

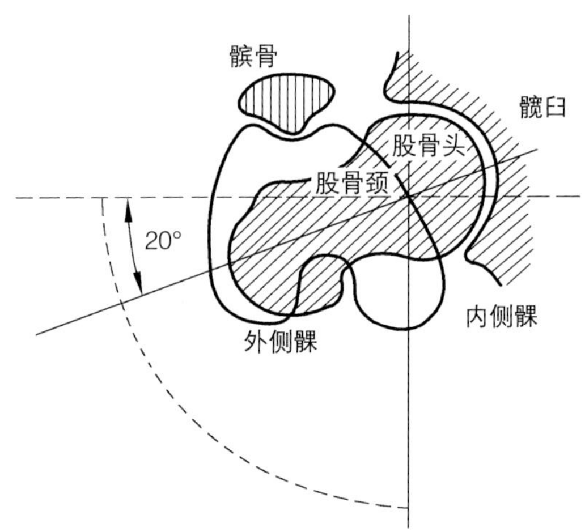

图9-20　股骨前倾角变化

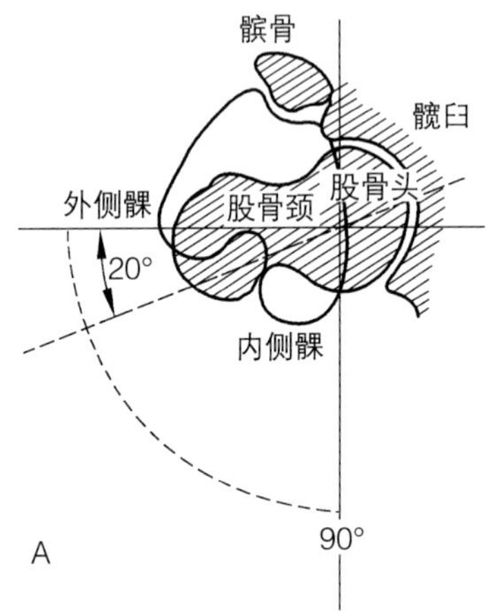

图9-21　前倾角测量
A.股骨内旋时；B.股骨外旋时

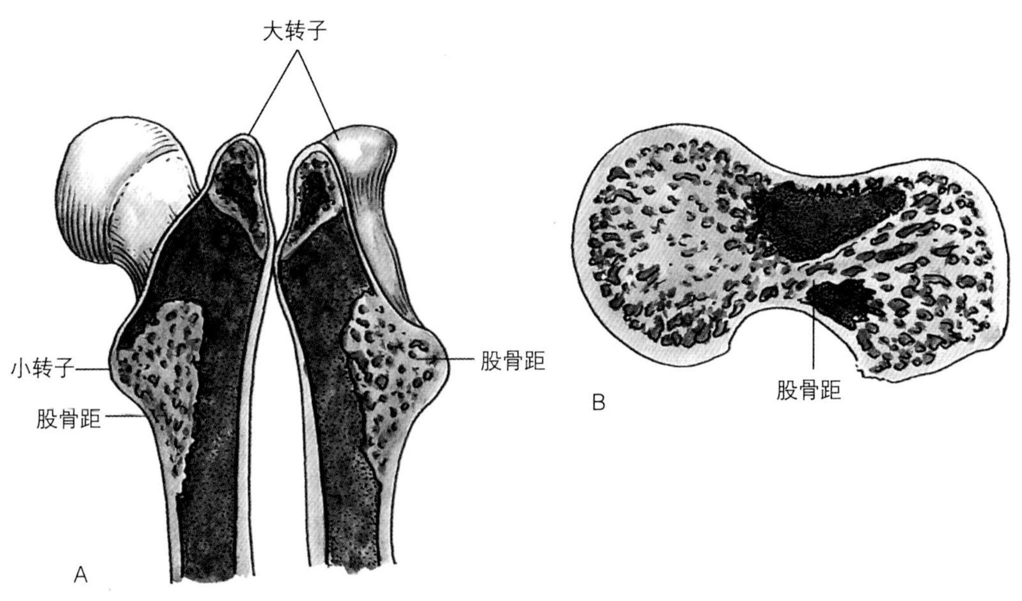

图9-22　股骨距
A.冠状切面观；B.横切面观

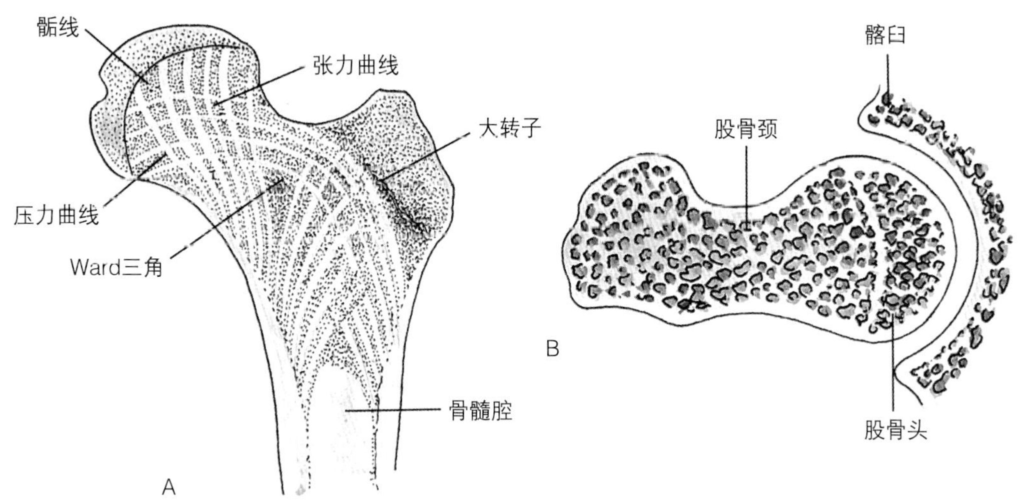

图9-23 股骨上段骨小梁的排列
A.冠状切面观；B.横切面观

股骨上段髓腔的形态

随着人工髋关节置换术的广泛开展和随访时间的延长，与假体有关的并发症明显增多，其原因虽然多种多样，但假体的设计不合理是其重要原因之一。在我国使用的多是西方国家设计生产的假体，由于国人股骨髓腔等形态与西方人种的差异，常出现不完全匹配的情况，所以研究国人股骨上段髓腔的形态学特点，设计制造适合的人工髋关节就成为一个十分重要的课题，这对于提高人民健康水平，以及加入WTO以后提高我国民族工业的竞争实力都有着十分重要的意义。

股骨前倾角

股骨前倾角各家学说及理解不一，有的学者提出前倾角为股骨颈中轴线与股骨两髁中点间的连线形成的角。郭世绂则认为自股骨头中心沿股骨颈画一条轴线，该线与股骨下端两髁间的投影连线的夹角称为前倾角或扭转角。石福明提出前倾角是股骨颈轴线与股骨髁额状面形成的夹角。

测量股骨颈前倾角对于人工髋关节的设计、股骨颈骨折等疾病的诊治有重要的参考价值。前倾角的测量方法主要有3种：解剖学方法、X线方法和CT方法。

1. 解剖学方法　是将股骨内外髁的极后点和大转子的极后点置于等高的木板上，该3点所定的平面即为髁间面，此后分别确定股骨颈内外两端的前缘端点和后缘端点，前缘内外端点的连线及后缘内外端点的连线分别与髁间平面形成2个夹角，2个夹角的平均值即为所求的股骨颈前倾角。

2. X线测量法　利用特殊支架使股骨与X线片垂直，且股骨颈始终位于X线球管中心位置摄片，测量两髁连线与头颈中轴线的夹角。杨军林对上述方法进行了改进，提出当股骨干外展75°时，上述投照方法测得的前倾角较接近实际值。杨定焯通过拍摄骨盆正位片和髋关节侧位片测量颈干角及股骨上段轴线与股骨颈轴线的夹角，用三角函数方法推导出股骨前倾角并设计查表法求得前倾角，这种方法更便于临床应用。

3. CT法　通过股骨头断面、大转子断面及两髁断面中线的夹角推测出股骨颈前倾角。

由于测量方法不同，结果也各不相同，一般认为12°~17°。杜心如应用改良的解剖学测量方法，即将股骨内外髁极后点和大转子极后点置于等高的木板上，该3点所决定的平面为髁平面，然后沿股骨头颈中心画线，代表股骨颈中轴线，用自制的测量仪测出中轴线与股骨髁平面的夹角，此方法简单实用。测量结果为9.4°（−7°~34°），其中7°~13°所占比例最高。与国人资料相比，较为相近，与国外数据差异较大。

除极少数为负角（后倾角）以外，其他为正角，角度在10°~15°者占多数，故提出在设计人工股骨假体时，前倾角可以5°为一组型号，分为4个型号，能适应大多数病例；而对于负角病例，则可按个体设计处理。

股骨颈干角

股骨颈干角的测量较为简单，由于股骨头呈圆形，可用几何求圆心法确定股骨头中心。我们拍摄股骨上段正位X线片，在X线片上找出股骨头中心点。在股骨颈最狭窄处找出股骨颈的中心点，两点连线即是股骨颈中心线，此线与Y轴的夹角即是颈干角。此方法所得数据与国内外相比较为接近，但与国外资料相比大2°~4°。综合分析国内外资料，颈干角为120°~127°，故提出可根据所占比例将股骨假体的颈干角设计为110°~150°，按5°分为8组型号，其中120°~130°占大多数。

髓腔角度

正常股骨髓腔从侧位X线片可见到股骨上段存在2个弯曲，上部弯曲是由股骨颈和股骨粗隆部位所形成，其开口向前，而股骨粗隆部和股骨粗隆下髓腔则形成开口向后的弯曲。在股骨中段，由于股骨弓向前，股骨髓腔呈开口向后的弧形，故整个髓腔形态从侧位上呈“S”形。测量结果说明髓腔并不是直的，所以目前直柄的假体有时难以匹配，在设计时应考虑到这个特点。

在双斜位片上研究髓腔弯曲未见报道，根据在45°内斜位片和45°外斜位片上的角度，也可以看出2个弯曲，说明股骨上段髓腔的2个弯曲在不同的投影位片都能显示。提出在设计股骨柄时，应将之设计成弯曲型，以适应髓腔形态。目前临床通用的股骨柄多为直柄，这种柄与股骨髓腔多不匹配。术中用直柄型的髓腔锉多损伤股骨骨皮质，结果导致股骨髓腔不适合的扩大或股骨骨皮质的破坏，骨质疏松患者由于其骨皮质变薄，手术时更易受到损伤，这可能是手术失败的原因之一，也可能是晚期假体松动、下沉的原因之一，还可能是造成股骨骨折、假体穿出股骨的原因之一。

股骨头、颈形态学

股骨头、颈的形态学观测对于设计人工髋关节的股骨头大小及颈长有着不可替代的作用。由于股骨头、颈直接测量较易，所以测量方法较为简单。用干燥骨标本测量数据与手术中直接测量股骨头径线数据来选择适合的股骨头是目前常用的方法。股骨头基本为圆形，可用几何求圆心法找出股骨头中心点，股骨头直径约为46 mm，股骨颈轴长约91 mm，股骨颈最小径为32 mm，江苏人和河南人的测量数据略有差异，学者认为上述差异可能与不同地区人的生活劳动习惯、负重大小和方式有关而与测量方法无关。对成人股骨标本拍摄前后位及侧位片，在X线片测算出股骨头直径约45 mm，股骨颈长44 mm，股骨头高53 mm。

股骨距

股骨距是股骨上段内部结构的重要组成部分，由于人工髋关节的发展，近年对股骨距研究更加重视。王震宇通过对28根股骨进行CT扫描，测出股骨距长度为3.67 cm，股骨距均由股骨内侧骨皮质向后向外呈板状突起，其后缘为游离缘，其近端起点在小转子近侧缘上方1.46 cm，止点在小转子下缘下方0.44 cm处，板状的股骨距由近端向远端逐渐向后内扭转，距髁角由上而下逐渐增大，扭曲角度为16.5°，80%股骨的股骨距最宽最厚部分位于小转子近侧缘和近侧缘下方0.6 cm之间，同时提出了股骨有效髓腔的概念（图9-22，23）。

李毅对股骨距进行解剖学观察发现，股骨距位于股骨颈、干交界部的内侧骨皮质上，并向髓腔延伸，其上端在颈后侧上、中1/3移行处与颈后骨皮质融合，下端在小转子下缘水平，位于小转子下缘内侧与转子间线中点处与骨皮质融合，全貌呈弓状三棱柱形的骨密质板，是髓腔内侧壁一条纵向骨嵴，犹如围墙加固的支持部分。股骨距的纵向长度为5.4 cm，其横断面为三角形，附着在内侧骨皮质部为三角形的底边为0.44 cm（即宽度）；三角形的高，即股骨距厚度0.63 cm，整体股骨距的上部夹角为0°~10°。在小转子上部夹角为25°~35°，在小转子中下部为35°~45°。显微镜下观察，股骨距由环行骨板组成的哈氏系统和骨间板组成，并不是骨松质结构，并证实胎儿无股骨距。戴尅戎等对距髁角与前倾角的关系进行了研究，得出二者相关的回归方程，提出了将股骨外旋30°以上才可观察到股骨距，认为股骨距是真性股骨颈根部的概念，对其在粗隆间骨折及人工髋关节置换术中的意义进行了讨论。

股骨上段髓腔特点及其临床意义

人工股骨柄假体的设计重点在于股骨上段髓腔的形态特点，所以国内外对此进行了大量研究，其中Noble的资料较为全面，是我国学者将国人资料与白种人相比的重要依据。沈慧勇测量129例股骨标本，其结果认为股骨上段髓腔的粗细和形状在个体间变异很大，小转子上20 mm水平，髓腔宽度（左右）43.3 mm，前后19.8 mm；在小转子最高处，水平髓腔宽度26.4 mm；小转子下20 mm水平，宽度17.9 mm，髓腔狭窄处左右宽度10.5 mm，前后宽度13.5 mm，狭窄处位置位于小转子最高处下方123.3 mm。章纯光通过CT对活体股骨进行测量发现，股骨近段髓腔横断面由近向远从不规则向椭圆形和圆形变化，小转子上20 mm处髓腔左右宽度41.62 mm，前后32.35 mm；小转子最高处左右25.8 mm，前后25.3 mm；小转子下20 mm处髓腔左右宽度17.9 mm，前后18.7 mm；狭窄处，左右宽度10.1 mm，前后13.5 mm，狭窄位置距小转子最高处117.6 mm，其结果与白种人有差异，股骨长度与髓腔各径线有相关性，指出用股骨长度可较好地预测假体长度参数。杨广忠对维吾尔族人进行测量得出，股骨狭窄处髓腔宽度10.1 mm，狭窄位置在小转子顶点处下117.63 mm，

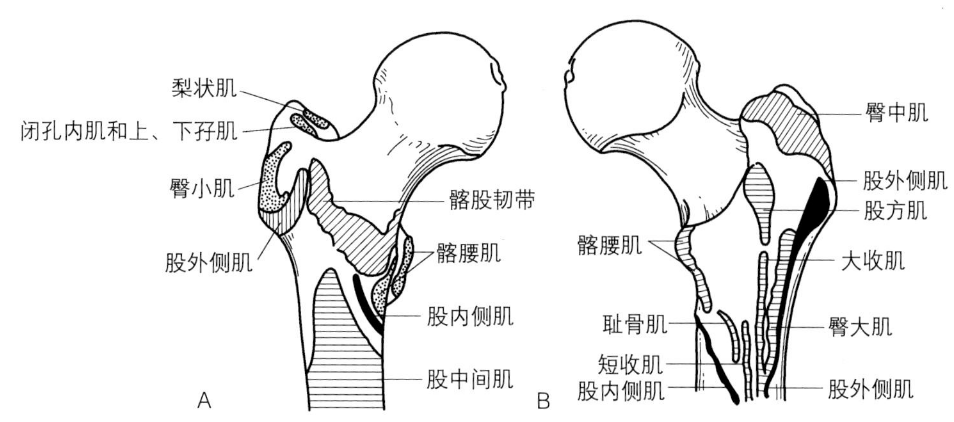

图9-24 股骨大小转子及其周围肌附着点

A.前面；B.后面

其结果与汉族人无明显差异，而与白种人有差异。与国外资料相比，在小转子顶点上方20 mm处、小转子顶点、顶点下20 mm、峡部近端、峡部及峡部远端水平髓腔横径较Noble报道的小，而与国内学者报道相近似。峡部位置较国外高约10 mm，峡部的前后径也较国外为小，这说明外国人髓腔较国人大，故进口假体与国人有的难以匹配，或术中需要将髓腔扩大，以适应假体大小。

在45° 内斜和45° 外斜位片上，髓腔斜径自上而下逐渐减小。假体设计时除了宽度和厚度以外，也应参考此数据，以更好地使假体与髓腔相匹配。峡部位置是决定股骨柄长度的依据，我们的研究结果显示，峡部位置较国内外资料报道的位置偏高，这可能是样本不同及研究者判定标准差异所致。根据研究资料，假体柄可分为5组，每相差5 mm为一组，自110 mm至130 mm。

我们观察到，在有峡部的标本中，其正位片显示峡部，而侧位片和双斜位片均未见到相应部位的髓腔变窄。股骨髓腔的峡部只是在一个平面出现，而其前后径及双斜径并无明显变细，可能是股骨的形态特点之一。故提出在设计股骨柄假体时，一定要考虑到这个特点，将股骨柄下端设计为宽度逐渐减小而厚度一致的近椭圆形，可更好地与髓腔相匹配。另外，针对无明显峡部的患者，股骨柄下端的宽度一致，不再设计成逐渐减小而是宽度相等，这样就可更好地使假体与髓腔相匹配。故根据研究，建议将假体柄下端设计为2种粗细类型：一种为下端变细（细型），一种为下端不变细（粗型）。同时提出，对于拟行股骨头置换术的患者，术前拍摄股骨全长的正侧及双斜位片，观察髓腔特点，以选择更合适的假体。二是要注意股骨皮质变薄的情况，提示手术中注意，以免假体穿破骨皮质或用锉将髓腔捅破。

股骨髓腔内外部分并非对称，以峡部髓腔平分线为中心线，可以发现在小转子顶点上20 mm、小转子顶点、小转子顶点下20 mm及峡部近端水平面，内侧所占比重较大。说明针对股骨髓腔设计人工股骨柄时，可根据此形态特点设计为对称型、外侧偏大型和内侧偏大型3种类型。同时，术前在标准的正位片上观察髓腔形态特点以选择合适的假体。

Robertson等选用三维CT重建股骨髓腔为定制人工股骨柄假体提供依据。Sugano等对先天性髋关节发育不良患者的股骨形态进行了研究，发现其股骨髓腔较正常对照组小且前倾，脱位的股骨髓腔短小、狭窄且较直，与正常人明显不同，故提出对于这种患者应按其股骨髓腔定制假体。Laine等对股骨上段的髓腔进行了研究。Takeuchi发现股骨髓腔随着年龄增长而有所扩大，且女性比男性明显，推测可能由绝经后骨质吸收所引起。在男性，40~60岁组和60岁以上组区别明显，而女性则是40岁以下组与40~60岁区别明显，女性在40岁和50岁时股骨髓腔就发生了扩大。

骨质疏松与髓腔扩大的关系

这方面的研究较少，但有资料已注意到年龄与髓腔扩大的关系。张家红对80根股骨进行X线测量，峡部位置为123.1 mm，小转子近端髓腔宽度47.6 mm，小转子中心处30.8 mm，小粗隆远端21.2 mm，峡部髓腔宽度11.7 mm。结果显示，老年女性股骨干前后宽度比中年女性大，股骨干直径有随年龄增大而扩大的倾向。我们对骨质疏松的程度按Singh指数进行判定，即如下标准。

股骨近端骨小梁类型指数（Singh指数）

Ⅶ度：整个股骨上端均显示骨小梁存在。

Ⅵ度：Ward三角区骨小梁有所减少，承受张力部骨小梁开始显示减少。

Ⅴ度：Ward三角区不存在骨小梁，承受张力部骨小梁减少。

Ⅳ度：股骨上端骨皮质开始变薄，辅助承受压力和张力骨小梁吸收。

Ⅲ度：主承受张力骨小梁开始吸收。

Ⅱ度：主承受张力骨小梁仅见于股骨干部，头颈部已吸收消失。

Ⅰ度：主承受张力骨小梁全部吸收消失，主承受压力骨小梁数目减少。

髓腔扩大与Singh指数的关系结果如表9-1所示。

表9-1 Singh指数与髓腔峡部扩大的关系［例数（%）］

Singh指数	峡部扩大（%）	峡部不扩大（%）	总计
7~5	4（2.5）	58（36.9）	62（39.5）
4	23（14.6）	27（17.2）	50（31.8）
3	27（17.2）	3（1.9）	30（19.1）
2	12（7.6）	1（0.6）	13（8.3）
1	2（1.3）	0	2（1.3）
总计	68（43.3）	89（56.7）	157（100）

从表中可以看出，随Singh指数减小，其髓腔扩大增多，说明骨质疏松时髓腔扩大明显，这可能是骨皮质内面骨质吸收的结果。在骨质疏松的标本中，骨皮质变薄也支持这一点，这提示在临床工作中，由于需要行人工股骨头或全髋置换的患者多为老年人，不同程度地存在骨质疏松症，股骨髓腔也扩大，故在选择假体时应注意到这种形态特点，并拍摄股骨全长的正侧及双斜位片，以观察其髓腔的形态学变化，选择合适的股骨柄假体。同时，提示在设计人工股骨柄时，也应适当地增加股骨柄下部分的径线，使之与股骨髓腔相匹配，以更好地适应临床使用，减少并发症的发生。

有关髓腔的三维形态学研究多侧重于髓内针的应用和髋部骨折，有关股骨上段髓腔的三维几何形态特点的研究尚少，而其三维形态恰恰是设计人工髋关节的重要依据，所以这方面的研究有待进一步加强。

大、小转子

大转子

大转子（greater trochanter）内侧与股骨颈骨松质连接，后上部游离与股骨颈形成转子窝。其外侧面及后缘是来自臀部、盆骨和闭孔的肌附着点，这些肌对旋转和外展下肢起重要作用。大转子尖部与髋关节中心在同一水平面上。大转子下外侧是股外侧肌起点（图9-24）。

小转子

小转子（lesser trochanter）比大转子低，位于股骨干的内后面，为髂腰肌止点。大小转子间的前方为转子间线，在后为转子间嵴。它们均为关节囊及旋转髋关节诸肌的附着点。小转子是人工髋关节置换术中股骨颈切割平面的重要参考标志。

股骨近段髓腔

髓腔内部结构变异较大。近端髓腔通常呈漏斗状，临床用髓腔张开指数（canal flare index）来进一步描述不同的漏斗形状。根据小转子上2 cm处的髓腔内径与股骨峡部髓腔内径比值分为烟囱型（比值<3）和瓶颈型（>4.7）两型。

股骨上端的动脉，主要来源于闭孔动脉，旋股内、外侧动脉及股动脉。股骨体的动脉，主要为来源于股深动脉的股骨滋养动脉，经滋养孔入骨，参见第4节之髋部的血液供应叙述。

股骨上段肌的配布，大腿肌布于股骨周围，外裹阔筋膜。阔筋膜向上附着于腹股沟韧带，向后续于臀筋膜，向下续于小腿筋膜。耻骨结节内下方3~4 cm处，阔筋膜内侧薄弱形成隐静脉裂孔（卵圆窝），外侧增厚分2层包裹阔筋膜张肌。向下2层并成髂胫束。阔筋膜向深面股骨发出3片肌间隔，深入肌群之间，附于股骨粗线，围成3个骨筋膜鞘，容纳大腿三肌群及其神经血管，详见本章第4、5节叙述。

髋关节

髋关节（hip-joint）属多轴的球窝关节，亦是人体最大、关节窝最深的杵臼关节，由髋臼和股骨头构成。髋臼周缘附有纤维软骨构成的髋臼唇，以加深髋臼并缩小其口径。

髋关节的骨骼构成

髋关节骨骼构成包括股骨头、股骨颈和髋臼，前二者详见上节叙述。

髋臼（acetabulum）位于髋骨中部外侧面，朝向前、外、下方，呈半球形深窝，直径3.5 cm，由髋骨体、坐骨体和耻骨体组成，与股骨头相关节（图9-25）。约占股骨头球面面积的2/3。髋骨体构成髋臼顶，占臼面积的2/5；坐骨体构成髋臼后壁和臼底，也占臼面积的2/5；耻骨体构成髋臼前壁，占臼面积的1/5。出生时三部分由“Y”形软骨分开，它们有各自的初级骨化中心，12岁时软骨板开始骨化，20~25岁时三者相继愈合（图9-26）。髋臼关节腔在上后方最强最深。关节软骨为马蹄形或半月形，称为月状面，其上部较宽厚，前后部略窄薄，中央没有关节软骨覆盖的髋臼底部称为髋臼窝（acetabular fossa），并为股骨头韧带及纤维和脂肪组织所充填。此窝底面粗糙，为股骨头韧带所附着，不形成关节，亦不由关节软骨覆盖，因而称为髋臼的非关节部分，髋臼窝骨组织壁本身很薄，可因疾病或外伤受到损害，导致股骨头的穿通而发生髋关节的中心性脱位。髋臼边缘又称为髋臼唇（acetabular labrum），为关节盂唇（labrum articularis）的环形纤维软骨附着，倾斜呈堤状。它使髋臼得以加深，股骨头被容纳其中并处于稳定的位置。髋臼下部有深而宽的缺口，称髋臼切迹（acetabular notch），髋臼切迹缘有髋臼横韧带连接。

髋关节囊

髋关节囊（capsula articularis coxae）上方起自髋臼唇及横韧带，下方在股骨的前面止于股骨转子间线、股骨大转子、小转子根部或附近，在后面附着于转子间嵴略上方处，相当于股骨颈的中外1/3交界处，使股骨颈前面全部位于关节囊内，后面外1/3在关节囊之外，因而关节囊后下部较薄弱，股骨头容易向后下脱位。当股骨颈骨折时，其骨折线通过后外侧部时可形成关节囊内外的混合型骨折，而其他均为囊内骨折。

髋关节囊厚而致密，紧张又坚韧，有纤维层和滑膜层之分。纤维层可分为纵行走向的浅层和环状走向的深层。浅层的一部分纤维与坐骨囊韧带和耻骨韧带相融合，但不直接附着于骨面。深层纤维于关节囊的远端和后部较为丰富。在股骨颈中部的深层纤维呈环状增厚，紧贴关节囊滑膜表面，似一悬带或衣领环绕股骨颈，略向关节腔突出，故称轮匝带，具有约束股骨头从关节腔内滑出的作用。整个纤维层的前部及上部较坚厚，有较大的抗力，有阻止人体直立时股骨头向前方移滑的作用；其后部及下部则较薄弱，附着部也较松弛，加上该处无坚强的韧带与肌加强，在暴力作用下，股骨头常可从这一薄弱点脱出，发生髋关节后脱位。

关节囊的滑膜层分布非常广泛。它起自股骨头软骨面周缘，向下覆盖髋臼缘、髋臼窝内的脂肪组织，并包绕股骨头韧带。在股骨颈的反折部，滑膜形成数条纵行皱襞或称支持带，直至股骨头关节软骨面周缘，其深面有分布到股骨头和股骨颈的血管分布通过。其中，内侧和外侧支持带比较恒定，一方面可作为供应股骨头颈血管的通过路径，对血管起保护作用，另一方面可起韧

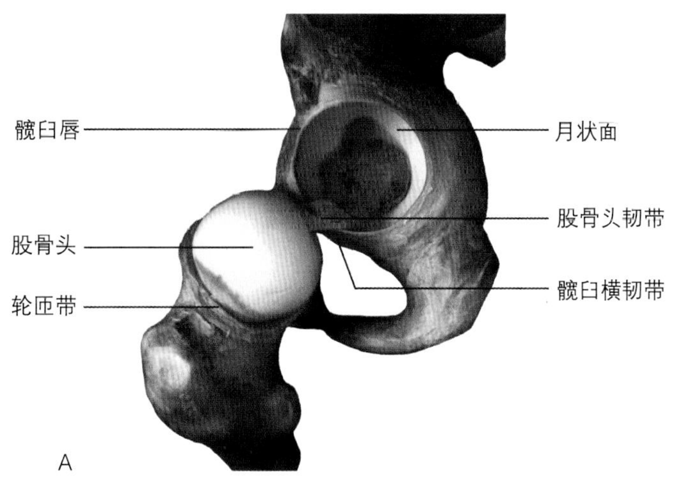

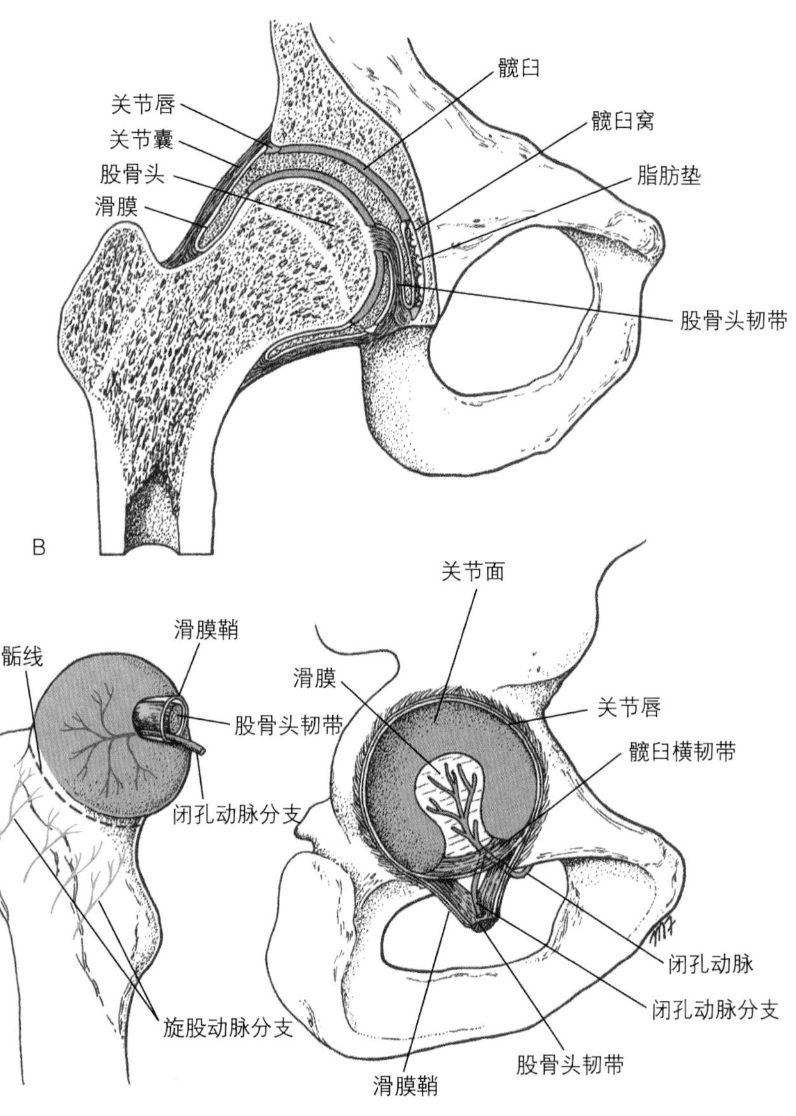

图9-25　髋臼和股骨头

A.形态；B.冠状切面观；C.血供来源

带作用，增加关节的稳定性。所以，当股骨颈骨折时，如滑膜完整，其下面的血管分支未受损伤时，将有利于骨愈合。

■ 髋关节的韧带

髂股韧带

髂股韧带（iliofemoral ligament）长而坚韧，最为强健，位于髋关节的前方，股直肌的深面，与关节囊有着密切的交织联系（图9-27）。其顶点起自髂前下棘的下部及其后约2 cm的髋臼缘，向下方呈人字形分为2束。内侧束垂直向下止于股骨转子间线的下部，外侧束止于股骨转子间线的上部。髂股韧带的内侧部和外侧部厚而坚韧，但两束之间的中间部及此处关节囊处薄弱，有时成为一孔，使得髂腰肌下滑膜囊与关节腔相通。部分髂股韧带不分束，延伸为扁平的三角形囊带，附着于全部转子间线。髂股韧带外形很像一倒“Y”字形，故又称为“Y”形韧带，其外侧束有时又称为髂转子韧带。髂股韧带除在髋关节屈曲时松弛外，在伸髋及其他运动时均呈紧张状态，可阻止髋关节的过伸活动。其内侧束限制髋关节的外展，外侧束除限制外展外，还可限制外旋。人体直立时，髂股韧带能使身体的质量落于股骨头上，又有限制骨盆在股骨头上向后滑动的作用，并与臀大肌一起将身体牵拉至直立位，以达到躯干重心的平衡和髋关节的稳定。因此，髂股韧带对防止髋关节的脱位、维持人体直立姿势等有着重要意义。

股骨头韧带

股骨头韧带（capitis femoris ligament）为髋关节腔内略为扁平的三角形纤维带，通过其尖部附着于股骨头凹的前上部，韧带的基底部分为2束，分别止于髋臼切迹的两侧和髋臼横韧带（图9-28）。股骨头韧带虽在关节囊内，但是在滑膜之外，被滑膜包绕覆盖。该韧带的发育程度常因人而异，偶尔仅有滑膜皱褶存在，个别的甚至阙如。当髋关节半屈曲并内收或外旋时，韧带紧张；而当髋关节外展时，韧带松弛。股骨头韧带内有一小动脉通过，在成人期有助于股骨头的血液供应。

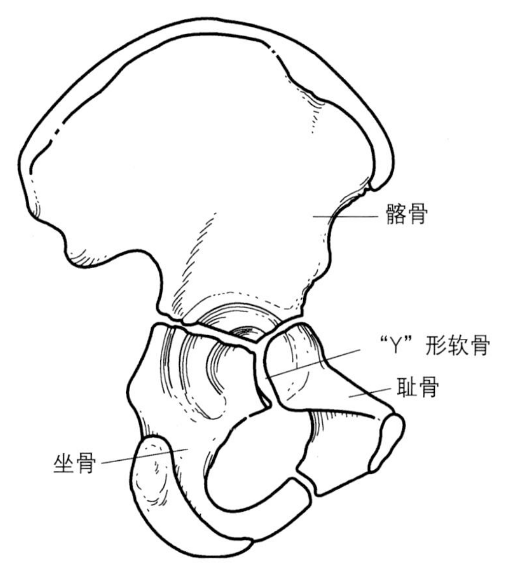

图9-26 髋臼“Y”形软骨

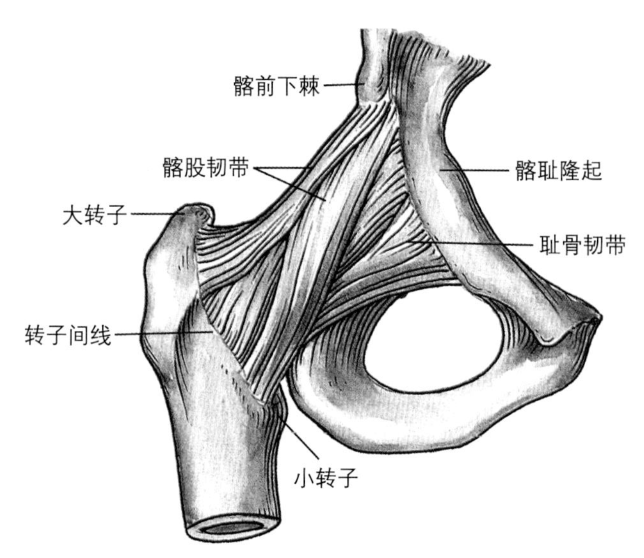

图9-27 髂股韧带

耻股韧带

耻股韧带（pubofemoral ligament）位于关节囊的下方，呈三角形并略呈螺旋形。起自髂耻隆起、耻骨体、耻骨上支、闭孔嵴及闭孔膜，通过股骨头的前方向外向下到达股骨颈，与关节囊及髂股韧带内侧囊的深面发生融合。作用与髂股韧带相似，限制髋关节的过伸及过度外展和外旋活动。

坐股韧带

坐股韧带（ligament ischiofemorale）包裹三角形的纤维囊，位于髋关节的后面，较薄（图9-29）。起自髋臼下后方的坐骨体，与关节深层关节囊的环状纤维相融合。其上部纤维呈水平方向跨过关节与髂股韧带相融合，而其下部纤维呈螺旋状向上向外附着于股骨大转子的根部及内侧股骨颈。此韧带有限制髋关节内收和内旋的作用。

髋臼横韧带

髋臼横韧带（transverse acetabular ligament）位于髋关节腔内，实际上属于髋臼缘的一部分。横韧带由强有力的扁平纤维带所组成，呈桥状横跨髋臼切迹的两侧，并形成一孔道，有血管和神经通过此韧带与关节囊和股骨头韧带基底部的2个束带有融合。

■ 髋关节结构的功能特点

髋关节是人体负重、直立和运动的重要功能构架，其形态结构上与临床有密切联系的特点如下。

1. 髋臼因其周围镶有髋臼唇及髋臼横韧带，从而增加了关节臼窝的宽度和深度，使其与股骨头关节面相匹配，且稳定性增加。

2. 股骨颈细长，与股骨干成颈干角，除具力学意义及增加关节的运动范围外，其缺点是容易发生股骨颈骨折。

3. 关节囊广阔而坚韧，并将绝大部分的股骨颈（除后外1/3外）包在其内，从而增加了稳固性。但其下壁相对薄弱，故可发生股骨头向下方脱位。

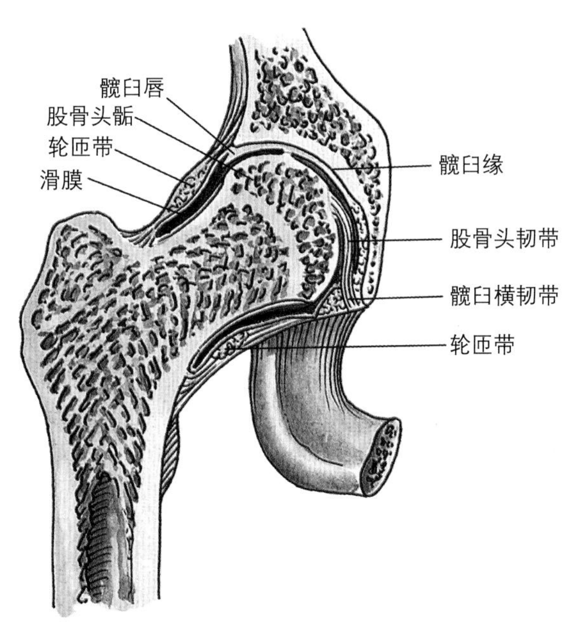

图9-28 股骨头韧带和髋臼横韧带

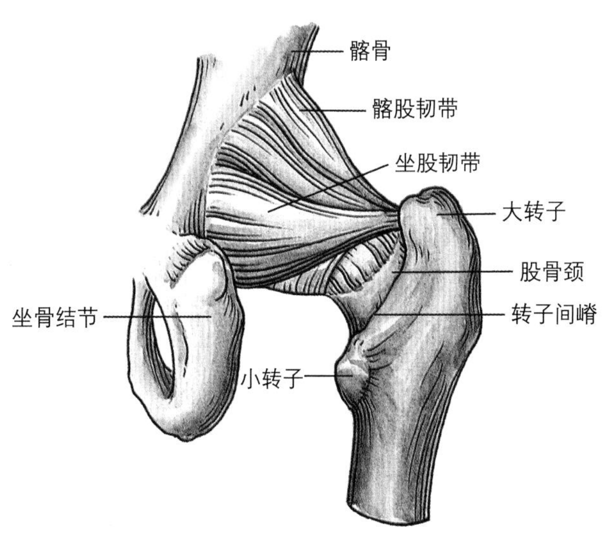

图9-29 坐股韧带

髋关节的影像解剖

髋关节的影像学检查主要有X线平片、CT、MRI，其影像解剖因检查方法的特点各有观察重点和优势，临床上常综合应用。

髋关节的X线表现

近年来，X线平片的新进展在于X线摄影的数字化，亦称为数字X线摄影（digital radiography），先后出现了计算机X线摄影（computed radiography，CR）和直接数字X线摄影（direct digital radiography，DDR），使曝光量大幅度减少，而且曝光宽容度大。数字化使得可对影像资料进行多种后处理，以获取最大量的诊断信息。这种方法显示骨结构细节的效果基本上可与常规平片相比，而显示软组织结构的效果优于平片，但价格昂贵。

作为髋关节病变首选的影像学检查方法，X线平片在显示承重区、内侧关节间隙、骨性关节面及股骨头畸形方面有一定优势。拍摄两侧髋关节前后位片，利于双侧对照，投照体位正确的双髋关节X线片还可供判断有无骨盆倾斜和倾斜程度。

髋关节X线片审视两侧髋关节的对称、高低，是否存在骨盆侧倾和前倾（图9-30）。骨盆侧倾：左右髂前上棘不在同一水平，以致一侧下肢状若变长，另一侧下肢短缩。多见于一侧髋关节内病变，一侧下肢短缩，单侧性屈髋屈膝挛缩等，常导致骨盆倾斜。此外，脊柱侧凸也是引起骨盆倾斜的原因。骶髂关节分离和一侧髂骨发育障碍可引起骨盆倾斜畸形。骨盆前倾多见于孕妇、腰骶峡角过深、腰背筋膜挛缩者等。此外，亦可见于髂筋膜挛缩、阔筋膜张肌挛缩等原因所致的屈髋挛缩者。

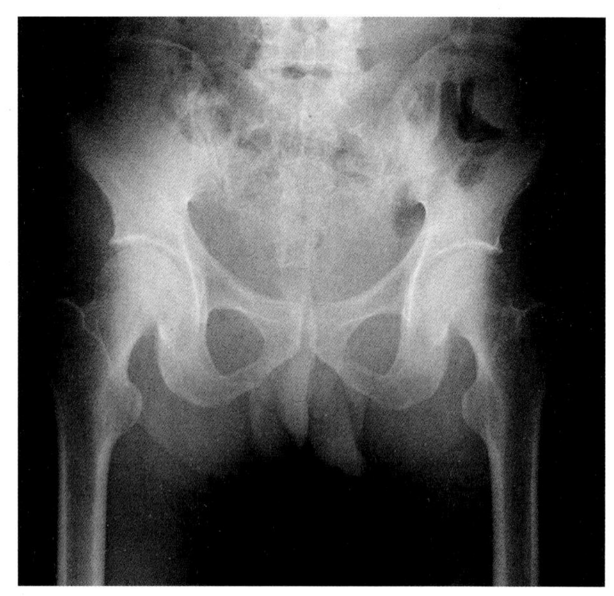

图9-30　髋关节X线片

正常髋关节X线片上可识别最基本的7条线（图9-31），即髂耻线、髂坐线、泪滴线、髋臼线、髋臼前缘线、髋臼后缘线和股骨头线。侧位像上，可观察髋关节的头臼对合关系，但侧位像多有髂骨等骨骼重叠等因素的影响，目前多行蛙式侧位检查（图9-32），但当髋关节因病而外展外旋功能受影响时，投照和读片时应注意。

Shenton线和Calve线

闭孔上缘正常时应与股骨颈内侧形成一完整的弧线，即Shenton线（图9-33）。髋关节股骨头向后上脱位、半脱位时，此线中断、扭曲或不连续，是最简单的辨认线。

股骨颈外侧缘与髂骨外缘形成另一条完整的连续弧线，称为Calve线。当股骨头脱出向上或向前移位时，Calve线扭曲、曲折为异常。

Ombredanne垂线

由髋臼外上缘向下取垂线，正常时应位于股骨头骨骺（当骨骺已发生时）的外侧，有脱位时，垂线经过骨骺或股骨头。

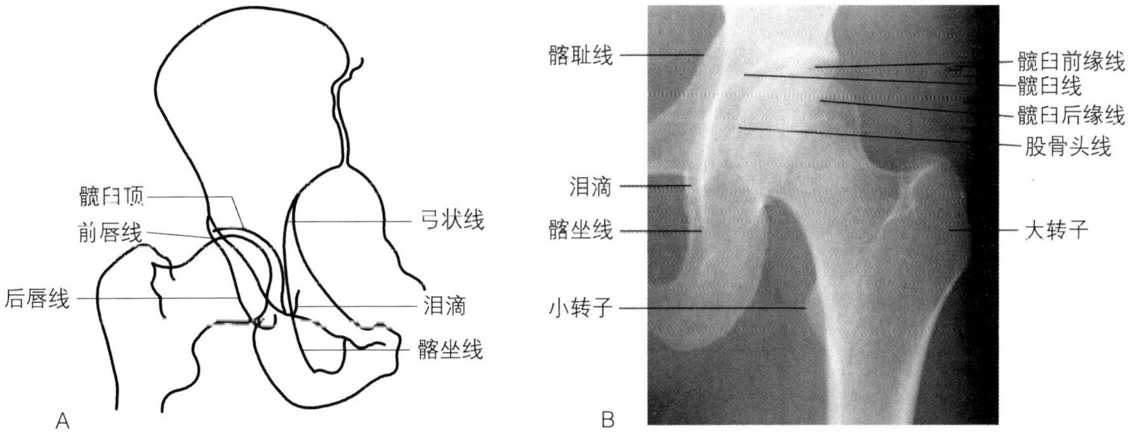

图9-31 正常髋关节X线片7条线

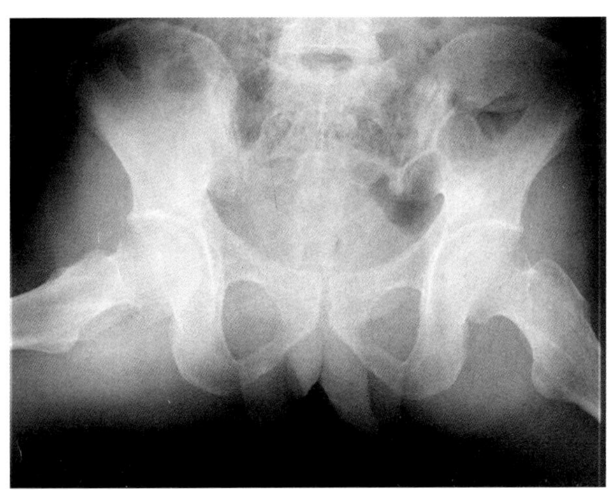

图9-32 蛙式侧位检查

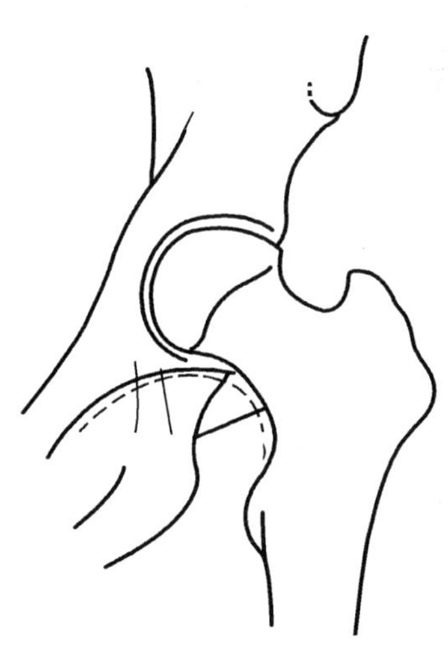

图9-33 Shenton线

Kohler泪滴

Kohler泪滴（tear drop）如对数月新生儿拍摄双侧髋关节X线像，球管正对耻骨联合中心或稍上，平片可以发现髋部像由3条线构成。①外半圆线，相当于髋臼的壁；②长而直的内缘，相当于小骨盆侧壁；③短而连接的弓形线，相当于髋臼切迹半圆柱形的皮质。成人的正位片上可清晰辨认泪滴，并以此作为X线髋臼测量的标志。尤其是股骨头中央性脱位时，股骨头线突入泪滴以内，且泪滴外形因压迫或扭曲而发生变形。

颈干角

股骨颈与股骨干之间形成的角称为颈干角（又称内倾角），约127°，儿童约150°（图9-34）。此角显著减小者称为髋内翻，显著增大者为髋外翻，此角在正位片上易于判读。

前倾角

股骨颈的纵轴线和股骨内外髁中点的连线形成的角度或股骨纵轴线与股骨颈纵轴线的夹角，称为前倾角，正常范围为15°~20°（图9-35）。

X线检查方法：平卧时，置足于中立位（0°），下肢外展30°，屈膝90°，从后前位或前后位投照显示股骨颈与股骨髁（床板平面）间延长线的夹角即股骨颈的前倾角。

CE角

由股骨头中心，亦即旋转中心（center，C）至髋臼顶的外缘（edge，E）画一线，另自髋臼顶外缘取一垂线，两线所成的角即CE角，正常时约为30°（图9-36）。从CE角可以看出股骨头与髋臼的关节，作为股骨头在髋臼稳定的指数，如股骨头未移位，亦表示髋臼顶的发育程度。测定此角，有时不准确，如：①移位的股骨头中心不易确定；②半脱位或关节腔隙消失即可改变CE角；③对侧髋关节半脱位亦可影响CE角。因此，CE角的测量，一般仅适用于3~4岁以上患儿，股骨头已完全骨化，与其髋臼的关系已经建立。若先天性髋关节发育不良，髋臼顶常发育不良，其负重面较正常为小，但承重较大质量，CE角变小或为负值。此角的测量可帮助估计先天性髋关节发育不良的程度。成人借助CE角可判断头臼覆盖状况，表明是否有髋关节脱位、半脱位等情况。

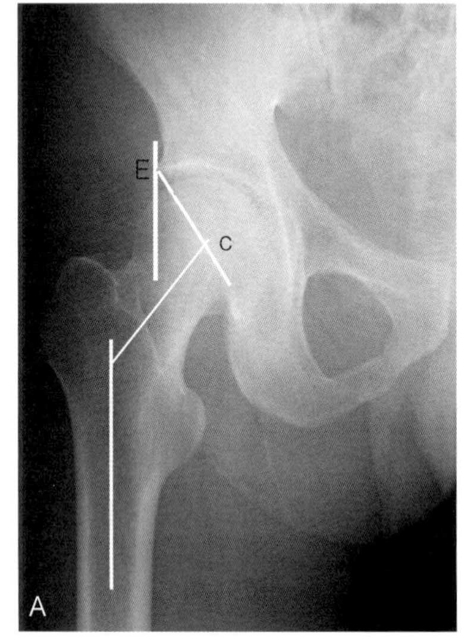

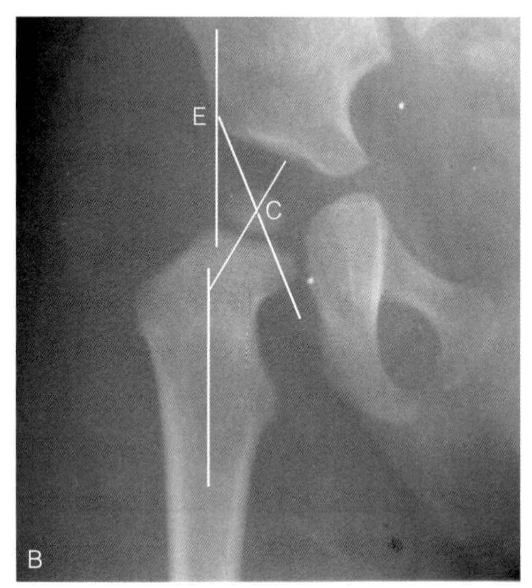

图9-34 颈干角和CE角

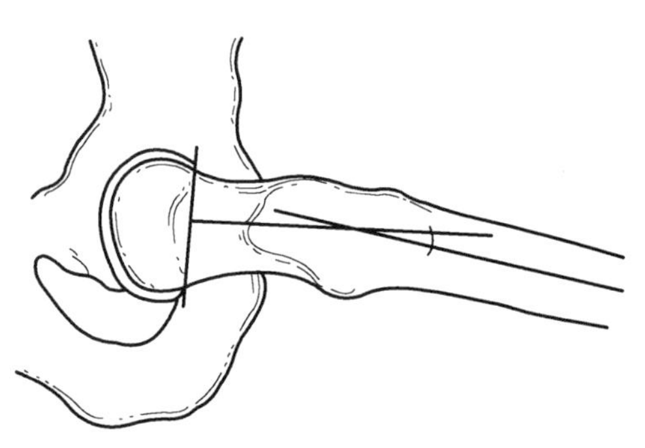

图9-35 前倾角

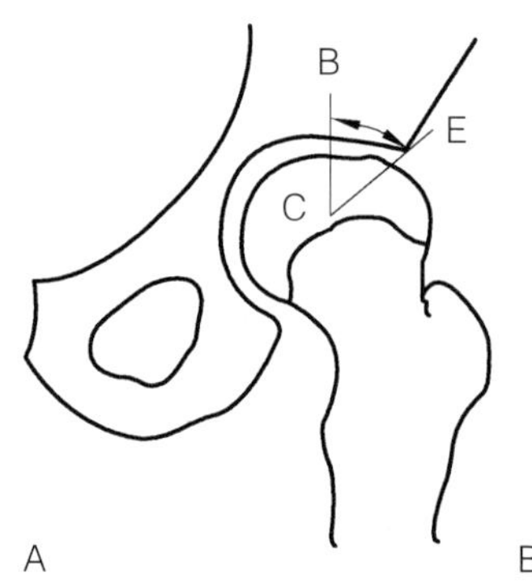

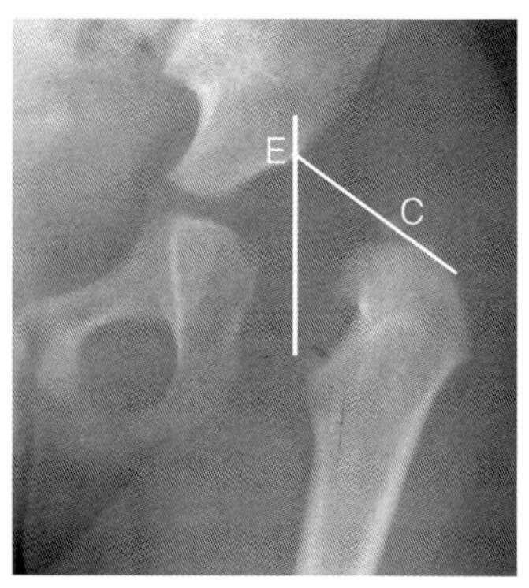

图9-36 CE角

A. CE角；B. CE角的测量

正常人CE角应大于20°，内侧关节间隙加宽显示髋关节有半脱位，CE角减小。在任何年龄，正常髋关节内侧关节间隙宽度不应超过外侧关节间隙7 mm，如股骨头与髋关节面圆周不相平行，表示股骨头中心外移。

Perkin方格

是判断股骨头脱位、半脱位的最简易方法之一（图9-37），即从髋臼外上角的垂线，与通过髋臼中心水平线所构成的十字线将髋臼分成4个象限，正常股骨头在内下象限。若股骨头一部分超过垂线，示半脱位或脱位。

髋关节的CT表现

髋关节的CT影像特点

与X线平片相比，CT 密度分辨率高、无重叠，可清晰显示髋关节及其周围结构，有较多的优势。①关节及周围软组织异常：不仅可显示X线平片难以发现的软组织异常，而且可明确病变部位、边界和范围，区分关节腔（滑囊）积液、关节囊肥厚、关节周围软组织水肿、囊肿和肿瘤；②前后部关节间隙和骨性关节面异常：但几乎所有关节病变均伴有承重区和（或）内侧部关节间隙及骨性关节面异常，X线平片已满足诊断要求；③关节内游离体：CT可显示平片难以发现的关节内钙化、骨化游离体，包括滑膜骨软骨瘤、死骨、异物和骨折碎片，而且可确定大小、部位和内部结构；④邻关节骨内病灶：CT不仅可发现X线平片不能显示的邻关节骨内病灶，而且能明确其大小、位置、边界和成分（气体、软组织或脂肪）（图9-38）。

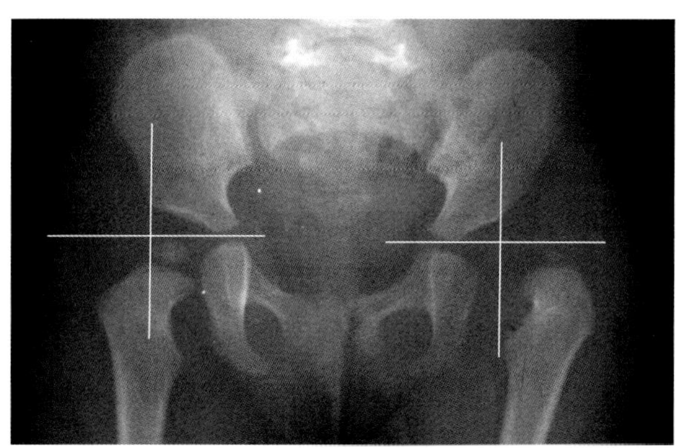

图9-37 Perkin方格

螺旋CT扫描速度更快，可检查较小解剖结构，借助造影增强显示肌、软组织肿块，还能借助三维成像判断病变的程度和范围，亦可为定制患侧人工髋关节假体作为预设计依据，并可进行模拟手术切除，预测手术切除的可行性；此外，螺旋CT对钙化灶、高密度物质的敏感性和分辨率均很高，还不受金属植入物的干扰，近年来应用广泛。

进行CT扫描必须选择合理的扫描参数，如层厚和螺距等。层厚和螺距取决于扫描的范围、病变和骨或关节结构的大小，以及是否考虑行多轴位和三维重建。临床上采用如下原则：较小范围的细小结构，宜采用薄层和小的螺距，尤其是进行三维重建技术处理时，可确保Z轴方向的分辨率和提高对小病灶的诊断准确率。扫描髋关节时，一般取层厚3~5 mm，螺距1~1.5 mm；进行三维重建时，行2~3 mm间隔重组。扫描时间完全依扫描范围和参数的设定而确定。一般无须要求患者屏气（图9-38B~D）。

CT有骨窗和软组织窗两种图像。当以检查肌、软组织为重点时，以及以骨肿瘤为重点想要了解软组织受浸润范围和程度时，应进行增强扫描。单纯髋关节骨折、关节炎、结核等，无须进行增强扫描。增强扫描的目的在于区别炎症或肿瘤，及判定其性质、范围。单纯平扫因病变部与肌、软组织的密度相差无几，易混淆而漏诊。强化后，软组织的峰值密度增高，易与强化密度低的病灶区分开。容积扫描采用高分辨率演算法重建横断面图像，可提高分辨率和显示细小结构。行容积重建术（volume rendering），其中行多层面重建技术（multiplanar reconstructions，

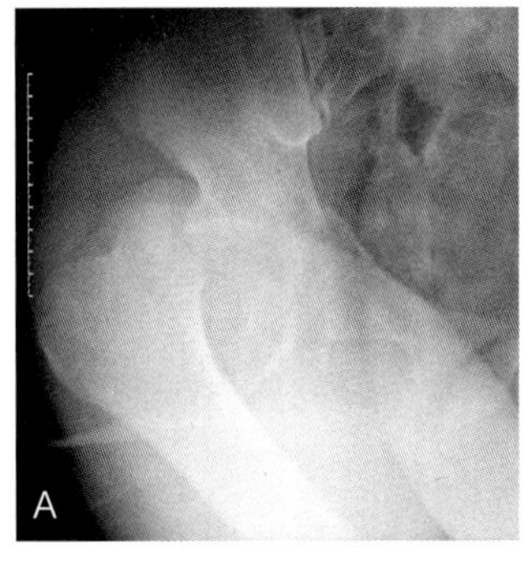
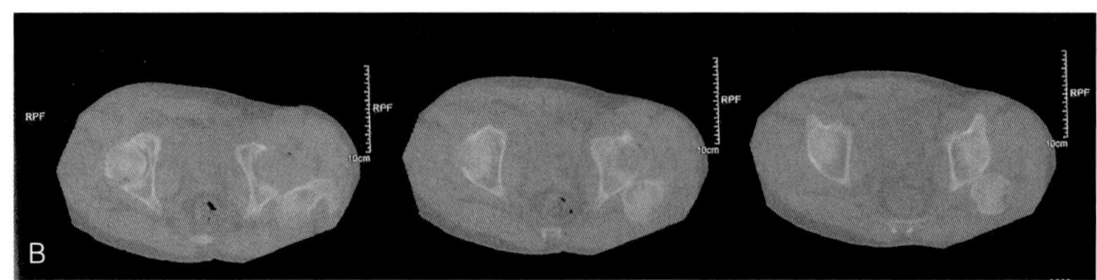
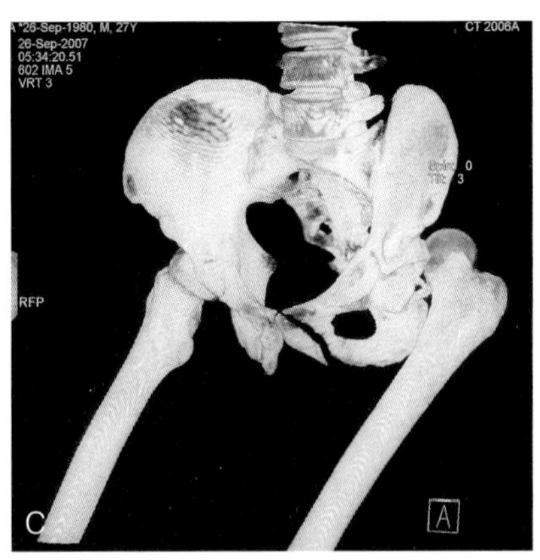
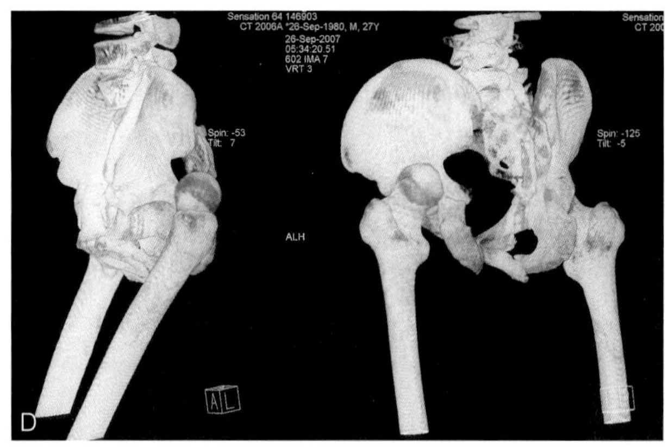

图9-38 髋关节的CT影像特点

MIPR）、最大密度重建技术（maximum intensity projection，MIP）和表面重建技术（surface shaded display，SSD）等方法，均可为髋关节行三维重建图像，可显示细小结构。

髋关节正常CT表现

1. 股骨头

（1）顶部层面：即自股骨头顶部边缘开始的1~2个层面。股骨头呈圆形，密度分3层，呈同心圆状排列。中心部分和周边部分密度较低，中间为一环形高密度区，3层之间分界不清，分别代表压力骨小梁、骨皮质及其发生容积效应的边缘部分；中心部分，中央区骨小梁较粗密，呈网格状排列；周边区骨小梁渐细疏，若扫描层间较高，顶部只显示为分界不清的两部分。中央部分骨小梁较粗，密度较高；周边部分骨小梁较细，密度较低。中央部分高密度为压力骨小梁所致，周边部分因容积效应影响而呈低密度。

（2）中间层面：中央区密度较高，骨小梁较粗，呈网格状排列。周围区密度较低，骨小梁呈点状分布或放射状排列，较为稀疏，尤以内外侧部明显，边缘为骨皮质所形成的硬化环，因皮质的倾斜角度不同，越近股骨头中心层面，硬化环越窄细、密度越高、边缘越锐利；压力骨小梁中心密集和外围稀疏的分布及张力骨小梁放射状入行构成CT上的“星芒状”结构，以股骨头中心及偏下层面明显，股骨头偏上层面，内侧可见股骨头凹所致的局限性缺损。股骨头偏下层面，骺线痕迹因与扫描层面相对垂直，而表现为前后走行、凹面向外的均匀高密度弧线，与内侧皮质区成骨小梁较细密的新月区。

（3）底部层面：即股骨头骺线痕迹内侧端下方层面。皮质骨所构成的股骨头边缘密度变低，边缘模糊。骨松质内股骨头颈交界处的压力骨小梁呈前后排列，CT显示股骨头颈交界处横贯前后的带状高密度区，骨小梁较密集，并见稀疏的张力骨小梁向内外放射。

2. 髋臼　前唇较短，后唇较长。内侧可见髋臼窝，其内密度略低于肌组织，可显示脂肪密度。

3. 关节间隙　内侧最宽，前侧次之，后侧最窄，两侧关节间隙大致对称。关节软骨仍难以显示。

4. 关节囊和滑囊　关节囊及周围韧带包绕于股骨头颈周围，示略高于肌密度的细线影或难以与周围肌相区分。关节囊与股骨头颈之间，部分区域可见细线样低密度影。在股骨头颈连接部层面，此低密度影亦可呈小三角形。

5. 周围软组织　CT可显示肌和较大的血管和神经。

为便于比较和观察，下节将男女性髋部的CT影像解剖各代表性层面与下节髋部的MRI断面图及参考的断面解剖线条图并列展示。

■ 髋关节的MRI表现

髋部MRI检查一般采用横断面、矢状面和冠状面成像，但多以横断面和冠状面为主。冠状面行SE或矢状面、横断面行SE或FSE T_1WI。为便于与CT图像进行对比，亦可做横断面SE或FSE T_1WI；T_2WI和脂肪抑制T_2WI或STIR成像，冠状面或矢状面做SE或FSE T_1WI。扫描矩阵采用512×512，视野32~42 cm，激励次数（NEx）2~3，层厚4~5 mm，层面间隔0~1 mm：若要观察关节软骨则需采用GRE检查（TR 26~35 ms，TE 8~14 ms，反转角45°）或同时加用脂肪抑制PDWI。骨髓内脂肪和透明软骨之间并无化学位移存在。关节造影分直接和间接两种：直接造影通过向关节内注入1%的Gd-DTPA，可使髋臼盂缘和关节囊得以更好显示。间接造影系在静脉注入Gd-DTPA后持续进行下肢牵引，使造影剂扩散入关节腔内，强化可维持30 min。因具有多方位成像、较高软组织对比度，以及无电离辐射等特点，故除具有类CT的关节囊及周围软组织、前后部关节间隙、关节内游离体和邻关节骨内病灶的显示优势外，尚可直接显示关节软骨的改变和邻关节骨端髓内浸润性病变及水肿，对少量关节积液的显示较CT清楚。但是，MRI对骨性关节面，轻微的股骨头塌陷及关节内钙化骨化游离体的显示不及CT和X线平片。

经由MRI的横断面、矢状面和冠状面的三维结构图像所获得信息，足以对髋关节的软骨、软骨下骨、骨松质、头臼对合状态、关节囊和囊外软组织结构等的正常形态或病损状态得出客观的判断。

髋关节的正常MRI表现概述如下，详见各断层叙述及图片。

横断面

横断面能清晰地显示股骨头、髋臼之间的关系及软组织情况。在髋臼顶部层面，由于容积效应可见部分股骨头，髋臼内的红骨髓使信号不均匀；在T_1加权像上，肌呈中等信号，臀中肌位于最外侧，臀小肌在深面，臀大肌在后面；阔筋膜张肌位于臀中肌前缘，前面为脂肪组织；髂腰肌在股骨头的正前缘；缝匠肌位于最前缘；股直肌在阔筋膜张肌和髂腰肌之间；闭孔内肌在髋臼的前、后方。

坐骨大孔由坐骨切迹、髂骨、骶结节韧带和骶棘韧带构成，起于骶骨前缘和坐骨切迹。止于大转子上缘的梨状肌将其分为上、下孔。坐骨神经为中等信号，位于髋臼柱的后方穿过梨状肌下方。梨状肌的变异和炎症可压迫坐骨神经，该病变于横断面显示为最佳。髂外血管位于髂腰肌的内侧、髋臼的前方，呈低信号。股直肌腱位于髂耻韧带的前方。股骨头层面显示关节软骨为中等信号，包括髋臼前后的关节软骨均可见到股静脉和股动脉呈低信号。关节唇为三角形，位于髋臼最外侧。在大转子和股骨颈层面，闭孔内肌位于坐骨、耻骨之间，低信号的髂股韧带与股骨颈前缘的骨皮质相混合而坐骨神经被脂肪包绕，位于坐骨结节外侧、股方肌和臀大肌之间。髂胫束为低信号，外侧面被脂肪包绕。闭孔血管外围的高信号脂肪位于耻骨后侧缘、闭孔内肌和耻骨肌之间。股二头肌长头附着于坐骨结节处。

矢状面

矢状面上的臀中肌及其肌腱附着于大转子上。闭孔外肌位于大转子的前下方。偏外层面上，髂骨、髋臼顶部和股骨头会出现在同一层面上。髂腰肌及其肌腱位于髂股韧带和股骨头前方，坐股韧带位于后上方。骺线表现为一条低信号水平线。股骨头和髋臼的透明软骨在矢状面T_1加权像上为中等信号，两层可很清楚地分开。

再往外的层面上，股骨前方为股中间肌，后方为股二头肌；坐骨神经沿臀大肌和股方肌之间向下垂直走行。低信号的缝匠肌附着于髂嵴前上方。髂腰肌跨过关节前方止于小转子。收肌群位于髂腰肌和耻骨肌的下内方。

在较靠中心的矢状面上，髋臼包绕约75%的股骨头，低信号的髋臼韧带横架于髋臼切迹之上。最内侧的层面上显示股骨头韧带和髋臼窝的下后方有坐骨结节。

冠状面

冠状面主要适用于显示髋臼唇、关节间隙、软骨下髋臼和骨髓的情况。髋臼和股骨头的软骨无法像矢状面一样清晰易分。位于股骨头外上方和髋臼内下方的髋臼唇，由纤维软骨组成，呈低信号。关节囊为围绕股骨颈的低信号，如有关节积液存在时，关节囊扩张，内侧和外侧边缘均发生弯曲。靠前的层面上，股直肌腱位于髂股韧带外方。

股直肌和肌腱基本位于股骨头前外侧的位置。低信号的髂股韧带位于股骨颈外侧、大转子附近。上关节唇位于髂股韧带的近端，股骨头的外上缘。

中心层面中轮匝带作为关节囊在股骨颈深层纤维的环状增厚部分，环绕在股骨颈的中部。髋关节内脂肪垫位于髋臼窝内，在T_1加权像上为高信号。在偏后层面中，闭孔外肌穿过股骨颈。由于红骨髓、黄骨髓之间的转换，髋臼、股骨头、坐骨和耻骨显示出不均匀的信号，切勿将此当作病理改变。

有时，某些情况下会出现一些异常信号影，混淆正常情况与病理改变，迷惑诊断。常见的解剖上的结构会出现如下MRI信号异常。

1. 股骨颈处圆形异常信号影　称为“股环”，原因是关节囊前缘机械作用力使软组织侵入骨皮质，发生率约为5%。其信号多变，在T_1加权像上均为低信号。如其中为纤维结缔组织，在T_2加权像上为低信号；如其中为关节液，则在T_2加权像上为高信号。此结构一般为1 cm左右，外围有一圈硬化缘，但也会出现分叶状。在X线平片上位于股骨颈外上象限，为低密度区。

2. 股骨头颈部不规则斑片状信号影　多见于股骨头颈部的骨岛，在T_1加权像上为高信号。

3. 大转子部低信号异常　常见于老年人骨质疏松症早期，被疑为肿瘤可能。MRI中的T_1加权弱信号，T_2加权时低度信号稍强。不要疑为异常。

4. 泪滴部的半环线　髋骨的泪滴部是髋、耻、坐三部分在发育过程中组合的残迹。在横断面和冠状面扫描时可见到致密的短线状影，在冠状面上呈短弧线影。

髋部的横断面解剖与CT、MRI影像解剖

本节将男女性髋部横断面线条图、CT和MRI影像图片并列展示，各横断面男女性的主要区别在于中间部的解剖结构有所不同。

1. 髋部第1水平断面 平第1尾椎（图9-39~41）。

2. 第2水平断面 平股骨颈下部（图9-42~44）。

3. 第3水平断面 平耻骨联合上部（图9-45）。

4.第4水平断面 平耻骨联合下部（图9-46~48）。

5.第5水平断面 经坐骨结节下方（图9-49~51）。

6.股部上段的水平断 面平坐骨支（图9-52）。

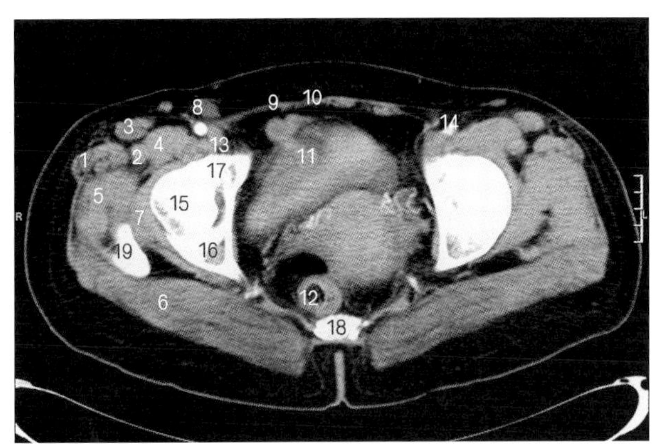

1.阔筋膜张肌；2.股直肌；3.缝匠肌；4.髂腰肌；5.臀中肌；6.臀大肌；7.髋关节囊；8.腹外斜肌；9.腹直肌；10.锥状肌；11.膀胱；12.直肠；13.耻骨肌；14.髂外血管；15.股骨头；16.坐骨体；17.耻骨体；18.尾骨；19.股骨大转子。

图9-39 髋部第1水平断面CT像

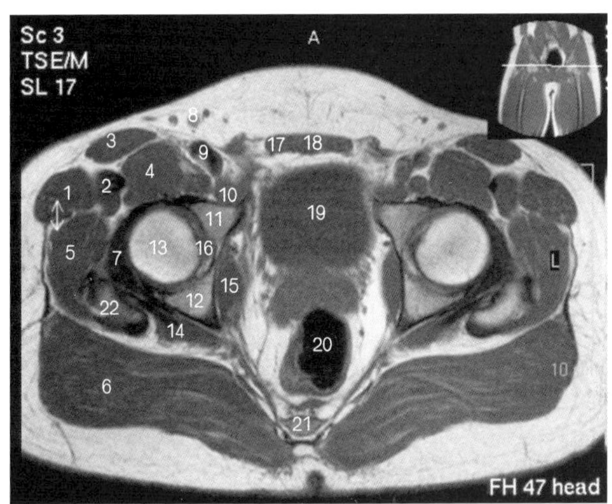

1.阔筋膜张肌；2.股直肌；3.缝匠肌；4.髂腰肌；5.臀中肌；6.臀大肌；7.髋关节囊；8.精索；9.髂外动静脉；10.耻骨肌；11.耻骨体；12.坐骨体；13.股骨头；14.上孖肌；15.闭孔内肌；16.股骨头圆韧带；17.腹直肌；18.锥状肌；19.膀胱；20.直肠；21.尾骨；22.股骨大转子。

图9-40 髋部第1水平断面MRI像（男性）

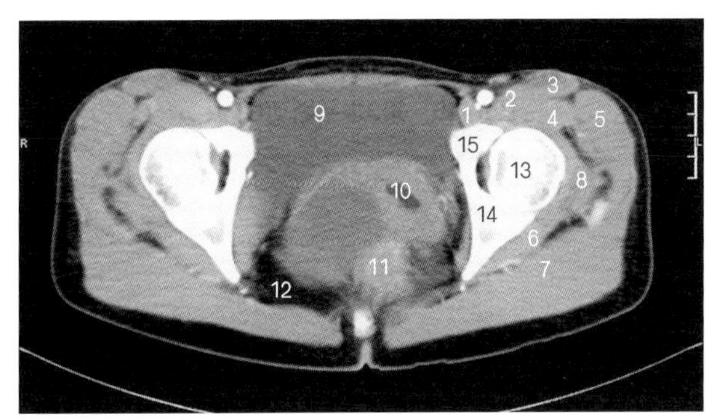

1.耻骨肌；2.髂腰肌；3.缝匠肌；4.股直肌；5.臀中肌；6.上孖肌；7.臀大肌；8.臀小肌；9.膀胱；10.子宫；11.直肠；12.坐骨肛门窝；13.股骨头；14.坐骨体；15.耻骨体。

图9-41 髋部第1水平断面MRI像（女性）

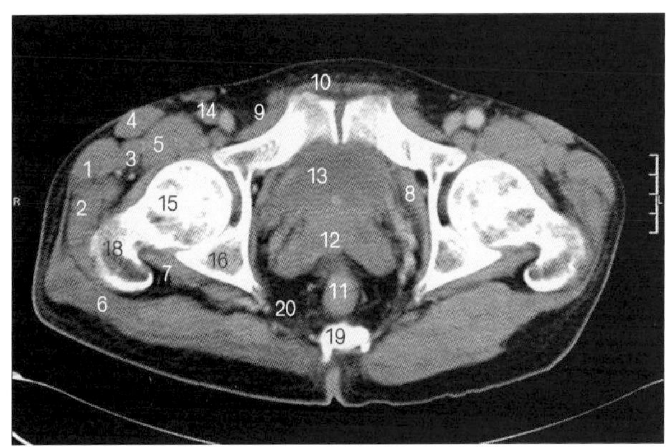

1.阔筋膜张肌；2.臀中肌；3.股直肌；4.缝匠肌；5.髂腰肌；6.臀大肌；7.下孖肌；8.闭孔内肌；9.耻骨肌；10.锥状肌；11.直肠；12.精索；13.膀胱；14.髂外动静脉；15.股骨头；16.坐骨体；17.耻骨体；18.股骨大转子；19.尾骨；20.肛提肌。

图9-42 髋部第2水平断面CT像

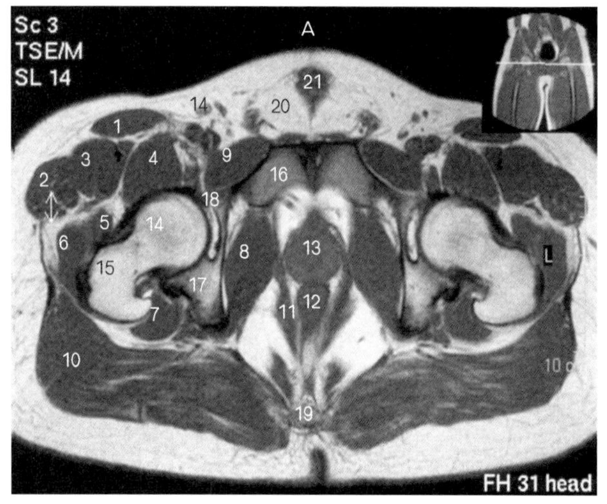

1.缝匠肌；2.阔筋膜张肌；3.股直肌；4.髂腰肌；5.臀小肌；6.臀大肌；7.下孖肌；8.闭孔内肌；9.耻骨肌；10.臀大肌；11.肛提肌；12.肛门；13.前列腺；14.股骨头；15.大转子；16.耻骨下支；17.坐骨体；18.耻骨体；19.尾骨；20.精索；21.尿道海绵体。

图9-43　髋部第2水平断面MRI像（男性）

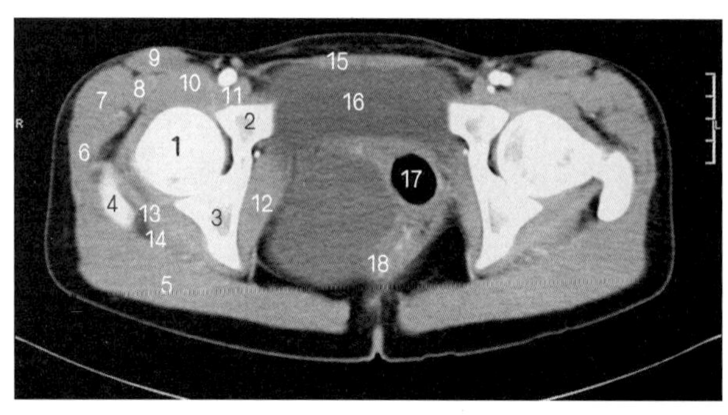

1.股骨头；2.耻骨体；3.坐骨体；4.大转子尖；5.臀大肌；6.臀中肌；7.阔筋膜张肌；8.股直肌；9 缝匠肌；10.髂腰肌；11.耻骨肌；12.闭孔内肌；13.闭孔内肌腱；14.下孖肌；15.锥状肌；16.膀胱；17.子宫；18.直肠。

图9-44　髋部第2水平断面MRI像（女性）

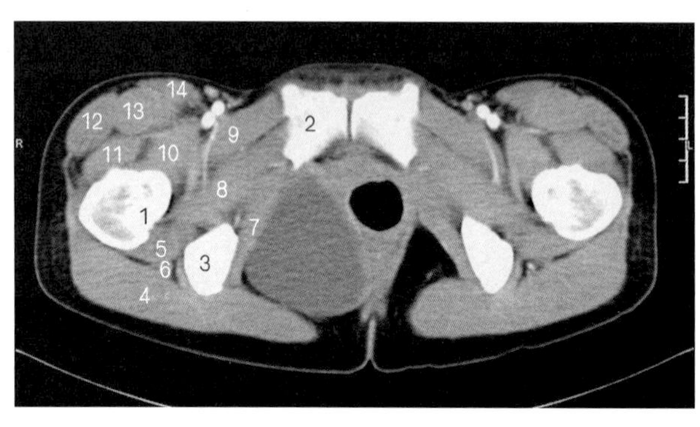

1.股骨距；2.耻骨上支；3.坐骨结节；4.臀大肌；5.股方肌；6.坐骨神经；7.闭孔内肌；8.闭孔外肌；9.耻骨肌；10.髂腰肌；11.臀中肌；12.阔筋膜张肌；13.股直肌；14.缝匠肌。

图9-45　第3水平断面CT像

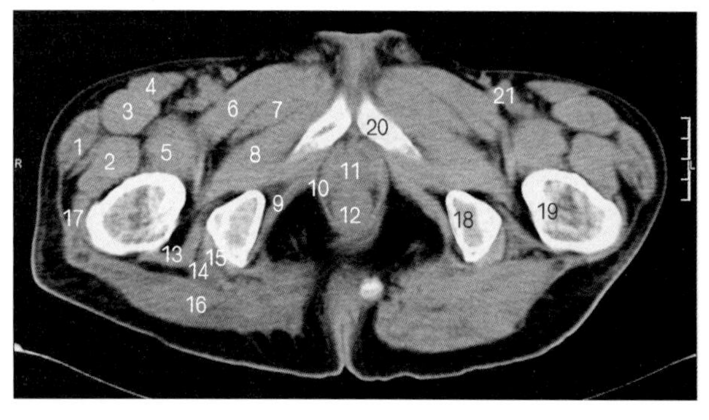

1.阔筋膜张肌；2.股外侧肌；3.股直肌；4.缝匠肌；5.髂腰肌；6.耻骨肌；7、8.闭孔外肌；9.闭孔内肌；10.肛提肌；11.前列腺；12.直肠；13.股方肌；14.股二头肌长头及半腱肌总腱；15.半膜肌腱；16.臀大肌；17.臀中肌；18.坐骨结节；19.股骨大转子；20.耻骨下支；21.股动静脉及腹股沟淋巴结。

图9-46　第4水平断面CT像（男性）

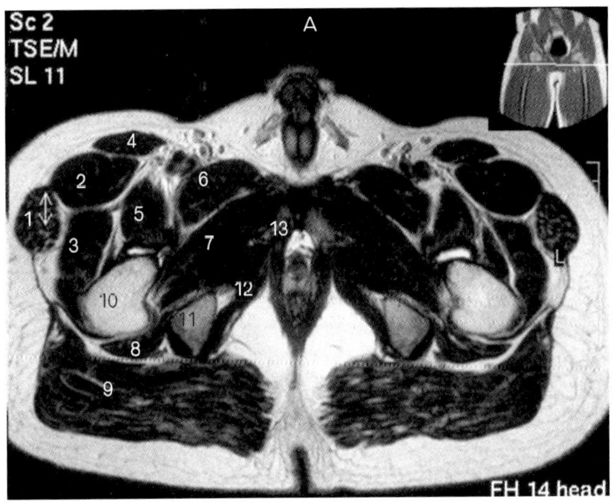

1.阔筋膜张肌；2.股直肌；3.股外侧肌；4.缝匠肌；5.髂腰肌；6.耻骨肌；7.闭孔内肌；8.股方肌；9.臀大肌；10.股骨大转子；11.坐骨结节；12.闭孔内肌；13.耻骨体。

图9-47　第4水平断面MRI像（男性）

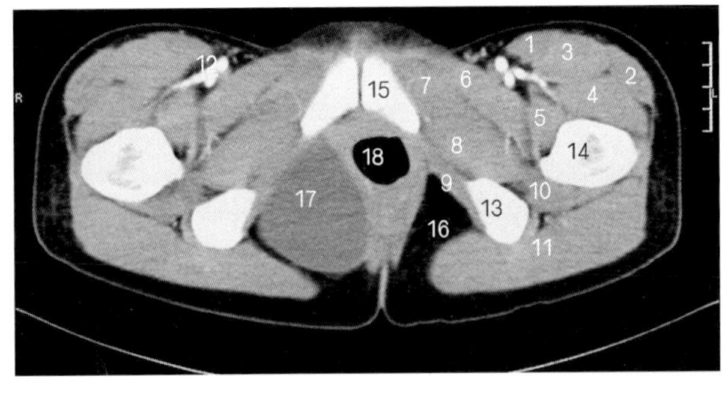

1.缝匠肌；2.阔筋膜张肌；3.股直肌；4.股外侧肌；5.髂腰肌；6.耻骨肌；7.短收肌；8.大收肌；9.闭孔内肌；10.股方肌；11.臀大肌；12.股动、静脉，股神经；13.坐骨结节；14.股骨体；15.耻骨联合；16.坐骨肛门窝；17.膀胱；18.子宫。

图9-48　第4水平断面CT像（女性）

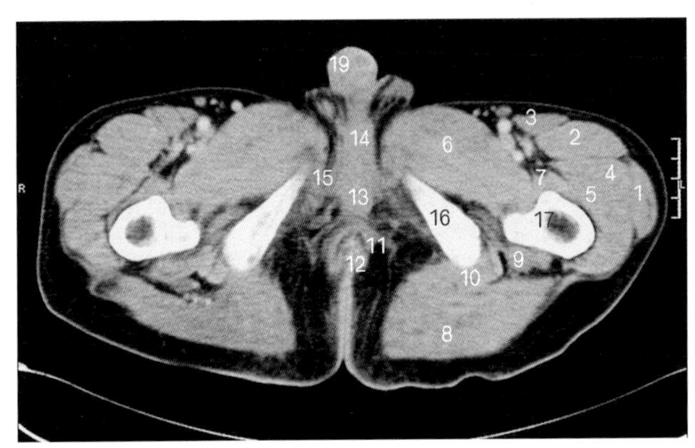

1.阔筋膜张肌；2.股直肌；3.缝匠肌；4.股外侧肌；5.股中间肌；6.内收肌；7.髂腰肌；8.臀大肌；9.股方肌；10.半腱肌及股二头肌长头肌腱；11.肛门括约肌；12.肛管；13.尿道球；14.阴茎海绵体；15.坐骨海绵体肌；16.坐骨支；17.股骨；18.睾丸；19.阴茎。

图9-49　第5水平断面CT像（男性）

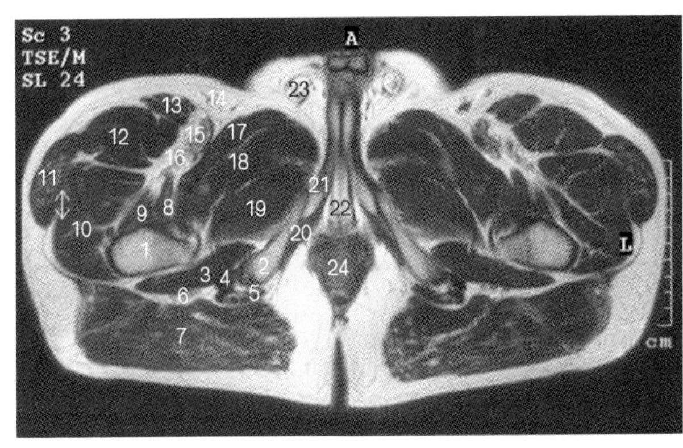

1.股骨；2.坐骨支；3.股方肌；4.半膜肌腱；5.半腱肌；6.坐骨神经；7.臀大肌；8.耻骨肌；9.髂腰肌；10.股外侧肌；11.阔筋膜张肌；12.股直肌；13.缝匠肌；14.精索；15.股动、静脉；16.股深动、静脉；17.长收肌；18.短收肌；19.大收肌；20.坐骨海绵体肌；21.阴茎海绵体；22.尿道球；23.睾丸；24.肛管。

图9-50　第5水平断面MRI（男性）

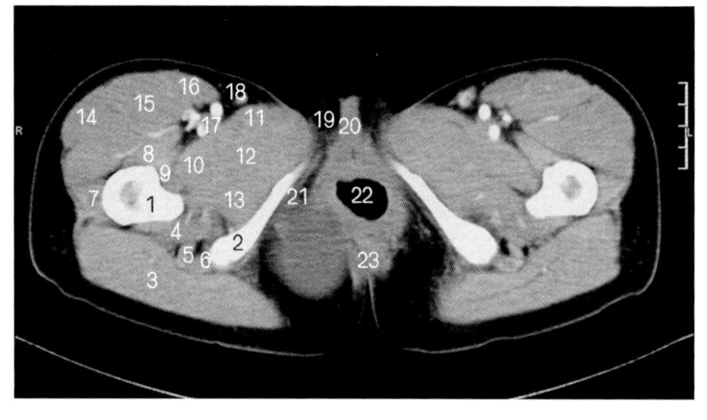

1.股骨体与小转子；2.坐骨支；3.臀大肌；4.股方肌；5.坐骨神经；6.半腱肌；7.股外侧肌；8.股中间肌；9.髂腰肌；10.耻骨肌；11.长收肌；12.短收肌；13.大收肌；14.阔筋膜张肌；15.股直肌；16.缝匠肌；17.股动、静脉；18.大隐静脉；19.大阴唇；20.阴蒂；21.坐骨海绵体肌；22.子宫；23.肛门。

图9-51　第5水平断面CT像（女性）

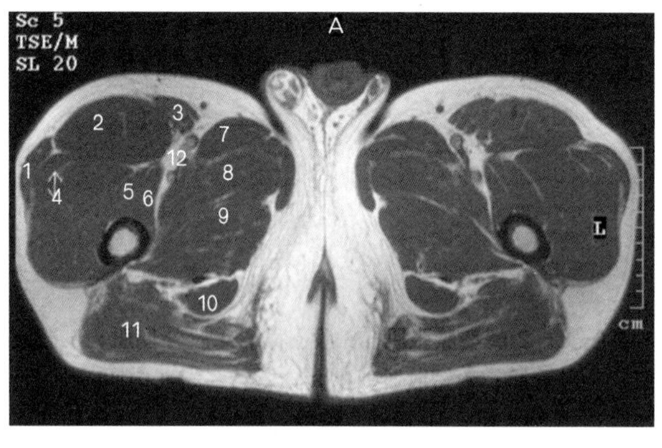

1.阔筋膜张肌；2.股直肌；3.缝匠肌；4.股外侧肌；5.股中间肌；6.髂腰肌；7.长收肌；8.短收肌；9.大收肌；10.股方肌；11.臀大肌；12.股动、静脉。

图9-52　股部上段水平断面（平坐骨支）CT像

髋部手术的解剖学要点

髋关节手术入路的设计，都充分利用解剖学上不同神经支配的相邻肌之间存在的神经界面。这些神经界面主要位于阔筋膜张肌（臀上神经）与缝匠肌（股神经）之间、臀中肌（臀上神经）与股直肌（股神经）之间、臀中肌（臀上神经）与臀大肌（臀下神经）之间，是手术进入髋关节的主要解剖入路。

髋部手术入路基本分成前、外、后和内4种。每一种又有不同的入路方法。现在所用的髋关节手术入路大部分是经典的手术入路或其改良入路，下面将详细介绍有代表性的常用手术入路，简介部分类同的手术入路，特定的切口或入路请参考相关专著。

髋部的前方入路

Smith-Petersen切口

坎贝尔称其为前外侧入路。由于此切口能够广泛显露术野，同时在手术过程中还可活动下肢，故较常用。

1. 适应证　适用于关节融合术、成形和髋关节结核病灶清除术或髋关节屈肌延长或松解，切断腰大肌腱和腰大肌鞘，也可作为儿童髋关节感染引流的入路等。

2. 优点　此入路位于缝匠肌与阔筋膜张肌之间的神经界面。同时也利用耻骨肌保护股部神经血管结构，比较安全。本入路不影响髋关节囊的血供，这对儿童非常重要。

3. 缺点　显露髋关节外侧很有限，且不能显露后部。

4. 危险因素　此入路最容易损伤的结构是股外侧皮神经。股外侧皮神经通常紧贴髂前上棘，从骨盆中穿出沿股部前外侧垂直下行。此神经通常在切口的外侧缘被发现，如果其走行比正常更靠内侧，必要时可将其切断，并让近端回缩至骨盆内。

其他有可能损伤的结构是股神经与股动脉。首先见到的是动脉外侧的股神经。股神经发出分支支配缝匠肌，因此，如沿缝匠肌内侧进行解剖则很容易伤及其支配的神经。因股神经、股动脉位于耻骨肌的前方，常可用耻骨肌进行保护。要注意股神经也可能在较高位发出运动支支配缝匠肌与股直肌。

为获得充分的显露，常需剥离松解股直肌。如果这样做还不能充分显露，也可断开此肌腱以进一步显露。

如深入股直肌下方并看到髂腰肌腱，就有可能损伤旋股内侧血管。它通常位于小转子近端约1 cm，并紧贴肌腱。因该动脉较粗，如损伤将导致大出血。

5. 手术方法　切口通常始于髂嵴中点，向前达髂前上棘、弯向下经髂前下棘，平行于缝匠肌外侧缘向远端延伸。切开皮下组织，于近侧髂嵴外缘切开臀中肌与阔筋膜张肌的附着部，用骨膜剥离器行骨膜下剥离，并将臀肌瓣翻向外侧。在髂前上棘下2.5 cm处，常可见股外侧皮神经，应将其与缝匠肌一起向内侧牵开。根据自髂前上棘向内下方走行的肌纤维可以判别缝匠肌。缝匠肌的外侧是阔筋膜张肌，二者起于同一位置，向下走行。如继续向远端解剖，则很容易发现二者间的肌间隙。缝匠肌与阔筋膜张肌的深面是股直肌。股直肌位于肌鞘内，起自髂前下棘，常需要对其进行松解，松解后可看到关节囊的前部。股直肌深面是位于各自鞘内的髂肌与腰大肌腱，进入关节时无须对二者进行处理，经此入路可显露髋关节囊前、上面，“T”形或“十”字形切开髋关节囊，显露关节腔。在大转子的附着部不可过多地剥离关节囊，以免破坏血供，致使股骨头缺血性坏死（图9–53）。

如髂骨翼内面已有病变，对其内面的肌，如腹外斜肌、腹横肌及髂肌等，亦行骨膜下剥离，

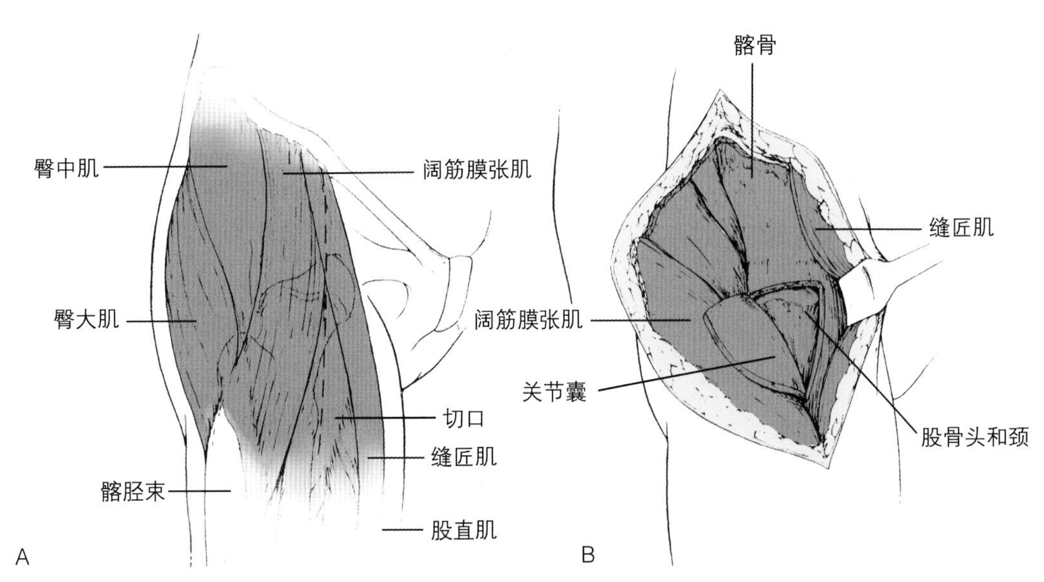

图9–53　髋部前方入路（Smith–Petersen切口）
A.皮肤切口；B.显露并切开关节囊

并牵向内侧。如欲充分显露髋关节，可将股直肌的髂前下棘附着部（直头）切断或将髋臼上方的附着部（斜头）同时切断，将其翻转向下。

如病变较广泛，可沿耻骨支将内收肌及耻骨肌做骨膜下剥离，并牵向内侧，注意保护股动、静脉勿予损伤。

6. 手术技巧　关键性技巧是辨清缝匠肌与阔筋膜张肌之间的肌间隙。只要留神缝匠肌的外侧与深面，就可保护股神经与股动脉及其分支。

7. 如何判断入路错误　一旦入路偏外将遇到阔筋膜张肌外侧的皮下组织，一般易于辨认。但是入路偏内侧伤及股神经的可能性相当大。缝匠肌是手术的关键结构，它的肌纤维较长，起自髂前上棘，肌位于独自的鞘内，较易辨别。如果看到肌纤维顺股部纵向走行，而不是起自髂前上棘，向远端内侧走行，那肯定是入路出现了问题。一旦深达缝匠肌下方，即可看到股直肌纵行的肌纤维。股直肌位于独立的肌鞘内，可以看到它纵行的肌纤维和独立的鞘，内侧毗邻腰大肌腱。如果在缝匠肌下方没有看到这些结构，可能是切口太偏外侧。如果发现肌纤维直接起自股骨近端，那是股中间肌，肯定是入路偏向了远端。若看到肌纤维从躯干中线的方向走向股骨，那是耻骨肌，要小心操作，因为神经、动脉与静脉就位于耻骨肌的前方。

Heuter-Schede切口

1. 自髂前上棘向髋前远方伸延16 cm。

2. 切口经过阔筋膜张肌和缝匠肌、股直肌的间隙。

3. 结扎旋股外侧动脉升支。

4. 切断股直肌的反折头。

Callahan切口

1. 自髂前上棘向髋前远方延伸20 cm，弯向髋后，呈“J”形。

2. 切口经过阔筋膜张肌和缝匠肌、股直肌的间隙。

3. 结扎旋股外侧动脉。

Suterland-Row切口

1. 自髂前上棘至粗隆向股骨远方伸延。

2. 凿下髂前上棘和大转子，术终复位以螺丝钉固定。

Fahey切口

1. 由髂前上棘下到大转子，行直线切开。

2. 切口经过阔筋膜张肌和缝匠肌的间隙。

3. 切开阔筋膜张肌远方的髂胫束。

4. 切断股直肌的直头。

5. 结扎旋股外侧动脉的升支和外侧支。

6. 向内侧牵拉髂腰肌。

7. 可以凿下大粗隆，术毕予以原位固定。

Salter切口

1. 自髂嵴中点，沿髂嵴经髂前上棘内侧，至腹股沟韧带中点切开。

2. 游离股外侧皮神经牵向内侧，切开游离髂骨骨骺，连同缝匠肌一并向内侧推开。

3. 切断阔筋膜张肌和臀中肌在髂嵴上的外唇起点，自髂骨翼外板剥离骨膜至坐骨大切迹。

4. 切断股直肌直头和反折头。

5. 于髂前上、下棘之间至坐骨大切迹和髂骨翼上行楔形截骨。

6. 沿髋臼缘切开关节囊。

髋部外侧入路

Watson-Jones切口

坎贝尔称此为外侧入路，亦有学者称为前外侧入路。但是Harris称真正的外侧入路应包括股骨大转子截骨术。Harding入路应用同样的肌间隙进入，切开阔筋膜张肌，把髋外展肌从大转子上剥离并使其向后上方牵拉以显露整个前方，广泛切开关节囊以显露股骨头及髋臼。

1. 用途　用于髋关节成形术或髋部感染髋关节切开引流术，股骨颈骨折切开复位三翼钉内固定术及粗隆间截骨术等。

2. 优点　是髋关节向前脱位以便完成髋关节成形术的相对直接的入路。

3. 缺点　如果分离肌时太靠近近端，有可能损伤支配阔筋膜张肌的臀上神经。

4. 危险因素　最有可能损伤的结构是支配阔筋膜张肌的臀上神经。为避免损伤该神经，应在分离肌时尽量避免太靠近近端。但有些学者建议分离肌时尽量靠近侧，以辨认臀上神经下支。

如果入路太靠近前方也有可能损伤股神经及股动脉。在向下方解剖时，如果切至小转子松解髂腰肌腱有可能损伤旋股内侧动脉。

5. 手术方法　切口起自髂前上棘的下后方1~ 2 cm处，向后弧形经过大转子，再沿大腿外侧纵行切开，直至大粗隆基底部下5 cm处为止。切开皮肤、皮下组织及阔筋膜，显露阔筋膜张肌与后面的臀大肌，分离二者之间的肌间隙，分别向前、后牵拉阔筋膜张肌与臀大肌，显露下方的臀中肌与股外侧肌在股骨近端的起点。阔筋膜张肌的后缘在近端与臀中肌相接，在远端与臀大肌贴近。在前方远侧可看到股直肌。腰大肌腱就在三者之间形成的三角区域中并越过股骨颈。有的需要把股直肌从其髂前下棘的起点处切断，有的也剥离臀中肌的止点。拉起或向内侧牵开腰大肌腱以显露股骨颈。切开关节囊，完成髋部显露。在手术切口的下段，可将股外侧肌纵行分开或切断股外侧肌的起始部，以显露大粗隆基底部和股骨干上端（图9–54）。需要更广泛显露时，可按Harding入路（图9–55）中用骨刀将大粗隆前上部凿下薄层骨质，连同附于其上的髋外展肌止点一并向上翻开，最后再回缝。

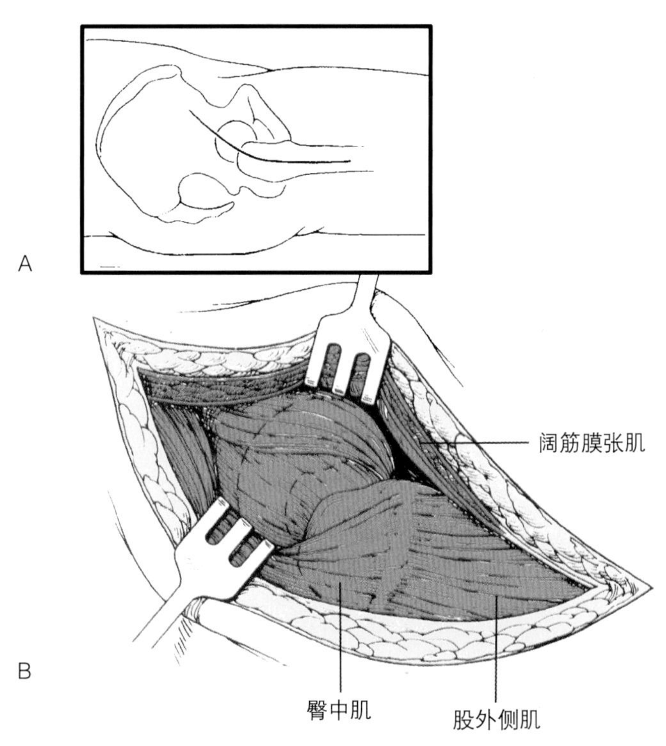

图9–54　髋部外侧入路Watson–Jones切口

A.皮肤切口；B.显露关节囊

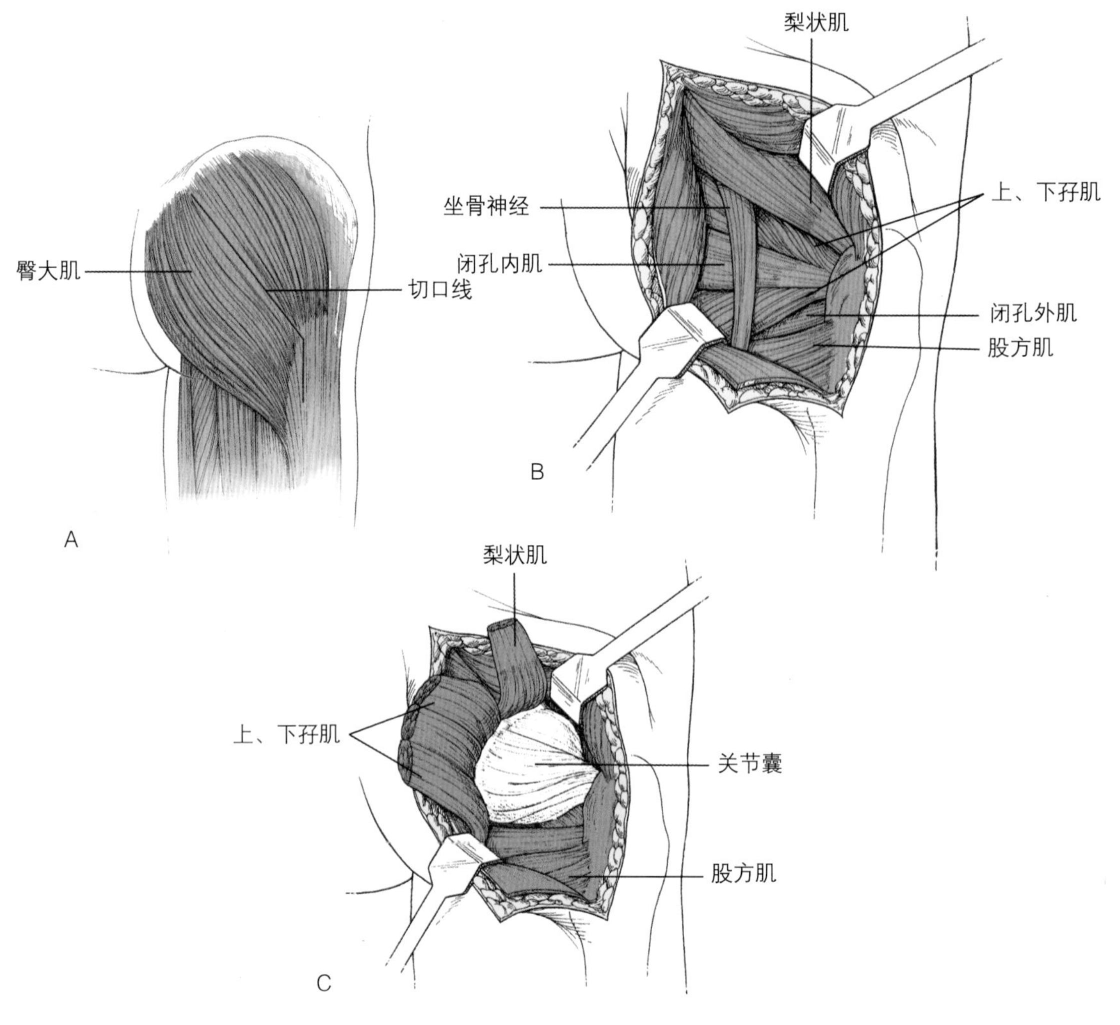

图9-55　髋部后方入路

A.皮肤切口；B.切开臀大肌；C.切开梨状肌、闭孔内肌等，显露髋关节后部

6. 手术技巧　分辨臀大肌与阔筋膜张肌肌间隙的主要方法是尽量向近端寻找，因二者在远端逐渐融入阔筋膜。一旦找到肌间隙，在靠近股骨颈的前后方安放一个蛇型或类似的撑开器撑开肌，显露关节囊。

7. 如何判断入路错误　经此途径进入一般不会出现偏后的错误，但如果分离的全是臀大肌，必须重新调整入路，从固有肌间隙进入。如果太靠后，将很难看到大转子与股外侧肌的起点。同样，太靠前也很难看到大转子。仔细触摸大转子，定位正确后再进入。如切口靠前，在阔筋膜张肌的前方，进入后可看到阔筋膜张肌与缝匠肌间隙。缝匠肌较容易识别，因为有独立的筋膜鞘（如同前入路，辨认无太大问题）。缝匠肌为圆形肌，阔筋膜张肌为三角形扁平肌。

一旦深达阔筋膜张肌深面，就有可能辨不清股直肌与髂腰肌。股直肌位于髂腰肌前方。如果从股直肌前方进入，可看到股神经的分支，为切口太靠近前内侧的直接警示。

到达阔筋膜张肌深面时，因可触及股骨颈，所以一般不会偏后。如入路太靠近后方将直抵股骨颈。

髋部与股部近端外侧入路

1. 用途　用于髋部骨折的内固定。向近端延伸用于股骨髓内固定时的转子间窝开口。

2. 优点　此入路可直达股骨。如果向前牵开股外侧肌，则成为经过神经界面的入路。

3. 缺点　对股骨颈的显露非常有限。

4. 危险因素　没有易受损伤的重要神经。易受损伤的动脉是沿股骨外侧走行的股动脉穿支。如果在切断前未进行结扎，这些穿支将向内回缩至股骨内侧，引起出血。

5. 手术方法　对于髋部骨折，此切口常始于大转子尖以远1~2 cm并向远侧延伸约5 cm，再加上钢板所需的长度。切开皮下组织，顺阔筋膜正中纤维纵行将其切开。切开阔筋膜近端时常进入阔筋膜张肌肌腹。分离阔筋膜张肌后可显露位于独立筋膜鞘内的股外侧肌，沿筋膜外侧正中线将其切开，此时需将股外侧肌从阔筋膜张肌后部的筋膜上剥离。最好的方法是用一骨膜剥离器从远向近端剥开肌纤维，这样可将股外侧肌向其支配神经的方向向前牵开。抵达股骨时必须注意动、静脉穿支，将其结扎。如果从正中将肌切开，切口后部的肌组织将丧失神经支配。

一旦将股外侧肌向前牵拉，就可显露股骨外侧，下一步完成剩余手术步骤。

6. 手术技巧　主要的技巧是注意穿支血管，一旦切断穿支，断端向内侧回缩可造成持续出血。另一个技巧是将股外侧肌后部从其筋膜上剥离并将肌整块向前牵开，关闭切口时将肌归位，缝合筋膜将其覆盖。

切开阔筋膜张肌，显露出股外侧肌的起点，可看到从后方向股骨走行的肌纤维，这些肌纤维在小转子平面直接附于臀大肌，行髋关节固定时可以此作为导针的标记口。

7. 如何判断入路错误　如果太靠前或靠后，则很难触及大转子。通常触摸髌骨与股骨外侧髁帮助确定股骨的位置。如果太靠前，阔筋膜张肌将非常薄，同时也可看到股直肌位于其独立的鞘内。股直肌直径约3 cm，远比股外侧肌小，其肌纤维也不起自股骨，以此可作为二者的鉴别。

如果太靠后，阔筋膜张肌同样很薄。这时可看到腘绳肌腱。

对特别肥胖的患者，一旦切开皮下组织，应及时触摸股骨，以确定中线的位置。

Harris切口

是可广泛显露髋关节的外侧切口，股骨头可向前或向后脱位，需行大粗隆截骨术，有可能造成骨不连或大转子滑囊炎（图9-57）。

1. 自髂前上棘后方约5 cm处开始，向后切至大转子的后上角，以大转子后缘为基底弧形再向前越过股骨向前方和远端呈“U”形切开，直至“U”形的两臂对称。

2. 切开阔筋膜，向前翻开阔筋膜张肌的肌瓣。

3. 沿粗隆切断臀大肌3~4 cm厚，凿下大转子。

4. 切断短小外旋肌，脱出股骨头进入切开的臀大肌内（即股骨头脱向后方）。

Ollier切口

1. 自髂前上棘至大转子下横过股骨，再弧形向后上方延伸到大转子与髂后上棘连线的中点为止的“U”形切开。

2. 于臀中肌和阔筋膜张肌之间进入关节囊。

Murphy脚酒杯（gobler）形切口

1. 取Ollier“U”形切口。

2. 在“U”形切口中心向下加一向远侧伸延的10 cm长的垂直切口。

Brakett切口

1. 自髂前上棘至大转子并向远侧伸延5 cm。

2. 切口经过阔筋膜张肌和臀中肌间隙。

3. 切断阔筋膜的股骨附着部，并且游离股外侧肌。

4. 切开臀大肌筋膜，并凿下大转子。

Colonna切口

1. 自髂前上棘下2~3 cm至大转子下12~13 cm向后做“C”形切口。

2. 切除股骨头，将残端插入髋臼内，并将外展肌重新附着于大转子的远侧。

Burwll-Scorr切口

1. 自髂前上棘向后7~8 cm至股骨上端15 cm，沿股骨前缘取切口。

2. 在皮下切开臀肌腱膜和髂胫束。

3. 切口经过臀肌和阔筋膜张肌之间至髂前下棘2 cm止。

4. 切开关节囊，脱出股骨头。

Jegensen-Abott切口

1. 自髂前上棘至大转子，远侧在股二头肌和股外侧肌之间至臀皱以下5 cm。

2. 于大转子下切断髂胫束。

3. 切口经过阔筋膜张肌和臀中肌间隙。

4. 切开臀大肌腱膜和股直肌的反折腱。

5. 于髂肌和股直肌之间进入。

6. 切下大转子，并切断短小的外旋肌，牵开。

7. 可以切下小转子。

■ 髋部后方入路

髋部后方入路

为髋部手术常采用的入路之一，又称后外侧入路或Langenbeck、Kocher、Gibson切口。

1. 用途　对髋关节后上部显露较好，适用于髋关节后脱位或合并髋臼上缘骨折的复位、髋关节假体置换术、坐骨神经受梨状肌压迫时的梨状肌松解术及大转子囊切除术。

2. 优点　此入路无须松解知名肌，为进入髋关节的最佳途径。它是一个由神经界面进入途径，因为受臀神经支配的臀肌被向上方牵拉，坐骨神经支配的肌限于后侧与内侧，股神经支的肌位于前侧。

3. 缺点　经此入路进行假体置换的脱位率要较经前入路者高，也有损伤坐骨神经的危险，这在前入路手术时几乎不可能发生。在儿童可能有损伤股骨骨骺血供的危险，因骨骺的血供大部经过关节囊。最重要的血管从关节囊的后上方进入，因此，儿童骨骺板未闭时通常应避免经此入路进入髋关节。

4. 危险因素　易损伤的主要结构是坐骨神经，必须防止损伤的发生。坐骨神经较靠近内侧，此入路进入髋关节时经过的是外旋肌群在大转子上的附着部，牵开这些肌就可保护坐骨神经。由于坐骨神经周围有疏松组织包绕，且较粗大，纵向走行，而此区域内其他结构均横向走行，所以容易识别。

如分离臀大肌与臀中肌时太靠近近端，就有可能损伤臀上神经。臀上神经支配臀中、小肌与阔筋膜张肌，损伤此神经常导致髋关节外展无力并步态异常。

5. 手术方法　皮肤切口起自髂后上棘的外下方约5 cm处，沿臀大肌纤维方向向远端弧形延伸至大转子后上方，再沿大转子后缘下行5 cm。切开皮肤、皮下组织和深筋膜，将臀大肌按其纤维走行方向分开，再将臀大肌在髂胫束附着处纵行向下切开4~5 cm。找到臀大肌与臀中肌的肌间隙并向近端分开，向前方牵开臀中、小肌，向后牵开臀大肌，显露大转子囊。为显露外旋肌群，需在大转子后方与股骨颈区切除大转子囊。梨状肌有一单独肌腱，易于区分。内旋髋关节，将上、下孖肌和闭孔内肌于大转子附着部切断，并向内牵开，再向上牵开梨状肌，切开关节囊，即可显露关节后部（图9-55）。

6. 手术技巧　此手术显露的技巧主要是松解臀大肌，以便将其向后牵拉，将臀中、小肌向前牵拉。有时需要松解部分臀小肌以达股骨颈上方。通常用骨膜剥离器将外旋肌群上的软组织剥离下来，这样可防止坐骨神经损伤。

另一个问题是在适当的位置分开臀大、中肌的肌间隙。一旦分开臀大肌的筋膜部分，可把手指放在肌的深面，以确定分离两块肌的部位。

7. 如何判断入路错误　如果分离臀大肌的部位太靠前或靠后，可发生入路错误，导致大块组织瓣牵开困难，从而限制股骨头颈的显露。如果入路稍微偏后一点也无大的问题，它将成为经过臀大肌后部入路（曾被称为Southern入路）。

如果入路太靠前，将使后部的肌瓣牵开困难。无论入路太靠前还是靠后，解决起来都很容易，在前部的阔筋膜或后部的臀大肌上切一横行切口使组织松弛，则其很容易被充分牵开。这个切口容易愈合。

Moore 切口

1. 切口自髂后下棘以下5 cm沿臀大肌纤维至大粗隆，然后向大腿后外侧延伸10~12 cm。

2. 牵开臀大肌纤维，分离股骨上的臀大肌和短小外旋肌的附着点。

Stookey切口

1. 自髂后上棘臀大肌上缘弯向大转子的内侧，至臀皱中点下，向远侧延伸取切口。

2. 自大转子后缘劈开臀大肌至骨面，伸入切断臀大肌附着部2 cm，翻开臀大肌瓣。

Ober 切口

1. 自股骨后外侧到骶尾部取切口。

2. 分开臀大肌纤维并通过外旋肌之间进入或切开进入。

Osborne切口

1. 自髂后上棘下4~5 cm至大转子向远侧取“J”形切口。

2. 拉开臀大肌纤维，切断梨状肌，上、下孖肌和闭孔内肌。

Galdwell 切口

1. 自大转子向远侧延伸20~25 cm。

2. 切断臀大肌筋膜附着部，分离股二头肌和股外侧肌。

Henry切口

1. 切口自髂后上棘开始沿髂嵴行6~7 cm处斜向大转子，向内经臀皱沿大腿后方中线延伸。

2. 沿股骨的髂胫束和臀大肌上缘，以及其在股骨上的附着部切开，并牵拉分开。

Horwitz切口

1. 切口自粗隆向髂后上棘长7~8 cm，自大转子向远侧伸延15 cm。

2. 切开后自大转子向下劈开阔筋膜，向上劈开臀大肌纤维。

3. 挺起股外侧肌，凿下大转子隆起，分离股四头肌和闭孔外肌。

Marcy – Fletcher切口

1. 自大转子斜至髂后上棘前5 cm，再自大转子向远侧取15 cm切口。

2. 切开臀大肌的上缘（阔筋膜）。

3. 切开臀大肌的腱膜附着和全部外旋肌。

McFarland – Osborne切口

1. 切口自大转子近侧阔筋膜张肌和臀大肌之间经大转子向远侧伸延。

2. 切开阔筋膜，向相反方向拉开臀大肌和阔筋膜张肌。

3. 剥起臀大肌和股外侧肌，拉向前方。

Zahradnicek切口

1. 自髂后上棘至髂前上棘弯向大转子取“T”形切口，下至坐骨结节，垂直切开在股骨干以上。

2. 切开阔筋膜，并且凿下带有臀大、中、小肌附着点的大转子。

髋部内侧入路

髋部内侧入路

1. 用途　在成人主要用于内收肌的松解，亦称Ferguson Hoppenfeld deBoer 髋关节内侧入路，在儿童可用于内收肌的延长、部分切断支配内收肌的神经或作为治疗先天性髋关节脱位的入路。

2. 优点　此入路可直抵内收肌群。如果想切断部分支配内收肌的神经，可显露支配内收肌群神经的前后支。

3. 缺点　在成人应用此入路很难看到内收肌群深面的组织结构，因此应用范围受限，进入髋关节相当困难。但在儿童，由于股部较细以及组织较松软，为应用此入路进入髋关节提供了一定的可能。

4. 危险因素　应用此入路最容易损伤的结构是支配和分布到内收肌的神经和动脉。神经与动脉伴行，并分为前后支走行于短收肌的前后面，在内侧操作并抵达髂腰肌腱时很可能损伤旋股内侧动脉。旋股内侧动脉在小转子上1 cm处内行。

在前部，耻骨肌保护着股动脉与神经，如果因耻骨肌挛缩需进行松解，必须对股神经、血管进行保护。

5. 手术方法　髋90° 外展位，自长收肌外缘腹股沟韧带下平行取切口。切口尽可能靠近近端并直接越过长收肌腱。切开皮下组织，很容易触及长收肌腱。成人的该肌腱相对粗大。切开长收肌筋膜，长收肌后面是长扁状的股薄肌起点。股薄肌很薄，但前后宽却达6~7 cm，长收肌的外侧是短收肌，这块肌较大，难以用大号止血钳夹住整块肌，对其松解必须分步进行。此入路抵髂腰肌腱，向前牵开耻骨肌与股神经血管束就可触及股骨。在儿童则可显露髋关节囊（图9-56）。

6. 手术技巧　长收肌是此入路的关键。切口需在此肌腱上方正中。向内牵开长收肌以显露后面的短收肌。

7. 如何判断入路错误　由于肌都较大且走行在一起（在近端时更为明显），应用此入路不容易辨别各肌。如果未看到长收肌、短收肌及其神经的前支，入路可能已经出现错误。通常是偏前侧，这个区域非常危险，因为在耻骨肌前方操作很容易损伤股神经、血管。

如果入路偏后，可看到股薄肌的纵行肌纤维。辨别的关键点是这块肌较薄，和其他内收肌不一样，其前后方向宽度要大得多。

Etienne、Lapreyrie 和Campo 切口

1. 自近耻骨结节和坐骨结节之间，远侧为大腿内侧2横指宽，取直线切口7~10 cm（髋屈曲、外展和外旋位）。

2. 经过股直肌和大收肌间隙，之后又经过大收肌和股二头肌间隙。

髋关节小切口入路

微创技术的兴起和广泛应用，最初充分表现在小切口的应用方面。小切口不等同于微创，但在体表美观、手术创伤程度及术后恢复方面有一定优势。结合导航设备或特殊器械可使手术更加完美，切口更小。以全髋关节置换术为例，传统切口大都在20~25 cm，借助设备或器械可缩短至7~10 cm ，甚至更小。但是，不应为过分追求小切口而加重皮肤的牵拉，导致手术操作困难。髋关节小切口有前外侧和后外侧入路，前路又分1个切口和2个切口进入。本节简单介绍全髋关节置换术的后外侧小切口入路。

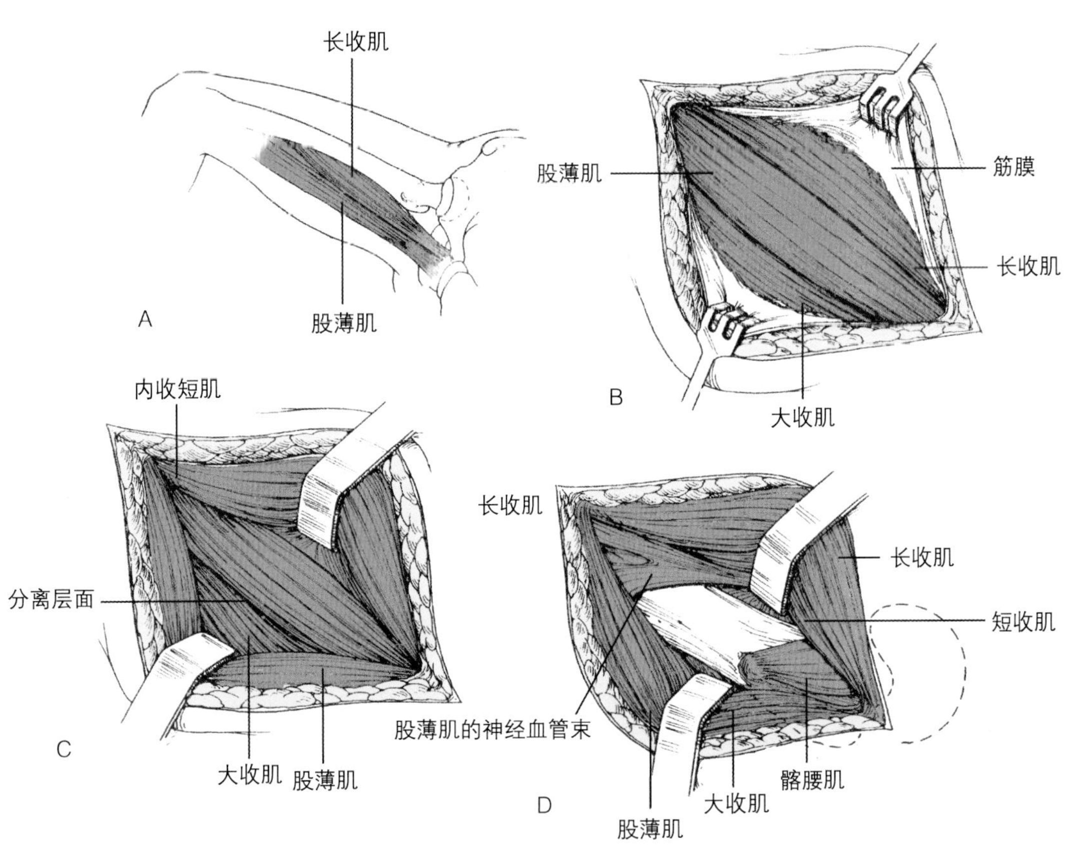

图9-56 髋部内侧入路

A.皮肤切口；B.显露长收肌与股薄肌之间的界面；C.向前牵开内收长肌，向后牵开大收肌和股薄肌；D.显露小转子

以大粗隆尖为中心取上下等长皮肤切口，长度为8~10 cm。切口位于标准的后外侧切口线上，即髂后上棘下外5 cm 至大粗隆尖，再沿股骨后轴线向下延长5 cm。顺皮肤切口方向，劈开臀大肌，依次显露臀中肌、外旋肌群及股方肌，一般只切断所有外旋肌群即可暴露，必要时部分切断股方肌。切除关节囊，显露髋关节。

根据笔者的经验，后外侧小切口入路可充分显露髋臼和处理股骨近端。完成全髋关节置换术，器械和手术助手的配合亦较为重要，并且要充分利用切口，即为有效切口，切口以大转子尖为中心并要靠近大转子后缘。有学者发现如取2/3切口位于大转子远端，1/3 位于大转子近端，这样的切口髋臼暴露差，远端切口又有剩余，不能充分利用切口。

（沈慧勇）

参考文献

1. 郭世绂. 骨科临床解剖学. 济南: 山东科学技术出版社, 2000.
2. 钟世镇, 徐达传, 丁自海. 显微外科临床解剖学. 济南: 山东科学技术出版社, 2000.
3. 徐达传. 骨科临床解剖学图谱. 济南: 山东科学技术出版社, 2007.

4. 郑和平, 张发惠, 林建华. 显微外科解剖学实物图谱. 北京: 人民卫生出版社, 2004.
5. 卡纳尔. 坎贝尔骨科手术学. 卢世璧译. 济南: 山东科学技术出版社, 2006.
6. Jaworski JM, Ga dzik TS, Kluczewska E, et al. Clinical anatomy in the vicinity of the hip joint in magnetic resonance imaging. Ortop Traumatol Rehabil, 2002, 4(6):667−672.
7. Polster JM, Elgabaly M, Lee H, et al. MRI and gross anatomy of the iliopsoas tendon complex. Skeletal Radiol, 2008, 37(1):55−58.
8. Guillard G, Magnenat−Thalmann N. Ball−and−socket joint motion description using spherical medial representation. Conf Proc IEEE Eng Med Biol Soc, 2007:4293−4296.
9. Naish JH, Xanthopoulos E, Hutchinson CE, et al. MR measurement of articular cartilage thickness distribution in the hip. Osteoarthritis Cartilage, 2006, 14(10):967−973.
10. Chatha DS, Arora R. MR imaging of the normal hip. Magn Reson Imaging Clin N Am, 2005, 13(4):605−615.
11. Zoroofi RA, Sato Y, Sasama T,et al. Automated segmentation of acetabulum and femoral head from 3−D CT images. IEEE Trans Inf Technol Biomed, 2003, 7(4):329−343.
12. Kuo TY, Skedros JG, Bloebaum RD. Measurement of femoral anteversion by biplane radiography and computed tomography imaging: comparison with an anatomic reference.Invest Radiol, 2003, 38(4):221−229.
13. Dwek J, Pfirrmann C, Stanley A, et al. MR imaging of the hip abductors: normal anatomy and commonly encountered pathology at the greater trochanter.Magn Reson Imaging Clin N Am, 2005, 13(4):691−704.
14. Gilles B, Perrin R, Magnenat−Thalmann N,et al. Bone motion analysis from dynamic MRI: acquisition and tracking. Acad Radiol, 2005, 12(10):1285−1292.
15. Pfirrmann CW, Chung CB, Theumann NH, et al. Greater trochanter of the hip: attachment of the abductor mechanism and a complex of three bursae−MR imaging and MR bursography in cadavers and MR imaging in asymptomatic volunteers. Radiology, 2001, 221(2):469−477.
16. Andrews CL. From the RSNA Refresher Courses. Radiological Society of North America.Evaluation of the marrow space in the adult hip.Radiographics, 2000, 20:27−42.
17. Richard SS. Clinical Anatomy by Regions. Lippincott Williams & Wilkins, 2008.
18.Williams P.L. Gray's Anatomy. Churchill livingstone, Pearson Professional Limited, 1995.

10 股　部

股部上界在前方以腹股沟韧带与腹部分界，后方以臀部分界，外侧以髂前上棘与大转子的连线与臀部分界，下界为沿髌骨上缘下方二横指处所取的水平线。该部又可分为股前内侧区和股后区。

股部的表面解剖

在骨盆部可清楚地触及髂嵴，其前端可触及髂前上棘，此处是缝匠肌的起始处，该肌自此处向内下斜行，止于胫骨内侧髁，肌发达的人，缝匠肌可全长显示。在股屈曲及外旋时，缝匠肌特别明显。髂前上棘的内下约1 cm处为股外侧皮神经自骨盆内向外穿经缝匠肌的隧道。股外侧皮神经卡压征患者，此处有压痛，神经干叩击征（Tinel征）阳性。此处也是进行股外侧皮神经阻滞的部位，用利多卡因在此处进行局部注射对股外侧皮神经痛常有良好的止痛效果。

在股内侧的肌隆起部分相当于耻骨肌和长收肌，股强力内收时，长收肌内缘清晰，可在耻骨结节处触及圆形长收肌腱。内收肌损伤的患者，耻骨支部常有深压痛，闭孔神经卡压症患者可在长收肌近端耻骨支处有深压痛。

在腹股沟部可触及腹股沟韧带。缝匠肌内侧缘、腹股沟韧带及长收肌内侧缘组成了股三角的界线，该三角尖端向下。自腹股沟韧带中点部位可以触及股动脉搏动，此处是股动脉穿刺的部位。搏动的外侧为股神经，搏动的内侧为股静脉走行的部位。股神经卡压症患者搏动的外侧有深压痛，Tinel征阳性。股静脉栓塞及血栓症患者及股静脉炎患者搏动的内侧有深压痛。自腹股沟韧带中点向下至股三角尖连线为股动脉走行的投影。肌发达的患者，由股三角尖向内下至股内侧髁有一深沟，当股屈曲及外展时此沟明显，此沟相当于股内侧肌与大收肌的分界，缝匠肌在此沟内走行，覆盖股动、静脉，为收肌管的前壁。在股内侧下端，可触及一骨性隆起，为大收肌结节，此结节近端为股动脉向股骨后面走行的部位。另外，在股三角近端皮下可触及数个淋巴结，正常淋巴结质软，无压痛，可轻度移动。当下肢存在炎症时，腹股沟淋巴结常触及肿大并压痛，淋巴瘤患者腹股沟淋巴结肿大但无压痛。

在髂前上棘的远端及缝匠肌外侧可触及一凹陷，此凹陷的外缘为阔筋膜张肌，股外侧皮下可触及硬韧的髂胫束，髂胫束远端止于腓骨头，肥胖者不明显，体型较瘦的人髂胫束一目了然。

当股四头肌收缩时，可见到较明显的肌轮廓。髂前上棘下方凹陷处为股直肌，内侧的隆起为股内侧肌。在股中下部股内侧肌隆起明显，可以较清晰地识别其轮廓。股四头肌萎缩常最先累及股内侧肌，故股内侧肌萎缩也最为明显，这常是膝关节内病变的早期体征。几乎所有的膝关节病变都伴有股四头肌萎缩，其中以股内侧肌萎缩最为明显。股直肌外侧髂胫束深面即是股外侧肌，自髂前上棘至髌骨外缘的连线即为股外侧肌内缘的体表投影。在股中下部，股四头肌移行为肌腱，包绕并附着于髌骨，在髌骨上缘可触及股四头肌腱，该肌腱发生炎症时，此处常有压痛。

沿股后方向上可触及坐骨结节，此结节向下肌隆起难以分清，但在股中下1/3，可清晰地触到外侧的股二头肌腱及内侧的半腱肌、半膜肌，它们组成了腘窝的外上界和内上界。当膝关节抗阻力屈曲时，这些肌腱更加明显。

股部软组织

■ 股部筋膜

浅筋膜

股的浅筋膜分为2层，在股近侧部这2层较为明显，浅层含有脂肪，向上与腹壁的浅筋膜相延续（Camper筋膜）；深层呈膜性，向上与腹壁的Scarpa筋膜相续，向下与阔筋膜相续。浅、深筋膜之间有浅血管及浅表淋巴结。由于腹壁下部的浅筋膜与阴囊浅筋膜、阴囊肉膜相延续，三者是同一层结构，所以骨盆骨折合并尿道损伤时，尿液渗出可在会阴及阴茎、阴囊皮下扩散，亦可能向腹壁浅筋膜深层扩散，但由于股浅筋膜的浅、深两层在腹股沟水平就融合为一层，故尿外渗的范围不会扩散到股部。

深筋膜

深筋膜亦称阔筋膜，包被整个股部。阔筋膜向下延长至股四头肌及膝关节囊，在股外侧有臀大肌腱和阔筋膜张肌腱纤维加强，所以阔筋膜最为强劲、坚固，其纤维纵横交叉，是全身最为厚韧的筋膜。该筋膜的外侧部分尤其厚韧，称为髂胫束。髂胫束的上方起始于髂嵴外唇，由阔筋膜张肌深浅两层筋膜的环形纤维和夹于中间的纵行纤维交叉编织组成，髂胫束上方与臀大肌腱相连，向后越过大转子后方，附着于股骨粗线，向外侧续于股部外侧肌间隔，向下止于胫骨外侧髁。另外，还有一部分纤维与髌骨外侧支持带相连续。

髂胫束由于位置浅，容易显露，其纤维光滑厚韧，面积宽阔，所以临床上常用来作为理想的筋膜材料供眼科、骨科应用。切取髂胫束条时，根据需要可切取相应大小，缺损处可直接缝合，一般不会影响膝关节功能。

髂胫束挛缩是小儿麻痹较常见的后遗症，由于髂胫束长度缩短，所以髋关节常处于外展、外旋、屈曲位置，膝关节也处于屈曲、外翻、胫骨外旋的位置，髋关节内收、内旋困难。当髋关节伸屈时，髂胫束与大转子发生摩擦，并出现弹响及抖动，是造成弹响髋的原因之一。双侧髂胫束挛缩可引起腰椎生理前凸增大，骨盆前倾等畸形。由于髂胫束位于髋关节轴线的前外侧，挛缩将使髋关节屈曲、外展。检查时患者取侧卧位，健腿在下，并使健侧髋屈曲、膝屈曲，以消除腰椎生理前凸，检查者一手握住患侧踝部，另一手固定患侧髋部，使股与身体平行并外展，此时令患者将患侧肢体放下，正常情况下，患肢放下顺利，如果存在髂胫束挛缩，则患肢放下困难或维持在一定角度的外展状态，此称为Ober试验阳性。

髂胫束挛缩的部位多在髂嵴与大转子之间，手术松解多在大转子尖端部进行，一旦切断挛缩部分，患者的髋关节屈曲、伸直及内收、内旋功能立即获得改善，所以临床上常需取侧卧位及术中立即检查松解程度。手术松解疗效确切。髂胫束下端有纤维止于髌骨外侧，是造成髌骨半脱位的原因之一，故在髌骨半脱位行髌骨外侧支持带松解时常需切断该部分纤维。

股骨筋膜室综合征的解剖学基础

阔筋膜包绕股四周，将股前、后肌都包被其中。在股外侧肌与股二头肌之间，阔筋膜延续于股部外侧肌间隔；在大收肌与半腱肌、半膜肌之间有后侧肌间隔；在股内收肌群与股内侧肌之间有内侧肌间隔；这些间隔均止于股骨粗线的内侧唇，所以在股部形成了3个骨筋膜室。由于阔筋膜厚韧、缺乏弹性，所以股部的骨筋膜室容积较为固定，不易扩张。前方的骨筋膜室内主要有股四头肌及股动脉、静脉及神经，后方的为腘绳肌及坐骨神经，内侧骨筋膜室内有股内收肌群、闭孔神经及血管。在此3个骨筋膜室中，前方的骨筋膜室内肌丰厚，更易发生骨筋膜室综合征（图10–1）。

外伤、挤压伤及过度活动后，股部肌出现肿胀、出血等病理变化，由于骨筋膜室容积扩张有限，易造成骨筋膜室内压力增高，组织压力升高至一定程度时，继发肌的微循环障碍及神经功能障碍，这反过来使组织压力更加升高，形成恶性循环，最后导致骨筋膜室综合征。临床上以股前方的骨筋膜室综合征常见，多见于股骨骨折、手术整复术后、股四头肌超负荷长期锻炼等情况。由于以股四头肌破坏及功能障碍为主要病理基础，故常会有股四头肌无力，局部胀痛、剧烈疼痛，股神经麻痹，血肌酸肌酶升高，肌红蛋白尿等变化。手术减压的目的是将阔筋膜切开，以降低组织压力，最大限度地保护股四头肌功能。

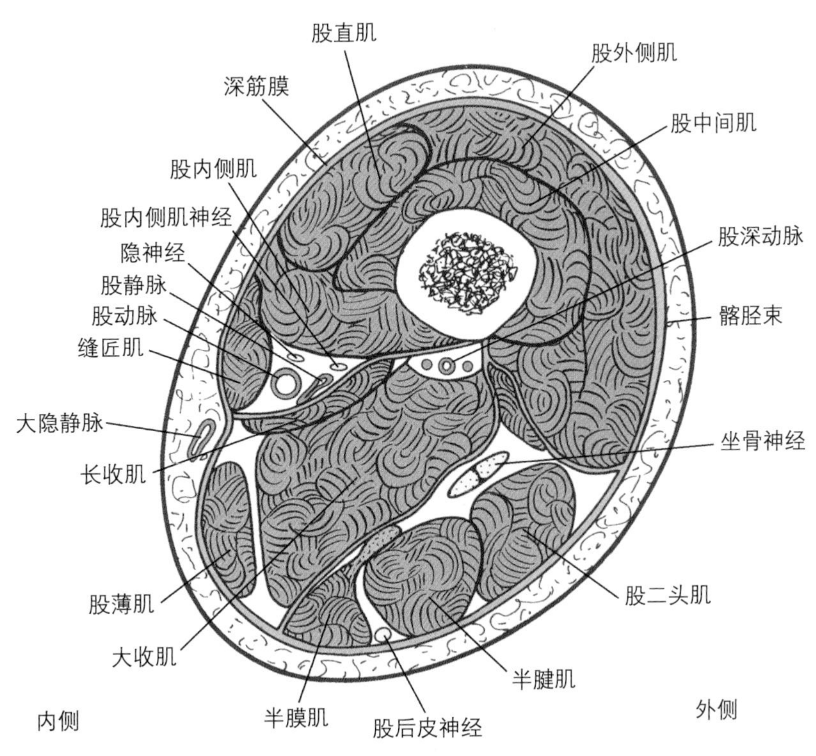

图10–1　大腿骨筋膜室的结构

筋膜间隙与脓肿扩散途径

了解筋膜构造有助于掌握和判断感染性脓肿的蔓延路径。发生脊柱结核、骶髂关节结核等疾病时，腰大肌脓肿可沿髂腰肌筋膜至腹股沟部。由于该筋膜止于股骨小转子，所以肿胀可以达到腹股沟韧带下方，在股三角处出现脓肿包块，一般情况下不会向下进入股前筋膜室，但如果小转子部筋膜破坏，可向后部流注进入臀部。

股浅部结构

腹股沟部浅血管

腹股沟部浅血管主要有阴部外动脉、腹壁浅动脉及旋髂浅动脉，均发自股动脉。同名静脉与动脉伴行，在卵圆窝注入大隐静脉。

1. 腹壁浅动、静脉　腹壁浅动脉一般为1支，占83%。起自股动脉内侧壁者占43%，起自前壁者占14%，起自外侧壁者占21%，以双支或多支同时起自股动脉内、外侧壁者占14%，起自股深动脉或旋髂深动脉者占5%。

腹壁浅静脉1支者占83%，2支者占14%。腹壁浅静脉大部分注入大隐静脉，但可单独或与其他浅静脉合干汇入。腹壁浅动、静脉起点之相互关系，前者居外上方，后者居内下方，越过腹股沟韧带时，二者相互伴行或平行者占74%，不伴行者占19%，明显分开者占4%，两者相距2.4 cm，变动范围为0.1~5.6 cm。

2. 旋髂浅动、静脉　旋髂浅动脉可自股动脉前外侧发出或与腹壁下浅动脉以共干发出，后者也可能是前者的1个分支（50%）。旋髂浅动脉一般在缝匠肌内缘分出2支，浅支穿过深筋膜至皮下组织，而深支至缝匠肌内缘深面，也有的深支直接由股动脉发出，旋髂浅动脉自股动脉发出点一般在腹股沟韧带下1~2cm，如为2个，则口径较小。旋髂浅动脉起自股动脉外侧壁者占60%，起自内侧壁者占13%，起自前壁者占7%，尚可起自股深动脉、旋髂深动脉或旋股外侧动脉。

旋髂浅静脉1支者占96%，2支者占4%。单独注入大隐静脉者占41%。旋髂浅静脉位于同名动脉的内下方，二者常互相伴行或平行，相距3.5 cm（0.3~5.5 cm）。

3. 阴部外动、静脉　阴部外动脉1支者占85%，2支者占15%，可单独或与其他动脉共干，起自股动脉，然后穿筛筋膜至皮下，分为上、下2支，行经大隐静脉后方，分布于阴阜、阴囊及会阴部皮肤。动脉起点至腹股沟韧带垂直距离，男性为4 cm，女性为3 cm。动脉起点外径，男性为2.1 mm。

大隐静脉

1. 大隐静脉行程　大隐静脉为身体中最长的静脉，全长70~80 cm，起自足背静脉弓的内侧缘静脉，经内踝之前，沿小腿及股的内侧面上行，最后经卵圆孔注入股静脉，在膝部约居于髌骨内缘后一手掌处。大隐静脉在穿入卵圆窝之前，有吻合支与小隐静脉及深部静脉支相交通，并在腹股沟处接受阴部外静脉、腹壁浅静脉及旋髂浅静脉，向下并接收股内、外侧浅静脉（图10-2）。在股深筋膜上穿出很多小静脉，属于连接浅部静脉与深部静脉的交通支。大隐静脉有4~15个瓣膜，在静脉末端注入股静脉处及静脉穿过筛状板之前各有1个瓣膜，可以防止血液逆流。

大隐静脉在股与股内侧皮神经伴行，在膝关节内侧与膝降动脉隐支伴行，在小腿内侧与隐神经伴行，后者的分支初位于静脉内侧，逐渐越过静脉表面至其前方。这种解剖关系说明进行大隐静脉剥脱术时，有可能损伤隐神经分支，术后引起小腿内侧皮肤麻木。

2. 大隐静脉属支　大隐静脉一般只有1支，其直径为3~4 mm。双隐静脉少见。大隐静脉近端属支可分1~6支，其中3~4支者最多，大隐静脉近端各属支中，具有2支或共干者以腹壁浅静脉最多，其次为旋髂浅静脉及股外侧浅静脉。另外，

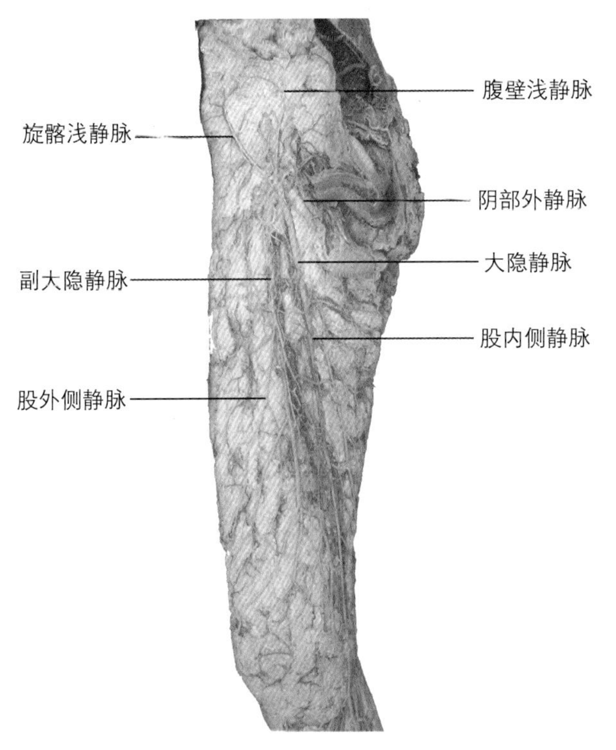

图10-2 大隐静脉及其属支

各属支常有2~3个共干，其中以阴部外静脉与腹壁浅静脉共干或腹壁浅、旋髂浅静脉与股外侧浅静脉共干者最多。

3. 大隐静脉与深部静脉的交通支 在股部虽经常存在收肌管穿支及膝部静脉丛，连接大隐静脉及股静脉，但大多数重要的交通支仍集中于小腿，其中主要有6条，近内踝的2条最重要。小腿下1/3的第1交通支功能不全者占15.9%~17.3%，第2交通支功能不全者占15%，可以说明大隐静脉剥脱至踝部的重要性，因为小腿下1/3的2条交通支是引起小腿顽固性溃疡的主要原因。在深筋膜下及肌间隔间，也存在很多交通支，它们互相联系，如缝匠肌下静脉不仅与股下部的膝部静脉丛相通，而且与小腿的静脉也有联系，同时在小腿肌间的静脉也都互相沟通。因此认为仅剥去深筋膜浅面的静脉，而不处理筋膜下的交通支，静脉曲张仍有可能复发及溃疡不愈合。

4. 大隐静脉曲张 正常情况下，依靠下肢肌收缩及连接深、浅静脉间的交通支可以防止血液逆流，但由于长期站立或在妇女怀孕情况下，大隐静脉瓣可以发生功能不全，遂使血流阻滞，压力增大，形成大隐静脉曲张。受损的静脉壁发生伸长、迂曲及纤维化。在小腿下内侧，由于血供阻滞，该处皮肤可发生慢性湿疹、硬化，进而发生溃疡。

静脉曲张如发生在隐静脉裂孔部位，在诊断上可与股疝相混，鉴别时可令患者平卧，以使静脉血回流。虽然在咳嗽时二者均可重现，但静脉曲张引起手指颤动的感觉沿静脉方向向下传达，而股疝仅引起一种冲击感。

大隐静脉壁软弱、静脉瓣膜缺陷及浅静脉压力升高是引起静脉曲张的主要原因。在长期站立、重体力劳动、妊娠、习惯性便秘等造成静脉回流减慢的情况下，瓣膜往往承受过高压力，静脉扩张，形成瓣膜功能不全，小腿部静脉压力要比股静脉压力高，故大隐静脉曲张以小腿更为明显。由于左侧髂总静脉位于右髂总动脉后方，所受压力较高，故左下肢大隐静脉曲张的发生率高于右侧。

大隐静脉在汇入股静脉处常有一对瓣膜，此瓣膜功能不全时血液自上向下沿大隐静脉逆流。在小腿及腘窝部位，大隐静脉与深部静脉也有许多交通支并有瓣膜，这些交通瓣膜只允许静脉血由浅层进入深部静脉而不能逆流。当发生交通支瓣膜功能不全时，小腿深部的静脉血逆流至皮下静脉，造成大隐静脉曲张。临床上常用大隐静脉瓣膜功能试验来验证其功能是否完整。具体做法是：患者平卧，患肢抬高，使下肢静脉排空，此时曲张静脉减轻或消失，然后在股根部扎止血带，阻断大隐静脉，嘱患者站立，在10 s内放开止血带，如出现自上而下的静脉逆向充盈，说明大隐静脉瓣膜功能不全。同样，也可以在腘窝扎止血带，用来检测小隐静脉瓣膜功能。如果在未放开止血带前，止血带下方的静脉在30 s内已充盈，则说明交通静脉瓣膜功能不全。另外，还有一个检测深静脉通畅的试验，即Perthes试验，用止血带阻断股浅静脉主干血流，让患者用力踢腿或做下蹲动作10余次，这样可以利用小腿肌泵收缩迫使静脉血流回流，使曲张静脉排空。当深静脉通畅时，静脉曲张减轻；如果深静脉阻塞，静脉回流受阻，此时静脉曲张则更加明显，甚至出现张力增高、胀痛等表现。

大隐静脉曲张手术治疗多采取静脉抽剥术。由于在小腿部隐神经和大隐静脉伴行，故有时隐神经也被损伤，从而出现小腿内侧皮肤麻木。大隐静脉又是心脏搭桥最常用的移植血管，所以临床上常切取大隐静脉作为冠状动脉搭桥手术的血管材料。

腹股沟部浅淋巴结及淋巴管

下肢浅淋巴管可分为3组：①内侧组，数量最多，起于第1~3趾，足背和足的内侧缘，向上与大隐静脉并行，淋巴管有4~16条，其中集合淋巴管有2~4条，此组浅淋巴管大部分汇入腹股沟下浅淋巴结，小部分汇入腹股沟深淋巴结；②后组，数量少，有3~5条，其中集合淋巴管1~2条，与小隐静脉并行，汇入腘浅淋巴结；③外侧组，数量最少，起于大、小腿外侧，这组淋巴管多参加内侧组上行，小部分直接汇入腹股沟下浅淋巴结。

腹股沟下浅淋巴管分纵、斜两群。纵群沿大隐静脉而列，下肢浅部的淋巴管除少数沿小隐静脉注入腘窝淋巴结外，大部分注入此群，故下肢的感染最易波及此处。斜群靠上，与腹股沟韧带相平行，接受腹壁下部、臀部、外生殖器、肛门与肛管下部的淋巴，在女性尚接受阴道下1/3的淋巴。

浅部的淋巴结借淋巴管贯穿筛筋膜后，尚与腹股沟深淋巴结相交通，后者仅位于股静脉的内侧，1个在股管下，1~2个在其中。这些深淋巴结接受腹股沟浅淋巴管、腹壁下部、阴茎、阴囊及肛管下部的淋巴管；在女性尚接受阴唇、阴道下部及沿子宫圆韧带走行的淋巴管。在这些淋巴结之间，具有丰富的吻合，从这些淋巴结约有20多个输出管发出，至腹股沟韧带深面，进入髂外淋巴结。

下肢淋巴管大部分汇入腹股沟部淋巴结，当脚癣继发感染、下肢丹毒、蜂窝织炎、脓肿、骨髓炎、化脓性关节炎时，常有腹股沟淋巴结肿大、压痛，甚至继发淋巴结炎。下肢的肿瘤，应常规检查腹股沟部淋巴结有无肿大，注意有无此处淋巴结转移。霍奇金病最常见腹股沟淋巴结无痛性肿大。

股的皮神经

股皮神经直接发自腰丛的有髂腹股沟神经、生殖股神经和股外侧皮神经。由股神经发出的有股内侧皮神经、股中间皮神经、隐神经。另外还有闭孔神经皮支（图10-5）。

1. 髂腹股沟神经　髂腹股沟神经来自L_1，发自腰丛，有的T_{12}的神经纤维亦可加入，往往与髂腹下神经共干。在腰大肌外侧缘向外侧走行于腰方肌前面、肾脏后面，经髂嵴内唇后部的内侧，沿髂肌前面向前方走行。当其行进髂嵴前部时穿经腹横肌，走行于腹内斜肌深面，在髂前上棘下侧稍前处穿出腹内斜肌进入腹股沟管，沿精索的外下侧下降，穿出皮下环至浅筋膜，分布于股上部内侧的皮肤，其肌支分布并支配所走行的腹肌。

髂腹股沟神经走行在腰大肌与腰方肌之间，胸腹联合切口或肾切口时有可能损伤之，亦可因牵拉造成损伤。髂窝内肿物、腰肌拉伤、髂肌血肿或肿物可能累及该神经。在沿髂嵴走行过程中，可由于腰带过紧或硬物卡压，造成该神经损伤。另外，骨盆骨折及取髂骨术剥离肌时也可造成该神经损伤。腹股沟疝手术或阑尾手术中有损伤该神经的可能。髂腹股沟神经损伤时，患者股内侧部疼痛或麻木，在其髂嵴走行处有深压痛，Tinel征阳性。在深压痛处用利多卡因局部注射可以起到缓解症状的作用，这既是一种诊断手段，也是一种治疗方法。手术松解髂腹股沟神经的方法是沿髂嵴切开腹外斜肌腱膜、腹内斜肌附着部，找到该神经后向远、近两端顺行、逆行追踪松解。一般情况下，穿经腹内斜肌及腹横肌处多为腱性孔道或肌性管道，卡压往往在此处。腹横肌深面、髂肌表面的肿物也可能卡压该神经。笔者曾治疗过一例髂窝内肿物卡压髂腹股沟神经的病例，切除肿物后患者症状缓解，随访10年无复发。

2. 生殖股神经　生殖股神经的大部分纤维来自L_2，小部分来自L_1。该神经穿经腰大肌并沿其前面下降，在髂总动脉外侧、输尿管后侧分为股支和生殖支。股支沿髂外动脉下降，经腹股沟韧带深面在股动脉鞘内，沿股动脉外侧至股部，在腹股沟韧带稍下侧穿股血管鞘前壁及阔筋膜或自卵圆窝穿出，成为皮神经，分布于股三角皮肤。生殖支则沿髂外动脉外侧下降，发分支至腰大肌，在腹股沟管腹环处绕腹壁下动脉外侧进入腹股沟管与精索（男）或圆韧带（女）伴行，支配睾提肌，并发支分布至阴囊（大阴唇）的皮肤。

单纯生殖股神经卡压症较少见，但在腰大肌牵拉伤、髂窝脓肿及髂腰肌骨筋膜室综合征时有可能累及该神经。腰大肌脓肿切开引流术、腰椎前路手术时有可能损伤该神经。腹股沟疝手术时有可能损伤该神经生殖支，但由于其支配区域较小，多无明显症状。

3. 股外侧皮神经　其纤维来自L_2、L_3神经前支的后股，在腰大肌外缘斜向外下方，至髂肌前面，沿髂嵴内侧走行，在髂前上棘内侧穿经腹股沟韧带深面至股部。穿经部常在缝匠肌起始部，穿出后分为前后2支，前支在髂前上棘下侧约10 cm处穿出阔筋膜下降，分为2支或数支，支配股外侧皮肤，其下端可达膝关节处。后支在前支的上方穿出阔筋膜，分支分布于大转子至股中部外侧皮肤。

股外侧皮神经在髂前上棘内侧穿经缝匠肌或腹股沟韧带处形成一个狭窄性裂隙管道，此管道多位于髂前上棘内下方1 cm左右。该管道入口、出口多为腱性或筋膜性裂隙，其周围结构组织较致密，弹性小，缓冲空间较少，在局部肿胀、肌牵拉伤等情况下，神经易受到卡压。此处是股外侧皮神经受卡压的常见部位，常有深压痛，Tinel征阳性，腰带过紧、外伤等诱因可引发此症。由于该神经为感觉神经，所以其主要症状为股外侧麻木或疼痛，而没有肌力改变。有时此疼痛特别剧烈，既麻木又疼痛，称为感觉异常性股痛。该神经局部注射部位在髂前上棘内下方1 cm处，用利多卡因在此处注射常可收到立竿见影的效果。手术松解股外侧皮神经疗效确切，切口跨越髂前上棘的内上、内下及前方，主要将其穿经的纤维管道切开，并行神经外膜松解。腰椎结核合并腰大肌脓肿时，股外侧皮神经常被浸泡在脓肿内或被脓肿壁包被卡压。脓肿切开引流时，股外侧皮神经有可能被切断，从而造成股外侧麻木，故腰椎结核有可能合并股外侧麻木或疼痛，临床应注意此种情况，腰大肌脓肿病灶清除术手术时，应寻找并保护此神经。髋关节前侧切口也有损伤该神经的可能，故手术时应寻找并牵开之，以免遗留股外侧麻木。

4. 股内侧皮神经、股中间皮神经和隐神经　此3支为股神经的分支，股中间皮神经在腹股沟韧带下7~10 cm处，约在股前中上1/3交界处，在股中间部位穿出阔筋膜分为内、外侧2支，分布于股前内侧下2/3皮肤。股内侧皮神经在大隐静脉前后走行，分布于股内侧下1/3皮肤及小腿上部内侧皮肤。隐神经在股部为一独立主干进入收肌管与股动脉伴行，在收肌管下端与膝最上动脉伴行穿出该管，然后在缝匠肌与股薄肌腱之间穿出深筋膜，沿大隐静脉之前下行至膝内侧，沿小腿内侧走行至内踝及足内侧缘，分布支配小腿内侧及足内侧部皮肤。

股内侧皮神经、股中间皮神经单纯卡压症少见，多为股神经卡压症的一部分，而隐神经卡压症临床则时常遇到，受卡压部位多在股下部内侧，即收肌管下端，其主要症状为小腿内侧麻木，无股四头肌肌力改变，膝腱反射正常。股神经卡压症则既有小腿内侧麻木，又有股四头肌无力和膝反射减弱，应注意鉴别。由于隐神经多为L_4神经根纤维，所以当L_3、L_4椎间盘突出或L_4、L_5椎间盘极外侧突出时常压迫L_4神经根，引起小腿内侧麻木、膝反射改变、股四头肌无力等临床表现。髂肌血肿、髂肌筋膜综合征时，常累及股神经引起小腿内侧麻木疼痛。腰大肌肿物压迫股神经时也有相似症状，故临床上遇到小腿内侧麻木疼痛的病例应仔细查体及分析神经受累的部位及病因。

5. 闭孔神经皮支　闭孔神经自大收肌与长收肌之间穿出后常有一皮支分布于股内侧面中1/3皮肤，有的无此皮支，临床上此皮支卡压症少见。

股外侧皮神经、股中间皮神经、股内侧皮神经及隐神经穿出深筋膜之处排列在一条斜线上，该斜线的体表投影即为缝匠肌外缘的走行部位，由髂前上棘至膝内侧连线。股三角区为髂腹股神经及生殖股神经股支支配区。可根据此投影进行寻找定位。

股部分区的解剖

股前区

肌腔隙和血管腔隙见髋部描述。

隐静脉裂孔

隐静脉裂孔浅层为阔筋膜浅层，因有许多小血管及淋巴管穿此筋膜，故称为筛状筋膜。裂孔的外侧缘锐利，又称镰状缘，位于股鞘之前。镰状缘的上下缘分别在大隐静脉末端的前后，大隐静脉在其下缘处弯行汇入股静脉。

隐静脉裂孔位置较为恒定，其内上角位于耻骨结节下0~4 cm处，外侧2~6 cm处，其大小也有变异。

股三角

股三角位于股前上方的内侧，为一三角形区域。三角的底边向上为腹股沟韧带，三角的尖向下为长收肌和缝匠肌的夹角，该尖距腹股沟韧带下方10~15 cm。股三角外侧界为缝匠肌的内侧缘，内侧界为长收肌外侧缘，底为沟状，内侧为耻骨肌和长收肌，外侧为髂腰肌和股内侧肌。股三角内主要有股动脉、股静脉、股神经及淋巴结（图10-3）。

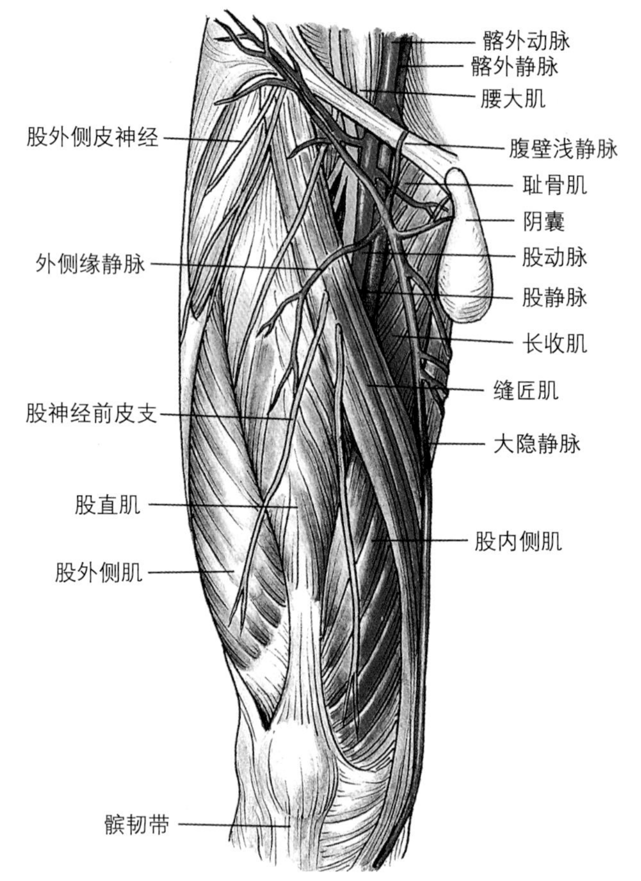

图10-3　股三角的结构

1. 股动脉　股动脉延续于髂外动脉，位于腹股沟韧带中点的下方，临床上常以此处作为寻找股动脉的部位，在此处搏动最为明显，是股动脉穿刺等操作的常用部位。股动脉深面为髂腰肌，髋关节囊在髂腰肌深面，所以在髂腰肌深面操作不会损伤股动脉。股动脉向下斜行至收肌管，经大收肌腱裂孔处与腘动脉相连续。股动脉在腹股沟韧带下的直径约1 cm，位置较浅，是穿刺插管的首选部位。股动脉在腹股沟韧带下发出阴部浅动脉、腹壁浅动脉及旋髂浅动脉。另外，在腹股沟韧带下3~4 cm处发出另一重要分支，称为股深动脉。股深动脉先向后向外，然后向内弯行，贴在髂腰肌上，在股动脉后方走行。

2. 股深动脉　股深动脉多由股动脉后壁或后外侧壁发出，其主干长度为2.0~2.5 cm，直径0.5 cm，而后分为旋股外侧动脉和旋股内侧动脉。一般情况下，旋股内、外侧动脉对称发出，也有存在变异者（图10-4）。旋股内、外侧动脉升支在股骨颈基底部形成一个动脉环，与穿动脉及臀下动脉共同形成十字吻合，以营养股骨头部，该升支是股骨头血供的主要来源。

（1）旋股外侧动脉：多发自股深动脉，在缝匠肌与股直肌之间发出。从髂前上棘向下10 cm，向内侧5 cm大致相当于该动脉的投影（图10-5）。旋股外侧动脉向外越过髂腰肌，在该处分支至肌、股骨颈基底及大转子，肌支供应髂腰肌、股外侧肌及股中间肌，另外发支供应阔筋膜张肌。取髋关节前外侧切口显露髋关节时，在阔筋膜张肌内缘要结扎切断该动脉支。旋股外侧动脉一般分为升支、横支和降支。升支向上外，经股直肌及阔筋膜张肌深部至臀部；横支向外穿过股外侧肌绕行至股骨干后面；降支走行在股外侧肌内面，与膝关节周围动脉网相连接。

（2）旋股内侧动脉：多起始于股深动脉，少数发自股动脉，发出后在耻骨肌与髂腰肌之间向内向后走行，在闭孔外肌及短收肌之后至臀部。在其走行过程中发支供应内收肌、股薄肌及闭孔外肌。

（3）穿动脉：股深动脉向下沿途发出第1~4穿动脉。第1、2穿动脉穿过短收肌及大收肌，第3、4穿动脉只穿过大收肌，穿经部位多贴近股骨后部，并在股后侧形成一吻合链。穿动脉发出股骨滋养动脉供应股骨。

3. 股动脉的显露　股动脉在股三角上部位置表浅，此处是常用的显露部位。在腹股沟韧带下方显露股动脉的切口，自腹股沟韧带中点上方1 cm处，沿股动脉投影线做8~10 cm长的纵向切口，切开皮下组织及浅筋膜，在腹股沟韧带下方及隐静脉裂孔切开阔筋膜浅层，向两侧游离阔筋膜，即可找到股动脉，可根据需要决定显露范围。

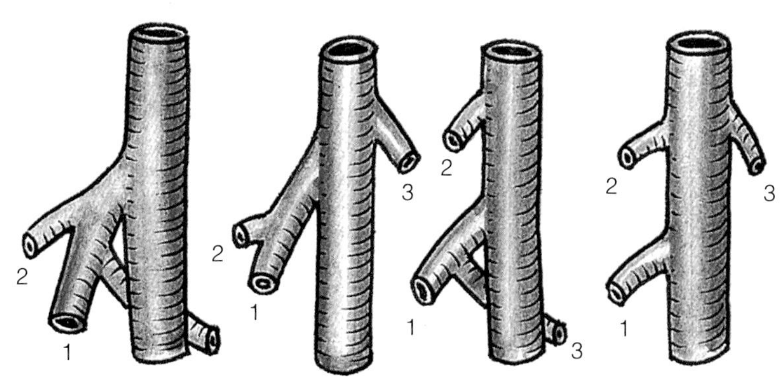

1.股深动脉；2.旋股外侧动脉；3.旋股内侧动脉。

图10-4　股深动脉分支的变异

在股三角内显露股动脉，在股三角投影线做8~9 cm长的皮肤切口，逐层切开皮肤、浅筋膜及阔筋膜，将缝匠肌向外侧牵开，切开缝匠肌后鞘，即可显露股动脉，向下追踪至收肌管，可显露股动脉下段。

4. 股静脉　股静脉在上部位于股动脉内侧，在股三角尖位于股动脉之后，少见的情况是股静脉位于股动脉前侧及外侧。股静脉接受大隐静脉后向上经腹股沟韧带后续于髂外静脉。

（1）股深静脉：股深静脉汇入股静脉，以股深静脉最为靠下，在腹股沟韧带下方8~10 cm处注入股静脉。股深静脉的位置、走行、分支及吻合可以有很多变异，如股深静脉与股静脉之间存在较大吻合、股深静脉与股静脉之间存在细小吻合、双重股深静脉、腘静脉回流至股静脉等。股静脉在股深静脉汇入之前的远端部分，临床上常称为股浅静脉，汇入之后近端部分称股总静脉。

（2）下肢深静脉血栓：下肢深静脉血栓是造成肺栓塞的主要原因，认识下肢深静脉血栓非常重要。静脉血栓形成部位一般来自小腿深部静脉丛血栓，下肢制动及长期不活动是重要诱因。一般认为左髂总静脉方向较斜，前方有右髂总动脉越过，易受到压迫，所以左下肢深静脉血栓形成的发生率较高。

5. 股神经

（1）股神经的走行及分支：股神经发自腰丛，经腹股沟韧带的深面在髂前上棘至耻骨联合中点的外侧1~2 cm处进入股部，其体表投影由此点做向下的2 cm垂直线即可（图10-6）。股神经位于股动脉的外侧，其主干走行短距离后即分为许多分支。股神经的分支有皮支、肌支及关节支。皮支有股中间皮神经、股内侧皮神经及隐神经。肌支有股外侧肌支、股直肌支、股内侧肌支及股中间肌支。另外，尚发出肌支至耻骨肌和缝匠肌，故股神经麻痹或损伤时，出现股四头肌无力或萎缩和小腿内侧麻木或痛觉迟钝。关节支发至髋关节和膝关节。

（2）股神经卡压征：股神经位于髂筋膜深面，发生髂腰肌血肿及髂筋膜室综合征时，股神经受累可引起股神经麻痹。股神经位于腹股沟韧

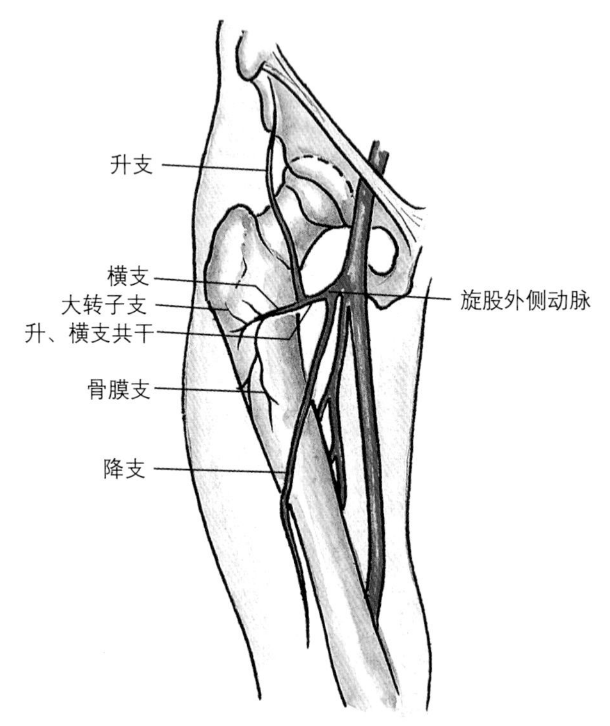

图10-5　旋股外侧动脉分支

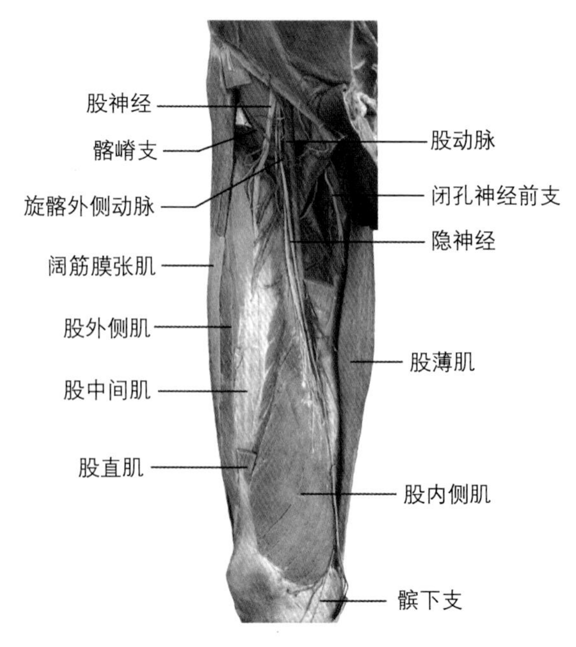

图10-6　股神经

带的深面，股过度屈曲及腹股沟韧带部受压可以引起股神经麻痹。肿瘤、炎症等也可以引起股神经症状。股神经麻痹时，可引起股四头肌瘫痪、膝关节不能伸直、膝腱反射消失、股前内侧皮肤感觉丧失及小腿内侧感觉消失。手术松解股神经，切口选择在腹股沟韧带中点稍外侧，在缝匠肌内缘切开阔筋膜浅层，股神经在缝匠肌的内侧及深面，显露后向上逆行追踪，切开部分腹股沟韧带及髂腰肌筋膜，向远端松解各分支。股神经的内侧为股动脉，术中应注意此种毗邻结构，并以股动脉搏动为参照标志寻找股神经。

收肌管

收肌管又称Hunter管，位于缝匠肌深面，长5~7 cm，其中央部在收肌结节上方12~15 cm处，为一纤维性的三棱形管。其前壁为大收肌腱板，此腱板为紧张于大收肌与股内侧肌之间的坚韧腱板，覆以缝匠肌；外侧壁为股内侧肌；内侧壁为大收肌。收肌管的上口由股内侧肌、长收肌与大收肌腱板围成，股动脉、静脉及隐神经由此入管。下口是大收肌止于股骨粗线内侧唇与止于股骨内上髁两腱束之间的裂隙，股血管由此进入腘窝，走行在股后面。另外，大收肌腱板上还有一些裂隙，隐神经及膝最上动脉由这些裂隙出管。股动脉在收肌管内发出膝最上动脉、关节支和隐支。隐支走行于股内侧肌间隔，然后在缝匠肌与股薄肌之间伴大隐静脉和隐神经下行。在收肌管内隐神经在前，股动脉居中，股静脉在后侧。在收肌管内显露股动脉时，可沿走行取纵向切口切开皮肤及浅筋膜，将大隐静脉牵向一侧，切开阔筋膜，将缝匠肌向内侧牵开，即到达收肌管前面，显露大收肌腱板，寻找隐神经及膝最上动脉，切开大收肌腱板就可显露股动脉。

股前部肌

股前部肌主要有髂腰肌、缝匠肌和股四头肌（图10-7，8）。

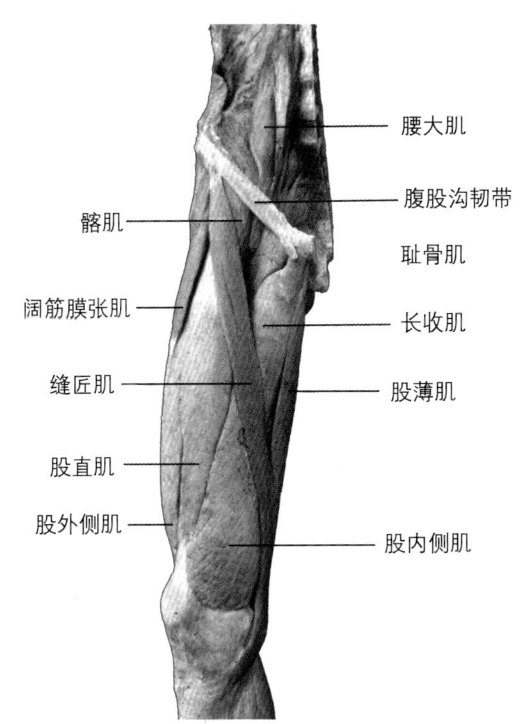

图10-7　股前部浅层肌

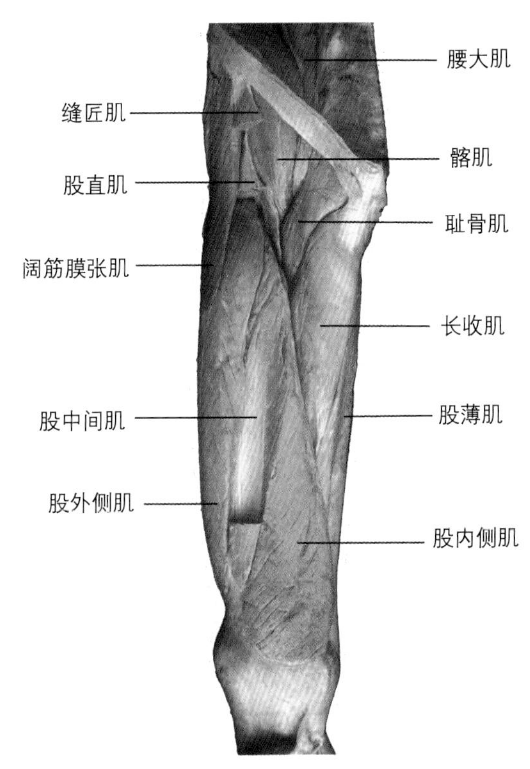

图10-8　股前部深层肌

1. 髂腰肌　髂腰肌是腰大肌和髂肌的合称。在髂窝部髂肌与腰大肌融合形成联合腱止于小转子，肌腱与小转子之间有一滑囊，称为髂腰肌滑囊，该滑囊有时与髋关节相通，手术时应注意此种情况。髂腰肌表面覆盖以髂筋膜。髂筋膜与髂骨形成髂部骨筋膜室，其内有髂肌及股神经，当血友病、髂肌血肿及外伤时，此筋膜室内容物过多导致筋膜室内压增高，引起髂部骨筋膜室综合征。腰椎结核腰大肌脓肿沿腰大肌向下流注至髂窝和小转子部，所以有时脓肿在腹股沟韧带下方的股内侧有包块突出于皮下。髂腰肌由腰丛分支支配。

2. 缝匠肌　缝匠肌为身体最长的肌，由髂前上棘斜越股全长，至下端变成一扁平的肌腱，越过股薄肌及半腱肌浅面，止于胫骨粗隆的内缘及胫骨前缘上端的内侧，其止点部位有缝匠肌腱下滑囊，该滑囊多与鹅足囊相通。缝匠肌由股神经支配，该肌收缩时使髋关节、膝关节屈曲，股外旋、外展，小腿内旋。缝匠肌为股部重要的肌性标志。

3. 股四头肌

（1）股四头肌的组成：由股直肌、股内侧肌、股外侧肌及股中间肌组成。各肌均有单独的起点，在下部各部互相融合成一坚强的股四头肌腱，止于髌骨并向下延长成为髌韧带，止于胫骨结节，所以股四头肌的主要作用是伸膝关节。

股直肌为长而厚呈纺锤形的双羽状肌，起点为一短而坚强的分叉腱，直头起始于髂前下棘，反折头起始于髋臼上部，覆盖髂股韧带的侧部，与直头相交成钝角。髋关节前侧手术，须将股直肌直头切断向下掀起来显露关节前面。所以在股四头肌中，只有股直肌跨越髋关节、膝关节。股直肌挛缩是股四头肌挛缩的主要部分。

股内侧肌为一扁平而肥厚的肌，位于股的前内侧部，其起点由股骨粗线至下端粗线内侧唇和内侧肌间隔，与内收肌的附着点相连。其外缘与股中间肌相融合，下端形成扩张部至膝关节内侧，股内侧肌的绝大部分在股部下1/3。股内侧肌远端斜行止于髌骨内上部分，由于此处肌缺乏筋膜覆盖，故收缩时特别明显。股内侧肌牵拉髌骨向内，防止髌骨向外侧脱位，此肌是维持髌骨正常运动的重要肌。当膝关节内存在病变或发生髌骨软化症时，患者几乎无一例外地存在股内侧肌萎缩；反过来讲，股内侧肌萎缩提示膝关节内存在病变，因为关节病变常存在选择性伸肌萎缩的现象。在膝关节有病变时，以股内侧肌萎缩最为明显。

股外侧肌亦为大而强壮的肌，是构成股外侧轮廓的主要部分，较股内侧肌更为坚强。其起点在大转子之下，覆盖股骨干前面及侧面，由转子间线上部环绕大转子基部，自臀肌粗隆至粗线的外侧唇，并起自外侧肌间隔，下端也发出一扩张部至膝外侧。股外侧肌上部较下部坚强，主要位于股部上1/3及中1/3。股外侧肌内侧遮盖股中间肌并融合在一起。在股外侧肌下端还存在一副头，称为股外侧肌副头，该部分以腱性止于髌骨外侧缘。进行髌骨外侧支持带松解手术时，应将该肌腱性部一并切断，以达彻底松解目的。

股中间肌为一扁平肌，其前面呈腱性凹陷，以容纳股直肌。其侧缘与股内侧肌、股外侧肌密不可分。股中间肌起于股骨前面及外侧面上2/3，肌纤维由后上向前下紧贴在股骨干前面，位于股内侧肌与股外侧肌之间。在中间部位，股中间肌的一部分纤维止于膝关节的髌上囊，有固定和牵拉髌上囊的作用，此部分肌称为膝关节肌。

股外侧肌副头的出现率为98%。该肌位于股外侧肌的外侧，在股部中下1/3水平以肌纤维起始于股外侧肌间隔，纤维向下走行集中并移行肌腱，止于髌骨外侧缘中上1/3处及髌骨外侧支持带。该肌肌腹与股外侧肌之间有脂肪组织相隔，肌腱则与股四头肌腱融为一体。该肌肌腹长8.6 cm，宽1.9 cm，厚1.6 cm；其肌腱长3.2 cm，宽0.9 cm，厚0.2 cm。

有关股外侧肌副头的报道尚少。该肌恒定存

在，且有结缔组织将之与股外侧肌隔开，有独立的起止点及肌腹，所以可以看作为一块肌，暂命名为“股外侧肌副头”。该肌收缩时可牵拉髌骨外侧部分，并紧张髌骨外侧支持带，因该肌腱融入股四头肌腱，所以它也是股四头肌的一个组成部分。

造成髌骨半脱位的解剖因素包括髌骨、股骨髁的形态特点、Q角等。股四头肌力学研究表明，股外侧肌是牵拉髌骨向外的因素之一。股外侧肌副头也是造成髌骨半脱位的解剖学因素之一。

髌骨外侧支持带松解术是治疗髌骨半脱位、髌骨软化症的常用手术。传统的手术范围并未切断股外侧肌副头肌腱的附着点，仍存在着向外牵拉髌骨的力量。只有将该肌止点切断，才能达到完成松解的目的，这也可能是手术松解不彻底、疗效不佳的原因之一。故提出外侧支持带松解术应包括切断股外侧肌副头在髌骨的附着点。

（2）股四头肌的功能：股四头肌中除股直肌有屈髋作用外，其他均无屈髋作用，故股四头肌的主要功能为伸膝。在股四头肌中以股内侧肌最为重要，它不但参与整个伸膝过程，而且在最后10°~15°伸直过程中最为重要。有人视股内侧肌为膝关节功能的钥匙。

股四头肌腱、髌骨及髌韧带组成膝关节伸直装置，在维持直立姿势上起重要作用。由于膝关节为屈戌关节，主要沿水平轴做屈伸运动，膝关节伸直运动及侧方运动被骨骼所限制，股四头肌是唯一能对抗膝关节屈曲的动力肌。此外，在日常生活中，如步行、上台阶或攀登时，无不需要股四头肌伸直和稳定关节。股四头肌除伸膝外，还有协助韧带保持关节稳定的功能，可以防止在任何位置下膝关节不稳。

（3）股四头肌的滑动装置：股骨干骨折内固定术后常见股四头肌粘连及膝关节功能障碍。有资料表明，行股前外侧切口时膝关节功能障碍发生率高于后外侧切口，并认为切口选择不当是引起膝关节功能障碍的主要原因。为此我们提出了股四头肌滑动装置的概念。

1）股四头肌的间隙：股四头肌与阔筋膜间充满疏松结缔组织及脂肪，以前下部及股外侧肌与髂胫束之间为甚，肥胖者较多，形成股四头肌周围间隙。股直肌上部浅面以腱膜起始。股直肌深面亦以腱膜向下延伸并包绕肌纤维，至髌骨上方延续为股直肌腱并与其他三肌融合成股四头肌腱。股外侧肌外侧表面的中上部为腱膜，其内侧面中下部为腱膜并向内侧延续为腱性游离缘，与股中间肌表面的腱膜相邻，覆盖于股中间肌前面的外侧部分。股内侧肌中下部与股中间肌融合较紧密，不易分离。在股中下部，股中间肌及其腱膜、股外侧肌及其腱膜，以及股内侧肌形成了腱性凹槽，表面衬以疏松结缔组织，容纳股直肌，此槽即是股四头肌间隙。股直肌在此间隙内能独立滑动。

2）股四头肌各肌表面腱膜的测量：股四头肌各肌的表面均以腱膜起始，对股直肌上部浅面、股直肌深面的腱膜、股内侧肌外侧深表面、股外侧肌外侧浅面及内侧表面腱膜及腱性游离缘、股中间肌表面的腱膜进行测量，结果如表10-1。

3）髌上囊及其深面脂肪垫：髌上囊位于股四头肌腱深面与股骨下端前面脂肪垫之间，向上延伸至股中间肌深面，侧面不超过股四头肌腱两侧缘，髌上囊与膝关节腔相通者占74%，不相通者占26%，髌上囊上缘位于股骨内、外上髁连线上8.1 cm，其最大纵、横径分别为3.6 cm和2.3 cm。髌上囊深面脂肪垫位于髌上囊深面与股骨下端之间，向上达股中间肌深面，两侧扩展至股内、外侧肌与股骨下端之间，下缘至股骨髌面上缘，与髌上壁相续，几乎包裹股骨下端，上窄下宽、上薄下厚、富含脂肪，其上界达股骨内、外上髁连线上10.3 cm，高于髌上囊上缘，该脂肪垫中部的厚度为0.7 cm。

按照标准的手术切口入路，观察到行股前

表10-1 股四头肌腱膜的测量数值（$\bar{x}\pm s$）

腱	膜	长度（cm）	宽度（cm）	厚度（mm）
股直肌的腱膜	上浅表面	11.4±1.5	2.5±0.6	1.0±0.4
	下深表面	21.3±2.2	3.3±0.8	0.9±0.3
	外侧浅表面	21.2±2.4	5.2±1.3	0.7±0.3
股外侧肌的腱膜	游离缘	11.7±4.3	0.9±0.6	0.9±0.4
	内侧深表面	14.3±3.7	2.6±1.1	0.9±0.4
股中间肌的腱膜	前侧浅表面	15.3±3.6	3.1±0.7	0.7±0.2
股内侧肌的腱膜	外侧深表面	13.5±4.5	2.7±1.0	1.0±0.3

外侧切口时需游离股直肌和钝性分离股中间肌，此过程多破坏了股四头肌间隙内的疏松结缔组织和股外侧肌腱性游离缘，撕裂了股中间肌腱膜及其纤维，损伤了髌上囊及其深面的脂肪垫（100%）。行股外侧切口时，在股部中上段需切开阔筋膜和股外侧肌外侧表面的腱膜，少部分进入了股四头肌间隙，大部分未进入股四头肌间隙，但剥离骨膜时可损伤髌上囊及其深面的脂肪垫。行股后外侧切口时，均未涉及股四头肌间隙，也未损伤髌上囊及其深面的脂肪垫。

4）股四头肌滑动装置的概念及意义：股四头肌各肌均有完整包膜，相互间隔以脂肪或以腱膜相邻。伸屈膝关节时股直肌在股四头肌间隙内滑动，股四头肌在股四头肌周围间隙内滑动。外伤、骨折及肌撕裂均可损伤此滑动装置。股骨干骨折可伴有股中间肌及腱膜撕裂、股四头肌间隙内积血，继发股四头肌粘连。由于髌上囊及其深面的脂肪垫位置较高，髌上囊多与膝关节腔相通，故股骨干中下段骨折时，骨端可刺破髌上囊，损伤脂肪垫，造成膝关节腔积血及脂肪垫液化，使股四头肌与股骨粘连，膝关节伸屈受限。

股前外侧切口破坏了股四头肌间隙，损伤了股外侧肌腱性游离缘。股中间肌腱膜呈大面积撕裂状，在股部中下段此切口还可能损伤髌上囊及深面的脂肪垫，股前外侧切口多破坏了股四头肌滑动装置，术后常继发股四头肌粘连。股外侧切口虽也可能损伤股外侧肌和股中间肌，但多不累及股四头肌间隙，此切口中下段在剥离骨膜时也可能损伤髌上囊及其深面的脂肪垫。股后外侧切口自股外侧肌后缘进入，不损伤股四头肌滑动装置，故术后膝关节功能恢复较好。本文认为股骨干骨折内固定术切口的选择以股后外侧切口为首选，外侧切口次之，前外侧切口应放弃。

股骨干骨折钢板内固定术与髓内针内固定术相比，需要大范围地剥离骨膜，易损伤髌上囊及其深面的脂肪垫，导致膝关节功能障碍，所以在选择内固定方式时应加以考虑。采用股前外侧切口时应妥善保护股四头肌滑动装置。股四头肌成形术除保持股四头肌肌力外，需重建股四头肌滑动装置，重建髌上囊，修复破裂的股中间肌腱膜。膝关节滑膜切除术宜多保留髌上囊深面的脂肪垫，以防发生膝关节功能障碍。

4. 股四头肌腱与股骨髁接触

（1）股四头肌腱内表面的形态：股四头肌腱主要由股直肌和股中间肌的肌腱组成，股内侧肌腱位于其内侧，股外侧肌腱位于其外侧。股四头肌腱位于髌骨正上方，其腱性光滑表面呈近似三角形或椭圆形，与髌骨相连，在髌骨内面上缘与股四头肌腱光滑表面之间有富含脂肪的滑膜皱襞，其表面内外侧及上方也有滑膜皱襞附着。股四头肌腱内表面长3.7 cm，宽2.2 cm，该部分腱厚0.8 cm。

（2）股四头肌腱周围的滑膜皱襞：在股四头肌腱内表面四周有富含脂肪组织的滑膜皱襞附着，尤以髌骨上极与股四头肌腱相连结处明显，该处滑膜皱襞填充了髌骨上极与肌腱相连结处的空隙，该处滑膜皱襞高1.0 cm，厚0.2 cm，宽2.2 cm，在26%的标本上髌上囊呈完整滑囊，股骨髁与股四头肌腱隔此滑膜囊接触。

（3）腱股接触：当膝关节伸直时，髌骨位于股骨髁间凹部位，髌骨软骨面与股骨髌面的软骨面相接触（以下称髌股关节），此时股四头肌腱并不和股骨髁接触。当膝关节屈曲时，髌骨向下移动，股四头肌腱也随之向下移动，屈曲60°~90° 时，位于髌骨上方的股四头肌腱的滑膜皱襞首先与股骨髁接触。当膝屈曲90°时，股四头肌腱与股骨髁软骨相接触，此时髌骨进入髁间窝内，膝屈曲90° 以上至完全屈曲时，股四头肌腱与股骨髁密切接触，此时接触面积最大。在髌上囊完整的标本上，膝关节屈曲时，股四头肌腱隔以该囊与股骨髁接触，此种接触为间接接触。

（4）髌骨倾斜半脱位时腱股接触的变化：在膝关节标本上，将股四头肌向外侧牵拉2 cm左右，同时使髌骨倾斜，使髌骨外侧面与股骨外侧髁密切接触而其内侧面不与股骨内侧髁相接触，模拟髌骨半脱位、髌骨倾斜病理状态下的膝关节屈伸活动。此时观察到髌骨在下降过程中出现抖动并撞击股骨髁，这种抖动首先牵拉髌上囊及滑膜皱襞，股四头肌腱向外侧移位，股四头肌腱与股骨外侧髁的接触增大，而与股骨内侧髁接触减少。当完全屈曲时，髌骨进入髁间窝正常位置，股四头肌也随之内移，腱股接触恢复至正常状态，但在恢复过程中股四头肌腱及其内面的滑膜皱襞由外向内滑动并产生扭曲。

（5）Q角增大、Q角减少时腱股接触的变化：在膝关节标本上，将股四头肌向外侧或内侧牵拉，同时固定髌骨，使股四头肌腱与髌韧带的夹角增大到20° 或减少至10° ，以模拟Q角增大或减小病理状态股四头肌腱与股骨髁接触的变化。结果表明：当Q角增大时，股四头肌腱与股骨外侧髁接触增加，而与股骨内侧髁接触减小，偏离其正常轨迹；当Q角减少时，股四头肌腱内移与股骨内侧髁接触增大，与外侧髁接触减少，偏离其正常轨迹。

（6）股四头肌腱与股骨髁接触的生理意义：股四头肌腱与股骨髁存在着正常接触，这种正常接触随着膝关节屈曲角度的不同而有所变化。生物力学试验表明：屈曲膝关节时髌骨内面的压力增加，腱股接触的压力也增加，说明腱股接触是髌股关节的重要部分，对降低压力起代偿作用。本组研究发现：随着屈曲角度的增加，股四头肌及其滑膜皱襞与股骨髁的接触面积逐渐增加，其周围滑膜皱襞缓冲腱股压力，这样就使压力分散，平均接触面积内的压力保持在较低水平，使二者之间的接触逐渐增大而且呈递增趋势，所以股四头肌腱及其周围的滑膜皱襞是缓冲髌股关节压力的重要结构。滑膜皱襞滑液及完整的髌上囊可以减小腱股接触之间的摩擦，有利于二者滑动，对缓冲腱股接触间的压力起重要作用。故腱股接触对股四头肌发挥正常功能起不可替代的作用。

（7）髌骨半脱位、Q角变化时腱股接触的病理意义：髌骨倾斜及半脱位时，股四头肌外移，偏离正常轨迹，此时腱股接触发生变化，出现错位现象。在膝关节运动中，股四头肌腱发生滑动、扭曲，髌骨在复位过程中产生抖动，并牵拉挫伤滑膜皱襞，可以引起滑膜皱襞炎症及水肿，甚至渗出致关节积液。而肿胀的滑膜皱襞又可能引起腱股接触改变，使之运动轨迹更加异常，这是一种恶性循环。故髌骨半脱位、髌骨软化症时出现关节积液及滑膜炎症，与髌骨软化症的动物试验的结果相符。此时只有停止运动，使滑膜避免继续挫伤，才能促使修复。故治疗髌骨半脱位、髌骨软化症应避免屈伸运动，尤其是增加其压力的运动，如下蹲、上下楼梯等。这样有助于滑膜创伤性炎症的消除，这可能是治疗髌骨软化症的机制之一。

当Q角减少或增大时，腱股接触均发生外移或内移改变，亦出现错位现象，引起腱股接触紊乱，与生物力学试验得出的结论一致。故治疗髌骨软化症使胫骨结节内移位术时Q角应在正常生理范围内，Q角不应矫正过度，以免影响疗效。

综上所述，腱股接触紊乱与髌股关节紊乱在髌骨软化症中同时存在，二者互为因果，相辅相成。故髌骨顺位术如膝内侧支持带紧缩、外侧支持带松解术、胫骨结节内移术既能治疗髌股关节紊乱，也可改善腱股接触。股四头肌锻炼，尤其是股四头肌内侧头肌力的锻炼，既能使髌骨向内侧移位，也可牵拉股四头肌腱向内移位，使腱股接触恢复。所以既能恢复髌股排列，又能恢复腱股接触，这可能是髌骨顺位术、选择性股内侧肌电刺激治疗髌骨软化症疗效好的原因之一。

5. 股外侧肌腱与股骨外侧髁接触　髌股排列紊乱是引起髌骨软化症的主要原因，其中以髌骨半脱位最为常见。有关生物力学研究证明，髌骨半脱位时髌骨外侧关节面压力增高。并认为髌骨外侧支持带挛缩，股内侧肌萎缩是引起压力过高的解剖学因素。股四头肌腱与股骨髁在屈曲超过90° 时相接触，是缓解髌股关节面压力的正常代偿机制。除此之外，是否还有其他部位腱股接触，为此我们对股外侧肌腱与股骨外侧髁及其接触进行了观测。

（1）股外侧肌腱内面的形态：股外侧肌腱内面位于股四头肌腱内面的外侧，呈椭圆形者占80%，圆形者占16%，其周围有滑膜皱襞附着，股外侧肌腱与股四头肌腱内面以滑膜皱襞相隔。有的股四头肌腱内表面与股外侧肌腱连成一片，有的股外侧肌腱表面有完整的滑膜附着，形成完整的滑囊。股外侧肌腱内面长2.1 cm，宽1.3 cm，股外侧肌腱厚度为0.5 cm。

（2）股骨外侧髁与股外侧肌腱内面接触：模拟正常膝关节屈伸运动，可见在伸直状态下股外侧肌腱内面与股骨外侧髁不接触，当膝关节屈曲至30° 时股外侧肌腱内面的下缘及内侧缘与股骨外侧髁边缘相接触，至90° 时股外侧肌腱内面与股骨外侧髁完全接触。屈曲时，股外侧肌腱内面在股骨外侧髁外侧部分滑动并保持密切接触。在股骨髁外侧边缘部被接触区域，此部位被薄层软骨覆盖，面积约1.0 cm × 0.8 cm。

（3）模拟髌骨半脱位时股外侧肌腱内面与股骨外侧髁接触的变化：将髌骨向外侧牵拉至0.5~2.0 cm，使髌骨外侧面与股骨外侧髁接触而其内侧面不与股骨内侧髁相接触，以模拟髌骨半脱位病理情况下膝关节屈伸活动，观察到此时股外侧肌腱内面向外侧移动，屈曲30° ~90° 时此接触减小，甚至不接触，髌骨向外侧脱位越多，接触面就越小，直至失去接触。

（4）股外侧肌腱内面与股骨外侧髁存在着腱股接触：随着对髌股关节病研究的深入，人们对髌股关节进行了研究，提出了股四头肌腱与股骨髁存在着腱股接触，并认为该腱股接触是减轻髌股关节间压力的代偿机制。股外侧肌腱位于髌骨外上方，在屈曲30°~90° 时其内面与股骨外侧髁相接触，并相互滑动，说明股外侧肌腱内面与股骨外侧髁接触是客观存在的，也是一种腱股接触。由于股外侧肌腱内面位于股四头肌腱内面的外下方，屈曲膝关节时与股四头肌腱股骨髁接触相比，该部分首先与股骨外侧髁相接触，这种接触可能是缓解髌骨外侧面压力的一种正常机制，这在生理状态下保护髌骨外侧关节面，对使其避免过高应力起着重要作用。

（5）股外侧肌腱内面滑膜皱襞的生理作用：在股外侧肌腱内面，均有滑膜与脂肪组成的皱襞附着，其中间部位即股外侧肌腱内面与股骨外侧髁接触的区域。当股外侧肌腱内面与股骨外侧髁接触时，其周围的滑膜皱襞也随之与股骨外侧髁部接触，随着应力的增加，该部分的接触面也增加，犹如弹性垫，起到了缓冲压力的作用，故该部分滑膜皱襞可视为股外侧肌腱内面的缓冲装置。该皱襞隐窝内的滑液随压力增加而被挤出，滑囊及滑液可润滑股外侧肌腱内面，减小其与股骨外侧髁的摩擦，有利于二者相互滑动。股外侧肌腱内面滑膜及滑囊与髌上囊一样，对股四头肌发挥正常功能起着重要作用。

（6）髌骨半脱位时股外侧肌腱内面与股骨外侧髁接触的变化及其临床意义：髌骨半脱位是造成髌骨软化症的常见原因。髌骨半脱位时髌骨外移，股四头肌腱及股外侧肌也随之外移，这样，股外侧肌腱内面与股骨外侧髁正常的接触将随之减少或消失，该接触区所受压力减小，其代偿作用减小或消失，髌骨外侧面所受压力增加，这可能是引起髌骨外侧关节面压力增高的原因之一，新鲜标本模拟证明了这一点。在股内侧肌萎缩、Q角增大等病理情况下，可以使股内外侧肌的拉力不平衡而引起与股骨外侧髁接触减少使其丧失代偿作用。故治疗髌骨半脱位、髌骨软化症时，除重视恢复正常髌骨排列外，锻炼股四头肌尤其是增加股内侧肌肌力，对恢复股四头肌腱及股外侧肌腱的正常代偿作用，减小髌骨外侧面压力有重要作用，这也可能是选择性股内侧肌电刺激治疗髌骨软化症疗效显著的原因之一。髌骨外侧支持带松解内侧支持带紧缩缝合术、胫骨结节内移术既可恢复髌股的正常对应关系，又可使股外侧肌腱与股骨外侧髁的接触恢复至正常状态，所以疗效确切。由于股四头肌与髌骨联成整个的功能系统，恢复髌骨排列的手术与恢复其周围结构代偿作用，二者相辅相成，不可偏废。

6. 股四头肌功能锻炼及功能障碍预防　股骨中上及下部几乎被股内侧肌、股外侧肌及股中间肌所包围，股骨干骨折必然损伤股四头肌，手术治疗也会损伤股四头肌，所以股骨干骨折合并股四头肌功能障碍临床上非常常见。除此因素外，较长时间固定患肢，未能科学地锻炼也是造成股四头肌障碍的另一重要原因。股骨中上段骨折多不会损伤髌上囊，所以膝关节功能障碍的发生率较小，而中下段骨折除肌损伤外还会损伤髌上囊，造成膝关节积血或创伤性关节积液，更易引起膝关节功能障碍，其后果多是不同程度的股四头肌挛缩和膝关节内粘连形成，严重影响膝关节屈伸功能，故临床上应引起重视。

如何锻炼股四头肌呢？主动收缩股四头肌最为重要，这种锻炼从神经传导通路上经历了由局部刺激至中枢，又从中枢至局部的良性刺激，既锻炼了肌肉，也达到运动和神经协调的作用。而被动运动，如CPM，只是肌被动地拉伸和收缩，主动参与的成分少，所以CPM运动的幅度在撤离CPM机后多有不同程度的丢失，这是因为没有或很少有主动运动的神经反射通路。膝关节损伤、炎症及手术后，股四头肌受到反射性抑制，其程度虽有不同，但肌萎缩很快，其中以股内侧肌最为明显。特别当膝关节积液时，可反射性地抑制股四头肌收缩，如果只是被动地休息，虽然可使积液吸收，但会加重股四头肌萎缩的程度，形成恶性循环，此时股四头肌的主动锻炼是打破这个恶性循环链的重要方法。

主动锻炼的方法如下：将膝关节伸直，踝关节用力背伸，同时努力使下肢抬起，这样使股四头肌收缩。下肢抬起不要越过60°，然后将下肢放下，如此反复，每分钟10次。对于不能或下肢不宜抬起的患者，可只做股四头肌收缩，具体做法如下：膝伸直，踝关节背伸，用力向下蹬足跟，此时股四头肌收缩。此种方法只是股四头肌肌力及肌张力改变，而其长度并无改变，是一种等长锻炼，同样每分钟10次。

这种主动锻炼可使股四头肌各部分均收缩，增强肌力，但股四头肌萎缩时股内侧肌萎缩最为明显和严重，如何使股内侧肌肌力恢复是很重要的问题。借助电刺激仪是一种好的方法。这种方法就是将2个电极板分别置于股前中下1/3处和股内侧肌下端，使之形成局部电场，当给予60~70 mA的脉冲刺激时，局部电流刺激股内侧肌收缩，收缩6 s后电流停止，股内侧肌停止收缩，间歇6 s后再次给予电流刺激，可双侧股内侧肌交替收缩练习，从而达到强壮股内侧肌的目的。临床证明，此方法简单有效，便于推广应用。

股四头肌肌力的恢复还需抗阻力练习，具体做法为在踝前施加一定压力或重物，然后进行直腿抬高锻炼，重物多从1 kg开始，可根据情况逐渐增加，这种循序渐进的办法，可以使股四头肌肌力恢复。

另外，走路可以练习膝关节及股四头肌的活动度，达到股四头肌协调运动的作用。而爬楼梯、上下台阶在功能锻炼早期则不推荐使用。因为走路时股四头肌的收缩肌力只相当于体重的1/3，而下楼梯时则为体重的6.7倍，上台阶时股四头肌肌力为体重的4.8倍，所以这些强大负荷的股四头肌收缩对于早期锻炼不利，还容易造成跌倒等损伤。

7. 股四头肌腱断裂　股四头肌腱断裂临床常见，多发生在股四头肌腱附着于髌骨的部位或在腱肌交界处，可发生在任何年龄阶段，多是直接打击造成。股四头肌断裂后其伸膝作用消失，表现为伸膝障碍、髌骨前倾、股四头肌断裂处有凹陷或裂隙。完全断裂时症状明显，不完全断裂时，患者尚能主动伸膝，但力量减弱，局部有压痛和凹陷。

8. 股四头肌挛缩　股四头肌挛缩多为创伤后遗症，以股直肌及股中间肌最为明显，是造成膝关节屈伸障碍的主要原因。手术以充分松解股直肌和股中间肌为主，必要时行股直肌延长术。先天性股四头肌挛缩以股中间肌挛缩为常见类型，由股中间肌先天性发育障碍，肌纤维变性纤维化逐渐挛缩所致。

■股内侧部

内收肌群

内收肌群由浅至深分别为股薄肌、长收肌、耻骨肌、短收肌和大收肌（图10-10）。

1. 股薄肌　股薄肌位于股内侧，上端粗大，以宽而薄的肌腱起始于耻骨下支的前面，肌束向下移行于长腱，经股骨内上髁和膝关节后内侧，在缝匠肌腱的深面止于胫骨结节内侧。在股薄肌腱的深面有一滑液囊称为鹅足囊。该肌收缩时，可使股内收，屈曲小腿并使屈曲的小腿内旋。股薄肌受闭孔神经支配。此肌肌腹呈长条状，切除之并不影响股内收作用，所以常作为肌移植或转位的理想材料。由于股薄肌位置恒定，其血管神经束较为单一，带血管神经蒂的股薄肌肌瓣用于肛门括约肌功能重建或填充骨肌瓣治疗骨髓炎等疾病。还可用股薄肌—皮瓣游离移植术以修复软组织缺损及前臂缺血性挛缩时肌功能的修复等。

2. 长收肌　长收肌为长三角形扁肌，其肌面倾斜，内侧缘前倾，形成股三角的内侧界，长收肌起始于耻骨体和耻骨上支前面的上部，止于股骨粗线的内侧唇中1/3。长收肌参加收肌管的组成，该肌在股外展时可经过皮肤触摸到其起点，可作为确定耻骨结节的标志。此肌收缩时，使股内收并旋外，受闭孔神经支配。

3. 耻骨肌　耻骨肌在长收肌上方，起始于耻骨梳及耻骨上支，肌纤维向后下外斜行，绕过股骨颈向后，止于股骨上端后面的耻骨肌线。耻骨肌由股神经支配，偶尔也由闭孔神经的分支支配。此肌收缩时，可使股屈曲、内收和外旋。

4. 短收肌　短收肌起于耻骨体及其下支的前面，止于股骨粗线内侧唇上1/3。短收肌在耻骨肌与长收肌之后方、大收肌的前方，短收肌受闭孔神经支配，少数也有闭孔神经后支。此肌收缩时，可使股屈曲并内收。

5. 大收肌　大收肌位于股内侧，是内收肌中最大的肌，其前面上方为耻骨肌，下方为短收肌，内侧为股薄肌，后面紧贴半腱肌、半膜肌及股二头肌。该肌起始于坐骨结节、坐骨下支和耻骨下支的前面，肌束呈放射状，斜向外下方，上部肌束几乎呈水平状，越向下肌纤维越倾斜，分为前后2层，前层止于股骨粗线内侧唇全长，后层移行于短腱，止于股骨内上髁，即内收肌结节。大收肌腱与股骨之间有一裂孔，称为大收肌腱裂孔，为股动脉由内侧转入股骨后面的部位，即为股腘动脉移行处。大收肌在股骨粗线附着部有穿动脉穿经至股后部，穿经处形成腱弓。该肌由闭孔神经支配，收缩时使股内收和外旋。

闭孔动脉

闭孔动脉由闭膜管入股，闭膜管位于耻骨上支的下方，由耻骨的闭孔沟与闭孔内肌构成，长2~2.5 cm，由外上至前下走行，有内、外两口。内口由闭孔沟的起端与闭孔内肌及其筋膜围成，外口位于耻骨肌深面，由闭孔沟的末端与闭孔外肌及其筋膜围成。闭孔动脉为髂内动脉的分支，分为前、后支，绕闭孔形成动脉环。后支发出髋臼支，经髋臼切迹进入股骨头韧带。

闭孔动脉发出耻骨支与腹壁下动脉的耻骨支形成吻合，有时此吻合支粗大，形成异常闭孔动脉，该异常动脉可与细小的闭孔动脉同时存在或完全替代闭孔动脉。这种异常闭孔动脉损伤时常可造成致命性出血，故此处又称死亡冠，在此部位进行手术时应注意此种变异。手术操作时，可在耻骨支内面将其游离钳夹后，用丝线先结扎后切断，这样可以避免大出血。

闭孔神经

闭孔神经一般由L_2~L_4前支组成，在起始部呈椭圆形，在骨盆腔内呈扁平状，穿经闭膜管处分为前、后两支。前支在耻骨支和长收肌之后、闭孔外肌和短收肌之前向下走行并发支支配之。后支在大收肌与短收肌之间，并发支支配之。另外，闭孔神经发出关节支支配髋关节、膝关节，所以临床上髋关节病变有时表现为膝关节疼痛或同时存在膝关节疼痛，这是神经扩散痛的一种类型，在儿童更为常见，临床上应予以注意。脑瘫患者常有髋内收畸形，主要是内收肌痉挛所致。股骨头坏死患者常有内收肌痉挛，在耻骨支下方有深压痛，这可能是股骨头坏死时髋关节内炎症刺激闭孔神经髋关节支而引起的，有时患者也表现为膝关节疼痛。如果行闭孔神经封闭或局部阻滞该神经可使症状缓解，按摩内收肌起点处也可使症状减轻。单纯内收肌痉挛或损伤少见，一般表现为内收肌压痛，外展髋关节时疼痛加重，局部按摩或局部麻醉阻滞可使症状缓解。

股后部

股后肌群

股后肌群也称腘绳肌，此名称在临床上常用，包括股二头肌、半腱肌和半膜肌，这些肌均起自坐骨结节（图10-9）。

1. 股二头肌　股二头肌有2个头，长头起于坐骨结节，短头起于股骨粗线外侧唇下部的外侧肌间隔，至下端二者融合为一个腱，止于腓骨头。股二头肌构成腘窝的外侧界，股二头肌腱与腓侧副韧带之间有一恒定的股二头肌腱滑囊相隔。在股二头肌腱的内后方有腓总神经与之紧密毗邻，所以在手术寻找腓总神经时，可沿股二头

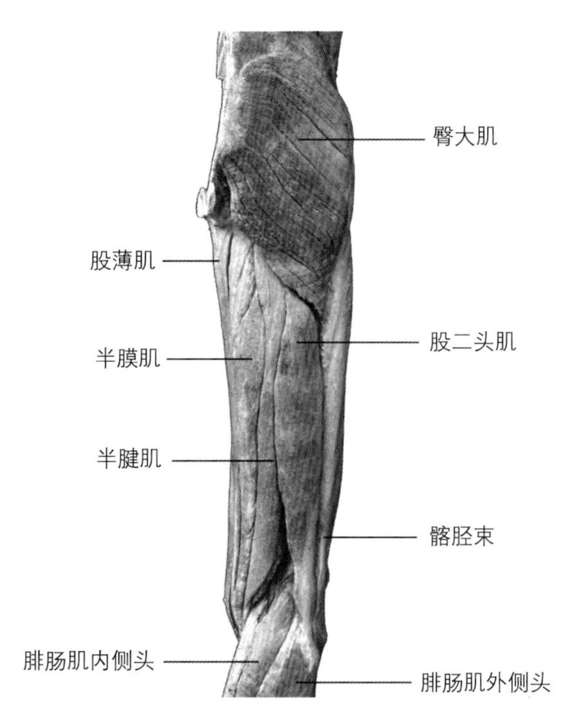

图10-9　股后肌群

肌腱内侧纵行切开阔筋膜，并以股二头肌腱作为参照标志。股二头肌的主要功能为屈曲膝关节，该肌受坐骨神经支配。

2. 半腱肌　半腱肌亦起始于坐骨结节，肌腹向下走行，在缝匠肌及股薄肌腱深面及下方止于胫骨内侧髁。半腱肌居于半膜肌所形成的槽内，该肌上方1/2为肌性，下方1/2为腱性。该肌腱细长圆韧，常用作肌腱移植物，用于治疗膝关节内韧带损伤。该肌由坐骨神经支配，作用为屈曲膝关节。

3. 半膜肌　半膜肌起于坐骨结节的上外压迹，止于胫骨内侧髁后的横沟及腘肌筋膜，并向上外发出一扩张部，其上部为腱膜，下部为肌性部，与半腱肌共同形成腘窝上内侧界。该肌由坐骨神经支配，作用为屈曲膝关节。

半腱肌、半膜肌及股二头肌属于股后肌群，起于坐骨结节，止于小腿，3块肌均能伸髋屈膝，是同一功能单位，在臀大肌及腓肠肌的协同作用下，使伸髋屈膝既稳定又灵活。直立时，股后肌是维持骨盆位置的重要结构，由于股后肌的限制，髋关节完全屈曲则必须先使膝关节屈曲，而膝关节伸直时髋关节屈曲最多至80°~90°，所以股后肌也是骨盆稳定的重要结构，股后肌的软弱和瘫痪可使骨盆不稳、前倾，进而腰椎前凸代偿性增加，并有可能出现膝关节过伸现象。股后肌的拮抗肌为股四头肌。

股后肌群的血供主要来自股深动脉的穿动脉，穿动脉相互吻合并呈节段性分布于股后肌，支配股后肌的神经支多发自坐骨神经的胫侧，所以临床上游离坐骨神经时应沿坐骨神经的腓侧进行。由于股后肌功能相似，切除一块对屈膝功能影响不大，所以可以作为肌瓣及肌皮瓣的理想取材部位。

坐骨神经

坐骨神经自梨状肌下缘出盆后，在股骨大转子与坐骨结节之间中点偏内下降，然后在上孖肌、闭孔内肌腱、下孖肌后面下行，在出梨状肌下缘部位，坐骨神经内侧有阴部神经、阴部动脉、臀下动脉、臀下神经和股后皮神经（图10-10）。坐骨神经在此处被一团脂肪包被，所以臀部手术及髋关节后外侧切口入路时，见到脂肪团就应警惕并保护之，以免损伤坐骨神经。在股上部，坐骨神经走行在股二头肌长头和大收肌之间，然后走行在股二头肌短头与半膜肌之间。在坐骨神经浅面自上而下为臀大肌、半腱肌及股二头肌。一般情况下，坐骨神经在股中下1/3处分为胫神经和腓总神经，但也有部分标本的坐骨神经在梨状肌下缘就分为胫神经和腓总神经。在股后部坐骨神经位置深在，故其病变或肿物很难触摸到，往往肿物较大后才能摸到，且症状多不明显。坐骨神经往往有坐骨动脉伴行并供应该神经。

穿动脉

股深动脉发出3~4支穿动脉，由大收肌、长收肌股骨止点附近穿至股后部，各穿支相互吻合形成一动脉链，是髋后十字吻合的一部分。穿动脉主要供应股后肌群（图10-11）。

股骨干骨折与股肌的关系

股骨周围肌丰满、肥厚，各肌群之间功能既拮抗、又协同，共同完成髋、膝的各种活动。当股骨干骨折时，由于股骨干完整性丧失，此时各组肌的牵拉就会造成股骨干骨折端各种移位，而且不稳定，以往采用牵引、石膏外固定等治疗方法很难维持骨折复位，是造成畸形愈合的原因之

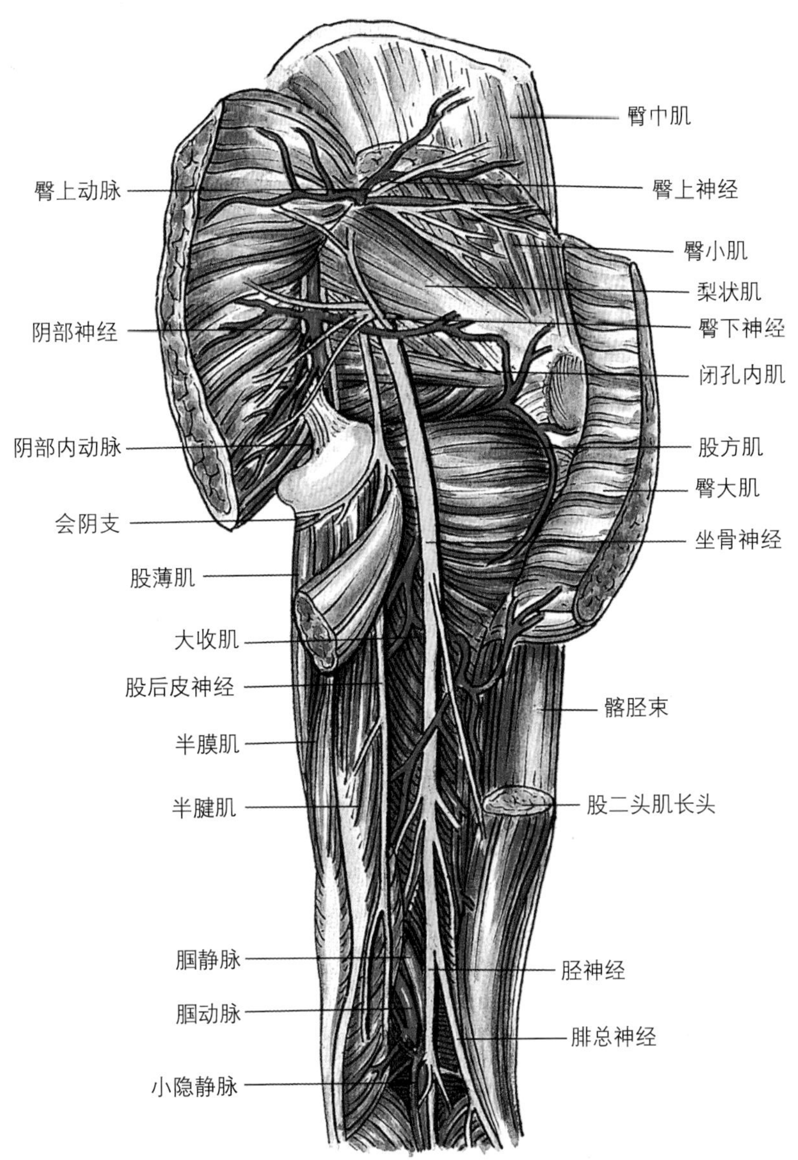

图10-10　坐骨神经

一。股骨干骨折多由于直接或间接暴力造成，除暴力的方向和大小是造成移位的重要原因外，肌与骨折端的关系是造成移位的另一重要原因，分析这些原因及特点可以为复位及固定提供参考。

股骨上段骨折

股骨上1/3骨折，近侧端由于髂腰肌、臀中肌及臀小肌、耻骨肌的牵拉，可发生屈曲、外展、外旋、移位，使股骨干近端向前外移位，而骨折下端则由于内收肌群的牵拉产生向内、向上和后方移位，此种移位不易复位和固定，所以以采取坚强内固定为佳（图10-12）。

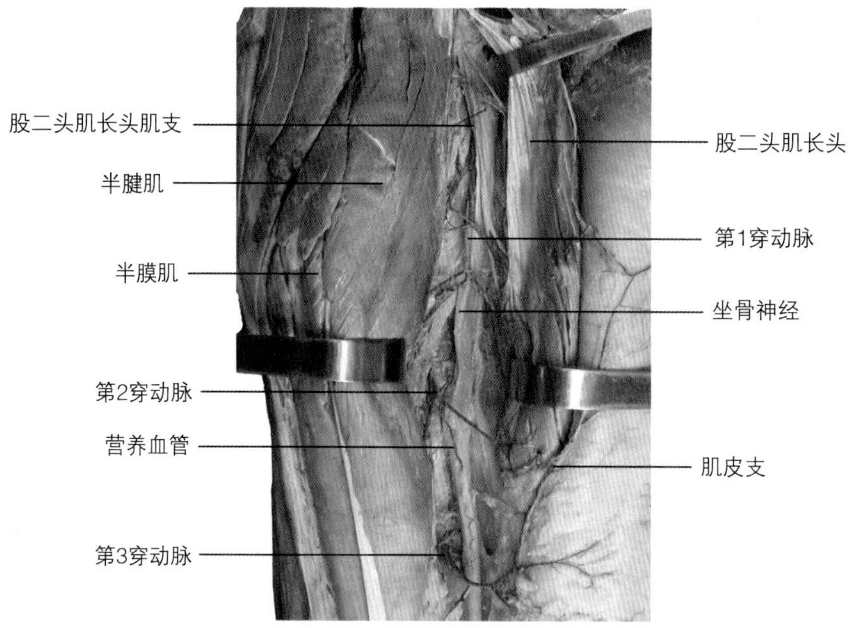

图10-11　穿动脉

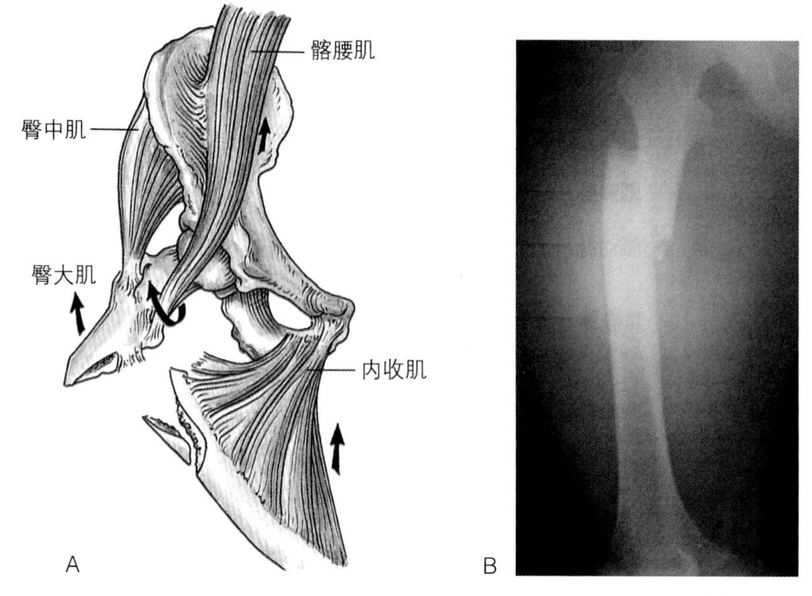

图10-12　股骨上段骨折移位
A.骨折断端移位方向；B. 骨折断端移位X线像

股骨中段骨折

股骨中段骨折的骨折上端移位与上1/3部位骨折基本相同，下端虽受内收肌牵拉，但由于股骨粗线附着肌多，断端多呈凸向外侧的移位，由于股后肌群和股四头肌的共同作用，常发生短缩移位。远侧端由于重力作用而多呈外旋位（图10-13）。

股骨下1/3骨折

股骨下1/3骨折的近侧端因内收肌的作用而向

前内方移位，远侧端由于腓肠肌的牵拉而向后移位，远侧端越短，这种向后的移位就越明显。由于此处腘动脉紧贴股骨后面，故易损伤腘血管。此部位骨折复位时，应先将膝关节屈曲，以松弛腓肠肌，可以使骨折端移位减轻，以利复位（图10 14）。

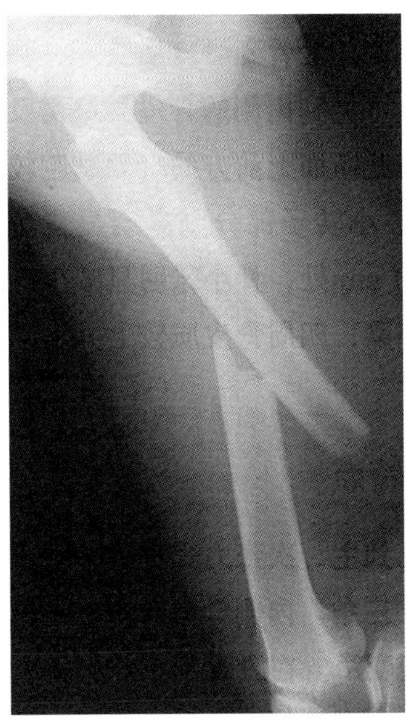

图10-13 股骨中段骨折移位

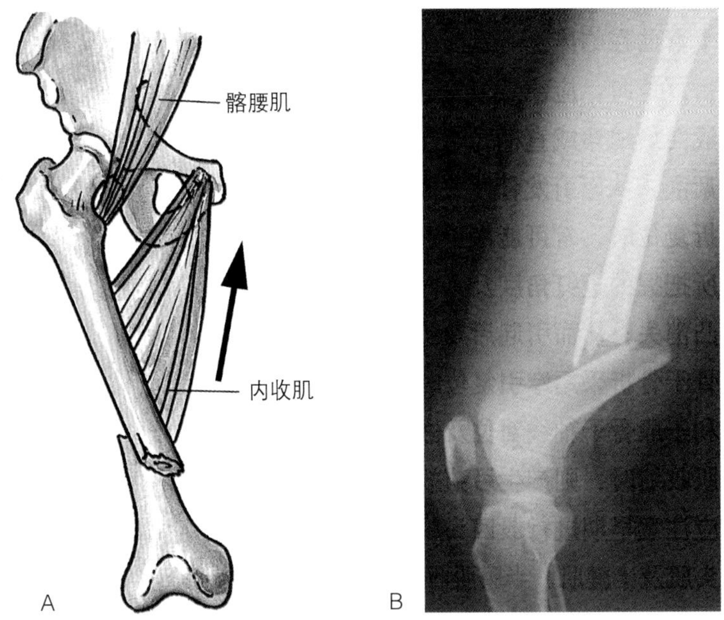

图10-14 股骨下段骨折移位

A.股骨中、下段骨折后断端移位情况；B. X线像

股骨干

■ 股骨干的形态

股骨干是人体最长且最坚硬的管状骨，上部呈圆柱形，下部逐渐呈三棱形。其前表面光滑，为股中间肌附着处；后面有一条纵行骨嵴，称为股骨粗线。该线向上分为二唇：外侧唇与臀肌粗隆相连，臀肌粗隆是臀大肌附着处，有的该粗隆特别粗大，称为第三转子，临床上有时将之误诊为肿瘤，应注意鉴别；内侧唇向上终于耻骨肌线，此处是耻骨肌附着部，另一部终止于转子间线。股骨粗线向下亦分为二唇，分别移行于股骨内、外上髁。在两唇之间的股骨后面较为平坦，此处是腘血管与股骨后面较贴近的部位。股骨干

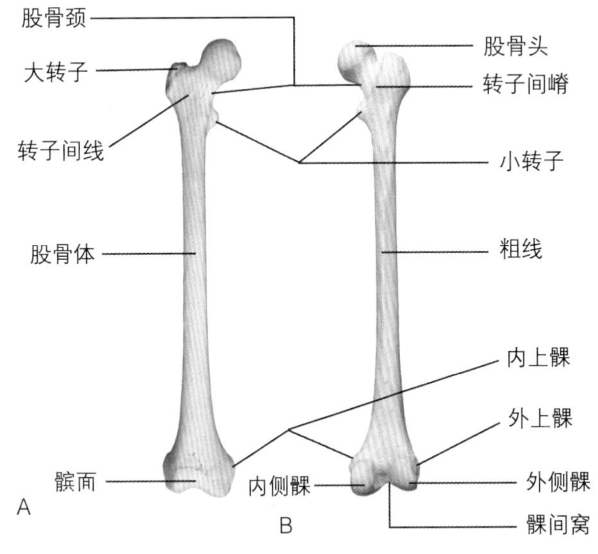

图10-15 股骨的形态

A.前面观；B.后面观

向下变粗，在横断面上呈椭圆形，临床上股骨干骨折复位时股骨粗线是重要的参照标志。只要骨折上、下端粗线对位准确，则表明股骨干骨折复位成功（图10-15）。

正常情况下，股骨干呈凸向前方的弯曲，这个弯曲在临床上有重要的参考价值。在股骨干骨折复位时，应注意恢复这个弯曲，否则有可能造成向后成角或直柄式畸形而导致膝、髋关节功能紊乱，从而引发骨性关节炎。应用髓内钉进行骨折复位时，常可能由于选择的侧别错误或进针时所把握的进钉角度及方向不同而导致股骨干的前凸消失，从而引起后期膝、髋关节炎的发生。股骨干骨折采用牵引复位时，股四头肌收缩可以有利于股骨干轴线对位及嵌压，而股二头肌及腘绳肌收缩时，则产生弓弦效应，产生向前成角，故应注意早期进行股四头肌锻炼，而适当减少股二头肌及半腱肌、半膜肌收缩。

股骨干断面形态特点

横断面的形态特点

股骨干的横径及骨皮质厚度与承受的张力、压力强度有关。如举重运动员与田径赛跑运动员的股骨的内侧、外侧壁厚度及髓腔有所不同。先天性髋关节脱位患者的股骨髓腔较正常者短小、狭窄且较直等。一般情况下，股骨干中部皮质较厚，以粗线处最厚。内、外侧骨皮质厚度相当，以峡部最为明显，峡部髓腔最为狭窄，髓腔内无骨小梁结构。在峡部近端，髓腔呈近圆形，只在髓腔后部可见少量的骨小梁结构，内侧及外侧骨皮质较厚，而前侧及后侧骨皮质较薄。在小转子顶点上方20 mm处，内侧及前侧骨皮质致密较厚，后侧及外侧骨皮质较薄，后外侧骨皮质最薄。髓腔内充满了骨小梁，外侧骨小梁部分细小致密，而内侧骨小梁部分粗大较为稀疏。在股骨颈后内侧骨皮质内面可见由内向外走行的股骨距，其起始部呈皮质骨样结构，外侧部分呈放射状骨小梁，以股骨距骨小梁为界将髓腔分为前外方的有效髓腔和后内方的小转子部分。有效髓腔呈近似椭圆形，小转子部分呈三角形。在小转子顶点处，股骨前侧、内侧及外侧骨皮质较上方明显增厚，后侧骨皮质最薄，股骨距更加明显，其起始处位于小转子基底与股骨颈骨皮质交界处，由内上向外下走行，可见到内侧的骨皮质结构及外侧骨小梁部分。在此断面上前方的有效髓腔较上部平面明显缩小，小转子部分则呈明显三角形。在小转子下方20 mm处，骨小梁明显减少，只在后侧可见到骨小梁，四周骨皮质较上方增厚（图10-16）。

冠状面的形态特点

在股骨上端可见到主、次张力骨小梁，主、次压力骨小梁及Ward三角。内侧骨皮质自上而下逐渐增厚，髓腔逐渐变窄。在股骨干上部可见到髓腔最狭窄部，此处称为峡部。骨质疏松时，髓腔扩大，峡部不明显，骨皮质内面的骨小梁明显增多，这可能是骨皮质吸收的结果（图10-17）。

矢状面的形态特点

前后侧骨皮质自上而下逐渐增厚，后侧骨皮质较厚，小转子附近髓腔较宽，弓向后，而股骨干部分的髓腔则弓向前，整体上呈“S”形。在髓腔上段后方，可见股骨距骨小梁部分，自上向下垂直走行，可以区分前方的有效髓腔及小转子部分（图10-18）。

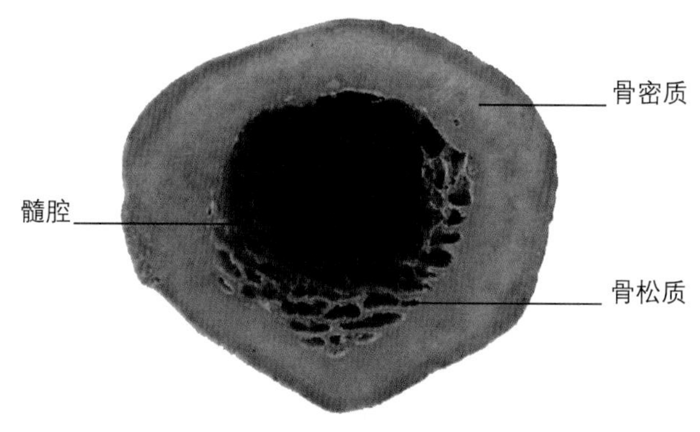

图10-16　股骨干横断面形态特点

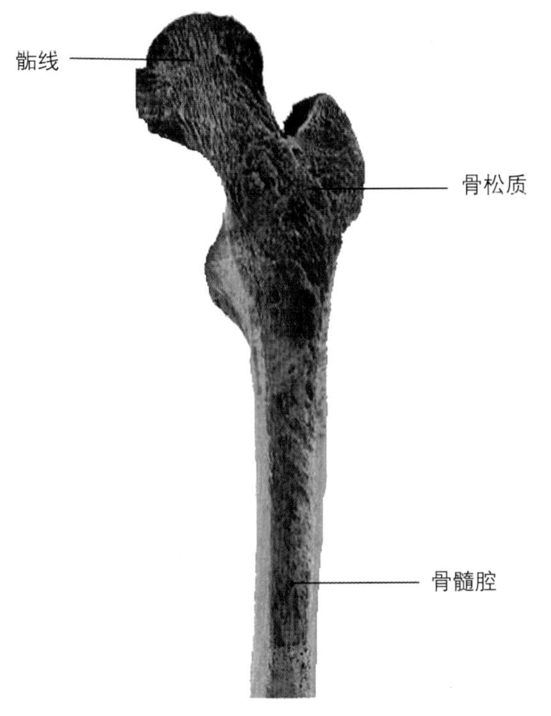

图10-17 股骨干冠状面形态特点

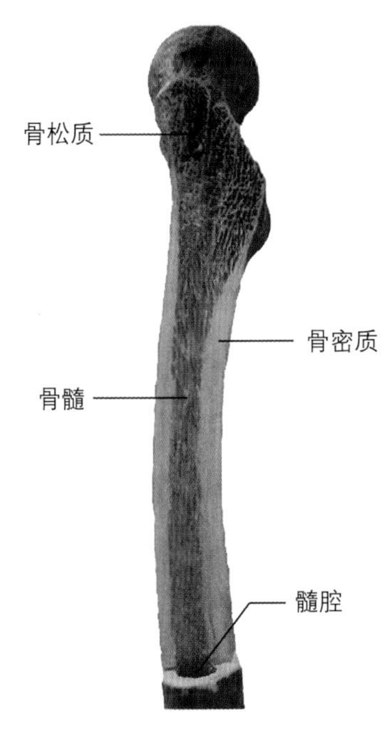

图10-18 股骨干矢状面形态特点

内斜断面的形态特点

整个髓腔呈“S”形，上部弓向后，下部弓向前，髓腔上部分可见后内方的股骨距及前方的有效髓腔，下部髓腔前后径较一致，未见明显峡部，后内侧及前外侧骨皮质厚度均匀一致。

外斜断面的特点

股骨上部可见主、次压力骨小梁及主、次张力骨小梁，髓腔无明显狭窄，前内及后外骨皮质厚度相近。

■ 股骨干的血液供应

股骨干的动脉自股骨滋养孔进入股骨内，此动脉支多发自股深动脉或第1~3穿动脉，是股骨重要的血供来源（图10-19）。股骨滋养孔有时较大，在CT影像上呈圆形，应注意与骨破坏相鉴别。有作者观察，成人股骨滋养孔为单个者占22.25%，双孔者占72.75%，三孔者占4.75%，不能辨认者占0.25%，所以临床上应注意此特点，尤其在CT影像上注意识别。滋养孔一般位于股骨干中上1/3交界处下方或中点稍上方，且多开口于粗线附近。有资料报道，开口在粗线上者占50.6%，粗线内侧者占44%，外侧者占5.36%。股骨滋养孔道多由远端向近心端走行，斜向穿过骨皮质进入髓腔，与股骨长轴呈5°~45°夹角，股骨滋养动脉在其中走行，供应股骨内近2/3骨皮质。

除此之外，股骨骨膜全长包绕骨干，骨膜血管网也是股骨干重要的供血来源，它供应外1/3骨皮质。

股骨干骨折时，股骨髓腔出血，有的可达1 000 mL，除了周围肌出血外，股骨滋养血管也是出血的重要原因。股骨干骨折手术中，如将骨膜剥离过多，会明显破坏股骨的血运，极有可能造成骨不愈合、延迟愈合或骨折端骨萎缩。尤其在剥离股骨粗线骨膜时，极有可能将其滋养动脉

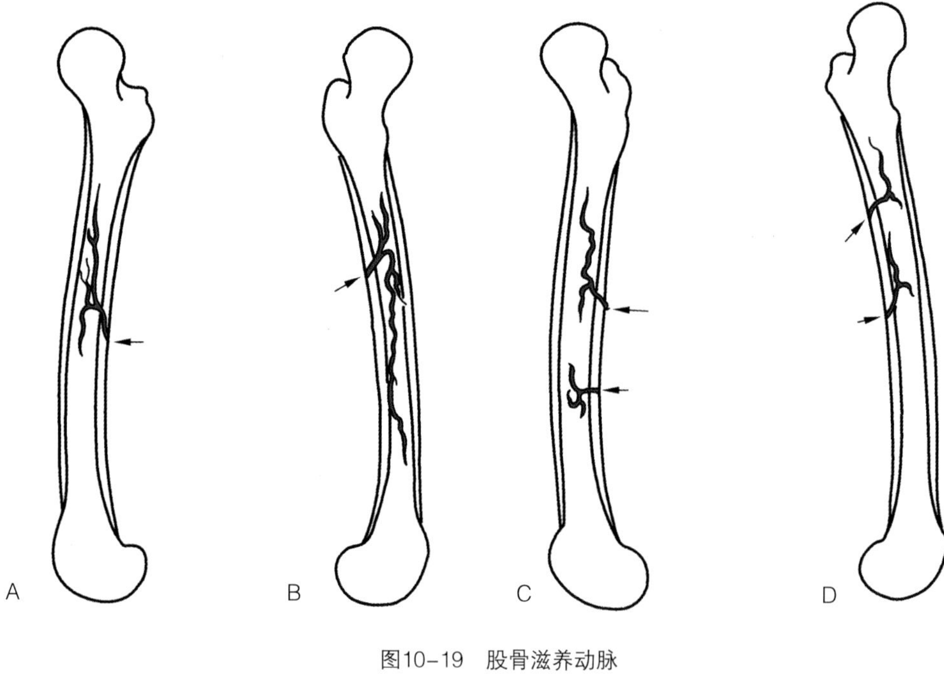

图10-19　股骨滋养动脉
A、B.一个滋养动脉；C、D.两个滋养动脉

一并损伤，此时血供影响将更大。髓内钉治疗股骨干骨折时，髓内的滋养血管支将被大部破坏，故手术时应特别注意保护骨膜及骨折端骨膜，否则造成不愈合或延迟愈合（图10-20）。

儿童股骨干皮质弹性好，骨膜较厚韧，股骨干骨折时对其血供影响较成人为小，但如果采用髓内钉固定则有可能损伤股骨颈部的骺板及大转子骨骺，从而造成大转子发育异常、髋外翻及股骨颈变薄变细等问题，有时也可能出现患侧股骨过度增长，所以儿童股骨干骨折不宜首选髓内钉，尤其是13岁以下儿童更应注意此点。

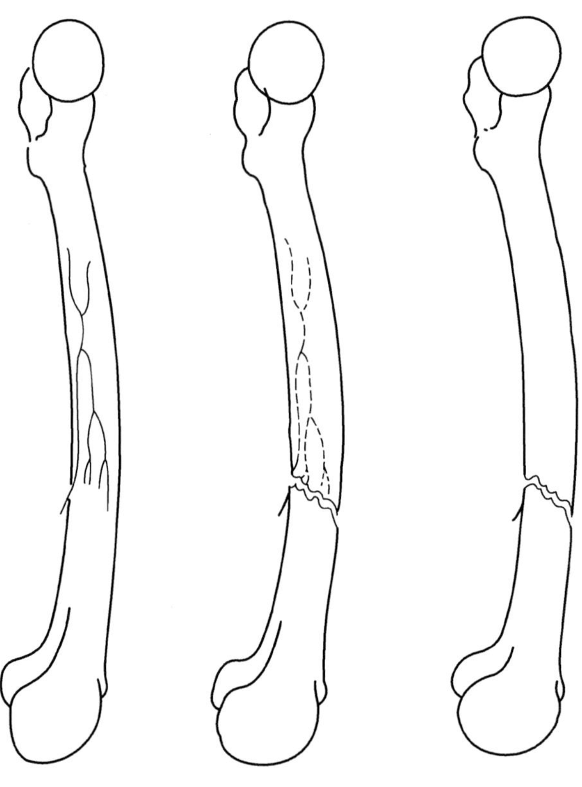

图10-20　股骨中下1/3骨折近侧断端血供障碍

股部手术显露途径

股部肌丰厚，显露时出血较多，根据手术需要选择入路。内侧由于有股血管、股神经等重要结构，且位置深在，所以除非特殊需要，一般情况不用作股骨入路，而以外侧、前外侧、后外侧为佳。

■ 股外侧入路

患者一般采取平卧位，患肢垫高，根据需要可倾斜手术床，以大转子为顶点在股外侧纵向切口，层次依次为皮肤、浅筋膜、髂胫束、股外侧肌和股骨（图10-21）。在股外侧浅筋膜内无重要血管、神经结构，一般不会损伤皮神经。髂胫束较厚韧，切开后即进入股外侧肌表面，股外侧肌为腱膜样结构，切开该层腱膜后可纵行切开或钝性分离肌纤维。在股外侧肌深面还有一层腱膜，此腱膜为股中间肌与外侧肌的共同起始处，切开此层腱膜可分离肌至股骨。由于切开股外侧肌，所以对股四头肌功能有一定影响，另外，出血也较多。在肌丰厚的患者中，此切口更显得深在，显露不易。此切口主要应用于股骨干骨折钢板内固定术。

股外侧切口的应用解剖

1. 股外侧肌的形态及毗邻　股外侧肌位于股直肌和股中间肌的外侧，阔筋膜张肌下部和髂胫束的内侧，居股前骨筋膜室的外后部。股外侧肌与阔筋膜张肌及髂胫束间有少量疏松结缔组织及脂肪。此肌内侧上部的肌束与股中间肌相连；内侧下部的前份呈腱性与股中间肌分开，内侧下部的后份与股中间肌共附于介于两肌之间的同一腱膜，此腱膜厚0.9 mm。股外侧肌外侧上部表层呈腱膜性，厚0.7 mm，下部呈肌性。

2. 股外侧切口的层次结构　由浅入深依次纵行切开的结构为皮肤、浅筋膜、髂胫束、股外侧肌表层腱膜、股外侧肌及其深面的腱膜、股中间肌、股骨骨外膜到达股骨干外侧面。在切口断面上观察，股外侧肌纤维起始于股外侧肌表层腱膜的深面，自外上向内下斜行附于股外侧肌深部腱

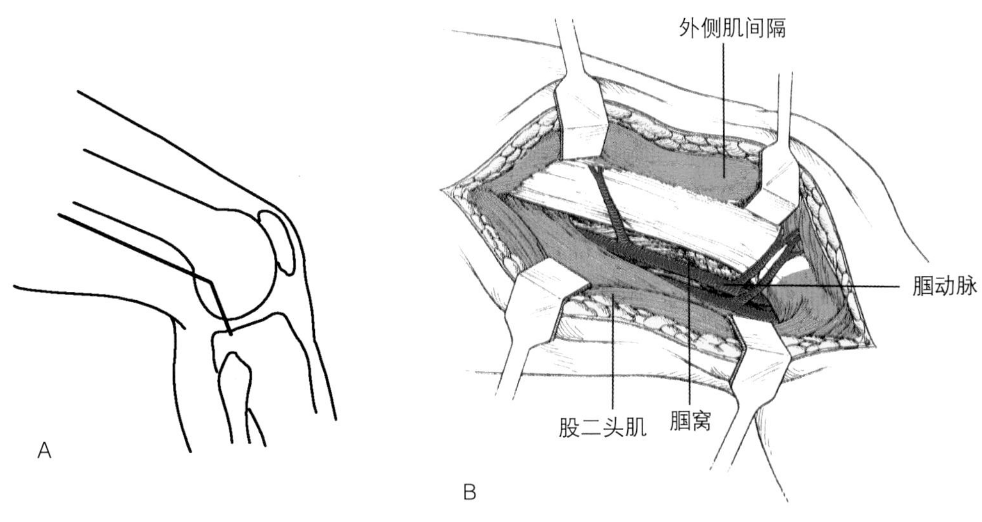

图10-21　股外侧入路
A.切口；B.显露情况

膜的浅面。股外侧肌肌纤维与其深部腱膜的夹角为15°±5°。股中间肌的肌纤维亦以斜行自内上向外下走行，附于该腱膜深面。在切口断面处，两肌之间的腱膜以纵行纤维为主，厚0.9 mm，以腱膜断面为中心的股外侧肌和股中间肌的肌纤维呈羽状配布。股外侧切口在股中部，从股外侧肌表面至股骨骨外膜间距为2.3 cm。经模拟切口观察，股外侧切口上部经过股四头肌间隙者（13侧）占21.7%，其余（47侧）78.3%未经过该间隙。切口下部剥离骨膜及扩大显露股骨下端时易损伤髌上囊及髌下脂肪垫。

3. 横断面标本所见　在股中部横断面标本观察所见，于股中段外侧部过大转子尖的垂线处，皮肤至股骨外膜距离最短，是体表到达股骨干切口最便捷的部位。此断面观察股外侧切口层次依次为皮肤、浅筋膜、阔筋膜、阔筋膜下间隙、股外侧肌腱膜、股外侧肌和股中间肌间腱膜、股中间肌、股骨骨外膜。在此断面上股外侧肌和股中间肌的肌纤维均呈横断面。

4. 股外侧肌的形态特点及功能　股外侧肌以腱膜和肌起始于股骨粗线外侧唇，肌纤维走行向前下方与股四头肌另外三头在髌骨上方汇成股四头肌腱，向下包绕髌骨延续为髌韧带止于胫骨粗隆。该肌与股四头肌的其他3块肌共同协调收缩与舒张，使得膝关节运动既灵活又稳定。研究表明，股四头肌功能的实现不仅靠其本身结构和功能的完好，其周围的滑动装置亦是不可缺少的辅助结构。而股外侧肌腱膜、股外侧肌与阔筋膜张肌及髂胫束之间（阔筋膜张肌下间隙内）的疏松结缔组织，均属于股四头肌滑动装置的重要组成部分，有不可替代的作用。股外侧肌和股中间肌的肌纤维分别附于股外侧肌深面腱膜的浅、深面，冠状切面观肌纤维呈羽状排布。这种排列使股外侧肌与股中间肌的外份既能有足够的收缩长度产生强大的收缩力，又能使二肌运动的协调性增强。

股外侧切口易损伤的结构及术后影响

股外侧切口须切开髂胫束及股外侧肌表层腱膜，并剥离其间的结缔组织，切开股外侧肌及其深部的腱膜和腱膜深面的股中间肌纤维。在切口下部显露股骨下端时有损伤髌上囊和髌下脂肪垫的可能。在相当一部分个体中，切口上部可能要经过股四头肌间隙，这些均可能成为术后股四头肌粘连及膝关节功能障碍的原因。

行股外侧切口应注意的事项

股外侧切口常用于股骨干骨折内固定术，如何既能充分显露术野，又可最大限度地保护相关的肌及其滑动装置是应予关注的问题。据横断面标本观察，于股外侧部大转子尖的垂线上，股外侧切口最便捷，没有重要血管神经走行，层次亦较少，故选择切口应在股外侧此垂线的中间部。当切口进入肌层时，应首先将股外侧肌表层腱膜纵行切开，沿垂直于切口方向钝性分离肌纤维至深部腱膜，再切开深部腱膜并按上述方法分离股中间肌至骨膜。剥离骨膜时应自远端向近端剥离。这种逐层切开分离的方法能最大限度地减少股外侧肌、股中间肌和腱膜的损伤。在切口上部应注意是否经过股四头肌间隙。在切口下部剥离骨膜及扩大显露股骨下端时，须强调骨膜下剥离，这样可避免损伤髌上囊及髌下脂肪垫。术中除应保护好肌及腱膜外，闭合切口时亦应将进入股四头肌间隙内的血液冲洗干净，以防发生术后粘连。仔细修复股外侧肌表层及深部的腱膜将有利于相关肌正常形态和生理功能的恢复。在此切口的手术过程中，对髂胫束的缝合也应给予足够的重视，恢复股外侧肌表面及髂胫束内面的光滑度将是防止粘连、保证股四头肌滑动装置的结构完整和功能恢复的有力措施。

■ 股前外侧入路

股前外侧切口的切口位置较股外侧切口偏前，自髂前上棘至髌骨外缘的连线为切口标志线，可根据需要选择其中一段（图10-22）。切开皮肤、浅筋膜及阔筋膜后寻找到股直肌与股外侧肌的间隙，在此间隙向上下分离，将股直肌牵向内侧，将股外侧肌牵向外侧，此时应注意保护股外侧肌的血管神经束，因为支配股外侧肌的血管神经束就从股外侧肌内缘入肌。股中间肌位于股直肌的深面，将股中间肌切开或钝性分离至股骨即可显露股骨骨折端。此切口较易显露股骨前外侧部分，经肌间隙入路，无血管神经损伤，所以出血少，但由于破坏了股四头肌滑动装置，较易引起股四头肌粘连，故闭合创口时应仔细修复股中间肌腱膜和清除股四头肌间隙内的血肿。

■ 股后外侧切口

此切口较股外侧切口偏后，切口标志线在髂胫束后缘。切开皮肤、浅筋膜后，将髂胫束后部纵行切开后向前即可显露股外侧肌的后部（图10-23）。将股外侧肌外侧下部肌起始纤维向上掀起即可显露股骨骨膜。根据需要可向上显露足够的股骨范围，将股外侧肌在股骨粗线的肌纤维剥离即可显露。此方法可保持股四头肌完整，不破坏股四头肌滑动装置，所以可很好地保护股四头肌的功能。经肌间隔进入，无血管、神经损伤，出血少，有时可能遇到穿血管进入股外侧肌的肌支，结扎即可，所以较股外侧切口、股前外侧切口可更好地维持股四头肌的完整和功能，是股骨干骨折的首选切口。此切口可显露股骨后外侧，所以适用股骨干骨折钢板内固定术及其他病变的手术入路选择。

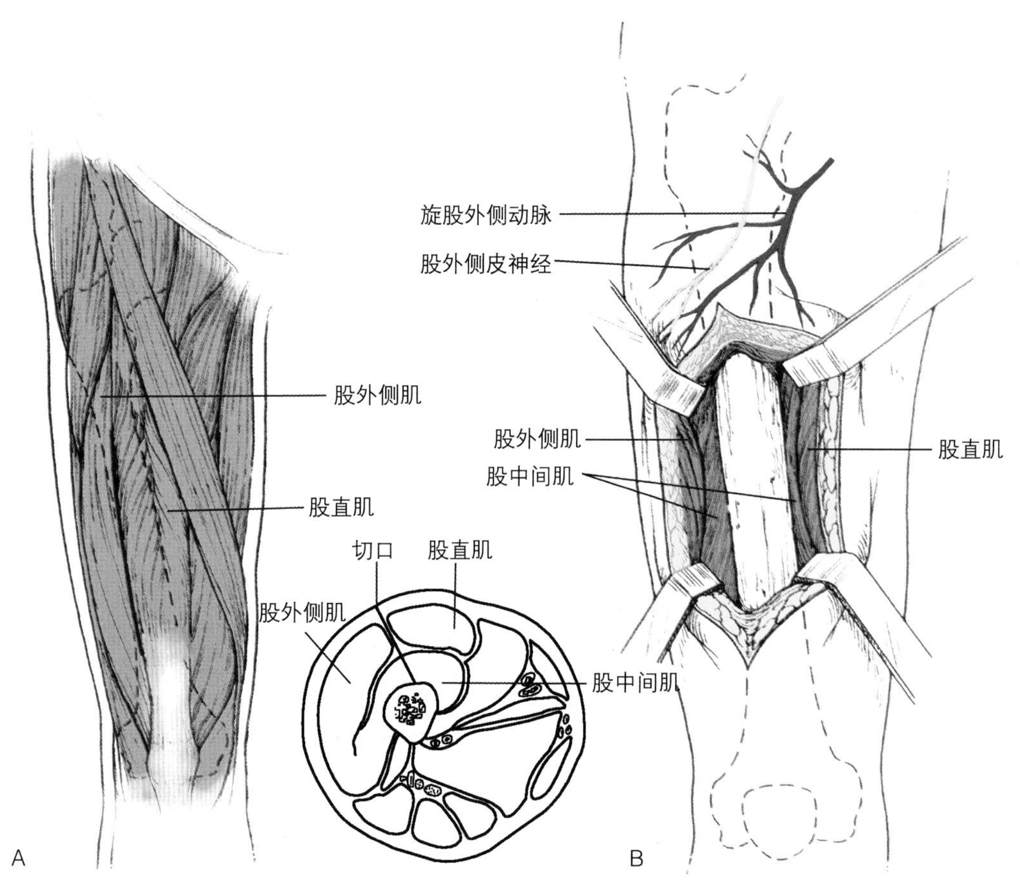

图10-22 股前外侧入路

A.皮肤切口；B.分开股外侧肌和股直肌，显露股骨

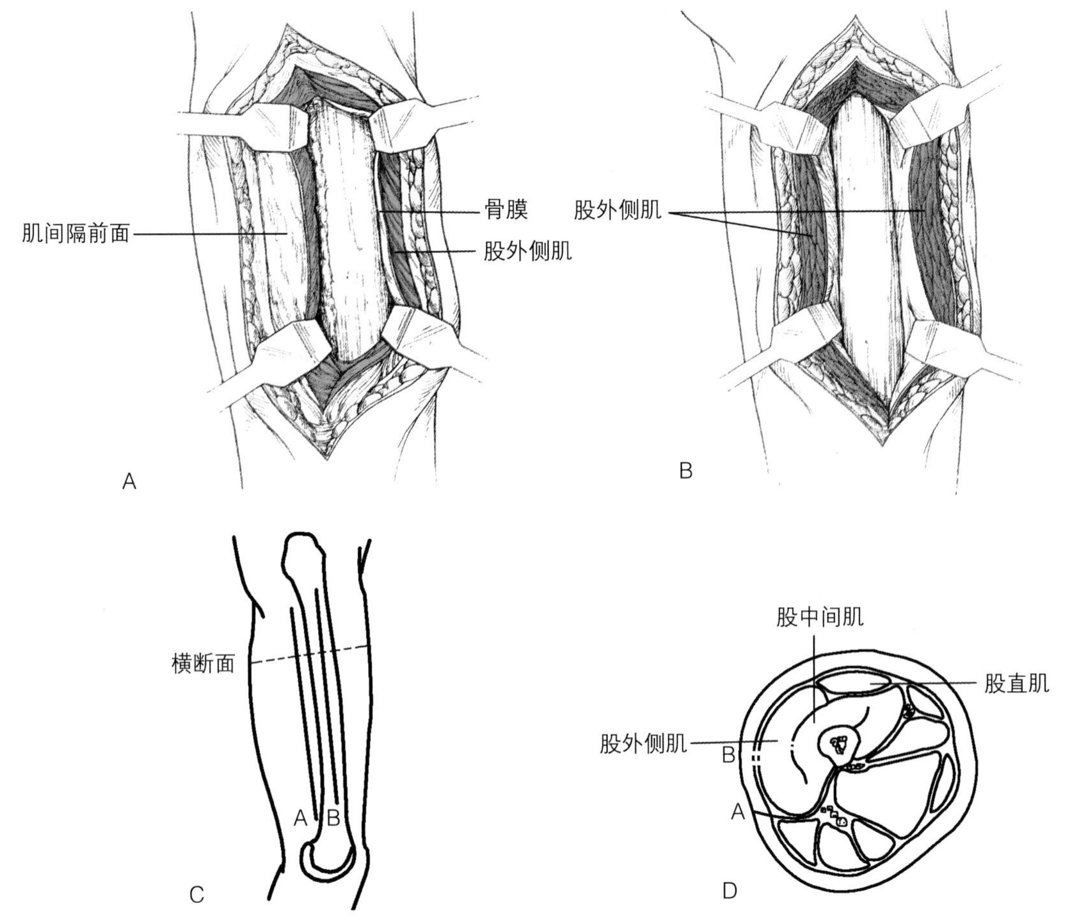

图10-23　股后外侧入路

A.沿外侧肌间隔的后外侧入路；B.外侧入路，分开股外侧肌和股中间肌，显露股骨，横断面示入路途径；C、D.入路途径

股内侧入路

股内侧切口以股骨下端内侧显露为其最佳适应证（图10-24）。股骨下端内侧肿物切除、膝外翻股骨髁上截骨可采用此切口。切口选择在膝内侧，以股骨内收肌结节为标志点的纵向切口。切开皮肤、浅筋膜，寻找大隐静脉及隐神经后保护好，然后在股内侧间隙分离，将股内侧肌向前牵开，将缝匠肌、半腱肌、半膜肌向后侧牵开，在股骨下端可直接显露股骨内侧，向上可将大收肌腱向前牵开，在大收肌结节处应注意保护股动、静脉，因为股动、静脉在此处自前向后转折。如遇到膝上内动脉支可根据情况结扎。此切口不会损伤股四头肌及其滑动装置，一般不会引起膝关节功能障碍。

股后方入路

本切口入路适应证为股后部肿物切除、坐骨神经的显露手术，股骨干骨折不选择此切口。该切口在股后部，所以取俯卧位，切开皮肤、浅筋膜及阔筋膜后，寻找股后皮神经，根据病情向内或外牵开之，将股二头肌向外侧牵开，半腱肌、半膜肌向内侧牵开即可显露坐骨神经，分离坐骨神经应在其外侧缘进行。在腘窝部切开皮肤、浅筋膜及阔筋膜后即可在切口正中处见到胫神经、腓肠内侧皮神经和胫神经发至腓肠肌的肌支。在股二头肌腱内侧可见到腓总神经及发自其内侧的腓肠外侧皮神经，将神经牵开，深面可触及腘动脉搏动，在腘动脉深面为腘静脉（图10-25）。

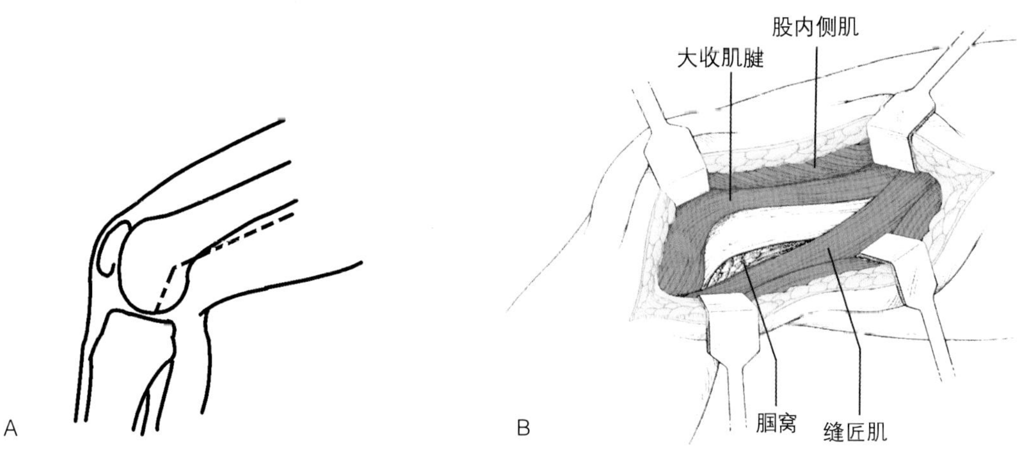

图10-24 股内侧入路

A.皮肤切口；B.显露情况

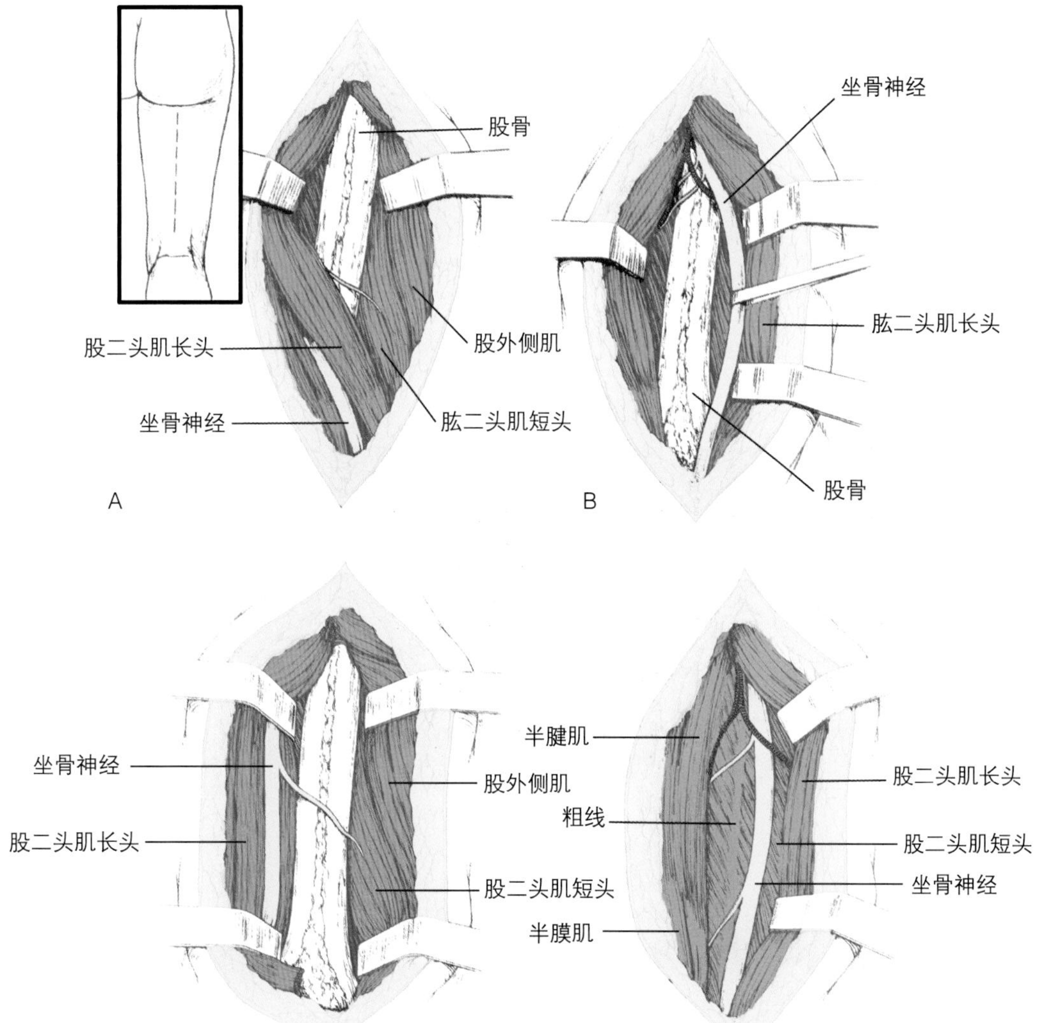

股骨
股二头肌长头
股外侧肌
坐骨神经
肱二头肌短头
A
坐骨神经
肱二头肌长头
股骨
B
坐骨神经
股二头肌长头
股外侧肌
股二头肌短头
C
半腱肌
股二头肌长头
粗线
股二头肌短头
坐骨神经
半膜肌
D

图10-25 股后方入路

A.向内牵开股二头肌，显露股骨中3/5近段，插图示切口；B.向外牵开股二头肌和坐骨神经，显露股骨中3/5远段；C.切断股二头肌，连同坐骨神经一起牵向内侧，全部显露股骨中3/5段；D.向外牵股二头肌会损伤坐骨神经

股部影像特点及其临床意义

X线所见

在股骨最常用的X线正、侧位片上，可以见到股部软组织影像，主要显示股骨影像特点。在正位片上可见股骨上段的张力和压力的主、次骨小梁，这几组骨小梁显示清晰，并可作为判断骨质疏松的标志影像。股骨上段的髓腔自上而下逐渐缩窄，在大转子下方12~15 cm处髓腔最窄，称为峡部，以下髓腔又逐渐增大。在峡部，股骨皮质最厚，骨髓腔横径最小，此处是髓内钉内固定术时穿钉最困难的部位。术前需根据峡部形态特点选择合适大小的髓内钉，并根据情况术中使用扩髓器扩大髓腔。扩髓时扩大器一旦通过髓腔峡部，就会很容易插入髓内钉。在老年人髓腔扩大，峡部不明显，此时骨皮质变薄，这多是骨质疏松时骨皮质内面骨质吸收的结果，此时扩髓时应注意轻柔，以免捅破股骨髓腔。

股骨侧位片可见股骨中上段呈向前的弯曲，如果与股骨颈干交界处向后的弯曲连成一体，则呈“S”形。在侧位片上股骨髓腔大小一致，无明显峡部，说明髓腔前后径较为一致，前后皮质厚度较为一致。在后部骨皮质有时可见到股骨滋养孔道的影像，为斜行透亮线像，与骨折线明显不同。在股骨斜位片上髓腔峡部同样不明显。

采用普通曝光条件的髋关节后前位和侧位X线片显示股骨距效果都不满意，通过对于股骨上段的旋转，股骨距可以显示。杜心如、安永胜对干燥股骨标进行正侧位和标准内、外45° 斜位拍片，发现在内斜45° X线片均观察到完整股骨距影像（100%），股骨距长度为4.36 cm，根据股骨距密度高低分为：融合型21.6%、弧线型29.5%、骨小梁型21.6%、断线型27.3%（图10−26），统计学显示股骨距测量结果无左右侧差异。外斜位片显示：股骨距由主要抗压力骨小梁向下延续相

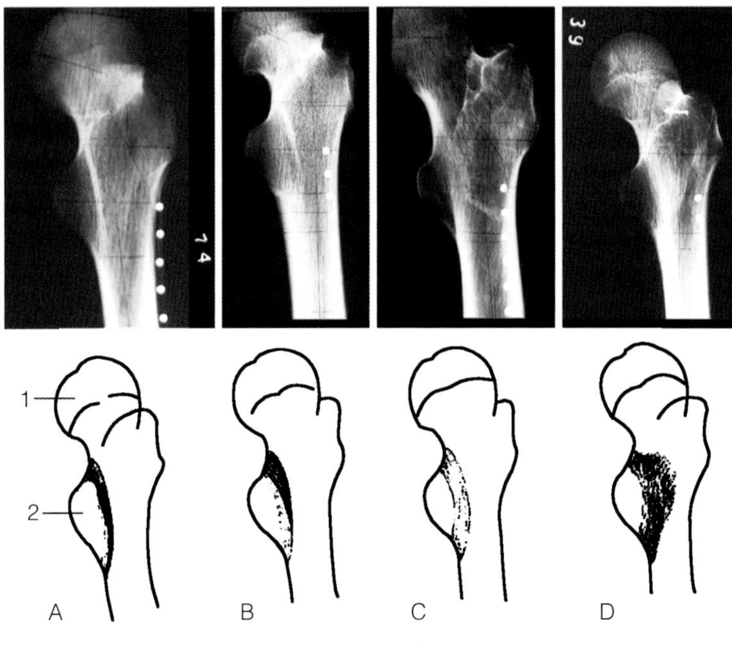

1.股骨头；2.小转子。

图10−26　内斜位股骨距分型

A.弧线型；B.断线型；C.骨小梁型；D.融合型

连，为三角形纵向密度增高区，密度高于骨小梁，接近皮质（图10-27）。正位片仅部分标本显示在小转子基底的三角形股骨距影像，与股骨颈前内侧皮质全部或部分重叠（图10-28）。外斜位显示股骨距优于后前位。

双斜位拍片较正侧位片显示股骨距影像清晰，简单实用，易于普及，对于显示骨小梁和股骨距的关系及股骨上段髓腔三维形态特征可以起到更好的补充作用。假体植入前，为保留股骨距，股骨颈截骨平面距离小转子最内点垂直直线距离不应短于2 cm，手术时应避免过分向后内侧扩髓损伤股骨距，对于防止人工假体下沉，松动具有重要意义（图10-29）。对于严重骨质疏松患者，双斜位片显示股骨距主要由骨小梁成分组成者，股骨距薄弱，手术中尤应注意扩髓的角度和方向，以防止由于内侧缺乏支撑，造成假体柄穿出股骨内侧皮质。股骨距骨板与内侧皮质在功能上是一个整体，髋关节置换手术中过度扩髓、清除股骨距，可能造成小转子损伤，假体安装失败。股骨距位于髓腔内部，无机成分相对稳定，影像真实，以其特点分型提示股骨距密度存在较大个体差异，这与年龄、体重、劳动强度及骨质疏松程度有关。外斜位片显示股骨距位于主要抗压力骨小梁向下的延伸线上，骨小梁的宽度和密度递减，与斜向次级抗压力骨小梁和股骨距相交处恰为Ward三角基底，在股骨距的上极存在薄弱区，是股骨颈骨折好发生于该部位的原因之一，证明股骨距和股骨内侧皮质在功能上为一整体，是最重要的抗压应力传导结构。老年性骨质疏松患者是股骨颈骨折和转子部骨折的高危人群，股骨颈皮质变薄，骨小梁稀疏。随着年龄的增长，股骨距与股骨颈相交处的薄弱区逐渐明显（图10-30，31）。补充股骨上段双斜位片，显示股骨距

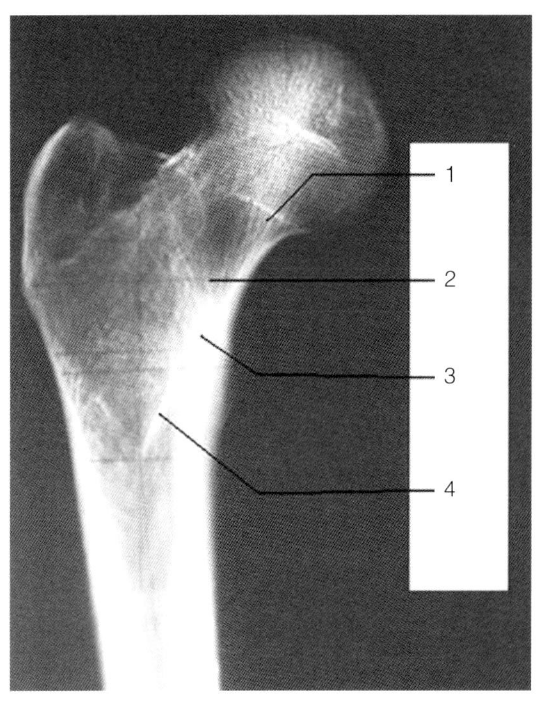

1.主要抗压力骨小梁；2. Ward三角；3.股骨距；4.小转子。

图10-27 外斜位片股骨距X线标志

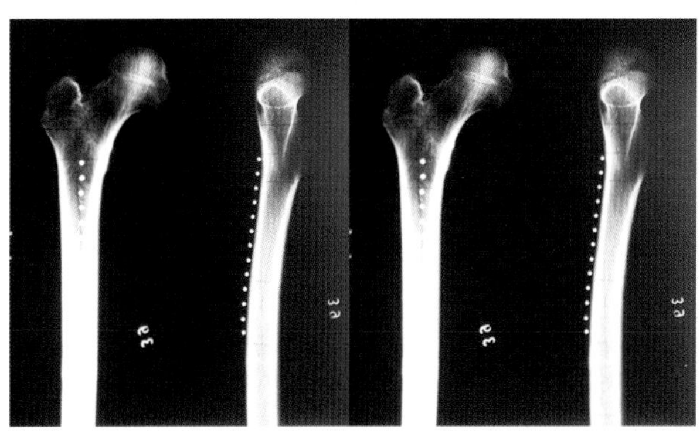
图10-28 正、侧位及外、内斜位片显示股骨距X线特征各异。双斜位明显的补充显示作用

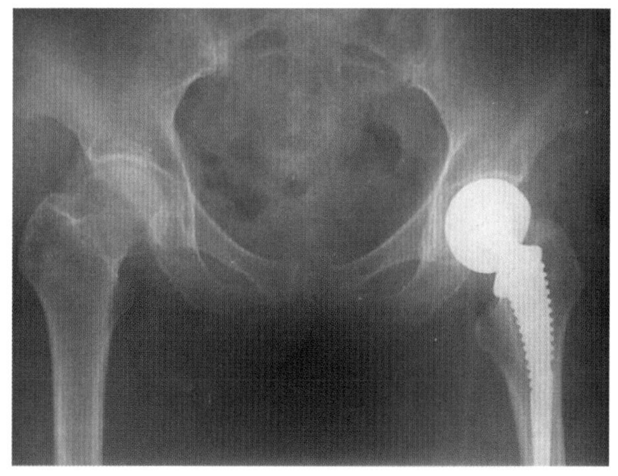
图10-29 内斜位显示股骨距对于股骨假体的支撑作用

和骨小梁的变化，可以起到防止骨折的预警作用。其个体差异分析有助于骨质疏松症的诊断。对于股骨颈骨折的患者，采用内固定时，可参考双斜位拍片，对于股骨距密度明显减低或阴性显示的患者，内固定物应尽可能贴近股骨颈下内侧皮质，以获得股骨距的有力支撑。术后加拍双斜位片，对于评价内固定效果可以提供更为准确的指标，螺钉位置经过主要抗压力骨小梁下部和股骨距，螺钉不易松动，固定效果可靠。

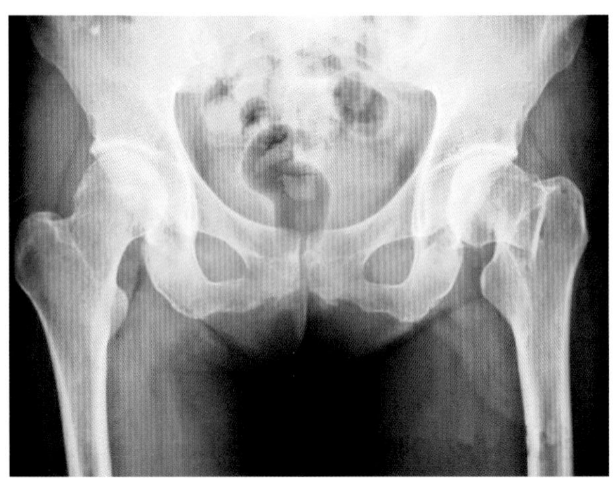

图10-30　内斜位显示股骨颈骨折经过股骨距上极

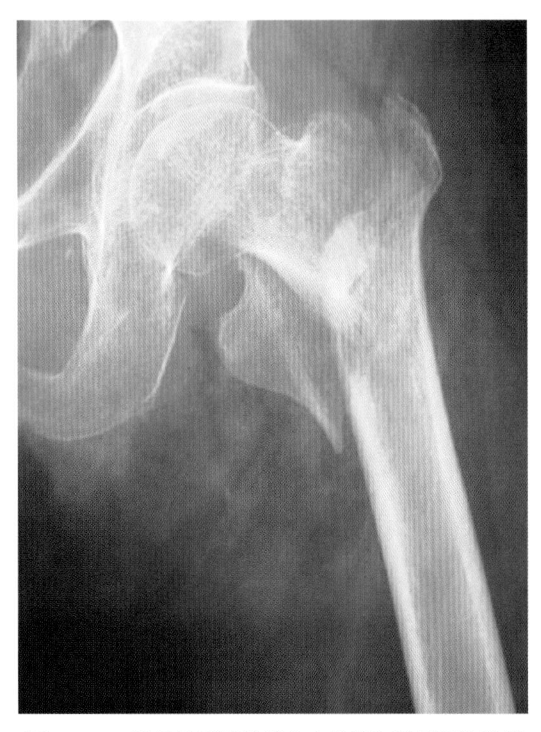

图10-31　股骨转子间骨折中小转子和股骨距的骨折

■ CT影像特点

股部CT可以清晰地显示肌、神经、血管和股骨，对显示软组织肿瘤、股骨病变有独特优点，可以双侧对比，从而更早地发现病变。由于股部范围大，所以需结合X线平片和临床体征来确定扫描部位（图10-32）。在上部可见到股骨距，自后内上向前外下，小转子在后内方。在中段，股骨皮质最厚。在中下段，股骨髓腔宽大，呈椭圆形，可见到髌上囊、髌骨及股骨滑车影像，可以确定髌骨影像及有无半脱位。

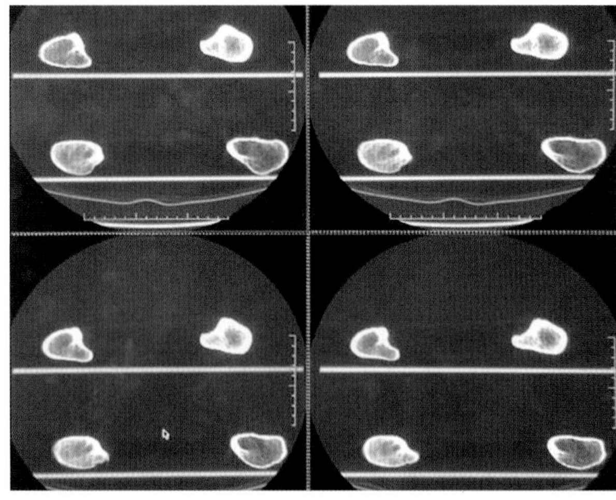

图10-32　CT扫描显示股骨小转子水平股骨距位于小转子前外侧

■ MRI表现

MRI显示软组织有独特优点，可根据需要选用（图10-33）。在横断面上能清晰地显示股骨头、髋臼。由于髓腔内骨髓成分有所差别，所以其信号也有所不同。股骨皮质信号多呈黑色（低信号），而髓腔呈高信号，肌呈中等信号。在冠状位和矢状位可见到纵行的肌及股骨，双侧对比可发现早期病变。

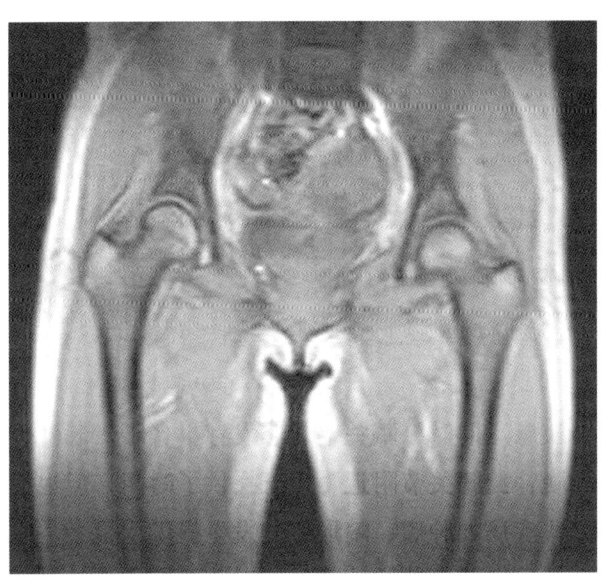

图10-33 髋关节MRI像

（杜心如）

参考文献

1. 郭世绂. 骨科临床解剖学. 济南: 山东科学技术出版社, 2000.
2. 钟世镇, 徐达传, 丁自海. 显微外科临床解剖学. 济南: 山东科学技术出版社, 2000.
3. 徐达传. 骨科临床解剖学图谱. 济南: 山东科学技术出版社, 2007.
4. Richard SS. Clinical Anatomy by Regions. Lippincott Williams&Wilkins, 2008.
5. Williams PL. Gray's Anatomy. Churchill livingstone, Pearson Professional Limited. 1995.
6. Li W, Ji L, Tao W. Effect of vacuum sealing drainage in osteofascial compartment syndrome. Int J Clin Exp Med, 2015, 8(9):16112−16116.
7. Wang J, Wang C. Osteofascial compartment syndrome. J Craniofac Surg, 2011, 22(3):1100−1102.
8. Dalal S, Widgerow AD, Evans GR. The plantar fat pad and the diabetic foot−a review. Int Wound J, 2015, 12(6):636−640.
9. Molligan J, Mitchell R, Bhasin P, et al. Implantation of Autologous Adipose Tissue−Derived Mesenchymal Stem Cells in Foot Fat Pad in Rats.Foot Ankle Int, 2015, 36(11):1344−1351.

11

膝　部

膝部（knee）由膝关节及其周围的软组织组成。膝关节由股骨远端的内外侧髁、胫骨近端的内外侧平台、髌骨及关节内、外的韧带组成，是人体活动范围最大、运动最复杂的负重关节。任何骨、软骨、滑膜、韧带及周围肌的病变或解剖异常均会导致膝关节功能异常，继而引起膝关节疾患。同时，膝关节骨骺发育早，干、骺融合较晚，给膝关节附近骨生长提供了时间，但也为某些疾病如肿瘤、畸形等的发生提供了机会。因此，研究膝关节的功能解剖对膝关节疾病的诊断和制订有效的治疗方案具有重要意义。

膝部软组织解剖

膝部软组织解剖

膝前部

1. 深筋膜　膝前的深筋膜与膝下的肌腱紧密相贴连，在外侧与髂胫束的下端相融合，在内侧则与缝匠肌腱相融合。

髌前皮下囊介于皮肤与髌骨之间，此囊被纤维隔分为数小格，其功用能使皮肤在髌骨滑动而承受压力。

2. 股四头肌　股四头肌由股直肌、股内侧肌、股外侧肌和股中间肌组成（见图10-8，9），在下端汇成肌腱，经髌骨、髌韧带止于胫骨粗隆（图11-1）。

股直肌位于股前中部，呈梭形，其上端有2个起点：直头和反折头。两头相合呈圆腱下续肌腹，在肌腹下部后面先形成宽腱膜，最后以扁腱止于髌骨上缘。部分表层纤维向下延续，附着于髌骨表面，并与髌韧带相延续。

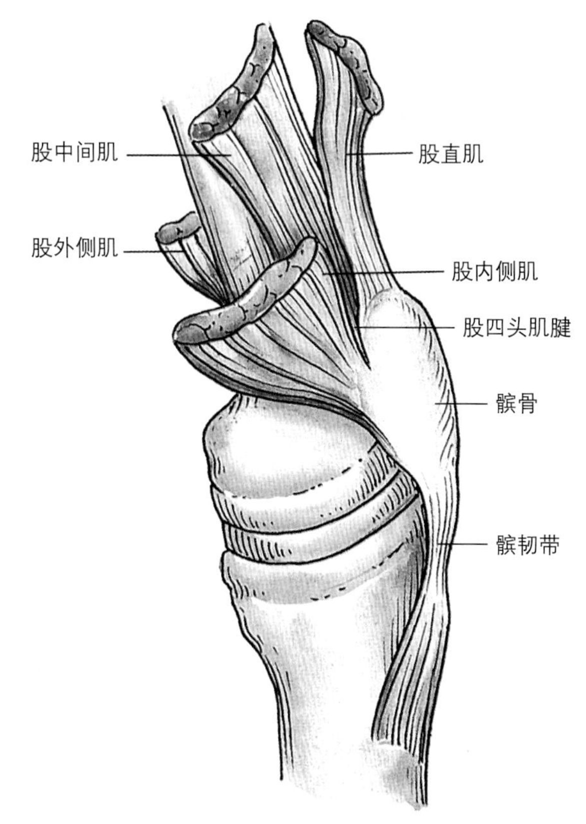

图11-1　股四头肌腱（侧面观）

股直肌的两侧为股内侧肌及股外侧肌。股内侧肌肌纤维向前形成扁腱，在髌骨上方与股直肌腱相合，止于髌骨内上缘，在髌骨内侧中下部形成内侧扩张部至关节囊。股内侧肌在功能上分为长部及斜部，长部较大，位于近侧，纤维方向近乎垂直，与股骨纵轴呈15°~18°，斜部位于肌远侧1/4，与股骨纵轴呈50°~55°，收缩时将髌骨向内拉，以阻抗股外侧肌收缩时对髌骨向外的拉力。股外侧肌为股四头肌中最强大者，其肌纤维向下汇成扁腱及腱膜，在髌骨上方与股直肌腱相合，后止于髌骨外上缘，并向外下形成扩张部至关节囊。

股中间肌起自股骨干上2/3的前外侧及外侧肌间隔的下半，肌纤维向下向内止于股直肌腱深面及髌骨上缘。股中间肌与股骨下端前面有疏松的结缔组织分开，并隔有髌上囊以利于髌骨滑动。

3. 支持带与髌旁沟　在髌尖及胫骨髁之间有内、外侧支持带相系，支持带分为2层，浅层纤维纵行，称为内、外垂直支持带；深层纤维横行，称为内、外水平支持带。支持带甚为坚强，特别以内侧为甚，能防止髌骨向外脱位。

股骨两髁之间，有两纵行凹陷，为内、外侧髌旁沟，如皮下脂肪较多，此沟即消失。被动伸膝使股直肌松弛时，内、外侧沟与髌骨上缘的浅沟共同呈马蹄形，围绕髌骨四周，在膝关节肿胀时，此马蹄形沟即不复见。

在内、外侧髌旁沟之下，位于髌韧带的两侧有2个隆起，特别在股四头肌收缩时更为显著，代表膝关节滑膜外脂肪垫，介于股骨髁及胫骨髁之间。伸膝时，脂肪垫呈波动感，不要误认为膝关节内有积液。在胫骨上端与髌韧带之间，另有一髌下皮下囊，发炎时向两侧隆起。

4. 股四头肌损伤

（1）股四头肌腱断裂：股四头肌强力收缩时，除可引起髌骨骨折外，肌腱亦可断裂，多在髌上发生，常伴有关节囊撕裂。髌韧带在股四头肌突然收缩抵抗拉力下亦可断裂，一般多为完全性，可累及附着于髌骨下极的纤维或导致髌骨下极撕脱骨折，并扩展至两侧的扩张部。

（2）股四头肌瘫痪：股四头肌瘫痪患者，膝关节伸直位不稳定，患者往往以手支撑膝部以防止跌倒。患者通过手术获得膝关节的稳定性以便把患侧手解放出来。股四头肌替代手术方法很多，以用股二头肌及半腱肌代替较为理想，股二头肌与半腱肌力量应在三级以上，同时移植，可使膝关节获得一定伸直力量从而获得稳定性；如股二头肌和半腱肌亦瘫痪，则可用股薄肌或缝匠肌代替；如股内侧肌亦瘫痪，可用腹直肌—髂胫束或股外斜肌—髂胫束移位替代股四头肌。应当注意，在施行这类手术时，应将髋关节与膝关节视为一个整体，如臀大肌已完全瘫痪，还需要加强髋关节的稳定性。

膝内侧部

1. 缝匠肌　起自骨盆的髂前上棘及其下的切迹，肌纤维呈扁带状斜向内下，经股骨髁内后方时形成宽阔的腱膜，并向前越股薄肌、半腱肌腱，止于胫骨上端前内缘。缝匠肌是全身最长的肌，收缩时可屈膝屈髋，对膝关节内侧起稳定作用。

2. 股薄肌　以扁腱膜起自耻骨体下半靠近耻骨联合处，肌腹扁平，上宽下窄呈长带状，于股骨内侧髁处延续为圆肌腱，绕股骨内侧髁和胫骨内侧髁之后，于胫骨内侧髁下方向前，以扁腱止于胫骨上端前内缘，居半腱肌止点之上、缝匠肌止点之后。肌腱于膝关节间隙平面分出纤维与缝匠肌腱的反折部相连，并有滑囊与胫骨髁相隔。

3. 半腱肌　起自坐骨结节，肌纤维呈长梭形在大腿后内下行，于股骨中部肌纤维即开始汇成肌腱，到股骨内髁稍上方全部变成圆腱，在膝后内侧此肌腱居于半膜肌浅层，在缝匠肌股薄肌腱之后，绕胫骨内侧髁至胫骨前内侧，止于股薄肌腱之下、缝匠肌腱膜之后，并分出纤维与小腿深筋膜相连。

半腱肌腱与股薄肌腱在缝匠肌腱的深面，三腱同止于胫骨结节内侧，止端互相愈着，称为鹅足腱。各腱之间有滑囊相隔，此滑囊互相通连，称鹅足囊。

4. 半膜肌　肌腱起于坐骨结节后外侧，紧贴半腱肌、股二头肌长头起点之外，肌腱扁而长，在半腱肌深面且与之并列下行，至大腿中段变为肌纤维。肌纤维粗大，在腘窝构成其内上壁，到达股骨内侧髁后方变为圆腱止于胫骨内侧髁后方。该肌收缩时可屈膝及内旋胫骨，同时对膝关节后方稳定性起重要作用。

膝外侧部

腓总神经最初行于股二头肌腱的内侧，以后行至表面，紧绕腓骨颈而至小腿。腓总神经接近表面，用手指按压腓骨头，可感觉腓总神经在手指下滑动。打石膏过紧，可引起神经压迫损伤。

在腓骨头上方，可以摸到附着于腓骨头的股二头肌腱，其前方为髂胫束，该束在膝关节伸直时呈凹槽状，适位于股外侧肌隆起的外方。

1. 阔筋膜张肌及髂胫束　阔筋膜张肌起自髂骨翼前部、髂前上棘及其下切迹的外缘，肌腹斜相股骨大转子，在大腿中上1/3交界处止于髂胫束两层之间。髂胫束为阔筋膜的加厚部分，由2层较薄的环行纤维当中夹以坚强的纵行纤维构成。此束前部纤维为阔筋膜张肌的腱膜，后部纤维为臀大肌腱的延续。髂胫束的深面通过外侧肌间隔与股骨相连，限制其移动。髂胫束下部为一坚强的带，也称髂胫韧带，止于胫骨外侧髁的前面，即髂胫束粗隆。其前面分出的纤维与股四头肌分出的纤维在髌骨外缘共同形成髌支持带，在膝关节水平，髂胫束后缘与关节囊的后外侧相连。髂胫束的坚强纤维有力地加强膝关节囊的外侧部分，是膝外侧重要动力稳定结构。

胫骨内旋时，髂胫束明显紧张，膝屈曲10°~30°时，处于最紧张状态。膝关节屈曲并胫骨强力内旋时，可引起髂胫束损伤。

2. 股二头肌腱　股二头肌腱分长、短两头，长头与半腱肌以总腱起于坐骨结节及骶结节韧带，向下与半腱肌分离，肌腹呈梭形，在膝上形成宽而扁的肌腱。短头起自股骨嵴下半外唇，在长头的深面下行，在膝关节平面共同形成圆形粗大的肌腱，经膝关节后外侧向下止于腓骨小头。股二头肌腱总腱在其抵达外侧副韧带前分为3层。浅层在外侧副韧带之外，下行至小腿的侧面并分出纤维至腓骨小头、小腿前后及外侧筋膜。中层围绕外侧副韧带的下1/4。而深层在其内面及深面，止于腓骨头的外侧面和胫骨外髁。

股二头肌腱浅层可使膝关节屈曲并外旋。股二头肌腱有坚强而复合的胫骨附着点，对膝关节起稳定作用。

3. 腘肌　腘肌由一扁平的细腱起自股骨外侧髁的外前方，腘肌沟的前部，起端在膝关节囊与滑膜之间，肌束斜向内下方，在外侧副韧带和外侧半月板之间下行，到膝关节后面形成肌腹，斜向内下方，止于胫骨后面比目鱼肌线的上方（图11-2）。当膝关节半屈及外旋时，处于紧张状态。

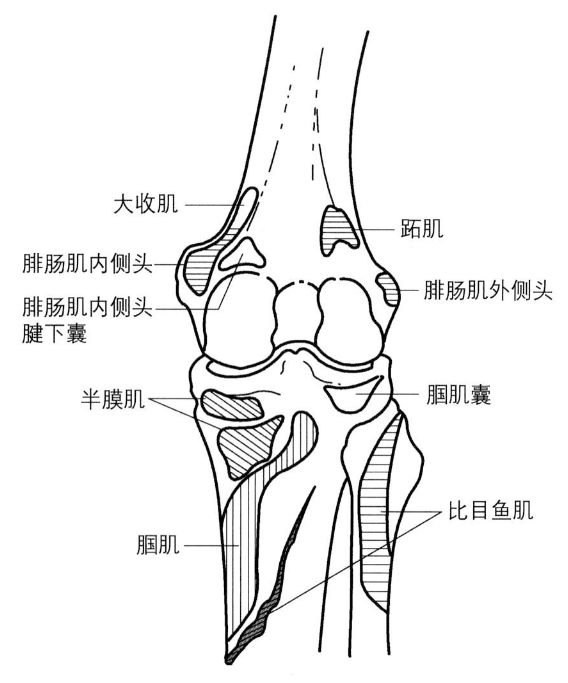

图11-2　腘部肌附着点

腘肌和股四头肌均与后交叉韧带有协同作用，为膝关节后方直向动力稳定因素。后交叉韧带断裂，用腘肌腱移位替代，其走行方向与后交叉韧带十分接近，且可保持重建之“韧带”具有血供。

膝后部

腘窝位于股骨远端及膝关节后方，是肌围成的菱形间隙，其内上界为半膜肌，外上界为股二头肌，下内及下外分别为腓肠肌内及外侧头（图11-3）。腘窝之顶为皮肤及阔筋膜，向下延续为小腿筋膜。腘窝之底为股骨腘面、膝关节囊及腘肌，内含大量脂肪组织、结缔组织、神经、血管及淋巴管。

1. 腘窝内容　腘窝内容自浅而深为：①小隐静脉，在腘窝下部穿过深筋膜，在膝关节平面下向深处入腘静脉；②胫神经，在深筋膜下脂肪中沿中线下行，在腘窝中上部及发出肌支到跖肌、腓肠肌，并分出皮支在腘窝下端穿过深筋膜到皮下；③腓总神经，沿腘窝外上壁在股二头肌腱内侧斜向外下，自腓肠肌外侧头表面出腘窝，穿腓骨长肌与腓骨颈间到胫前；④腘静脉，位于动脉浅面，在腘窝下端，偏动脉内侧，至上端偏动脉外侧，向上出大收肌裂孔；⑤腘动脉，自大收肌裂孔斜向外下，经股骨下端腘面、关节囊后面到腘肌后面分为两末梢支，在腘肌内发出肌支及5条关节支到关节；⑥淋巴结，沿血管两侧有腘窝深淋巴结。腘窝是重要结构较集中的部位，也是血管损伤、囊肿易发生处，诊断处理应熟悉其局部解剖。

2. 膝关节后面的肌

（1）腓肠肌内、外侧头：作为腘窝下界的腓肠肌有两头，内侧头较大，起自股骨内上髁，外侧头较小，起自股骨外上髁，在腘肌腱及外侧副韧带上方。两头皆有纤维起自关节囊的后面。两头起点下方与股骨髁间有滑囊相隔，内侧滑囊较大，且常与关节囊相通，常因损伤或渗液过多而形成突向腘窝的囊肿（Baker囊肿）。在外侧头内常有一籽骨，在侧面X线像上特别清晰，呈圆形或卵圆形。此二头在膝关节平面向下合为一肌腹，组成腘窝下内及下外侧壁。肌腹继续向下与比目鱼肌合成跟腱，止于跟骨（图14-4）。

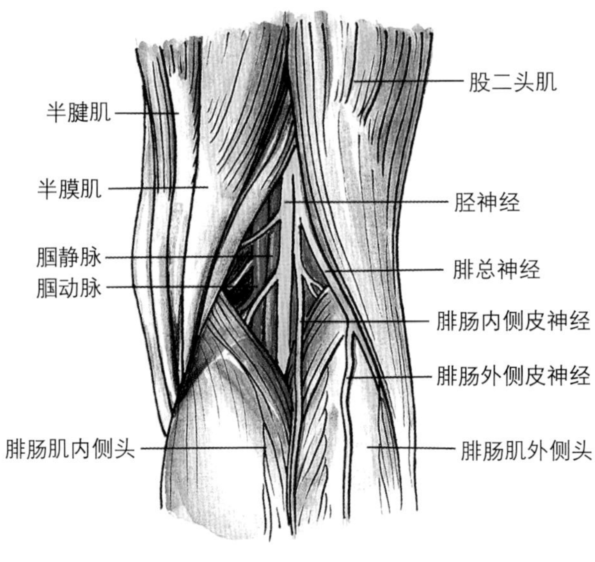

图11-3　腘窝

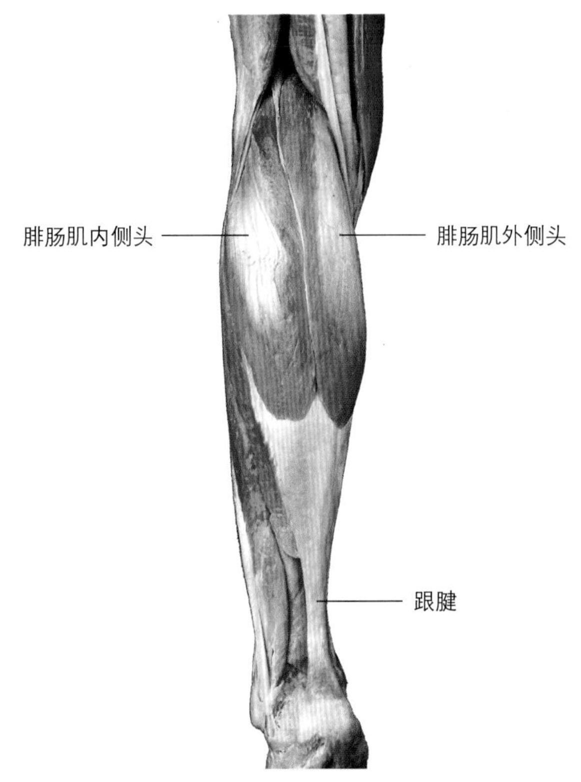

图11-4　腓肠肌内、外侧头

股骨髁上骨折，因远侧骨折断端被腓肠肌向后牵引，骨折处向后成角，复位困难，而且维持复位也不容易，骨折后如在较大屈曲位则容易复位和维持。

（2）跖肌：在腘部，肌腹呈细小的梭形，起自股骨外上髁上缘及膝关节囊，位于腓肠肌的外侧头与比目鱼肌之间，止于跟腱的内侧或单独止于跟骨。

膝关节的血管和神经

关节的动脉供应

膝关节的血液供应依靠环绕膝关节的血管网。其动脉网主要由股深动脉发出的旋股外侧动脉降支，股动脉发出的膝最上动脉，腘动脉发出的膝上、中、下动脉，以及胫前动脉上端发出的胫前返动脉等支组成，偶有胫后动脉分支参与。膝关节血管的来源多，使膝关节在任何体位都能得到充足的血液供应。

1. 旋股外侧动脉降支　发自股深动脉外侧，外行至缝匠肌和股直肌深面分为升支、横支和降支。降支沿股直肌和股外侧支之间，伴股神经的股外侧肌支下行，并分支供应两支。其末梢支穿股外侧肌向下达膝关节外上方，与发自腘动脉的膝上外支相交通。

2. 膝最上动脉　在股动脉将入大收肌裂孔稍上方发出，并立即分为2支：隐支穿阔筋膜与隐神经伴行向下分布到小腿内侧，并与膝下内动脉交通；关节肌支在大收肌腱前面、股内侧肌中下行，到膝关节内侧与膝上内动脉交通，参与膝关节网的组成。

3. 腘动脉　腘动脉为股动脉的延续，位于腘窝的底，上段在股骨的腘面之后斜向外，下段紧贴膝关节囊及腘肌筋膜的后面，过膝关节囊后垂直向下，在比目鱼肌上缘（或腘肌的下缘）分为胫前、后动脉，但有时可以在高处分支。

腘动脉的分支较多，管径不等，可分为3类，即肌支、肌关节支及关节支。

（1）肌支：肌支的数目和管径变化很大，通常为6~12支。由腘窝上角发出者最多，根据肌支的行程及方向，可分浅升支及浅降支。浅升支有2~4支，向上内或上外走行，入于股后肌群，并与下述各支形成吻合：①各浅升支之间；②股深动脉的第3穿动脉；③股动脉发出的分支；④坐骨神经的营养动脉；⑤腘动脉的其他分支。另一组升支在股深部与股动脉的分支吻合，降支下行，入小腿后肌群并形成吻合。

腓肠动脉是腘动脉最粗大的肌支，营养腓肠肌的2个头及一部分皮肤，对小腿侧支循环的建立具有很大意义。成人的腓肠动脉为4~6支，在膝关节线水平或在关节线以上发出。腓肠动脉与其他动脉分支间的主要吻合有：①腓肠动脉的升支行至大腿后面下1/3处，与股深动脉的第3穿动脉吻合；②腓肠动脉升支与股动脉的肌支、腘动脉的肌支、肌关节支及膝关节上动脉、膝关节下动脉吻合；③腓肠动脉分支间的吻合；④腓肠动脉的许多分支穿入小腿后肌群，与胫后动脉的分支吻合，并与腓动脉的分支、胫前动脉的胫后返动脉吻合。

（2）肌关节支：腘动脉的肌关节支为2~4支，在髌骨附近和腘动脉的关节支相吻合。

（3）关节支：腘动脉的关节支粗大，数目恒定，在膝关节周围形成丰富的动脉吻合，腘动脉的关节支如下（图11-5）。

1）膝上内侧动脉：在股骨髁上缘水平处发出，经半膜肌、半腱肌之前及大收肌腱之后，并在此发出分支向上入股内侧肌与膝最上动脉吻合，主支绕股骨内上髁至膝关节前面向下，与腘动脉的肌支及膝上外侧动脉的分支相吻合，并发出细支至股骨下端及进入关节。

2）膝上外侧动脉：经股二头肌腱之下分出浅支与旋股外侧动脉降支及膝下外侧动脉吻合，深支供应股骨下端及关节囊。

3）膝下内侧动脉：沿腘肌上缘斜向内下，

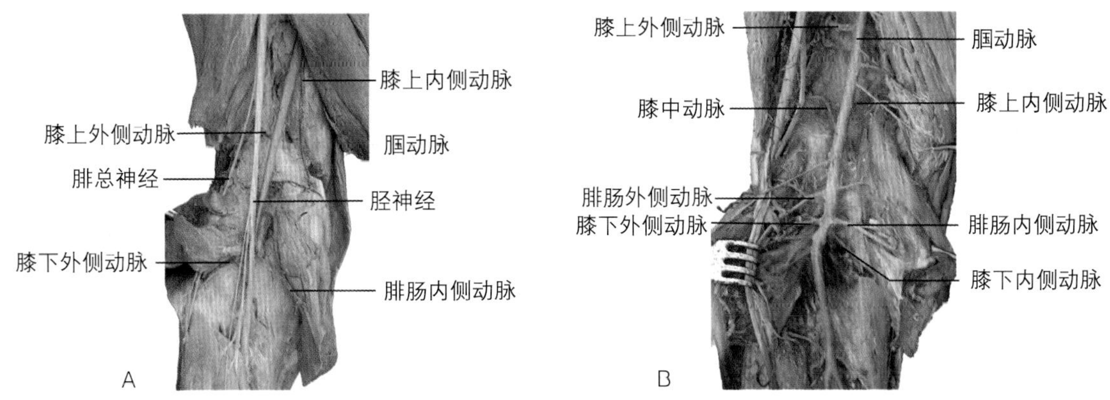

图11-5 膝关节的动脉来源

A.腘部动脉与神经的毗邻；B.各动脉分支的分布

绕胫骨内髁穿内侧副韧带深面到膝关节前，分支在胫骨内侧髁处与膝上内侧动脉、腓肠动脉的内侧支、膝中动脉及膝关节动脉网吻合。

4）膝下外侧动脉：沿腘肌上缘向外在腓骨小头之上穿外侧副韧带深面，绕胫骨外髁至膝关节前面。分支与膝下内侧动脉、膝上外侧动脉及胫前返动脉的分支吻合。

5）膝中动脉：在膝关节水平发自腘动脉，膝中动脉穿腘斜韧带及膝关节囊，营养交叉韧带及滑膜皱襞。常见有2~3分支，与下行的肌支、腘动脉的肌关节支及位于髌骨前面的关节支相吻合。

4. 胫前返动脉　发自胫前动脉刚穿过骨间膜处，在胫骨前面沿髌韧带外侧向上行，与膝下外动脉及膝下内动脉吻合，参与膝动脉网的组成。有时在胫前动脉穿骨间膜之前发出一小支，称为胫后返动脉，在胫骨后腘肌深面至膝关节。

5. 膝关节丛　由上述各动脉围绕膝关节互相吻合而组成深浅2个血管丛（图11-6~8）。浅丛围绕髌骨，在髌骨上缘居股四头肌前与皮下组织中，在髌骨下方居髌韧带深面两侧脂肪中。深丛紧绕胫骨上端及股骨下端并分支至骨端及关节。在股骨髁、髁上、髁间及胫骨髁皆有许多动脉穿入骨内，以营养骨骺。膝关节动脉网的存在保证了膝关节在任何活动状态下都可有足够的血液供

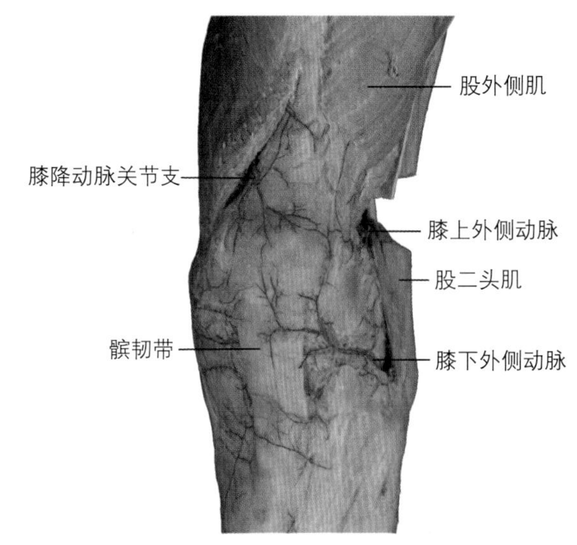

图11-6 膝关节前面的动脉

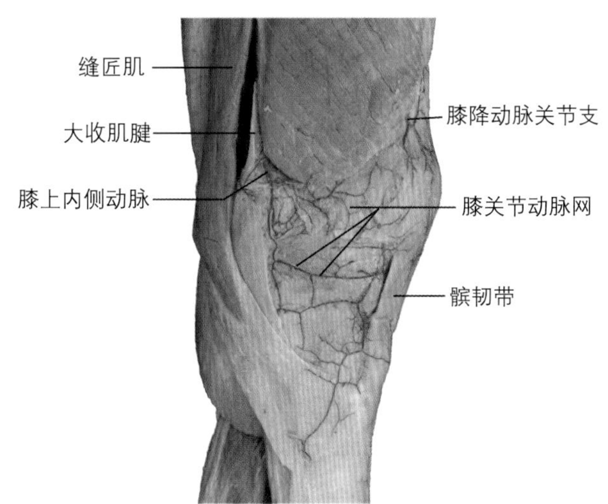

图11-7 膝关节内侧面的动脉

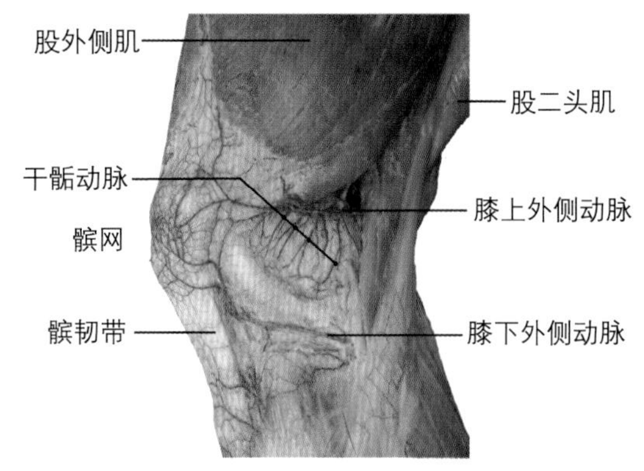

图11-8 膝关节外侧面的动脉

给，但在腘动脉外伤时，膝以下虽有部分血运，但血量一般不足以营养小腿组织，故小腿组织仍可因缺血而坏死。

6. 腘动脉损伤　腘动脉紧贴股骨下端及胫骨上端后面，且有关节支固定，在股骨下端或胫骨上端骨折，抑或膝关节外伤脱位时，最易损伤。

（1）腘动脉受损：股骨下端及胫骨上端骨折常合并腘窝段血管损伤。原因为腘动脉段离骨骼近且较为固定。股动脉在腘窝上部为大收肌的纤维弓固定于股骨干上，腘动脉紧贴股骨腘面、胫骨平台后缘的唇状突起下行，其分支胫前动脉通过骨间膜上的孔道，而在腘窝下部胫后动脉被比目鱼肌腱弓所固定。骨折断端作用于血管或直接暴力使血管发生痉挛，以及肌肉撕裂均可使血管发生损伤。此处骨折合并血管损伤时，无论是缺血或反射性痉挛，如循环持续受阻，均会引起肢体坏死，应引起足够警惕。

单纯性胫骨髁下骨折（胫骨髁下3.0 cm以内）可能并发急性动脉损伤，由于胫前动脉受血肿压迫，骨折后出血可能向胫前间隙渗透，血肿直接压迫血管，当肿胀达到一定程度时，静脉回流亦受阻，间接影响胫后动脉的血液循环，继而发生小腿骨筋膜室综合征，足部及小腿下1/3可发生坏死。

（2）腘动脉结扎：四肢主要动脉结扎，按肢体坏死发生率来看，腘动脉最为危险，肢体坏死率可达72.5%。其次为股动脉、髂外动脉、锁骨下动脉、腋动脉及肱动脉，结扎肘窝、前臂及小腿的动脉一般没有危险。

应用实验解剖方法，在腘动脉上段，即在膝降动脉及膝上动脉之间进行结扎，侧副循环起最重要作用的为与胫前返动脉吻合的膝最上动脉；在腘动脉中段，即在膝上动脉与膝下动脉之间进行结扎，侧副循环起最重要作用的为膝关节上半部与下半部血管间的吻合支。在腘动脉下段（膝下动脉发出以下）进行结扎最不安全，因为在结扎的远侧只剩下1条胫前返动脉，如在胫前动脉发出胫前返动脉较远处结扎和在胫后动脉发出腓动脉较远处结扎，发生肢体坏死的可能性就较少。这是因为位于比目鱼肌中的腓动脉和胫前、后动脉之间的吻合支有较好侧副循环之故。

膝关节的静脉

膝关节的静脉与四肢其他处的静脉排列规律一样，也有浅、深两组。浅组居皮下，深组与动脉伴行。膝周静脉形成围绕髌骨的静脉网，汇入行经膝关节内后方的大隐静脉；膝后部分静脉入小隐静脉。

1. 大隐静脉　起自足背静脉网内侧，经内踝前沿小腿内面上行，在膝部居股骨内侧髁后缘上行，在股部上端卵圆窝处入股静脉。大隐静脉与隐神经伴行，具有较多的瓣膜，在膝下、上各有一条较粗的深交通支，将静脉血导入股静脉。

2. 小隐静脉　起自足背静脉网外侧，经外踝后方、跟腱外侧上行，经小腿后中线，在腘窝下方穿深筋膜入腘窝，经腓肠肌两头间向深处汇入腘静脉（57%）。在汇入静脉之前，分出一支向上继续行进并汇入大隐静脉（15%），约60%的小隐静脉具有7~11个瓣膜，引导血流入腘静脉及大隐静脉，其中最上一个瓣膜在小隐静脉入腘窝处，此瓣膜功能丧失时亦可产生小隐静脉曲张。部分小隐静脉可不入腘静脉而直接入大隐静脉或大腿深静脉。

3. 深静脉　腘静脉介于胫神经与腘动脉之间，在腘肌下缘处由胫前及胫后静脉汇成。腘静脉在膝关节水平为一干者占26%，两干者占66%，三干者占8%。腘静脉在腘窝中居动脉浅面，接受与腘动脉分支伴行的静脉，在膝下居动脉内侧，在关节水平越股动脉在其外侧上行至大收肌裂孔。

腘静脉的属支一般在膝关节上5 cm处汇合。只有少数直至大腿中部始汇合，因此，如在此高度结扎腘静脉，则所有属支均被阻断；如欲保存腓肠肌支回流，可在膝关节下1 cm结扎。

腘淋巴结

腘浅淋巴结紧贴深筋膜的深面，列于小隐静脉的两旁；腘深淋巴结位于腘窝脂肪内，沿腘血管而列。腘淋巴结接受足与小腿内侧的输入淋巴管；深淋巴结的输入管从腓肠部和足底深层组织开始，同时接受浅淋巴结的输出管，其输出淋巴管上行，沿股静脉至腹股沟深淋巴结。

膝关节的神经

膝关节的神经来自股神经、腓神经、胫神经和闭孔神经的分支。

1. 股神经分支　膝关节的股神经分支来自隐神经及股神经至股四头肌的肌支。隐神经在腹股沟处分出后，沿股动脉下行，后沿膝最上动脉隐支下行，在膝内侧，隐神经在缝匠肌腱与股薄肌腱之间由深筋膜穿出，在其穿出深筋膜前，发出一髌下支，向前走行，约在膝关节面下1指宽处，与股外侧皮神经、股中间皮神经及股内侧皮神经共同形成髌丛。股四头肌肌支发出的膝关节支有：股外侧肌支分支至膝前外侧；股中间肌支分支至髌上方；股内侧肌支分支与膝最上动脉伴行至膝关节前内侧。髌下支的大小差异较大，在膝内侧取切口时，很容易损伤，在膝内侧可暂时有一小块麻木区。由于髌丛由不同成分组成，彼此分布重叠，即使切断，皮肤感觉丧失亦甚少为永久性。

2. 闭孔神经分支　闭孔神经发出的膝关节支来自闭孔神经后支，在大收肌下部穿该肌或沿股动脉穿大收肌裂孔至腘窝，沿腘动脉下降至膝关节，穿腘斜韧带至关节囊滑膜。由于闭孔神经也分支到髋关节，因而髋关节病变时，患者常诉膝痛。

3. 坐骨神经　坐骨神经下行到股后下1/3分为胫神经和腓总神经，但也可在其上的任何水平分为2支下行。胫神经和腓总神经在腘窝顶部即分道行走（图11-9）。胫神经自腘窝顶部，沿深筋膜底面下行至腘窝下部分支至跖肌、腓肠肌内外侧头及腘肌。胫神经的分支有皮支、关节支及肌支。胫神经的皮支——腓肠内侧皮神经起于腘窝中部，位于小隐静脉的深面，经腓肠肌二头之间下行至小腿后面，约在小腿中点处穿出小腿筋膜与腓神经交通支相合成腓肠神经。关节支有膝上内、膝中、膝下内3支。肌支供给腓肠肌、跖肌、比目鱼肌及腘肌，除一支由内侧发出外，其他均在外侧发出，因此，在胫神经的内侧操作比较安全。

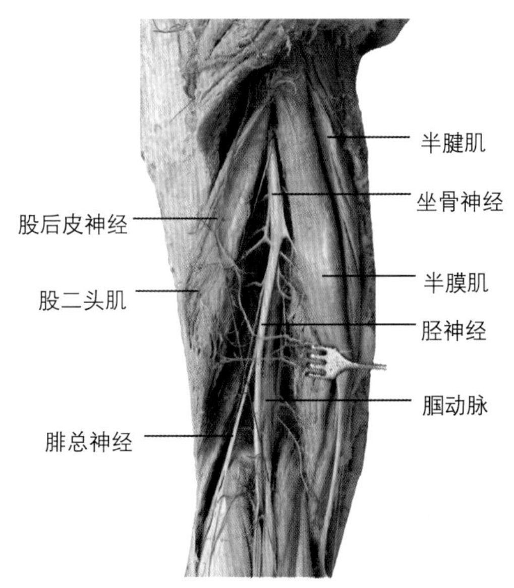

图11-9　坐骨神经及其分支

4. 腓总神经　腓总神经沿股二头肌内后缘下行，约1/3被该肌所覆盖，经股二头肌腱与腓肠肌外侧头间绕腓骨颈，与骨膜紧相贴连，在腓骨与腓骨长肌间分为浅深两支。腓总神经在腘窝分出腓肠外侧皮神经及腓神经交通支，然后分出两关节支沿膝上外及膝下外动脉至关节，在分为两末梢支前发出腓返神经与胫前返动脉伴行，分支到髌下关节囊、胫腓上关节及胫骨前外侧。

腓总神经向下由腓骨头下方越过时，接近体表，易受损伤，敷石膏或绑夹板过紧、膝外侧副韧带断裂、腓骨上端骨折，甚至盘腿久坐均能引起此神经的损伤，导致足部伸肌及外翻肌均瘫痪，呈马蹄内翻畸形。一般来说，肌功能丧失严重，但皮肤感觉丧失轻微。

5. 胫神经　胫神经损伤甚少见，常与腘动、静脉同时发生。胫神经麻痹时，足的跖屈、内收、旋后及趾的屈曲运动消失，呈仰趾状。患足不能提踵，不能用足尖站立，足跖反射及跟腱反射消失，小腿后1/3、足背外1/3及足底的皮肤感觉显著减弱或消失。胫神经损伤，特别在不完全损伤时，常伴有血管舒缩障碍、营养障碍和疼痛。

膝关节滑膜及周围滑液囊

膝关节滑膜

1. 膝关节滑膜的特点　人类膝关节的滑膜在构造和分布上有以下特点：①滑膜面积最大，分泌区最广；②绒毛的数量最多；③脂肪垫最大；④与周围结构，特别是肌腱分开，此点尤为重要，能适应膝关节的功能，且邻近区域的病变不易蔓延到关节内（图11-10）。

正常时，滑膜本身形成皱襞，以适应膝关节的各种运动，其内有感觉神经末梢，滑膜受到刺激后可引起疼痛。

膝关节滑膜起于关节软骨的边缘，然后反折于关节囊纤维层的内面作为其衬里（图11-11）。膝关节的滑膜上端在前面超过股骨远端的关节面，在股四头肌腱下形成囊状隐窝，其上端与髌上囊相通。两侧超过股骨髁关节面约1.5 cm，膝关节有时与胫腓关节的关节腔相通，后部达于腓肠肌的起点，常与半膜肌腱及腓肠肌内侧头之间的滑膜囊相交通。滑膜下部在内、外侧半月板之下突出，覆盖胫骨约0.7 cm。滑膜尚附着于半月

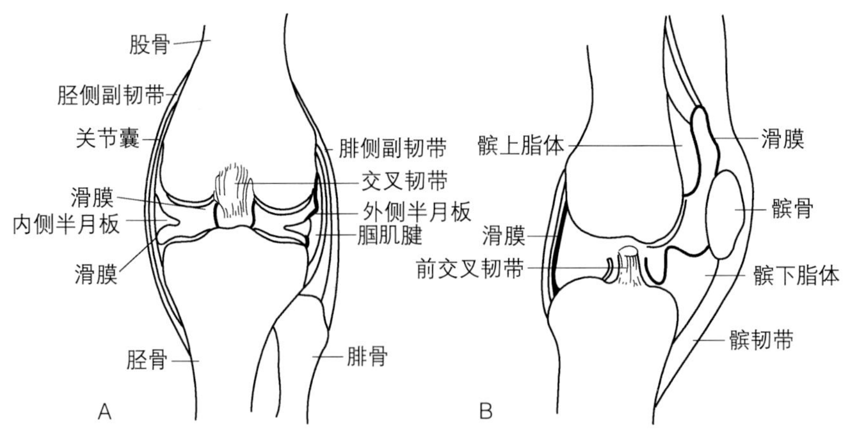

图11-10　膝关节滑膜的分布
A.冠状面；B.矢状面

板及髌骨的边缘。

2. 膝关节腔滑膜分布 膝关节腔滑膜构成许多囊状隐窝，使体积大为增大。正常膝关节腔在伸直时可容60 mL液体，但在轻微屈曲时可容88 mL。

膝关节腔可以分为两部分，前大、后小，二者之间借狭小的裂隙互相交通。中间裂隙在膝交叉韧带和胫骨髁之间，两侧裂隙在关节囊侧壁与股骨内、外侧髁之间。有炎性病变时，这些裂隙可因滑膜肿胀而消失。关节腔的后部又分为两部分，即股骨髁后面的后内侧隐窝及后外侧隐窝，借后交叉韧带和外侧半月板韧带互相分开。

膝关节化脓性关节炎患者，因关节腔压力增高，脓、血常波及关节的各个隐窝，后隐窝可以与前隐窝互相隔开，切开关节腔前方不能充分排脓时，须同时切开后隐窝。由于后上隐窝常与周围的滑膜囊相交通，如腘肌下隐窝通向外侧隐窝，半膜肌囊和腓肠肌内侧头腱下囊通向内侧隐窝。膝关节化脓性关节炎时，脓液可以扩散至这些滑膜囊，常形成关节旁脓肿。

3. 膝关节滑膜形成的结构 滑膜与髌韧带之间有髌下脂肪垫分隔，充填于髌韧带之后及髌骨、股骨、胫骨的间隙内。

（1）髌下滑膜皱襞：在髌下脂肪垫后侧，有三角形滑膜与股骨髁间非关节面相连，此即髌下滑膜皱襞，扁平，呈三角形或楔形。皱襞上端尖细，附着于股骨下端髁间切迹的最前部，基底侧在髌下附着于胫骨髁间区，两侧游离，呈翼状。

（2）膝滑膜襞：膝关节皱襞是胚胎时期存在的滑膜隔，至胎儿后期即开始退化，到成年如仍持续存在，即形成滑膜皱襞。膝滑膜襞按部位分为髌上、髌内及髌下3个皱襞，其大小、形状可有很大不同，其中髌下皱襞最常见，其次为髌上皱襞，髌内皱襞最少。

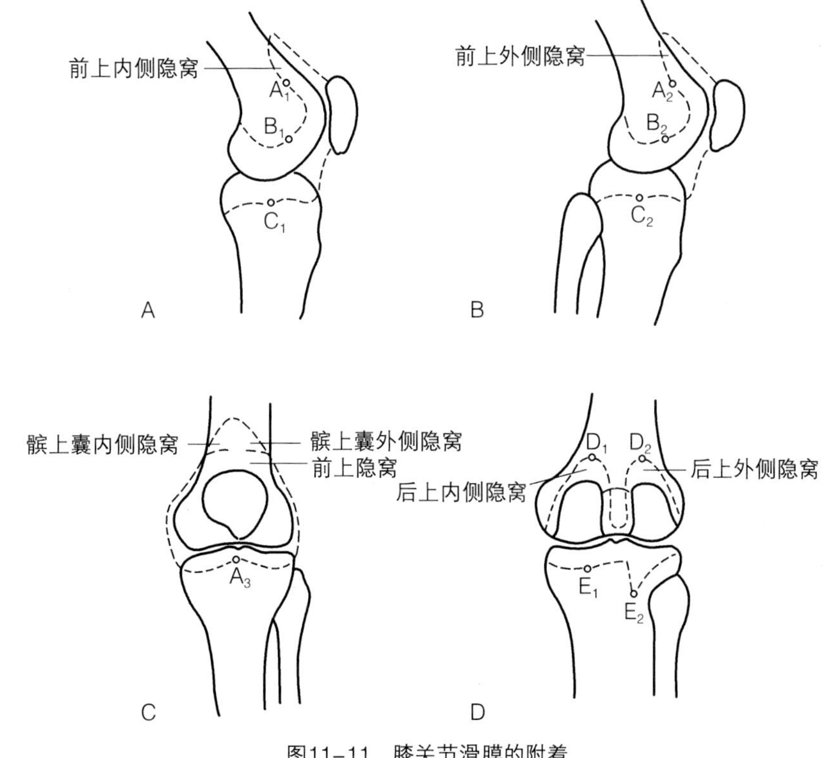

图11-11 膝关节滑膜的附着

A.内侧面；B.外侧面；C.前面；D.后面

髌上皱襞为胚胎隔膜残留，从髌上囊向下将膝关节腔分为内、外二室。髌上襞很少将髌上囊与膝关节腔其他部分完全分开。一般常将髌上囊大部闭锁，仅中部留一开口，其横隔残留，形成内、外滑膜襞。髌上襞呈新月形，在股四头肌腱下伸向关节内侧壁。当髌上皱襞松弛时，可夹挤于髌股关节之间，造成疼痛或弹响。可于关节镜下切除之，症状即可消失。

髌内皱襞或称髌滑膜襞、内侧滑膜带或滑膜棚（synovial shelf），其形状、大小不同，一般沿关节内侧壁起于或靠近髌上襞，向下斜行，远侧附于内侧半月板的前内缘。其创伤或炎症可引起类似内侧半月板损伤的症状，关节镜下手术切除该皱襞即可治愈。

髌下脂肪垫

髌下脂肪垫充填于髌骨、股骨髁下部、胫骨髁前上缘及髌韧带之间，位于髌韧带的深面。脂肪垫向两侧伸延，体积逐渐变薄，超出髌骨两侧缘约1 cm。髌下脂肪垫的上面呈凹形，下面附于胫骨表面，具有衬垫及润滑作用。髌下脂体的疾患常为引起膝内紊乱的原因，常见者有钳挟、压迫、出血及肥大等。

1. 髌下脂肪垫滑膜炎　常由直接暴力（如撞伤）等引起，髌下脂肪垫肥大，将其后的滑膜推入关节内，当膝关节伸直或过伸时，滑膜受到夹挤，造成内源性滑膜损伤。患者疼痛从局部病变的滑膜发出，部位深。压痛点位于髌韧带深部。手术治疗可在切除病变局部滑膜的同时切除部分脂肪垫组织，使局部滑膜不再受到压挤，则症状随之消失。

2. 髌下脂肪垫损伤　多由于髌下脂肪垫受到反复挤压等间接暴力引起脂肪垫本身的血运障碍，导致局部缺血性炎症、组织变性、粘连。疼痛发自髌尖后面和髌骨下1/2边缘，部位较浅，屈曲下蹲重，上下楼梯痛，疼痛敏锐。手术的要点是将炎症粘连的组织彻底清除松解，使症状随之缓解。

3. 髌下脂肪垫软骨瘤　源于关节囊的滑膜组织的化生性病变。大多发生于成年人，患者诉髌骨下区酸痛、不适或疼痛。检查发现髌韧带的一侧或两侧有质硬包块。肿块巨大者，膝关节屈伸活动会受影响。X线检查可明确诊断，MRI检查可明确软骨瘤是否在关节内。

滑膜囊

滑液囊为纤维组织囊袋，内衬以滑膜或细胞，含少量黏液以减少相邻组织间的摩擦。滑液囊可减轻组织损伤，但也可成为损伤的产物。膝关节周围肌腱多，关节浅在，活动度大，因而滑液囊也多。其中有3个恒与关节腔相通，即髌上囊、腘肌囊及腓肠肌内侧头腱下囊。

1. 膝关节前侧的滑膜囊　在髌骨及髌韧带的周围有4个滑膜囊，即髌前皮下囊、髌下皮下囊、髌下深囊及髌上囊。

（1）髌前皮下囊：介于髌骨下部的前面、髌韧带与皮肤之间，位于深层皮下组织内，有时其范围可高过髌骨。髌前皮下囊的存在可以允许膝前的皮肤自由活动。如膝前区经常遭受摩擦，髌前皮下囊因位置较浅，可因刺激过多而肿大，引起滑膜囊炎。髌前创伤后亦可引起髌前皮下囊血肿形成。

（2）髌下皮下囊：在皮肤与胫骨结节之间，可与髌前皮下囊相通连。髌下皮下囊的存在可以减少跪位时局部的摩擦。

（3）髌下深囊：又称髌韧带下囊，在髌韧带深面与胫骨上端前面之间。

（4）髌上囊（股四头肌腱下囊）：为膝部最大的滑膜囊，位于髌骨上方及股四头肌腱的深面，通常与膝关节滑膜囊广阔相通，可以算作膝关节滑膜腔之一部分。

2. 膝关节外侧的滑膜囊　常见者为股二头肌腱与外侧副韧带间、外侧副韧带与腘肌腱间及股二头肌与腓肠肌间滑囊等。

（1）股二头肌腱下囊：在股二头肌腱深面与腓骨头之间的滑膜囊。

（2）腓肠肌外侧头腱下囊：在腓肠肌外侧头起始部深面，其出现率为16%。

（3）股二头肌上囊：在外侧副韧带与股二头肌腱附着点之间，通常在新生儿即出现。

（4）腘肌囊：此滑膜囊常是膝关节滑膜的管状伸延部分，但在胎儿并不与关节腔相通。腘肌囊与膝关节滑膜囊的外侧髁部相通，介于腘肌起始部与外侧半月板、胫骨外侧髁及胫腓关节之间，借助于腘肌囊，使膝关节腔在半月板上下相通。有时这个滑膜囊与胫腓关节囊相通，使膝关节腔与胫腓关节腔互相沟通。

3. 膝关节内侧的滑膜囊　在膝关节后内侧肌腱间，一般有6个滑膜囊。

（1）鹅足囊：在缝匠肌腱、股薄肌腱、半腱肌腱浅面及内侧副韧带之间。由于此二肌腱有致密的纤维膜相连，形似鹅足而称为鹅足囊。

（2）内侧副韧带及半膜肌腱之间的滑膜囊。

（3）半膜肌固有囊：在半膜肌腱分成3趾处（深鹅足）与覆盖胫骨内侧髁的关节囊之间，此囊经常存在，有时与关节腔相交通。

（4）腓肠肌内侧头腱下囊：在腓肠肌内侧头起始部深面与覆盖股骨内侧髁的关节囊之间，与膝关节腔的内侧髁部分相通，这个滑膜囊尚与半膜肌囊相交通，而使半膜肌囊与膝关节腔相交通。

4. 膝后或腘窝滑液囊

（1）腘肌囊：滑膜包绕腘肌腱成一环状袋，常于关节腔的后外侧相通，也可为滑膜囊的延伸部。

（2）腓肠肌内侧头下囊：居腓肠肌内侧头与股骨踝之间，以减少腓肠肌与股骨内侧髁的摩擦，此囊常与关节腔相通，积液扩大时，常突向腘窝。

（3）半膜肌囊：可有2个，其一介于半膜肌与腓肠肌内侧头之间，此囊常与腓肠肌内侧头下囊相通，因而与关节腔间接相通。另一介于半膜肌腱与胫骨髁间。

（4）腓肠肌外头下囊：介于腓肠肌外侧头与关节囊后外侧间。

（5）腘窝囊肿：腘窝囊肿亦称Baker囊肿，与半膜肌囊肿相同，即与腓肠肌及半膜肌有关的滑膜囊（或称腓肠肌半膜肌囊）慢性扩大。囊肿一般发生于腘窝的后内侧，如囊肿与关节腔相通，开口的位置相当于腓肠肌半膜肌囊与关节腔的交通口，在腓肠肌内侧头之下。囊肿通关节者名滑膜憩室，不通者名滑膜囊肿，可借关节内充气造影区别。囊肿巨大时，可引起静脉回流受阻。

构成膝关节的骨骼

构成膝关节（knee joint）的骨骼有股骨远端，胫、腓骨上端及髌骨（图11-12）。

膝关节的发育与骨骺成长

膝关节的胚胎发育

在胚胎第5周时已能看出浆形的肢芽，内部组织变致密，细胞形成圆形的成软骨细胞，细胞周围的胶原纤维被包埋于嗜碱性物质的基质中，肢芽内充以中胚层组织，到第6周肢芽末端形成足板，能认出四肢软骨的雏形。在第6周末透明软骨表面出现一片血管性间充质，成为软骨骨膜，以后软骨骨膜变为骨膜。

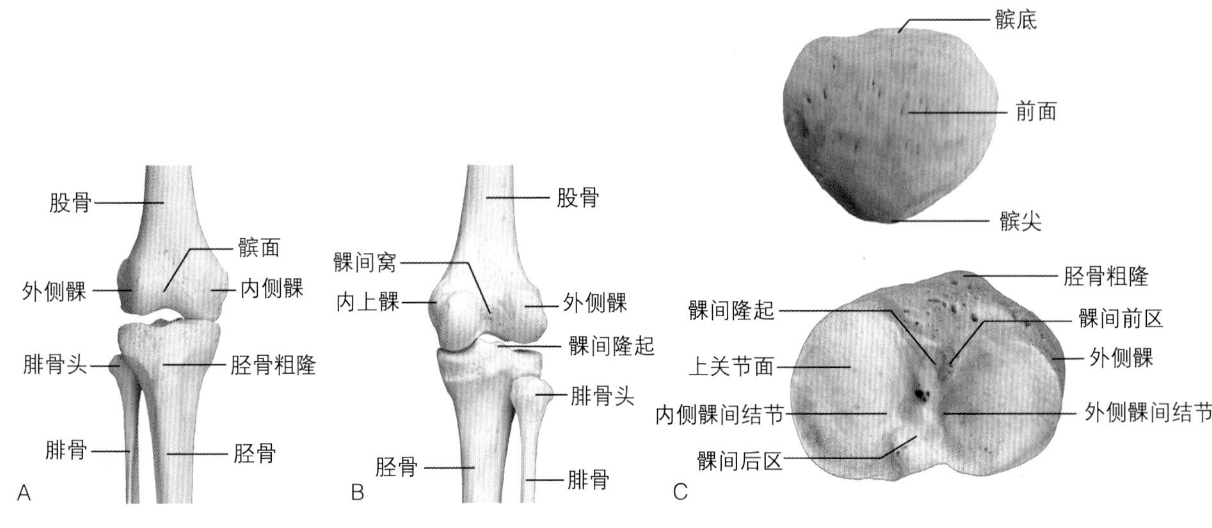

图11-12　膝关节的骨骼

A.前面观；B.后面观；C.上图为髌骨前面观，下图为胫骨上面观

胚胎3个月时，关节胚胎原基在2个软骨区间的残余间质逐渐形成关节腔的滑膜，以后形成关节的滑膜，在其外面再形成纤维囊和韧带;稍后有血管进入软骨中，破骨细胞及成骨细胞随之出现，开始了软骨内的骨化，并出现了骨髓腔，在远离髓腔的两端各有一个生长活跃区，即以后的骨骺区。此时，膝关节已具雏形，股骨干及胫、腓骨干已骨化，骨端全是软骨。到出生前后各骨骺已出现，骨骺和骨干两骨化区间存有一块软骨板，称为骺板，成为骨干生长处。

股骨下端骨骺的生长

股骨下端骨骺的次级骨化中心约在胚胎第9个月出现，在股骨出现最早。股骨远端骨骺的出现通常是胎儿成熟的标志。通常胎儿出生时股骨远端骨骺的出现率为96%，在7个月以下的新生儿中很少出现。骨化中心出现越早，愈合越迟。股骨下端骨骺直至19~21岁时始与骨干愈合，其生长潜力约占股骨的70%，故该骨骺对于股骨的生长有重要作用。股骨下端骺线横行，前面在滑车的上缘，后面在髁间线之间，内侧至收肌结节。虽然骺线在侧面距关节囊尚有一段距离，但前面与后面皆在关节囊内，因此，干骺端前、后面的感染易波及膝关节而侧面不易波及。股骨下端还可出现分离并向前滑脱，会影响骨骼的生长。骨骼在此处生长迅速，股骨下端是感染及肿瘤最常见的好发处之一。

胫骨上端骨骺的生长

胫骨上端的骨化中心约在出生前、后出现，在20岁左右始与骨干愈合。其愈合年龄男性为17~20岁，女性为15~18岁。约10岁时，胫骨上端骺软骨板前部伸向下方如小舌，自胫骨上端的骨骺向前下方延伸，通常有1个骨化中心，但可发生节裂。18~19岁时与干骺端愈合，以后经骨化形成胫骨结节，胫骨上端骨化中心经过骨化形成两髁（图11-13）。

胫骨干骺端是下肢纵向生长旺盛处，胫骨上端骨化中心比下端出现早、闭合晚，胫骨的生长中胫骨上端占55%的作用。正因为其生长活跃，该处也是骨髓炎、骨软骨瘤及恶性肿瘤的好发部位。

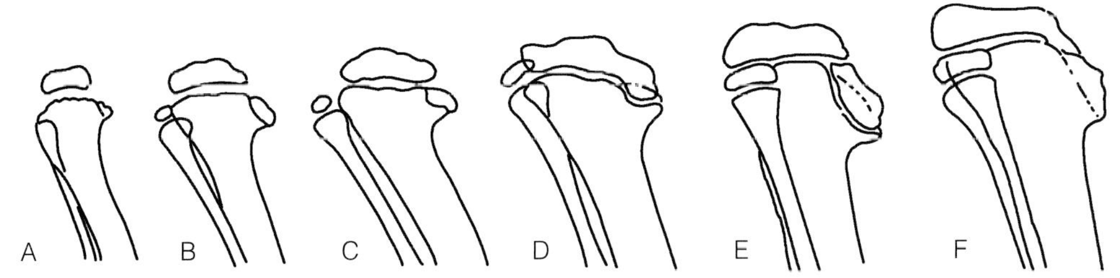

图11-13 胫骨、腓骨上端骨骺发育过程

腓骨骨骺的生长

腓骨骨骺的次级骨化中心出现较晚，上端大约在4岁时出现，到25岁才愈合。

髌骨的生长

髌骨软骨出现在股四头肌腱中。出生时髌骨完全为透明软骨构成，2~5岁时始出现骨化中心，在男性为3~5岁，女性为2~4岁，其骨化中心最初可分为几块，很快联合成1个骨化中心，17~18岁骨化完成髌骨，一般只有1个骨化中心，但有时可以有1个或数个次级骨化中心，在10~14岁时出现，次级骨化中心一般在15岁左右即愈合。若未愈合，则可导致髌骨的畸形变异。少数髌骨可同时出现2个并列的骨化中心。当二者愈合不良时，则出现两分髌骨。先天性髌骨缺如或发育不全者少见，但有遗传性。

膝关节骨骺发育早，干骺融合较晚，给膝关节附近骨生长提供了时间。但也为某些疾病的发生，如肿瘤、畸形等，提供了机会。

股骨远端的解剖特点

股骨远端粗大部分为干骺段，在股骨干远端与干骺段交界处向两端延长成为股骨髁，分为外侧髁和内侧髁。股骨髁的前后径较横径为大，外侧髁的前后径较内侧髁大，前面较突出，内侧髁则较狭长。股骨外侧髁的前后轴线垂直向前，但内侧髁的前后轴线斜行。股骨内侧髁所居的位置较外侧髁低约0.5 cm，以适应正常站立时的髋内收角。其关节软骨面长而狭，且较外侧面更向后凸。股骨外侧髁向前凸，该特点是阻止髌骨向外脱位最好的屏障。股骨外侧髁的形状便于屈伸，而内侧髁的形状便于旋转。

股骨两髁的关节面于前方连合，形成一矢状位浅凹，即滑车或称髁间沟，当小腿伸直时，以容纳髌骨。滑车的外侧面较高并突出。从后面观，在股骨粗线内、外唇及髁间线之间，围成一三角形平面，即腘面，位于股骨体下端的后面（见图10-17）。

股骨两髁的侧面高出部为内、外上髁，其后面的粗糙部为胫、外侧副韧带附着处。在内上髁的顶部有一小隆起名收肌结节，为大收肌腱的止点，其后上面的三角形小面为腓肠肌内侧头附着部。外上髁较小，其下有一深沟，称腘肌沟，腘肌腱由此经过。有3个组织均起于股骨外上髁，腓肠肌外侧头位于后上，腘肌腱位于前下，外侧副韧带位于其间，同时还越过腘肌腱。

在股骨两髁之间有一深凹，为髁间窝，此处的骨皮质厚而粗糙，有2个压迹，膝交叉韧带附着其上，前交叉韧带附着于外髁内面的最后部，后交叉韧带则附着于股骨内髁外面的前部。髁间窝与腘面之间有1条髁间线，有腘斜韧带及关节囊附着。

由股骨两髁关节面画一线，另沿股骨干中线画一线，其在内侧相交成之角名股内角，约为100°。正常时股骨机械轴应落于膝关节中心，其与股骨解剖轴所成角度约为6°（图11-14），如有膝外翻或膝内翻时，股骨机械轴将落于膝关节的外侧或内侧。

胫骨上端的解剖特点

胫骨上端解剖特点

胫骨上端宽厚，即胫骨髁，亦称胫骨平台，横切面呈三角形。胫骨内侧平台成浅凹、外侧平台平坦或微凸，分别与股骨下端的内、外侧髁相接。胫骨两髁的关节面与股骨两髁借助于其间的半月板相连接。胫骨内、外侧平台与胫骨干在矢状面并不垂直，而是向后倾斜，与胫骨干轴线的垂线相交成6°~7°（图11-15）。该角度在行全膝关节置换手术时应特别注意保持，胫骨切骨不合适而造成该角度过小，可能会影响膝关节的屈曲度；过大又会使膝关节在屈曲位的稳定性降低。

胫骨两髁之间有髁间隆起，分别为内、外髁间隆突，膝关节伸直位时，一方面可以防止股骨及胫骨向侧方移动，另一方面，当股骨在胫骨上旋转时，髁间隆起可通过使股骨升高而使韧带紧张，以限制其过度旋转。屈曲位时，髁间隆突不与股骨髁接触，故小腿可旋转。在隆突的前、后各有平坦小区，名髁间前、后区，为膝关节前、后交叉韧带及半月板附着处（图11-16）。胫骨髁间隆突的损伤常伴随膝交叉韧带特别是前交叉韧带的损伤，当突然的张力施于前交叉韧带时，髁间前区的底部及外侧半月板的前角往往同时撕裂，并向外、向后扩展。

在胫骨上端前侧有一三角形突起，称为胫骨结节，为髌韧带附着处，胫骨结节至髁间前区前缘中点为胫骨交锁髓内钉的开口处。

在胫骨外侧髁的后外侧面有一个小的圆形腓关节面，与腓骨头相接。胫骨后面上部有一微缘，称为比目鱼肌线，由腓关节面向下内方斜行，有比目鱼肌及腘筋膜附着，适将腘肌及比目鱼肌分开，此线下方有较大的滋养孔向远侧走行。

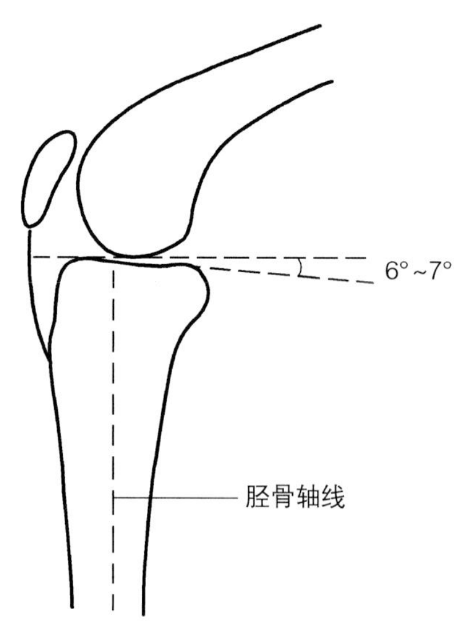

图11-15　胫骨平台后倾角

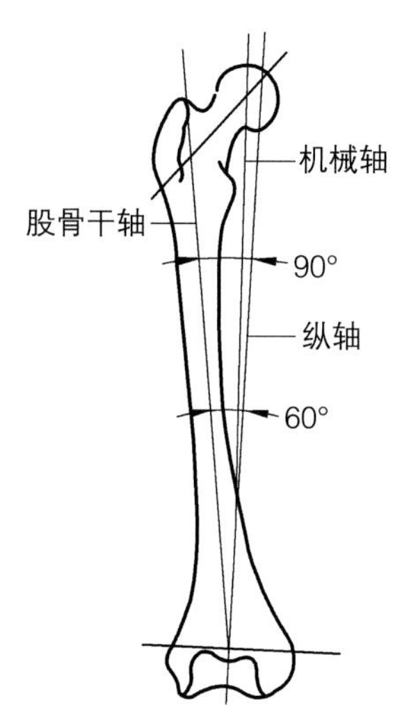

图11-14　下肢负重示意图

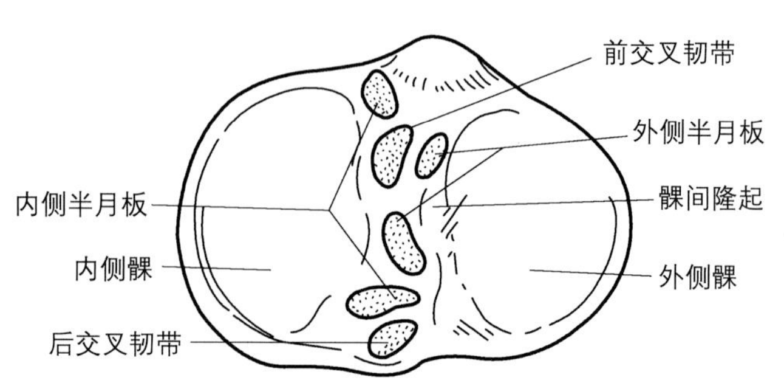

图11-16　交叉韧带和半月板附着点

膝关节骨关节炎常因下肢力线改变引起。胫骨向外扭转为髌股关节病变的一个重要因素。

胫骨平台为膝关节内骨折好发处。成人胫骨近端主要为骨松质，支持它的皮质薄，较股骨髁软弱。自高处向下的力量冲击胫骨平台或在膝关节内收或外展时受伤，多导致胫骨平台骨折，而股骨髁骨折较为少见。

胫骨上端畸形及病变

1. 胫骨上端畸形　胫骨结节在发育过程中可有若干变异，如舌状软骨方向异常、两侧不对称、附加骨化中心及骨骺中心分离等。

胫骨平台及胫骨髁间隆突可有很多变异。有的胫骨平台扁平，胫骨髁间隆突发育不全甚至不发育（图11-17）；有的胫骨髁间隆突过度发育，突出明显；还有的胫骨髁较胫骨髁周围略高，与一般胫骨髁周围较胫骨髁稍高相反。胫骨髁间隆突对下倾胫骨髁的相对高度甚为重要，胫骨髁间隆突过分隆起，胫骨髁间隆突与股骨内髁易发生撞击，长期撞击常引起剥脱性骨软骨病。

2. 胫骨结节骨软骨病（Osgood-Schlatter病）　常发生在18~19岁以下喜爱运动的少年。胫骨结节尚未发育完全，股四头肌强力收缩时，可将胫骨结节撕脱，胫骨结节骨骺往往变形、碎裂，引起胫骨结节骨软骨病（图11-18）。X线像表现为胫骨结节与骨干分离及髌韧带有钙化现象，胫骨结节较对侧为大，偶亦可见到骨折撕裂，胫骨结节结构紊乱或密度增加，胫骨结节的舌状突起可表现为多节段碎裂，亦可表现为前上缘的局限性碎裂，髌韧带肥厚、肿胀。

3. 胫骨内髁骨软骨病　亦称Blount病，多发生于婴儿或儿童。严重者，胫骨内侧髁增大，胫骨干向内弯曲，呈膝内翻。X线像显示胫骨内侧髁向内、下、后方倾斜，呈鸟嘴状，邻近骨骺的

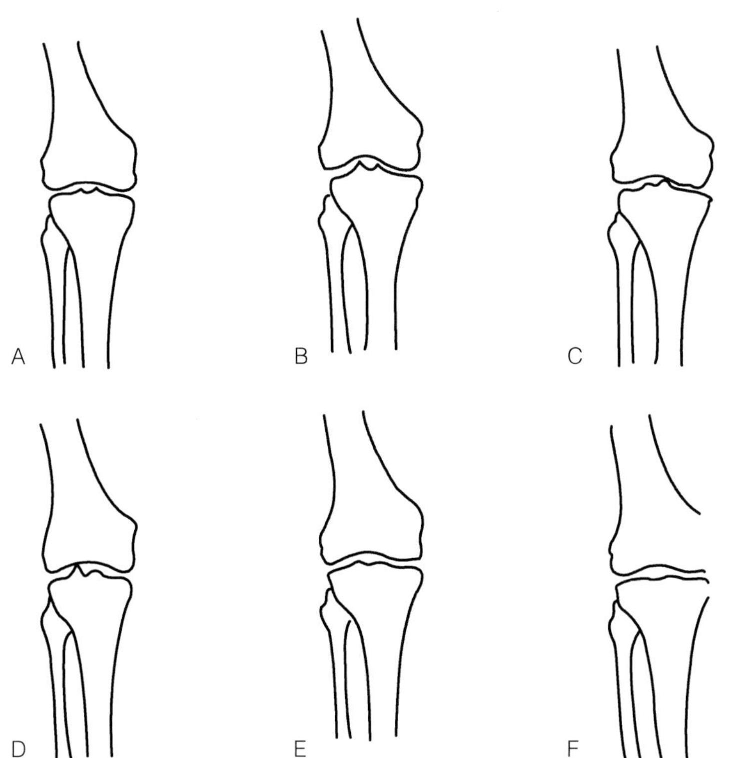

图11-17　胫骨髁间隆突发育异常

A.正常；B.过度发育；C.髁间内侧结节过度发育；D.髁间外侧结节过度发育；E.发育不全；F.不发育

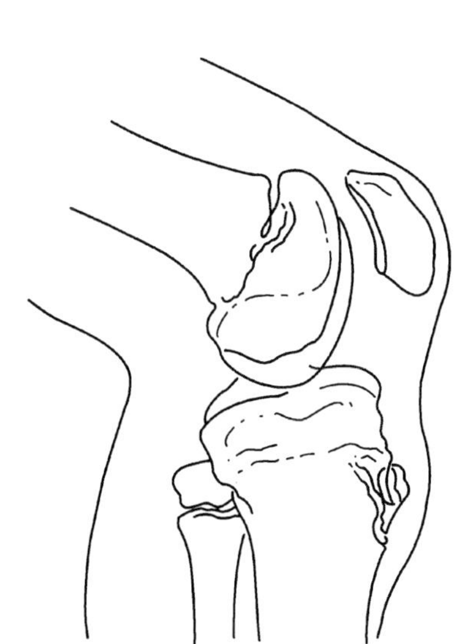

图11-18　胫骨结节骨骺变形

内侧干骺端向内突出，骺板内侧凹陷，干骺端内侧附近骨质可因坏死或软骨岛形成斑点状密度不匀阴影或不规则的钙化。

■ 腓骨上端的解剖特点

腓骨头呈锥形，其前面、上面及内面有圆形关节面向上内，与胫骨外侧髁的腓关节面相接。腓骨头尖有外侧副韧带及股二头肌腱附着。腓骨头后面有腓总神经越过，腓骨头下方骨折或骨骺分离时，能引起腓总神经损伤。腓骨上端骺线在关节腔外，故腓骨骨干结核甚少有蔓延至胫腓关节的可能。在胫骨则相反，其骺线在关节腔内，胫骨上端结核极易蔓延至关节腔内。

■ 髌骨的解剖特点

髌骨是身体中最大的籽骨，位于股四头肌腱内，集中股四头肌各方向的拉力，通过髌韧带传到胫骨。略呈三角形，前面粗糙，供股四头肌腱及髌韧带表层附着；后面光滑被覆软骨，与股骨滑车相对形成髌股关节。

髌骨的解剖特点

髌骨的上缘圆平而厚，称为髌底，为股四头肌腱的主要附着处。髌骨的内侧缘上部为股内侧肌附着处；内侧缘中下部及外侧缘为髌支持带的附着处。髌骨的下端尖起，称为髌尖，髌尖薄而锐，包藏于髌韧带及髌下脂肪垫中（图11-19）。

髌骨的关节面略呈卵圆形，以纵形嵴分为内、中、外3个关节面区，中间和外侧关节面区又以横嵴分为上、中、下3区，以适应膝关节不同屈曲程度时髌股关节面的接触。膝关节屈曲20°时，髌骨软骨面下区与股骨滑车接触，约45°时中区接触，约90°时上区接触，超过90°时，髌骨倾斜，内侧关节面与股骨内侧髁接触。

成人髌骨干燥骨测量，高40.1 mm，宽41.6 mm，厚19.8 mm。X线片测量，髌骨高44.1 mm，宽48.0 mm，厚19.2 mm。

髌骨的生理功能为：①保护膝关节，特别是股骨下端关节面及股骨髁；②传递股四头肌的力量，髌骨参与组成膝关节的伸直装置，并使髌韧带远离转动轴线，增加股四头肌的作用力矩，以加强股四头肌的力量；③保护膝关节在半屈位的稳定性，防止膝关节过度内收、外展及屈伸活动。人体在半蹲位活动时，两侧的副韧带、膝交叉韧带及膝两侧肌均处于松弛状态，膝关节的稳定主要靠股四头肌与髌骨维持。

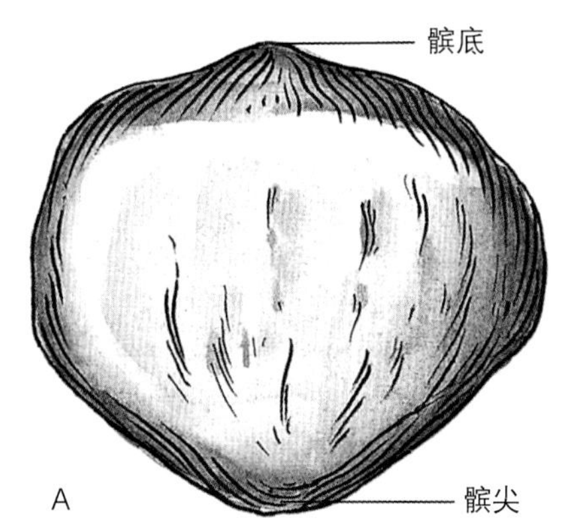

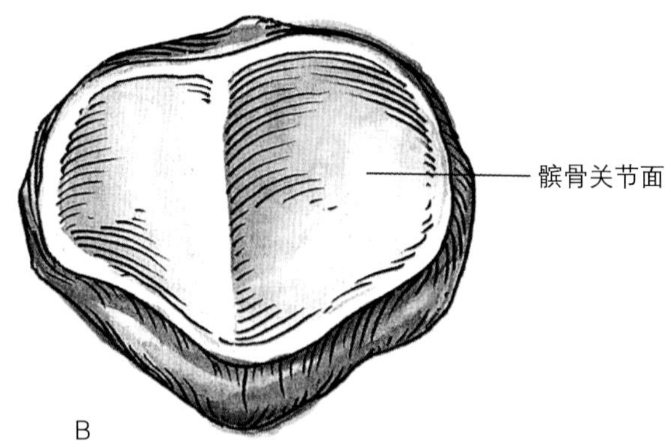

图11-19 髌骨的形态

A.前面观；B.后面观

膝关节在运动时，髌骨与股骨的关节面相互挤压与摩擦，关节面的持重点随身体重心的改变而移动，关节面所承受的压力也随膝关节屈曲角度的不同而改变。因此，髌骨全部切除的患者会产生以下后果。

1. 膝关节伸直功能减弱　术后虽然膝关节可能接近完全伸直，但一般最后5°~15° 伸直功能常丧失，出现关节力量丧失及不稳定。有些患者在一般动作中虽然无症状，但不能跑步，在不平坦的路上行走亦不稳定。

2. 膝关节出现创伤性及退行性改变　髌骨可以保护股骨髁关节面免受损伤及日常磨损。晚期股骨髁因失去保护及肌腱摩擦而发生退行性变。

3. 膝关节将显不对称　髌骨部分或全部切除后，主动及被动活动范围减少18° ，相当一部分患者有关节不稳，还有股四头肌萎缩，大腿周径减少2.2 cm，伸直力量下降49%。

髌骨畸形

1. 二分髌骨（bipartite patella）或多分髌骨　发生率为0.2%~0.6%。男性多见，男女比例约为9：1。如髌骨3个骨化中心不愈合，即形成二分髌骨，多余的髌骨一般在髌骨的外上角，二者的分界线向下、向外，其相对面平滑而致密，分裂间隙由软骨联系。髌骨有时分成2个以上称为多分髌骨，也有时髌骨呈半月形缺损。髌骨尚可出现裂缝或呈矢状位，位于内缘；亦可呈额状位，髌骨分成前后2个凹形盘，其间的裂缝宽度可达数毫米（图11-20）。

这些畸形多无症状，当多余的关节面与主髌骨不在一平面时，才引起症状，无外伤史。如与髌骨骨折不易鉴别，应摄对侧膝关节X线片。髌骨骨化中心不愈合多两侧同时发生，其表面光滑。有的患者髌骨先天发育不全甚至阙如，伸膝时膝部平坦，屈曲时成角。发育不全的髌骨一般位置较高，位于膝外侧，股骨内侧髁及胫骨结节突出，患者有时尚有膝外翻畸形，这些患者多因髌骨脱位而就诊。

2. 先天性髌骨脱位罕见　出生时髌骨已移位于股骨外侧髁的外侧，不能自行复位，常为双侧性，患儿伸膝力弱，关节不稳。X线片显示髌骨发育较小。

3. 伴有髌骨先天性发育异常的综合征　指甲—髌综合征或称遗传性指甲—骨发育不全（onycho-osteodysplasia），是一种以髌、甲、肘、髂骨为主的先天性发育异常，多有家族性，属常染色体显性遗传，主要表现如下。①指甲发育不全：多发生在拇指，严重者拇指指甲全部阙如，纵裂或半边萎缩；有时食指指甲亦可阙如，小指发病者极少，足趾偶被累及，尚可看到指甲脱色。②膝发育不良：最常见的改变是髌骨阙如或发育不全。髌骨可呈卵圆形、三角形或不规则形，向外侧移位或半脱位，股骨外侧髁常发育不良，股骨内侧髁大而突出，胫骨内缘向上内斜行，胫骨平台向内下倾斜。患者尚有膝外翻、胫骨外旋，胫骨结节明显突出。③肘发育不良：肘外侧部包括肱骨外上髁、肱骨小头及桡骨头发育不全，外偏角增大，有时桡骨头变大，呈蕈状，

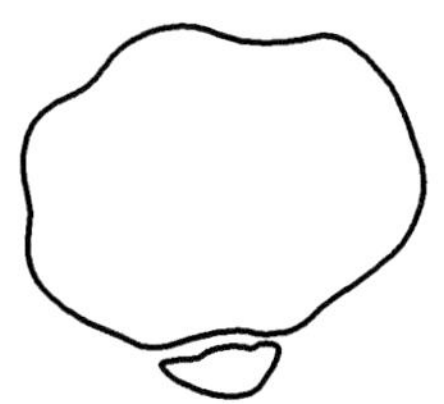
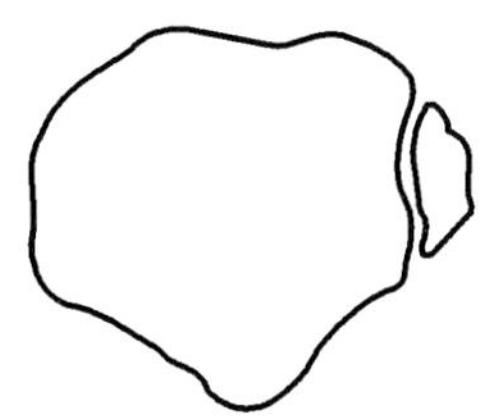
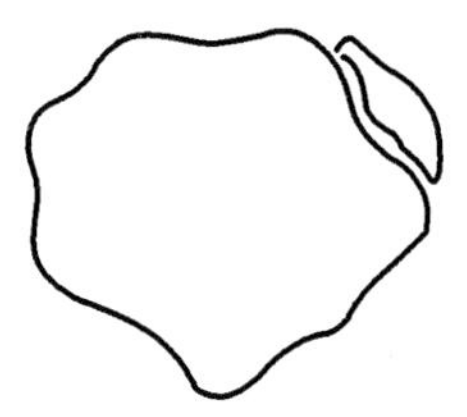
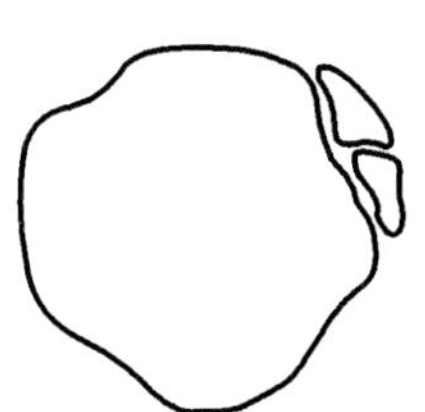

图11-20　髌骨畸形

可能发生半脱位或完全脱位，肘关节活动有时受限，前臂旋转差，肘部强直。④骨盆发育不良：髂嵴外翻，髂骨翼后外侧圆锥形突起，出现所谓髂角。这种综合征为遗传性疾病，常伴有广泛肌及结缔组织发育不全或合并其他畸形。其他畸形还可有坐耻结合发育不全、距骨颈肥大、距跟融合及跟骨骨赘等。

4. 髌骨下端骨软骨病（Larsen−Johannson病） 即髌骨下极次级骨化中心的骨软骨病。髌骨骨骺部分的血供与初级骨化中心的血供于骺板处隔断，当骺韧带附着点（即次级骨化中心）的血供因损伤或其他原因受到障碍时，骨骺就可产生骨软骨病样变化。此种情况往往与胫骨结节骨软骨病并存，病理可能相同。

髌股关节

髌股关节的静力稳定依靠髌骨内、外侧的髌股支持带，内侧尤为重要。股四头肌维持髌骨纵向稳定，股内侧肌的下部附着纤维接近水平位，对维持髌骨横向稳定起重要作用。

髌骨沿股骨滑车及髁间窝的活动范围为7~8 cm，随屈伸度其相互接触面及稳定程度有所变化。股骨滑车在近端较浅，向远端逐渐加深，膝从0°屈膝至10°时，仅其下端与滑车相接，其上部仍位于近端滑车的浅凹中，此时髌股支持带松弛，股四头肌控制变得不稳定。膝关节屈曲20°时，髌骨软骨面下区与股骨滑车接触，已较稳定；约45°时中区接触位于滑车中部，二者相互紧贴，很为稳定；约90°时上区接触，非常稳定；超过90°时，髌骨倾斜，进入髁间窝中，内、外侧关节面与股骨内、外髁接触，股四头肌腱开始与股骨滑车接触，并分担髌骨软骨面的部分压力。

在冠状面上，股四头肌腱与髌腱以髌骨为中心形成一个外翻角（即Q角）（图11−21），正常情况下Q角为15°，膝外翻或胫骨外旋的患者，Q角会增大，髌股关节因异常应力会导致软骨损伤、退变。

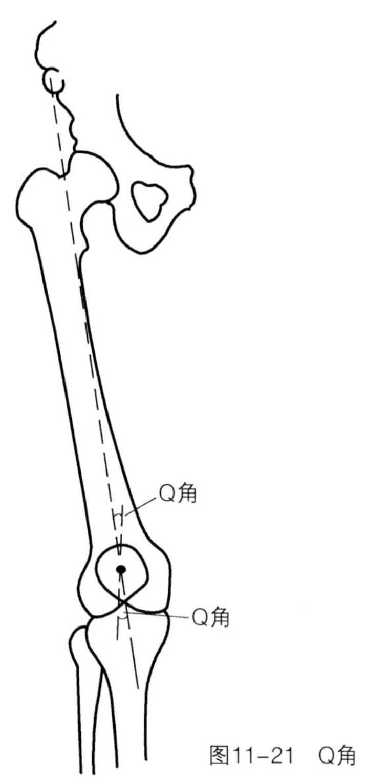

图11−21　Q角

1. 复发性髌骨脱位　引起复发性髌骨脱位的原因甚多，从解剖观点来看，先天性发育异常是较常见的病因，常见的畸形有股骨外侧髁过低、股骨滑车过浅、髌骨外侧关节面扁平、髌骨发育不全影响股内侧肌的附着点、髌骨高位、胫骨外旋转畸形引起髌韧带附着点外移、膝关节外翻畸形、髂胫束异常止点等，患者通常同时存在上述多项畸形。后天因素如膝下截肢，股四头肌（特别是股外侧肌）、髂胫束或股外侧肌间隔损伤后形成瘢痕粘连等也能引起习惯性髌骨脱位。

复发性髌骨脱位后，髌骨内小面首先受累，如髌骨软化、剥脱性骨软骨病或髌骨关节炎，少数病例可形成游离体。如未进行适当治疗，将发生膝关节骨软骨炎。习惯性髌骨脱位的手术治疗目的在于减少向外牵拉髌骨的力量，纠正畸形。根据病因，对于不适合行骨性手术的患者，可实行内侧关节囊紧缩、外侧关节囊松解；亦可同时将股内侧肌向髌骨表面前下方转移以加强其紧张度。对于骨骺已闭合的患者，可将韧带连同胫骨结节向胫骨内侧移植或同时行股骨外侧髁抬高手术。

2. 先天性髌骨脱位　常为家族性及双侧性，偶伴其他异常，如先天性多发性关节弯曲及Down综合征，持久存在，不能复位，常伴股四头肌机制异常。如股外侧肌阙如，髌骨可附于髂胫束的前面，髌骨常较小，位于股四头肌机制中，可出现膝外翻，胫骨外旋，膝内侧关节囊紧张，股外侧髁扁平，髌腱附着较正常更靠外。有的作者认为这种异常系由于在胚胎前3个月，股四头肌前体和髌骨未发生内旋，致肌位于大腿前外侧，髌骨永久向外脱位。由于这种畸形的严重程度随时间而加重，早期若不矫正，3~4岁以前很难得到正确诊断。

■ 髌骨软化症

髌骨具有较厚的关节软骨面，其中心部经常遭受急性或慢性撞击而造成损伤，加上中心部血供较差，损伤后难以自行修复。在长期重复遭受张力、压力磨损及不正常关节运动下，关节软骨面表现不同程度变化。早期软骨失去光泽，呈黄白色或灰白色，表面有结节状、细索条状隆起或游离的薄膜。随后软骨局部软化，出现纵行纤维，透明基质消失，软骨出现裂纹及龟裂；再后，关节软骨面全部迅速解体，引起全部髌骨软化。如大块软骨分离，造成软骨缺损，形成剥脱性骨软骨炎；最后，关节软骨大部消失，髌骨变宽变厚且不规则，发生晚期增生性病变。

髌骨软化的发病原因众多，主要有如下几点。①直接外伤或累积创伤引起：由于局部外伤与劳损，软骨细胞先被挤压死亡，失去正常代谢功能，不能产生硫酸软骨素；抑或软骨表面受轻微损伤，不能正常交换营养物质，造成软骨退行性变；②关节软骨内在缺陷理论：青年时期无明显外伤史也可发生髌骨软化症，其他病因难以解释；③髌股高接触压学说；④髌股关节的关系异常：包括高位髌骨、低位髌骨、髌骨倾斜、Q角异常等；⑤滑膜病变理论：滑膜受刺激后，分泌滑液增多，影响软骨营养。尚有作者指出，滑膜受伤后，渗透压改变，血浆酶可以更多地进入滑液，其活性也增高，从而溶解软骨，使软骨中的硫酸软骨素降低，因而软骨变性，失去弹性。

膝部影像解剖

■ X线像

在不同投照位X线片上测量一些间隙宽窄、角度大小计算比率，观察膝关节各骨骼组成的相互关系，以发现有无位置异常、发育不良，寻找致病因素，还可为鉴别诊断提供依据（图11-22）。

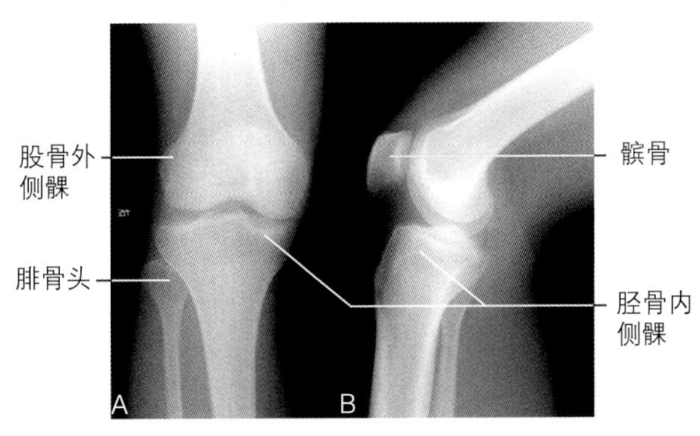

图11-22　膝关节X线像
A.正位；B.侧位

正位片

1. 下肢负重线　正常应经过髌骨中央，如向内偏移，其与胫骨髁间隆起中央之距离（B）与胫骨平台宽度（A）之比，即B/A×100可反映膝内外翻情况（图11-23）。

2. 股胫角（FTA）　即股骨轴线与胫骨轴线向外所呈之角，正常为165°~170°，女性因骨盆较宽，此角较小（见图11-15）。

3. Q角　使下肢在伸直中立位，由髂前上棘至髌骨中心取连线，大致相当于股四头肌方向，其与由髌骨中点至胫骨结节连线所呈夹角即Q角，正常为15°~20°（见图11-22）。如此角增大，髌骨即有半脱位倾向。Q角作为提示作用于髌骨外侧之力并不理想，髌骨不稳患者或髌骨脱位患者，尤其是合并髌骨高位患者，膝关节伸直位时其髌骨多外移，所测到的Q角会变小，甚至为零或负值。

4. 胫骨结节到滑车中线的距离（TG-TT）　临床上较Q角更实用的方法是测定胫骨结节与股骨髁滑车中线的距离，正常为10~15 mm。Goutallier描述了一种X线片测量方法，膝屈曲90°时，胫骨结节在股骨髁上缘中线外侧应小于20 mm，如超过此值，即说明胫骨结节位置有外移，并增加髌骨外侧方向的作用力（图11-24）。

侧位片

高位髌骨（patella alta）、低位髌骨（patella baja），以及髌骨的内、外偏移均与髌骨软骨软化发病有关。高位髌骨还可使髌股之间活动发生障碍，导致髌股关节不稳，增加髌骨半脱位倾向。测量髌骨位置高低有多种方法：侧位片宜取30°屈曲位拍摄。

1. Insall-Salvati指数　计算髌腱长度（LT）与髌骨长度（LP）之比值（LT/LP）。正常为1.01~1.03（男性为0.9~1.1，女性为0.94~1.18）。Insall认为，如LT/LP>1.12，即为高位髌骨。该方法的主要缺点：①髌韧带在胫骨结节附着点不易

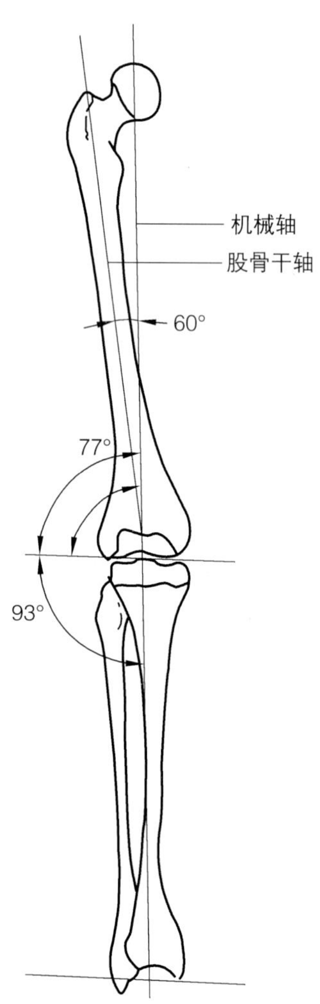

图11-23　下肢负重线

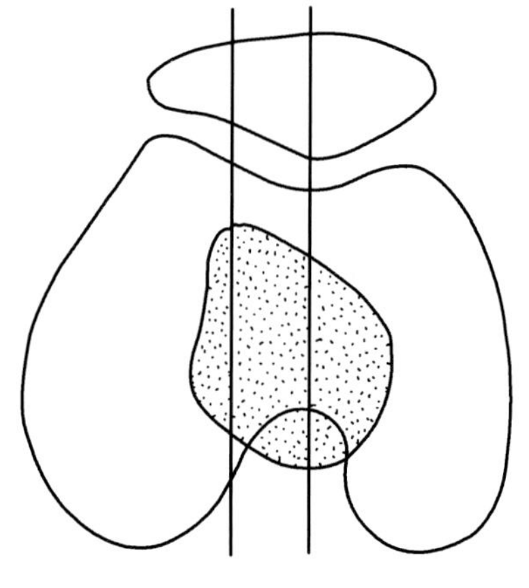

图11-24　胫骨结节到滑车中线的距离

确定；②已行胫骨结节移位术者很难测量；③髌骨长度并不代表髌骨关节面长度（图11-25）。

2. Blackburne-Peel指数　沿胫骨平台画水平线，由髌骨关节面最下点至此线取垂线（A），求与髌骨关节面长度（B）之比值（A/B）。正常约为0.82，男性为0.85~1.09，女性为0.79~1.09。该方法的主要缺点是测量结果会因膝关节屈曲角度不同而产生误差（图11-26）。

3. Caton指数　髌骨关节面最低点到胫骨前上角间的距离（A），与髌骨关节面长度（B）的比值（A/B）。正常膝关节该比值接近1，男性为0.96，女性为0.99。Caton指数简单实用，既不受膝关节屈曲角度的影响，也不受髌骨或胫骨结节畸形的影响（图11-27）。

4. Blumensaat 线　在标准的膝关节侧位X线片上，沿股骨前侧皮质骨向远端所做的延长线即Blumensaat线。在正常膝关节，该线代表了滑车的底面。通过观察该线与股骨滑车前缘的关系，可以判断滑车的深度及畸形情况（图11-28）。常见的畸形征象如下。

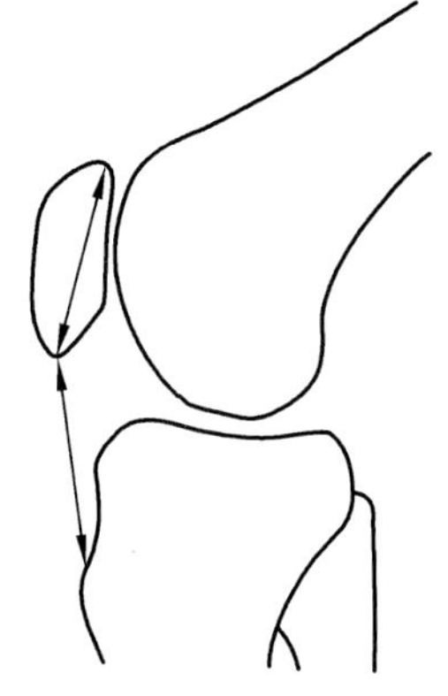

图11-25　Insall-Salvati法

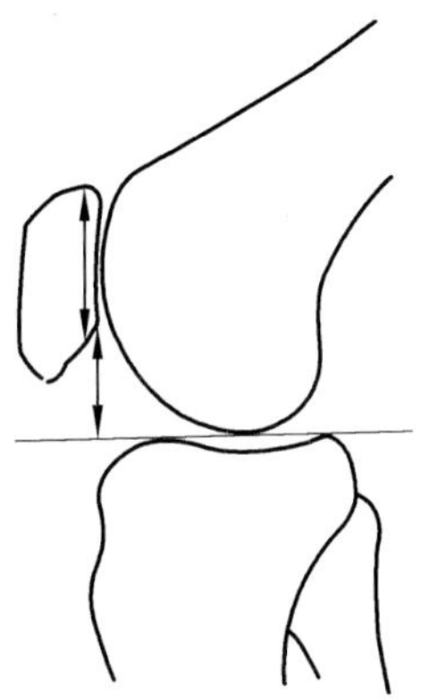

图11-26　Blackburne-Peel指数

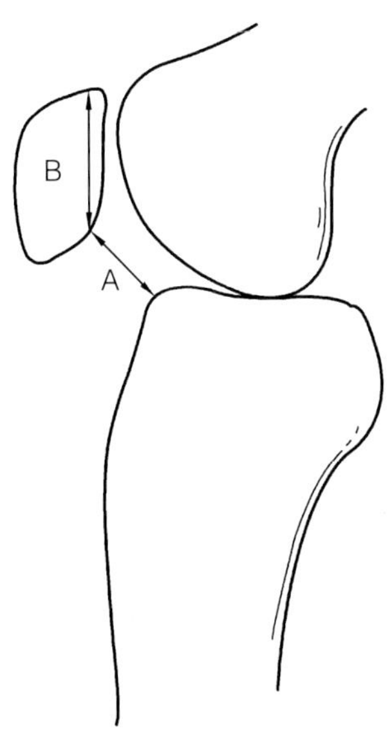

图11-27　Caton指数

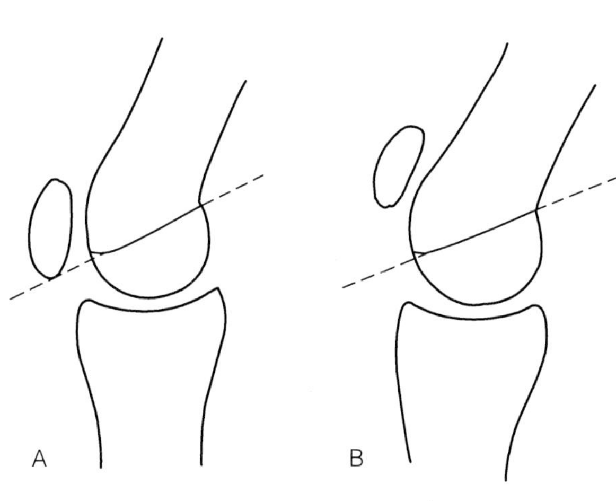

图11-28　Blumensaat 线
A.正常；B.高位髌骨

（1）交叉征（crossing sign）：指Blumensaat线与股骨滑车外侧唇在滑车段相交叉，提示股骨滑车外侧唇发育不良。

（2）凸起征（bump' sign）：指股骨滑车底部向前方呈球形凸起超过3 mm，提示滑车底部有凸起畸形，无法有效地将髌骨容纳在滑车沟槽中滑动。

（3）滑车发育不全（displastic trochlea）：指股骨滑车近端呈鸟喙或尖钉状突起，严重者滑车两唇不对称。

5. 股骨滑车深度测量（femoral trochlear depth，FTD） 膝关节侧位X线片上股骨髁前缘到滑车底部的距离，正常滑车深度为7~8 mm。滑车过浅通常不能有效阻止髌骨脱位。

轴位片

轴位片应在屈膝20°~30°位投照。屈膝90°位，由于髌骨在股骨滑车内稳定，难以发现异常情况。

1. 股沟角（sulcus angle，SA） 即由股骨内、外侧髁顶点至股骨滑车底连线所成的髁间角，正常为138°~142°（图11-29）。在髌骨半脱位时可增大，说明股骨下端发育不良可导致髌骨不稳定。

2. 适应角（congruence angle, CA） 在股沟角取平分线，其与髌骨最低点和沟底连线之间的夹角即适应角，正常此角偏向内髁侧，为−6°~−9°，如偏向外髁侧，则为正值，适应角的大小提示髌骨的稳定情况。有髌骨不稳定者，其适应角增大（图11-29）。

3. 双中心角 在轴位片上，髌骨最低点不易确定。有的作者改用髌骨内外缘连线中点代替，其和沟底连线与股沟角平分线所成夹角称为双中心角，测量结果显示其与适应角数值近似。

4. 外侧髌股角（P-FA） 为股骨内、外侧髁连线与髌骨外侧小面所成之角，正常约为15°（图11-30）。在髌骨半脱位时两线多呈平行，甚至向内成角。

5. 髌倾斜角（patella tilting angle，P-TA） 为髌骨内外缘连线及股骨内外髁连线相交之角，正常约为11°，在髌骨半脱位时可增大。

6. 髌股指数 为髌股关节内、外侧间隙大小之比例（图11-31）。正常内侧间隙稍大，应>5 mm，髌股指数<1.6。髌股关节炎因外侧超负荷，致软骨磨损变薄，外侧间隙可<3 mm，髌股指数增大。髌骨半脱位时，髌股指数亦加大。

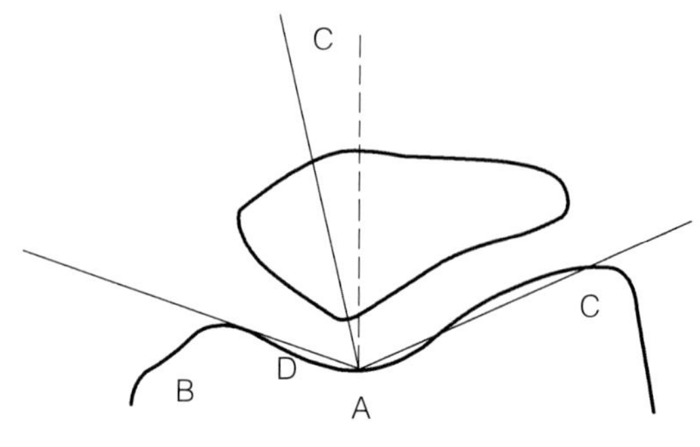

图11-29 适应角

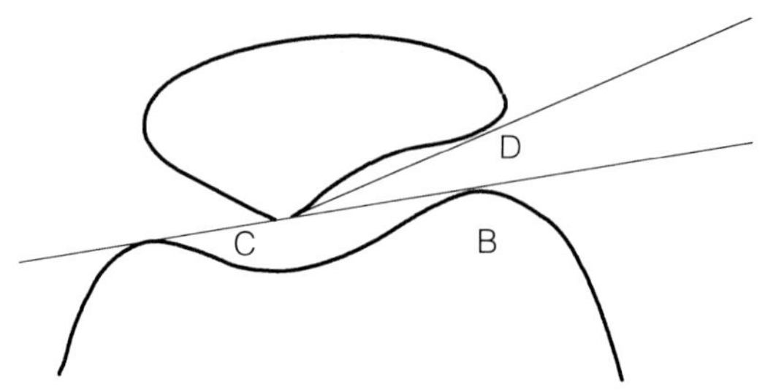

图11-30 外侧髌股角

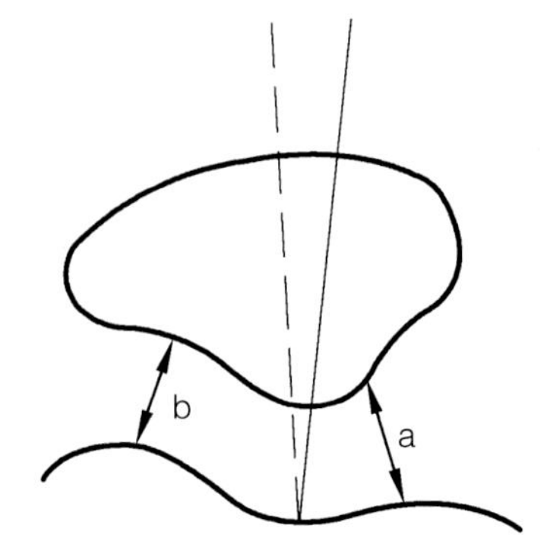

图11-31 髌骨指数

7. 髌骨关节面角　即髌骨内外小面所成之角，正常约130°，大致与股沟角相当。

8. 髌骨关节面比率　即髌骨外侧小面与内侧小面长度之比，正常外侧小面较长，比率为1.1~1.2。此比率可反映关节面的形态。

■ 膝关节MRI

在膝关节的各个方位上，均可通过MRI清晰地观察到膝关节的结构，特别是软组织结构（图11–32）。

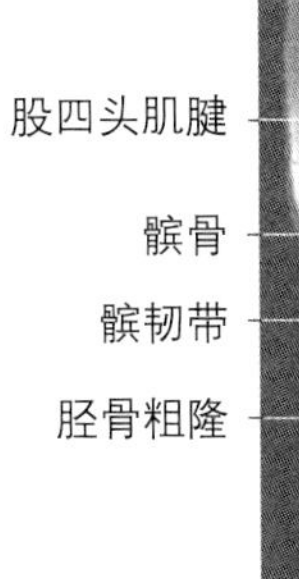
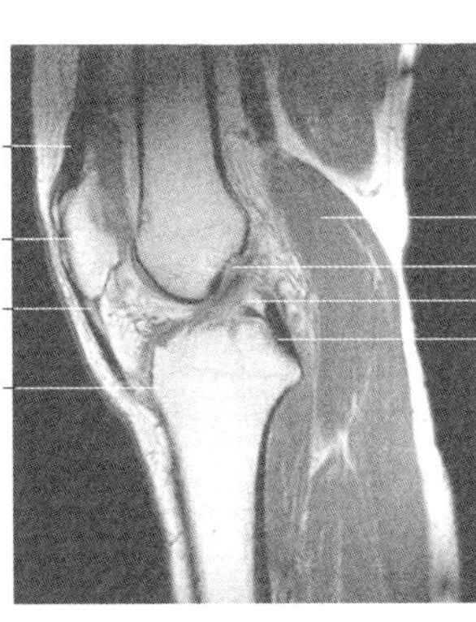

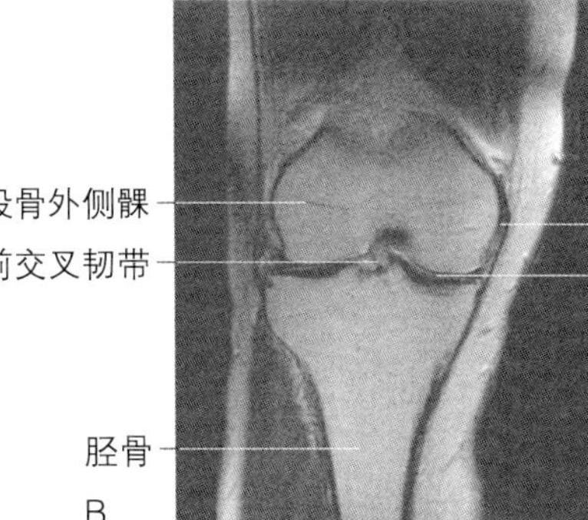

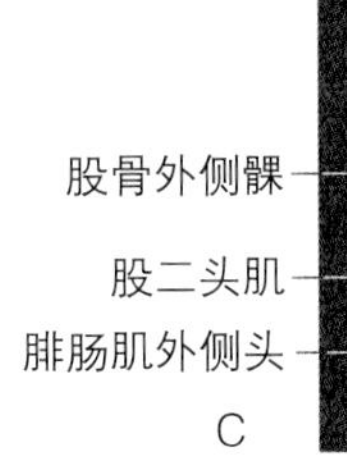
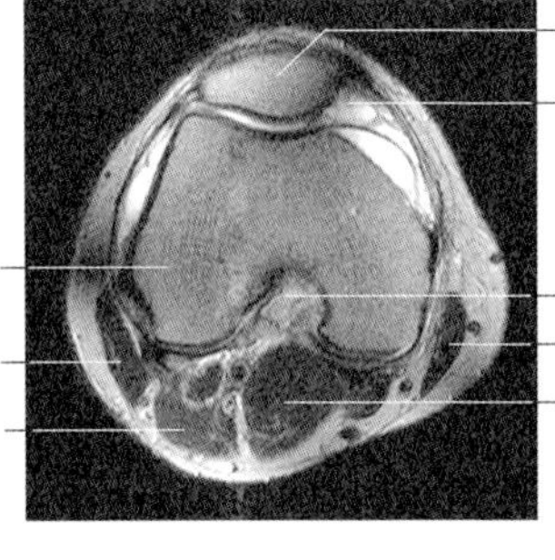

图11–32　膝关节MRI
A.矢状面；B.冠状面；C.横切面

膝关节的稳定结构

■ 膝关节的静力稳定结构

膝关节需在人体不同姿势状态时保持稳定，才能起到支持身体的作用，但膝关节两骨面不对称，其借助于相应的关节囊、韧带和肌腱等装置得以保持稳定。

膝关节囊

膝关节囊由纤维层及滑膜层构成。关节囊薄而坚，近侧附于股骨关节面的近侧缘及髁间窝后缘，远侧附于胫骨上端关节面的边缘（图11–33）。膝关节囊在前方附着于股骨滑车上方浅窝的边缘，向上突出形成髌上囊。在两侧附于股骨滑车边缘，股骨内、外侧髁在关节囊之外，在后方，关节囊附着于股骨髁关节面后上缘，恰在腓肠肌内、外头起始处下方，将肌膝面与股骨髁分开。膝关节的滑膜层衬于关节囊纤维层的内面，附着于关节软骨的边缘，与关节软骨一起形成膝关节腔。关节腔向上与膑上滑膜囊交通，向后与腓肠肌内侧头深面的滑膜囊交通；并常通过滑膜囊与半膜肌腱深面的滑膜囊相交通，又可以与腓肠肌外侧头深面的滑膜囊交通。关节囊的后面还被腘肌腱穿过。滑膜囊具有多个隐窝，位于关节前方的有前上、前上内侧、前上外侧、前下内侧和前下外侧等5个隐窝，位于关节后方的有后上内侧、后下内侧、后上外侧和后下外侧等4个隐窝。膝关节滑膜面积全身最大，正常时，滑膜本身形成皱襞，能适应关节各种活动。滑膜内有感觉神经末梢，受刺激时即引起疼痛。

膝关节囊本身对于关节的稳定并无多大作用。膝关节的稳定性，主要由其周围韧带来加强，靠肌来维持。膝关节囊前内及前外部分较薄，但为髌内、外侧支持带所加强（图11-34）。内侧有内侧“四联复合体（quadruple complex）”：指内侧副韧带、半膜肌、鹅足腱及后侧关节囊的腘斜韧带部分；外侧有由外侧副韧带、髂胫束、腘肌腱及股二头肌组成的外侧“四联复合体”。膝关节囊后侧为腘斜韧带所加强，后内侧为半膜肌所属伸展部分加强，后外侧则为弓状复合体所加强。

内侧关节囊的后内部分从内侧副韧带后缘向后有半膜肌直头附着，也称为后斜韧带。当膝关节屈曲时，后内关节囊及后斜韧带逐渐放松，但当半膜肌主动收缩时，后斜韧带紧张。因此，即使在膝关节屈曲时，后关节囊仍起动力及静力稳定作用。在膝韧带重建时，修复后内关节囊复合体，特别是后斜韧带紧缩极为重要。

屈膝挛缩畸形时，关节囊紧张，宜自后侧将膝关节囊后部附着于股骨髁后的起点向下剥离。股骨的骨骺线除两侧部分外均位于关节囊内，胫骨骨骺线则位于关节囊之外。

内侧副韧带及关节囊韧带

1. 内侧副韧带的结构　内侧副韧带分为浅、深两层，两层密切结合并无间隙。深层较短，构成关节囊的一部，即内侧关节囊韧带。浅层较长，起于股骨内上髁顶部的收肌结节附近，止于胫骨上端的内面，距胫骨关节面7~10 cm。浅层起自股骨收肌结节前下方及股骨内上髁，向下分为3部分，前部纤维较长，向下止于胫骨内侧髁前内侧，为鹅足腱所覆盖；中部向后下，止于胫骨内侧髁的内侧；后部又称后斜韧带，向后下止于胫骨内侧髁后部、关节囊及腘斜韧带，与半膜肌腱相连（图11-35）。内侧副韧带与其深面的关节囊之间有一滑膜囊分开，便于此两结构的活动。

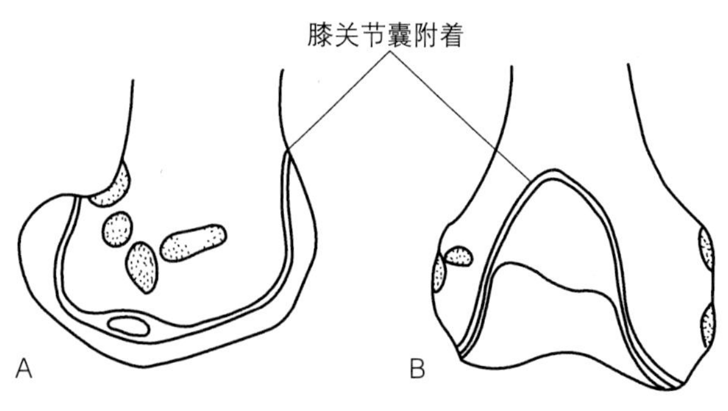

图11-33　膝关节囊的股骨的附着
A.侧面观；B.前面观

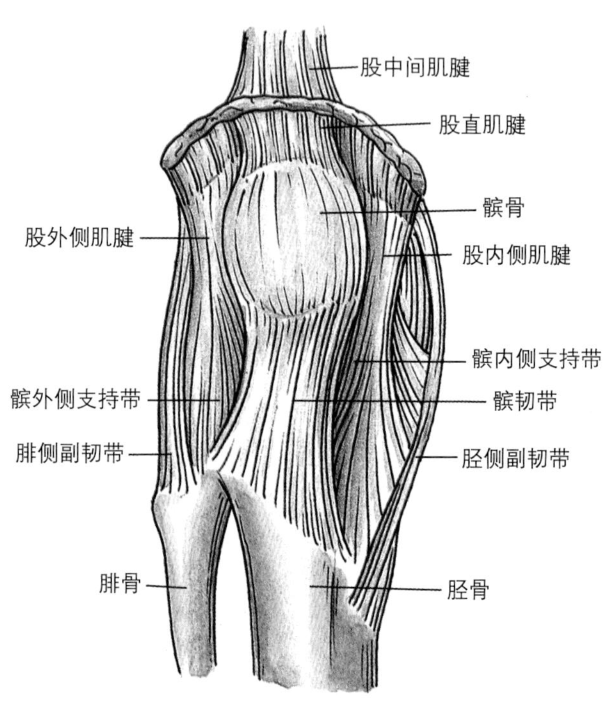

图11-34　膝关节囊的支持结构

内侧副韧带主要能抵抗外翻及外旋应力。膝伸直时沿股骨髁向前滑动，而在屈曲时向后滑动，其前部纤维缩紧，后部放松。

2. 内侧副韧带的功能　内侧副韧带有保持关节稳定和调节关节活动的功能，其紧张度随关节位置的不同而改变。膝关节在完全屈曲位时，韧带的前纵部紧张，中部、后部松弛；膝关节在半屈位时，大部分韧带松弛，膝关节完全伸直时，全部韧带紧张。韧带紧张时，通过神经可使膝关节周围肌群发生反射性收缩，加强关节的稳定。膝关节可有外翻及轻度旋转活动，膝关节的旋转度随膝关节的位置而不同。膝伸直时，由于股骨髁的扁平面紧紧地为膝关节紧张的关节囊、侧副韧带及交叉韧带嵌在胫骨关节面上，无旋转活动；但当膝屈曲时，由于韧带松弛，胫骨在股骨靠后球形面上活动，因而旋转度增大，膝屈曲90° 时最大，旋转度可为6° ~30° ，外旋较内旋大，以后又下降。在此范围内，由于周围肌及软组织的支持，韧带不致撕裂。

3. 内侧副韧带损伤　内侧副韧带损伤较为常见，断裂后，如在松弛状态下愈合，则膝关节周围肌群失去韧带紧张时所产生的神经反射刺激而不收缩，影响膝关节的稳定，因此内侧副韧带断裂应予修复。

膝关节轻度屈曲及足部固定时，如有外力打击小腿或膝的外侧，可使股骨内收、内旋及膝外翻，内侧副韧带即可发生损伤，或者部分断裂，或其上附着点同时引起小片撕脱骨折。

内侧副韧带全部断裂时，断裂位置并不一定，有时浅层自胫骨附着部撕脱，深层自股骨附着部撕脱；亦可与此相反，韧带断端有时可窜入关节间隙，扰乱关节正常活动。

外侧副韧带

1. 外侧副韧带的结构　外侧副韧带为一长约5 cm的圆索条状结构，其直径约4 mm，在上附着于股骨外上髁，向下后方止于腓骨头尖的稍前（图11-36）。与关节囊及半月板间有腘肌腱相间隔，外侧副韧带因居关节外后方，因而在伸膝时紧张，屈膝时松弛。但在屈膝外旋后内旋时则皆紧张。股二头肌腱有纤维包绕并止于外侧副韧带，屈膝位时可拉紧韧带保持稳定。

外侧副韧带分为两部，通常所指外侧副韧带系指其浅部，其深部为外短韧带，位于外侧副韧带

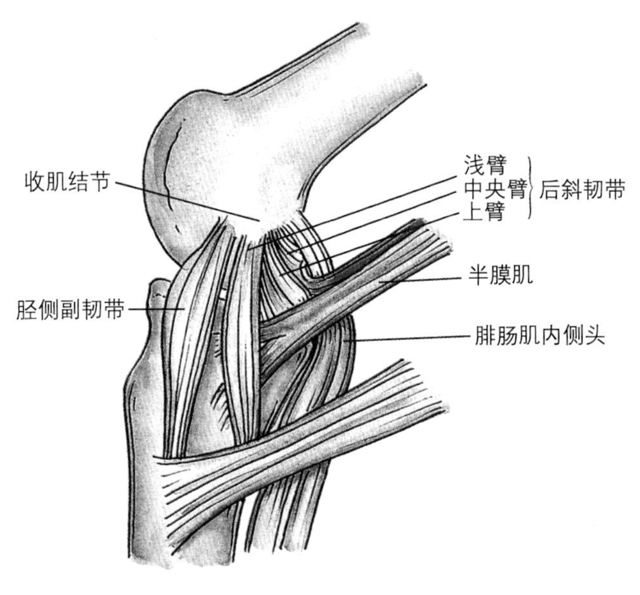

图11-35　内侧副韧带

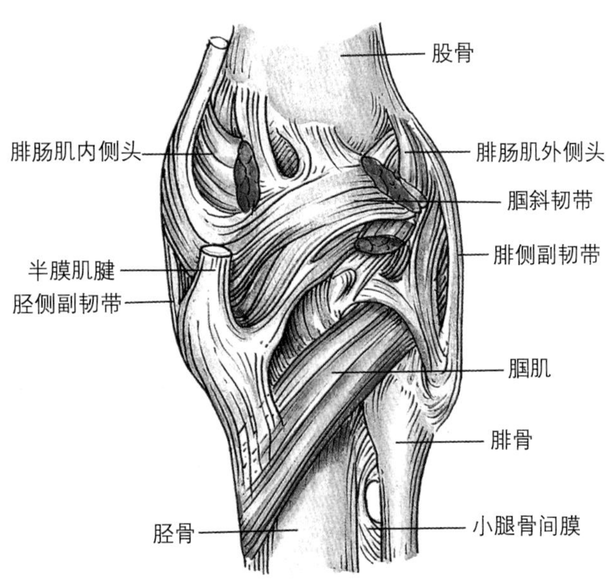

图11-36　外侧副韧带和腘斜韧带

及股二头肌腱的后方，加强关节囊的后外侧。

外侧副韧带是抵抗膝关节伸直时内翻应力的主要稳定结构；屈曲时，外侧副韧带松弛，此作用不明显。

膝关节外侧结构由浅到深可分3层：第1层为前侧髂胫束及其扩张部和股二头肌浅部及其扩张部；第2层为股四头肌支持带，大部分在前外下行，邻近髌骨，后部较不完整；第3层为关节囊的外侧部分，在水平面附于股、胫骨关节边缘，其附于外侧半月板外缘的关节囊附着部分也称为冠状韧带，腘肌腱穿冠状韧带裂孔附于股骨。关节囊后外部分的深层向后终于弓状韧带。

2. 外侧副韧带的功能　内、外侧副韧带的位置均偏于膝关节的后方，屈膝时，外侧副韧带松弛，胫骨可稍有旋转活动；伸膝时，外侧副韧带紧张，膝关节变得稳定，可以防止膝过度伸直。

膝关节外侧稳定结构除外侧韧带及外侧关节囊外，还依靠髂胫束、股二头肌腱及腘肌腱、髂胫束附于股骨外上髁，向下在髌骨外面及后侧股二头肌腱间扩展，止于胫骨外侧髂胫束粗隆（Gerdy结节），作为膝关节外面的附加韧带，膝关节伸展时滑向前方，而在屈曲时滑向后方，但始终保持紧张。当膝关节屈曲时，外侧副韧带与腘肌腱及髂胫束互相交错，以加强外侧稳定。股二头肌腱能屈膝并使胫骨在股骨上外旋。腘肌腱在胫骨后面经过腘肌裂孔附于外侧副韧带止点的深面及前面。

3. 外侧副韧带损伤　外侧副韧带对膝关节稳定较内侧副韧带相对次要，仅当小腿对大腿强力内收并有部分或完全脱位时才发生损伤。其损伤之所以较少，原因是在屈曲时外侧副韧带松弛，不致因旋转应力受伤。它同时又为髂胫束及股二头肌腱所加强，对侧肢体也可保护其免受内收损伤。应当强调的是外侧副韧带断裂多伴有腓总神经损伤，引起韧带—腓总神经综合征，腓总神经受到过度牵拉损伤。连于外侧副韧带的腓骨头尖及附着于腓骨头的股二头肌腱可以撕裂。另外，髂胫束、腘肌腱或膝交叉韧带也可发生撕裂。

外侧韧带复合体

由外侧副韧带、小豆腓骨韧带（fabello-fibular lig）、腘弓状韧带、腘肌腱和腘腓韧带组成。小豆腓骨韧带连接籽骨、腓肠肌外侧头和腓骨头。腘弓状韧带越过由关节囊内穿出的腘肌腱，向上附着于股骨外上髁的后面，向下分为2束，分别附着于腓骨头及胫骨外侧髁的边缘。腘弓状韧带是胫骨外旋和内翻旋转的主要稳定结构，与后交叉韧带共同限制胫骨后外侧的旋转。腘斜韧带即半膜肌腱的反折部，自胫骨后上方斜向外上，止于股骨外上髁后方，与关节囊后部相融合，可制止膝过分伸直。关节囊的后部借腘斜韧带而加强。腘肌腱和腘腓肌腱对于限制胫骨的外旋也起重要作用。

Wroble证实在单纯前交叉韧带断裂的膝关节，切断外侧副韧带只明显增加膝内翻，并不增加胫骨的旋转；同时切断外侧副韧带和腘弓状体既可明显增加膝内翻，又能导致膝关节过伸和屈膝30°位胫骨的外旋活动；再切断后交叉韧带，不仅胫骨外旋和后移会明显增加（超过20 mm），屈膝90°时胫骨外旋也明显增加。外侧韧带复合体，尤其是外侧副韧带、腘弓状韧带和腘腓韧带对膝关节后外侧角的稳定性起重要作用。对于后交叉韧带断裂合并膝关节后外侧不稳的患者在重建后交叉韧带的同时，应同时修复这些结构。

膝交叉韧带

交叉韧带作为膝关节的稳定结构及旋转运动轴，限制胫骨在股骨上的前后活动，并协助胫骨在股骨上的内、外旋。内旋可使交叉韧带弯曲，而外旋则使其变直。膝交叉韧带位于膝关节深部，分为前、后两条。所谓前后，是以附着于胫骨的前后作为标准（图11-37）。

1. 膝交叉韧带的构造　前交叉韧带起于胫骨上端非关节面髁间前区的内侧及外侧半月板前

角，分前内侧束和后外侧束，两束呈螺旋状盘绕向上后，止于股骨外侧髁内侧面的后上部，其股骨髁附着点面积约20 mm × 10 mm（最大径），韧带长4（3.7~4.1）cm（图11-38）。其血供来自膝中动脉，由上附着点进入。膝完全伸直时，前交叉韧带为髁间切迹前外侧部分的补充切迹所容纳。

Butler生物力学研究显示，膝前交叉韧带提供了防止胫骨前移的80%阻抗，这种作用在膝关节屈戌30° 时最大，也是在诊断单纯前交叉韧带断裂时Lachman试验敏感的原因所在。前交叉韧带的第二重要作用是阻抗胫骨的旋转，尤其是在膝关节接近伸直时，阻抗胫骨的内旋。在膝关节完全伸直时，前交叉韧带还有阻抗外翻的作用，不过，该作用在内侧副韧带完整的情况下是微弱的。

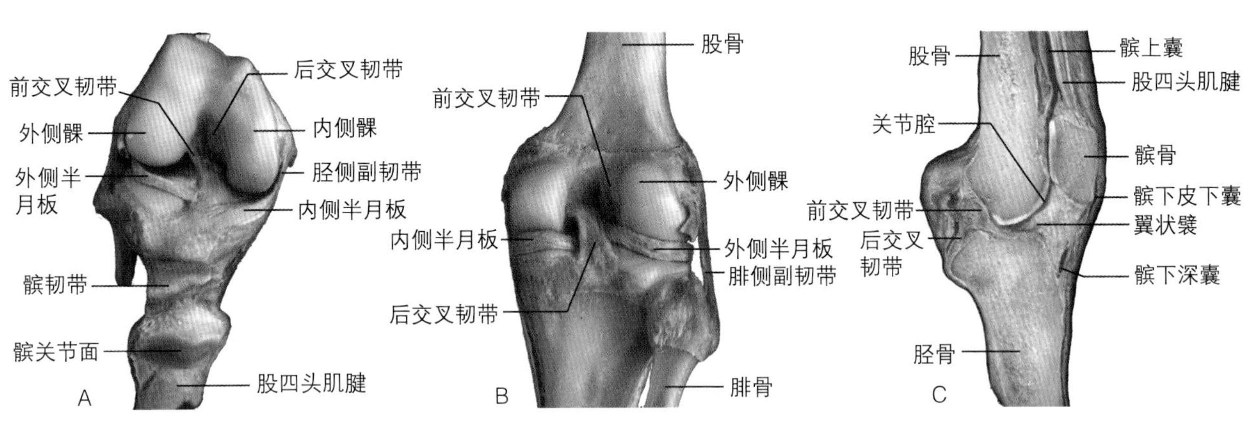

图11-37 膝交叉韧带

A.前面观；B.后面观；C.矢状面观

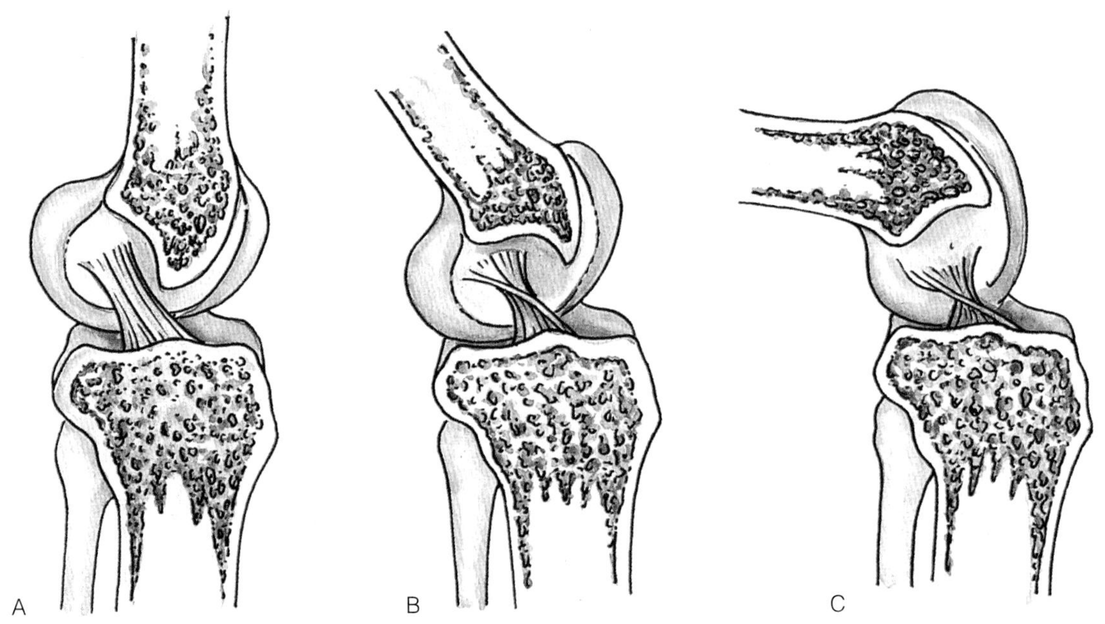

图11-38 前交叉韧带紧张度变化

A.伸直时；B.开始屈曲时；C.屈曲90° 时

后交叉韧带附着于胫骨内、外侧髁关节面之间的后方，延伸至胫骨上端的后面，约在胫骨平台下方0.5 cm处。后交叉韧带向上前内，在前交叉韧带的后内侧，止于股骨内侧髁外侧面的后部，其附着点呈半圆弧状，后交叉韧带长约38 mm，平均宽处约13 mm，其强度为前交叉韧带的2倍。功能上后交叉韧带分两束，前外束和后内束。前者粗大，起自胫骨上端后窝的外侧面，止于股骨髁间窝内壁的前面；后者细小，起于胫骨上端后窝的内面，斜向行走，止于股骨髁止点的后部。伸膝时前束松弛，后束紧张；屈膝时前束紧张，后束松弛（图11-39）。

后交叉韧带常接收由外侧半月板后角发出的一束纤维，在其前者称为板股前韧带或Humphry韧带，在其后者称为板股后韧带或Wrisberg韧带（图11-40），约70%的人有上述韧带，以Wrisberg韧带更为常见。

2. 膝交叉韧带的功能　膝交叉韧带在维持膝关节各个方位的稳定中起主导作用。前交叉韧带能防止胫骨在股骨上向前移位或股骨向后移位，同时能制止膝关节过分伸直。

前交叉韧带的功能：①管制胫骨在股骨上向前滑动；②与关节囊、侧副韧带及后交叉韧带一同管制侧方运动及旋转运动；③与后交叉韧带一同管制过度屈曲，此时股骨髁及胫骨髁的构造、半月板的衬垫作用、关节囊后面的股骨附着点，以及腓肠肌2个头的股骨附着点亦起辅助作用；④与后交叉韧带、两侧副韧带、关节囊后部及腘斜韧带一同管制过度伸直，股骨髁的构造及半月板的衬垫作用亦起辅助作用。

后交叉韧带在膝关节静力稳定中有一定重要性，其主要功能为：①限制胫骨后移；②与前交叉韧带、两侧副韧带、关节囊后部及腘斜韧带一同管制过度伸直，在对抗过伸的静力结构中，首先是后关节囊，其次是后交叉韧带，然后是前交叉韧带；③与关节囊、侧副韧带及前交叉韧带一同管制侧方运动及旋转运动限制旋转。后交叉韧带有防止胫骨超过正常向后移位之作用，因此使胫骨后移的暴力可引起后交叉韧带的断裂。

3. 膝交叉韧带损伤　膝关节屈曲时，如胫

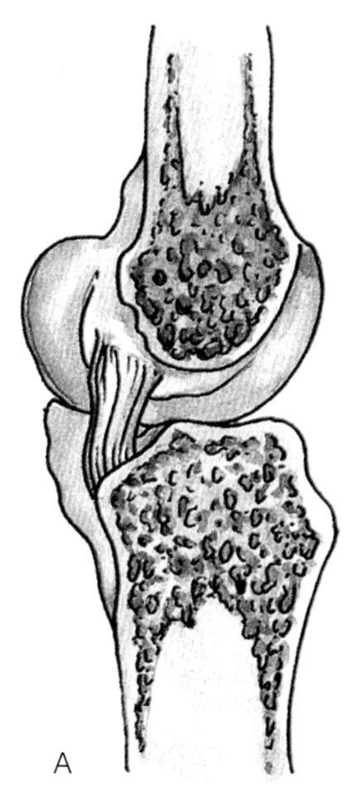

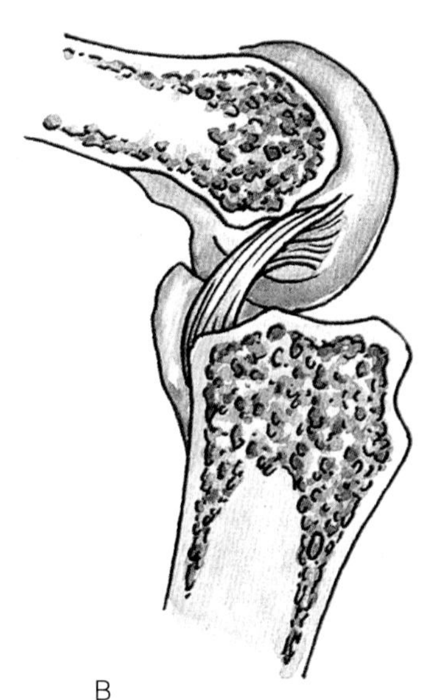

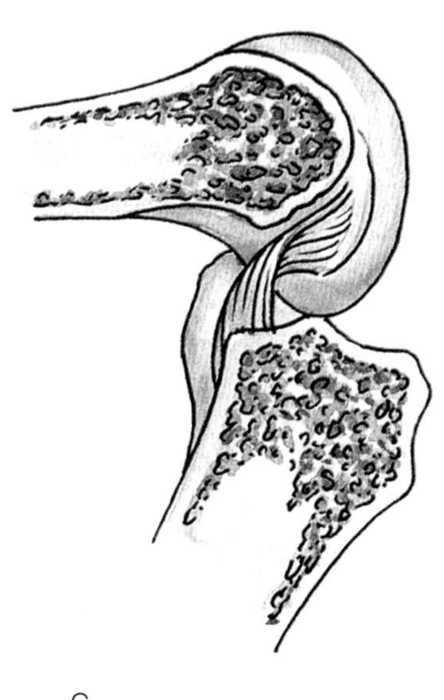

图11-39　后交叉韧带紧张度变化

A.伸直时；B.屈曲90°时；C.进一步屈曲时

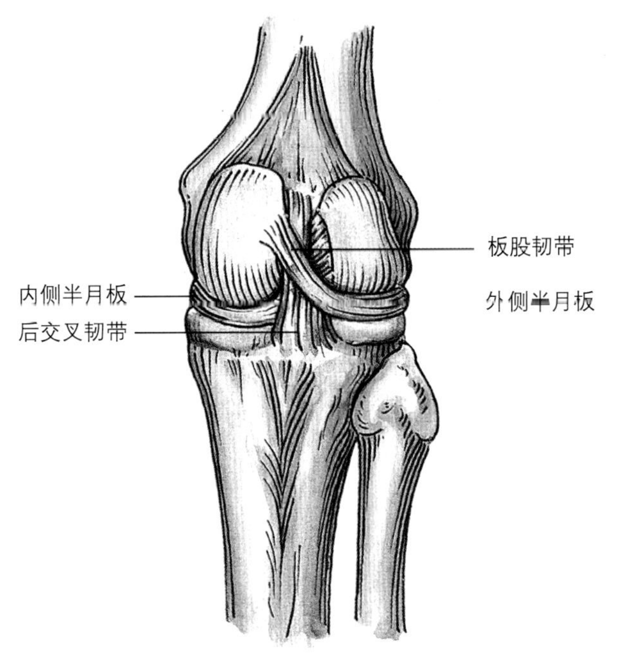

图11-40　板股韧带

骨髁在股骨上被推向后方，可发生后交叉韧带损伤，如在踢足球时或汽车交通事故中乘客撞于护板上。可为完全断裂或不完全断裂，同一交叉韧带亦可在不同部位发生断裂。

单纯后交叉韧带损伤后，多数患者并不真正感到关节不稳或有打软腿的症状，而是仅感到关节疼痛与不适，最初抽屉试验呈阴性或不明显。随时间的推移，会导致骨性关节炎的典型疼痛，主要影响膝关节内侧间室和髌股关节，最终会发展成为骨性关节炎。Parolie和Bergfeld报道，在损伤后6年，36%的患者X线检查显示退行性改变。Clancy认为损伤超过4年患者，手术时90%会出现软骨损伤，因此应给予重视。

前交叉韧带在下列情形下，可以发生撕裂或断裂。①旋转：正常关节旋转机制发生紊乱，即在强度伸直而无胫骨外旋或强度屈曲而无胫骨内旋时；②外展与内收：外展损伤必同时伴有内侧副韧带断裂，有时伴有胫骨外侧髁骨折，较少情形下亦可因内收引起，此时必伴有外侧副韧带断裂，有时伴有胫骨髁间隆起骨折；③当胫骨固定并膝关节屈曲时，使股骨向后的力量；④过度伸直；⑸脱位。上述情况以旋转及外展最常见并重要。前交叉韧带单独损伤的主要机制为过度伸直、旋转、减速、跳跃落地、运动中突然转向等，多由一项或多项机制的联合作用引起，直接暴力引起单纯前交叉韧带损伤者较为少见；单纯后交叉韧带的最常见原因是作用于屈曲位膝关节的直接暴力和膝关节过屈。

交叉韧带损伤的物理检查有下列几种。

（1）Lachman试验（Lachman's test）：患者取仰卧位，膝关节屈曲20°，检查者一手稳定股骨下段，另一手握胫骨近端，并将胫骨近端轻柔地向前拉或向后推，观察其位移量及其终止点的软硬，与对侧比较。

（2）抽屉试验：与Lachman试验不同的是此试验是在膝关节屈曲90° 位，将胫骨上端向前拉或向后推。Lachman试验较抽屉试验敏感，原因是膝关节屈曲90° 时，股骨内侧髁的几何形状和半月板的楔入会影响胫骨的前移，同时当交叉韧带损伤时，20° 位要比90° 位局部疼痛轻。

（3）轴移试验（pivot shift test）：多位作者描述不尽相同，用于检查前交叉韧带损伤，患者取仰卧位，检查者立于患肢一侧，用髂嵴支撑患足，双手握住患侧小腿并给予外翻应力，将患肢屈曲内旋，然后逐渐伸直膝关节，膝关节尤其是外侧平台会向前半脱位。该试验阳性程度被分为Ⅲ级：Ⅰ级为滑动（slide），为轻微异常；Ⅱ级为弹响（clunk），明显异常；Ⅲ级为严重异常（gross）。

（4）反向轴移试验（reverse pivot shift test）：用于检查后交叉韧带损伤或膝关节后外侧不稳。患者取仰卧位，检查者立于患肢一侧，用髂嵴支撑患足，双手握住患侧小腿并给予外翻应力，将患肢屈曲外旋，然后逐渐伸直膝关节，膝关节尤其是外侧平台会向后半脱位，即为阳性。

髌韧带

为股四头肌腱的延续部，是全身最强大的韧带之一，位于膝关节囊正前方。髌韧带上起自髌尖及其后方的粗面，向下止于胫骨结节，长约8 cm，髌韧带的中部即为关节平面。髌韧带两侧有自股内侧肌和股外侧肌延续来的内、外侧支持带，以加强关节囊并防止髌骨向侧方脱位。

■ 膝关节的动力稳定结构

膝关节的上述韧带是膝关节稳定的静力性结构，它们既不可能随关节松弛而收缩，也不可能随关节紧张而伸长，因而不能起主动稳定作用。但各韧带多有肌腱纤维与之相连，当韧带松弛时，常有肌的收缩，因而又可产生一定的动力性稳定作用。但真正的动力性稳定作用，还要靠关节周围的肌来维持，当韧带受到一定张力时，韧带内的无髓神经纤维引起反射刺激，导致协同肌的收缩。

膝关节动力稳定结构是膝关节周围的肌（见膝关节的软组织解剖）。

膝关节伸直装置因直接或间接外力可发生断裂，如屈膝跌倒时强力收缩肌，断裂的部位可在髌上或在髌下，前者可在股四头肌肌性部、肌腱性交界处或在腱性部。如系髌韧带断裂，其位置可紧在髌下、肌腱中部或在其附着点。伸膝装置断裂后，无论在髌上或髌下，伸膝功能随即消失。根据断端间存在的裂隙、压痛点及外形可以鉴别。如位于髌上部，正常肌性隆起消失，髌骨上缘前倾；如位于髌下部，则髌骨上升。

■ 膝关节不稳

膝关节的稳定性取决于4个方面组织结构的完整和功能健全：构成膝关节诸骨骼的完整性；半月板的完整性；膝关节周围韧带和关节囊的健全性；膝关节周围肌的功能完好性。在膝关节诸骨和半月板完好的情况下，膝关节周围韧带损伤后，其制导及限制作用即遭到破坏，如未及时修复或修复不当，因长期慢性牵拉而继发其他韧带松弛，即可出现不稳定。

关节周围韧带和关节囊在膝关节的稳定方面具有以下作用。①限制作用：韧带本身具有一定的张力和机械强度。在膝关节周围韧带的共同作用下，膝关节得以维持在正常的活动范围内，即在麻醉状态下，关节依然稳定，就是依靠关节周围韧带和关节囊的共同限制作用，前者起主要作用。②制导作用：韧带内有无髓神经纤维，当关节活动时，相关韧带张力增高，引起韧带肌反射。即引起与这一韧带相协同的肌收缩控制膝关节在该方向上的活动范围，达到稳定膝关节的目的；膝关节周围韧带共同协调作用，使关节周围肌收缩与松弛协调运动。同时，韧带内的神经末梢还提供给大脑膝关节的位置觉。

膝关节的静态稳定和正常运动依赖于周围韧带的协同作用。膝关节胫骨对股骨的6个方向运动，即前后、左右、上下的线位移、前伸后屈、内收外展和内外旋的角位移可作为判定膝关节稳定的指标。单纯后交叉韧带（PCL）切除后膝关节的角位移无显著性增大，而单纯切除外侧副韧带（LCL）则对膝关节内收、外展及内旋、外旋均有显著影响。同时切除PCL及LCL则导致膝关节失稳。PCL在正常稳定的膝关节不限制内收、外展和内外旋运动，但在不稳状态下（如LCL被切除）则能限制内收、外展和内旋、外旋运动。

过度伸直为2个侧副韧带、2个膝交叉韧带、2个半月板、关节囊的后部、腘斜韧带及股骨髁所管制；过度屈曲则为2个膝交叉韧带、2个半月板、关节囊后部附着股骨部分、腓肠肌2个头附着股骨部分、股骨髁及胫骨髁所管制。

膝关节不稳分为直向及旋转不稳定，直向不稳又分为侧方直向不稳和前后直向不稳，即在额状面或矢状面上出现异常活动；旋转不稳是指胫骨一侧髁向前或向后旋转半脱位的超生理范围的异常活动。最早发现内侧副韧带损伤后，可引起胫骨内侧髁向前半脱位，称为前内侧旋转不稳定。

单独侧副韧带断裂不能造成真正的旋转不稳定（一侧胫骨髁向前或向后半脱位），仅能增加膝关节在各个不同屈伸位上的旋转活动范围。如同时有前交叉韧带或后交叉韧带断裂，即会出现旋转不稳定。膝关节不稳的分类如下。

直向不稳

1. 内侧直向不稳　当膝关节完全伸直时，外展或外翻应力使关节内侧张开，多表示内侧副韧带、前交叉韧带、内侧关节囊和后交叉韧带中一项或多项损坏。如在完全伸直0°或过伸位，外展应力试验阳性多显示后交叉韧带及内室各韧带均撕裂，后者单独出现仅当屈曲30°时应力试验阳性才会发生，轻度内侧不稳也可能正常。

2. 外侧直向不稳　膝关节伸直时，内收或内翻应力试验阳性，关节外侧张开，多说明外侧副韧带、前交叉韧带或后交叉韧带损伤。30°屈曲轻度外侧不稳可能仅外侧副韧带损伤，也可能正常，应与对侧比较。

3. 前侧直向不稳　中立位行Lachman试验或前抽屉试验，胫骨移向股骨前方，表明前交叉韧带断裂。如在中立位2个胫骨髁均同时向前半脱位，说明内侧副韧带或内、外关节囊韧带中1/3可能断裂。

4. 后侧直向不稳　进行Lachman试验或后抽屉试验时，胫骨向后移位，常在膝关节呈半屈位、挡泥板损伤或直接打击于胫骨结节可致后侧不稳。表现为后交叉韧带或弓状韧带复合体、后斜韧带复合（部分或完全）断裂。在急性损伤时，后抽屉试验阴性并不表示后交叉韧带完整，但如呈阳性，则说明弓状韧带复合体及后斜韧带必然断裂。有时开始时仅表现为后交叉韧带损伤，但随时间进展，后侧不稳会逐渐累及后内及后外侧。

上述情况可以看出，严重内、外翻或前后不稳常同时附加中央或周围韧带损伤，表现为旋转不稳。

旋转不稳定

1. 前内旋转不稳定　轴心位于前外侧，应力试验时显示关节内侧张开，胫骨内侧平台向前外旋转，即胫骨内侧平台向前半脱位。系由于内侧关节囊韧带、内侧副韧带、后斜韧带及前交叉韧带受到破坏所致。

2. 前外旋转不稳定　轴心位于前内侧，屈膝90°时，关节外侧极度张开，胫骨外侧平台向前内旋转，即胫骨外侧向前半脱位。系由于外侧关节囊韧带、部分弓状韧带复合体，以及部分或完全前交叉韧带损伤引起，当膝关节接近完全伸直时更易发觉。

3. 后外旋转不稳定　轴心位于后内侧，应力试验时，关节外侧张开，胫骨外侧平台向后内旋转，即胫骨外侧平台向后半脱位。系由于腘肌腱、部分或完全弓状韧带复合体、外侧关节囊韧带遭到破坏所致，有时还伴有后交叉韧带断裂。

4. 后内旋转不稳定　应力试验时，关节内侧张开，胫骨内侧平台向后内旋转，即胫骨内侧平台向后半脱位。系由于内侧副韧带、内侧关节囊韧带、后斜韧带、前交叉韧带及后关节囊内侧部分和半膜肌附着部拉紧或受到重大损伤引起。过伸及外翻应力可引起这些组织损伤。有时虽前交叉韧带撕裂，而后交叉韧带仅轻度拉紧。

联合不稳

不稳不局限于一个象限，当某一象限出现严重不稳，需要检查另一象限有无旋转或内、外翻不稳。多数严重旋转不稳常伴有不同程度内、外翻不稳。常见联合不稳可为：①前外-后外旋转不稳；②前外-前内旋转不稳；③前内-后内旋转不稳。

半月板

半月板的解剖特点

半月板为半月形的纤维软骨盘，切面呈三角形（图11-41）。半月板仅外表覆以薄层纤维软骨，其内部为混有大量弹性纤维的致密胶原纤维，比较脆弱，两端排列较松，其排列形式使半月板具有更大的弹性，以抵抗压迫。这种情况在儿童最为明显，半月板损伤较成年人为少，可能与此有关。

半月板的外侧面借冠状韧带疏松附着于胫骨髁的边缘，冠状韧带周围与关节囊的纤维组织紧密相连。在两个半月板的前端有呈圆索状横行连结的膝横韧带。半月板位于胫骨髁上，使胫骨关节面稍加深，更好地与股骨髁相接。半月板外缘肥厚，与关节囊相接，外侧半月板与关节囊之间有腘肌腱相隔，内缘锐利，游离于关节腔内。半月板上面凹陷，与股骨髁相接；下面平坦，与胫骨髁相接。两面最初均有滑膜覆盖，但自3岁以后，所有半月板非附着的部分均不再覆有滑膜。两半月板约遮盖胫骨上部关节面的2/3，其遮盖胫骨髁的面积与半月板的后部或侧部的相对宽度密切相关。

与半月板关系密切的韧带有膝横韧带和板股韧带（图11-42）。膝横韧带的出现率为55%。板股韧带（MFL）多经后交叉韧带上行。板股前、后韧带的出现率分别为13%及98%，只有板股后韧带（半月板腓侧韧带）而无板股前韧带者占85%；只有板股前韧带而无板股后韧带者占4%；同时兼有板股前、后韧带者占9%。前MFL中点宽度男、女性分别约为5 mm和2 mm。后MFL宽度，男、女性分别约为5mm和3 mm。前MFL长度男、女性分别约为27 mm和24 mm；后MFL长度男、女性分别约为31 mm和27 mm。在后交叉韧带撕裂后，MFL可起稳定作用，其存在可使后抽屉试验内旋时不明显。

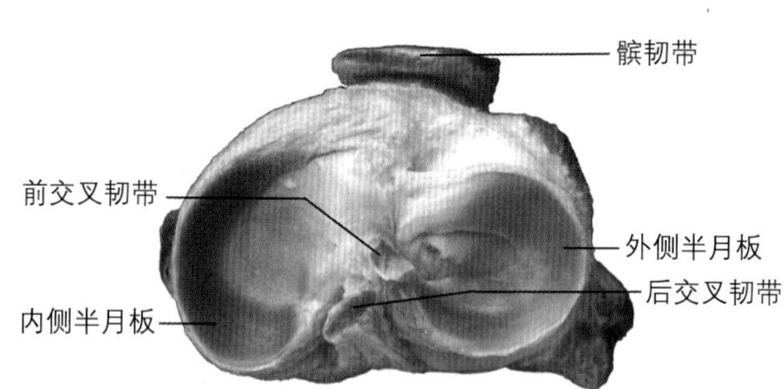

图11-41　半月板的位置和形态（上面观）

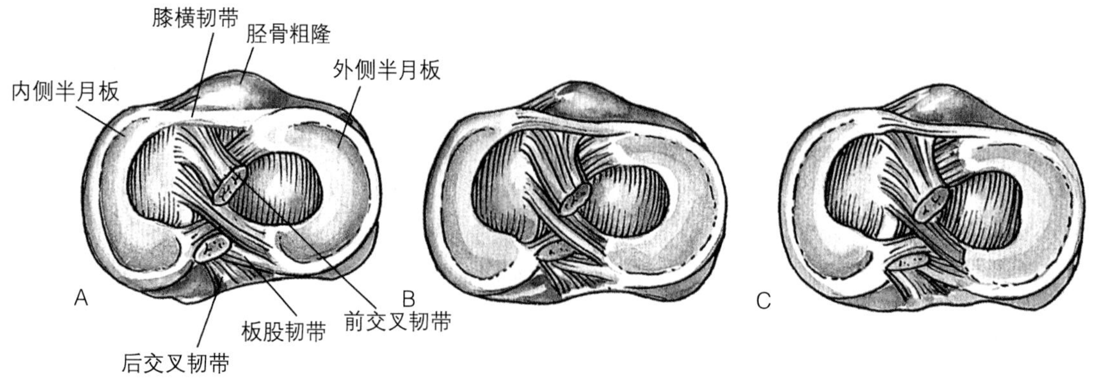

图11-42　半月板前角附着点的变异

中国人与欧美人半月板形态上的差异是中国人的外侧半月板侧部较宽，矢径较大；膝横韧带和板股韧带的出现率较高；腘肌沟较宽，内侧半月板后部较宽，开口较大。

负重达150 kg时，外侧半月板承担大部分外侧载荷，而内侧由半月板及关节软骨平均负担，如无半月板，载荷将由2个胫骨平台中央负担，将降低支持载荷的力臂。

半月板由致密的胶原纤维编织而成，其排列可提供较大弹性及支撑压力的能力。胶原纤维主要排列呈环周形，但也混有放射及穿通纤维。半月板撕裂的形状能反映这种特征性排列。由于半月板的胶原纤维主要抵抗沿纤维方向的张力，如施加垂直于纤维方向的张力，其强度将降低至1/10以下。环周纤维如同捆绑木桶的金属箍，后者的张力可防止桶板分开。受到股、胫骨压迫的半月板产生向外的力量，有迫使半月板从骨间隙挤出之倾向，此时环周纤维能抵抗向外或放射力，这种围箍力经坚强的前、后半月板附着面传递至胫骨。如果对半月板进行放射状切开或撕裂延伸至关节囊边缘，这种围箍力将消失，从负重意义上说，这种放射状切开所带来的影响不亚于半月板切除术。

半月板的血管、神经分布

半月板的血供主要来自膝上、下外侧动脉及膝上、下内侧动脉，其分支在关节囊及滑膜组织内发出半月板周围毛细血管丛，呈树枝状网，分支分布于半月板外侧20%，内侧80%无血管供应，其营养来自滑液。少数内、外膝动脉的终支也经滑膜供应半月板前、后角附着部。半月板撕裂或退变后，其血供与正常者无差别。

半月板的神经纤维随血管分布于半月板的角部及半月板体部的边缘表面。

内、外侧半月板的差别

内侧半月板

内侧半月板较大，呈C形或半圆形，其两端距离较远，前角薄而尖，附着于髁间前区，位于前交叉韧带及外侧半月板前角的前方。后角附着于髁间后区，位于外侧半月板后角及后交叉韧带的附着点之间。内侧半月板前窄后宽，边缘肥厚，愈接近中央凹缘愈薄，尤以前部显著。后部较前部为厚，中央甚薄，前角接近附着点时逐渐削平。

儿童内侧半月板后份的相对宽度随年龄增长而增大，中间份与后份宽度的比值逐渐降低，中间份与后份的夹角逐渐增大到90°，其形状由C形逐渐变为G形。

内侧半月板前、后份之间所形成的夹角随年龄而增大。内侧半月板初生儿为C型者占47%，成人为C型者占70%。内侧半月板的开口亦随年龄而增大，初生儿以开放型为主（72%），成人以中间型（48%）为主，开放型次之（31%）。

内侧半月板前角的附着点可有以下3种情况：①最常见，为1个单纯附着点，坚强度不同，膝横韧带很短，不附着于外侧半月板；②膝横韧带完整，附着于外侧半月板的前缘；③以纤维带向后，止于前交叉韧带的附着点。

大多数内侧半月板的前半一般较窄，而后半较宽。这种不同宽度及前角附着点的不同，在一定程度上不仅与损伤发生有关，而且与损伤部位及类型有关。半月板如较窄，股骨髁在其上旋转比较少，不仅半月板本身损伤机会较少，且周围关节囊附着点被牵扯的机会亦较少。

外侧半月板

外侧半月板几乎为圆形，较内侧半月板小而略厚，覆盖胫骨平台约2/3。外侧半月板外侧有一条沟，腘肌腱将外侧半月板与腓侧副韧带隔开，故外侧半月板较内侧半月板具有更大的灵活性。外侧半月板与内侧半月板的另一不同点，即活动时为一整体，在活动部与固定部之间并不存在弱点。

外侧半月板两角距离甚近，附着于胫骨髁间前、后区。前角附着于胫骨髁间外侧结节的前方，适在前交叉韧带之后，可能有纤维终止其上；后角附着于胫骨髁间外侧结节的后方，位于内侧半月板后角附着点之前，从它的后端发出一坚强斜行的纤维束附着于股骨内侧髁，紧与后交叉韧带相贴，在其前或其后，称为板股前、后韧带。

从对内、外侧半月板的比较中可以看出，内侧半月板的环较大，前窄后宽；而外侧半月板的环较小，周围厚，常有中间部狭窄及前后加宽现象，畸形较内侧为多。内、外侧半月板不仅形状、大小、宽度及附着点不同，在与关节囊的关系上也有区别，内侧半月板与关节囊紧密相连，因此在外伤时更易破裂；外侧半月板与关节囊之间尚隔以腘肌腱，活动较自如。由内侧半月板所围绕的圆形区域较外侧半月板大约1倍，股骨内侧髁与胫骨内侧髁在邻近胫骨内侧髁间结节处的接触面较为宽大，而股骨外侧髁与胫骨外侧髁在邻近胫骨外侧髁间结节处的接触面则较为窄小。

半月板的功能

半月板是稳定膝关节的结构中不可缺少的部分，但必须与相关联的韧带和肌形成一个整体，共同协助维持稳定，而不可能孤立地起作用，其主要功能如下。

保护作用

半月板对股、胫骨髁的相对关节面起保护作用，能吸收向下传达的震荡，可视为缓冲装置，在过度屈曲及过度伸直时更是如此。半月板的衬垫作用，特别当承担较大力量时更为明显（自高处跳下）。在完全伸直时，除非关节面接触相互压迫，股骨髁不能整个落于半月板，因此不起直接衬垫作用，但能承担一部分重量。

充填作用

半月板可视为活动的楔状体，可以防止移位，特别是侧方移位。除非半月板紧嵌于骨骼之间或因某些膝部不正常运动（如膝关节屈曲并旋转时），半月板一般运动正常，半月板作为楔状体，正好弥补股骨与胫骨间的不相称，将股骨髁与胫骨髁周围的无效腔充填，可以防止关节囊及滑膜进入关节面之间，以增强股骨髁在胫骨平台上的稳定性。胫骨髁窝的加深使关节更为稳定，并减少从膝关节侧方来的打击。

调节压力作用

半月板能使关节内压力保持平衡，压力减少时向内移动，而压力加大时则向外移动。

滚珠作用

半月板犹如一列滚珠，使膝部易于旋转，在伸直最后阶段扣锁。

润滑作用

半月板上分布有一层滑液，又因其上、下面分别与股骨髁及胫骨髁紧密接触，故具有使关节各部润滑的作用，以减少摩擦。

弹簧作用

半月板可由5 mm厚度压缩至2.5 mm，但依然保持弹性。当关节运动时，它被压缩，具有轻度刹车的作用；它犹如弹簧，能蓄积能量，当运动朝反方向进行时释放，因此使步态具有一定的弹性。当膝关节承受外力时，压力为半月板所吸收，分散至较大平面，并部分为其弹回力而释放。

限制活动

半月板能协助侧副韧带管制关节的侧方运动。膝关节屈曲时，半月板向后滑动，可保护关节的后缘。旋转时，2个半月板所起作用并不完全相同，胫骨内旋时，股骨外侧髁对外侧半月板起约束作用；胫骨外旋时，情况相反。内侧半月板在内旋与外旋时滑动的方向相反，但由于附着点较固定，更位于中心部位，旋转轴线并非位于中心而是偏于内侧；再因膝横韧带连接其前角，对运动亦起限制作用，所有这些因素都必然影响其活动范围。内侧半月板的前、后角比较固定，滑动时正常的C形发生改变，如果其附着于骨骼或韧带的部分发生撕裂，其限制必然大为减少，活动度亦必然大为增加，可向关节中心移位。

这些功能中，最重要者为润滑关节、增强稳定性及负重时传导载荷。半月板切除后，X线片显示，仅6%正常，其他多有不同程度关节间隙变窄、股骨髁扁平及骨质增生等改变。

■ 半月板的运动

膝关节屈曲时，半月板向后移动，半月板的后半被压于股骨髁及胫骨髁后部相对关节面之间，内侧半月板因相对固定，活动范围较小，而外侧半月板向后移动程度有时可超过1cm。胫骨内旋时，外侧半月板向后移动，胫骨外旋时，外侧半月板向前移动；但内侧半月板在胫骨内旋或外旋时均相对固定。在膝关节屈曲时，胫侧副韧带向后滑动，而腓侧副韧带松弛，可稍内收、外展，并有不同程度的旋转。这些运动为关节囊、胫侧副韧带及膝交叉韧带所管制。当膝关节完全伸直而屈曲时，胫骨内旋，最后阶段为后交叉韧带管制。如果胫骨固定，则股骨外旋。

膝关节伸直时，半月板向前移动，其前半正好嵌于股骨髁前部相对关节面之间，任何过度伸直，将使前部遭受压迫。在完全伸直时，股骨内侧髁的最后动作为内旋，一般称为“扣锁”，系股骨内侧髁的关节面较外侧为大之故。当股骨外侧髁从屈曲到伸直，已完全旋转完毕时，而股骨内侧髁尚有一部分关节面未走毕全程，其多余部分遂沿胫骨髁间结节向内旋转，即在伸直时扣锁。相反，如果股骨固定，胫骨外旋，股骨内侧髁在其运动过程中受前交叉韧带的限制。

如果在伸直的最后阶段，膝关节已处于内旋位置，半月板将不能随股骨运动，而固定于胫骨髁上。已经扣锁后，所有内旋、外旋、内收及外展均不再可能。因此，在膝关节伸直时，半月板的损伤不可能是孤立的，常同时伴有韧带撕裂或胫骨外侧髁骨折。

外侧半月板较内侧半月板更为活动，其活动范围约1 cm，原因是：①前、后角附着点在内侧更为接近；②外侧半月板与腓侧副韧带之间不直接相连，半月板可作为一个独立体活动，损伤机会较少，而内侧半月板与胫侧副韧带紧密粘连；③板股韧带附着于外侧半月板上，可使外侧半月板的后部在膝关节屈曲并胫骨内旋时向后移动。

半月板能承担经过膝部载荷的40%~70%，以此保护关节面所受压缩应力。在负载时，半月板具有抵抗自关节间隙向外逸出的能力，这种能力决定于半月板内纤维纵行走向、前后角附着及半月板间形成的环形构造。当施加纵向载荷时可以产生环形张力，即所谓箍应力理论（hoop-stress theory）。膝屈曲时，半月板的运动对关节面能产生最大顺应性以防止损伤，动态性顺应性有利于载荷传递、润滑及稳定。

Vedi（1999）应用动态MRI观察足球运动员负载屈膝90°情况下半月板的运动规律，结果发现，内侧半月板前、后角向前移动7.1 mm及3.90 mm。并径向移动3.6 mm。前、后角高度分别增加2.6 mm及2.0 mm。外侧半月板前、后角分别向前移动9.5 mm及5.6 mm，径向移动3.7 mm。前、后角高度分别增加4.0 mm及2.4 mm。在坐位松弛不负载情况下，内侧半月板前、后角分别向前移动5.4 mm及3.8 mm，径向移动3.3 mm，前、后角高度分别增加2.5 mm及1.9 mm。外侧半月板前、后角分别向前移动6.3 mm及4.0 mm，径向移动3.4 mm，前、后角高度分别增加2.7 mm及2.4 mm（图11-43，44）。在以上观察中，在负载及不负载情况下，外侧半月板运动及高度变化更为明显。

半月板形态变异

盘状半月板

内侧盘状半月板罕见，外侧较多。外侧盘状半月板常伴有小腿腓侧畸形，如腓骨头高位、腓骨肌腱滑脱、腓侧肌缺损等。内侧盘状半月板除胫骨内侧髁稍扁平外，甚少有其他胫侧异常。

盘状半月板形成的原因尚存在分歧。半月板的大小与形状决定于成软骨中心的发育与关节腔液化两个过程的平衡，如果在关节面尚未形成以前，中胚叶细胞分化过程发生障碍，成软骨中心的发育超出正常范围，软骨板即成盘状。在胚胎早期，半月板都呈盘状，在发育过程中，软骨的中心因受股骨髁压迫，逐渐吸收而呈半月板状。股骨内侧髁较大，内侧半月板的中央吸收较多，故内侧半月板较窄，而股骨外侧髁较小，外侧半月板的中央吸收较少，故外侧半月板较宽。如软骨盘中央的生理吸收中途停止，半月板可呈不同程度盘状。

盘状半月板分为原始型、幼儿型及中间型（图11-45）。原始型呈完全盘状，股骨髁与胫骨髁的相对关节面完全被分开，不仅不直接接触，而且其间存在的纤维软骨盘可以厚达数毫米，原始型半月板的周围虽亦有较厚者，但其平均厚度与正常者无异。幼儿型在某些方面与足月胎儿的半月板相同，其结构与正常者最为接近。中间型较原始型为小，近乎盘状，但不完全，中央部较薄，其中央游离缘有2个切迹，中央游离缘薄而透明。

环状半月板

偶尔半月板可显环形，半月板中空，周围宽度大致相等，其前、后角均止于髁间后区。

副半月板

Bailey（1974）曾报告1例双膝外侧副半月板，其附着点自股骨外侧髁外面中部至外侧半月板前角，在胫骨附着点之后，主要症状为疼痛、弹响及活动受限。

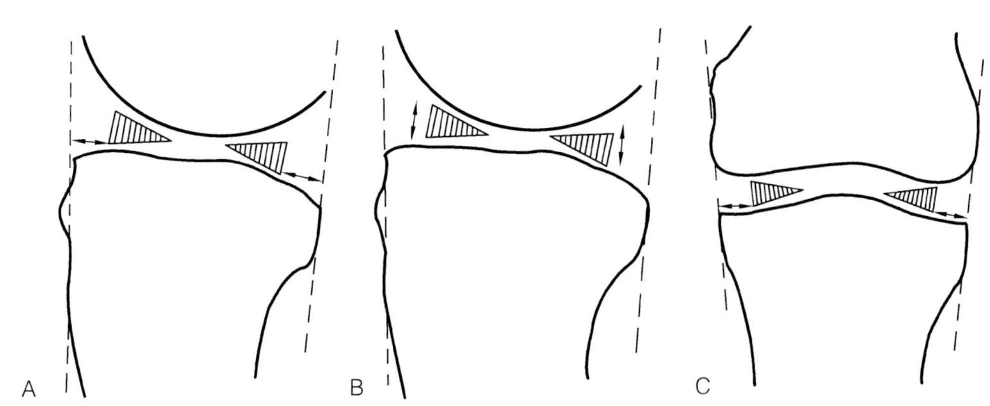

图11-43　半月板的活动范围

A.侧面半月板前后角外下缘至胫骨平台关节软骨前外缘距离；B.侧面半月板外缘高度；C.冠状面内、外半月板下缘至胫骨平台最外缘的距离

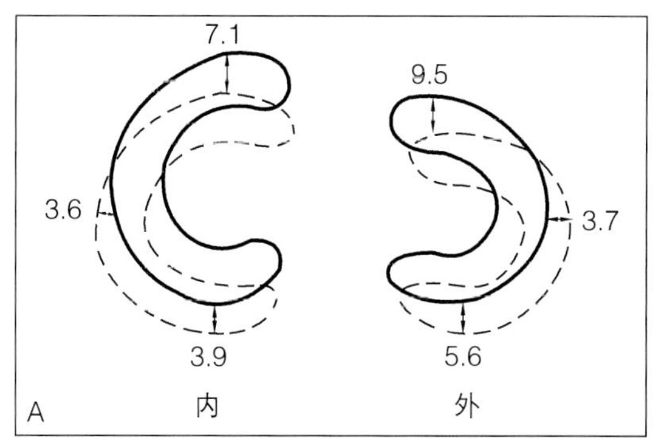

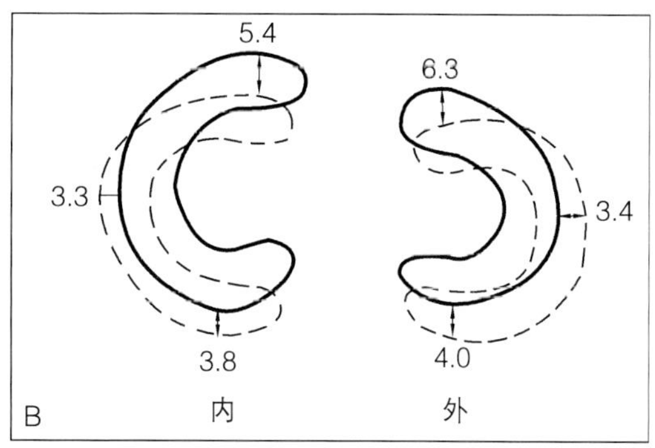

图11-44 屈膝时半月板的活动范围
A.直立负载；B.坐位不负载

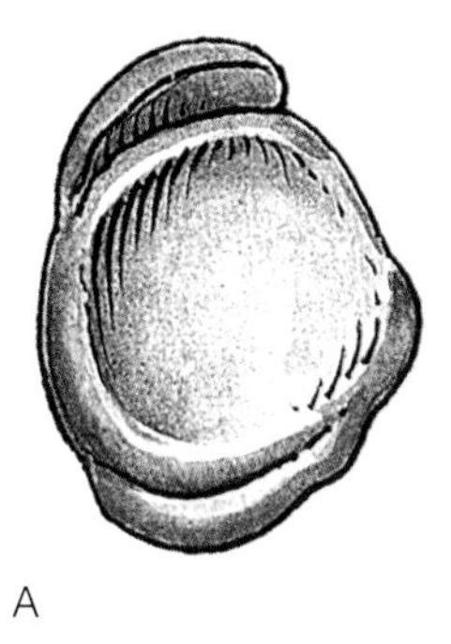

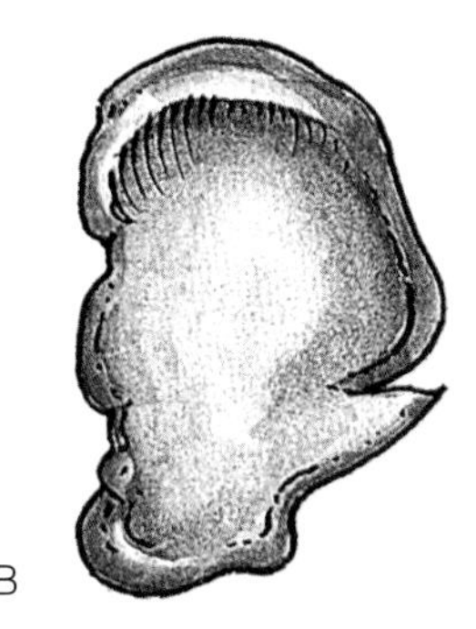

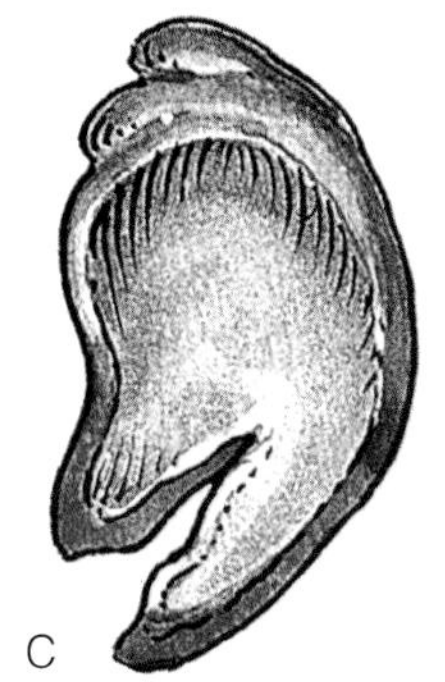

图11-45 盘状半月板的类型
A.原始型；B.幼儿型；C.中间型

半月板损伤

引起半月板损伤的因素

主要因素如下：①伴随膝关节完全伸直时的扣锁动作甚为复杂，如果在内旋或外旋时同时屈伸，半月板的活动性将减少，并固定于胫骨上，在此情形下最易遭受损伤；②半月板及其有关结构常有变异，股、胫骨髁的大小及形状有很多不同，半月板本身的形状，特别是其宽度及厚度与引起损伤的可能性及损伤类型常有密切关系。盘状半月板较易受伤，外侧半月板如较宽，可引起不完全横行撕裂；③人体如过度负重，肌肉发育不佳或平时甚少锻炼，一旦剧烈活动易引起半月板损伤。某些运动或体位特别容易引起半月板损伤。如踢足球时，小腿及足固定于地面，强度伸直时，股骨不能外旋或强度屈曲时，股骨不能内旋导致损伤。其他如在蹲位、盘腿坐位、匍匐侧卧位、膝关节屈曲或伸直不伴随胫骨在股骨上的旋转或股骨在胫骨上的旋转也能引起半月板损伤。

半月板损伤后的愈合

视半月板损伤的部位与滑膜的关系，其愈合有所不同。如损伤仅限于半月板本身，将不会愈合；如撕裂为纵行，伸入周围或中央附着点部，撕裂处在侧面与滑膜相连，则可以有结缔组织充填，至第3周即可愈合；如半月板自周围附着点撕裂则一般愈合无困难。

动物实验显示，损伤后的半月板具有相当的修复能力，先是滑膜细胞侵入，以后沿半月板裂口边缘移行，逐渐从两侧封闭缺损。半月板切口延至滑膜时，容易愈合；而延至韧带时，很少发生愈合。切除半月板周边，使滑膜细胞活动距离缩短和克服半月板的不稳定性，更能促进修复。增生的滑膜细胞形成纤维组织，因压迫的影响有时可变为纤维软骨。新形成的成纤维组织中很少看到血管，其营养主要来自滑液。

半月板是否应该切除

人类半月板发育最为完善，作为关节内填充物，能代偿由于股骨和胫骨关节面的不适应状态，在屈伸运动时可防止关节囊及滑膜嵌压，还可帮助滑液分布，营养及润滑关节软骨。当膝关节由屈到伸功能逐渐过渡到滑移或旋转时更可起到稳定作用。

半月板切除后，可表现为：①关节间隙变窄，这显然是关节囊内填充物去除所致，更进一步，由于接触面减小，内侧半月板切除后，接触面可下降40%，这样也增加股、胫骨间的平均接触应力，造成对软骨细胞和细胞外基质的损害；②根据Wolff定律，接触应力的增加将影响股骨髁重建而变为扁平；③关节软骨的软化进一步加重关节间隙狭窄及骨赘形成。

鉴于上述半月板切除所带来的后果，目前多同意尽可能保留半月板。临床长期观察亦证明，急、慢性半月板周围部分撕裂，经缝合后均能得到愈合，甚至对一些非血管区撕裂，经过细心缝合也有可能愈合。

半月板切除后的再生问题

半月板切除后，如关节韧带及周围肌正常，膝关节仍能保留相当的功能。从长远看，半月板切除后出现韧带松弛、关节退行性病变及活动后疼痛者不少。故除非病变明显，一般不宜切除。

半月板完全切除后，新的半月板由滑膜壁层发生，其外形与正常者大致相同，仅薄而窄；切面与正常锐角三角形不同，呈等边形，其凹缘较少突向关节中心，不具锐角，而呈薄片，几乎透明，内侧半月板的后角较外侧为宽。再生的半月板与关节囊紧密附着，正常存在于关节囊及半月板间的分界线不清楚。以上特点与再生半月板的再次遭受损伤有密切关系，后者多在关节不稳定的情况下发生。

半月板切除后经长期随访，满意率仅为42%~68%，周缘损伤通过滑膜附着将愈合，半月板实质损伤，但伸展至滑膜者也有可能愈合。目前一般认为周缘损伤可与关节囊缝合，仅严重损伤者才需要完全切除。

膝关节的运动

解剖学上，膝关节是活动度较大的屈戌关节，但实际上其远较屈戌关节复杂，在股、胫骨髁之间不仅有矢状面的屈伸运动，同时还伴有矢状面的滚动及滑移、冠状面的外展内收。即不仅能屈伸，膝关节在屈戌位还有一定范围的旋转运动，横状面的内外旋运动（图11-46，47）。这些运动的配合，使人们能完成日常生活中的走、跑、跳等活动。

膝关节的正常活动范围

膝伸直为中立位0°，膝关节的正常活动范围为屈曲135°，过伸10°左右，过伸10°即为膝反弓。膝的轴性旋转只在屈膝时进行，膝关节屈曲90°时，小腿可内旋（0°~30°）、外旋（0°~25°）。膝屈曲超过90°后，旋转活动减少。

膝关节在伸直位时，各韧带紧张，骨及软骨

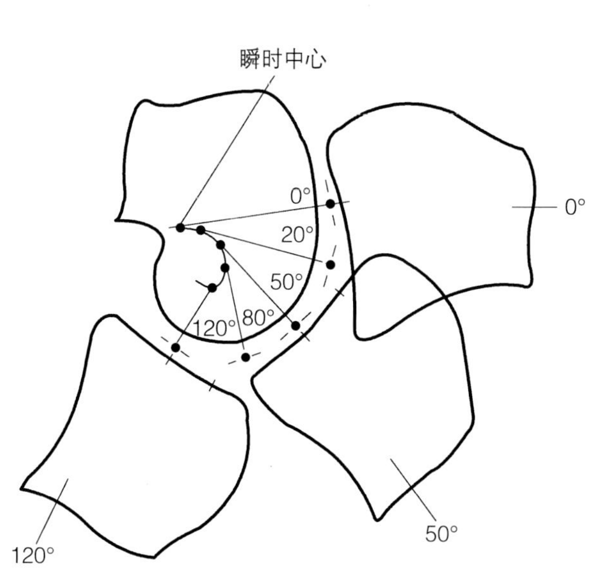

图11-46　膝关节运动轨迹

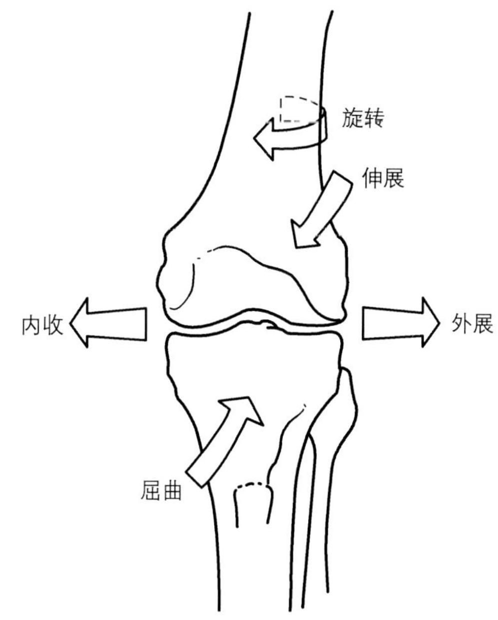

图11-47　膝关节的运动形式

接合紧密，无旋转余地。在屈曲位时，外侧及内侧副韧带后部、后关节囊、腘斜韧带等皆松弛，股骨髁后部弧度大的部位与胫骨髁面接触点小，使膝易于产生一定范围的旋转活动。

膝关节的运动形式

膝关节的伸直运动

主要为股四头肌。股四头肌4个头收缩开始和停止的时间不同，股直肌开始收缩晚而停止早，股内侧肌在伸直的末期很快增加其活动。股直肌仅提供股四头肌肌力的1/5，由于髂前上棘至股骨滑车的距离在屈髋时比伸髋时短，因此，屈髋伸膝时，股直肌相对延长和松弛，不如其他3块肌的伸膝效能，但在行走中，支撑腿将离地时，股直肌可提供动力，当腿向前摆动时，股直肌又迅速使髋屈曲和膝伸直。

膝关节由屈曲位伸直时，由股四头肌牵拉，此时两股骨髁向前转动并向后滑动，由于内侧股骨髁大且弧度较长，故其转动及后滑较外侧为快，外侧及内侧副韧带变紧张，十字韧带紧张，以阻止股骨前移或膝过伸。在接近完全伸直的最后10°~15°时，股骨外侧髁的转动及后滑完成，内侧髁连同内侧半月板加速进行其后滑，使股骨在胫骨面上进行一定内旋，致外侧副韧带进一步紧张，前后十字韧带相贴而分开，内侧副韧带前部前移，后部与腘斜韧带皆拉紧，使整个关节绞锁稳定。股骨、半月板及胫骨间亦嵌紧稳定。

在伸膝时，股四头肌各部产生的合力拉髌骨向上，通过髌韧带将小腿伸直。此时，髌骨逐渐由上部关节面与股骨滑车下部的接触变为下部关节面与股骨滑车上部接触。特别在最后10°~15°时，髌骨沿股骨髁进行较大前移，加大了力臂，股四头肌亦增加其拉力的60%，使膝得以完全伸直。

在膝伸直过程中，由阔筋膜张肌及臀大肌牵拉的髂胫束起稳定作用，但其伸膝作用尚不稳定。由于伸膝常与伸髋有联系，特别在负重直立时，臀大肌拉伸股骨向后，腓肠肌和比目鱼肌拉胫骨向后，起协助伸膝作用。

膝关节的屈曲运动

主要运动肌为股后肌群，辅助肌有股薄肌、缝匠肌、腓肠肌和腘肌。除股二头肌短头和腘肌外，均为双关节肌。屈肌肌力约为15 kg，为伸肌的1/3。股后肌群兼为伸髋肌和屈膝肌，其屈膝作用随髋的位置而定。随髋屈曲增大，股后肌群因屈髋而受到牵拉，屈膝效能更明显；相反，随伸髋度数增加，股后肌群松弛，屈膝效能减小。站立时，股后肌群在腓肠肌协同下对抗股四头肌，一同稳定膝关节。由蹲位起立时，股二头肌和半腱肌拉小腿上端向后，间接参加膝的伸直。

膝关节由伸直位开始屈曲时，先由腘肌牵拉胫骨内旋或股骨外旋，此时，股骨内髁连同内侧半月板前移，使膝先纠正在最后伸直过程中的外旋。腘绳肌的牵拉及部分腓肠肌的作用使膝屈曲，同时髌韧带及髌骨逐渐陷入股骨髁间，以控制股骨的活动。

膝关节虽然在理论上属于屈戌关节，但实际上可以沿2个轴运动，即沿横轴的屈伸运动及沿纵轴的旋转运动。膝关节开始屈曲时为滚动，但迅速变为滑动，半月板在膝关节屈曲时向后滑动，伸直时向前滑动。股骨内侧髁在伸直时向后移动，而髌骨在屈伸时则在股骨滑车上滑动。伸直时，胫骨因股四头肌收缩而紧贴股骨固定不动，但在屈曲时因股四头肌松弛则活动。

在膝关节过度伸直或屈曲时，尚存在所谓过度旋转，在过度伸直时，这种扣锁旋转运动为5°。或者股骨固定时胫骨向外旋转；或者胫骨固定时股骨向内旋转，在前一种情形下，胫骨关节面在几乎固定的半月板上旋转。外侧半月板较内侧半月板活动度几乎大1倍，在过度旋转时，外侧半月板在胫骨上向前移动，而内侧半月板则向后移动。

在膝关节屈曲、伸直及旋转时，半月板均随股骨髁在胫骨髁上被动滑动，外侧半月板较内侧半月板活动度更大，其弹性使得它在不同位置相应地改变形状，并始终在关节间隙内。

膝关节屈曲时，2个半月板均向后移动，但程度不同，内侧半月板仅向后移动数毫米，但外侧半月板向后移动至少1 cm。完全屈曲时，2个半月板的后部正位于股骨髁及胫骨髁之间。在过度屈曲时，其向后滑动甚至可突出于胫骨的后缘1 cm，其形状亦相应发生改变，外侧半月板更是如此。膝关节伸直时，半月板的位置恢复到原来位置。

膝关节的旋转运动

膝关节在伸直过程中的旋转运动已如前述。此外，膝关节只能在屈曲位时才能进行内外旋活动。一般来说，膝关节屈曲90°时，膝的旋转度最大。但有人试验在屈曲45°时平均旋转40°，膝关节的外旋依靠股二头肌及髂胫束完成，内旋则由腘肌起主要作用。

■ 膝关节在人体运动中的作用

人类是唯一直立行走的动物。无论站、走、跑、跳都靠下肢各关节（包括膝关节）的稳定和灵活来完成。

站　立

股骨的机械轴与解剖轴不一致，由髋关节中心至膝关节中心的连线与股骨干轴呈6°~9°（图11-48）。机械轴一般行经正常膝关节中心，但有膝关节内、外翻畸形时，则明显偏离。直立位时，经膝关节横轴位于或接近水平轴。在安静站立，髋、膝处于伸直位时，踝关节则处于胫骨垂直于足底位。此时，身体重力线自膝关节轴的稍前方及踝关节的稍前方垂直于地面。

站立时，膝关节周围的运动肌仅有少量在活动，首要作用是关节的紧密嵌合位置。关节的紧密嵌合及锁固机制，亦即骨面的稳定和韧带的紧张。当膝关节完全伸直时，侧副韧带及膝交叉韧

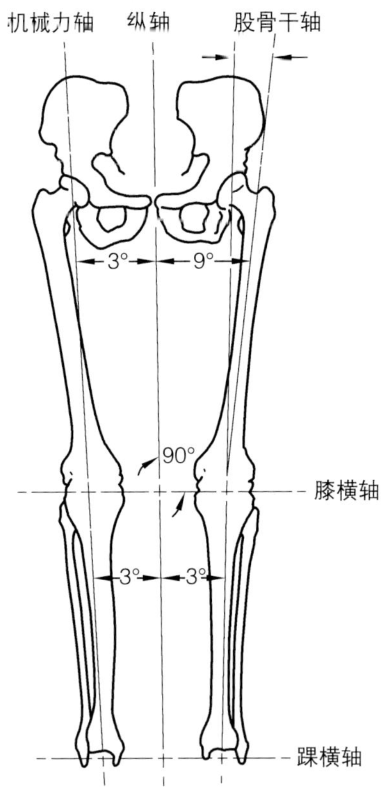

图11-48 膝关节轴线

带均紧张，2个半月板的前部恰位于股骨髁及胫骨髁之间。膝关节愈伸直，韧带愈紧张，半月板的前部亦更紧嵌于股骨髁及胫骨髁之间。

站立时，膝关节往往呈10°过伸位，身体重力线在膝关节前，使关节本身产生一定的过伸扭力，此种扭力靠后十字韧带及后关节囊的弹性和半膜肌的主动活动来承担。

行 走

行走是在水平方向上前进的一种运动，人类是用两足行走的，因此，需左右各前进一步，亦即从其一足跟着地到下一次此足跟着地为一个步态周期。对左或右下肢来说，要经过一段踩地支撑期，也称着地期或站立相，以及离地摆动期，也称跨步期或摆动相。

1. 支撑期　自足跟着地起至足趾离地止。以右足为例，自右足跟着地至右足放平，称为跟着地期，此时身体右倾使右下肢开始负担全身体重，左足抬起。由右足放平到右足跟离地称站立中期，此期全足接触地面，身体在右下肢支撑下，不断向前移动。右足跟离地至右膝关节逐渐屈曲为推离期，此时身体又逐渐左倾而左足跟着地。自右足跟离地至右足趾离地，身体因足蹬地面前进最快，称加速期，如此完成右足支撑全程。

在支撑期，身体重量靠支撑腿来支持，此时伸膝肌、屈膝肌、髋部肌和小腿肌皆收缩以维持膝关节稳定。腓肠肌则在支撑末期拉足蹬地以推动身体前进。

2. 摆动期　自足趾离地起至足跟着地止。开始时，右膝及髋关节屈曲，足上提，直到膝关节达到最大屈曲约70°，称摆动前期。然后髋关节继续屈曲，膝渐伸而向前摆动，超越左下肢，至髋关节达最大屈度，称摆动中期或超越期。最后膝逐渐伸直，足跟着地，称摆动后期。在摆动期，摆动腿主要靠髋屈曲拉下肢向前；屈膝及伸膝主要靠重力及摆动来完成。在此步态周期中，自右足跟着地到左足趾离地有两条腿支撑体重称双支撑期，自右足趾离地到左足跟着地仅右下肢支撑体重，称单支撑期。如此，每个步态周期中有2次双支撑期和2次单支撑期，交替前进。

在整个常速步态周期中，膝关节始终未完全伸直，这可减轻震荡，增加灵活度，同时膝周肌的完整就显得格外重要。

行走中，胫骨对股骨的旋转范围平均为8.6°，摆动期屈膝时发生内旋，站立期伸膝时发生外旋。由于胫骨内侧髁间结节内面凹陷，外侧髁间结节外面凸出，股骨外侧髁不易停留其上，因此旋转运动轴通过内侧结节，而不位于两结节中央。股骨外侧髁在胫骨平台上的活动范围约为内侧髁的2倍。

股骨髁在胫骨平台上的运动兼有滚动和滑动2种形式。这2种形式是由膝关节面形状和韧带的限制所决定的。股骨两髁的滚动范围有所不同，股骨内侧髁在屈曲开始10°~15° 时滚动，而外侧髁滚动可持续到20°，这正相当于正常行走的屈伸范围。在屈曲最后阶段，股骨髁没有滚动，只是滑动。股骨髁关节面约为胫骨平台的2倍，如果股骨髁只有滚动，则膝屈曲一定程度后，股骨髁将超过胫骨平台后缘而脱位；如只有滑动，则膝屈曲时，股骨腘面将抵于胫骨平台而受阻。

行走的步态可因肢体条件、行进速度和个人习惯而不同。其主要差别在左右摆动上，其前进方向的运动基本相似。进行步态分析可有助于对下肢各关节包括膝关节的功能分析及疾病研究。如某一膝关节疼痛，则其支撑期缩短；股四头肌无力则不能主动加速，股四头肌无力伴膝关节不能伸直者，则需扶大腿而行；屈膝肌无力则摆动末期不能减速。

上、下楼梯

与平地行进不同之处是要产生体重的升降，双支撑期长，肌收缩力大而参加的肌广泛。以右腿上升为例：右腿先屈髋屈膝，左腿则伸膝并伸髋，直至身体上升到右足在上一台阶着地，右股四头肌拉直膝关节面而左小腿三头肌收缩提足跟离地，又开始左侧屈髋屈膝，右侧伸膝伸髋等交替动作。在膝部主要是膝部伸肌在起作用。下阶梯时则伸膝屈膝肌皆起控制性屈膝屈髋作用。

跑和跳

跑和走的不同之处是没有双支撑期，而有双摆动期（腾空期），支撑腿的伸膝和足蹬地同时进行。跳是髋、膝在曲位伸直而踝在背伸位跖屈，使身体腾空前进。膝关节在运动中宜平衡稳定，否则易伤韧带。

胫腓关节

胫腓关节（tibiofibular joint）为一平面关节，由腓骨头前面的扁圆形关节面与胫骨外侧髁后外侧的腓关节面形成（见图11-12），关节囊附着于关节面周缘，囊的前壁较厚，后壁较薄。关节面覆以软骨，关节囊覆有滑膜。有一小关节腔，有时关节腔可通过腘肌囊与膝关节腔相交通。

胫腓关节由骨间膜、胫腓关节周围的纤维带加强，关节囊前后面被腓骨头韧带增强，腓骨头韧带由前、后部构成。腓骨头前韧带（anterior ligament of head of fibula）由3个宽带组成，起自腓骨头前面，斜向内上方，止于胫骨外侧髁前面，位于股二头肌腱的深部；腓骨头后韧带（posterior ligament of head of fibula）肥厚而强韧，只有1个带，起自腓骨头后面，斜向上方，止于胫骨外侧髁后面，并有腘肌腱加强。靠上外侧副韧带从股骨外侧髁后部起始，恰在腘肌之外至腓骨头，在腓骨头尖前位于股二头肌腱两部分之间，此韧带对胫腓关节亦稍起支持作用。关节囊的前面还覆盖有股二头肌腱于胫骨髁的纤维扩展。腓骨长肌和趾长伸肌的少量纤维也起于囊的前面。腘肌斜行于囊的后面，与腓骨头后韧带相贴。

胫腓关节的动脉主要来自膝下外侧动脉和胫前、后返动脉。神经来自胫神经分布到腘肌的神经分支和腓总神经分支。

胫腓关节的大小、形状及活动性有很大变异，关节面的方向可由几乎水平位到近于垂直位。当踝关节背屈或跖屈，引起胫腓骨下端分离或接近时，胫腓关节亦可产生少许摩擦运动。

胫腓关节可进行少许上下及旋转运动。腓骨头虽然正常时为韧带所固定，但其位置并不很固定，如韧带损伤，易向前、后，在胫骨周围转动。踝关节背屈或跖屈引起胫、腓骨下端分离或接近时，胫腓关节亦可稍做摩擦运动。

胫腓关节可以向前、后脱位，脱位时，腓总神经可能遭受损伤。

膝部手术入路

膝关节容易遭受损伤，除膝部骨折、结核需手术外，膝部恶性肿瘤、类风湿关节炎或骨性关节炎常需进行全膝关节置换术。因此，膝关节的显露甚为重要。一般进行膝关节手术时，均需上气性止血带。膝关节的前内侧及外侧接近表面，多在此处切口；后部较深，且重要组织较多，除必要外，一般不取后侧切口。

膝关节内侧入路

此切口可广泛显露膝关节内侧的韧带结构，用于内侧副韧带断裂、关节囊损伤的探查和修复（图11-49）。切口自股骨内收肌结节近侧2 cm处开始，向前下方在髌骨内缘内3 cm，平行于髌骨缘下行，止于胫骨前内侧面，皮肤切开后，注意勿损伤大隐静脉及隐神经。切开浅筋膜，显露内侧副韧带，剥离前后两侧皮瓣并向两侧牵引，即可发现浅层中有血肿或淤血，根据淤血的位置，切开深筋膜，并探查内侧副韧带深、浅两层断裂的程度，如有断裂，即行缝合。

股骨下段恶性肿瘤的保肢手术也多采用前内侧切口，向前后两侧游离并牵开皮瓣。股骨下段骨肿瘤可沿股内侧肌的内侧缘分离，将股内侧肌向外侧牵引，深层即收肌管，股动静脉走行其中，找出并切断、结扎股动静脉向肿瘤的分支，能完整地显露肿瘤病灶。膝关节部分可逐渐趋向髌骨旁1.5 cm切开关节囊，远端可根据需要止于胫骨结节内侧或继续向小腿前内侧延长。切断前、后交叉韧带及内侧副韧带，将髌骨向外侧翻转，将股骨远端向前内脱位，即可处理股外侧部分。

膝关节外侧入路

该切口用于显露膝关节外侧结构，主要用于膝关节外侧韧带和关节囊损伤的探查与修复。膝关节于屈曲位，切口起自髌骨外侧3 cm股骨的外侧中线，呈弧形行向股骨远断，经过胫骨外上的Gerdy结节向远端延伸，止于关节线以远5 cm处。切开皮肤及浅筋膜，将皮瓣广泛游离，其深面即髂胫束和后侧的股二头肌腱。在该两结构之间交界的疏松处切开筋膜。股二头肌腱后缘有腓总神经走行，术中应避免损伤。将髂胫束向前牵开，股二头肌腱和腓总神经向后牵开，即可显露膝关节外侧副韧带和关节囊的后外侧角（图11-50）。

切开关节囊可探查半月板后角，术中应避免损伤半月板和腘肌腱。

膝关节前方入路

前侧纵向切口

在一般膝关节手术中最常采用，全膝关节置换术、结核病灶清除术及探查术均适用。在膝关节前侧做正中直切口（图11-51），切口自大腿前侧下部沿股四头肌腱内缘开始，至胫骨结节稍下，切开皮肤和皮下组织。在小腿上内侧，寻找隐神经的髌下支并牵开之，此神经如损伤，跪下时发生麻木，以后可形成神经瘤。游离创口两侧皮瓣，充分显露股四头肌腱、髌韧带、前侧关节囊。纵行切开深筋膜，在髌骨内侧0.5 cm处绕髌骨切开关节囊，通常在其内侧，对于有膝外翻

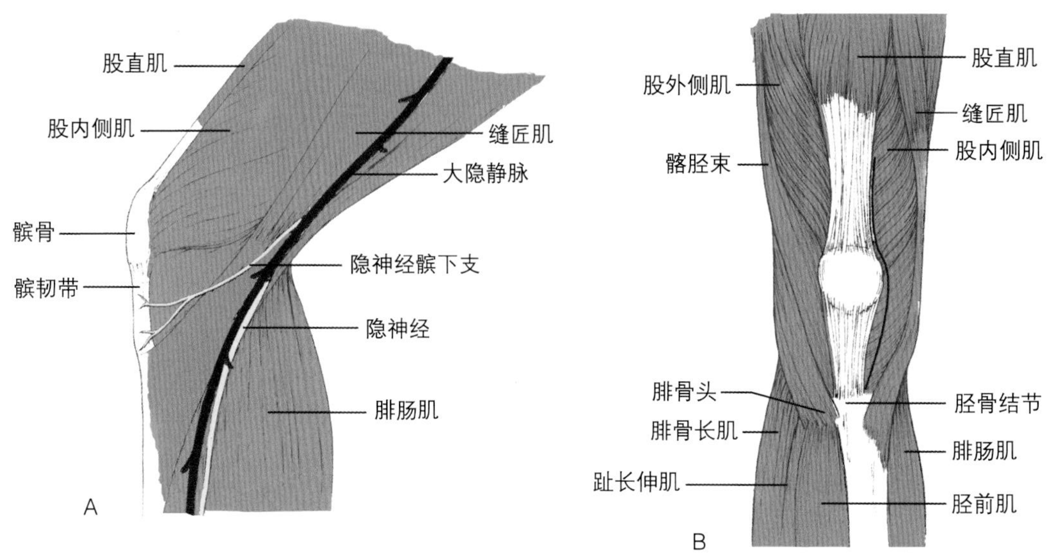

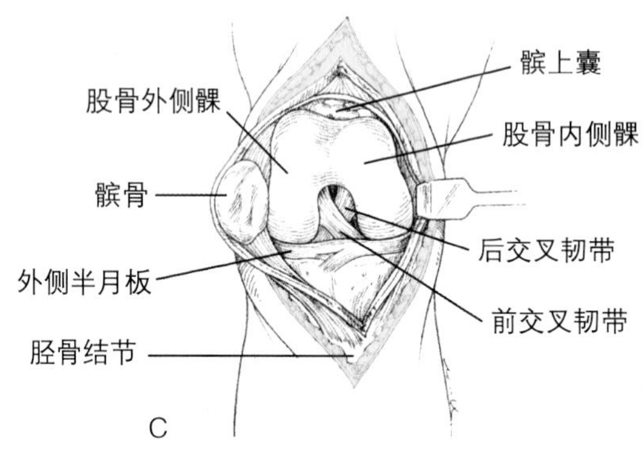

图11-49　膝关节内侧入路

A.膝关节内侧结构；B.内侧入路切口；C.关节内结构显露

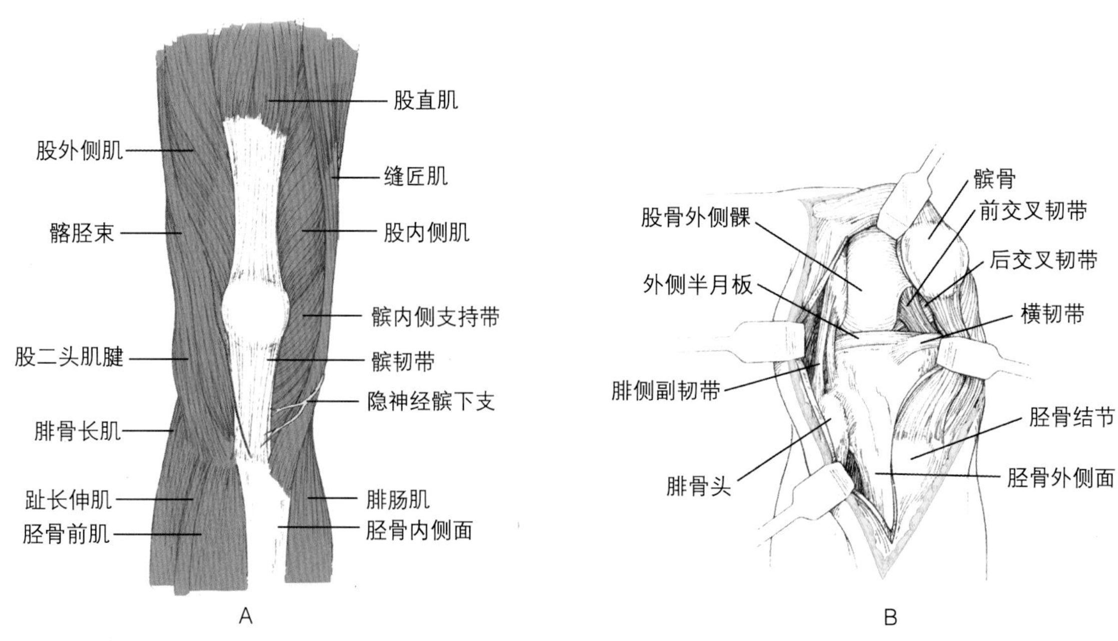

图11-50　膝关节外侧入路

A.外侧入路切口；B.关节内结构显露

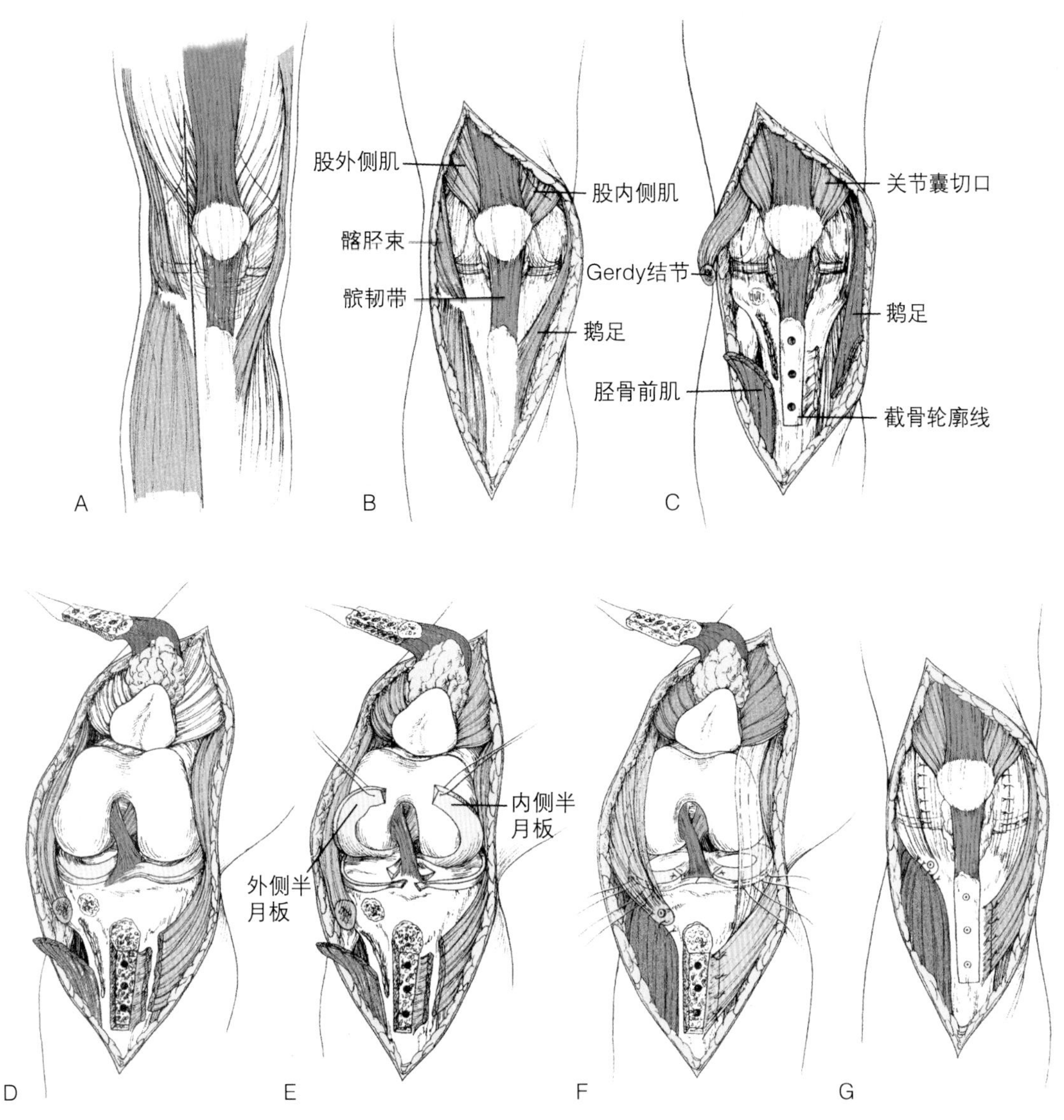

图11-51 膝关节前方入路

者，做人工膝关节置换手术时，可选择在其外侧，以便术中进行外侧关节囊松解。向下沿髌韧带内缘与髌内侧支持带之间切开关节囊。屈膝成直角，将髌骨向外侧牵引或向外翻转，至此进入关节内部，所有膝关节腔前部及髌上囊，包括股骨下端、膝交叉韧带、半月板及髌骨的关节面均可显露。

行人工全膝关节置换术时，在深筋膜层的切口还有不同的处理方式，即膝关节前侧做正中直切口，游离创口内侧皮瓣至股内侧肌的内侧缘，自该肌内侧缘到髌骨内上缘，沿髌骨及髌韧带内缘向下，切开深筋膜及关节囊。在股内侧肌髌骨附着点上0.5 cm处，向外上方切开肌腱2~3 cm，将髌骨向外翻转，可显露所有膝关节腔前部及髌上囊。

在进行结核病灶清除术及膝关节融合术时，显露必须更为广泛。沿髌骨边缘切断髌骨与关节囊及髌韧带的联系，切除髌骨，在关节平面将股直肌及股中间肌向外侧牵开，股内侧肌向内侧牵开，用骨膜剥离器在骨膜下进行广泛剥离，直至股骨两髁。同样，在胫骨上端亦沿骨膜下剥离，直至胫骨两髁。腓骨头亦需显露。

需要切除股骨下端及胫骨上端时，应将内、外侧半月板及前、后交叉韧带切除。在进行膝关节后部显露时，可用骨膜剥离器将关节囊后壁由股骨及胫骨后侧剥离2~3 cm，注意关节囊后部的腘动、静脉。切除腓骨头时，注意在腓骨颈后通过的腓总神经。

前侧U形切口

U形切口起自股骨内侧髁，向下延伸，在胫骨结节平面横过中线，再弯向上至股骨外侧髁，止于与起点对称之处。切开筋膜及关节囊，将胫骨结节连同髌韧带止点用骨刀截下，将整块骨、韧带、关节囊向近侧翻转以显露膝关节。

膝关节后方入路

腘窝内有重要血管、神经通过，一般不宜自此处进入，但在腘动脉瘤手术、膝后关节囊切除术、半膜肌滑膜囊肿、胫骨后部边缘骨折或股骨下端后部肿瘤时，可选择后侧进入。

后方入路途径可为：①后中线入路；②后内侧入路；③后外侧入路。

后中线入路

为避免日后瘢痕形成，切口呈“S”形，自腘窝上内缘开始，下行至关节线时弯行向外，然后沿腘窝下缘向下达于小腿上部。在切口拐弯时应保持钝角，以防皮肤坏死（图11-52）。

在浅筋膜内寻出小隐静脉及胫神经发出的皮神经，并牵开之，沿中线切开深筋膜。在腘窝的上内缘寻出半腱肌腱及半膜肌腱，在上外缘寻出股二头肌腱，在下内缘及下外缘分别寻出腓肠肌内、外侧头，在腘窝的中线寻出胫神经，寻出腘动、静脉，动脉位于深处，紧贴关节囊之后。由胫神经发出的各肌支，除至腓肠肌内侧头在内侧外，其余各支均在外侧，故在寻出至腓肠肌内侧头的支并妥为保护后，胫神经及腘动、静脉应向外侧牵引。用骨膜剥离器沿骨膜下将股骨下端后部显露。如遇到由腘动脉发出的各关节支可切断结扎，至此膝关节囊即可显露，其上尚有腘斜韧带及腘肌横过。

后内侧入路

切口与切除内侧半月板后部切口相同，仅较长而已。在切口后下部寻出大隐静脉并向后牵开，自股骨内侧髁垂直切开关节囊，向下至胫骨内侧髁。将关节囊切开并向两侧牵引后，可在内侧半月板至关节囊后部附着点之上进入关节腔后部。

在肌腱移植术需要显露半腱肌及半膜肌腱时，亦可采用后内侧切口，但稍做改变，沿腘窝的后内侧纵向切口，切开皮肤时，注意勿损伤大隐静脉及其伴随的隐神经。深筋膜切开后，即显露半腱肌腱及半膜肌腱，后者成一槽，位于半腱肌腱的深面。

如拟自此切口显露股骨内侧髁，可在股内侧肌与半膜肌间的间隙进入，注意勿损伤股动脉。

后外侧入路

使膝稍屈曲，沿股二头肌腱及腓骨头前缘取弯形切口，全长为7~8 cm。沿切口方向，切断髂胫束的后部扩展部分，将髂胫束、股外侧肌向前牵开，股二头肌向后牵开，注意勿损伤腓总神经。将腓肠肌外侧头钝性剥离，切开关节囊即可进入膝关节的后外侧部。切开关节囊时，注意寻出腘肌腱并予以保护。

在肌腱移植术需要显露股二头肌腱时，亦可采用后外侧切口，此时切口稍做改变。沿腘窝的后外侧取纵向切口，深筋膜切开后，其下即为股二头肌腱。在股二头肌腱内缘的深面，寻找腓总神经，注意勿损伤之。如拟自此切口显露股骨外侧髁，可在股外侧肌与股二头肌的间隙进入。

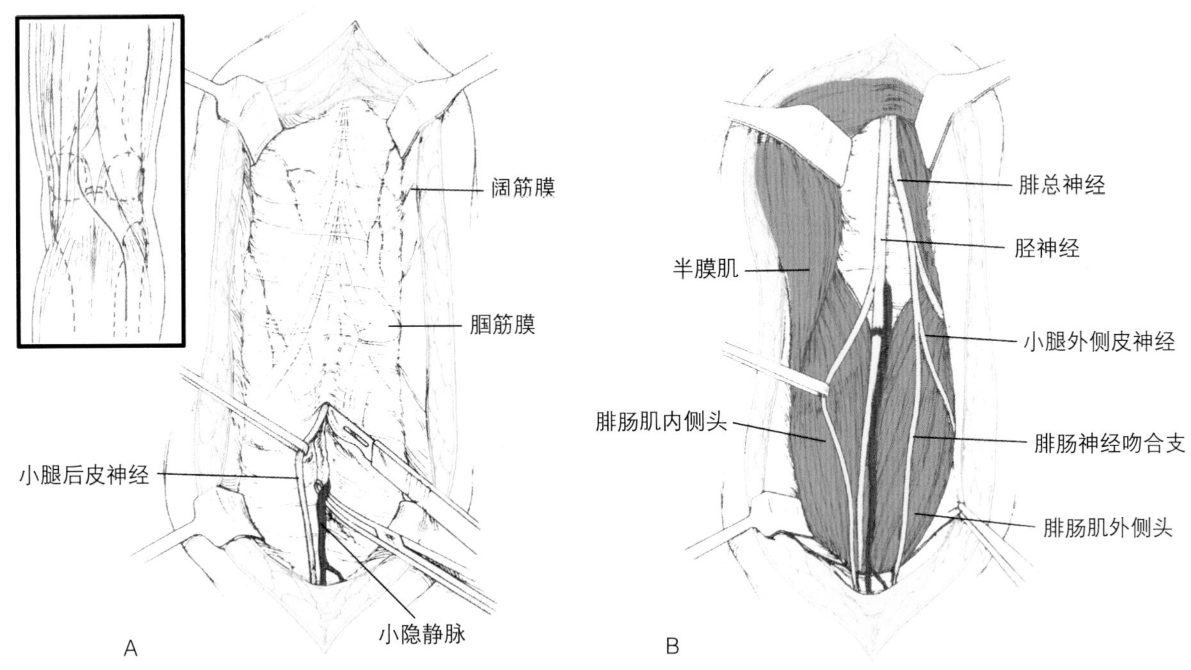

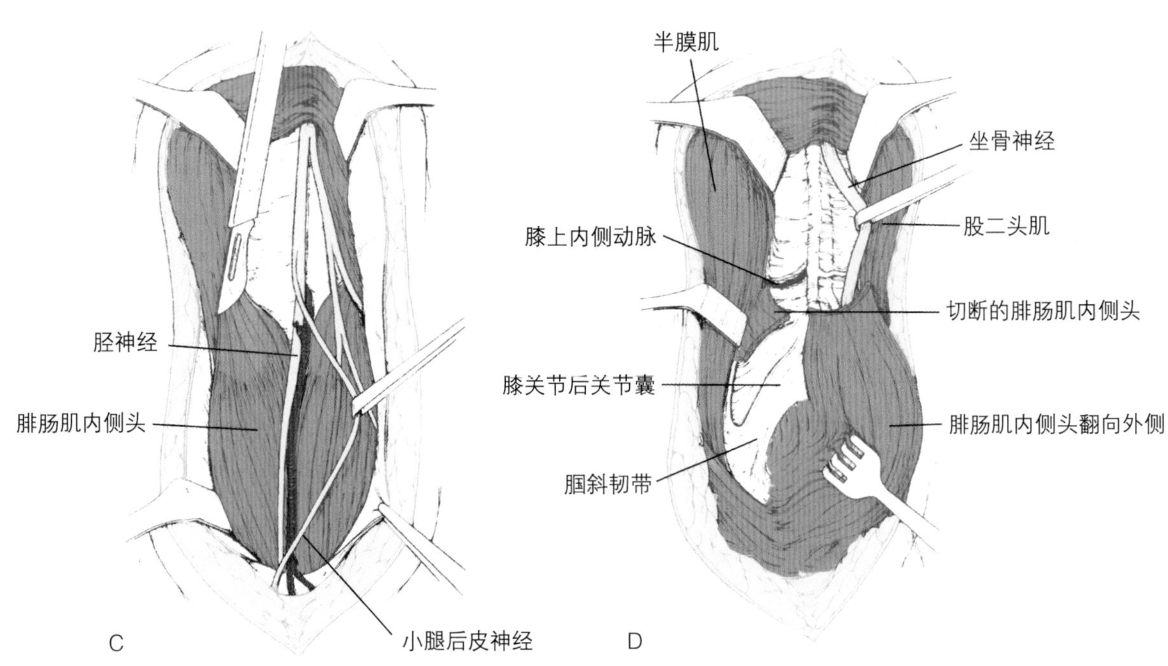

图11-52 膝关节后中线入路

A.切口；B.显露坐骨神经及其分支；C.显露腓肠肌内侧头；D.切断腓肠肌内侧头，显露关节囊

（李松建）

参考文献

1. 郭世绂. 骨科临床解剖学. 济南: 山东科学技术出版社, 2000.
2. 钟世镇, 徐达传, 丁自海. 显微外科临床解剖学. 济南: 山东科学技术出版社, 2000.
3. 徐达传. 骨科临床解剖学图谱. 济南: 山东科学技术出版社, 2007.
4. 蔡锦方, 丁自海, 陈中伟. 显微足外科学. 济南: 山东科学技术出版社, 2002.
5. 杜建平, 翟文亮, 朱青安, 等. 后交叉韧带在损伤后膝关节中作用的生物力学研究. 中国临床解剖学杂志, 1998, 16:276-278.
6. 李文春, 李根强, 陈尔瑜, 等. 膝关节滑膜囊的应用解剖.中国临床解剖学杂志, 1994, 12:189-191.
7. 刘惠芳. 临床X线测量. 济南: 山东科学技术出版社, 1982.
8. 毛宾尧, 张学义, 乐兴祥. 膝关节外科. 北京: 人民卫生出版社, 1993.
9. 王根本, 金保纯. 临床解剖学. 北京: 人民卫生出版社, 1988.
10. 王亦璁. 膝关节不稳定. 中华外科杂志, 1981, 19(8):498.
11. 朱通伯, 戴克戎. 骨科手术学. 2版. 北京: 人民卫生出版社, 2003.
12. 翟文亮, 朱青安, 高道海, 等. MCL及ACL切断对膝内旋和外旋运动影响的实验研究. 中国临床解剖学杂志, 1998, 16:357-359.
13. Richard SS. Clinical Anatomy by Regions. Lippincott Williams&Wilkins, 2008.
14. Williams P.L. Gray’s Anatomy. Churchill livingstone, Pearson Professional Limited, 1995.
15. Boden BP, Pearsall AW, Garrett WE, et al. Patellofemoral instability: evaluation and management. J Am Acd Orthop Surg, 1997, 5(1):323−331.
16. Butler DL, Noyes FR, Grood ES. Ligamentous restraints to anterior−posterior drawer in the human knee. A biomechanical study. J Bone Joint Surg, 1980, 62A: 259−270.
17. Carson WG, James SL, Larson RL, et al. Patellofemoral disorders: Physical and radiographic evaluation, part II: radiographic examination. Clin Orthop, 1984, 185:178−186.
18. Conlan T, Garth WP Jr, Lemons JE. Evaluation of the medial soft−tissue restraints of the extensor mechanism of the knee. J Bone Joint Surg (Am), 1993, 75(5): 82−93.
19. Dye SF. An evolutionary perspective of the knee. J Bone Joint Surg (Am), 1987, 69: 976.
20. Fulkerson JP, Becker GJ, Meaney JA. Anteriomedialization of the tibil tuberosity for patellofemoral malalignment. Clin Orthop, 1983, 177:176−181.
21. Kaufer H. Mechanical function of the patella. J Bone Joint Surg (Am), 1971,53:1551−1560.
22. Kennedy JC, Alexander IJ, hayes KC. Nerve supply of the human knee and its functional importance. Am J Sports Med, 1982, 10:329−335.
23. Mcginty JB, Caspari RB, Jackson RW, et al. Operative arthrscopy. Second edition. Lippincott−Raven Publishers, Philadelphia1, 1996: 211−238.
24. Wroble RR, Grood ES, Cummings JS. The role of the lateral extr−articular restraints in the anterior cruciate deficient knee. Am J Sports Med, 1993, 21:257−263.
25. Jabara M, Bradley J, Merrick M. Is stability of the proximal tibiofibular joint important in the multiligament−injured knee? Clin Orthop Relat Res. 2014, 472(9):2691−2697.
26. Mróz I, Kurzydło W, Bachul P, et al. Inferior tibiofibular joint (tibiofibular syndesmosis) −own studies and review of the literature. Folia Med Cracov. 2015, 55(4):71−79.

12 小　腿

小腿（leg）是位于膝关节和踝关节之间的肢体部分，是人体负重的重要组成部分之一，小腿也是肿瘤和外伤的好发部位。本章主要介绍小腿的骨骼、肌、神经、血管及皮肤等解剖结构，小腿骨筋膜间区的构成及内容物；小腿的各种皮瓣、骨瓣、骨膜瓣的解剖要点。同时，系统地阐述小腿各部位手术入路的临床解剖，为临床医师的应用提供指导。

小腿表面标志

由髌韧带向下摸到的骨性隆起即胫骨粗隆，是明显的骨性标志。由此向下为胫骨前缘或胫骨前嵴，微弯行，直至踝部。胫骨前缘在上部甚为尖锐，至小腿下1/3，移动为圆形的胫骨干，胫骨内侧缘虽不如前缘显著，亦可全部被摸到。

胫骨前缘及内侧缘之间为胫骨内面，在缝匠肌及半腱肌止点以下，仅覆盖以皮肤及浅筋膜，全部皆位于皮下，其上不规则的凸面甚易摸到。

腓骨头在胫骨上端的外后侧，腓骨上3/4因被肌紧紧包围，不用力深按不易触得，腓骨下1/4位于皮下，由此至外踝均显于表面。植骨需取坚质骨时，多在外踝以上切除一段腓骨干下端。其上不覆盖肌，接近表面，易于显露。

发育良好者，小腿呈圆锥形，幼童及女性小腿圆滑，男性的小腿肌发达。小腿由胫骨前缘及前外侧部两纵沟分为四部，两纵沟即由深筋膜发出至骨骼的小腿前、后肌间隔。

1. 前内侧部　前内侧部在胫骨前缘的内侧，大隐静脉在皮下，由内踝前经此向上至膝的内侧，静脉曲张多发生于此处。

2. 前外侧部　上部的隆起由胫骨前肌及趾长伸肌所组成，踝背伸时，胫骨前肌向下的肌腱可在内下侧摸到，胫前动脉即在此肌的外缘经过。胫骨前肌的上部因被致密的深筋膜所覆盖，显得紧张。在小腿外侧，可以触知分隔外侧肌群与前侧肌群的凹槽，腓浅神经在该凹槽出现于皮下。

3. 外侧部　外侧部介于小腿前、后肌间隔之间，狭窄。外翻足时，上部的隆起为腓骨长肌，紧贴于腓骨干的外侧，下部则为腓骨长、短肌腱。在腓骨头之后，有腓总神经绕过，腓骨颈骨折时甚易引起神经损伤。腓总神经进入腓骨长肌后，随即分为腓浅及腓深两支，后者与胫前动脉伴行。

4. 后部　上部隆起部分钝圆，为腓肠肌及比目鱼肌，在腓肠肌内、外侧头之间有一沟，为寻找小隐静脉的标志，后者初在外踝的外侧，继沿小腿后正中向上至腘窝注入腘静脉。腓肠肌与比目鱼肌向下合成一坚强跟腱，但比目鱼肌的肌纤维较腓骨长肌向下。在跟腱的两侧有两纵沟，名踝后沟。

小腿软组织

膝关节和踝关节之间的部位为小腿，上端的前方可见隆起的胫骨粗隆，外侧稍上方为腓骨小头，下端的外侧有隆起的外踝，内侧为内踝。从胫骨粗隆平面到内、外踝连线中点的距离为小腿的长度。小腿被前后肌间隔和骨间膜分隔成3个筋膜间隙：前筋膜间隙、外侧筋膜间隙、后侧筋膜间隙。

■ 浅层结构

小腿的浅层结构包括皮肤和浅筋膜，向上与大腿、向下与踝足部同名结构相延续。浅筋膜内的血管和皮神经的走行与分布特点是临床进行皮瓣和神经移植时，设计手术方案的结构形态基础。

小腿的皮肤和浅筋膜

小腿的皮肤较大腿稍厚且多毛，浅筋膜较大腿薄。以前方的胫骨前缘和小腿三头肌的内、外两个侧缘的轮廓线为界，小腿的皮肤和浅筋膜分成内、外、后3部。

小腿的浅动脉

1. 小腿内侧区的浅动脉　小腿内侧区的动脉起于股动脉、胫后动脉和胫前动脉，其中股动脉下端发出的膝降动脉隐支在皮瓣设计时最有临床意义。各种来源的分支在真皮下和浅筋膜深层吻合成网。其主要分支如下。

（1）膝降动脉隐支：股动脉在收肌腱裂孔处移行为膝降动脉，分为隐支和关节支，隐支在股中下部穿过缝匠肌深面的收肌腱板，伴随隐神经下行，在缝匠肌与股薄肌之间的行走，至膝关节平面内浅出深筋膜至皮下，分布于小腿内侧上半部分的皮肤。隐支从发出点到浅出点的长度为11.6 cm，起始处外径为1.7 mm，并有1~2条静脉伴行。

（2）胫后动脉内侧皮支：胫后动脉向内侧发出多支皮动脉，经比目鱼肌与趾长屈肌之间的肌间隙，穿出小腿内侧深筋膜，分布于小腿内侧中、下部皮肤。各皮支浅出深筋膜处的体表投影为胫骨内侧缘中上1/3交点至内踝后缘与跟腱间中点的连线。出现支数为2、7支，其中以2~4支者为多，约占75%。发出部位以小腿中1/3的中、下区，下1/3的上、中区出现的支数最多。皮动脉支外径0.5~2.0 mm。因胫后动脉干在小腿上部位置深，下部位置表浅，故皮动脉的长度由上向下逐渐缩短，上部蒂长2.5~5.0 cm，下部蒂长只有0.2~1.1 cm。胫后动脉皮支在行程中均有1~2支静脉伴行，外径一般粗于动脉支，蒂长与动脉一致，向深部回流至胫后静脉，其浅部属支在浅筋膜内与大隐静脉间有许多交通支。

（3）胫骨滋养动脉的皮支：于小腿上1/3段下区或中1/3段上区发自胫骨滋养动脉，在胫骨粗隆下方约5 cm处，自腓肠肌内侧头与胫骨内侧缘之间穿出深筋膜。多为一条，蒂长约2 cm，外径1 mm，分布于小腿内侧部中1/3段的皮肤。

（4）胫前动脉的内侧皮支：由胫前动脉主干发出3~4支直接供给皮肤动脉，一般经胫骨前肌和胫骨外侧面之间浅出，越过胫骨前缘分布到小腿内侧上1/3段下区、中1/3段和下1/3段的前部狭长皮肤区，动脉长2~4 cm，外径1mm。

（5）胫前返动脉皮支和内踝前动脉皮支：于腓骨头界1.7 cm，向下3cm处发出。胫前返动脉皮支的出现率仅为26.%，长1.7 cm，外径0.7 mm，分布到上1/3段前部皮区；内踝前动脉皮支的出现率为23.%，长2 cm，外径1 mm，分布到下1/3段前部皮区。

2. 小腿外侧区的浅动脉　小腿外侧区皮肤

浅动脉来源有胫前动脉、腓动脉、胫前返动脉。从这些动脉发出到皮肤的多为肌皮动脉，各皮支穿出深筋膜后在真皮下和深筋膜表面相互吻合成网，分支如下。

（1）胫前动脉皮支：胫前动脉从腘动脉发出后，穿小腿骨间膜进入小腿前区，在小腿前群肌间下行移行为足背动脉，在其行程中向前方发出1~5个皮支，皮支在上部经趾长伸肌与腓骨长肌之间，下部经胫骨前肌与趾长伸肌之间浅出，穿过深筋膜后达皮下和皮肤，皮支起始部外径1.2 mm，其中1.0~1.6 mm者较多，主要分布于小腿中、上1/3段的前外侧部。

（2）腓动脉浅支（腓浅动脉）：由腓动脉发出，位于腓动脉下方42 cm处，行经小腿前外侧肌间隔，趾长伸肌与腓骨长肌之间，在小腿外侧的中点穿出深筋膜，从起始到穿出点的长度为9.7 cm，外径1.0 cm，有腓浅神经及2条同名静脉伴行。穿出深筋膜后分为浅、深两支，浅支分布到小腿外侧中1/3段皮肤；深支沿途发出至腓骨长肌的肌支及腓浅神经的营养支，末梢与浅支、胫前动脉皮支及腓动脉穿支的皮支在小腿外侧中、上1/3段形成稠密的吻合网。

（3）腓动脉穿支皮动脉：腓动脉穿支沿第三腓骨肌与腓骨、小腿骨间膜前面下降至外踝，沿途除发出肌支到第三腓骨肌外还发出皮支分布到小腿前外侧部下1/3段的皮肤。

3. 小腿后区的浅动脉　小腿后区皮肤的浅动脉主要发自腘动脉，包括腘窝外侧动脉、腘窝中间动脉和腘窝内侧动脉的皮支。

（1）腘窝外侧皮动脉：该动脉出现率为100%，多数单独起自腘动脉干，少数起自腓肠肌动脉或起自腘窝内侧皮动脉。该动脉有50%以上起点位于内、外上髁连线以上1.8 cm，小腿后正中线外侧1.1 cm处。动脉起始处外径1.5 mm，起始后有13%的动脉发出较细的肌支分布到股二头肌下端（外径在1 mm以下）。90%在腓骨小头下方，距后正中线1.8 cm处穿出深筋膜，沿途发升支、侧支和降支，其中降支较粗，常与腓肠外侧皮神经伴行，向下分布到小腿后面外侧部皮肤，达内、外上髁连线以下14.2 cm处，其末梢与相邻的皮支吻合成网。

（2）腘窝中间皮动脉：出现率为60%，主要发自腘动脉，少数发自腓肠肌动脉。腘窝中间皮动脉外径1.5 mm，起始于后正中线的外侧，在腓肠肌两头融合处、后正中线外1.3 cm处穿出深筋膜，常与腓肠神经伴行，向下可达内、外上髁连线以下10 cm处。

（3）腘窝内侧皮动脉：出现率为100%，均由腘动脉发出，多为1条，少数（5%）为2条，多起始于内、外上髁连线上方3.1 cm处，后正中线的内侧。起始处外径1.5 mm，起始后行于腘窝内侧壁，半膜肌与半腱肌的深面，于后正中线内侧1.6 cm处穿出深筋膜，沿途分出升支、侧支和降支。其中降支常与腓肠内侧皮神经伴行，向下可达内、外上髁连线以下6.1 cm处，分布到小腿后面内侧部的皮肤和皮下组织。

小腿的浅静脉

小腿的浅静脉包括皮动脉的伴行小静脉和位于浅筋膜内的大隐静脉、小隐静脉及其属支（图12-1）。浅动脉的伴行静脉一般与同名浅动脉伴行，多为2条小静脉伴1条动脉，外径稍大于伴行动脉，近端汇入深静脉，远端与浅静脉末梢相交通。

1. 小隐静脉　小隐静脉（small saphenous vein）的出现率为100%，在内、外踝连线水平，外径2.9 mm。以小腿后正中线为轴，小隐静脉的走行呈“S”形。在小腿上1/3段，走行于小腿后正中线的内侧；在中1/3段走行沿后正中线；在下1/3段走行于后正中线的外侧。小隐静脉向上在腘窝下部穿过深筋膜进入腘窝腔隙，多数注入腘静脉，部分注入股静脉穿支，少数注入大隐静脉。

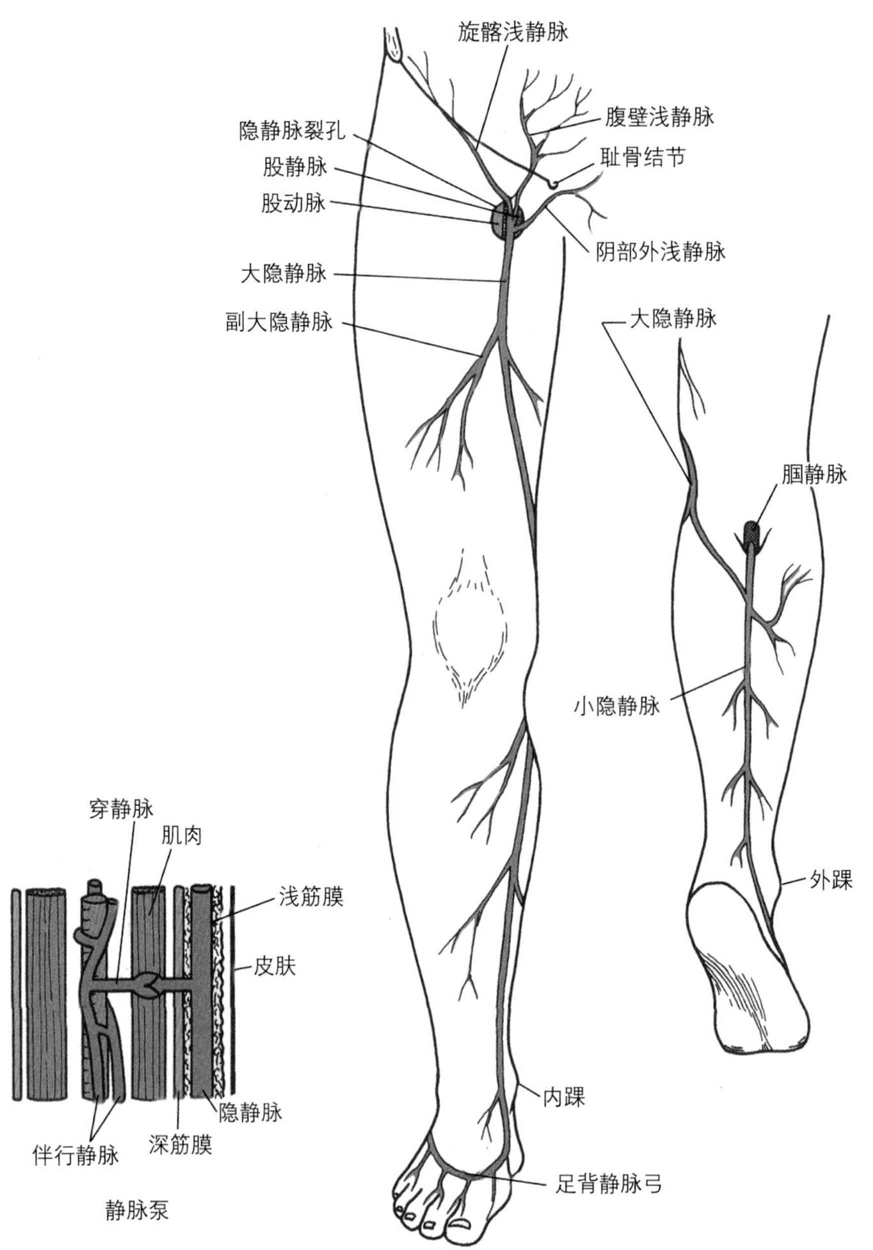

图12-1 小腿的浅静脉

小隐静脉在小腿后面接受多个属支汇入，向上、向内与大隐静脉有1~2条交通支，交通支的外径为2.2 mm。小隐静脉末端在汇入腘静脉前常接受1条来自股后部的股腘静脉属支。在穿入深筋膜以前，有时可有一交通支向内、向上与内侧副隐静脉相交通。小隐静脉行经小腿后面时与腓肠神经伴行。小隐静脉的静脉瓣有8~10处。

2. 大隐静脉 大隐静脉（great saphenous vein）为全身最大的浅静脉，在内踝前1 cm处达小腿，沿小腿内侧上行，在胫骨前嵴内侧约3.5 cm处与隐神经伴行，隐神经位于大隐静脉的外侧，上行绕过膝关节后，内侧进入股部。

大隐静脉在膝关节以下接受3条较大的静脉属支：1支来自内踝部；第2支来自小腿前面；第3

支来自小腿后面，并与小隐静脉的属支相交通。大隐静脉及其属支在小腿部与深静脉之间有较多的交通支，浅、深交通支中有向深开放的静脉瓣。大隐静脉在小腿上部的外径为4.0 mm。

小腿的皮神经

小腿的皮神经大部分来自股神经和坐骨神经的两大分支（胫神经和腓总神经），除分布到小腿外，其末梢还分布到足的皮肤。此外，股后皮神经的末梢也可分布到小腿后面上部的部分皮肤。主要有以下分支（图12–2）。

1. 隐神经　隐神经（saphenous nerve）来自股神经，自股部穿收肌腱板出收肌管后，在股骨内侧髁后方，缝匠肌与股薄肌之间与膝降动脉伴行下降，穿出深筋膜后沿大隐静脉一直延伸到小腿内侧，在小腿下1/3段上区的高度分为两支。一支继续沿胫骨内侧缘下降至内踝；另一支经内踝前面下降至足的内侧缘，有的可直达踇趾。隐神经自收肌管到分叉处的长度为3.4 cm，在胫骨粗隆平面的横径为2.3（1.4~3.4）mm。

2. 腓肠外侧皮神经　腓肠外侧皮神经（lateral sural cutaneous nerve）来自腓总神经，于内、外上髁连线上方，小腿后正中线外侧1.9 cm处发出，与腓总神经伴行一短段后穿出深筋膜，分布到小腿外侧和后面的皮肤。腓肠外侧皮神经主支的长度为3.5 cm，外径2.1 mm。腓肠神经交通支自腓肠外侧皮神经的下端近腓骨小头处发出，斜跨过腓肠肌外侧头的浅面在小腿中点处与腓肠内侧皮神经汇合，形成腓肠神经。交通支长3.5 cm，宽2.2 mm。交通支中绝大多数与腓肠内侧皮神经吻合，吻合点在股骨内、外上髁连线平面下方24 cm附近。

3. 腓浅神经　腓浅神经（superficial peroneal nerve）为腓总神经的终末支之一，起始后先行于腓骨长肌与腓骨短腓肠外侧皮神经（lateral sural cutaneous nerve）之间，继而行于腓骨长、短肌与趾长伸肌之间，在小腿中、下1/3交界处穿出深筋膜，随即分为两支。内侧支为足背内侧皮神经，外侧支为足背中间皮神经。腓浅神经在肌间隙走行中有同名动脉伴行。该神经从发出处到皮支分叉点的长度为26.9 cm，横径2.8 mm。在小腿的分布范围仅限于下1/3段的前面。腓肠神经交通支的出现率为90%（其中85%发自腓肠外侧皮神经，5%单独发自腓总神经主干）。腓浅神经的血供为多源性，在小腿上2/3段由腓浅动脉供给，此动脉在腓骨头下方47.3 mm处自胫前动脉发出，外径约1 mm。2条伴行静脉的外径分别为1.6 mm和1.9 mm。腓浅神经在小腿下1/3段由2~4支小的呈

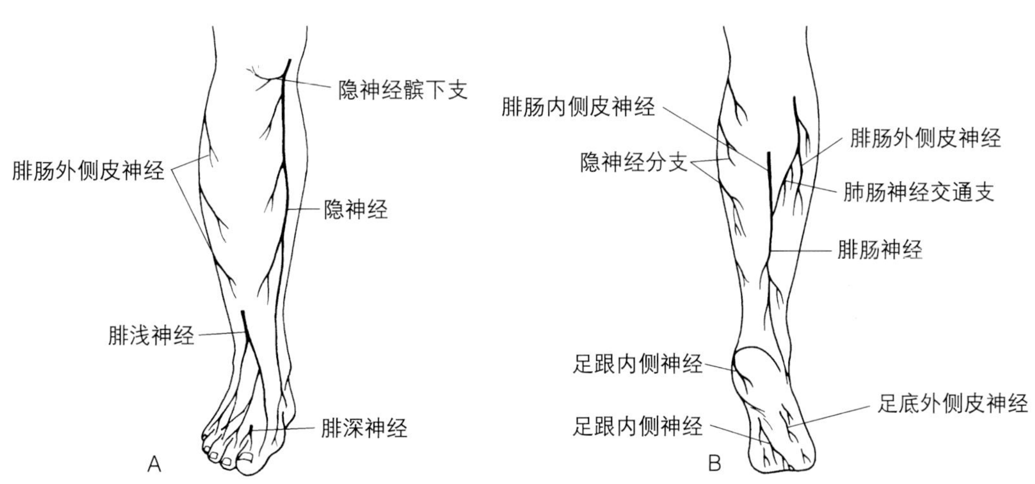

图12–2　小腿的皮神经

A.前面观；B.后面观

节段性肌间隔皮动脉供应，这些小动脉与腓浅动脉相吻合。

腓浅神经嵌压综合征（superficial peroneal nerve compression syndrome）主要表现为足背感觉减退，有静止痛及活动痛。当患者背屈距小腿关节时对小腿前肌间隔施压，或足跖屈内翻，或在被动牵拉下对神经走行触诊如出现疼痛或麻木即可考虑此征的存在。如小腿X线平片、神经传导检查，以及静止或活动状态肌内压均正常，更可进一步确诊，小腿前肌间隔扪诊有广泛疼痛。本征应与假性神经根痛、慢性外侧肌筋膜室综合征、筋膜缺损致肌疝等相鉴别。对这类患者除合并有慢性外侧肌筋膜室综合征外，一般不需要做完全筋膜切开，仅对腓浅神经管切开减压即可，如无神经管，可局部切除筋膜。

4. 腓肠神经　腓肠神经（sural nerve）由腓肠神经的交通支与腓肠内侧皮神经吻合而成，亦可由腓肠内侧皮神经单独形成，少数由腓神经的交通支单独形成。吻合而成的腓肠神经吻合点多在小腿后面中1/3或下1/3处，到内、外踝间线的长度为19.0 cm，横径3.3 mm，位于小隐静脉，腓肠神经分布在小腿后面的外侧部和外面的下部。

5. 腓肠内侧皮神经　腓肠内侧皮神经（medial sural cutaneous nerve）在腘窝发自胫神经，随小隐静脉下降于小腿深筋膜深面，在腓肠肌两头之间的沟内行于小腿后正中线，在小腿中点附近穿出深筋膜，接受腓神经交通支后则称腓肠神经。腓肠内侧皮神经可游离的长度为20 cm，横径1.4 mm，分布到小腿后面的下部。

■ 小腿前筋膜间隙区

位于骨间膜前方，胫骨体外侧面和前肌间隔之间，内含小腿前群肌、腓深神经和胫前动脉。

前侧群肌

前侧群肌有4块，即胫骨前肌、趾长伸肌、踇长伸肌及第三腓骨肌（图12-3，4）。

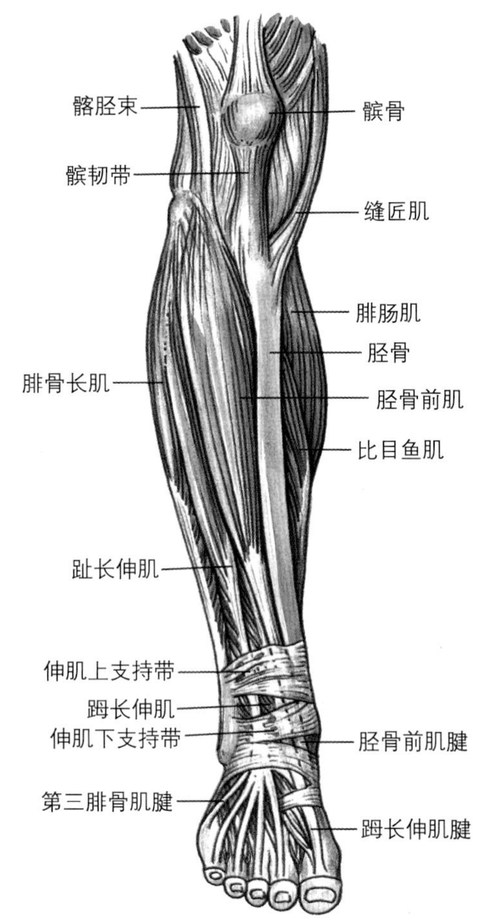

图12-3　小腿前外侧肌群浅层

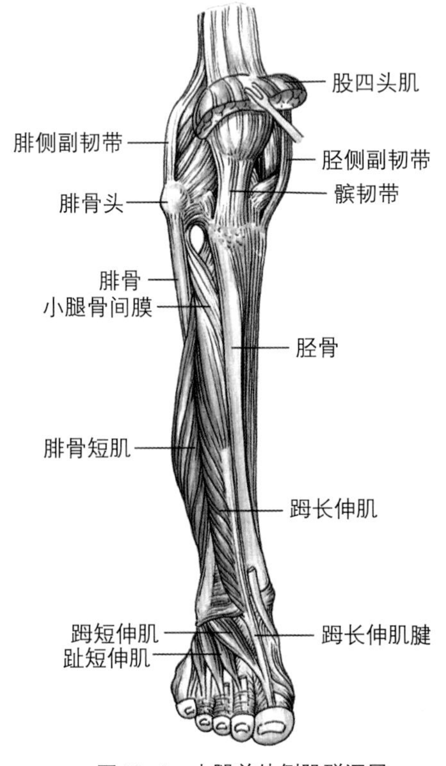

图12-4　小腿前外侧肌群深层

1. 胫骨前肌（ tibia anterior muscle ） 起于胫骨外侧面上2/3，邻近骨间膜及深筋膜的深面，在小腿上半部覆盖着胫前血管和腓深神经，在小腿下1/3前面移行为肌腱，肌腱经小腿伸肌上、下支持带之下，止于内侧楔骨与第1跖骨底的内侧，能背伸距小腿关节及内翻足，可进行足背屈、内翻及两种动作的联合运动。其血供由胫前动脉分布数条血管进入肌，并发出骨膜支分布到胫骨外侧的骨膜，神经支配来自$L_{4,5}$和S_1骨髓节段。

2. 趾长伸肌（ extensor digitorum longus muscle ） 起于腓骨前面上2/3，邻近骨间膜、胫骨上端、前肌间隔及小腿深筋膜，在足部分为4支，止于外侧4趾，其中间束止于中节趾骨底的背侧，两侧束止于远节趾骨底背侧，趾长伸肌能伸第2~5趾及背伸足。

趾长伸肌腱也可作为肌腱移植的供腱，但由于各腱之间常有很多连接，不如掌长肌腱或跖肌腱适合，其近端又有韧带覆盖，除小趾外，其血供来源于胫前动脉，小部分来源于胫后动脉，神经支配来自腓滑神经。

3. 踇长伸肌（ extensor hallucis longus muscle ） 起于腓骨内侧面下2/3及邻近骨间膜，位于胫骨前肌及趾长伸肌之间，止于踇趾远节趾骨底的背面，能伸足趾及背伸足。其血供来源于胫前动脉，神经支配来自腓深神经的分支。

4. 第三腓骨肌（ peroneus tertius muscle ） 此肌可能是趾长伸肌的一部分，不恒定存在，起于腓骨前面下1/4，止于第5跖骨底的背侧面，能背伸及外翻足。

小腿前区筋膜间隙血管及神经

切开小腿前区深筋膜，在胫骨前肌与趾长伸肌、踇长伸肌之间钝性分开即可暴露胫前血管及腓深神经（图12–5）。

1. 胫前血管 胫前动脉（ anterior tibia artery ）的体表投影为腓骨头内侧点至内、外踝连线的中点之间的连线。胫前动脉在小腿前区内的长度为

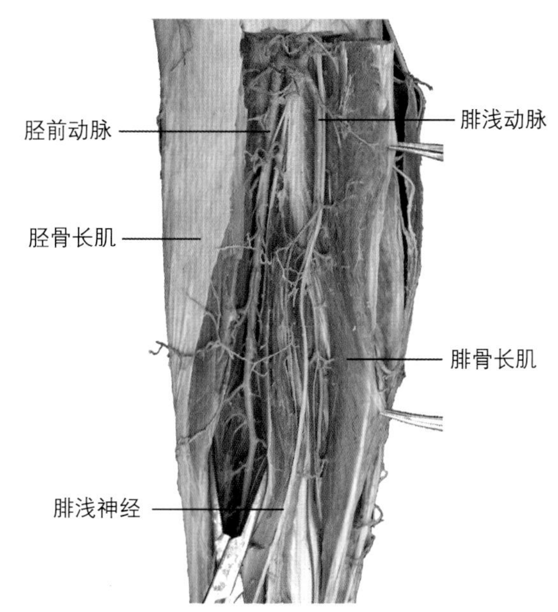

图12–5 小腿后区血管神经

29.5（ 27.2~32.0 ）cm，其上、中、下部的外径分别为3.6 mm、2.9 mm和2.8 mm。伴行静脉有2条外径略大于动脉。

胫前动脉的分支：起始部发出胫前返动脉加入膝关节动脉网，在小腿的上部，胫前动脉发出分散的肌支供应前群肌及胫骨外侧面和腓骨前面的骨膜。有13.5%的胫骨滋养动脉发自胫前动脉。跗内侧动脉和跗外侧动脉高位起始也可发自胫前动脉的下部，约占12%。胫前动脉在行程中还向胫骨外侧面骨膜和小腿骨间膜发出众多小分支。胫前动脉与胫后动脉、腓动脉通过膝动脉网、腓动脉穿支及骨膜支形成广泛的吻合。若其中一条动脉闭塞，仍可保持充足的血液供应。

2. 腓深神经 腓深神经（ deep peroneal nerve ）在绕腓骨颈处从腓总神经分出，穿过腓骨前肌间隔进入小腿前区，与胫前血管伴行下降。胫前动脉为腘动脉的终末支之一，胫前动脉有2条同名静脉伴行，在腘肌下缘处发出，穿过小腿骨间膜上端裂隙进入小腿前区，在小腿的1/3位于胫骨前肌与趾长伸肌之间，在下2/3位于胫骨前肌与踇长伸肌之间，在小腿横韧带处延续为足背动脉。腓深

神经在绕过腓骨头之后便与胫前动脉伴行，在小腿上部位于动脉的外侧，在小腿横韧带上方时走行在动脉的前方，在小腿横韧带以下又位于动脉的外侧。

腓深神经在行程中分出到小腿前群肌及踝关节，末梢皮支与足背动脉伴行分布到第1、2趾相对缘的皮肤及其蹼区。到小腿前群肌的多个分散肌支，有的中、上位分支直接发自腓总神经干或其分叉处为高位分支。到第三腓骨肌的神经为趾长伸肌支的延续支。

■ 小腿外侧筋膜间隙区

由腓骨外侧面，前、后肌间隙和小腿筋膜共同围成。内含外侧群肌、腓浅动脉和腓浅神经。

外侧群肌

介于小腿前、后肌间隔之间，有腓骨长、短肌（图12-6）。

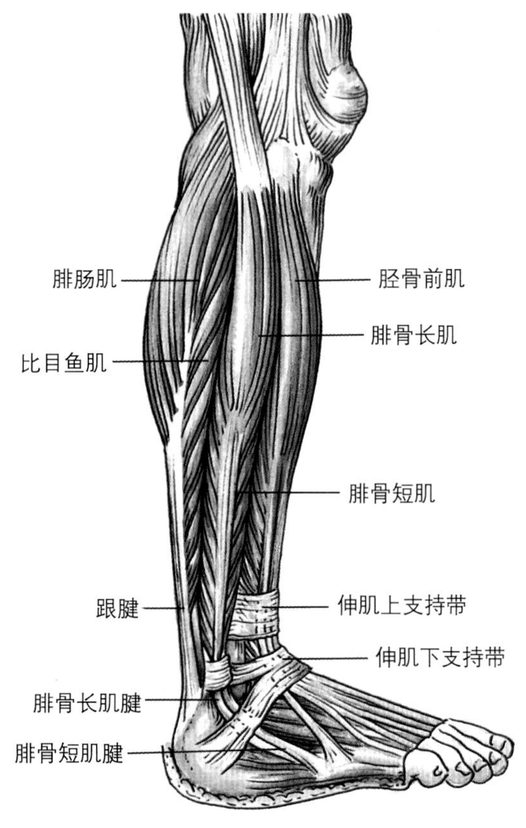

图12-6　小腿外侧肌群

1. 腓骨长肌（peroneus longus muscle）　位于外侧区浅层，起源于腓骨头外侧面，腓骨体外侧面上2/3及小腿的深筋膜。腓骨头起始部和腓骨体起始部不连续，形成一腱弓，腓总神经从中通过。肌腱通过支持带深面绕过外踝后方进入足底止于内侧楔骨的外面和第1趾骨底，其血供来源胫前动脉，有3~4支关节段性分布，由腓浅神经支配，可使足外翻、趾屈。

2. 腓骨短肌（peroneus brevis muscle）　位于小腿外侧区的深面，起源于腓骨下2/3外侧面及腓骨前后肌间隔，上部肌末被腓骨长肌遮盖，下降过程，先居腓骨长肌内侧，后居其前方，其后行于外侧后方，腓骨长肌腱前方，在腓骨肌上支韧带渗面，移行至足底，止于第5趾骨粗隆，血供来源于胫前、腓浅动脉，内腓浅神经支配，使足外翻、趾屈和外展。

小腿外侧筋膜间隙区的血管和神经

小腿外侧区的动脉为来自胫前动脉的节段性小分支，穿过腓骨前肌间隔进入外侧区分布到肌与肌附着部的骨膜，其中较大的一条与腓浅神经伴行的支叫腓浅动脉。

1. 腓浅动脉　腓浅动脉（superficial peroneal artery）在腓骨头下方4.7 cm处起自胫前动脉，进入外侧区后在腓浅神经的外侧下降，在小腿中点与腓浅神经一起穿出深筋膜进入皮下。腓浅动脉的外径为1.0 mm，有2条伴行静脉外径分别为1.9 cm和1.6 mm。由起始到穿出深筋膜的长度为26.9 cm。

2. 腓浅神经　腓浅神经（superficial peroneal nerve）由腓总神经经过腓骨颈时发出，为腓总神经后终支，向下行腓骨长、短肌之间，并发出分支支配腓骨长、短肌。其终末支穿腓骨前肌间隔于小腿中点的外侧穿出深筋膜，成为皮支，分布到小腿下外侧及足背皮肤。临床应用其与腓浅动脉伴行的特点，取该神经做吻合血管的神经移植，也可作为有感觉皮瓣移植的吻接神经。

小腿后筋膜室

为小腿筋膜室中最大的一个，小腿后区内的小腿后筋膜室肌被横肌间隙分为浅、深两层，其内包含小腿后群肌（图12-7~10）、胫后血管和神经（图12-11）。

后侧群肌

后侧群肌分为浅、深两组，两组之间有稀疏的网状组织相隔，此组织经比目鱼肌孔与腘窝相沟通，感染可由腘窝入于此间隙内。

1. 浅组肌　介于小腿后面的深筋膜与后筋膜隔之间，此组肌有腓肠肌、跖肌及比目鱼肌。

（1）腓肠肌（gastrocnemius muscle）：有内、外两头，内侧头起于股骨内侧髁上的三角形隆起，外侧头起于股骨外侧髁的压迹近侧端，有的有一籽骨，在两头的深面各有一滑膜囊。腓肠肌的两肌腹增大，在腘窝下角彼此邻近，所成夹角多为25°~30°。

腓肠肌长39 cm，稍大于下肢长的一半。腓肠肌内侧头肌腹长22 cm，宽6 cm，厚1 cm。外侧头长20 cm，宽5 cm，厚1 cm。跟腱长17 cm，宽1 cm。跟腱长度与腓肠肌及比目鱼肌的肌腹长度变化有关，一般小于腓肠肌全长的1/2。

腓肠肌的动脉发自腘动脉。腓肠肌动脉均在肌腹上1/3处入肌。腓肠肌内侧动脉（medial sural a.）多数为1支，血管外径为2 mm，血管蒂长24 mm，动脉穿出肌后形成肌皮动脉，为3支。腓肠肌外侧动脉（lateral sural a.）亦多为1支，血管外径为2 mm，血管蒂长22 mm，肌皮动脉为3支。

腓肠肌内、外侧动脉，解剖位置恒定，肌外血管长3~4 cm，动脉在肌内分为1~3条主干，需要时还可在肌内分离，增加1~2 cm长度。动脉管径较粗，腓肠肌内、外侧动脉在肌内有吻合，还有胫后动脉和腓动脉分支供应。

当小腿胫前、后动脉损伤时，组织瓣移植受区血管较困难，而腓肠肌内、外侧血管由腓肠肌

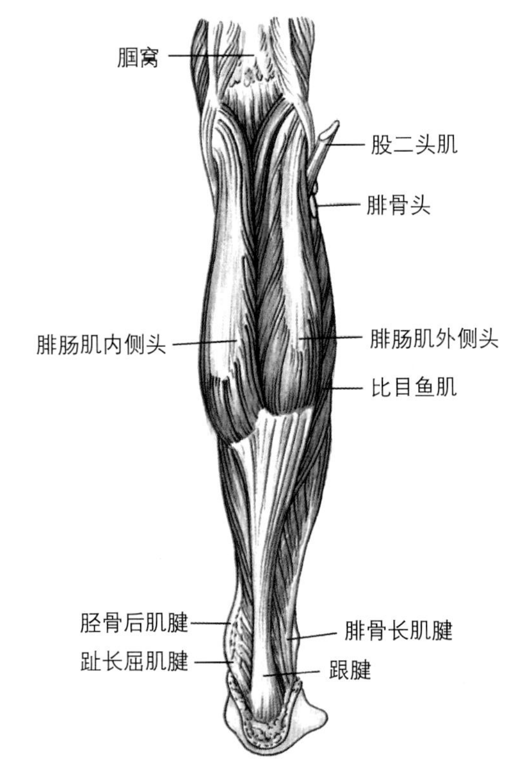

图12-7　小腿后肌群浅层

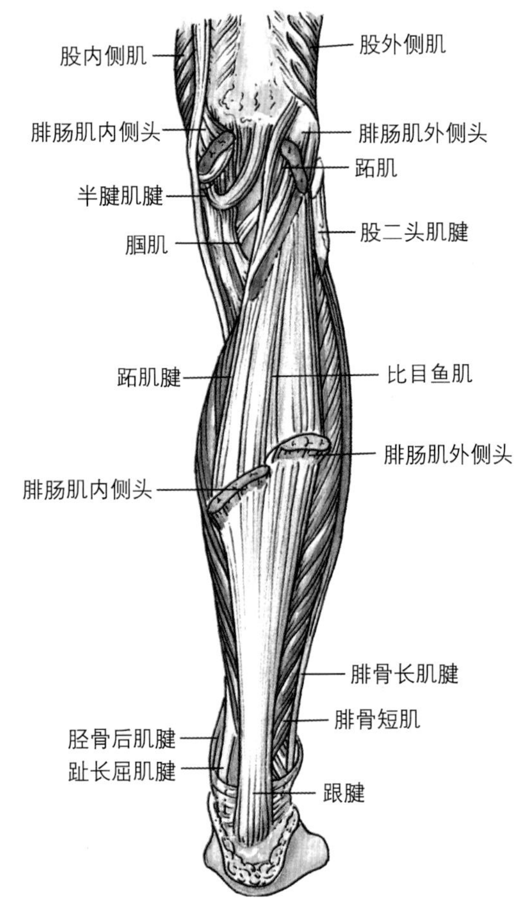

图12-8　小腿后肌群浅层示比目鱼肌

内、外侧头上端覆盖，部位隐蔽，是小腿受区可供选择的吻合血管。应用时可根据移植皮瓣血管的大小分别选择肌内处主干或肌内某一分支与其吻合，一侧血管与皮瓣血管吻合后对肌的血供无影响。

腓肠肌的静脉伴行，注入腘静脉或小隐脉。腓肠肌内侧头静脉外径为3 mm，蒂长21 mm，腓肠外侧头静脉外径为（2.7 ± 0.2）mm，蒂长22 mm。

腓肠肌的神经全部来自胫神经，内侧肌神经长3 cm，粗2 mm。外侧肌神经长约3 cm，粗2 mm。

腓肠肌2个头虽然在月腑下角即会合，但实际仍互相分开，直至小腿后部中点始相连为一扁宽的腱膜，向下与比目鱼肌腱相融合为跟腱。

腓肠肌是屈膝肌，其内、外侧头可内、外旋小腿，另外，还可跖屈足，站立时上提足跟。腓肠肌拉大腿下端向后，协同股后肌对抗股四头肌以稳定膝关节。

胫前皮肤缺损或有深部窦道及瘢痕，可以切取腓肠肌内侧头及其表面皮肤所形成的肌皮瓣向前旋转。皮瓣范围可达7.5 cm × 20 cm。切取皮瓣前缘应在胫骨后内方，后缘不超过小腿后面中线，下缘达内踝上方5 cm。先取后侧切口，保护小隐静脉及腓肠神经，切开深筋膜，通过腓肠肌两头的间隙，用手指分离内侧头与比目鱼肌的间隙，前达胫骨后缘，自远端开始将皮瓣连同深筋膜一并掀起，切断腓肠肌远侧肌腱，使腓肠肌内侧头肌腹连同表面皮肤一同游离。皮瓣形成后可向前旋转90°，如将进入肌的血管束游离，并将近侧皮肤切断，所获得的岛状肌皮瓣活动幅度更大。切取腓肠肌外侧头皮瓣，其后界在后正中线，前缘覆盖腓骨，最远可延展到外踝上10 cm。

腓肠肌萎缩或瘫痪时，足纵弓加深。腓肠肌与比目鱼肌瘫痪引起的仰趾弓形足的功能最差，不仅步态受到严重影响，也会发生严重足畸形。

腓肠肌为越过2个关节的肌，向下与比目鱼肌（越过1个关节的肌）的腱相连，在小腿肌挛缩时，如切断腓肠肌与比目鱼肌的附着点，将其向上缝于较高点，不切断两肌的共同腱（即跟腱）及至腓肠肌的神经，则可以减少腓肠肌的牵拉。如术后良好训练，可以增加腓肠肌的杠杆作用，膝屈曲90°时，足可以背伸至90°，这样可以使患者在行走时足跟着地。切断后，如使足背伸，切断的肌可以上移1.5~2 cm。如将切断的腓肠肌近侧向上在肌腹之内、外侧自深筋膜剥离，可使肌增加上移。

术后腓肠肌的纤维张力解除，不再传入紧张固有觉冲动至中枢神经系统，负重时，足的刺激可以改变伸展痉挛反射。这种肌紧张反射的改变，可使患者积极利用胫骨前肌重新恢复足背伸功能。

（2）跖肌（plantaris muscle）：是一块退化肌。跖肌有的阙如，肌腹呈细小梭形，但腱很长，起于股骨外上髁的下部及骨斜韧带，为腓肠肌的外侧头所掩护，向内移行于跟腱或止于跟骨的内侧面。跖肌中会有大量的本体感受器肌梭，故被认为是跖屈状态下感受本体觉的感受器。

跖肌腱亦可作为肌腱移植的供腱，其长度为掌长肌腱的2倍，可供2个肌腱移植应用。此肌腱出现率为93%。在足跟近侧位于跟腱的前内侧，切取时恰在跟腱附着处的前侧取一小的内侧纵向切口，辨认跖肌腱，自跟腱分离，切断后，其近侧断端用血管钳夹住，使膝完全伸直，拉紧肌腱，并用腱剥离环向近端游离。当达到一定长度并遇到阻力时，可另取一小的纵向切口，自腓肠肌腹游离后即可取出，如用肌腱剥离环不易剥离，亦可取多个小横行切口切取。

（3）比目鱼肌（soleus muscle）：位于腓肠肌深面，为一大而高的肌，形态如比目鱼而得名。起于胫骨后面比目鱼肌线、胫骨内侧缘中1/3、腓骨头、腓骨干上1/3的后面及胫腓两起端间的纤维弓，向下到小腿中部以下，移行为扁腱，参与跟腱的构成。肌纤维的排列呈双羽状，肌的起点为腱纤维所加强，构成比目鱼肌腱弓，横架于小腿的骨间隙上。它同腓肠肌一同使得关节跖屈。

小腿后侧浅组3块肌皆由胫神经供给，此组肌的主要作用是在行走时能抬起足跟，即跖屈距小腿关节，如止端固定，亦能屈膝关节。胫骨髁上骨折时，因腓肠肌收缩，远侧断端常向后移位。

2. 深组肌　有腘肌、趾长屈肌、踇长屈肌和胫骨后肌，在小腿后面深筋膜前后筋膜隔之间，胫神经、血管行于其内。

（1）腘肌（popliteus muscle）：是一块扁平的小三角肌，构成腘窝底的下部，起端在膝关节囊内，起于股骨外上髁的外侧面腘肌沟的前部，位于纤维囊和滑膜之间，由膝关节囊的后部穿出，止于胫骨后面比目鱼肌线的上方。此肌由胫神经支配，能屈膝，当膝关节屈曲时，尚能使胫骨内旋。

（2）趾长屈肌（flexor digitorum longus muscle）：起于胫骨后面中3/5及小腿筋膜深层，腘肌之下，越胫骨后肌达于内踝之后，在足底分为4支，穿过趾短屈肌腱，分别止于外侧4趾远节趾骨底。趾长屈肌腱在足底与踇长屈肌腱交叉。此附着点在趾长屈肌切断后可限制其功能缺陷，支配此肌的神经约90%位于上中1/3交界处。

（3）踇长屈肌（flexor hallucis longus muscle）：起自腓骨后面下2/3近骨间膜下段，呈双羽状，较趾长屈肌为大，其肌腱经过踝关节后达于足底，止于踇趾的远节趾骨底。

踇长屈肌虽止于足的内侧，然其起点在腓骨之后，即小腿的外侧，而趾长屈肌虽止于足的外侧，然其起点在胫骨之后，亦即小腿的内侧，如此互相交错，可以增加肌力量。

踇长屈肌及趾长屈肌皆由胫神经支配，踇长屈肌为踇趾的屈肌，趾长屈肌为外侧4趾的屈肌，两肌皆协助足的跖屈、内翻及保持足的纵弓。

（4）胫骨后肌（tibialis posterior muscle）：是小腿后群中位骨最深的一块，位于趾长屈肌和踇长屈肌之间，起于胫骨后面纵嵴外侧的骨面、

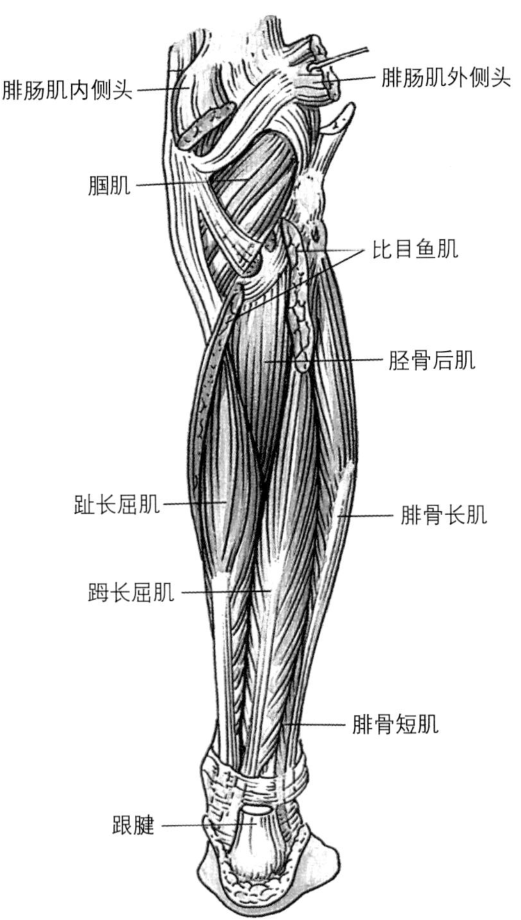

图12-9　小腿后肌群中层

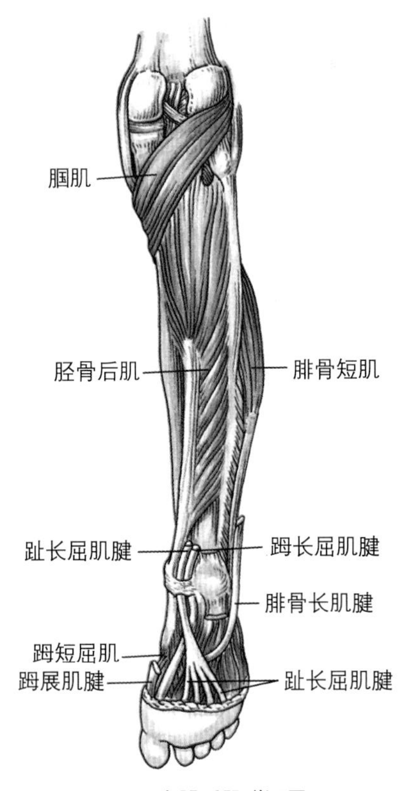

图12-10　小腿后肌群深层

腓骨头后面与腓骨干的内侧面上2/3的沟内，以及骨间膜，其起于骨间膜的起端较起于胫、腓骨的起端为低。胫骨后肌的起端呈分支状，至小腿下部与趾长屈肌同行于内踝后的沟内，向前达足底，止于足舟骨粗隆，并分多歧，止于载距、内侧和中间楔骨及中间3个跖骨。胫骨后肌亦由胫神经支配，能跖屈与内翻足，是维持足内侧纵弓极重要的肌。

小腿后区的血管和神经

1. 胫前动脉　胫前动脉（anterior tibial artery）发出后向前外下方行于腘肌下缘和胫骨后肌上缘之间，越过小腿骨间膜上缘进入小腿前区。

2. 胫后动脉　胫后动脉（posterior tibial artery）起源于腘动脉，在比目鱼肌两起头之间穿过小腿深筋膜进入小腿后区的深层，起始部位于比目鱼肌腱弓、小腿骨间膜及趾长屈肌、胫骨后肌重叠缘围成的孔隙中，继而下行经小腿浅、深肌之间，小腿深横筋膜前面。胫神经开始位于其内侧，在分出腓动脉后即转到其外侧。胫后动脉向下沿趾长屈肌外侧缘下降到小腿下1/3的部位，位于小腿三头肌腱的内侧缘，经内踝后方，分裂韧带的深面行于踝管第3个骨纤维鞘（图12-11）。胫后动脉的体表投影为腘窝中点至内踝与跟腱间中点的连线。

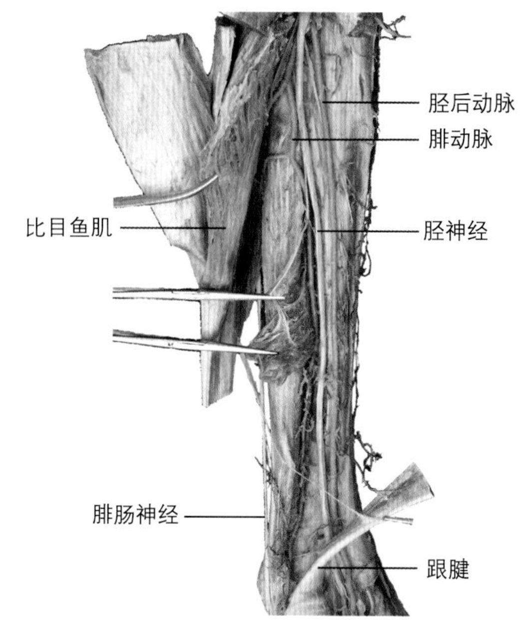

图12-11　小腿前区的血管和神经

胫后动脉在小腿的分支大多数为肌支，此外还有胫骨滋养动脉、腓侧支、腓动脉、交通支、内踝后动脉及跟内侧支。

（1）胫骨滋养动脉：胫骨滋养动脉在紧靠胫骨后肌上端处起始，在比目鱼肌线下方沿胫骨后面下降，发出1~2个肌支后经胫骨滋养孔至骨内。

（2）腓侧支：起自胫骨滋养动脉上方，较纤细，穿经比目鱼肌实质，绕腓骨颈进入小腿外侧区，参与腓骨肌的血供，并与比目鱼肌的动脉及膝下外动脉交通。

（3）腓动脉：为胫后动脉最粗大的分支。

（4）交通支：在踝关节的稍上方，胫后动脉接受一发自腓动脉经屈肌深面内行的交通支。

（5）内踝后动脉：在交通支稍下方自胫后动脉发出，向内下绕内踝向前与胫前动脉及腓动脉的分支吻合形成踝动脉网。

（6）跟内侧支：胫后动脉在内侧支持韧带下方，在分为足底内、外侧动脉前，向后下方发出1~2支动脉，穿过支持带分布到足跟内侧面，与腓动脉分支的跟外侧支吻合成跟动脉网。

胫后动脉最常见的变异是起始的高度变化，凌风东根据156例成人材料统计在腘肌中部以上分支者（称为高位分支）有5例，其余分支在中点以下，腓动脉起自胫前动脉者3例，胫后动脉甚细者2例，下端为腓动脉代替者1例，由交通支加强者1例。胫后动脉有2条伴行静脉，最常见的情况是这2条静脉先合成1条静脉干，然后腓静脉干和胫前静脉干汇入，到膝关节平面合为1条静脉干。变异情况多为汇合高度和汇合形成（单干汇入或双支汇入）的变化。

3. 腓动脉　腓动脉（peroneal artery）为胫后动脉最大和最重要的分支，在腘肌和比目鱼肌腱弓下缘处分出，动脉发出后向外下方斜行越过胫骨后肌上部的后面，向下走行在腓骨后面、胫骨后肌前面和踇长屈肌外侧面共同围成的间隙内，沿途发出肌支、腓骨滋养动脉、弓状动脉、交通支和穿支，到外踝终于跟外侧支。

（1）肌支：有多条肌支分布到比目鱼肌，踇长屈肌，腓骨长、短肌和胫骨后肌。其中，到比目鱼肌的分支较粗大；到腓骨长、短肌的动脉支由弓状动脉绕过腓骨外侧缘之后发出；到踇、趾长屈肌的分支较细小，直接进入肌质，不紧靠腓骨骨膜，此点可区别于弓状动脉。

（2）腓骨滋养动脉：腓骨滋养动脉的出现率为92%（2支者占2%），未发现滋养动脉者占8%。该动脉多数起自腓动脉，相当于腓骨的中1/3后面。腓骨滋养动脉的长度为1 cm，外径为1.2~2.5 mm。

（3）弓状动脉：弓状动脉沿腓骨呈节段性排列，有3.2支（1~5支）。弓状动脉第一支的高度在腓骨头尖平面以下5.8 cm，最低一支在此平面以下15 cm，各支发出点之间的距离为4.2 cm。发出后各支由近侧到远侧逐渐变得倾斜，支间距离相应渐次增大。发出后的行经有的贴腓骨骨膜，有的先穿行一小段肌纤维再到达腓骨骨膜表面，环绕腓骨，除分布到腓骨骨膜及骨皮质外，还可发出肌支和皮支。

（4）穿支：腓动脉的穿支在外踝上方3.5 cm，自腓动脉发出，在胫、腓骨之间穿过骨间膜下方的孔到达踝关节前方，与足背动脉分支吻合，穿支主要供应趾长伸肌。

（5）跟外侧支：为腓动脉的终末支，参与足底和外踝动脉网的组成。

4. 胫神经　胫神经（tibial nerve）由L_4、L_5及$S_{1\sim3}$神经根构成，胫神经是坐骨神经两终支中较粗大的一支，经腘窝中线垂直下降。初位于腘动脉外侧，至腘窝中点跨过腘动脉后方至其内侧，在腘肌下缘与腘动脉共同穿过比目鱼肌腱弓至小腿深层。胫神经在小腿上部位于深层肌与小腿深横筋膜之间，在小腿下1/3，该神经仅被皮肤及深筋膜覆盖，小腿三头肌腱在其后外侧。在内踝后方胫神经与胫后动脉一同通过分裂韧带深面进入足底。

（1）胫神经皮支：为胫神经在腘窝发出的腓肠内侧皮神经。与腓总神经分支相汇合成腓肠神经。

（2）肌支：在腘窝处发出腓肠肌支、跖肌支、比目鱼肌支和腘肌支。在小腿后部发出的有胫骨后肌支、踇长屈肌与趾长屈肌分支动脉。

（3）关节支：膝上内关节支、膝下内关节支与膝中关节支，均由腘窝处发出，分别与同名动脉伴行穿膝关节韧带及关节囊入关节。

5. 腓总神经　腓总神经（common peroneal nerve）含L_4、L_5及S_1、S_2脊髓节段的纤维，在腘窝上角分出后向外下方斜行，沿腘窝上外侧缘、股二头肌的内侧下降，达股二头肌腱与腓肠肌外侧头之间，经腓骨长肌深面绕腓骨颈，进入腓骨长肌深面以前的一段直接位于皮下，是该神经易损伤的部位。腓总神经在腓骨长肌深面分为腓深神经和腓浅神经两支。

小腿骨筋膜室综合征的解剖学基础

胫腓骨之间以骨间膜相连，骨间膜为一坚韧的纤维膜，连接胫腓之间，具有稳定胫腓骨的作用。根据骨间膜和筋膜的紧密程度，小腿被前后肌间隔和骨间膜分隔成3个筋膜室：前、外侧、后筋膜室（图12-12）。

小腿前筋膜室区

小腿前筋膜室区位于骨间膜前方，胫骨体

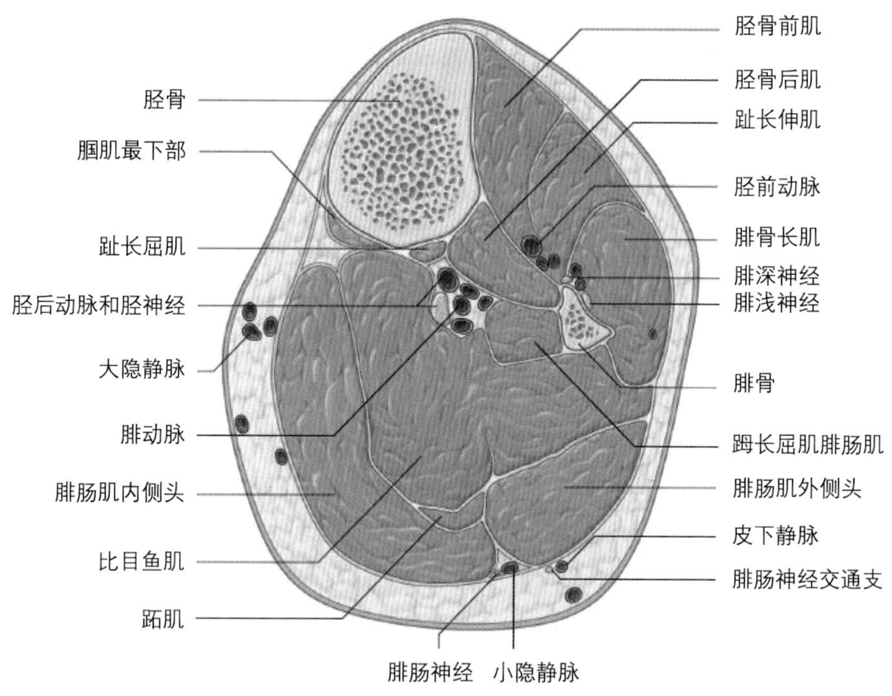

图12-12　小腿骨筋膜室（中部断层）

外侧面和前肌间隔之间，内含小腔前群肌、腓深神经和胫前动脉。小腿前间隔区包括胫前肌、趾长伸肌、踇长伸肌和第三腓骨肌。这些肌被包绕在相当坚实的间隔内。间隔室的外侧壁为腓骨，内侧为胫骨，后方为骨间膜，在胫骨与腓骨前方有结实的筋膜相连。在前间隔还包括胫前动脉和腓深神经。胫前动脉和腓深神经均在肌的深层走行。在正常情况下受外力时由于肌的保护免受损伤。在接近踝关节的部位，胫骨前肌腱、踇长伸肌腱、趾长伸肌腱的走行逐渐靠近胫骨，因此，在此部位骨折形成的骨痂会影响这些肌腱的滑行。因为前间隔的四壁很坚硬，如果间隔内压力增加会产生肌缺血性变化，称为胫骨前筋膜室综合征。筋膜室综合征的发生可继发胫骨骨折，也可以单纯由于软组织损伤或过度活动造成组织肿胀而引起。动脉血氧供给的减少造成肌缺血，最终肌坏死。因为筋膜室内的压力增高可造成腓神经损伤或因供应神经的血运减少而损害神经。

胫前室综合征典型临床表现为小腿前外侧疼痛逐渐加剧，局部压痛明显、温度增高，肌硬结、肿胀，足背伸及伸趾力减轻，第1、2趾间感觉减退，但足背动脉搏动仍可触及，经过一段时间后出现足下垂。受侵犯的肌最终纤维化，肌腱固定，距小腿关节的活动极度受限。

小腿骨筋膜室压力增大的原因如下：①过度疲劳：引起细胞外液的积聚，使肌重量增加20%，胫前区的解剖特点更易引起胫前肌群的缺血性坏死；②小腿外伤：由于直接损伤，伴有或不伴有小腿骨折、出血过多或过度运动引起；③胫前动脉栓塞：Hughs认为，骨间膜上端的胫前动脉小的栓塞不会引起坏死，因尚有胫后动脉的吻合支及下端来自腓动脉的侧支。很多病例的背动脉、腓动脉仍然良好，大的栓塞方能引起肌坏死。另外，髂动脉、股动脉或腘动脉栓塞也可引起胫前肌群坏死。

小腿外侧筋膜室区

由腓骨外侧面，前、后肌间隙和小腿筋膜共同围成，内含外侧群肌、腓浅动脉和腓浅神经。由腓骨长短肌占据整个外侧室，该2块肌的肌腹保护了除踝关节附近以外的腓骨骨干。腓浅神经在腓骨肌和伸趾长肌的肌间隙内经过，除了腓骨颈骨折外，腓神经很少因为腓骨干骨折致伤，而腓骨颈骨折合并腓神经损伤的比例较高。

小腿后筋膜室

为小腿筋膜室中最大的一个，小腿后区内的小腿后筋膜间隙肌被横肌间隙分为浅、深两层，其内包含小腿后群浅深两群肌及胫后血管和神经。包括腓肠肌、比目鱼肌、胫后肌、踇长屈肌、趾长屈肌。胫后神经走行在胫骨后方，沿着胫后肌和趾长屈肌之间，不易直接被胫骨骨折致伤。胫后动脉及其主要分支腓动脉也在后侧室区，并有上述肌保护。因此，由胫骨骨折而造成的直接损伤也是非常罕见的。由胫后动脉、胫后神经和腓动脉，加上小腿三头肌组成的后侧室比前侧室大，并且张力较小，因此发生筋膜室综合征的比例较前室区要小得多。文献上只有少数报道后群肌缺血是因胫骨骨折而引起的。

小腿骨筋膜室综合征（osteofascial compar-terment syndrome）如同时累及4室，可将腓骨干切除，切口沿腓骨干，上端距腓骨头2指宽，下端距外踝4指宽，切开皮肤及浅筋膜后，小腿后肌间隔在上部不易辨认，但在下部如以手指自腓长肌腱后方伸入，则易于达到。切开小腿筋膜及小腿后肌间隔，显露腓总神经及腓骨，沿骨膜剥离，可将腓骨切除，其下端应保留，在外踝以上8~10 cm，沿骨膜床内壁切开，即可进入后深筋膜室，将腓肠肌及比目鱼肌向后牵开。沿骨膜与此切口平行靠前取切口可进入前筋膜室。早期轻型病例亦可试行输注甘露醇等脱水剂。

胫骨体及腓骨体

胫骨体

胫骨体的解剖特点

胫骨（tibia）是小腿主要负重骨，胫骨上端以平台两髁顶住股骨下端的两髁，构成膝关节。胫骨下端和腓骨下端与距骨构成踝关节（图12-13）。正常人膝关节与踝关节在同一平行轴上活动，故在治疗胫腓骨骨折时，必须防止成角和旋转畸形，以免日后发生创伤性关节炎。

胫骨干上1/3呈三角形，下1/3略呈四方形，由前、内、外3个嵴将胫骨干分成内、外、后3面。前嵴或前缘上部锐薄，下部钝圆。胫骨粗隆弯向下内，终于内踝的前缘。内侧缘上部有膝关节胫侧副韧带及比目鱼肌附着。骨间嵴即外侧缘，自腓关节面的前侧，向下终于腓切迹的前缘，有小腿骨间膜附着。内侧面上部宽广而粗糙，有缝匠肌、股薄肌及半腱肌附着。外侧面上部微凹，为胫骨前肌的附着部。后面的上部自腓关节面有斜向内下方的比目鱼肌线，有比目鱼肌及腘筋膜附着，向下发出一纵嵴，将胫骨后面分为内、外二部，分别有趾长屈肌及胫骨后肌附着。胫骨干并非完全呈一条直线，而是形成凸侧向外的生理弧度，在整复骨折时，应注意骨性标志，并保持其生理弧度。中1/3是三角形和四方形骨干的移行部，最细弱，为骨折好发部位（图12-14）。

胫骨是小腿两骨中重要的一个，亦较坚强，其上端与股骨相接成膝关节，传达由上而下的力量。胫骨干的髓腔横切面呈三角形，胫骨的前缘

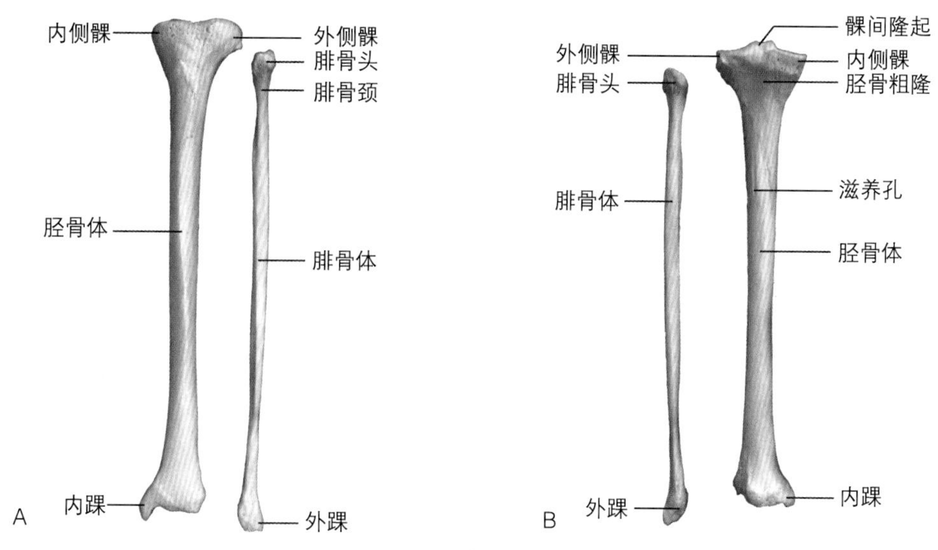

图12-13　胫骨和腓骨

A.前面观；B.后面观

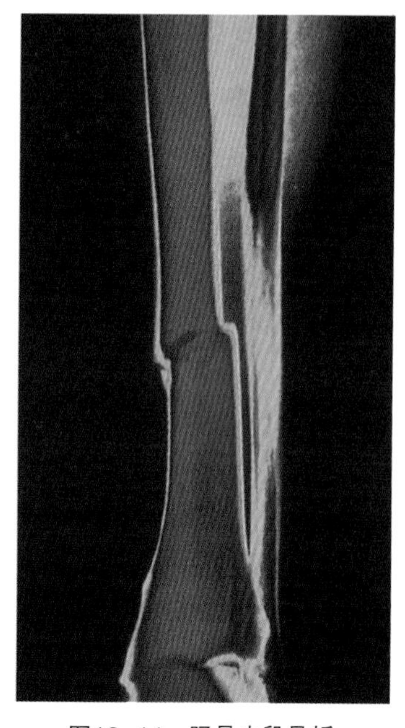

图12-14　胫骨中段骨折

或胫骨前嵴向上延伸至胫骨粗隆，适将胫骨内侧的凸面与胫骨外侧的凹面分开，此嵴即骨皮质的增厚部分，在胫骨中段最为致密，胫骨两端的骨皮质逐渐变薄而为骨松质所代替。

胫骨干各段测量如下：在胫骨粗隆下缘，矢径为39 mm，横径为32 mm；在胫骨中点，矢径为28 mm，横径为25 mm；在内踝上5 cm，矢径为26 mm，横径为28 mm。

胫骨的血供

1. 胫骨动脉系统　胫骨血供有3个来源。

（1）骨骺干骺血管系统：在骨骺及干骺部有甚多血管，血供甚为丰富。在胫骨近端，由膝中动脉发出后辐状骺动脉，在髁间隆起处进入，供给骨骺的后部。膝下内、外侧动脉及胫返动脉发出辐状骺动脉，如车轮辐条状从胫骨髁周围进入骺端，每个“车轮辐条”由几个动脉及伴行静脉组成，每个“辐条”再呈直角发出许多分支，形成一致密互相交错的吻合。在胫骨远端，血管排列方式相同，在内踝及胫腓连结邻近，血管更为致密，远侧干骺的血管与由髓腔下降的滋养动脉支相连。

（2）滋养动脉系统：胫骨滋养动脉（nutrient artery of tibia）是分布全身骨骼中最大者，亦是胫骨骨干血供的主要来源。胫骨滋养动脉多由胫后动脉发出，占86.8%，起于胫前动脉者，占13.2%。滋养动脉骨外长度为42.9 mm，外径为1.5 mm。穿胫骨后肌入深部，沿胫骨后面骨膜下方的沟中移行一小段距离，多数在胫骨上、中1/3交界处进入滋养管，在皮质向下斜行3~5 cm。在经过骨皮质时，不发出分支。在滋养管中，动脉伴以2个薄壁静脉及1个有髓鞘的神经，但在髓腔内，每个动脉干只伴随1个静脉，当其从骨皮质的骨内膜面穿入时，迅速分为几支升支及1个大的降支，后者继续通过髓腔，紧贴胫骨内侧骨皮质的骨内膜面，再下，此动脉又位于髓腔的中央，最后分为几个小支。髓腔内的升、降支分出小支，呈放射状穿入骨皮质的骨内膜面，以后再分为供应骨皮质的血管。

（3）骨膜血管系统：胫骨骨膜上有丰富的血管网，大部来自胫前动脉。当胫前动脉沿骨间膜前面下降时，分为许多小的水平支，向内在锐利的骨间膜边缘分为两支，一支横行越过胫骨的后面，另一支越过其外侧面。每个动脉伴随2个静脉，因此在一定间隔，有3个血管经过胫骨的后面及外侧面，如同阶梯，小的纵行血管连接这些横的阶梯式血管；相反，在胫骨宽的内侧面仅具有不规则吻合。

在胫骨干全长均有直接骨膜支，在上1/3段，骨膜支来自膝下内侧动脉的终支及胫前返动脉，前者至胫骨内侧面分为升支、降支和水平支。这些分支再反复分支，并互相吻合，形成动脉网。其分支范围向上至胫骨平台，向下至胫骨中1/3段，向前超过胫骨前缘；胫前返动脉在根部发出1~3支骨膜支，均向上分布于胫骨外侧髁前及外侧面的骨膜。在中1/3段，直接骨膜支来自胫骨滋养动脉，其在穿入滋养孔之前分一骨膜支，水平向前至胫骨中1/3段内侧面骨膜，另分一降支，紧贴骨面下降，至胫骨后面的骨膜，最低可达下1/3段的中份。在下1/3段，直接骨膜支来自胫前动脉，有3~7支，至胫骨骨间缘分为升支、降支和水平支，再反复分支形成骨膜动脉网。

在进行胫骨骨膜骨瓣移植时，尽管上1/3段具有供区范围大（30 mm × 150 mm）、血管变异少、血管蒂较长（41.8 mm）、血管外径均在1 mm以上等优点，但位置较深；中1/3段骨膜血管位置亦深，且来源分散，而下1/3段供区范围也比较大，血管外径粗、位置浅，是骨膜切取的理想部位。

进出骨皮质不同口径的骨膜血管，壁薄，不具任何肌及弹性组织，这些血管只能是小静脉或毛细血管，而非动脉。Nelson认为，在正常成人的胫骨，虽然骨膜毛细血管床在骨髓动脉损伤情况下，对骨皮质的营养起一定作用，但正常时骨膜血管对骨皮质的血供只起次要作用。该作者认为，骨膜血管的主要作用在于供给在骨皮质外侧发生的新哈弗系统。

2. 胫骨静脉系统　髓内静脉的管壁甚薄，即使是较大的滋养静脉，其管壁也只有2~3层细胞，不具肌层。滋养静脉一般较滋养动脉为小。在骨干部，静脉亦伴随滋养动脉分支，即使到骨皮质的放射小血管也是如此。有些作者称薄壁的滋养静脉为“静脉窦”。

胫骨内静脉自骨内穿出处与动脉进入骨质处相一致，在骨骺干骺血管系统中，呈车轮辐条排列的血管，所含动脉数与静脉数相等，滋养动脉及其分支与其他作者的报道相同。但在静脉系统，未发现一个具有独立出口的中央静脉窦。Kelly发现，由滋养动脉升降支发出的小侧支，进入骨皮质的骨内膜面，并进一步分支，供给哈弗管。在哈弗管内可看到薄壁血管，有的较大，有的较小，有的为小静脉，有的则为小动脉后毛细血管。每个哈弗管内血管数目为1~4个，偶尔可看到具有肌层的小动脉，但甚罕见。

生长时，骨骺血供在功能上与长骨其他血供借骺板分开，骺板愈合后，二者不再分开，血管是否穿过骺板，尚存在不同意见。

组织学上，不能区分进入骨皮质具肌层的血管，但可以区分一些进入骨膜皮质面的血管。这些为2种大小不同的内皮管，小的毛细血管样血管进入骨皮质，来自骨膜的小动脉；大的内皮管与骨膜静脉相连。小的内皮管为毛细血管，而较大的内皮管则为小静脉。

Trueta通过动物实验说明，髓内针破坏髓腔的营养血管可引起骨膜血供明显改变。

Rhinelander（1974）曾阐明在长骨骨折时，如滋养动脉未中断，此系统血供立即有明显增加。

在正常未受损伤的胫骨中，哈弗系统主要由骨髓滋养动脉供给。血流呈离心方向（由内向外），骨骺干骺血管系统供应骨端。动物实验说明，如骨髓滋养系统阻断，骨骺干骺系统有能力供应整个长骨的血供。这3个系统虽在解剖上分开，但彼此相连，在功能上应视为一个整体。这种排列在胫骨受到损伤或有病变时，其血供可有最大的保证。

胫骨骨干骨折时，滋养动脉多随之断裂，远侧断端的血供主要依靠骨膜动脉，对骨质再生与营养虽能起一定作用，但往往不易愈合。胫骨下端位于皮下，血供不佳，一旦发生骨折，亦较难愈合。进行切开复位时，由于剥离骨膜，仅有的骨膜动脉也遭受破坏，直接中断骨折远侧端的血供，使骨折愈合过程减慢。而且由于分离肌，必然促使肌粘连的发生，直接影响肢体功能的恢复。

胫骨干的骨化过程

胫骨体的初级骨化中心在胚胎第7周即出现在中部。

腓骨体

腓骨体解剖特点

腓骨体（fibula）呈三棱柱形，有三缘及三面（见图12-13）。前缘及内侧嵴分别为腓骨前、后肌间隔的附着部。骨间缘起于腓骨头的内侧，向下移行于外踝的前缘。骨间缘向上、下分别与前缘及内侧嵴相合，有小腿骨间膜附着。腓骨体后面发生扭转，上部向后，下部向内。外侧面也出现扭转，上部向外，下部向后。

腓骨体中部截面大致呈不规则四边形，腓骨最大长为34 mm，中部周长为39 mm，中部最大径为14 mm，中部最小径为11 mm，中部长厚指数（即中部周长/腓骨最大长×100）为18.3。半数以上人的右侧腓骨比左侧更为粗大。

腓骨体有许多肌附着，在上1/3，有强大的比目鱼肌附着；下2/3有䠀长屈肌和腓骨短肌附着；另外，在腓骨上2/3的前、外、后侧有趾长伸肌、腓骨长肌和胫骨后肌包绕，而下1/3则甚少有肌附着。这样，腓骨上、中1/3交点及中、下1/3交点均是两组肌附着区的临界点，也是相对活动与相对不动的临界点，承受的张应力较大，在肌强力收缩下，可能容易使腓骨遭受损伤。

腓骨体有支持胫骨的作用，但无负重作用。腓骨上3/4为小腿肌及韧带附着处，其下端虽接近表面，但为距小腿关节不可缺少的组成部分。对腓骨肌的活动来说，腓骨尚具有滑车作用。成人腓骨干切除后对小腿负重无影响，亦不致引起畸形，但下端必须保留，以保持距小腿关节稳定，防止足外翻畸形。

胫、腓骨的骨间缘使前侧的伸面与后侧的屈面分开，而上部为一锐利缘，向下变宽，形成一个三角地带，为骨间膜附着处，三角的边缘并为坚强的外踝前、后韧带的附着点。

腓骨上有9块肌附着，除股二头肌向上外，其他各肌的方向均向下，向前向下者有趾长伸肌、䠀长伸肌及第三腓骨肌；向下向后者有比目鱼肌、䠀长屈肌及胫骨后肌；直接向下者有腓骨长、短肌。这8块向下肌牵引的力量必然超过股二头肌仅有的向上力量。这样，似乎腓骨有向下滑脱的趋势，但腓骨仍然保持于原位，这主要是胫腓骨间的骨间膜向上牵引抵抗的缘故。

临床上常截取一段腓骨干作为植骨材料。以往认为，只要保留腓骨远端，就不会影响踝关节功能。有人认为，腓骨干的完整性对稳定踝关节非常重要。在腓骨干中1/3切断，虽然保持胫腓连结及骨间膜完整，但可引起胫腓连结分离、距小腿关节不稳定及距骨移位，一定时间后，将会引起距小腿关节创伤性关节炎。

根据一般规律，凡是与骨滋养动脉血流方向相反的骨端，其骨化中心出现最早，而最后与骨干愈合，但腓骨的骨化与此规律不同，腓骨滋养动脉的方向虽向下，但腓骨下端的骨化中心在1~2岁时即出现，至20岁始与骨干愈合。腓骨体的初级骨化中心在胚胎第8周即出现。

腓骨的血供

腓骨有系统性血供，腓动脉（peroneal artery）是最重要的供血动脉，它发出的腓骨滋养动脉（nutrient artery of fibula）、弓形动脉（aracuate artery）、肌支、皮支、穿支等分布于腓骨、相邻肌和皮肤。还有膝下外侧动脉、腓浅动脉和胫前返动脉等也滋养腓骨。这些血管彼此吻合，构成丰富的骨膜动脉网，临床可依需要设计成单纯的骨瓣和各种复合瓣。

1. 腓骨上段血供　来自膝下外侧动脉、胫前返动脉、腓浅动脉腓骨头支，以及胫前、后动脉的旋腓骨头支等。

（1）膝下外侧动脉（inferior lateral genicular artery）：起点位于腓骨头上方2.1 cm，在腓肠肌外侧头深面下外行，至股二头肌腱和腓侧副韧带深面发出2~3个下行支分布于腓骨头。起始外径1.5 mm，主干段长3.9 cm，下行支长1.1 cm，有2条伴行静脉。

（2）胫前返动脉（anterior tibial recurrent artery）：在胫前动脉穿骨间膜后发出（90%），起始外径1.3 mm，上行途中发1~3腓骨头支（外径0.5~0.6 mm），穿入趾长伸肌深面，分布腓骨头。胫前返动脉大多位于腓总神经或腓深神经及其分支的深面，关系密切交织。

（3）腓浅动脉（superficial peroneal artery）：90%在腓骨头下方6.9 cm处起自胫前动脉，外径1.4 mm，行经腓深神经肌支的浅面或深面，沿腓骨长肌与趾长伸肌的肌间隔与腓浅神经相伴下行，途中发出1~3个肌骨膜支、滋养腓骨长肌及腓骨头、颈的骨膜，并与膝下外侧动脉、胫前返动脉的腓骨头支形成骨膜动脉网。

2. 腓骨体的血供　来自腓动脉的腓骨滋养动脉、弓形动脉、肌支和穿支。腓动脉多在腓骨头尖下方6~7 cm处由胫后动脉发出（起始外径4.0 mm），起初进入趾长屈肌深面，常与胫神经发出的胫骨后肌肌支伴行，越下行越靠近腓骨，约在腓骨头下方14.2 cm发出滋养动脉（长约1.8 cm，起始外径1.2 mm），进入腓骨滋养孔。腓动脉发出的弓形动脉达4~15支，呈节段分布于腓骨体，支间距离3~4 cm，由后向外向前环绕腓骨。腓动脉还发出若干肌支（小腿三头肌支、踇长屈肌支、趾长屈肌支和胫骨后肌支）、3条恒定的皮支和由弓形动脉发出的肌间隔皮支和穿支等滋养腓骨体。腓骨滋养孔多为1个，可为多孔（2~7个），滋养孔多在腓骨后面或位于嵴部、内面，位于外侧面者最少，相当于腓骨中1/3的上部或中部。

腓骨滋养动脉起自腓动脉，多数为1支，次为2支，偶见3支，其走行斜向外下或水平向外，进入腓骨滋养孔。腓骨滋养动脉起点距腓动脉起点7.9 cm，这个数值可用来估计腓动脉发出滋养动脉的大致范围。腓骨滋养动脉的起点外径为1.3 mm。由于腓骨滋养动脉过短，而且腓骨的血供还有一部分取决于腓骨的骨膜支，因此进行带血管蒂腓骨移植时，不宜直接吻合腓骨滋养动脉，应以吻合腓血管为宜。

郭汾（1978）发现，腓骨的滋养孔在腓骨中上1/3者占66.4%，多在后内侧及内侧，中部者占14.9%，下1/3者占13.6%。腓骨的滋养孔绝大多数只有1个，双孔者（中上、中下）占3.4%，无孔者占1.7%。

3. 腓动脉远段血供　主要由腓动脉远段分支供给。

胫、腓骨骨间连接

胫腓骨间连接由胫腓关节、小腿骨间膜和胫腓连结所构成（图12-15）。

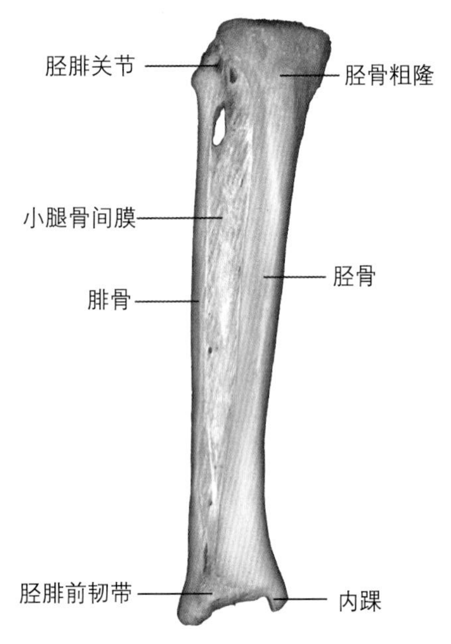

图12-15　胫腓骨间连接

胫腓关节

见第11章。

小腿骨间膜

小腿骨间膜（interosseous membrane of leg）为一坚韧的纤维膜，连于胫、腓骨骨间嵴全长。此膜由薄而透明的腱纤维板构成。大部分纤维起自胫骨，斜向下外至腓骨；小部分纤维则自胫骨斜向上内达腓骨。骨间膜上部宽而较薄，上端有一卵圆形孔，通过胫前动脉，下部狭窄而略厚，移行于胫腓骨间韧带。下端也有一孔，腓动脉穿支经此孔走到前方。

骨间膜除连结胫、腓骨外，在负荷时，可传递部分应力到腓骨。骨间膜对腓骨起支持作用，防止腓骨因过多肌收缩牵引向下。有9块肌附于腓骨，除股二头肌向上牵拉外，其余8块（趾长伸肌、䠀长伸肌、第三腓骨肌、比目鱼肌、䠀长屈肌、胫骨后肌、腓骨长肌和腓骨短肌）均向下牵拉。踝关节运动时，骨间膜允许腓骨进行各种运动并可防止腓骨弯曲。

此外，骨间膜还提供肌附着面，前面有胫骨前肌、趾长伸肌和䠀长伸肌起始，后面有胫骨后肌和䠀长屈肌起始。胫神经的小腿骨间支发多数小支到骨间膜。胫前血管和腓深神经沿其前面下行，腓动脉沿其后面下行。

胫腓连结

胫腓连结（tibiofibular syndesmosis）由胫骨的腓骨切迹和腓骨下端内侧面构成。胫骨的腓骨切迹和腓骨粗隆的三角面没有关节软骨，均覆有骨膜，并借韧带牢固相连。因此，它不属于关节，而是一个韧带连结，非常有力，可维持踝关节的稳定。实际上，胫、腓骨并未直接接触，它们中间隔以纤维脂肪组织，在X线片上可以显现其中的裂隙。并且，腓骨突入于胫骨的腓骨切迹中，被切迹前缘叠掩8 mm，被切迹后缘叠掩2 mm。但是，胫腓连结偶尔于腓骨上有一小关节面，并形成一关节腔。其关节面与腓骨外踝关节面延续，其关节腔滑膜系由踝关节滑膜向上延伸而成。胫腓连结被下列韧带增强。详细内容将在第13章中描述。

胫、腓骨体X线解剖

胫、腓骨体的骨间膜附着处，骨皮质较厚和不整齐。胫骨轻度外旋时，前后位像上胫骨嵴重叠在外侧皮质部分，似皮质增厚。

成人期胫骨、腓骨由骨干和骨端所组成，而儿童期胫骨、腓骨的骨端又可分为骨骺板和干骺端等部分。骨端以骨松质为主。骨干由骨皮质和骨髓腔构成，其外面有骨膜和软组织覆盖。在分析长骨的X线表现时，可以按照软组织、骨膜、骨皮质、骨松质及骨髓腔等横向顺序和骨骺、骨骺板、干骺端及骨干等纵向顺序进行观察。

在优质的X线片上，正常时因有脂肪组织衬托而显示层次分明，界限清楚。正常骨膜与骨周围软组织密度相同，在X线片上不显影。

骨皮质由骨密质组成，密度最大，表面光滑，中部最厚，越向两端则越薄。有时在骨皮质内可见一条光滑整齐的斜向透光线影，为骨的营养血管沟，不可误认为是骨折线。骨松质由粗细不等的骨小梁及骨髓间隙构成，正常时为清楚的细条状骨纹理，交织排列如海绵状。

胫骨和腓骨手术入路

胫骨的手术入路有前和后外侧。前入路最常采用，因易于达到骨的皮下面；后外侧入路虽少用，但在进行骨移植治疗骨折不连接时如不能取前入路时可采用。

腓骨入路是经典的可扩大暴露的手术入路，利用由腓浅神经支配的腓骨肌与胫神经支配的屈肌之间的神经界面。虽然此入路可暴露整个腓骨，但较少需要全长暴露。

胫骨前方入路

前侧入路能安全地到达胫骨的内侧面和外侧面，除非该部皮肤有瘢痕或窦道，是胫骨的最佳手术入路。

胫骨前侧入路的优势与缺点

在小腿前面取一纵向弧形切口，上端起于股骨皮下面，弯越前缘，与前缘外侧平行向远侧延伸，切口长度取决于手术需要。胫骨可沿切口全长而暴露。

此入路无神经界面，主要在骨膜下施行剥离，切勿损伤支配伸肌的神经。浅层分离时，掀起皮瓣，显露胫骨的皮下面。翻开内侧皮瓣时必须保护位于小腿内侧的大隐静脉。深层分离时，此切口可到达胫骨的内侧面和外侧面。当需显露内侧面时，在胫骨内侧面中央纵切骨膜，向前、后掀开骨膜，暴露需要的骨面。注意鹅足止于胫骨内侧面上部，如需显露该部，可将其剥离。骨膜的剥离应保持在最小限度，尤其不能完全剥离骨膜，否则分离的骨片或骨将完全失去血供。当需要显露外侧面时，沿胫骨前缘纵切骨膜，由骨膜下向外侧牵开胫骨前肌以显露胫骨外侧面。胫骨前肌是唯一起于胫骨外侧面的肌。剥离此肌即可完全暴露外侧面。

此入路的注意事项是：①浅层分离时易于伤及大隐静脉，为了以后血管手术的需要，应该尽可能保留；②皮瓣必须细心缝合，以避免感染。胫骨表面的纵形切口愈合较好，而横切口及不规则切口愈合差，尤其是老年人。胫骨下1/3表面皮肤很薄，伤口愈合差，尤其是慢性静脉功能不全患者，伤口愈合更差；③手术扩大显露时，可沿内侧缘向后继续做骨膜下剥离。在近侧，从骨膜下由胫骨后面剥离趾长屈肌，在远侧剥离胫骨后肌，这种剥离可暴露胫骨后面，但不如胫骨后外侧入路暴露充分。向近侧扩展手术入路，沿髌骨内侧延长皮肤切口，经髌内侧支持带深切达膝关节和髌骨；亦可沿髌骨外侧向近侧扩大切口，通过髋外侧支持带深切达膝关节外侧部分。向远侧扩大切口，可在足后部内侧取弯曲切口，深切达通过内踝后方的全部结构，延长切口至足的中部和前部。

胫骨前侧入路的应用解剖

1. 表面解剖　对外科医师来说，胫骨皮下面是全身骨骼最容易摸到的部分，可作为骨移植的供体。遗憾的是，此手术可使骨强度变弱，容易引起手术后骨折。

2. 浅层解剖　胫骨骨膜是一层厚的纤维膜，容易从骨面剥离下来，尤其是小儿。胫骨的血供仅10%来自骨膜，其余90%来自骨髓血管。因此，剥离骨膜对骨的血供无严重影响。但在骨折时，所附着的软组织可成为分离骨片唯一的血供，必须保留。小腿内侧浅筋膜内有大隐静脉，必要时可结扎。

3. 深层解剖　胫骨前肌是前骨筋膜鞘内起自胫骨的唯一肌。在慢跑和其他运动员中，此肌可自胫骨部分撕裂，成为外胫夹（shin splints）的原因之一，但是，它的病理并不清楚，有人认为它是由胫骨本身应力骨折所引起。

腓总神经绕腓骨颈时，分成腓深神经和腓浅神经。腓深神经在胫骨前肌与蹬长伸肌之间沿骨间膜前面下行，支配小腿全部伸肌；腓浅神经在外侧骨筋膜鞘内下行，支配腓骨长、短肌，其足背皮支分布于足背皮肤。

胫前动脉是腘动脉的分支，经骨间膜上方裂隙入前骨筋膜鞘，其位置贴近腓骨，与腓深神经伴行于骨间膜前面，至踝部延续为足背动脉。伴行静脉较动脉粗大，常在贴近腓骨处形成一个切迹，该切迹在X线片上可以看到。在切除腓骨头时必须注意这种毗邻关系。其他3块肌，即蹬长伸肌、趾长伸肌和第三腓骨肌也位于前骨筋膜鞘内，采用胫骨前入路时不会累及，但是它们是前鞘入路的一部分，在胫骨开放性骨折伤口探查时可以看到。在前室综合征时，它们与胫骨前肌一起受累。

■ 胫骨后外侧入路

当胫骨皮下面的皮肤有严重瘢痕或感染时，后外侧入路被用于显露胫骨的中2/3段。

胫骨后外侧入路步骤（图12-16）

1. 患者侧卧，术腿置上方，保护下方健腿的骨性隆起，以免受压。

2. 沿腓肠肌外侧缘取一纵切口，切口长度取决于需要暴露骨的长度。神经界面位于腓肠肌、比目鱼肌、蹬长伸肌（全由胫神经支配）与腓骨长肌、腓骨短肌（由腓浅神经支配）之间，即位于后骨筋膜鞘与外侧骨筋膜鞘之间。浅层分离时，掀开皮瓣，注意不要损伤小隐静脉，它在外踝后方沿小腿后外侧面上升。沿切口线切开深筋膜，找出后方为腓肠肌外侧头和比目鱼肌与前方为腓骨长、短肌之间的神经界面。腓动脉的肌支和腓骨短肌位于切口的近侧部，可结扎肌支。找到比目鱼肌的外侧缘，将其与腓肠肌一同牵向内、后方，其深面为起自腓骨后面的蹬长屈肌。深层分离时，从腓骨剥离比目鱼肌起点的下部，牵向后内方，越过骨间膜继续向内侧分离，剥离起自骨间膜的胫骨后肌纤维。胫后动脉和胫神经在骨间质后方，由胫骨后肌和蹬长屈肌隔开。沿骨间膜至胫骨外侧缘，从骨膜下剥离起自胫骨后面的肌，暴露胫骨的后面。

3. 此入路的危险部位

（1）小隐静脉：当游离皮瓣时，可损伤该

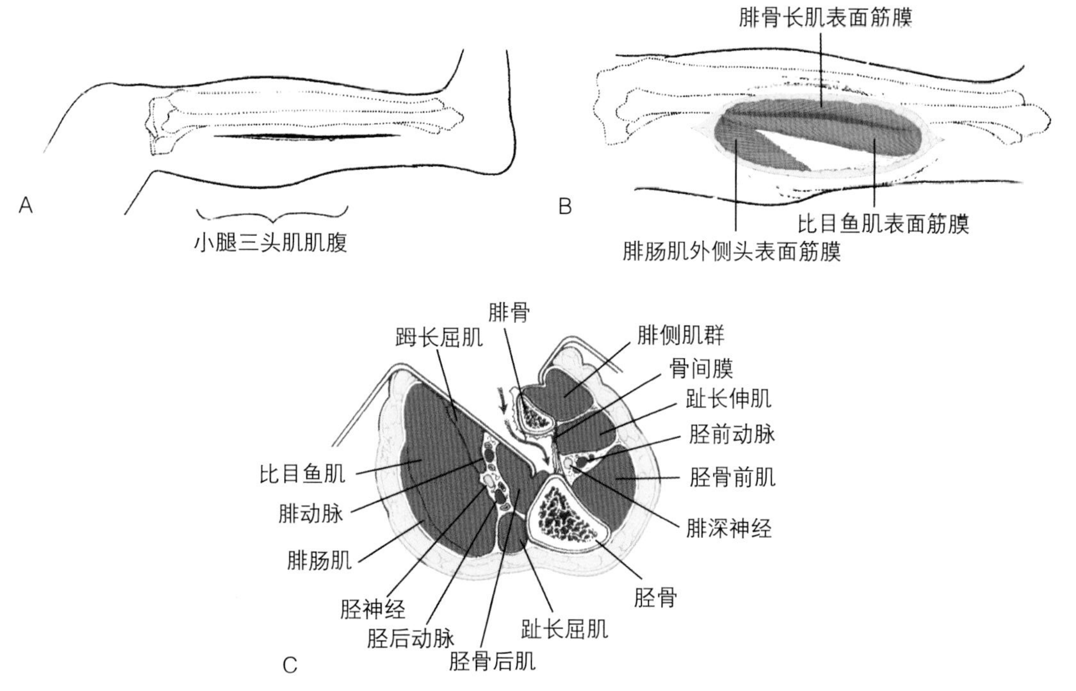

图12-16　胫骨后外侧入路

A.皮肤切口；B.小腿后肌群与外侧肌群之间的间隙；C.横断面手术入路

静脉，应尽可能保护之，必要时可将其结扎，并不致妨碍小腿的静脉回流。

（2）腓动脉：有不少分支穿越腓肠肌与腓骨短肌之间的肌间隙，应予结扎或电灼止血，以免术后出血。

（3）胫后动脉及胫神经：在紧贴骨间膜操作时不会伤及，但勿误入踇长屈肌与胫骨后肌后方的间隙。

手术扩大显露时向近侧延伸，切口不要延伸到胫骨的近侧1/4，在此处，胫骨背面覆有腘肌及较浅在的胫后动脉和胫神经，分离时难以保证安全。如在外踝后方与跟腱之间向远侧延伸切口，可与踝关节后侧入路相连续。

胫骨后外侧入路的解剖要点

1. 浅层解剖　包括找出分隔腓肠肌、比目鱼肌与腓骨短肌之间的界面。腓肠肌的肌纤维通常为纵行，可使肌长距离收缩以发挥肌力。此肌越过2个关节。在平静行走时，踝关节的跖屈主要依靠比目鱼肌，此肌越过一个关节。在快速踝关节跖屈时，腓肠肌起作用，但比目鱼肌提供力量支持克服体重的惯性，因此，腓肠肌在跑、跳时起主要作用。

比目鱼肌的外科重要性在于肌内含有许多小的静脉丛，此多羽肌是肢体静脉回流的主要泵之一。如肌作用缺失，例如外科手术或骨折，可引起静脉淤滞和静脉栓塞。

使外踝后面成沟的腓骨短肌腱对踝外侧重建是有用的。有时，在踝关节内翻损伤的同时，腓骨短肌可撕脱第5跖骨的茎突。

2. 深层解剖　从腓骨剥离踇长屈肌和从骨间膜剥离胫骨后肌，有些趾长屈肌的纤维也必须从胫骨后面翻开，以便到达胫骨。通常此剥离在骨膜下进行，然而，在肌实际上起自骨的部位，必须进行锐性剥离，因为骨膜下平面剥离不能成功。踇长屈肌帮助维持足的纵弓，在足底，它发出腱束至第2、3趾的屈肌腱，是向下至踝关节平面的肌。此入路易损伤胫后血管及胫神经，因其在比目鱼肌腱弓下方进入小腿。

腓骨入路

腓骨头在股骨外侧髁下方2~3 cm处，易于摸到。腓总神经绕过腓骨颈时，用手指按压可触知其滑动。腓骨下1/4亦位于皮下。腓骨能够完全暴露，但对任何一种手术来说，仅需要利用手术入路的一部分。

腓骨入路的优势与缺点

患者侧卧于手术台上，患肢居上，垫高健肢的骨性隆起，以防止压迫。抬高患肢3~5 min以驱血，而后上止血带。在腓骨后方取一纵形切口，从外踝后方开始到腓骨头平面，再沿股二头肌腱向上，之后延伸至腓骨头上方一掌宽处。注意腓总神经在腓骨颈处行于皮下，如果皮肤切口太深，神经可被切断。切口长度视暴露需要而定。神经界面位于腓浅神经支配的腓骨肌与胫神经支配的屈肌之间。

浅层分离时，为了暴露腓骨头和颈，开始在近侧与切口线一致切开深筋膜，特别注意不要切断其深面的腓总神经，找出股二头肌腱的后缘（图12-17）。此腱向下弯越膝关节，止于腓骨头。在股二头肌腱后方辨认并游离腓总神经，向下追溯至弯绕腓骨颈外。切断覆盖腓总神经的腓骨长肌纤维，把腓总神经从腓骨颈的后方游离出来，用一橡皮条牵向前方，找出并保护神经的全部分支。

分离出腓骨肌与比目鱼肌之间的平面，牵腓总神经向前，与此平面间隙一致地纵切腓骨的骨膜，向下切至骨面。

深层分离时，剥离附着于腓骨的肌。起自腓骨的所有肌均有向远侧至足和踝走行的纤维。因此，要想彻底地剥离，必须从远侧至近侧提起肌。许多肌起自骨膜和筋膜，它们能被剥离下来。直接附着于骨面的肌剥离较困难，通常须切断。

附着于腓骨的其他结构为骨间膜，其纤维斜向上行，从骨膜下由近侧至远侧剥离骨间膜。手术扩大显露时，可以暴露整个腓骨。向远侧弯越跗骨外侧缘延伸皮肤切口。为了成功地到达跗骨窦及距跟、距舟和跟股关节，可翻开下方的趾短伸肌。此扩大暴露通常用于小腿和足外侧的手术。

2. 此入路的危险部位

（1）神经：①腓总神经：在弯绕腓骨颈时易于受伤，保全神经的办法是在股二头肌后缘从近侧查明此神经，而后可安全地追溯进入腓骨肌并予牵开；②腓浅神经的背侧皮支在腓骨远、中1/3交接处易受损伤，如此支受伤可引起骨背麻木。

（2）血管：①腓动脉的终支：位于外踝深面，为了避免损伤，应进行骨膜下剥离；②小隐静脉可被损伤，需要时可予结扎。

腓骨入路的解剖要点

1. 表面解剖　腓骨头和下端可摸到，腓总神经可在腓骨颈外摸到其滑动。神经可由于绷带、石膏夹板上端或病床的压迫而受伤，也可因不慎的皮肤切口而损伤。腓骨干被肌包围，在小腿外侧触摸时，仅有一种抵抗的感觉。

腓总神经是坐骨神经的外侧部分，在腓骨颈外可摸到。找出腓骨肌与比目鱼肌之间的界面。

2. 深部解剖　剥离下列起自腓骨的肌：腓骨长、短肌（外侧骨筋膜室），趾长伸肌、第三腓骨肌和踇长伸肌（前骨筋膜室），趾长屈肌、踇长屈肌和比目鱼肌（后骨筋膜室）。

腓动脉由胫后动脉近起点处发出，较细小，紧贴腓骨，行经屈肌室的深部，其分支绕腓骨颈，分布于腓骨长肌。动脉贴近腓骨下端内侧面，此部手术易受伤。

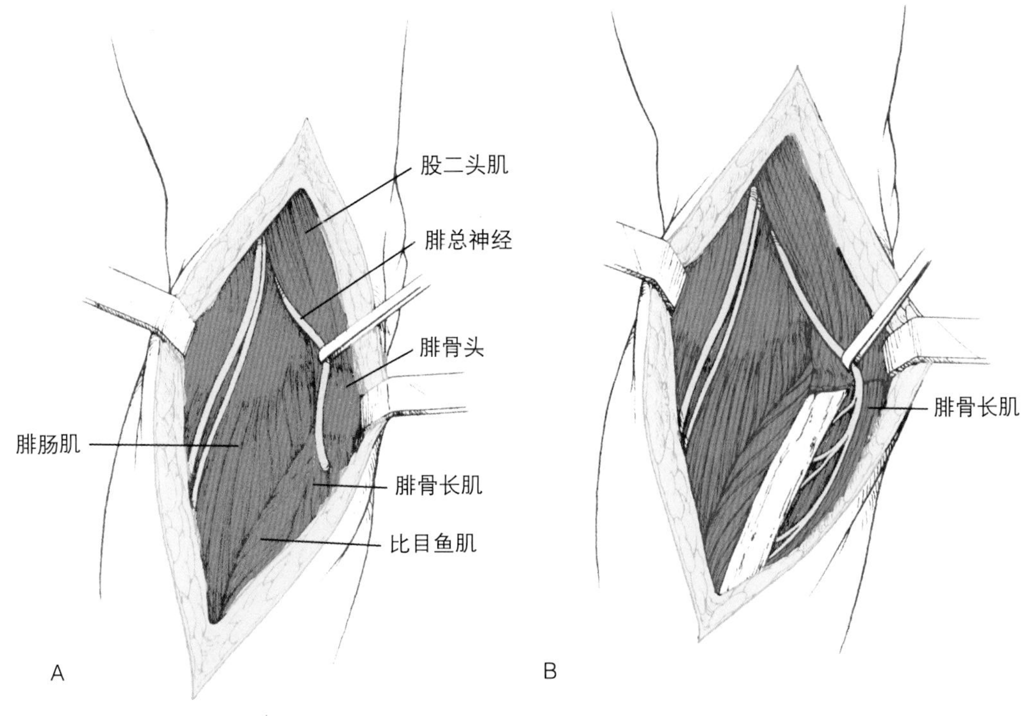

图12-17 腓骨入路
A.腓总神经局部关系；B.将腓总神经牵向腓骨头上方

腓总神经卡压综合征的解剖学基础

腓总神经卡压综合征（common peroneal nerve compression syndrome）是指腓总神经在腘窝至腓骨颈段受各种因素压迫所引起的一组症状和体征。

■ 解剖特点及临床意义

腓总神经为坐骨神经的一个分支，沿股二头肌内侧缘行向外下，穿过腘窝外上方达腓骨颈。腓总神经进入腓管之前，紧贴于腘窝外侧沟内，形态为小弧形或直线形，其外侧为股二头肌腱，前内侧为腓肠肌外侧头，后方为致密的腘筋膜及髂胫束的移行部。腓总神经走行于三者围成的致密沟内，这是其易受损伤的主要原因。腓总神经在腓骨头颈交部的后外侧开始与腓骨骨膜相贴，并开始进入腓管。腓管是由少许腘筋膜和腓骨长肌纤维与腓骨颈所形成的骨纤维隧道，长度约为1.0 cm，结构大多为混合性或腱性，因而可看作是相对致密狭长的隧道，腓总神经就是通过腓管进入小腿并在该处分为腓浅神经和腓深神经，分布于小腿前、外侧伸肌群及小腿外侧和足背皮肤。

临床上，行经于腘窝至腓管这一段的腓总神经易受各种复杂外来应力的损伤而发生卡压。有学者观察，当足强力内翻时，腓骨长肌紧张，腓总神经被纤维弓嵌压。Sunder-Land等研究发现，腓总神经进入腓管时，不仅神经束数增加了1倍，结缔组织量也增加了1倍，而胫神经在相当水平却并不增加。所以，在这同一区域内，腓总神经所能承受的最大负荷远不如胫神经，腓总神经比胫神经更易受损。基于以上解剖特点，腓总神经在腓管易受卡压而引起损伤。

病因病机

腓总神经嵌压综合征常见的病因与发病机制如下。①解剖性因素：腓总神经位于腓骨颈部，又受到腓骨上端水平走向及恒定的膝返神经的相对限制，其移动性及缓冲余地较小，而且位置表浅，此处手术牵拉或机械压迫易致腓总神经卡压。②外伤性因素：外伤致小腿上端的骨、关节结构紊乱，如腓骨颈骨折、胫骨平台骨折等，晚期可在骨痂形成过程中直接或间接地对腓总神经形成压迫。亦可因急剧有力的踝关节内翻位扭伤，腓骨长肌及其下的腓总神经都将受到突然的牵张而受损。③姿势和职业性特点：肢体长时间维持一种使神经受压或牵拉的姿势或工作使神经反复受压、摩擦均可引发此病。④医源性因素：如手术牵拉过度、体位性压迫、牵引及暴力复位、石膏等外固定支具压迫等，均可使腓总神经受压或受拉而发生此病。⑤其他因素：如局部占位病变（腱鞘囊肿、腓长肌外侧头籽骨及腓骨上段骨软骨瘤等）可将腓总神经卡压。此外，坐骨神经损伤也可继发腓总神经卡压，这与双卡综合征具有类似的机制。所谓双卡就是神经功能在近端受损后，轴浆流的输送受阻而减慢，导致神经营养物质减少，在远端骨纤维管道再次卡压后，导致功能障碍。在坐骨神经损伤的修复过程中，当其再生至有卡压因素（如腓管）存在的地方轴浆流极易受阻，致神经再生障碍，造成腓总神经功能恢复欠佳。

临床表现

病史和症状

本病起病缓慢，除局部赘生物外，均有间接或直接的外伤史，骨折移位卡压者发病较早。①小腿及足外侧感觉减退、迟钝、疼痛，行走加快及足内翻时疼痛加剧；小腿及足外侧部分或完全感觉缺失；还可表现为膝关节外侧疼痛；②腓总神经支配的小腿前群和外侧群的肌会有不同程度的肌力减退；严重者可有踝关节背伸，外翻不能甚至足下垂的表现，从而表现为跨阈步态；③腓骨颈处有时还可扪及异常包块。

体　征

腓骨颈处Tinel 征阳性，早期轻度及重度者可呈阴性。病变部位压痛明显。若系腱鞘囊肿，局部可触及囊性包块。严重者局部肌紧张，可触及痛性结节和条索状包块。

手术治疗

神经卡压以功能性改变为主，但也有神经内外的器质性改变，若卡压时间过长，则神经纤维变性后功能恢复差。通过皮层诱发电位和感觉传导速度的监测，若4周内无变化，应及时手术探查。所以，应在非手术治疗无效且诊断明确后以及早手术为宜。

手术方法

在硬外麻醉下，沿股二头肌内侧缘至腓骨头上缘，向下延伸（不经过腓骨颈可避免术后切口瘢痕对腓总神经再次卡压）切开皮肤、皮下组织、筋膜，将外侧皮瓣适当向外下方游离，显露腓骨颈，先在股二头肌内侧辨认腓总神经，沿其走向锐性分离至腓骨长肌纤维弓，切开此弓，充分暴露腓总神经。判断腓总神经全程有无卡压情况，切除神经外的致压物。腓总神经水肿明显、神经血管网模糊不清或消失者则做神经外膜松解术。神经束间粘连严重或有血肿者做神经内松解术，但应特别注意不要过长段松解以免伤及神经束间交叉走行的神经纤维。如此把内外松解的腓总神经置于正常柔软、血液循环丰富的软组织床中，但术后有继发性瘢痕形成造成再次卡压的风险。术后常规使用弥可保，术后1周用神经肌刺激仪做电刺激治疗。还可切除腓骨近端以减小腓总神经张力，减低对腓总神经的牵拉应力。

微创手术治疗方法

从肌二头肌内侧至腓骨颈，绕腓骨头做5 cm切口。切升皮肤、皮下及深筋膜，在股二头肌内后侧分离并暴露腓总神经，沿神经向远端解剖至腓骨长肌腱近端的腓管，用小直角拉钩提拉切口上下端软组织潜行切开腓管，暴露腓总神经深支和浅支。在放大6倍的头戴式放大镜下对神经受压部分进行外膜松解术。彻底止血后缝合切口。

注意事项

1. 神经显露应从非卡压处向卡压部位解剖分离，这样可以使神经游离更加容易，日不易损伤神经。

2. 游离神经及切开筋膜鞘管韧带腱膜等卡压组织时，使用双极电凝，减少卡压神经的损伤及出血。

3. 切开受压神经的外膜，能使神经外膜彻底松解，并减少对神经干的损伤。

（史本超）

参考文献

1. 郭世绂.骨科临床解剖学. 济南: 山东科学技术出版社, 2000.
2. 钟世镇, 徐达传, 丁自海. 显微外科临床解剖学. 济南: 山东科学技术出版社, 2000.
3. 徐达传. 骨科临床解剖学图谱. 济南: 山东科学技术出版社, 2007.
4. 蔡锦方, 丁自海, 陈中伟. 显微足外科学. 济南: 山东科学技术出版社, 2002.
5. 舒先涛, 周文明, 舒升凡, 等. 腓骨滋养孔的解剖学定位及临床意义. 解剖学研究, 2007, 29(4):268–269.
6.张朝春, 张发惠, 张志宏, 等. 胫骨中下段后路手术的解剖学基础及临床应用.骨与关节损伤杂志, 2003, 18(9):598–599.
7. 孙淑红, 孙臣友, 唐茂林. 跟腱周围软组织血供与跟腱断裂修补术入路选择的解剖学研究. 中国骨伤, 2007, 20(2):106–107.
8. 李泽龙, 丁自海, 王培信, 等. 大隐静脉–隐神经营养血管皮瓣的临床解剖与应用. 中国修复重建外科杂志, 2006, 20(3):259–263.
9. 曹述铁, 饶利兵, 胡祥上, 等. 腓总神经与腓骨颈的关系及其小腿各肌支的解剖学研究. 解剖学研究, 2004, 26(4):292–293.
10. 桑伟林, 马金忠. 跟腱断裂影响因素及发生机制. 国际骨科学杂志, 2006, 27(2):105–106.
11. 陈胜华, 谭建国, 唐茂林, 等. 腓肠外侧皮神经营养血管岛状筋膜皮瓣的解剖学基础. 中国临床解剖学杂志, 2004, 22(1):22–23.
12. 史增元, 尹维刚, 刘振新, 等. 腓动脉为蒂的小腿前外侧岛状皮瓣的解剖与临床应用. 中华骨科杂志, 2005, 25(11):671–673.
13. 张发惠, 郑和平, 张国栋, 等. 小腿内侧远端动脉穿支显微解剖与隐神经营养血管皮瓣设计. 中国组织工程研究与临床康复, 2007, 11(4):763–764.
14. 苗华, 周建生. 骨科手术入路解剖学. 合肥: 安徽科学技术出版社, 1995.
15. Richard SS. Clinical Anatomy by Regions. Lippincott Williams&Wilkins, 2008.
16. Williams P.L. Gray’s Anatomy. Churchill livingstone, Pearson Professional Limited, 1995.
17. olomon LB, Ferris L, Tedman R, et al. Surgical anatomy of the sural and superficial fibular nerves with an emphasis on the approach to the lateral malleous. J Anat, 2001, 199(6):717.
18. Ogut T, Akgun I, Kesmezacar H, et al. Navigation for ankle arthroscopy anatomical study of the anterolateral portal with reference to the superficial peroneal nerve. Surg Radiol Anat, 2004, 26(4):268–274.
19. Linssen WH, Steller EP, Splict WG, et al. Peroneal nerve compression by fibrous histiocyotoma. J Neurol, 2000, 247(1):68–69.
20. Ryan W, Mahony N, Delaney M, et al. Relationship of common peroneal nerve and its branches to the head and

neck of the fibula. Clin Anat, 2003, 16(6):976–978.

21. Tang M, Geddes C, Yang D, et al. Modified lead oxide–gelatin injection technique for vascular studies. J Clin Anat, 2000, 1:73–78.
22. Dellon AL, Ebmer J, Swier P. Anatomic variation related to decompression of the common peroneal nerve at the fibular head. Ann Plast Surg, 2002, 48:30–34.
23. Ihunwo AO, Dimitrov ND. Anatomical basis for pressure on the common peroneal nerve. Cent Afr J Med, 1999, 45:77–79.
24. Elliott J, Johnstone AJ. Diagnosing acute compartment syndrome. J Bone Joint Surg(Br), 2003, 85:625–632.
25. Rajendra JS, Cunha CD, Chaudhari C. The venoneuroa–dipofascial pedicled distally based sural island myofacio–cutaneous and muscle flaps anatomical basis of a new concept. J Surg (Br), 2002, 55:203–209.
26. Lidder S, Masterson S, Dreu M, et al. The risk of injury to the peroneal artery in the posterolateral approach to the distal tibia: a cadaver study. J Orthop Trauma, 2014, 28(9):534–537.
27. Penera K, Manji K, Wedel M, et al. Ankle syndesmotic fixation using two screws: risk of injury to the perforating branch of the peroneal artery. J Foot Ankle Surg, 2014, 53(5):534–538.
28. Wang CY, Chai YM, Wen G, et al. Superficial peroneal neurocutaneous flap based on an anterior tibial artery perforator for forefoot reconstruction. Ann Plast Surg, 2015, 74(6):703–707.
29. Longo B, Sorotos M, Nicolotti M, et al. Retrospective analysis of incidence of peroneal artery hypoplasia in 101 free fibula transfers and new classification of popliteal branch anomalies. Injury, 2014, 45(2):394–398.

13

踝　部

踝部上界为平内、外踝基部的环线，下界为内、外踝尖部通过足背及足跟的连线，中间为踝关节。踝关节为一屈戌关节，主要功能是负重及运动，其运动主要限于前后方的屈伸，还可有部分内、外翻运动。踝部的肌肉、肌腱、韧带及骨性结构一起协同作用，提供了强大的稳定性，使踝关节完成各种运动。在步行时踝关节需承受1.5倍的体重，而在跑步时则承受8倍的体重，所以日常生活中踝关节容易受到损伤且损伤机制和类型非常复杂。

踝部的表面标志

内、外踝均在皮下，极易摸到，外踝较小，其上的皮肤也较薄。外踝较内踝窄，其尖在内踝尖下0.5 cm，并在其后2 cm，自外踝向上7.5 cm内的腓骨下端均在皮下。

内踝较大，且较突出，足在中立位时，在内踝之前所摸到的骨性部分相当于距骨颈及距骨头的内侧面；足跖屈时，距骨体前部滑出踝关节之外，而显示于外踝之前。在内踝下一指宽处，如向下紧按，可触及跟骨的载距突，其位置与外踝在同一平面。

踝关节线可在外踝尖端上方2.5 cm处横行划定。踝关节周围的肌腱均极易触及，足背屈时，可以清楚触到趾长伸肌腱和踇长伸肌腱；跖屈时可以触到跟腱；背屈并内翻时，可以触到胫骨前肌腱；而在跖屈内翻时可以触到胫骨后肌腱，即在内踝的后方。在外踝后面，可以触到腓骨长、短肌腱，在距外踝前下方2.5 cm处，两肌腱以小的跟骨滑车突分开，腓骨短肌腱位于其前方，腓骨长肌腱则位于其后方。

在外踝前方与第三腓骨肌外侧，内踝与胫骨前肌腱之间，各有一凹陷，正相当于踝关节的平面。关节周围肿胀时，此凹陷消失。

在跟骨载距突的内侧面，有趾长屈肌腱经过，踇长屈肌腱在其下，在跟腱与内踝之间的中点可以触得胫后动脉的搏动。在踝关节平面稍下，在踇长伸肌腱与趾长伸肌腱之间可触得足背动脉的搏动。在内踝前约一横指处可清晰见到大隐静脉。

踝部软组织

浅部组织

皮神经

1. 腓浅神经（superficial peroneal nerve） 腓浅神经皮支自腓总神经发出后，初行于腓骨长、短肌之间，后下行于腓骨长肌和趾长伸肌之间。腓浅神经分为足背内侧皮神经和足背中间皮神经，除第1~2趾相对缘及第5趾外半外，大部分踝前和足、趾背均由腓浅神经皮支支配。

2. 腓深神经（deep peroneal nerve） 上部与胫前动脉伴行，其内侧支分为蹞背外侧神经和第2趾背内侧神经。在第1跖骨间隙，分出1支与腓浅神经内侧支相交通。

3. 腓肠神经（sural nerve） 起于胫神经，在小腿后面中部穿出深筋膜，接受由腓总神经发出的腓肠外侧皮神经的神经交通支，二者汇合点在踝上5~6 cm，但有时甚高，经外踝后下部弯向前行，分布于足的外侧缘，与小隐静脉伴行。腓肠神经较粗，易于显露，可用作神经移植的材料，切除一段对该部皮肤感觉并不会引起较大障碍。

4. 隐神经（saphenous nerve） 起于股神经，沿小腿内侧缘下行至足的内侧缘，与大隐静脉伴行。

5. 跟内侧支 由胫神经分出，穿屈肌支持带，分布于足跟的内侧与后面。

以上各皮神经在栓塞性脉管炎时，可以考虑切断，借以减轻疼痛。寻找上述各神经并不困难，腓浅神经可在小腿中下1/3交界处寻找；隐神经可在内踝前寻找，以大隐静脉为标志；腓肠神经可在外踝后寻找，以小隐静脉为标志。

浅静脉

浅静脉均起自足背静脉弓，大隐静脉发自内侧，沿内踝之前至小腿的内侧，小隐静脉发自外侧，随后至小腿的后侧（图13-1）。在内踝之前，大隐静脉甚为明显，一般常在此处进行静脉切开。

浅动脉

跟内侧由胫后动脉发出，此支亦有时发自足底外侧动脉，与胫神经的跟内侧支同穿出屈肌支持带，为营养跟部皮肤的动脉，此动脉的起点相当于内踝尖与跟骨结节内侧突的中点。Syme截肢术时，如不慎将此支割断，往往会引起跟部皮肤坏死。

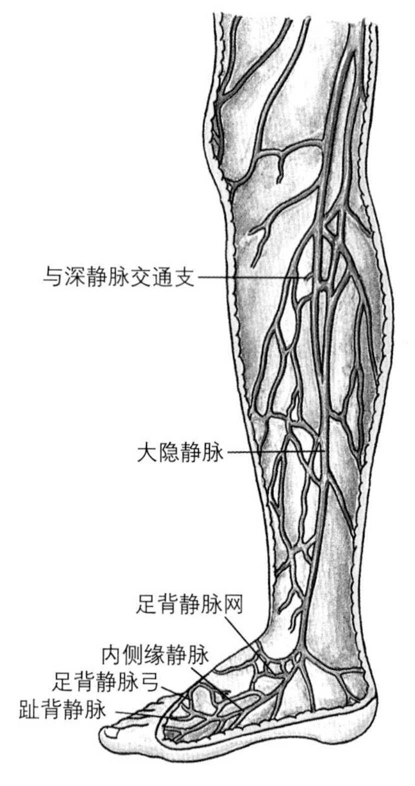

图13-1 足部和小腿内侧的浅静脉

深筋膜

在踝的前侧、内侧及外侧，深筋膜均加厚，形成支持带，以保护由其下经过的肌腱与血管、神经。

前 侧

1. 伸肌上支持带（superior extensor retinaculum） 伸肌上支持带为一宽带，位于踝关节的上方，由胫骨前缘张至腓骨前缘，在内侧劈为一管，其内穿过胫骨前肌腱。其他伸肌腱及胫前动脉、腓深神经均行经其下（图13-2）。

2. 伸肌下支持带（inferior extensor retinaculum） 位于踝关节的远侧，可呈X形或Y形，Y形的干在外侧附于跟骨前部的上面，近侧端在内侧附于内踝的前缘，远侧端经足的内侧与足底腱膜相续，它劈为数管，以通过各伸肌腱，而使其约束于踝前。

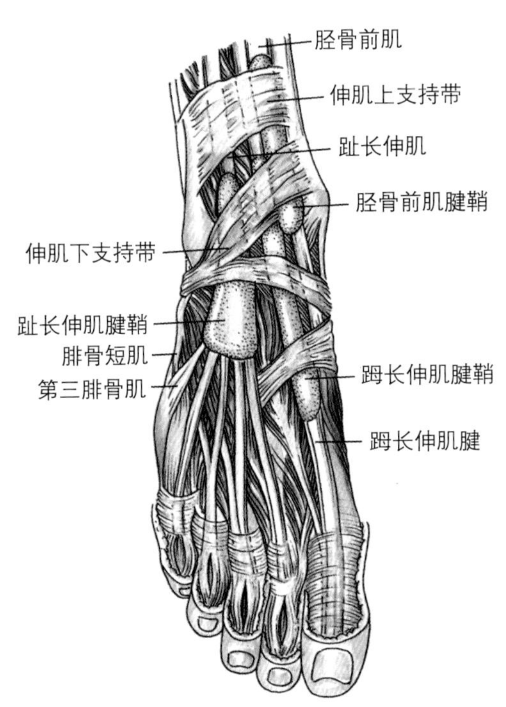

图13-2 踝前支持带

外 侧

腓骨肌位于外踝后的腱沟内，腓骨肌支持带（peroneus retinaculum）跨过外踝至跟骨，分为上、下两带。腓骨肌上支持带约束腓骨长、短肌于外踝，腓骨肌下支持带约束腓骨长、短肌于跟骨外侧面。腓骨肌在此自后转向前下方，是成角最大处。并向跟骨外侧的滑车突发出一隔，分隔腓骨长、短肌腱（图13-3）。当腓骨肌上支持带松弛、破裂、踝沟过浅或腓骨长肌腱过于松弛，腓骨长、短肌腱均可向前滑脱至外踝的前部。正常踝沟的外侧缘有增厚的结缔组织形成嵴，以加深其深度。在足强度背伸及外翻时，如肌腱滑脱特别显著，称为弹响踝关节。患者可感觉疼痛及踝部不稳。外伤、先天性畸形或麻痹性仰趾外翻足畸形，也可发生腓骨长肌腱滑脱。

内 侧

屈肌支持带（分裂韧带）（flexor retinaculum）跨过跟骨内侧面与内踝后下方的间隙，其筋膜增厚部和跟部内侧面形成骨性纤维性管——踝管，小腿经内踝后方至足底的屈肌腱、胫后血管、胫神经由其中通过（图13-4）。

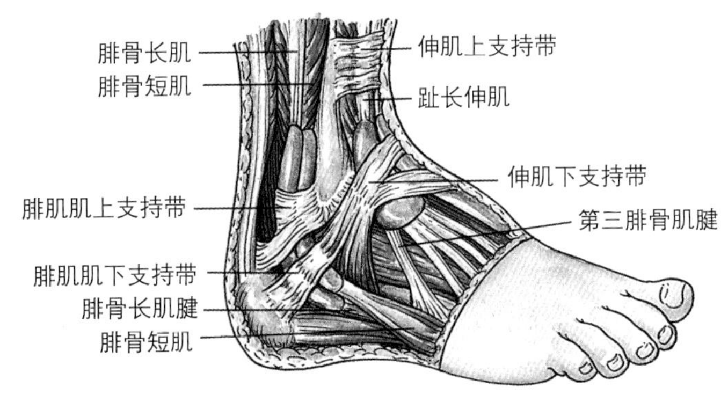

图13-3 踝外侧支持带

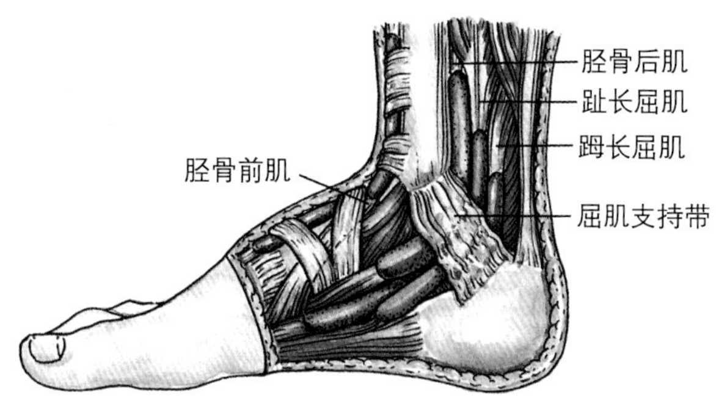

图13-4 踝内侧支持带

肌腱与滑膜鞘

由小腿前后至足背或足底的肌腱均裹以滑膜鞘，起到使滑车灵活的作用。

前侧肌腱

足背最内侧的鞘包裹胫骨前肌腱，由伸肌上支持带的上缘向下达于胫骨前肌腱止端的稍上；第2鞘包裹踇长伸肌腱，于伸肌下支持韧带的深面，向下达于踇趾近节趾骨，胫前血管及腓深神经即位于该管中；第3鞘包裹趾长伸肌腱与第三腓骨肌腱，由伸肌上支持带的下缘达于足背的中部。

在腱的深面可以看到由致密筋膜形成的腱鞘后壁，在该壁的深面为关节囊和韧带，上述诸鞘之间及它们与关节腔之间均不相通。

外侧肌腱

腓骨肌腱滑膜鞘起于外踝尖上5 cm，初起为一鞘，包裹二腱，至跟骨的外面分为二鞘，包裹腓骨短肌腱的鞘近乎至其止端，包裹腓骨长肌腱的鞘则进入足底，直至其止端。此滑膜鞘如有感染，常蔓延至足底。

内侧肌腱

踝管由深筋膜形成的屈肌支持带与内踝、跟骨内侧面共同构成。其内自前向后依次容纳：①胫骨后肌腱；②趾长屈肌腱；③胫后动、静脉及胫神经；④踇长屈肌腱（图13-5）。踝管是小腿后区与足底的重要通道，感染时可借踝管互相蔓延。某种原因压迫踝管内容物，形成踝管综合征（tarsal tunnel syndrome）。胫骨后肌腱滑膜鞘的远端达于舟骨粗隆，趾长屈肌腱的滑膜鞘至足的中部；踇长屈肌腱的滑膜鞘达于第1跖骨的中段。

后侧肌腱

跟腱（tendo calcaneus）为身体最长、最坚强的肌腱，长约15 cm，起于小腿中部，由腓肠肌腱与比目鱼肌腱合成，前部肌纤维延续至其下端，肌腱由上向下逐渐增厚变窄，在踝的后部最窄，但甚厚，至跟骨结节上4 cm处向下又逐步展阔，止于跟骨结节后面的下半。

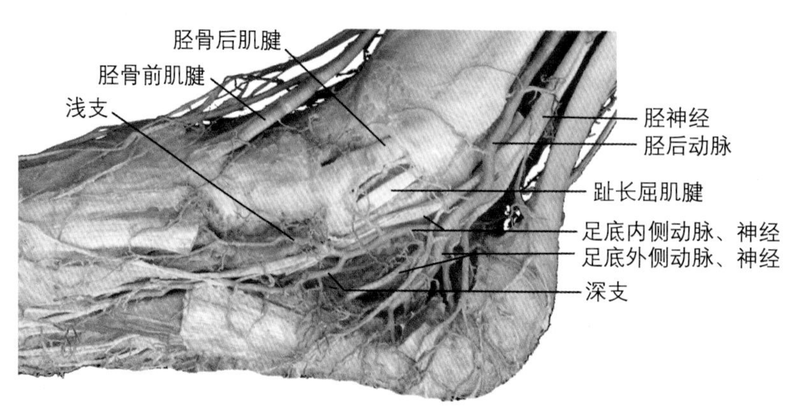

图13-5 踝管（屈肌支持带已切开）

跟腱的构成有很多变化，由于腓肠肌起自股骨两髁后部，向下止于跟骨，与小腿骨不发生直接关系，仅借助于比目鱼肌与其相连，保持相对固定。腓肠肌腱下行时，多少向外向前旋转，因此从后方看，跟腱下部内侧的纤维实际来自比目鱼肌（图13-6）。

跖肌腱向下亦参与跟腱的组成，一般止于跟腱内侧，但其附着点可以有很多变化。跟腱有2个鞘，外鞘由小腿筋膜形成，内鞘直接贴附于跟腱，其结构类似滑膜。在跟骨与跟腱之间有一跟腱囊，在跟腱与足跟皮肤之间有一滑膜囊（图13-7）。在跟腱之前尚有一甚厚的脂肪垫，胫后血管埋于其中，故在跟腱手术时，不易引起血管损伤。

跟腱是人体最强大的肌腱之一，能承受较大张力，虽然在日常生活中跟腱断裂很少见，但在运动员中并非少见。跟腱断裂除因直接损伤引起外，多系间接损伤，如在膝关节伸直、足尖着地或足部强力背伸、小腿三头肌突然猛力收缩时，即可引起跟腱断裂，甚至引起胫骨后踝骨折。

从解剖来看，踝跖屈（踏跳动作）的肌不仅限于小腿三头肌及其延续部跟腱，作用在跟腱上的肌约占踝关节跖屈力量的87%，这就可以解释不少跟腱完全断裂的病例仍可进行部分跖屈。使足内外翻的胫骨后肌、腓骨肌及跖屈肌群在平衡状态下也有使踝跖屈的作用。在整个踝跖屈过程中，当踝在中立位和背伸6°开始跖屈时，由于跟骨结节距踝的轴心半径较大，此时跟腱处于极度紧张状态，相比之下，胫骨后肌及腓骨肌则较松弛，此时如突然用力踏跳，已紧张的跟腱必然首当其冲，可发生断裂；相反，在踝跖屈位踏跳时，由于跟结节距踝的轴心半径变短，跟腱张力亦相应减低；相比之下，胫骨后肌、腓骨肌及跖屈肌群承担较多任务，亦即踏跳动作由4组肌分担，跟腱断裂的可能性则大为降低。

跟腱断裂进行修复手术时，如无伤口，宜在肌腱内侧取纵向切口，不但便于显露，并能避免肌腱与皮肤粘连，发生瘢痕挛缩。如已有横行切口，可取上下纵向切口，与原伤口相连，便于显露，也可避免皮肤坏死。

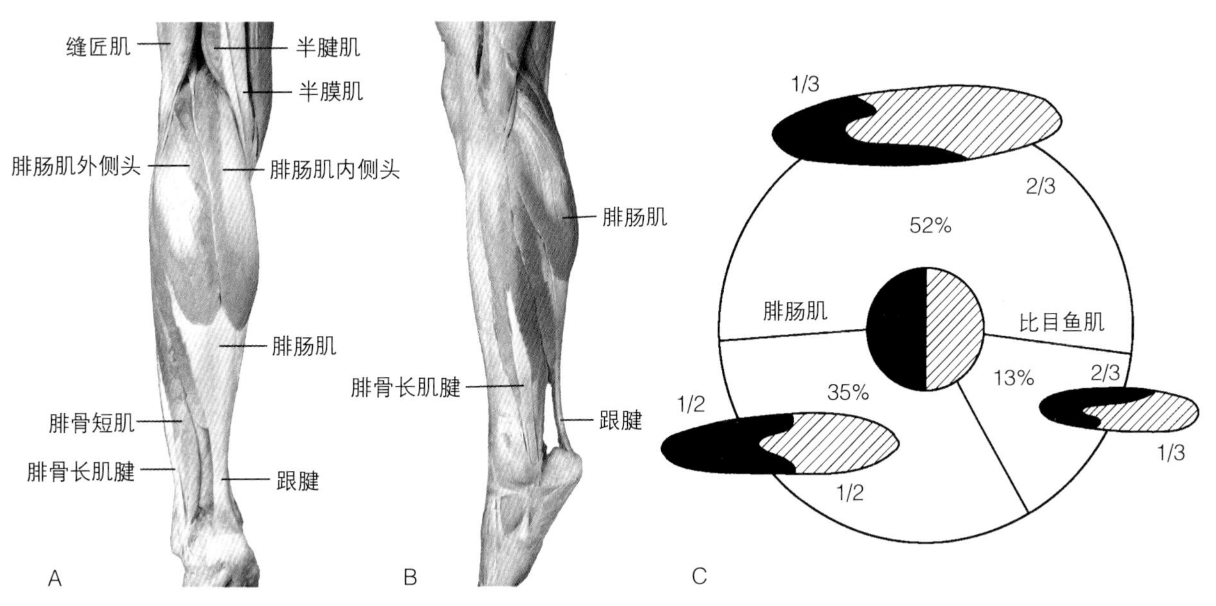

图13-6 跟腱

A.跟腱后面观；B.跟腱侧面观；C.跟腱止点组成的变异

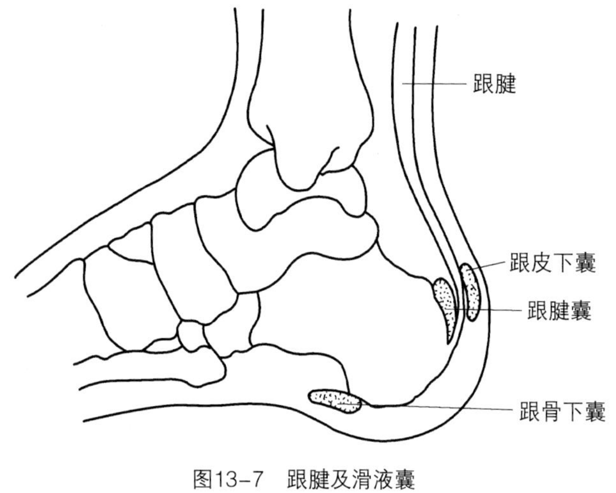

图13-7　跟腱及滑液囊

踝部血管

踝部血供来自胫前动脉、胫后动脉及其分支腓动脉（图13-8）。

胫前动脉

胫前动脉（anteiror tibial artery）在踝的近侧，初在胫骨前肌的外侧，以后踇长伸肌越过；在踝的远侧，位于踇长伸肌及趾长伸肌之间，在踝部并分出内、外踝前动脉。它在踝部的表面解剖位置正位于内、外踝之间。

由胫前动脉发出的内踝前动脉位于胫骨前肌腱内侧缘，在内踝前上方向前取弧形切口，将胫骨前肌腱与踇长伸肌腱分别向内、外侧牵开，可找到内踝前动脉，分离主干及其分支直至内侧楔骨，可以其为蒂做成楔骨瓣转位修复骨缺损。

内踝前动脉和跗内侧动脉及二者的前、后支与踇趾底内侧血管浅支和足底内侧血管浅支吻合成血管弓，吻合丰富，利用上述轴心血管为蒂的足内侧皮瓣，可修复邻近皮肤缺损。

胫后动脉

胫后动脉（posterior tibial artery）介于内踝与跟骨结节之间，动脉外径为2.6 mm，一般在屈肌支持带下分为足底内、外侧动脉，在踇展肌起端的深面分支，由其发出的跟支是足跟内侧皮肤营养的主要来源。

腓动脉

腓动脉（peroneal artery）的穿支一般在外踝上方3.5 cm处发出，出现率为93%，经肌及骨间膜至踝前。腓动脉穿支有时显著粗大，延续为足背动脉。在踝关节上方5 cm处，由胫前动脉常发出一分支，走向外下方，与腓动脉穿支吻合。

腓动脉穿支在外踝尖上方5~6 cm，紧贴腓骨缘穿过骨间膜，行于腓骨短肌与趾长伸肌之间，

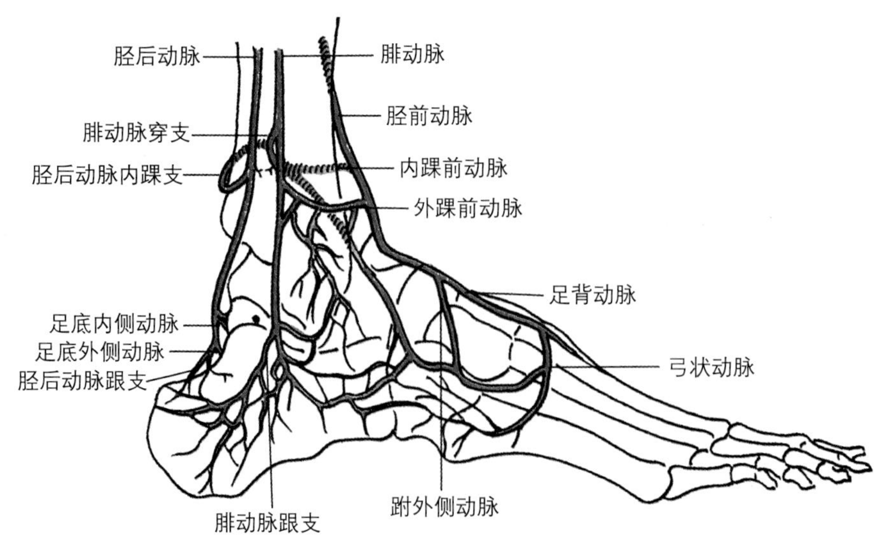

图13-8　踝部动脉

随即分为升、降支。降支沿腓骨缘下行，在外踝尖与外踝前动脉相吻合。降支在下行过程中，分别向胫、腓骨远侧发出骨膜支：胫骨骨膜支常是胫前动脉与腓动脉穿支间的交通支，分布于胫骨下端及内踝骨膜；腓骨骨膜支有2~3支，分布于腓骨远端及外踝骨膜。利用腓动脉穿支降支为蒂的胫、腓骨下段骨膜瓣可顺行或逆行转位移复胫骨中下段骨缺损，由于该血管蒂非下肢主干血管，切取后不会影响小腿及足部的血供。

以上3条动脉在踝附近形成丰富的血管吻合，胫后动脉及腓动脉在足跟后部分别位于跟腱的内、外侧。

踝部神经

踝部各肌腱的神经支配，已在小腿部分提及，不再重复。

踝部关节

胫、腓骨的连接

胫腓连结由胫骨下端的腓切迹与腓骨下端的内侧面构成。在连结下方0.6 cm处，开始有软骨附着，与踝关节的关节软骨面相续。但胫腓连结内部没有关节软骨，大部分粗糙，附以骨间韧带，因此它只是一个韧带连结，非常有力，在踝关节受力时能维持稳定。

维持胫腓连结的韧带

下胫腓韧带连接胫腓骨下端，加深胫腓骨下端所形成的关节窝，是维持下胫腓关节乃至踝关节稳定的重要韧带，自前向后由下胫腓前韧带、骨间韧带、下胫腓后韧带及下胫腓横韧带四部分构成。所有围绕胫骨下端的韧带均向上延长至骨干，因此，胫骨下端为一坚强纤维性关节囊所包围。

1. 胫腓前韧带（外踝前韧带，anterior tibiofibular ligament） 为一坚韧的三角形韧带。由胫骨下端的边缘向下外，附着于外踝的前面及附近粗糙骨面上，其纤维与胫骨骨膜相融合，并向上至胫骨前面约2.5 cm（图13-9）。

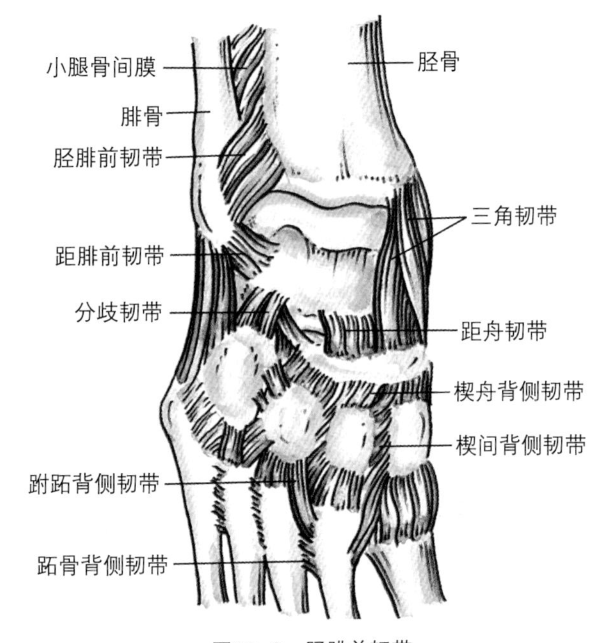

图13-9 胫腓前韧带

2. 骨间韧带（interosseous ligament） 骨间韧带为短而坚实的纤维，实际上即骨间膜的向下延长部，纤维斜行，由内上方向外下方，即由胫骨朝向腓骨。也有少数纤维可以向相反方向走行，位于两骨相对的三角面之间，使胫腓骨下端紧紧连于一起，以加强腓骨的稳定性，防止其向外弯曲，并防止距骨向外移位。

3. 胫腓后韧带（外踝后韧带，posterior tibiofibular ligament） 与外踝前韧带位置相当，纤维斜行，其下部纤维距胫骨下关节面尚有相当距离，因此使接受距骨的穴加深，恰好容纳距骨的后外侧部（图13-10）。胫腓后韧带的深部，由胫骨下关节面的后缘伸至外踝内侧后部，与内、外踝的关节面合成一腔，以容纳距骨，形成与距骨相接触的最深部的韧带。胫腓后韧带是一条强韧的纤维束，其中含有弹性纤维，可以帮助增大胫腓骨下端关节面的曲度。此韧带尚可防止腓骨任何内旋倾向。

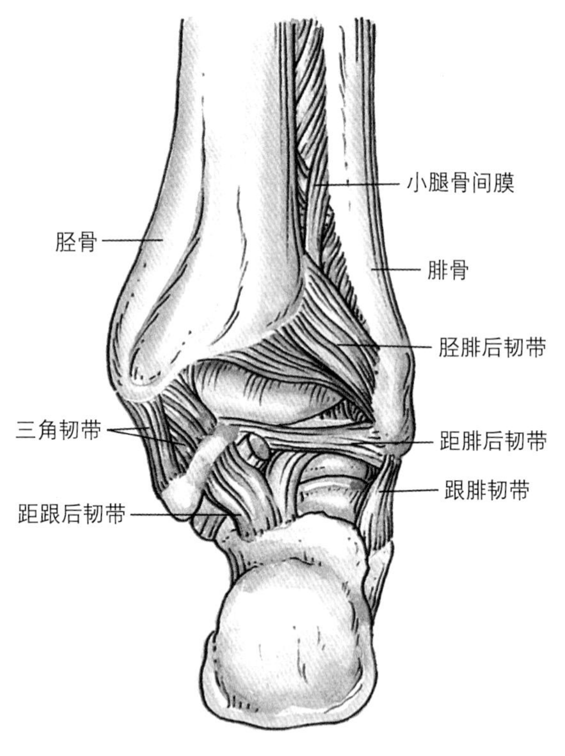

图13-10　胫腓后韧带

4. 胫腓横韧带（transverse tibiofibular ligament）　如在两骨之间有滑膜延长部，则形成胫腓横韧带，横行于胫骨后面的下缘与外踝内侧面的三角间隙内。此韧带呈强韧索状，能防止胫腓骨沿距骨上面向前脱位。

胫腓连结的运动

下胫腓关节虽然是一个微动关节，但随着踝关节的活动可做一定的运动，有以下几种。

1. 上下运动　大多数情形下，因胫腓连结有一定斜度，骨间韧带一般由上内向下外方走行，可允许腓骨向上或向下轻度活动。

2. 前后运动　一般较小，其范围朝前后方向各为0.5~2 mm，随年龄增加而减少，但外伤后活动度可增加。

3. 旋转运动　基本无内旋，外旋范围甚小。

4. 侧方运动　常与旋转运动同时发生，在踝关节的运动机制上亦起相当作用。侧方运动的范围因人而异，最大可以达到2 mm。这种运动的存在可以吸收震荡，而不增加踝关节负担。足背伸时，外踝向上、后、外方，跖屈时向下、前、内方。如用一手的拇、食两指紧握外踝，并以另手固定胫骨下端，可以感到腓骨的活动。

胫腓下端分离

胫腓下端分离系指胫腓骨下端彼此间的附着变松，胫腓前、后韧带不一定断裂，胫腓骨之间亦不一定存在很大距离。

胫腓前韧带短而紧张，外旋暴力时，如有胫腓下端分离，首先断裂。如骨间韧带完整，两骨间的距离为4 mm；如骨间韧带断裂，但两胫腓后韧带良好，两骨间的距离可增大至5 mm。由于腓骨外倾，其前缘外旋，故两骨间的距离由前向后逐渐缩小，如继续撕裂，则将有胫腓后韧带撕裂或胫骨后结节骨折。

下胫腓关节及连接该关节的下胫腓韧带是维持踝穴完整、保持踝关节稳定的重要因素之一。临床上，踝关节损伤及骨折时常合并下胫腓韧带的损伤。在引起胫腓下端分离的机制上，虽然外旋与外翻均可单独或共同引起，但以外旋暴力为重要，此时胫骨后结节作为杠杆的支点，外旋暴力对胫腓前韧带施加的牵引最大，易引起撕裂。单纯外翻暴力时，压力施于腓骨内面，胫腓前、后韧带的压力相等，必须用较大力量才可引起胫腓下端分离。

踝关节的结构

踝关节由胫、腓骨的下端和距骨的滑车构成：胫骨的下关节面及其内踝和后踝与腓骨的外踝共同构成一关节窝，称为踝穴。距骨的滑车嵌合在踝穴中，在关节的周围有一系列的韧带及软组织加固，使得该关节有着独特的结构及运动形式（图13-11）。

骨性结构

1. 胫骨下端　胫骨下端关节面呈凹形，内侧有内踝向下突出，覆盖距骨内侧的1/4面积，后唇较长，形成后踝，防止胫骨向前脱位。关节面形状与距骨相适应，呈一弧形弯曲，其中有一稍隆起的骨嵴，与距骨滑车之凹陷相对应。此骨嵴将胫骨下关节面纵行分为两半：外侧半较宽而浅，内侧半较深而窄，此为人类退化所遗留的痕迹。胫骨下端前后缘互相平行，外侧缘有一沟与腓骨相接。胫骨下端的冠状面与胫骨上端的冠状面不在同一平面上，一般正常人下端较上端向外扭转0°~40°，此特殊结构使得踝关节的横轴与膝关节的横轴互不平衡，加上大部分人的足趾都向外偏约10°，所以踝关节的矢状面与人体冠状面的角度为120°，而不是像人们一般所想象的90°。

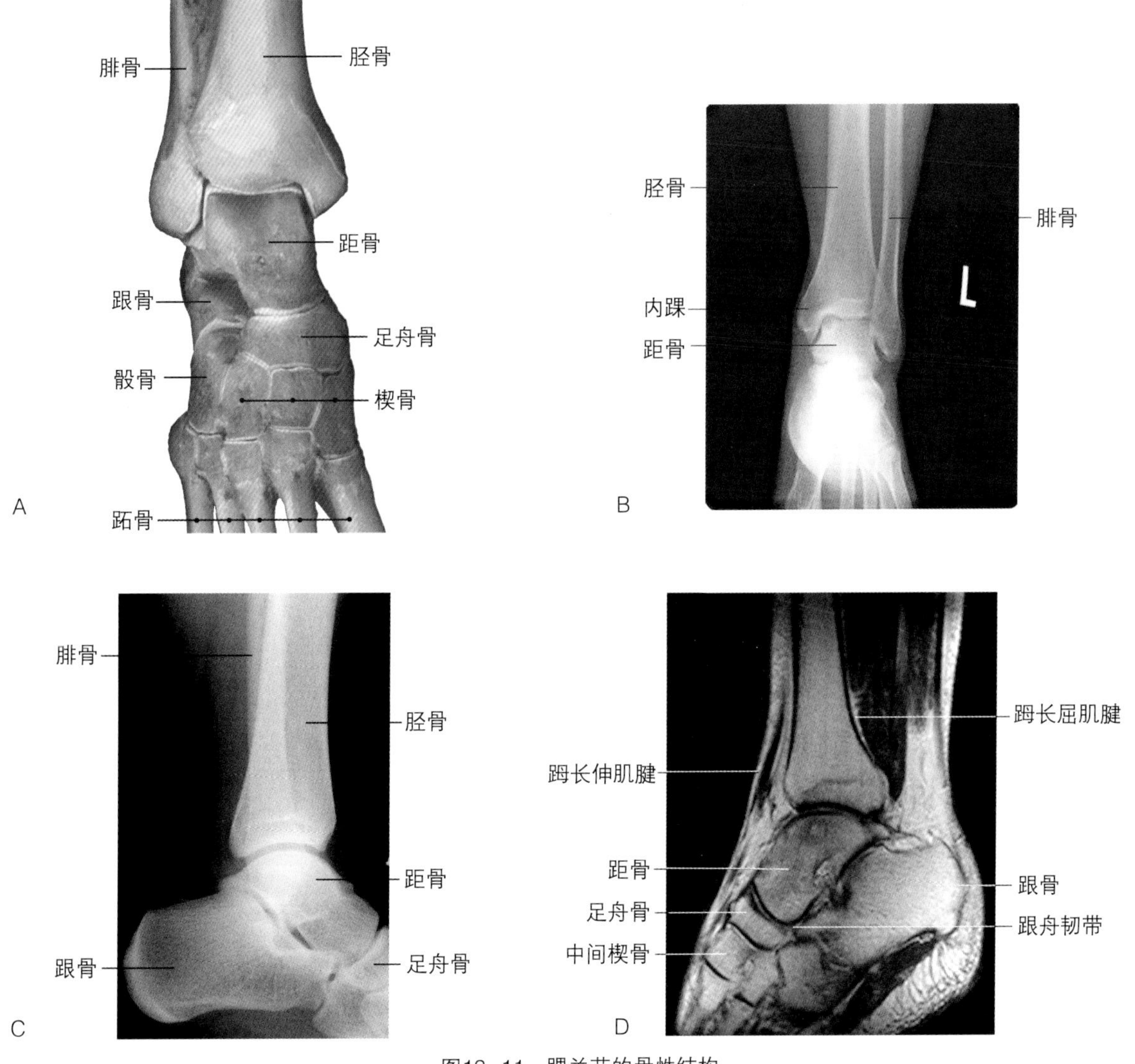

图13-11　踝关节的骨性结构

A.前面观；B. X线像前面观；C. X线像侧面观；D. CT像

在人们合并双足，弯曲膝关节时，可见膝关节均向外分开。

内踝的形状与外踝基本相似，均为前缘较后缘长。但内踝的基底部较外踝稍窄。由于内踝较短，故较外踝坚强。内踝与外踝两关节面向前成角约25°，从而踝穴前宽后窄，此形状与距骨体形状相符。两踝间的距离在男性为73 mm，女性为66 mm，内踝高径在男性为82 mm，女性为73 mm。

2. 腓骨下端　腓骨下端的外踝参与组成踝关节，外踝较内踝长，它将整个距骨体的外侧遮盖。韧带将腓骨下端与胫骨下端紧紧连接，外踝的外侧有数条韧带附着，内侧为关节软骨面。外踝之高径，男性为68 mm，女性为63 mm。

3. 距骨　距骨体的垂直切面为楔形，上方的滑车呈鞍状，与胫骨下端的骨嵴相对应。从水平面看，距骨上方关节面的内侧缘，前后都有一弧度，前方的弧度较后方的小，而外侧缘又有一弧度，因此，踝关节背屈时，距骨可在踝穴中有轻微的旋转活动。

另外，与踝穴的形状相似，距骨体也是前宽后窄。踝关节跖屈时，距骨体的窄部进入踝穴的宽部，此时距骨可在踝穴中有少许侧方活动。相反，足部背屈时，距骨宽部进入踝穴的窄部，此时踝关节十分稳固。因此，踝关节易在跖屈位发生损伤。距骨有3个关节面，完全为软骨所覆盖，上方的关节面为鞍状，与胫骨下关节面相接；外侧关节面为三角形，占距骨体外侧的2/3，与外踝的关节面相对；内侧关节的关节面为逗号状，占距骨体内侧面的1/3。在上关节面中央沟的后方，还有一小关节面与胫腓横韧带横过处相对，距骨此3个关节面是互相延续的，关节面的边缘是关节囊及韧带的附着处。

关节囊与韧带

1. 关节囊　踝关节由一关节囊所包裹，关节周围的韧带与关节囊无明显分界，关节的韧带均由关节囊的纤维增厚所形成。关节囊的前后较松弛，两侧较紧张，关节囊前方由胫骨前缘至距骨颈，两侧附于关节软骨周围，后方由胫骨后缘至距骨后突，距骨颈被包在关节囊内。关节囊的外侧面是韧带，内侧面由滑膜所衬托，滑膜在胫腓骨之间向上方凸出的一小段距离上，呈两层重叠。

2. 韧带

（1）胫侧副韧带（tibial collateral ligament）：又称三角韧带，是踝关节内侧唯一的韧带，又是踝关节诸韧带中最坚强的韧带，对防止踝关节外翻具有重要的作用。它起自内踝，呈扇形向下，止于舟骨、距骨和跟骨。根据其纤维走向及止点的不同，可以分为以下4束韧带（图13-12A）。

1）舟胫韧带（talonavicular ligament）：该韧带位于三角韧带的最前方，是连接内踝与舟骨内上方的纤维束。此韧带的下端转向前方，参与跟舟韧带（弹簧韧带）的组成。

2）距胫前韧带（anterior talotibial ligament）：此韧带位于舟胫韧带的深层，是由内踝至距骨颈的纤维束，位于距骨颈后部。此韧带与跟胫韧带相融合，其下方有部分纤维与越过距舟关节至舟骨的纤维相续。

3）跟胫韧带（calcaneotibial ligament）：为三角韧带的浅层，位于舟胫韧带的后方，由内踝至跟骨载距突的纤维束组成，相当于外侧的跟腓韧带，与距胫韧带相融合，其下方部分纤维止于舟骨及跟舟跖短韧带。该韧带坚强，在内侧对加强踝关节具有十分重要的作用。

4）距胫后韧带（posterior talotibial ligament）：是三角韧带最后方的纤维，由内踝至距骨后内侧的纤维束组成。相当于外侧之距腓后韧带，但较短。它与距腓后韧带的起点相近，均紧靠关节轴，在运动时，该韧带维持紧张状态。

（2）腓侧副韧带（fibular collateral ligament）：该韧带起自外踝，分为3股纤维止于距骨

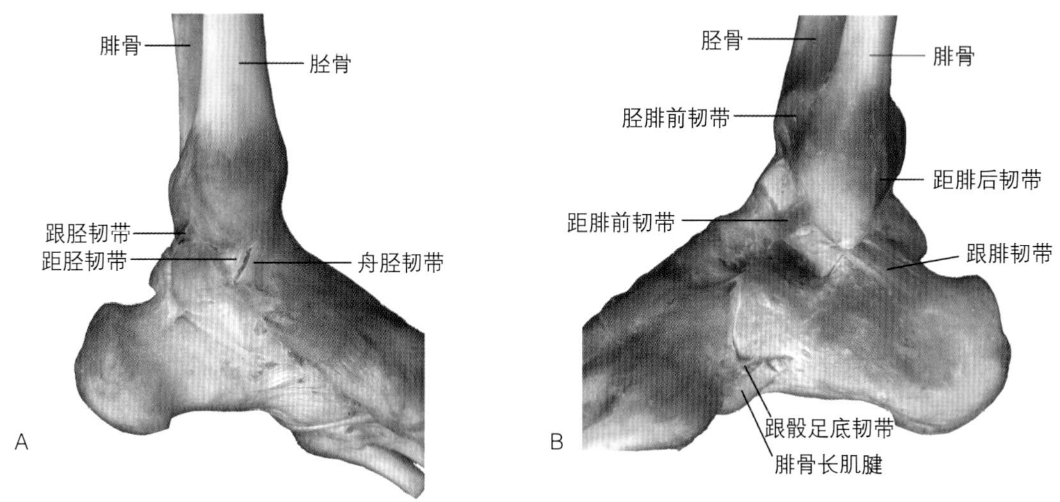

图13-12 踝关节的韧带
A.胫侧副韧带；B.腓侧副韧带

前外侧、距骨外侧和距骨后方。因这3束纤维较为明显，故分别命名为距腓后韧带、跟腓韧带和距腓前韧带（图13-12B）。

1）距腓后韧带（posterior talofibular ligament）：起自外踝的后部，稍向下方附于距骨后突的粗隆上。为3束韧带中最坚强者。此韧带的纤维几乎呈水平走向，在外踝上的附着处十分坚强，所以距骨与腓骨下端很难分离，有助于防止踝关节的前脱位。它在踇长屈肌腱之两侧与距胫后韧带相近，但远较距胫后韧带为长，两条韧带均为踇长屈肌腱鞘相融合。

2）跟腓韧带（calcaneofibular ligament）：为一狭窄纤维束，形状与膝关节之腓侧副韧带相似，也位于关节囊的外侧。它从外踝发出，稍向后下止于距骨外侧上方的小粗隆上，为3束韧带中最长者。它位于踝关节运动轴线之后，较为坚强，背屈时紧张，跖屈时松弛。此韧带如果松弛或撕裂，可引起踝关节过度活动或脱位。因此，在撕裂时一定要进行修补。

3）距腓前韧带（anterior talofibular ligament）：由外踝前缘发出，行于前方稍向内附于距骨颈，是3束韧带中最短者，甚为软弱，其纤维几乎呈水平方向走行。

（3）前韧带：是一薄而宽的膜状层，由关节囊前部增厚而形成。上端附于胫骨下端前方，下端附于距骨关节面的前缘。

（4）后韧带：十分菲薄，纤维横向走行，亦为关节囊后部增厚而形成。上缘附于胫骨的关节软骨缘，下缘附于距骨关节面的后方。韧带部分纤维汇入胫腓横韧带，其外侧比内侧厚，以横行纤维束附于外踝内侧面。

以上韧带对维持踝关节的稳定性具有重要作用。同一般的屈戌关节一样，踝关节囊增厚所成的韧带也是两侧坚韧，前后薄弱。

踝关节的运动

踝关节的运动方式由距骨体滑车关节面的形状所决定，在距骨体上面关节面从前向后有一定的凹度，而胫骨关节面有一个相应的凸度，类似于马背与马鞍的关系。正是这样的凹凸关节保证了踝关节的运动局限于背伸和跖屈运动。要描述踝关节的运动范围，首先要了解踝关节的中立位（0°）是足的外缘和小腿垂直。一般正常人踝关节背伸10°~20°，跖屈40°~45°，活动范围50°~65°。踝关节跖屈时还可有轻微的旋转、内收、外展及侧方运动。

1. 背伸　正常成人足背伸角度为10°~20°。背伸动力是由小腿前部肌收缩提供的。这些肌包括胫骨前肌、踇长伸肌、趾长伸肌和第三腓骨肌。足部在背伸时，由于距胫韧带的牵拉，总同时伴随着足外翻。此时，踝关节囊的后方及跟腓韧带都处于紧张状态，距骨的宽部嵌入踝穴内，关节处于比较稳定的状态。

2. 跖屈　跖屈时，距骨体的窄部进入踝穴的宽部，向前活动的范围亦较大，正常人跖屈的角度为40°~45°。踝关节跖屈的动力是腓肠肌、比目鱼肌、跖肌、胫后肌、腓骨长短肌、趾长屈肌和踇长屈肌。踝关节在跖屈时，可有部分内或外翻活动，内翻的动力是胫骨前和胫骨后肌；外翻的动力是腓骨长短肌。同时，距骨在两踝间逐渐向前移行，当跖屈至25°~35°时，距骨后突开始离开胫骨后缘，如继续跖屈，腓骨则内向移动，以便夹住距骨，最后，距骨的窄部完全进入踝穴。因为腓骨被腓骨外侧之腓骨沟阻挡而不能继续内移夹住距骨，此时，距骨内侧关节面与内踝相贴，但外侧关节面则与外踝出现一间隙，加之两侧副韧带后方松弛，处于此种位置下的距骨，可在踝穴中进行内、外翻活动及水平和侧方的旋转活动。这时的踝关节不稳定，容易发生外伤。当足部极度跖屈时，距骨隆突移向前方，突出足背，几乎有一半不与胫骨下关节面接触，距骨形成一突向下方约78°的弧形。

距骨上关节面弧度由前向后成90°~105°的弧形，其55°与胫骨下关节面相接，所剩弧度的1/3用于背伸，2/3用于跖屈。

不同动作时，两踝间距离亦有所改变。背伸时，踝距增大，最大约为1.5 cm，此时距骨紧密地嵌于踝穴中。踝间距改变是韧带连结之弹性的柔韧性所致。

根据踝关节的解剖结构，可以知道踝关节在跖屈内翻位最易发生损伤，原因是：①踝关节的内踝短，外踝长；②踝关节在跖屈时因距骨窄部进入踝穴宽部而处于不稳定状态；③腓侧副韧带较三角韧带薄弱，容易撕裂；④使足内翻的胫前后肌比使足外翻的腓骨长短肌的力量强。

踝部X线解剖

胫、腓骨远端内、外踝部分有时有独立骨化中心，可能仅在一侧，外伤后易被误认为骨折。胫骨下端外侧面有一沟，即腓切迹。

X线图像下胫骨的纵轴线应通过跟骨关节面的中点，如自胫骨下端关节面划一线，另沿胫骨纵轴划一直线，二者在内侧相交成一角，名胫内角，约为92°。

距骨上端与胫骨内踝关节面所成胫骨角，男性为53.0°，女性为53.2°；距骨上端与腓骨外踝关节面所成腓骨角，男性为52.2°，女性为52.0°。

正常足用力内翻时，前后位X线像显示踝关节外侧关节间隙小于2 mm，但踝部扭伤的患者，中等度扭伤为4~5 mm，重度扭伤为5~8 mm。手术中发现，凡踝部新鲜损伤，如此间隙为3 mm或大于3 mm，说明跟腓前韧带及距腓韧带完全破裂。

正常踝关节X线正位片，腓骨与胫骨腓切迹重叠阴影不小于腓骨宽度的1/3，胫腓连接间隙不应超过3 mm，内踝与距骨间隙应小于3 mm，上述参数如发生异常，说明有胫腓连接分离。由于足部所处位置，在受到踝部较小外力时，距骨前部推挤外踝向外，并向后扭转，胫腓前韧带紧张，如外力继续，胫腓前韧带可发生断裂，并伴不同程度骨间韧带断裂。

踝关节手术入路的解剖学要点

踝关节虽然比较表浅，但因两侧有内、外踝，周围肌腱较多，手术中需考虑胫前、后血管、神经的安全，采取任何径路均不十分理想。

踝关节前方入路

一般踝关节的手术，如踝关节融合术、踝关节病灶清除术及踝关节探查术等均自此途径进入。此途径显露最为广泛，可达整个关节（图13-13）。

在踝关节前侧中线取纵行或弯行切口，其中心适对踝关节线，在胫骨前缘稍外；如取弯形切口，可自小腿下端前侧中线开始取纵行口，向下至踝关节线时，微向内弯行，至第1跖骨间隙时，再弯行向外至第5跖骨远侧，全体呈“S”形。

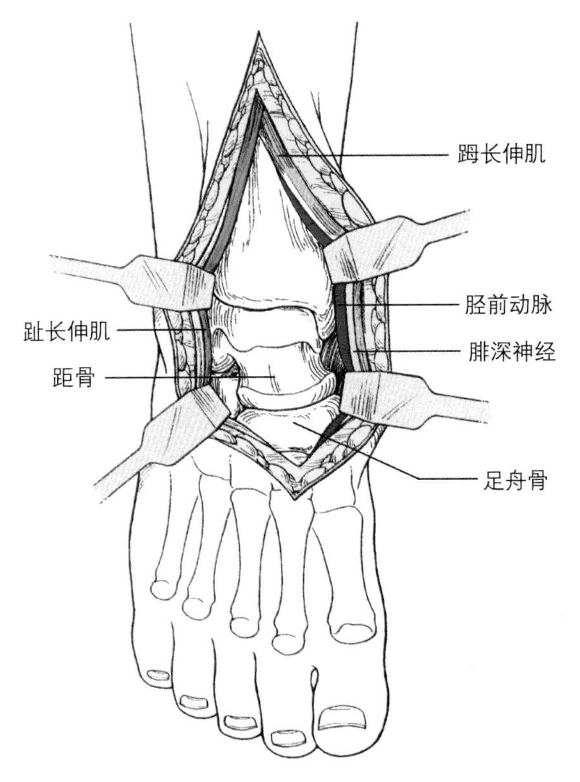

图13-13　踝关节前方入路

切开浅筋膜，寻出腓浅神经的皮支并牵开之。足背静脉弓的支如妨碍手术的进行，可结扎一部分。

切开深筋膜、伸肌上支持带及伸肌下支持带，认出胫骨前肌腱及趾总伸肌腱，在其间进入，踇长伸肌腱即位于其间。如有必要，可切断胫骨前肌腱，分向两侧牵引。切断并结扎内、外踝前动脉及跗内、外侧动脉。

在胫骨前肌腱及踇长伸肌腱间寻出腓深神经、胫前动脉及其伴行的静脉，动脉应妥为保护，在足部动脉足背型占优势的人中尤为重要。将胫前动脉、腓深神经及踇长伸肌腱向内侧牵引，趾长伸肌腱向外侧牵引，沿胫骨下端及各跗骨背面切开骨膜，用骨膜起子沿骨膜下分别向两侧剥离，直至内、外踝为止，至此关节囊前部即可全部显露。

切开关节囊，踝关节及诸跖骨的前侧即可显露。如欲显露更广，可将胫、腓侧副韧带切断。在显露踝关节内侧时，注意勿损伤足底内、外侧动脉、神经及胫骨后肌腱、趾长屈肌腱和踇长屈肌腱。

在前侧途径中，前外侧途径亦为踝部及足部常用的切口。从解剖观点来看，此显露对神经、血管最为安全，适用于踝部骨折内固定、距骨前外侧脱位及胫腓前韧带损伤的探查。

切口从踝关节近侧5~6 cm及腓骨内侧1.25 cm起始，向下经踝关节前面及足背至第4跖骨底。切开深筋膜、伸肌上支持带及伸肌下支持带，直至胫骨及踝关节的关节囊，在踝关节上下分别切断并结扎外踝前动脉及跗外侧动脉。在切口上部将趾长伸肌腱、胫前血管向内侧牵引；在切口下部，沿趾短伸肌起点用骨膜起子将其剥离并向外侧牵引。踝关节的关节囊显露后，根据需要，纵行或横行切开之。在此切口下部，如尽力将皮肤切口内缘向内牵引，分开伸肌腱及足背动脉，可以同时显露距舟关节；如在切口外下方进行剥离，去除距骨及腓骨间的脂肪，则可以显露距跟关节。

踝关节后方入路

后内侧纵向切口

跟腱断裂或需做跟腱延长时可以采取此途径。沿跟腱内缘纵行切开，长7~8 cm，中心正对踝关节水平。切开浅、深筋膜，在足跟内后方，注意勿损伤胫后动脉跟支。如需进行跟腱延长术，可沿额状面或矢状面将跟腱做Z形切开，将切断的两部分向近、远侧牵开，如此即可延长。

在三踝骨折需显露胫骨后踝时，可将跖肌及腓骨长、短肌向外牵开，胫后动脉、胫神经、胫骨后肌腱、趾长屈肌腱及䠀长屈肌腱向内牵开，如此胫骨下端及踝关节的后面即可显露。

后内侧弯形切口

后内侧弯形切口虽到达胫骨后面最近，但甚少采用，原因是在胫跟沟（即内踝与跟骨间的沟），胫后血管、神经不仅容易遭受损伤，且被坚厚的筋膜所覆盖，不易向一侧牵引。又因比目鱼肌在胫骨上的起点低于腓骨，跟腱在内侧的附着亦较外侧坚强，向外牵引跟腱较内侧更为困难，故此切口甚不适用。但如为显露损伤的胫后血管、神经或距骨后内脱位时亦可应用。少数情形下，对内侧各肌腱腱鞘炎需切开腱鞘时，可自此侧进入。

切口可呈短弯形，在内踝尖后方1 cm，沿胫骨后内缘或在内踝与跟腱间取切口，向前下弯行，绕过内踝，至足舟骨顶端处上。如需更广泛显露，可向上在胫骨后面与跟腱之间延长4 cm。

切开浅筋膜，在内侧稍后，注意勿损伤跟内侧动脉及神经，以免日后皮肤发生坏死。切开屈肌支持带，注意屈肌支持带深面各结构的排列次序，由前向后为胫骨后肌腱、趾长屈肌腱，足底内、外侧动脉，神经及䠀长屈肌腱。在分离神经、血管时，应自上而下解剖，并应紧靠跟腱进行。如将切口向上延长，可将比目鱼肌自胫骨剥离，并使足跖屈，则显露范围更为广泛。

后外侧显露途径

较常应用，显露胫骨下端后面边缘骨折时，可采用此切口。患者俯卧，足跖屈，其下垫一沙袋，以使跟腱放松。沿跟腱外缘向下，并在外踝之下弯行向前，由于此切口与小隐静脉及腓肠神经伴行，故切口应稍靠前，以免损伤。

切开深筋膜，在跟腱之下将脂肪剥离或切断，在跟骨结节上2.5 cm处有腓动脉交通支越过，如此跟腱深面的肌即可显露，在外侧为腓骨短肌腱及腓骨长肌腱，内为䠀长屈肌腱。腓骨短肌与距长屈肌的纤维自腓骨分离，如同羽毛，而在下端互相分开，此处胫骨有小区域裸露。

后侧显露途径

切口沿跟腱向下，凸向外侧，向后在内踝下弯行，略升高，约在胫距关节水平，横行越过跟腱。根据需要，可向内、外侧延长。此法的优点是对足、踝后部可充分显露，皮肤容易对合。对跟腱可在矢状面或额状面进行Z形延长（图13-14）。

踝关节外侧入路

踝关节外侧无重要结构，三关节固定术多自外侧进入，足内翻时，各关节容易显露。切口可以有很多变化，一般呈短弯形，在外踝后1 cm开始，向前弯行至外踝尖下1 cm，再向前至足舟骨之前，如需更广泛暴露，切口上端亦可在跟腱与腓骨后缘之间向上延长4~5 cm。外侧切口亦可以靠前进行，在外踝尖上1 cm并稍前开始，向前弯行至骰骨中部，如需广泛暴露，切口亦可沿腓骨

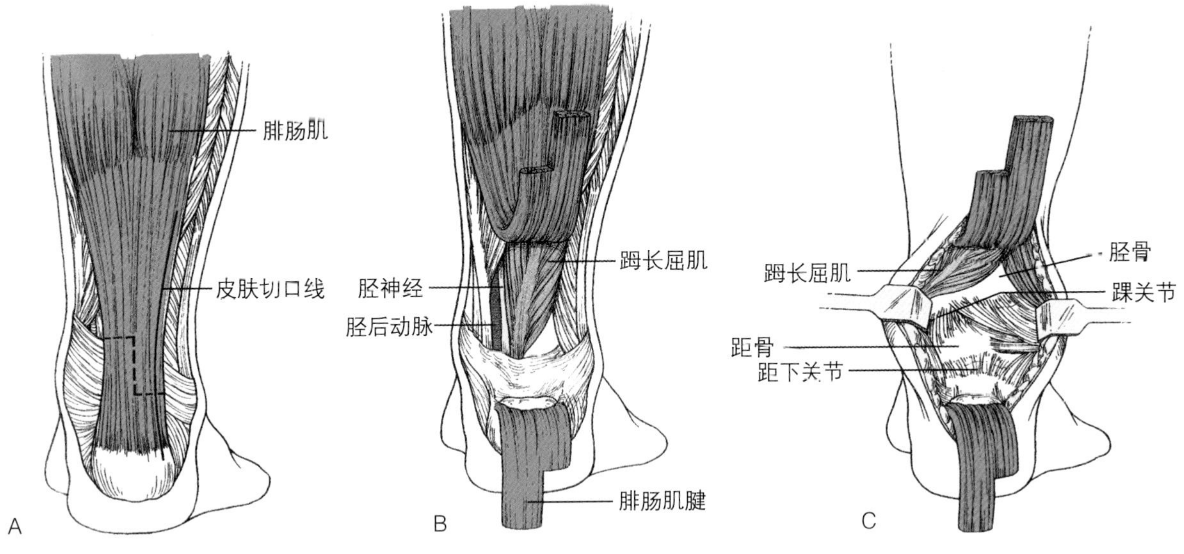

图13-14 踝关节后方入路

A.皮肤切口；B.切开跟腱并翻转；C.牵开姆长屈肌腱，显露关节囊

前缘向上延长4~5 cm。

切开浅筋膜，在外踝后如遇到腓肠神经及小隐静脉，应牵开之。切断伸肌上、下支持带，向两侧牵开，将腓骨长、短肌腱自腱鞘中拉出，并向后侧牵开，如进行三关节固定术，腓骨长、短肌腱可切断，亦可向上、下牵开。

将腓浅神经、第三腓骨肌腱及趾长伸肌腱向前牵开，在外踝之前内，趾短伸肌可自其起点处紧贴骨骼向前剥离，显露外侧各跗骨。使足强度内翻，切断分歧韧带及距跟骨间韧带，如此跟距、跟骰、距舟关节及其关节囊均可显露。

三关节固定术为矫正足部畸形的常用手术。切除跟距、距舟及跟骰相对关节面的多少应适度，以矫正足内、外翻，前足内收、外展或足下垂、弓形足等畸形。手术时应注意各骨的关系、位置、负重线是否经过距骨中心。将足向后推，使负重中心前移。

如同时拟显露关节外侧，切开腓侧副韧带及踝关节囊，即可显露。在外踝骨折需进行切开复位时，可以踝为中心取一小的弯形切口，尽可能少剥离，以免损伤血供。

■ 踝关节内侧入路

三角韧带修补术、内踝骨折内固定及距骨内上缘的显露，可采用内侧入路（图13-15）。切口以内踝为中心并在其前取微弯形切口，凸面稍向前，切口不宜太深，否则有损伤大隐静脉的危险。大隐静脉后侧的属支可以切断，将大隐静脉主干向前牵引，如此胫骨前面及三角韧带即可显露。如取向后弯形切口，虽可避免损伤大隐静脉，但对内踝前侧及胫骨前缘往往显露不够。

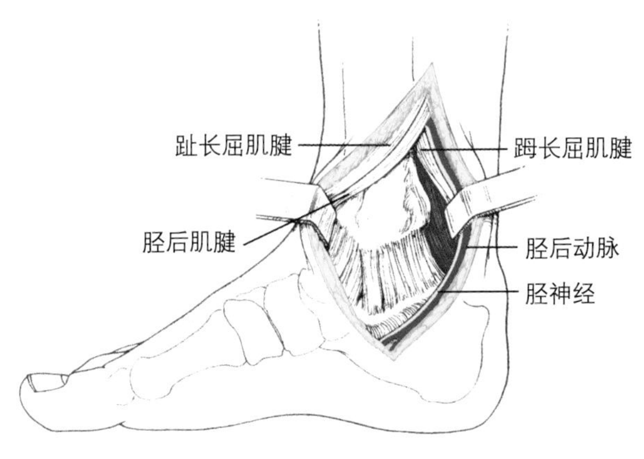

图13-15 踝部内侧入路，显露关节内侧

（田京）

参考文献

1. 郭世绂. 骨科临床解剖学. 济南: 山东科学技术出版社, 2000.
2. 钟世镇, 徐达传, 丁自海. 显微外科临床解剖学. 济南: 山东科学技术出版社, 2000.
3. 徐达传. 骨科临床解剖学图谱. 济南: 山东科学技术出版社, 2007.
4. 蔡锦方, 丁自海, 陈中伟. 显微足外科学. 济南: 山东科学技术出版社, 2002.
5. 赵钟岳, 李世民, 娄思权, 等. 关节外科学. 天津: 天津科学技术出版社, 2002.
6. 杨琳, 高英茂. 格氏解剖学. 沈阳: 辽宁教育出版社, 1999.
7. 钟世镇. 临床应用解剖学. 北京: 人民军医出版社, 1998: 541-637.
8. 曹鹏, 陆寰照, 刘志宏, 等. 距下关节损伤的实验研究及临床意义. 中华骨科杂志, 1994, 14:739-741.
9. 姚作宾, 任国良, 陈明法. 跟骨血供及其临床意义. 中国临床解剖学杂志, 1992, 10(4):241-242.
10. 刘明延, 毛宾尧, 杨星光, 等. 距下关节内在稳定机制的探讨. 中国矫形外科杂志, 1995, 1:31.
11. 胥少汀, 葛宝丰, 徐印坎. 实用骨科学. 北京: 人民军医出版社, 2005:86.
12. 王亦璁, 孟继懋, 郭子恒. 骨与关节损伤. 3版. 北京: 人民卫生出版社, 2002.
13. Campbell DG,Menz A, Isaacs J. Dynamic ankle ultrasono-graphy: a mew imaging technique for acute ankle ligament injuries. Am J Sports Med, 1994, 22:855.
14. Richard SS. Clinical Anatomy by Regions. Lippincott Williams&Wilkins, 2008.
15. Williams P.L. Gray’s Anatomy. Churchill livingstone, Pearson Professional Limited, 1995.
16. Lowell D. Atlas of Adult Foot and Ankle Surgery. St. Louis, Boston: A times Mirror Company, 1997:2-4.
17. Richard M. Pediatric Foot & Ankle. Surgery. Philadelphia, London: WB Saunders Company, 1999: 81-90.
18. Leonard A. Levy, Vincent J. Hetherington. Principles and Practice Medicine. New York: Churchill Livingstone Inc, 1990: 11-37.
19. Robert MH McMinn.Foot & Ankle Anatomy. 2nd ed. London: Mosby-Wolfe, 1996:12-111.
20. Matusz P. About the arterial anatomy of the Achilles tendon (tendo calcaneus).Clin Anat, 2010, 23(2):243-244.
21. Yeoman TF, Brown MJ, Pillai A. Early post-operative results of neglected tendo-Achilles rupture reconstruction using short flexor hallucis longus tendon transfer: a prospective review. Foot (Edinb), 2012, 22(3):219-223.
22. Weinfeld SB. Achilles tendon disorders. Med Clin North Am, 2014, 98(2):331-338.

14

足　部

足部是运动器官的一部分，主要参与负重与行走的功能，足部的骨、关节、肌及神经血管解剖特点，均较好地满足了这些功能。本章节重点描述足部骨骼的解剖特点、血供、足肌、肌腱及神经血管的解剖及分布；介绍足部的各种结构在形成和维持足弓、人体静态和动态的姿势与活动，以及吸收震荡中的作用。结合足部的解剖学特点，介绍几种常用的足部手术入路及较常用的足部皮瓣、肌瓣和肌皮瓣。

足部软组织解剖

足底

皮肤和浅筋膜

足底皮肤由于各区负重和承受的压力不同，其结构亦不同。足跟皮肤增厚，于皮肤与跟骨及跟腱间有弹性脂肪组织填充。弹性纤维组织的纵行间隔向下至皮肤，向上至跟骨，向前至跖腱膜。凡足底负重承受压力的部分均有特殊的弹性组织以抵抗压力，围绕充满脂肪的间隙，有由弹性纤维组织形成的致密间隔，每个小房及其间的脂肪均与相邻小房隔开，成为密封小房。每个小房又为斜行及螺旋排列的纤维所加强，这些为弹性纤维组织所包绕并充满脂肪的小房如同水压缓冲器，在压力下，小房的形状可改变，但其内容不改变，压力解除后，又恢复原来形状。足底有负重及吸收震荡等多种功能，其中除足部特殊结构外，足底软组织结构及其厚度也起重要作用。因此，了解足底软组织厚度对修复重建足底缺损有重要意义。

在Syme截肢术中，为保存这种特殊负重皮下组织，必须将皮瓣做骨膜下剥离，使足底腱膜、跟骨骨膜与跟皮瓣相连，如自皮下剥离，将小房切开，其中的脂肪必逸出，而不再成为封闭的小房，丧失其缓冲功能。

足底皮瓣血供主要来自胫后动脉分出的足底内侧动脉及足底外侧动脉。胫后动脉在内踝后方向足跟与跖弓区间下降，其直径在1.5 mm以上，有1~2支伴行静脉。胫后动脉的分支供养足底的皮肤，显微解剖证明，这些动脉在皮下形成密集的皮下血管网，足背及足底的皮下血管网在足跟侧方形成网络状。

浅动脉和静脉

动脉来自足底内侧动脉和足底外侧动脉的直接皮支和肌皮支。足底内侧动脉在分裂韧带下方约2 cm处，分浅、深两支，浅支行于浅筋膜深面，沿足内侧分布于皮肤；深支发出直接皮支4~11支。足底外侧动脉的直接皮支有7~11支。显微镜下，足底真皮嵴的毛细血管网由近似长方形平行的网眼构成，形成静脉丛，乳头血管呈双行排列。在皮肤深处，可以看到乳头下细而不规则的动脉及粗静脉。与真皮嵴垂直的横切面显示，皮肤浅部较深部更富血供，乳头血管排列成群，每群代表一真皮嵴。

足跟部神经支配

足跟部包括跟骨骨膜及足跟的软组织，由胫神经跟内侧支及腓肠神经跟外侧支支配。

胫神经跟内侧支于内踝上2~3横指处由胫神经干发出，分为膜内型和膜外型，前者较多，虽已由胫神经分出，但仍位于神经外膜之内，向下走行，直至胫神经发出足底内、外侧神经后，始由神经外膜穿出成独立分支向下走行。跟内侧支无论是膜内型还是膜外型，均穿过足跟底部的纤维脂肪垫，并分布于整个足跟部及跟骨内侧骨膜。跟内侧支切断后，整个足跟部的感觉即消失。腓肠神经由胫神经的腓肠内侧皮神经与腓总神经的交通支（腓肠外侧皮神经分支）吻合而成，支配小腿下1/3的后外方、足跟外侧、足背外缘、第4及5趾背侧，以及跟骨外侧骨膜的感觉。切断腓肠神经干后，这些部位的感觉即消失。腓肠神经在小腿中部后外方穿出深筋膜，位于跟腱外侧缘与腓骨外侧缘之间的皮下组织内，与小隐静脉伴行，绕经外踝至跟骨外侧时，分为2~3条与小隐静脉分支伴行的跟外侧支，分布于足跟外侧的皮肤及跟骨外侧的骨膜。切断腓肠神经的跟外侧支，较切断腓肠神经本干所引起的皮肤感觉丧失区域要小，可以避免发生神经干残端疼痛。

跟骨部顽固性疼痛如跟骨骨膜炎、跟骨骨折后及胼胝等各种治疗无效者，可施行胫神经跟内侧支及腓肠神经跟外侧支切断术，但在术前，为估计术后效果，可预先行神经阻滞术。胫神经跟内侧支阻滞可在内踝上方2横指，跟腱内缘与胫骨内缘之间的中点进行。

施行胫神经跟内侧支切断术时，由内踝上方2~3横指处，于跟腱内缘与胫骨内缘之间取纵向切口，向下至内踝。切开皮下组织及深筋膜，在长屈肌腱之间显露由胫后动脉、静脉与胫神经组成的血管神经束，检查胫神经跟内侧支系膜内型或膜外型，如为膜外型，则跟内侧支为独立分支，与血管、神经不并行；如为膜内型，则跟内侧支仍位于胫神经的神经外膜内。将胫神经与血管分离后，可见在神经外膜内有一直径为0.2 cm的独立神经分支，纵行切开神经外膜，即可将其游离，证实为跟内侧支后，可将其切断，并切除2~3 cm，伤口逐层缝合。

施行腓肠神经跟外侧支切断术时，由外踝上方，于外踝与跟骨结节之间向下至外踝前下方取5~6 cm长的弧形切口。在皮下组织内可见腓肠神经与小隐静脉伴行，而腓肠神经跟外侧支则与小隐静脉分支伴行，分布于跟骨外侧。将跟外侧支切断并切除1~2 cm，最后将皮肤切口缝合。

跖腱膜

足底深筋膜分两层，浅层覆盖在足底肌表面，中间部增厚称跖腱膜，两侧较薄；深层覆盖在骨间肌的跖面，与跖骨共同围成4个跖骨间隙。低等动物跖腱膜的中央部分与小腿后的跖肌在跟骨后相续，犹如手的掌腱膜与掌长肌相续。在人类二者分离。跖腱膜的功能为：①保护足底的肌及肌腱，便于活动；②保护足底的关节；③足底某内在肌的起点；④支持足底的纵弓。

跖腱膜与手掌掌腱膜相似，前宽后窄，后方最厚，可达2 mm，如同弓弦，紧张于跟骨结节跖面及跖头之间，为支持足纵弓的最坚强部分，如缩短，足底的弧度即增大而形成弓形足。足底腱膜分为3部分，中间部自跟骨结节内侧突的跖面起始，向前分为5支，与足趾的屈肌纤维鞘及跖趾关节的侧面相融合。足底腱膜的内侧部，介于跟骨结节至踇趾近节趾骨底，但甚弱。足底腱膜的外侧部也很薄，覆盖小趾展肌，在它的外侧另有坚强的纤维带，起于跟骨结节内侧突或外侧突，止于第5跖骨粗隆。

在足底腱膜3部分之间存有间隙，由足底内、外侧神经分出的皮神经及足底内、外侧动脉分出的皮动脉由此穿出。由于此间隙及足趾各支之间最为薄弱，足底感染时，脓液可穿至表面。足底的切口应避免在负重处，因术后引起瘢痕，行走易招致疼痛。

足底腱膜深面有趾短屈肌附着其上。正常行走时，先是跖趾关节背伸，然后趾短屈肌收缩，跖趾关节跖屈，再加上体重的下压，这3种因素均使足底腱膜遭受长期、持续的拉应力。患者长时间站立、长途行走、体重增加或足力降低等情况，就可以在足底腱膜跟骨结节附着处发生慢性纤维组织炎症，以后形成骨刺，被包在足底腱膜的起点内，这种骨刺可引起蹈展肌、趾短屈肌和跖腱膜内侧张力增加或引起滑膜炎，遂引起足跟痛。马蹄内翻足或弓形足患者，足底腱膜往往挛缩，可自足底内侧取一切口剥离或切断。

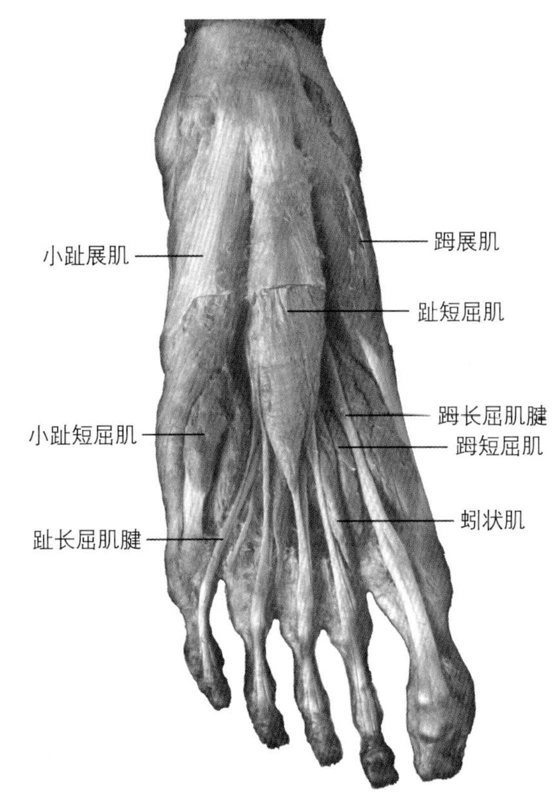

图14-1 足底肌

足底肌及肌腱

足底肌分为两类：一类是短小的内在肌，主要作用是稳定地支持体重，每个单独足趾的运动并不重要，不如手的内在肌发达，大多纵行，少数横行，其功能主要为维持足的纵弓和横弓的稳定；另一类是起源于小腿的长肌，在运动中担负大部分体重，管理足的运动，并参与维持足弓。每一肌的作用不是单纯的，对小腿距关节、距跟关节及各跗骨间关节均起作用。

足底短肌被肌间隔分成内、中、外3群。去除足底腱膜后，足底的肌由浅入深大致分为4层（图14-1）。

1. 第1层　由内向外有蹈展肌、趾短屈肌及小趾展肌。

（1）蹈展肌：居于内侧，起于跟骨结节的内侧突及分裂韧带，与蹈短屈肌同止于蹈趾近节趾骨底的跖侧。蹈展肌虽名为展肌，实际只有17%可进行外展，而83%主要为屈曲蹈趾，蹈展肌的后部可视为足底的门户，所有足底内、外侧神经及动脉均经其入于足底。

（2）趾短屈肌：居中，起于跟骨结节及足底腱膜，对足底中央部分分为4条腱，前行进入屈肌腱纤维鞘，各腱于近节趾骨后部分开，以容趾长屈肌腱通过，旋即合而为一，然后再度分开，附于中节趾骨的两侧。

（3）小趾展肌：居于外侧，起于跟骨结节的跖侧，起端一部分在蹈趾短屈肌的覆盖下，止于小趾近节趾骨底的跖侧。

以上3肌，蹈展肌与趾短屈肌由足底内侧神经支配，蹈展肌能由第2趾外展蹈趾及屈曲蹈趾。趾短屈肌为外侧4趾跖趾关节及近侧趾间关节的屈肌。小趾展肌的神经由足底外侧神经支配，为外展小趾的肌。

2. 第2层　有趾长屈肌腱、蹈长屈肌腱、跖方肌及足蚓状肌。

（1）趾长屈肌腱：穿过踝管后，先经跟骨载距突的跖面斜向前外，接受𧿹长屈肌腱1支或数支及跖方肌的止端，与𧿹长屈肌腱相交叉而经其浅面。趾长屈肌向前分为4支，抵达外侧4趾，各腱与相当的趾短屈肌腱共同进入屈肌腱纤维鞘，最初长肌腱在短肌腱深面，继对近节趾骨的中部穿过短肌腱达其浅面，止于远节趾骨。

（2）𧿹长屈肌腱：起于腓骨后面，至足底后，初位于趾长屈肌腱的外侧，继斜向内行，穿过趾长屈肌腱深面，相交至其内侧。𧿹长屈肌腱穿过屈肌腱纤维鞘后，止于𧿹趾远节趾骨底。

（3）跖方肌：位于趾短屈肌深面，以两头起于跟骨，内侧头宽，外侧头窄，此肌前行在足底的中部。大多数情况下，跖方肌终于𧿹长屈肌腱发至趾长屈肌腱深面的腱性扩张部分，跖方肌极少终于趾长屈肌腱的外侧缘，如有，亦仅系部分性，终于趾长屈肌腱至第5趾的腱束极为例外。

跖方肌的作用为增强至第3、4趾的趾长屈肌腱的作用，在行走足离地时，能代替趾长屈肌腱继续使足趾屈曲，此时踝关节背屈，趾长屈肌需要放松，但跖趾及趾间关节仍需跖屈，跖方肌内侧头正是适此种矛盾需要而出现的肌。

（4）足蚓状肌：起于趾长屈肌腱，有4块，前行经外侧4趾关节的内侧，止于近节趾骨的内侧，另外一支止于伸肌腱的扩张部。其作用为屈跖趾关节，伸趾间关节，类似手蚓状肌的结构及功能。

𧿹长屈肌腱及趾长屈肌腱由胫神经支配，二者为𧿹趾及外侧4趾的屈肌，能协助踝关节的跖屈，且能维持足纵弓。跖方肌由足底外侧神经支配，小腿后的屈肌不能直接经足跟而至足底，必绕经跗骨的一侧，以免遭受踩压。趾长屈肌腱由足的内侧进入足底，其肌腱的斜度过大，跖方肌附于趾长屈肌腱，可使后者固定于跟骨，同时增加其力量。第1、2蚓状肌由足底内侧神经支配，第3、4蚓状肌由足底外侧神经支配，蚓状肌止于近节趾骨底，能屈跖趾关节，又因其有分歧止于伸肌腱扩张部，故能伸趾间关节。

3. 第3层　有𧿹短屈肌、𧿹收肌及小趾短屈肌。

（1）𧿹短屈肌：由窄腱起于内侧楔骨，立即展阔成为二肌腹，分别止于𧿹趾近节趾骨底的两侧，内侧头与𧿹展肌相连，外侧头与𧿹收肌斜头相连，止端之下各有一籽骨，位于近节趾骨底的跖面。此二籽骨之间借纤维软骨相连，在其跖面形成一沟，沟内有𧿹长屈肌腱经过，使其活动具有滑车作用。

（2）𧿹收肌：起于腓骨长肌腱鞘、足底长韧带、外侧楔骨跖面，以及第2、3跖骨底的跖面，向前内；有两头，斜头呈纺锤形，横头起于外侧3趾跖趾关节囊，向内与斜头会合，止于𧿹趾近节趾底跖侧面的外侧。

（3）小趾短屈肌：起于第5跖骨底，止于小趾近节趾骨底的外侧。

𧿹短屈肌二头由足底内侧神经支配，𧿹收肌的二头及小趾短屈肌由足底外侧神经支配。𧿹短屈肌为𧿹趾跖趾关节的屈肌，𧿹收肌能拉拢趾底，使其弓起，以维持足的横弓。小趾短屈肌为小趾跖趾关节的屈肌。

4. 第4层　有足骨间肌、胫骨后肌腱及腓骨长肌腱。

（1）足骨间肌：骨间足底肌有三，起于第3、4、5跖骨近端的内侧面，止于各该趾的近节趾骨底及相当的伸肌腱扩张部。骨间背侧肌有四，起于毗邻二跖骨的侧面，呈羽毛状，第1骨间背侧肌止于第2趾的近节趾骨底的内侧及伸肌腱扩张部，其他3肌则分别止于第2、3、4趾的近节趾骨底的外侧及伸肌腱扩张部。足骨间肌排列与手部骨间肌相似。

骨间肌受足底外侧神经及腓深神经所支配。骨间足底肌为内收肌，骨间背侧肌为外展肌。所谓内收、外展系以第2趾为中心，往其靠拢者为内收，由其远离者为外展。

（2）胫骨后肌腱：肌腱的2/3纤维止于足舟

骨粗隆，但另外1/3纤维多止于其他跗骨（距骨除外）及中间3个跖骨的基底。胫骨后肌腱因位于跟舟足底韧带之下，其分支遍达足底，能扶托距骨头，并有维持足纵弓的作用。此肌为最强大的足内翻肌及内收肌。

（3）腓骨长肌腱：经外踝后方进入足底，斜行向内，止于内侧楔骨及第1跖骨底跖侧面的外侧，有时尚发一束纤维止于第5跖骨，在腓骨长肌腱中亦常发生籽骨。

足底动脉

胫后动脉经内踝内后方到达足底，在屈肌支持韧带的远侧分为足底内、外侧动脉（图14-2）。一般足底外侧动脉大于足底内侧动脉，约占87%，内侧粗于外侧者约占3.1%，二者相等的有9.9%。

足底内侧动脉是胫后动脉较小的终末支，在𧿹展肌后半部进入𧿹展肌深层，于𧿹展肌及趾短屈肌之间的间隙前行，其深支在第1、2、3趾间隙与足心动脉的支吻合，有的与足底外侧动脉相吻合，形成足底浅动脉弓。

足底外侧动脉初行于足底第1、2层肌之间，位于趾短屈肌的深面，至第5跖骨底的前外侧，即转而向内，行于第3层及第4层肌之间。它在第1跖骨间隙与足背动脉的终支足底深动脉吻合，形成足底深弓。足底深动脉常居优势。

足底深弓沿中间3个跖骨底横行，对每一跖骨间隙分出1支足心动脉，并发1小支向足背走行，与各跖背动脉相吻合（图14-3）。在足底内、外侧动脉中，以足底外侧动脉为重要，足底深弓的血源主要由它供给。

足底动脉的分布有3种基本类型：①腓侧型（55.4%）：足底外侧动脉占优势，常见于男性；②胫侧型（5.4%）：足底内侧动脉占优势，其深支不仅保证𧿹趾的血供，并且保证第2趾的血供，同时发出至第1跖骨间隙的足心动脉，2个到𧿹趾去的趾足底固有动脉及第2趾的足底固有动脉；③中间型（39.2%）：两足底动脉平均分布，常

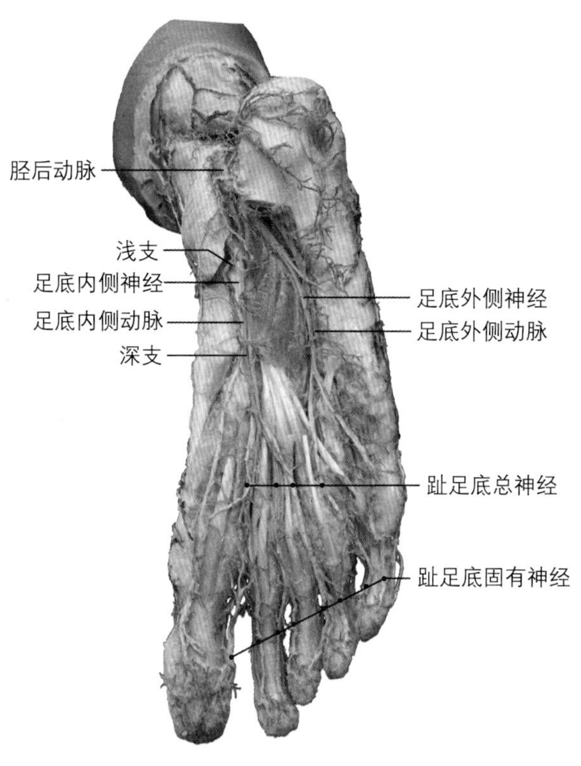

图14-2　足底动脉和神经

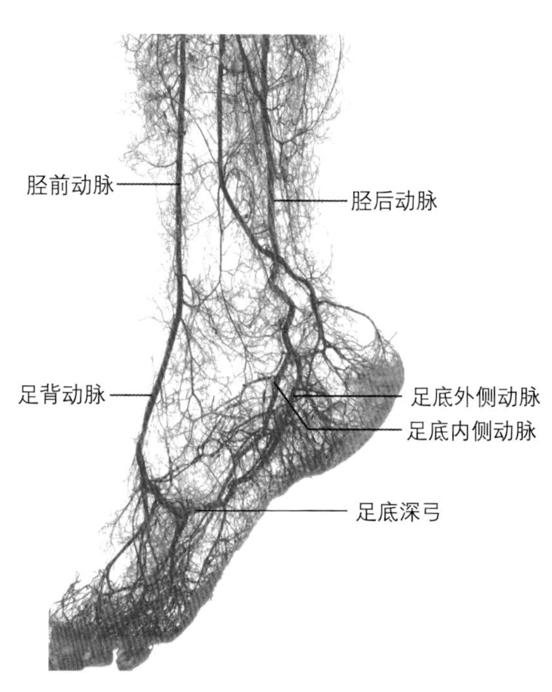

图14-3　足底深弓

见于女性和小孩。

足底弓的形成可归纳为2型，第1型由足底外侧动脉与足底深支吻合，吻合处在足的外侧部，或在足的中间部，或在第1跖骨间隙处。第2型缺乏这种吻合，在足底外侧动脉与足背动脉之间可能有不大的吻合。足心动脉通常起自足底深弓，少数与相邻的足底动脉共干起始。

如对足底动脉与足背动脉共同观察，可以发现足部动脉表现有3种类型：①足背动脉占优势的足背型；②足底动脉占优势的足底型；③足底动脉与足背动脉发展大致相同的均衡型。

足底外侧动脉和神经的位置是恒定的，动脉照例位于神经的外侧，而足底内侧动脉和神经的相互位置可能有不同变化，最常见者是动脉位于神经的内侧（59.5%），少见者是动脉位于神经的外侧或在神经的浅面，也有的动脉在其起始部分成2支，分别位于神经的两侧。

足底神经

胫神经经内踝后方，穿过屈肌支持韧带之下，在内踝及跟骨结节内侧突中点平面分为足底内、外侧神经。足底内、外侧神经的粗细大致相等，但有时足底内侧神经较足底外侧神经为大，足底的神经分布较动脉恒定。

足底内侧神经与足底内侧动脉相伴行，分支供给踇展肌、趾短屈肌、踇短屈肌及最内侧的蚓状肌，趾底固有神经分布于内侧3趾半的皮肤，先后发出踇趾内侧固有神经及第1~3趾足底总神经，各神经又分为2条趾足底固有总神经，布于第1~4趾的相对缘。相当于正中神经在手掌及手指的分布情况。

足底外侧神经与足底外侧动脉伴行，向前外介于踇短屈肌及跖方肌之间，此神经的趾足底固有神经布于外侧1趾半皮肤，相当于尺神经对手的感觉支配。由足底内侧神经发出第3趾足底总神经与由足底外侧神经发出的第4趾足底总神经之间，约有1/3存在吻合。这种吻合好似手掌部的尺神经与正中神经之间的吻合，但远较后者为少。足底浅神经间的吻合斜行，由第4跖骨间隙走向第3跖骨间隙，恒在趾短屈肌深面。由于存在这种吻合，趾足底固有神经相对固定，容易受到牵拉损伤或长期受压刺激，产生间质性神经炎或神经瘤而引起足底痛。

在足底内、外侧神经中，足底外侧神经供给足底大部肌（图14-4），损伤后引起的后果远较足底内侧神经严重。

足背

足背浅静脉

足背浅静脉呈网状，位于皮下浅筋膜中，于足背内侧缘汇成大隐静脉，在足背外侧缘汇成小隐静脉，大小隐静脉间的静脉在足背远侧形成弓。足背静脉弓有90%的个体呈“单弓型”，弓的顶端一般不超过足背动脉干末端远侧1.5 cm处的平面，切取足背皮瓣时，远侧界应在足背动脉搏动末梢远侧2 cm处，才能保证不切伤静脉弓。根据弓的形态又可分为：①大隐静脉型，

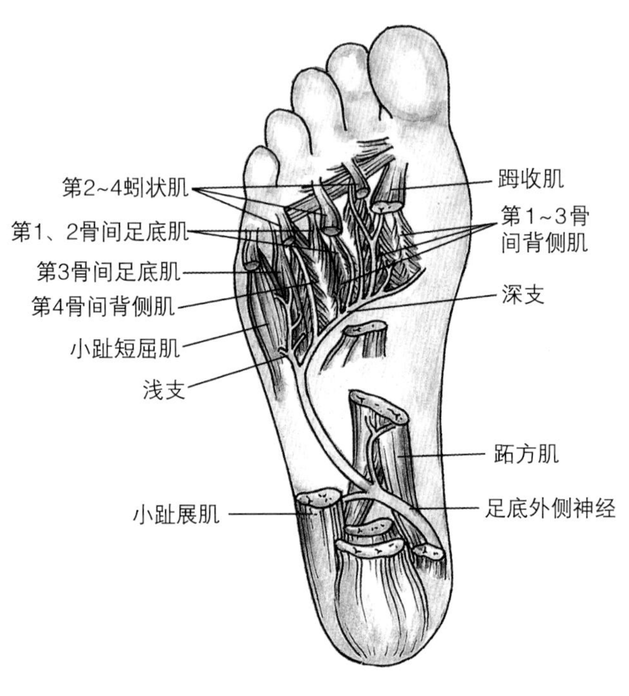

图14-4　足底外侧神经

占89%；②小隐静脉型，占1%；③均等型，占10%。

足背静脉弓呈弧形横过足背的远侧，弓内缺乏静脉瓣，血液可向2个方向回流。静脉弓的属支，有1~4跖背静脉、蹈趾内侧缘趾背静脉、小趾外侧缘趾背静脉及来自足底的小静脉。趾背静脉弓距第2跖趾关节的直线距离在2~4 mm之间者占88%。弓内端外径多为2.1~3.3 mm，弓外端外径多为1.2~2.2 mm。

大隐静脉在足背的起点位于静脉弓的内端与足内侧缘静脉最后1支合并处，此点在内踝前方者占98%，口径为1~7 mm，以3~4 mm最多，约占64%。大隐静脉在内踝下端水平，外径为3 mm。大隐静脉的内缘有2~8属支，多数由足底皮下组织的静脉支汇合而成。大隐静脉在内踝前方的外径为3~5 mm者占93.3%。在足背皮瓣移植手术中，大隐静脉常用作供区的吻接血管。

小隐静脉在足背的起点位于静脉弓的外端与足外侧缘静脉最后1支合并处，此点在外踝后方和后下方者占75%，口径为1.5~2.5 mm。小隐静脉在外踝后方的外径为2~3 mm者占80.7%。

足背浅静脉网位于踝关节前方与足背静脉弓之间，与浅静脉弓及大、小隐静脉间有吻合，其中呈网状者占67%，这些浅静脉中缺少静脉瓣。

足背深静脉

足背深静脉有2支。与足背动脉伴行，主要接受背深部的静脉属支。静脉主干与浅静脉间的吻合少，在第1跖骨间隙基底部的穿支，为连接足背深静脉与足背静脉弓的主要途径。足部深静脉与足背浅静脉的交通，在内、外踝及第1、2跖趾关节最为恒定，在第1跖骨间隙有一恒定的交通支。

足背动脉

足背动脉一般为胫前动脉的延续（95%），胫前动脉经过小腿伸肌支持带的深面，在踝关节之前并在两踝之间易名为足背动脉，将内外踝最低点的连线定为足背动脉的起点，与腓深神经伴行，经蹈长伸肌腱和趾长伸肌腱之间，越过距、舟及第2楔骨背面，至第1跖骨间隙分为第1跖背动脉和足底深动脉。足背动脉在足背分出跗动脉及弓状动脉，后者又复分出第2、3、4跖背动脉（图14-5）。弓状动脉常阙如，如此各跖背动脉供血部位即由足背动脉弓的各穿支供给。有的足背动脉起自腓动脉穿支，占3%~7%，出现高位弓状动脉。在此情况下，胫前动脉常是一极小的支，往往不抵达踝部。足背动脉亦可阙如，胫前动脉仍延续到足背。当足背动脉末端与第1跖背动脉及足底动脉弓不直接连续时，即可定为典型足背动脉阙如。成人足背动脉干长6.5~8 cm，内径为2.3 mm，有8%外径小于1.5 mm。足背动脉起点异常者占5%。

1.足背动脉分型及变异　足背动脉可分这6型：①常见型（59%）；②弓型（23%），其中粗弓型占6%，细弓型占17%；③偏外型（7.5%）；④偏内型（3.5%）；⑤纤细型（6.5%）；⑥阙如型（0.5%）。足背动脉行程

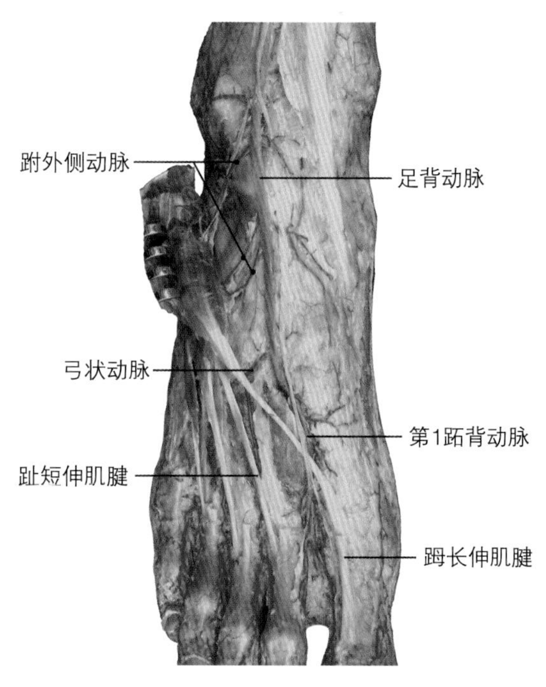

图14-5　足背动脉

外移者，即足背动脉经趾长伸肌腱深面向外下，在趾短伸肌肌腹深面达跟骰关节背面，再转向前内，经外侧楔骨背面达第1或第2跖骨间隙近端。

采用第2趾游离移植再造手指时，如为弓型，除采用足背动脉及第1跖背动脉为供血动脉外，如能同时保留第2跖背，则移植的第2趾血供更为丰富，特别是粗弓型更为有利。先天性马蹄内翻足患者，大多数情况足背动脉几乎不存在或口径很小，与胫后动脉吻合很差。足的远侧血供完全或大部分由胫后动脉供给。有的三关节融合术后不愈合或皮肤愈合不佳，可能是由于骨及皮肤缺血引起。手术中损伤血管应加以警惕，对马蹄内翻足矫枉过正有可能伸长或压迫胫后动脉，后者虽口径较粗，但较短，过度应力可部分或完全中断血供。

2. 足背动脉的分支

（1）内、外踝前动脉：一般认为胫前动脉分支，根据其起始点部位多数平踝关节或在踝关节以下，可以认为是足背动脉的分支。两动脉起始后，分别行向内、外侧，内侧者穿胫骨前肌和踇长伸肌腱的深面，分布于内踝，并与跗内侧动脉和足底内侧动脉交通；外侧者穿趾长伸肌腱深面至外踝，与跗外侧动脉和腓动脉的分支吻合。

（2）跗内侧动脉：在距骨附近由足背动脉发出，较细小，通常有1~3个分支，经踇长伸肌腱的深面至足的内侧缘，供应踇趾诸肌及附近足骨。1支者占48%，2支者占46%，3支者占6%。该动脉长约5.6 cm，外径0.9 mm，可作为对足舟骨行血管束植入的供体。

（3）跗外侧动脉：跗外侧动脉是足背动脉的一个较大分支，走行相当于足背动脉搏动点至第5跖骨底连线，终支分成前、后支，分别向前、后与弓状动脉及跟外侧动脉吻合。其起点67%平距骨头、颈结合处，18.2%近踝关节处，在距舟关节的远侧者占14.8%。通常较跗内侧动脉口径大，为1.6 mm，位置较为恒定。以跗外侧动脉前、后支为蒂可做成足外侧逆行皮瓣，转位修复外踝、足跟及足背远侧皮肤缺损。

（4）跗骨窦动脉：通常为2支，分别称为近侧和远侧跗骨窦动脉，近侧跗骨窦动脉多为外踝前动脉或腓动脉穿支的细小分支，远侧跗骨窦动脉起自跗外侧动脉，直径约1 mm，并经跗骨窦与足底动脉的分支相互吻合。跗骨窦动脉与距骨血供有关。

（5）弓状动脉：在跖骨底处发自足背动脉，经趾短伸肌深面外行，与跗外侧动脉吻合，自共向近侧发小支参加足背动脉网，远侧发出3条跖背动脉，沿2~4跖骨间隙至足趾。弓形动脉出现率为39%，其中在跖骨底处发出的低弓型为33%，平舟楔关节水平发出的高弓型占6%。由其发出第2~4跖背动脉的典型弓形动脉只是少数（17%）。

（6）第1跖背动脉：为足背动脉终支之一，该动脉起始后，行于第1骨间背侧肌浅面，与同名静脉伴行，腓深神经位于其内侧。前行至跖趾关节附近，分为3支，发出的两趾背动脉分别营养踇趾及第2趾分布于踇趾背面两侧和第2趾内侧缘背面。第1跖背动脉外径为1.2~2.2 mm者占93.6%，踇趾背外侧缘趾背动脉外径多为1.1~1.9 mm，第2趾背内侧缘趾背动脉外径多为1.0~1.5 mm。

第1跖背动脉分为3型：①Ⅰ型：来自足背动脉（90%），是两终支之一，沿第1骨间背侧肌表面或其浅层纤维，至第1、2跖背头之间分为2个趾背动脉，在第1、2趾相对缘走行；②Ⅱ型：位置较深，起自足底深支近末端处（7%）或与第1足底动脉共干起自足底弓（3%），在骨间肌深层纤维中走行，及至第1跖骨间隙远侧1/3段，斜穿骨间肌逐渐朝向背侧，最后分支至第1、2趾；③Ⅲ型：动脉阙如或外径小于1 mm。

在第2趾移植再造拇指手术中，术前应详细检查足背动脉及第1跖背动脉走行情况，如为Ⅰ型，解剖及分离都比较容易，如为Ⅱ型，可沿足底深动脉穿入骨间背侧肌之方向细心寻找第1跖背动脉及其2个趾背动脉分支。

（7）足底深动脉：为足背动脉另一终支，在第1跖骨间隙近端发出，穿第1骨间背侧肌至足底，与足底外侧动脉形成足底弓。足底深动脉外径为1.8~3.0 mm。

足背皮肤血供

将内外踝最低点的连线定为足背动脉的起点，在此上、下20 mm的区域定为近侧区，而将其发出第1跖背动脉之前20 mm区域定为远侧区。皮动脉多集中在近侧区和远侧区，近侧区发出的皮动脉相当恒定，管径也较粗，伸展范围广阔；远侧区发出的皮动脉虽出现率高，但管径和伸展范围均不如近侧区，相邻皮动脉之间有一定吻合。背皮动脉除直接起源于足背动脉外，亦可间接起源于足背动脉或腓动脉等，皮动脉一般直接分布到皮肤，但也有绕过䟢长伸肌腱或趾长伸肌腱分布到皮肤的。显微镜下观察，足背皮肤血管分布不规则，分支如树枝，在其接近表面时呈斜行或水平方向走行，虽有吻合，但仍保持独立，血管数目较足底明显少。移植带蒂游离足背皮瓣，只要保留发出跗内、外侧动脉这一段足背动脉（长4~6 cm）使之与皮下组织相连，即可使皮瓣获得血供。

足背前外侧皮肤主要由腓动脉穿支及跗外侧动脉供应，较少由足背动脉供应。此区常为显露跗骨（如三关节融合）切口部位。腓动脉穿支由胫腓骨之间的骨间隙远侧穿出，越过踝关节的外侧，并在趾短伸肌起点深面及近侧走行，紧贴距骨下外部，以后沿趾短伸肌外缘，与跗外侧动脉的一个终支相吻合，此血管是供应跗骨窦区域皮肤的主要来源，皮肤血管穿过覆盖于跗骨窦开口上的脂肪垫。跗外侧动脉在趾短伸肌的深面向远侧斜行，其一个主要终支返回，与腓动脉穿支相吻合。

在趾短伸肌内几乎无浅动脉穿过，但在两趾的骨间隙可有孤立的小血管穿出。覆盖趾短伸肌的皮肤在足部血供最差，仅有少数小而长的血管。在此肌的两侧，从深部血管发出的小支围绕它形成少数吻合，在外侧，来自腓动脉穿支，在内侧，来自足背动脉或跗外侧动脉。

足背动脉在䟢长伸肌腱及趾长伸肌腱之间走行，除直接发出足背皮支外，其主要分支也发出纤细的足背皮支，形成丰富的皮肤动脉网，有利于带血管蒂的足背游离皮瓣移植。皮支与足背动脉或其主要分支所成角度一般为70°~90°，皮支的内径，近侧区为0.4 mm，中间为0.3 mm，远侧区为0.1 mm。

足背皮神经

足背内侧及外侧皮肤分别为隐神经和腓肠神经支配，中部的皮肤由腓浅神经支配。这些神经浅出筋膜后，先贴深筋膜表面向末端行走，越近末端，位置越浅。足背各皮神经分布如下（图14-6）。

1. 腓浅神经　腓浅神经在小腿下1/3处穿出小腿深筋膜，走行一段后，分为足背内侧皮神经和足背中间皮神经。足背内侧皮神经向下内侧行于

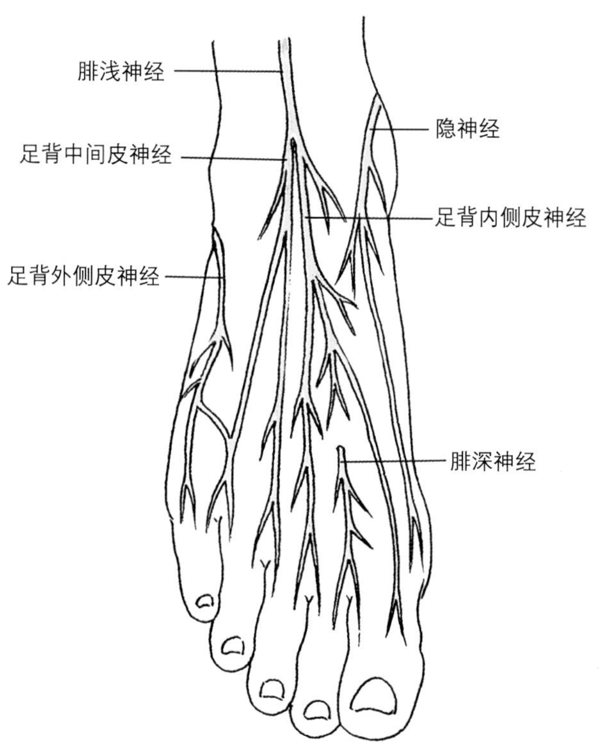

图14-6　足背皮神经

深筋膜浅面，分为内侧和外侧两支，内侧支分布于跗趾内侧和足内侧缘皮肤，可与隐神经和腓深神经的分支结合；外侧支分布于第2、3趾背的相对缘。足背中间皮神经也分为内、外侧支，内侧支分布于第3、4趾背的相对缘皮肤，外侧支分布于第4、5趾背的相对缘，并与腓肠神经间有交通支，外侧支阙如时，则由腓肠神经的分支代替。第1趾间隙即第1、2趾相对侧，一般不受腓浅神经支配，受其支配者仅占4.7%。

2. 腓深神经　至足背已为终末支，终支可分为内侧和外侧两支。内侧支至第1跖骨间隙，与腓浅神经的内侧支交通，分布于第1、2趾相对缘。外侧支向外侧行于趾短伸肌的深面，发支分布于跗短伸肌、趾短伸肌及相邻的骨膜和关节等。腓深神经与足背动脉伴行，神经位于动脉内侧者占55%，位于神经外侧者占21%，越过动脉浅面交叉者占22%，越过动脉深面交叉者占2%。腓深神经的趾背神经与足背动脉伴行，神经多位于动脉的内侧。跗趾背神经与跗短伸肌腱相交，神经位于跗短伸肌深面与骨面之间，致腓深神经的趾背神经受到压迫。根据腓深神经的趾背神经与足背动脉及跗短伸肌腱的关系，手术中便于寻找。

按照其分布于足趾的情况主要有以下类型：①Ⅰ型：分布与第1、2趾相对侧者占55%；②Ⅱ型：除分布于第1、2趾相对侧外，尚发出2个小侧支，分布于跗趾内侧和第2趾外侧，并且绝大多数与腓浅神经混合支配，此型占21%；③Ⅲ型：除分布于第1、2趾相对侧外，尚分布于第2趾外侧，占13%。

一般认为，在跗趾和第2趾背侧趾蹼小三角区为腓深神经特定分布区。该区皮肤感觉正常或丧失是判断腓浅神经或腓深神经的重要依据，但在稀少情况下，如腓深神经皮支由腓浅神经代替，遇有腓深神经损伤，跗趾和第2趾背侧趾蹼区皮肤感觉却可以正常，因此不能单凭跗趾和第2趾背侧趾蹼的感觉作为诊断标准，还应检查胫骨前肌群和腓骨长、短肌的肌力用以鉴别。

3. 腓肠神经　腓肠神经的末支至足背外侧，即为足背外侧皮神经，沿足及小趾外侧缘达小趾末节基底部。按其主要分布足趾的范围，共分多个类型，其中仅分布于第5趾外侧者最多，占39%，分布于第5趾外侧及第4、5趾相对侧者占10%。

4. 隐神经　在内踝前方，与大隐静脉相伴行，行于大隐静脉前方，至足内侧缘，有时可达跗趾。

足背肌及肌腱

由小腿前部下降的胫骨前肌、趾长伸肌及跗长伸肌腱经小腿伸肌支持带至足背。趾短伸肌为足背的内在肌，起于跟骨前端的上部和外侧面及小腿伸肌支持带，它前行分为4腱，最内侧的腱越过足背动脉的远侧，止于跗趾近节趾骨底，其余3个肌腱在第2、3、4趾的近节趾骨背面与趾长伸肌相当的肌腱合成伸肌腱扩张部，以后又分为3束，中央束止于中节趾骨底的背侧，两侧束前行合而为一，止于远节趾骨底的背侧（图14－7）。此扩张部同时接受足底蚓状肌与骨间肌腱，它的构造与手指背侧的伸肌腱扩张部相类似。

趾　甲

趾甲为皮肤的衍生结构，正常趾甲复合包括甲根、皮下甲板部分及甲体、甲板露出部分和甲廓（甲唇），即覆盖甲体两侧缘皮缘部分（图14－8）。近侧甲襞为甲根部皮肤角质层伸展部分，其远侧缘称为甲上皮，甲床为甲板下生发层的延续部分。甲弧影为甲根部新月形白色不透明区，基质为生发层数层细胞。在足部骨骼发育完成后，恰从甲弧影远侧向近侧5~8 mm在近侧甲襞的深面，较甲床平滑。生发层有司甲板纵向生长的作用。由于其相临近软组织发出突起使全甲拔除有一定困难。嵌甲系由于对趾甲不适合处理而长入覆盖其上的甲襞，也与穿鞋不合适有关。

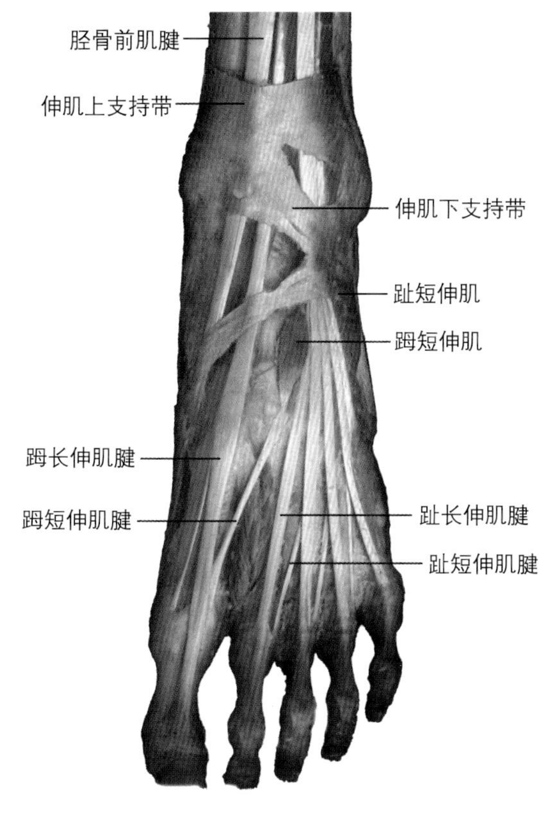

图14-7　足背肌

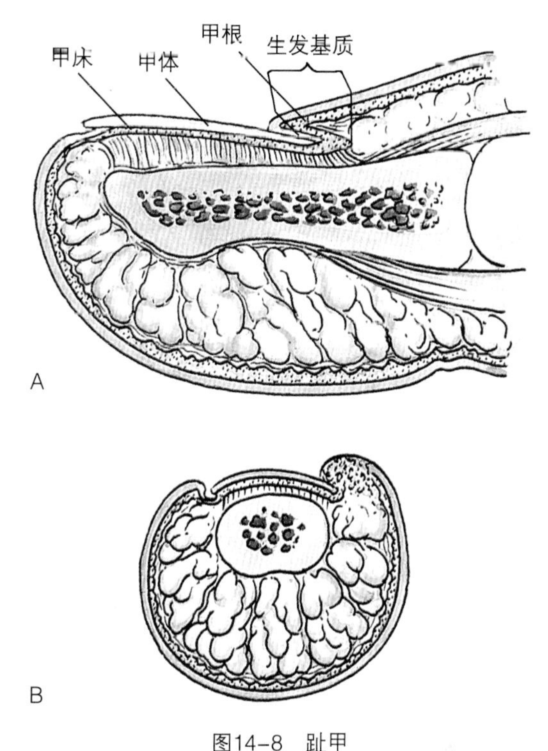

图14-8　趾甲
A.矢状面；B.横切面，左侧缘示嵌甲炎症

足部骨骼

足部骨骼包括跗骨、跖骨和趾骨。其中跗骨共7块，属短骨，分为近侧、中间及远侧3列，近侧列有上方的距骨和下方的跟骨，中列为位于距骨前方的足舟骨，远侧列为内侧、中间及外侧楔骨，以及跟骨前方的骰骨。跖骨共5块，为第1~5跖骨。趾骨共14块，除踇趾为2节外，其他各趾均为3节（图17-9）。

■ 跗骨

距　骨

1. 距骨的形态　距骨分为体、颈、头3部分。距骨体呈不规则立方形，具有上、外、内3个关节面，覆盖以软骨。上关节面有前宽后窄的滑车关节面，内、外关节面向下延长，与胫、腓骨的内、外踝关节面相接，外侧关节面较内侧关节面大。距骨体的下面有卵圆形的后跟关节面，其长轴自后内方斜向前外方。距骨滑车的后下方有一距骨后突，突的内侧有向下内方的宽沟，名踇长屈肌腱沟，通过同名肌腱。距骨颈较细，背面及内侧面粗涩，为关节囊及韧带所附着，距骨体下面有前、中跟关节面和距骨沟，前跟关节面有时与中跟关节面相连。距骨头呈半圆形，与足舟骨的关节面相接。成人距骨体颈轴线交角为160°。距骨负担体重，踝关节跖、背屈时，腓骨肌产生的应力作用其上，从距骨滑车关节面向下的骨小梁，向前后呈放射状。

2. 距骨的血供　研究距骨的血供对骨折及手术甚为重要，距骨骨折脱位后，常发生距骨体缺血性坏死，其发生率可高达80%。三关节固定

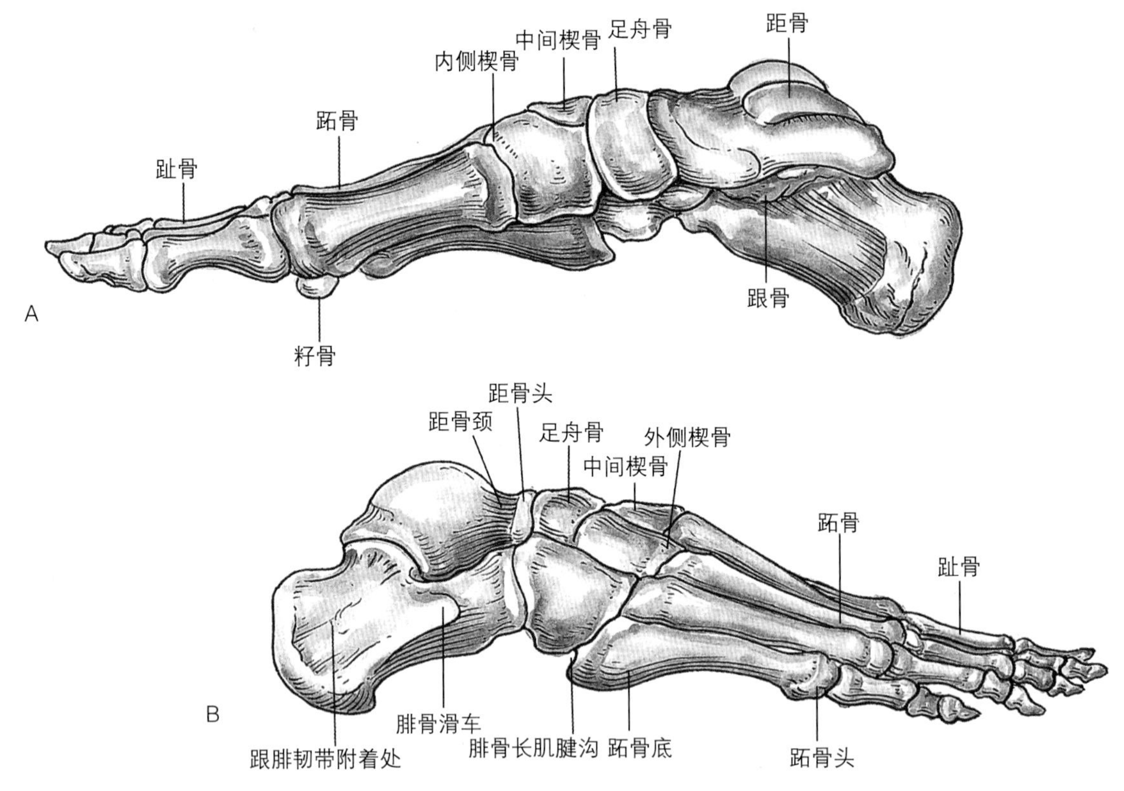

图14-9 足骨
A.内侧面观；B.外侧面观

后，亦可发生距骨体缺血性坏死。

距骨的血供来自胫后动脉、胫前动脉及腓动脉，由胫后动脉发出者有后结节支、三角支及跗骨管动脉，由胫前动脉发出者有颈上支及跗骨窦动脉，腓动脉发出穿支及后结节支，跗骨管动脉常发自足底内侧动脉，比较细小。跗骨窦动脉可起自足背动脉、外踝前动脉或腓动脉穿支，经跗骨窦至跗骨管，在该处与跗骨管动脉相吻合。供应距骨的各动脉走行如下。①外踝前动脉：在内、外踝连线平面发自胫前动脉，在趾长伸肌腱深面向外下，于距骨体、颈交界处发出1~3条颈上动脉，主干到达跗骨窦口处发出跗骨窦动脉入窦内，分支经距骨背面滋养孔至距骨体外下部。②内踝前动脉：由胫前动脉发出，向内进入跗骨管内，分支经距骨颈背面的滋养孔至距骨体下部。③跗外侧动脉：在外踝前动脉下方约1 cm处由足背动脉发出，向外下行走，在骰骨近侧发出颈上动脉及远端跗骨窦动脉，分别进入距骨颈上外侧和跗骨窦口。④三角支：由胫后动脉发出，向前上走行，穿过三角韧带发出分支至距骨体颈内侧部，并发支入跗骨管，与跗骨窦动脉吻合，布于距骨体下部（图17-10）。

距骨的血管孔位于距骨颈的上、外、下面及距骨体的内面，其中距骨颈下面（构成跗骨管的顶）最多、最大。在距骨颈骨折脱位并有显著移位时，此血管很容易受到损伤而发生缺血性坏死。距骨体的血供主要来自距骨颈上面。距骨颈骨折后其坏死率与血供破坏程度有关，在供应距骨颈的3个主要动脉中，如仅1个受到破坏，坏死的发生率较低，如3个均遭破坏，坏死率就很高。

距骨由于血供贫乏，骨折脱位后或处理不当可致距骨缺血坏死。传统经踝关节前外侧或沿

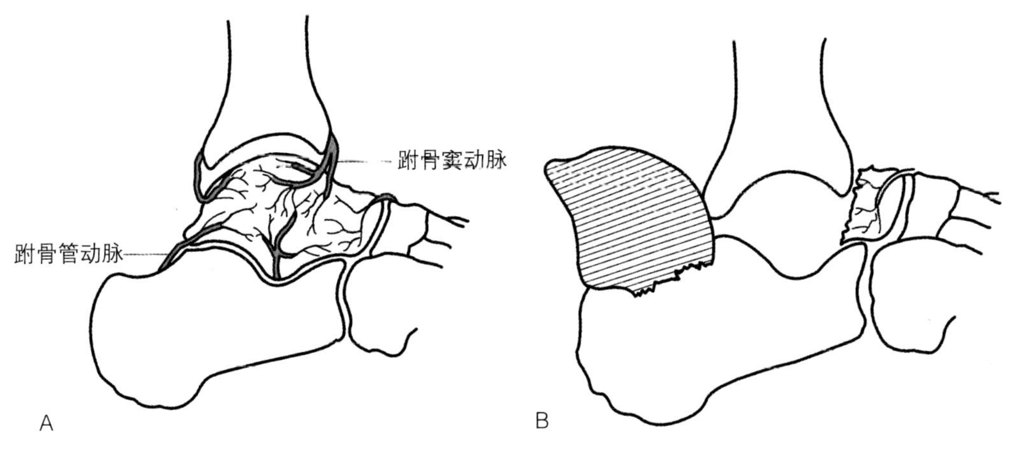

图14-10 距骨的血供
A.正常；B.距骨颈骨折后，距骨体发生缺血性坏死

内踝前下方手术显露途径，常使血供进一步遭受破坏。采用从腓骨外下方经外踝前下弯向足背至中、外侧楔骨间切口，在外踝上方5~10 cm处锯断腓骨，在腓骨骨膜外切开小腿骨间膜，注意勿损伤骨间血管，以后将腓骨远段向后外翻转，至此踝关节即可充分显露。对距骨病变处理完毕后，将截断的腓骨远段恢复原位，在外踝上方用1枚长螺钉将腓骨与胫骨横行固定。修复胫腓及距腓前韧带，术后将距小腿关节用短腿石膏靴中立位固定6~8周，这种手术入路可充分显露胫骨下端及距骨，尽最大可能保留距骨断端与周围组织的连续性，不仅有利于操作，而且可减少血供损伤的可能性。

3. 距骨的骨化过程　距骨骨化中心在胚胎7个月时出现。胚胎时，距骨颈较长，向下向内，与距骨体的轴线呈150°，整个足内翻，与距骨颈的成角相当，随着生长发展，距骨颈变短，其轴线逐渐与体一致，呈160°，此时遂发生足外翻。偶尔在距骨后部出现另一个骨化中心，发育成副距骨。

4. 先天性垂直距骨　先天性垂直距骨是一种少见的扁平足畸形，在出生时因足的跖内侧出现圆形突起即可被发现，亦称摇椅状平足。距骨向跖侧及内侧扭曲，几乎垂直，呈严重下垂位，跟骨虽亦下垂，但程度较轻，前足在跗横关节背屈，足舟骨位于距骨头的背面。足底呈凸形，在外踝前下侧足的背外面有深的皱褶。当足逐渐发育并开始负重时，跗骨出现适应性改变，距骨形如沙漏，但保持明显下垂位，其纵轴几乎与胫骨一致，仅后1/3上关节面与胫骨相关节，跟骨亦保持下垂位，向后移位，跖面前部变圆。在足内缘并在距骨头的浅面出现胼胝，如完全负重，前足在跗中部向外倾斜，前足严重外展，足跟不能接触地面（图17-11）。X线像显示足舟骨由距骨头前侧脱位至距骨颈的背侧，脱位的足舟骨将其余跗骨、跖骨背移，因此在跗横关节、足向背侧移位。距骨几乎垂直，与胫骨长轴在一线，距骨头楔入足舟骨与跟骨之间，结果距骨头将足内侧半之骨骼即前、后足挤开而向下向内突出，仅距骨体关节面的后部位于踝穴中，跟骨与距骨的前关节面往往消失，其中、后关节面亦变形。跟骰关节分离，间隙增宽，向背外侧脱位。足部软组织亦发生变形。足背的胫骨前肌腱、踇长伸肌腱及趾长伸肌腱均挛缩，胫骨后肌腱及腓骨长、短肌腱前移，分别在内、外踝上形成一沟。足底的跟舟足底韧带伸长变薄。

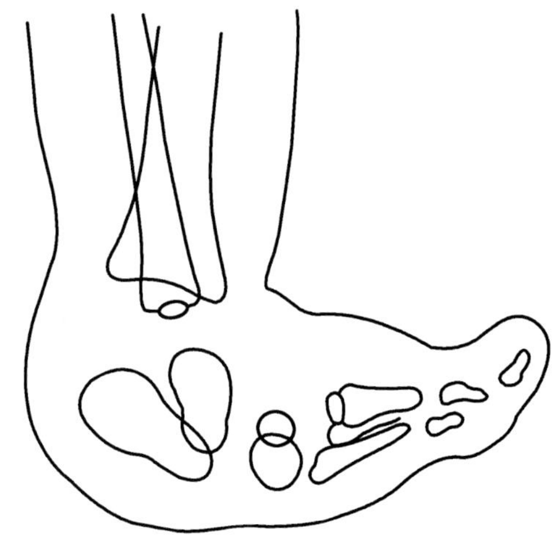

图14-11　先天性垂直距骨

正常距骨在跖侧主要为距跟关节所支持，距骨头的内侧则主要由胫后肌腱支持，如跟骨远侧骨化中心出现延迟，跟骨前部不发育，跟骨与距骨相接的前、中、后关节面阙如或变形，则距骨因失去支持可变为垂直距骨。

跟　骨

1. 跟骨的形态　跟骨为最大的跗骨，呈不规则长方形，前部窄小，后部宽大，向下移行于跟骨结节，其内侧突较大，有姆展肌、趾短屈肌附着，外侧突有小趾展肌附着。载距突的下面有姆长屈肌腱通过，外侧面的滑车突下有腓骨长肌腱通过，绕行至足底，跟腱附着于跟骨结节内侧，离距跟关节尚有相当距离，这样的配备可以增加杠杆作用，便于跟腱活动。跟骨的上面有3个关节面，后距关节面最大，中距关节面位于载距突上，有时与前距关节面相连，这些关节面分别与距骨下面相应的关节面形成关节。

跟骨的距骨关节面常有变异。最常见的是前、中关节面愈合为一连续的关节面者，其次为前、中、后3个关节面单独存在。个别情况下，只有后关节面和位于载距突上的中关节面，抑或前、中、后3个关节面愈合为一连续的关节面。

在距跟中、后关节之间有一从前外侧伸向后内侧的隧道，外宽内窄，有距跟骨间韧带将两骨相连，并有血管、神经通过。此隧道的前外侧喇叭形开口即跗骨窦，有趾长伸肌附着。距骨沟位于距骨下面的中、后关节面之间，由后内斜向前外；而跟骨沟位于跟骨上面后关节面的前内方。两沟相对组成跗骨窦，窦口位于外踝的前下方；距跟骨间韧带特别坚强，连接于距骨颈下外侧和跟骨上面之间，足内翻时紧张，可防止足过度内翻。

踝部内翻扭伤后，可继发跗骨窦处疼痛及压痛，并常有小腿感觉异常等，称为跗骨窦综合征。可能因骨间韧带损伤愈合后的瘢痕、脂肪增厚、滑膜嵌顿或无菌性炎症引起。局部封闭或切除跗骨窦内容物常可使症状缓解。

跟骨的前端有一关节面，与骰骨相接，为足纵弓的外侧部分，在跟骨的内侧有一隆起名载距突，支持距骨颈，为跟舟足底韧带或弹性韧带附着处。该韧带非常坚强，可支持距骨头，传递身体部分重量。

正常成人跟骨结节轴线与胫骨干轴线交角为3.5°（图14-12），跟骨后缘与下缘切线交角约为62°，如跟骨后上缘隆起，此角可增大（图14-13）。沿跟骨后、中跟距关节面画一直线，其与跟骨的跟骰关节面的交角即Langre角，正常为98°。自跟骨的骰关节面前上缘中点，向后与跟骨后距关节面的前弧面取一切线，另自跟骨结节后上缘中点，向前与跟骨后距关节面的后弧面取一切线，两线相交的角称为结节关节角或Böhler角，正常为27°~33°（图14-14）。据洛树东测量，女性跟骨结节角大于男性。男性左侧为31.08°，右侧为31.59°；女性左侧为37.30°，右侧为37.42°。跟骨骨折、先天性跟骨畸形、扁平足的跟骨结节关节角的度数减小，儿童在发育期间，此角较大。在跟骨轴位X片上，沿跟骨内、外面取切线，在后相交，正常为15°~17°（Peries角），跟骨骨折后，如横径加宽，此角可减小，甚至为负角。

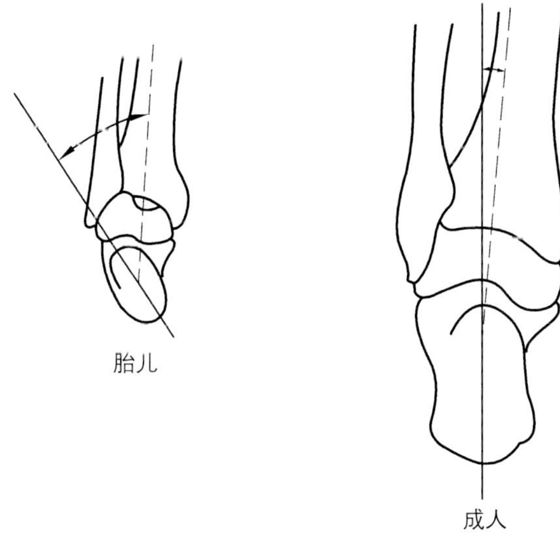

图14-12 跟骨结节轴线与胫骨干轴线交角

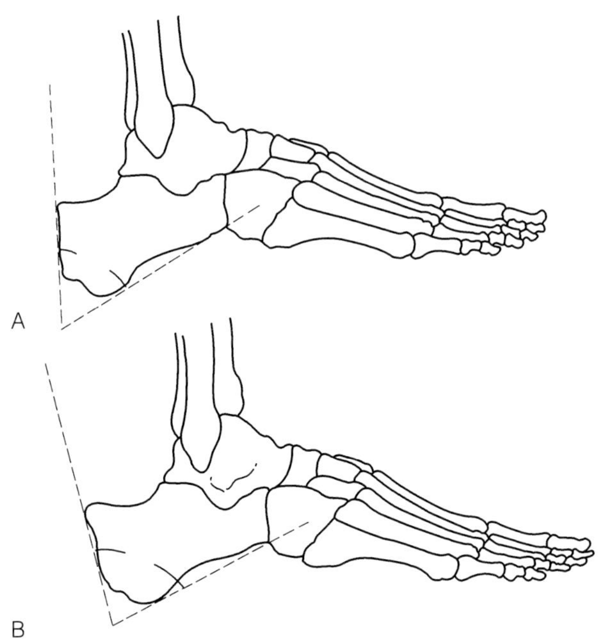

图14-13 跟骨后缘与下缘切线交角
A.正常；B.跟骨后上缘隆起

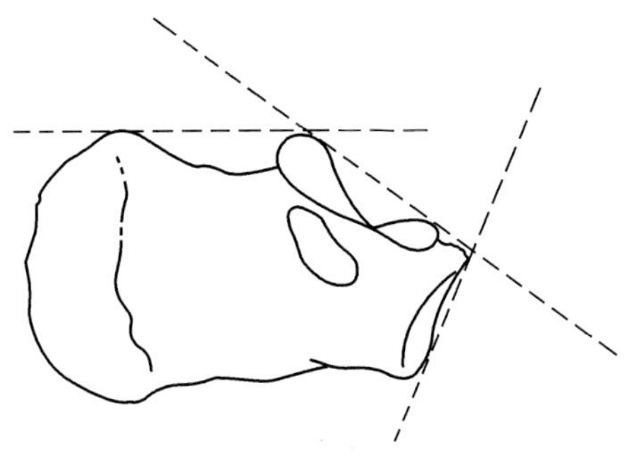
图14-14 结节关节角

跟骨主要骨小梁排列成3组，侧位X线片显示：第1组从跟骨后距关节面厚的皮质层起始，呈扇状向后下朝跟骨结节分布；第2组较短，从跟骨沟部厚的皮质层起始，向前下方分布；第3组最薄长，沿跟骨两侧和下面分布，其两端呈扇状向上扩散，大部分停止在前两组骨小梁的远端。

根据力线分布及X线像，跟骨骨小梁可分为压力组及张力组，前者又分为前、中、后3束。前压力骨小梁自跟骨沟前缘向前外呈三角形散开，达跟骰关节的上1/3~1/2。中压力骨小梁在前束起点之后向前下内亦呈三角形，止于跟骨下缘。后压力骨小梁起自跟骨后距关节面，向后下经跟骨体呈扇形展开，抵于跟骨结节及后缘。张力骨小梁从足底皮质发出，向前后呈环行伸展，后束数量及分布范围较前束多而广泛，各组骨小梁的数量及梳密度经常随年龄及体重情况而变异。这种具拱形或桁架结构的骨小梁构筑可使距跟骨具有更大的承载能力。

在正常跟骨前下部，上述各组骨小梁之间形成一个骨小梁较少而骨髓较多的空间，呈不规则的三角形，尖端向上，位于跟骨沟下部。部分健康人中，此空间内的骨小梁完全阙如，而形成跟骨骨髓窦，侧位X线像显示此三角形透明区，常见1个边缘锐利者，2~3个边缘锐利者较少见，三角透明区的顶端位于跟骨沟下跟距前、后关节面之间，基底与跟骨下缘平行，透明区的大小取决于跟骨的大小，一般为14~16 mm，透明区可见于一侧或两侧，多见于成人，儿童少见。此透明区并非病理破坏，而是跟骨前部中央骨小梁发育变异所形成的骨髓窦。

根据跟骨骨小梁的分布、疏密或消失程度可分为：①5级（正常）：压力及张力骨小梁均匀分布；②4级（正常）：压力骨小梁后组分为二柱，其间的骨小梁退化消失，呈透明区；③3级（骨质疏松临界点）：张力骨小梁仅越过压力骨小梁前柱，而后部消失；④2级（骨质疏松）：张力骨小梁前部消失，后部退化；⑤1极：张力骨小梁两组均消失，压力骨小梁数目减少并变薄。

2. 跟骨的骨化过程　根据刘惠芳的报道，跟骨结节骨骺出现的年龄，男性为7~11岁，女性为5~10岁；愈合年龄，男性为14~19岁，女性为13~18岁。跟骨结节骨骺在不同时期，形状及密度有所变化。①5~8岁：跟骨结节骨骺开始出现2~3个粟样大小、形状不规则、边缘整齐的致密骨化点，互相聚集或分离，骨松质与周围致密边缘界限不清。②7~13岁：骨骺逐渐长大，呈片状或半月形，能分清骨松质及周围致密边缘，骨骺的外缘光滑，内缘呈锯齿状，骨骺可分成2~3节，密度较高，跟骨后缘不整，跟骨结节骨骺多呈不规则分节状，以后则较其他部分致密，属于发育中的正常现象。③13~15岁：骨骺仍呈半月形，渐向两端伸展，围绕跟骨结节的大部。跟骨与跟骨结节骨骺之间有一弧形线相隔，边缘呈锯齿状或波浪形，骨骺内骨质与跟骨相同。此时期骨骺接近愈合，分节现象消失，密度亦接近跟骨密度。

3. 跟骨骨刺　足跟痛较为常见，多与跟骨骨刺有关，当然，足跟痛还可与此处跟后滑膜囊炎、胫骨后肌及𧿹长屈肌腱炎刺激有关。跟骨骨刺多位于跟骨结节跖侧面前份内、外侧突，其基底与跟骨体跖面相连，尖端则埋于足底骨膜、足底长韧带及趾短屈肌的起点内。在内踝尖端下方，由足底外侧神经发出小趾展肌神经，紧贴跟骨表面的横沟，它尚发出细支分布于跟骨足底骨膜和足底长韧带，推测跟骨骨刺引起的跟痛可能与刺激神经有关。

足底腱膜起于跟骨结节，向前分为几束止于跖趾关节跖板、屈肌腱鞘及近节趾骨骨底。当足趾背伸时，足底腱膜在跖骨头处被拉紧，足纵弓抬高，起点处张力增大。腱膜起始处由于重复损伤及牵拉，可产生显微撕裂及囊性变，在某种意义上与网球肘有相似之处，趾短屈肌腱也可发生同样病变，牵引骨刺常发生在跟骨结节跖面前内侧，此处正是趾短屈肌起始处。

足舟骨

1. 足舟骨的形态　足舟骨的后面凹陷，有关节面与距骨头相接，前面有3个大小不同的关节面，分别与内、中、外侧楔骨相接。足舟骨位于足内侧纵弓的中央部分，其内缘有一下垂的舟骨粗隆，为足部明显标志。由距骨而来的重力，同时向前将重力传达至3个楔骨。在正位X线片上，如沿内侧楔骨内缘引一线越过足舟骨，可以看出足舟骨粗隆越过此线内侧。

2. 足舟骨的骨化过程　在所有跗骨中，足舟骨最后骨化。足舟骨骨化中心出现年龄男性为1~4岁，女性为2~3岁。骨化中心常不规则，有时扁平，极少情形下分裂或致密。常见骨化中心异常包括形状、大小不规则或明显变化。

3. 足舟骨骨软骨病（Köhler病）　男孩较女孩多见，发病年龄为3~5岁，女孩较早，X线像显示足舟骨形状、大小及结构发生改变。可将其分为两种类型：类型一较常见，足舟骨扁平，如压成扁块，有密度增加的小块状区，正常骨小梁消失，经过2年发展过程，除骨稍显扁平外，其余正常；类型二不常见，早期X线像显示足舟骨形状正常，仅较其他跗骨致密，以后致密骨部分吸收，最后只遗留一窄的影像，20个月后，由几个小的骨化中心重新形成骨。足舟骨重新形成过程一般需要18个月~3年，最快者可为6个月，多数Köhler病患者的足舟骨在足的发育完成前恢复正常。

Köhler病患者的足舟骨可完全恢复，其原因可能是：①距骨及楔骨间的间隙并不减小，而为软骨所占据，这个肥大的软骨系由于压力增加或中央骨缺血而产生，形成一厚层组织，可吸收震荡，使足舟骨骨化中心再次正常发生；②血管呈放射状排列，血管容易进入骨化中心，可使足舟骨在周围软骨的保护下，血供迅速再建。

骰 骨

骰骨呈骰状，后面有关节面与跟骨相接，前面与第4、5跖骨相接。骰骨的下面有腓骨长肌腱沟，有腓骨长肌腱通过，其后的突起名骰骨粗隆，位于跟骨的平面下。骰骨的骨化中心出现年龄，据刘惠芳报道，男女均为出生至6个月。骰骨的跟突贴近跟骨，足弓稳定性良好时，能进一步限制跟骨旋前。

楔 骨

楔骨有3块，由内向外分为内侧、中间、外侧楔骨，内侧最大，外侧其次，中间最小。第2跖骨底与楔骨相接部分较内、外侧楔骨位于较后的平面，最为固定。各骨上下面的大小并非一致，内、外侧楔骨的宽面朝上，窄面朝下，中间楔骨的宽面朝下，窄面朝上，二者互相嵌合。内侧、中间、外侧楔骨骨化中心出现年龄，据刘惠芳报道，内侧、中间楔骨骨化中心出现年龄，男性为2~4岁，女性为7个月~1岁，外侧楔骨男女均为6个月至1岁。

跖骨

跖骨的形态

共5块，由内向外分别为第1~5跖骨，形状和排列大致与掌骨相当，但比掌骨粗大。每一跖骨近端为底，与跗骨相接，中间为体，远端为跖骨头，与近节趾骨相接。5个跖骨中，以第1最短，同时最坚强，在负重上亦最重要。第1跖骨头的跖面通常有2个籽骨。第1跖骨在某些方面与第1掌骨类似，底呈肾形，与第2跖骨底之间无关节，亦无任何韧带相接，具有相当的活动性。外侧4个跖骨底之间均有关节相连，有跖骨背侧、跖侧及侧副韧带相接，比较固定，其中尤以第2、3跖骨最为稳定。第4跖骨底呈四边形，与第3、5跖骨相连。第5跖骨底大致呈三角形，这2块跖骨具有少量的活动性。

第5跖骨底向外下方突出，形成粗隆，称第5跖骨粗隆，是足外侧的明显标志。在背外面，坚强的腓骨短肌腱附着于相当大的面积，其长度可为肌腱直径的4倍。第三腓骨肌腱不如腓骨短肌腱坚强，更多附着于第5跖骨粗隆远侧的骨干。从跟骨结节外侧突起始的小趾展肌，围绕第5跖骨底，常附着其上，然后向远侧止于小趾近节趾骨底。在所有附着于第5跖骨底的肌中，只有腓骨短肌腱有足够的力量可以发生撕脱骨折，而非肌腱断裂。

第1、2跖骨间角即X线正面像上通过第1、2跖骨中轴所成之角，多在10°左右，最小为3°，最大15°，踇趾跖趾间角即通过第1跖骨及踇趾近节趾骨轴线所成之角，多为18°~19°，最小为8°，最大30°（图14-15）。

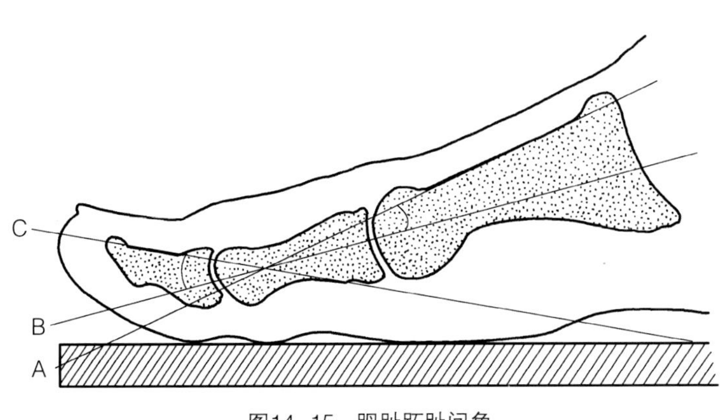

图14-15　踇趾跖趾间角

跖骨的骨化过程

跖骨近侧骨骺出现年龄，男性为2~4岁，女性为7个月~3岁。其愈合，男性为16~19岁，女性为15~16岁。第2、5跖骨远侧骨骺出现年龄，男性为2~5岁，女性为1~3岁。其愈合，男性为16~18岁，女性为15~16岁。

第5跖骨近端骨化中心一般在8岁以后出现，男性多在11~14岁出现，女性在9~11岁出现，男性在15岁愈合，女性在12岁愈合，从出现到愈合多在2年以内。次级骨化中心出现时，常出现一个小的骨斑纹朝向跖骨干，有时误认为骨折，以后发育的扇形缘，被误认为骨软骨炎。正常第5跖骨骨骺越过粗隆，其方向与骨干平行，此骨骺线向近侧不至跖跗关节，向内不至第4、5跖骨间关节，需要与骨折相鉴别。

第2跖骨骨软骨病（Freiberg）

本病主要表现为跖骨头骨骺无菌性坏死，好发于第2跖骨，偶见于第3跖骨。第2跖骨最长，其跖趾关节又较相邻关节突出，负重较大，易受外伤。跖趾关节长期持续屈伸运动，可能为此病发生原因。由于跖趾关节背伸活动较大，背侧病变较为明显。早期X片上可见跖骨头骨骺较扁而宽，密度均匀增高，尚有小的不规则透亮区，随着病变进展，跖骨头明显变扁宽，远端短缩，跖骨干因骨膜下皮质增生变厚，关节面不平滑，呈不规则凹陷，其内可见游离的圆形、椭圆形或不规则形碎片。

第2跖骨头缺血性坏死的可能原因如下。①跖骨干的骨化中心在胚胎时即出现，跖骨头的骨化中心在3~6岁方出现。骨骺未闭合前，骺板很脆弱，跖骨头仅靠关节囊韧带内的血管营养，关节软骨下的骨内终支垂直走行，无侧支循环。②第2跖骨头多长于第1、3跖骨头。足部应力集中可使骨质压缩，骨内压升高。③第2跖骨底，嵌于第1、3楔骨与第2楔骨所形成的凹槽之间，最为固定，活动度最小，在久站、久走、负重重复应力下可发生显微骨折，至软骨下骨质血供进一步受阻，加之跖趾关节趾屈受限，背伸加大，背侧增生较为明显。④女性足弓较低，特别是横弓，第2、3跖骨头负重较多，女性发病率明显较高。

趾骨

共14块，除踇趾是2节外，其他各趾均为3节，形态和命名与指骨相同。踇趾趾骨粗壮，其余趾骨细小。这些趾骨均显退化，中节趾骨及远节趾骨呈结节形。

踇趾跖趾关节跖面几乎全有籽骨，2个者占92.6%，单个者占3.7%。籽骨位于关节囊和踇短屈肌腱中，滑动于第1跖骨头的关节面上。籽骨的作用在于减少摩擦，改变肌的牵拉方向。出现的年龄男性约为11岁，女性为10岁。在踇趾趾间关节，第2、5跖趾关节亦可有一小的籽骨，在第3、4跖趾关节则极少，其他各趾间关节也可出现籽骨。

籽骨与跖骨头之间可发生滑膜囊炎、关节炎或脱位。第1跖骨内侧籽骨可发生骨软骨炎，前后位像上不显出，但在轴位像上可显出，籽骨可出现碎裂现象。第1跖骨头跖面籽骨发生骨软骨炎时，患者主诉有疼痛，局部压痛，步行及承重困难。在踝关节跖屈并使跖趾关节背伸状况下拍摄籽骨轴位片可以帮助诊断，有外伤史者需与籽骨骨折相鉴别。籽骨可发生骨折，籽骨也可先天性二分、多分，与骨折需很好鉴别。

足骨的骨化和变异

足骨的骨化过程

足骨的骨化中心最初包围于软骨内，以后逐渐发展，年龄较大，除关节面保持有软骨外，其跖、背面均为骨质所代替。出生时，所有腕骨均未开始骨化，只是出生后，才按照一定环形次序发生；跗骨骨化则不然，距骨、跟骨及骰骨的骨化中心分别在胚胎第7、8、9个月出现，以后发生次序很不规则。外侧楔骨的骨化中心于1岁时出现，内侧楔骨于2岁时出现，中间楔骨及足舟骨则分别于3、4岁时出现。跟骨的后端于8~11岁时出现次级骨化中心，形成牵引骨骺，作为跟腱及足底腱膜的附着点，一直到16~20岁时始与跟骨体相愈合，这个骨骺犹如跟腱下发生的籽骨，其形状很不规则，有时分层。跟骨骨骺可能发生无菌性坏死，X线像上可见密度增加、碎裂、周围骨质疏松、骨骺线紊乱等。

足骨的畸形变异

足骨的畸形变异甚为多见，主要有骨融合及额外骨等。

1. 跗骨融合　是指2个或2个以上跗骨相互融合，可为先天性或获得性，发生率约为1%。由于很多无临床症状，其确切发生率可能还要高一些。在跗骨融合畸形中，跟距骨桥较常见，距舟骨桥较少见，与遗传有关，可合并腓骨肌痉挛性平足。

（1）跟距骨桥：跟距骨桥绝大多数发生在跟距骨的内侧，系由跟骨的载距突向后上增大，与距骨体内侧向下增大的骨块相连而成，可为完全性或不完全性。距跟骨之间可发生不同部位和不同程度的纤维性、软骨性、骨性连接或骨性突起（图14-16）。

根据X线像的观察，跟距骨桥可以分为完整及不完整跟距骨桥两种类型。

1）完整的跟距骨桥：跟骨与距骨体部内侧有骨质相连，其间没有间隙，在侧位像上可见有距骨内侧结节至跟骨载距突间有长舌状骨块自后上向前下斜行，将跟骨与距骨连接在一起。在踝关节正面像上，可见该骨块向内侧突出，跟骨轴位像上可见载距突增大，骨块边缘致密。

2）不完整的跟距骨桥：在桥的中间有软骨、纤维组织或形成关节，此型X线像上可有很多变异，有时在跟距骨的异常骨块间有细小缝隙，骨的边缘略为致密；有时两骨明显分离，表面光滑，形如关节；有时距骨内侧结节显著增大，与后结节连成一片，罩在跟骨的异常骨块上；也有时载距突后缘有骨性突起。在正位X线像上，可见距骨与跟骨体内侧面向内侧突出，二者之间有裂缝或形成关节。

跟距融合患者常有下列临床表现：内踝下有骨性硬块，足部内、外翻障碍，足弓扁平，足跟外翻，后足疼痛及疲劳，活动增加时更明显，突出症状为距下关节活动减少甚至消失，患者可有足纵弓降低、腓骨肌痉挛及跟骨外翻。沿腓骨肌腱特别是载距突处有压痛，经长期非手术治疗失败后，亦可行三关节融合。跗管综合征可由跟距融合引起。足底内侧神经可被累及，CT可清楚显示距跟关节间隙变窄，内侧骨性融合并显著突出。腱鞘囊肿系由于融合不完全所致。

（2）跟舟融合：跟舟之间的骨条虽在出生时即存在，但直至8~12岁才骨化。异常骨条起自跟骨前突，外面恰在小结节背侧，内面在距舟关节面外侧及背外面，长为1~2 cm，宽1 cm，可为

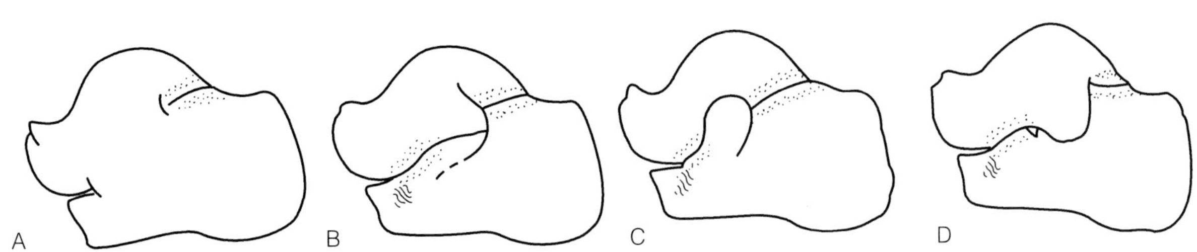

图14-16　跟距骨桥

A.完全融合；B.不完全融合；C.载距突后缘骨性突起；D.距骨内侧及载距突后方骨性突起

完全性骨性，也可为不完全性，呈软骨性或纤维性。很少具有距跟融合，背关节缘的喙状突起。多可在足部45° 外旋位X线片上看到，但不要将跟骨前侧突起误认为是跟舟融合。患者多有足背外侧及跗骨窦钝痛，距下关节有不同程度受限。患者在不平的路上行走困难，跛行及疲劳。患者经长期非手术治疗仍不见效时，可考虑将跟舟间骨条切除，其间隙以肌或脂肪充填，亦可进行三关节融合术。

2. 额外骨　足部额外骨包括软骨内成骨所形成的真额外骨与未经软骨阶段而由结缔组织成骨的假额外骨。根据足部X线片，郭世绂研究发现，足部额外骨占35%，有多例同时具有两种额外骨，其中最常见者为副舟骨（占14.4%）、副腓骨（占8.75%）、跖间骨（4.3%），其他尚有舟上骨、距上骨、三角骨、第2跟骨、胫下骨、距内侧骨、楔间骨、维萨利骨及载距小骨等（图14-17）。

（1）副舟骨：其发生率为10%~14%。由于胫骨后肌腱附着于副舟骨上，有人认为由于副舟骨的存在，使胫骨后肌的止点分散，其悬吊足舟骨的功能减弱，而引起平足症。但其与平足症的关系仍被怀疑，不少有副舟骨的患者，其足纵弓并不降低。平足症如长期非手术治疗无效，可将副舟骨切除，并将胫骨后肌转植于足舟骨跖外侧使其紧缩。有的作者认为副舟骨是独立存在舟骨粗隆的孤立钙化点，通常当该骨存在时，没有舟骨粗隆或者不明显。X线像上，副舟骨的形状、大小各不相同，一般为锥形或四方形，并具有平坦的基部，少数呈边缘清晰的圆形或卵圆形骨块，不附着于舟骨上，但可以尖端与胫骨连接，有时甚小，只为豆粒状的小骨片或者更小。

（2）跖间骨：跖间骨为第1、2跖骨间的额外骨。其出现率在7.5%~14%，绝大多数跖间骨都为双侧。X线像显示，跖间骨的形状、大小与构造都不相同，可表现为相当大的突起或刚可看到；可独立或与邻近骨的阴影重叠。

（3）副腓骨：此骨较为常见，其出现率为8%~ 9%，两侧对称。位于腓骨长肌腱绕过骰骨处，在X线像上，常在骰骨跖侧或外侧发现。副腓骨的大小为3 mm × 4 mm ~4 mm × 7 mm，大多呈卵圆形，有时呈现2~3个碎片。

（4）舟上骨：此骨为真正的额外骨，甚为少见，其出现率只有0.1%。多在舟骨的后上缘附近。儿童时期，因骨化尚未完成，不能见到此骨，仅在童年后期才开始骨化。X线像上，舟上骨借一清晰的透明带与舟骨粗隆相分隔，其本身大小如豌豆，呈圆形或卵圆形，边缘清晰。

（5）距上骨：距上骨是一种很少的变异，为距骨前上缘的突起，高5~6 mm，有时完全独立而形成额外骨。临近距骨前上缘，大小如豌豆，呈圆形，在距骨上有与它相一致的凹陷。

（6）第2跟骨：位于跟骨前上缘，恰在跟、舟、骰3块骨的边缘结合处，此骨较为罕见，出现率为2%。第2跟骨根据位置属于跟骨，因其常为跟骨边缘上的延长部分，故称第2跟骨。

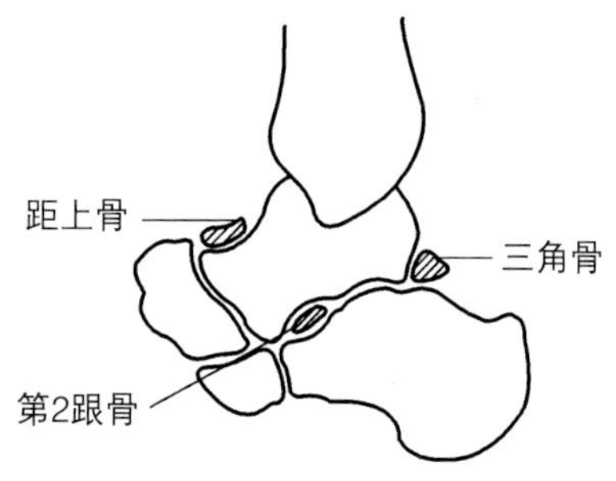

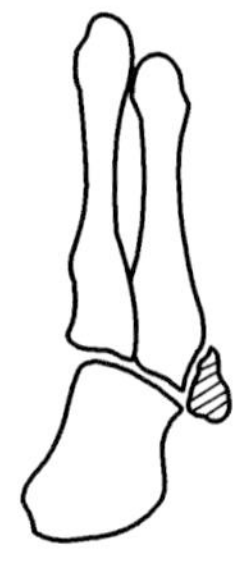
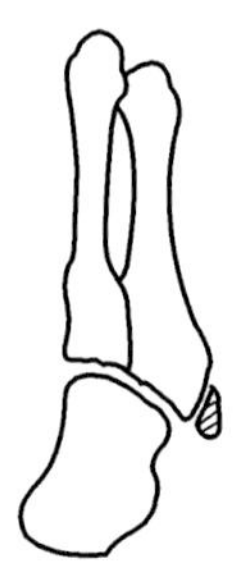
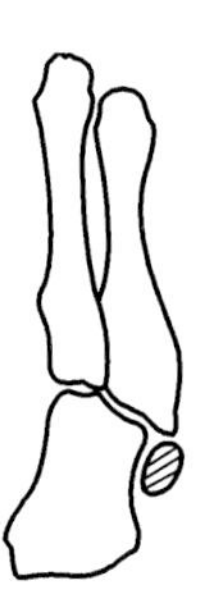

图14-17　额外骨

（7）三角骨：出现率为8%~10%，一般两侧对称，是独立的距骨后突，由独立的骨骺透明软骨的原基形成。在X线像上，三角骨位于距骨后下缘，与距骨以狭窄的裂隙相分隔。三角骨一般呈三角形，但也有时呈圆形或四方形，其大小如豌豆。

（8）胫下骨：位于胫骨下端内踝尖端。骨化过程中，有时出现独立的骨化点，呈豌豆大小，这些独立的骨化点，由于与骨骺的主要部分相融合而很快消失。位于踝部尖端的独立骨化点通常于7~8岁出现，在0~11岁时与内踝融合，在很少情况下，这些骨化点终身保持独立而成为额外骨，实质上是正常骨化过程破坏的结果，应认为是偶然情况。

上述额外骨一般都是双侧，但也可为单侧，了解这些额外骨，可以帮助与外伤骨折相鉴别，一般说来，额外骨的轮廓清晰，而骨折线不整齐。

3. 其他足骨畸形变异

跖、趾骨先天性畸形，与指骨相似，可出现多趾畸形、并趾畸形及巨趾畸形。

（1）多趾畸形：多趾畸形出现率为1/500，多为对称性，可发生在跖、跗骨上。多趾的主要变化在跖骨，可为T形、Y形。多趾常合并短趾、并趾或其他先天性畸形。

（2）第1跖骨短缩：在第1跖骨短缩情况下，由于第1跖骨后移，失去其保护作用，第2跖骨承担负重，身体重量集中于第2跖骨，第2跖骨增厚，第1跖骨头部变形，有点状区密度增加及减少现象，软骨不规则，继而发生第1跖骨头无菌性坏死，病理表现为小的坏死区、头下骨软骨炎及关节面塌陷。

（3）䟴外翻：在成人和儿童均可见到，行走时，足有一种在地面上向外旋转的倾向，此时䟴长屈肌相当有力，其收缩可引起䟴趾外展。习惯于穿尖头鞋的人或因第1跖骨头关节面朝外倾斜，加以䟴长屈肌腱、䟴长伸肌腱及䟴收肌的牵引，可发生䟴外翻。

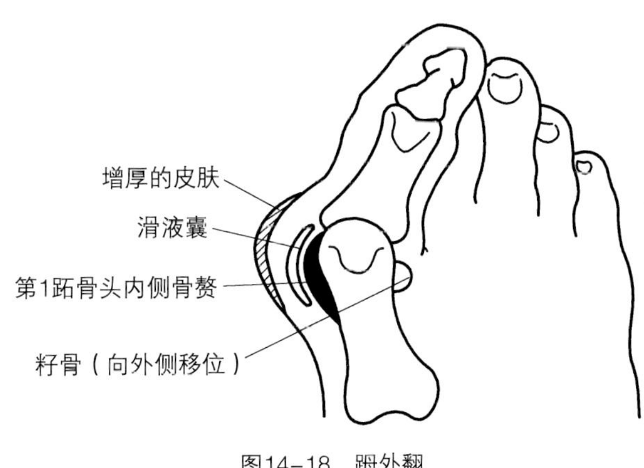

图14-18　䟴外翻

䟴外翻常合并第1跖骨内翻，第1、2跖间角及第1跖趾角增大，同时，䟴趾旋前。正常䟴展肌、䟴短屈肌及籽骨应位于跖趾关节屈伸轴的跖面，䟴外翻时有异常旋转，更朝向跖面（图14-18）。此时䟴收肌因失去䟴展肌的对抗，牵拉䟴趾使其进一步外翻。䟴短屈肌、䟴长伸肌、䟴收肌及趾长伸肌共同增加跖趾关节的外翻，进一步加重畸形，外侧籽骨部分或完全移位至第1跖间隙。第1跖趾关节内侧突出，该处可形成滑膜囊炎，关节本身也发生不同程度退变。从整体来看，除䟴外翻外，可引起前足部一系列病变，包括第1跖骨内翻、第1跖趾关节炎、䟴囊炎、胼胝、鸡眼及跖骨痛等。手术矫正前应全面考虑。

（4）先天性䟴内翻：先天性䟴内翻畸形患者的䟴趾在跖趾关节向内成角，从数度到90°。一般为一侧，常伴有一种或多种畸形或异常：①第1跖骨短粗；②额外骨或足趾；③第1、2跖骨间角增大；④一个或多个外侧跖骨内翻；⑤从䟴跖内侧有一坚实的纤维带伸向第1跖骨底。

足的关节和韧带

足骨间形成许多关节，具有活动和减轻震荡的功能，足骨和关节经常作为一个整体发挥作用，当某个或某些关节发生病变时，除影响足的活动外，还可影响身体的平衡。足的关节包括跗骨间关节、跗跖关节、跖趾关节和趾间关节（图14–19）。足部的韧带有关节副韧带、骨间韧带和独立的韧带，这些韧带对关节活动、维持足弓起重要作用。

跗骨间关节

跗骨间关节主要包括距下、距舟及跟骰3个关节，其主要功能为使足内、外翻及内收、外展。前2个关节也称距跟关节和距跟舟关节，主司内外翻运动。距舟及跟骰两关节合称跗横关节，主司足的内收与外展（图14–20）。

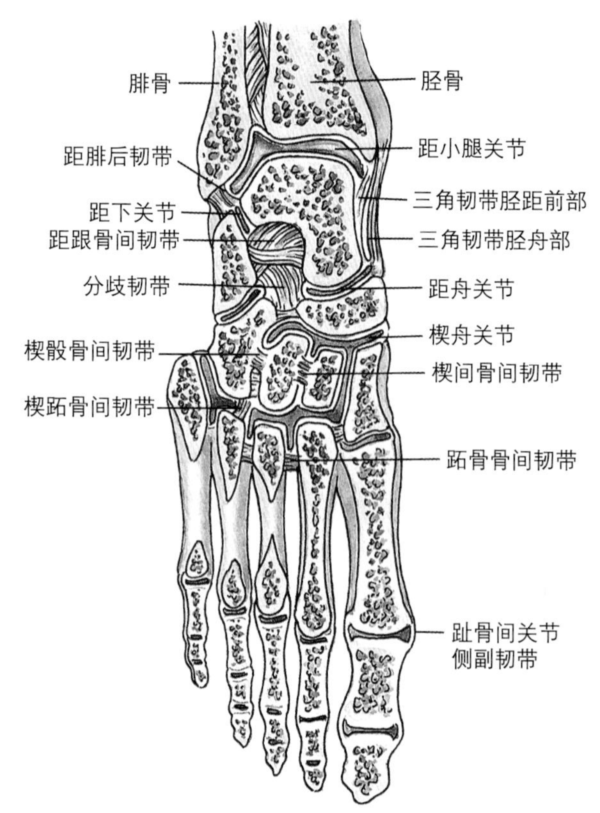

图14–19 足部关节（冠状切面）

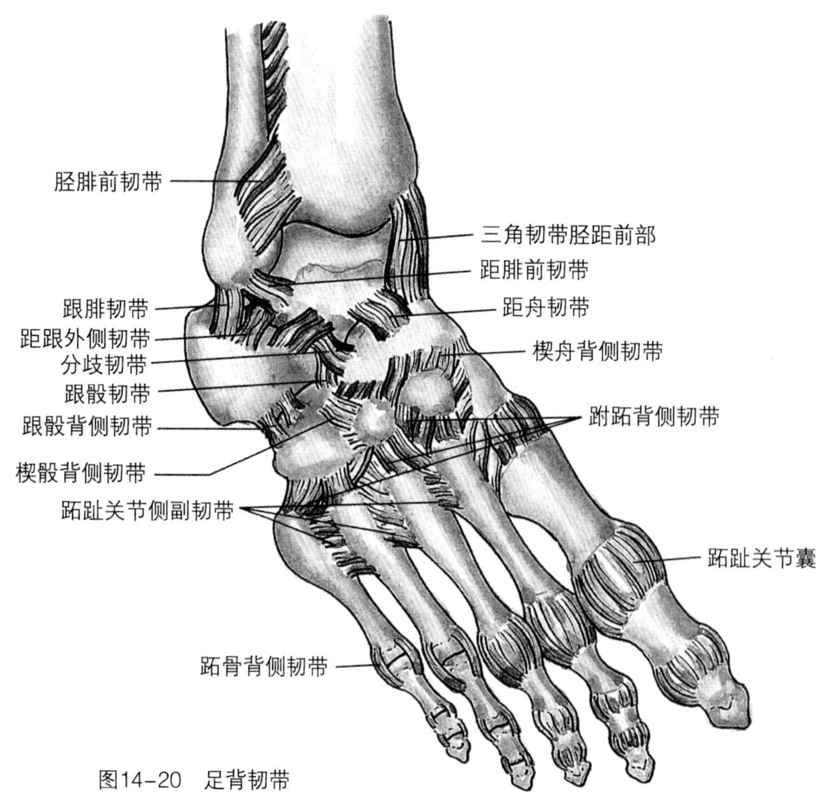

图14–20 足背韧带

距下关节

距下关节一词为临床所沿用，但对其构成各家描述不一，有的认为距跟关节即距下关节，有的将距跟关节和距跟舟关节合称距下关节，有的只将距、跟骨间3个关节面形成的关节称距下关节。距跟关节和距跟舟关节从形态学上看是2个独立关节，各有单独的关节囊，二者之间有距跟骨间韧带隔开。但从功能上看，二者是统一的整体，在运动上是联合关节，沿共同的运动轴运动。

距下关节由距骨体、距骨颈的一部分及跟骨前2/3构成，位于跟骨前部。跟骨前1/3有一小的关节面，称为跟骨前距关节面，中1/3关节面称为跟骨后距关节面，凸起向上，与前两个关节面向下凹进的情况相反。这3个关节面与距骨下端相应的关节面相连，在中、后关节面之间形成一条隧道，称为跗骨窦（sinus tarsi）。由距、跟两骨相接面的距骨沟及跟骨沟形成一条漏斗形隧道。附骨窦外侧开口较大，但内侧开口甚窄，在内踝之下及载距突之后。跗骨窦内距跟骨间韧带将距下关节分成两半，后距下关节属真正距下关节，而前部的距跟关节应称为距跟舟关节。目前一般将前、中、后距跟关节统称为距下关节。

距下关节的3个关节绕同一单轴运动，由后外下方斜向前内上方，距下关节运动轴为内旋25°~30°，跖屈5°~8°。距下关节可内翻10°~15º，外翻5°~10°。同时，伴内外和前后各3°~5°关节滑动。

距下关节靠下列韧带维持。

1. 距跟骨间韧带　距跟骨间韧带是距跟骨间最坚强的韧带，能限制跟骨内翻，分前后两束，前束位于跟骨前距关节面后方，向上前外止于距骨颈下面，后束位于跟骨后距关节面前方，向上后外止于距骨后跟关节面前方。

2. 距跟前韧带　位于关节囊外，由跟骨上面的颈嵴向上内，恰在趾短伸肌的前方，止于距骨颈下外面的结节，连接跟骨上面与距骨颈。此韧带也能限制足的内翻。

3. 距腓前韧带　自外踝前面及胫腓连结下端向下内止于距骨颈。

4. 跟腓韧带　起自外踝尖向下内，并向后呈30°，止于跟骨外侧面，恰在腓骨肌结节的后上方，部分被腓骨肌腱所覆盖。

距下关节靠一些韧带维持稳定，跟骨被距跟前韧带及距跟骨间韧带紧密相连，后者位于旋转中心，关节的内侧有三角韧带，外侧有跟腓韧带及距跟外侧韧带。距跟骨间韧带完全断裂后可发生距下关节脱位。但这种情况非常少见，即使距小腿关节发生严重扭伤，距跟骨间韧带只会发生部分断裂或延长。距跟骨间韧带延长可使关节松弛，跟骨向前移位而引起不稳。距跟骨间韧带正位于小腿负重轴线的延长部，在距下关节每一运动中均起作用，承受牵引及扭转，足外旋时紧张，内旋时松弛。距跟骨间韧带一般不会受伤，如有损伤，一定伴有距小腿关节外侧韧带复合损伤，在距小腿关节严重外伤时应注意检查。

距舟关节

距舟关节是跗横关节的一部分，对足的内、外翻有很大作用，但因为受周围骨骼及韧带的限制，并不能如一般“球与凹”型关节自由活动，它的凹面由舟骨后面，跟骨前、中距关节面及横过它们之间的跟舟足底韧带构成。跟舟足底韧带及分歧韧带维持这个关节的稳定。

1. 跟舟足底韧带　又称弹力韧带，短而稍宽，坚强有力，与距小腿关节内侧三角韧带前部相连，由载距突至舟骨，恰好将距骨头托住，因此是支持足弓的重要因素，弹力韧带的下面又被胫骨后肌腱所支持。距骨体正位于内侧纵弓的顶点，假若胫骨后肌瘫痪，韧带失去胫骨后肌腱的支持，弹力韧带的负担增大，日久牵引可能引起平足症。

2. 分歧韧带　位于关节的外侧，起于跟骨前关节面的外侧，前行分为两部，分别止于舟、骰骨。

跟骰关节

跟骰关节亦为跗横关节的一部分（图14-21），由跟骨前部的凸形关节面与骰骨后部的凹形关节面相连而成，关节囊有时与距跟舟关节相通。其内侧由分歧韧带的外侧部分所加强，腓骨长肌腱在它的下面是一个重要支持结构。在骰骨的下面另有2个韧带。

1. 足底长韧带　在后附于跟骨结节的前方，深部纤维在前止于骰骨，浅部纤维止于第2~4跖骨底，浅深二部纤维之间有一沟，腓骨长肌腱即由此沟通过，足底长韧带越过跟骰及骰跖关节的下面，能支持足外侧纵弓（图14-22）。

2. 跟骰足底韧带　又称跖短韧带，呈扇形在足底长韧带的覆被下，由跟骨下面前端的圆形隆起，止于骰骨沟的后方。

以上3个关节中，距舟关节及跟骰关节之间没有交通，在解剖上是2个独立的关节，但它们的关节线位于同一曲线上。足跟外翻时，两关节的运动轴相平行，足跟部更具柔韧性，易于活动，但不稳定；足跟内翻时，两关节的运动轴不再平行，运动受限，但稳定性增加。在跗横关节截肢时被视为1个关节。

上述3个关节虽然在解剖的构造上是分开的，但在功能上是统一的。足极度跖屈时，距小腿关节只有少许内翻足的作用。在这3个关节中，就足的内、外翻来说，距下关节最为重要，如这个关节被固定，足的内、外翻作用就要减少很多。

跗横关节（Chopart关节）由距舟和跟骰两关节合成，其关节线横过跗骨的中分，呈横置的“S”形，内侧份凸向前，外侧份凸向后，过去临床上常沿此线施行截肢术。内翻足时，胫骨前、后肌腱均显紧张；外翻足时，3个腓骨肌腱变得紧张。这5个肌腱均止于跗横关节之前，经跗横关节截肢术时，如自距舟及跟骰关节面离断，则5个肌腱必同时切断，足的内、外翻运动也必然消失。因此，该截肢术目前已摒弃不用。在进行三关节固定术时，为避免可能的内、外翻运动，距跟关节、距舟关节及跟骰关节应同时固定。

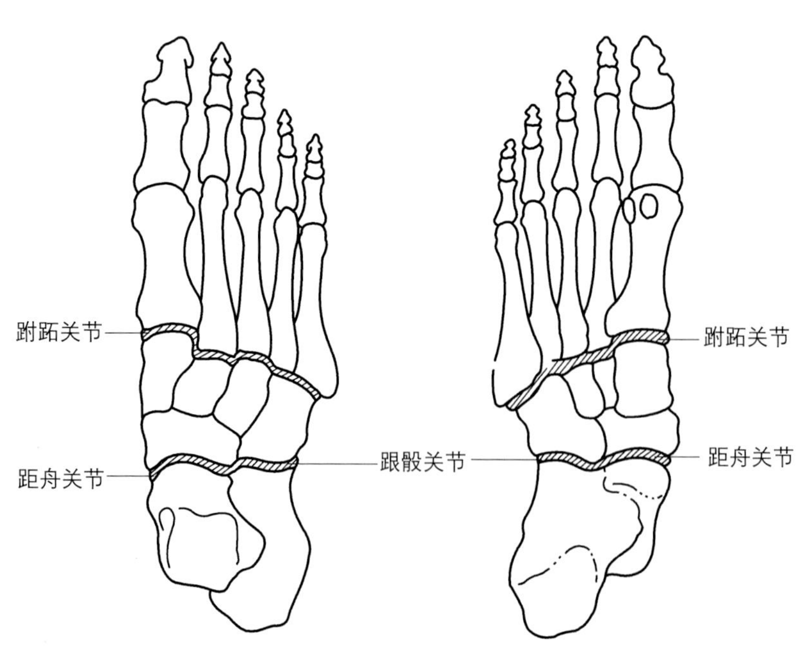

图14-21　跗横关节和跗跖关节

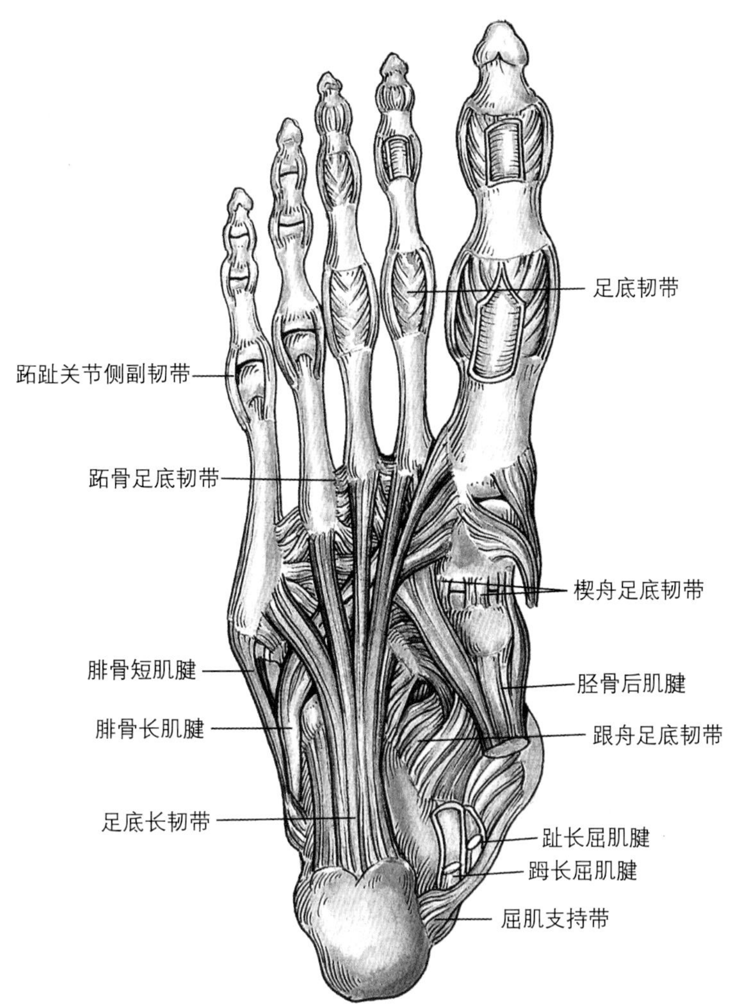

图14-22　足底关节

楔骰舟关节

楔骰舟关节均为微动关节，只有在起跑或起跳时，有轻微的滑动。包括下述3个关节。

1. 楔舟关节　舟骨的前面与3个楔骨相接的关节面。

2. 舟骰关节　通常为韧带联合，也有形成关节者。

3. 楔骰关节和楔间关节　骰骨内面与外侧楔骨外面相接的关节面。

跗跖关节

跗跖关节（Lisfranc关节）由前方5块跖骨及后方4块跗骨（3块楔骨及1块骰骨）共同构成，可分为3部分：由内侧楔骨与第1跖骨底构成的鞍状关节，中间和外侧楔骨与第2、3跖骨底构成的平面关节，以及由骰骨前面的关节面及第4、5跖骨底形成的关节。

跗跖关节中除第1跗跖关节外，其余4个跗跖关节排列为向外的斜面，与中轴倾斜约60°，足底内翻时，体重通过跗跖关节而分布到所有跖骨头上。位于内侧楔骨及第2跖骨间的楔跖骨间内侧韧带被认为是Lisfranc关节的钥匙。

跗跖关节为正常横弓的重要组成部分，其脱位或骨折脱位必然引起足的功能障碍。足旋转时，跗跖关节为足部的弱点，内翻或旋后暴力即可引起脱位。严重跗跖关节脱位可损伤足背的动脉，但不一定影响足的血供，除非胫后动脉和足底外侧动脉同时遭受损伤才会使足部坏死，这种血管损伤只在前足遭受外旋暴力后才会发生，如前足内旋或旋后，主要血管反而松弛。

■ 跖趾关节

跖趾关节由跖骨头的凸形关节面与近节趾骨底的凹形关节面形成（图14-23）。关节囊松弛，关节囊背侧为伸肌腱所加强，两侧为扇形侧副韧带加强，跖侧有纤维软骨性的跖侧副韧带。在第1~5跖骨头之间有跖骨深横韧带连接，在移植第2足趾时，必须将切断的跖骨深横韧带缝合，否则会引起足横弓塌陷，导致疼痛。在踇趾跖趾关节的内侧及小趾跖趾关节的外侧各有一个小的滑膜囊，穿鞋不合适或其他刺激摩擦能引起滑囊炎。

在关节囊跖面，籽骨位于踇短屈肌腱内，此肌腱分为两部分，分别经籽骨止于近节趾骨底内、外足底面，与足底关节囊相适合，踇长屈肌腱位于内外侧籽骨形成的沟内，以后向远侧止于远节趾骨底。如踇趾跖趾关节过伸而趾尖极度背屈，跖骨头可在踇短屈肌内、外侧腱间经跖侧关节囊撕裂处脱出，如同手的掌指关节脱位一样，脱位后跖骨头嵌于踇短屈肌内侧腱、踇展肌及内侧籽骨与踇短屈肌外侧腱、踇收肌及外侧籽骨之间，踇长屈肌腱向外侧移位，手法复位难以成功，多需手术切开复位。

■ 趾间关节

为趾骨间的关节，由近侧趾骨的滑车与远侧趾骨底构成，如同指骨间关节，关节囊的两侧有侧副韧带，跖侧有纤维软骨性的跖侧副韧带。趾间关节属于屈戌关节，仅能做屈、伸运动。

综上所述，足部关节大致可以分为两类。①“边与边”相接的关节：参与构成足的横弓。足底韧带甚为坚强，不但位于足底，并向背侧延伸至骨间，形成骨间韧带；这些关节的背侧韧带甚为软弱，不太重要。骨与骨相连的关节面接近背侧，同时平坦，可以允许少量滑动。这些关节在下部借胫骨后肌腱、腓骨长肌腱及踇收肌斜头等来稳定。②“端与端”相接的关节：参与构成足的纵弓。骨与骨间的关节面为软骨面所覆盖，无骨间韧带，其足底韧带亦较坚强，背侧韧带则甚为软弱，有时具有副韧带。这种“端与端”相接的关节一般与“边与边”相接的关节相连。

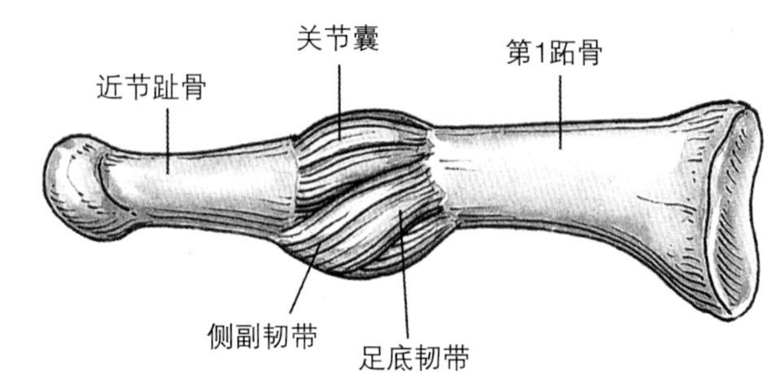

图14-23　跖趾关节

足弓和足的运动

足部的主要功能是维持人体静态和动态的姿势与活动，吸收震荡，减缓冲击。在组织组成和解剖结构上亦具有特殊之处。

■ 足弓

足弓的构成

足底的穹形状态由3个部分组织，即内侧纵弓、外侧纵弓和横弓（图14-24，25）。

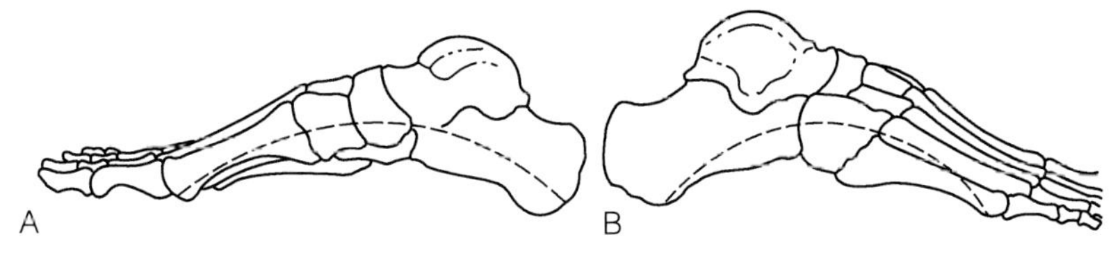

图14-24 足纵弓
A.内侧纵弓；B.外侧纵弓

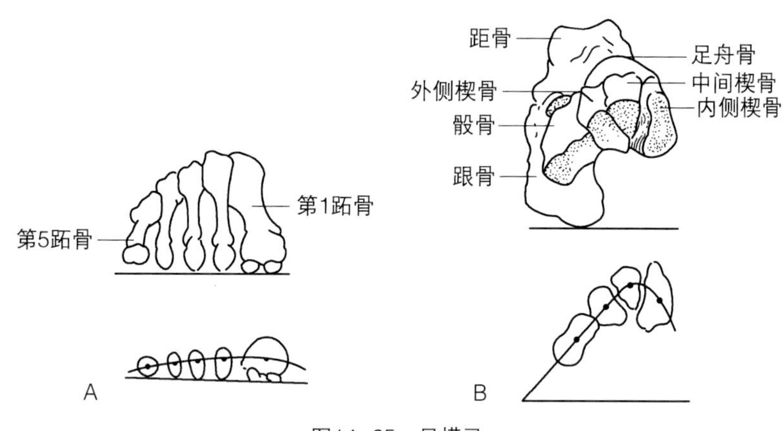

图14-25 足横弓
A.前部；B.后部

1. 内侧纵弓　内侧纵弓在足底内侧，自前至后由第1~3跖骨、楔骨、足舟骨、距骨与跟骨所构成。足弓高度在负重及不负重情况下有所不同。根据郭世绂等对青年大学生的测量，其高度在男性为1.5~3.5 cm，女性为1.5~3.1 cm。

内侧纵弓的两端，前为第1~3跖骨头，后为跟骨体后端部，与地面相接触。距骨头与足舟骨是内侧纵弓顶端，距骨头为跟舟足底韧带所支持，而后者又为胫骨后肌腱所支持，此二结构对于内侧纵弓的维持极为重要。内侧纵弓的主要功能在于运动，其组成骨多于外侧纵弓，易塌陷。

2. 外侧纵弓　外侧纵弓的组成包括第4~5跖骨、骰骨与跟骨。第4~5跖骨头为弓的前部着地点，跟骨结节作为弓的后柱，骰骨位于弓的顶点。骰骨的下面有腓骨长肌腱通过，对外侧纵弓给予一定支持。此弓不甚明显，各关节运动范围甚小，站立时几乎全着地。

3. 横弓　足底横弓自前向后有3个部分，因所处部位不同其构成也不相同。在跖骨头平面，由第1~5跖骨构成，其中第2跖骨头离地最高，第3、4跖骨头次之，第1、5跖骨头隔足底软组织与地面相邻。此部位横弓较为软弱，负重时横弓变平。在楔骨平面，横弓由内侧、中间及外侧楔骨及骰骨构成，其中以中间楔骨离地面最高。此处足弓较强劲有力，在负重状态下，不会完全张开变平，仍能维持弓状。在足舟骨与骰骨平面，横弓即由此二骨构成，骰骨与地面相接触，足舟骨离地。与其他两个横弓相比，此弓弧度大，足舟骨离地面最高。

维持足弓的结构

维持足弓的要素有3种：足部骨骼、韧带及肌。

1. 足部骨骼　足骨的背侧面凸出，较跖侧面为宽，无论从前后方向或从左右方向看，均向上弓起。两足并立时，足横弓形成一个完整的足弓。人的足弓以纵弓为重要，横弓的维持由来于纵弓的完整，如纵弓破坏，横弓必然受到影响。

2. 韧带　在足弓的凹面，韧带有牵拉前、后二柱的力，主要韧带如下。

（1）跟舟足底韧带：由载距突至舟骨，恰好将距骨头托住，防止其下沉于跟、舟二骨之间，此韧带由多数弹性纤维软骨构成，坚强有力且具有相当弹性，在负重时稍退让，一旦重力离开，又恢复原位，这个韧带本身又为其下方的胫骨后肌腱所支持及加强。

（2）足底长韧带及跟骰足底韧带：足底长韧带起自跟骨，止于骰骨及第2、3、4跖骨底，可以拉紧跟骰二骨及骰骨与跖骨，对外侧纵弓的维持甚为重要。跟骰足底韧带可以保持跟骰二骨的正常关系，对外侧纵弓的维持起辅助作用（图14-26）。

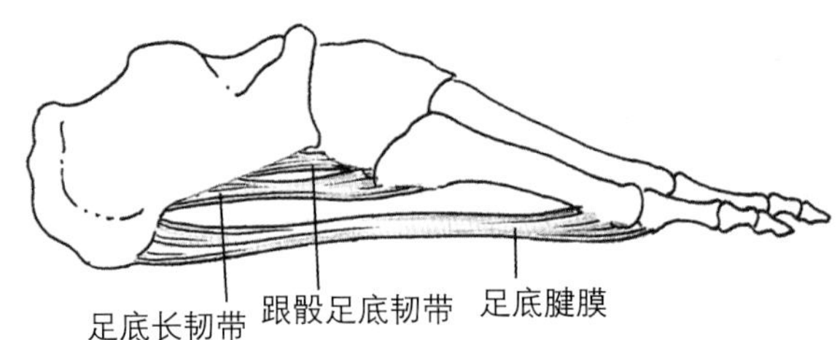

图14-26　维持足弓的足底韧带

（3）骨间韧带：除第1跖骨外，其余跖骨底之间及各跗骨间均有坚强的骨间韧带相连。内侧纵弓各骨间的骨间韧带可以使因走路或跑跳加于第1趾的后冲力量分散至第2~3跖骨，然后间接经楔、足舟、距骨传达至胫骨（图14-27）。

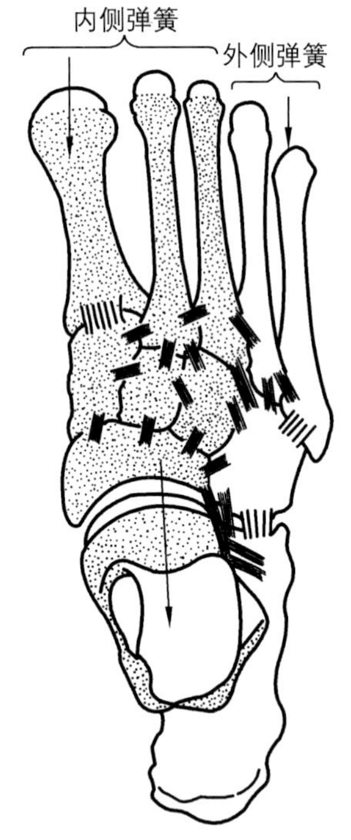

图14-27　维持足弓的骨间韧带

（4）足底腱膜：足底腱膜一般很发达，分为3个部分，中间部增厚称跖腱膜，犹如韧带，两侧较薄。虽然它一方面可以保护足底肌，但另一方面对于足弓的维持亦极为重要。

3. 肌　足部骨骼及韧带主要维持足弓的静态稳定，肌则对维持足弓的动态稳定有着重要作用，肌能将足弓的二柱牵拉靠拢或直接向上牵起弓顶（图14-28~30）。

（1）胫骨前肌腱：胫骨前肌腱止于内侧楔骨与第1跖骨底的内侧，能直接上牵足弓顶部向上，同时能使足内收与内翻，有利于足弓的维持。

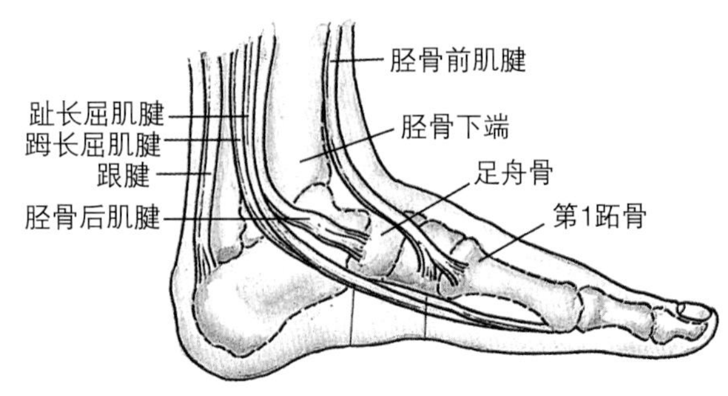

图14-28　维持足弓的内侧肌腱

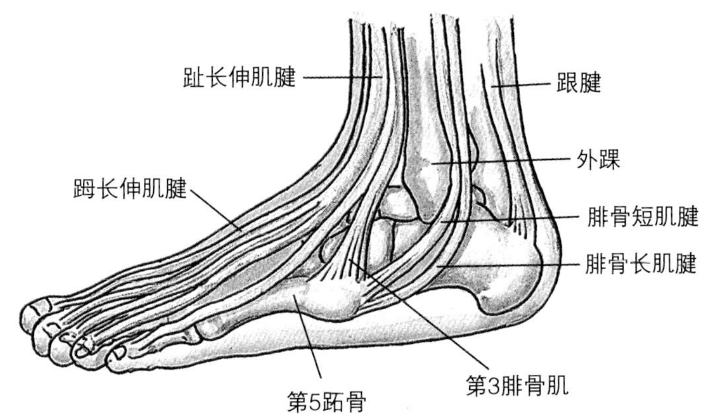

图14-29　维持足弓的外侧肌腱

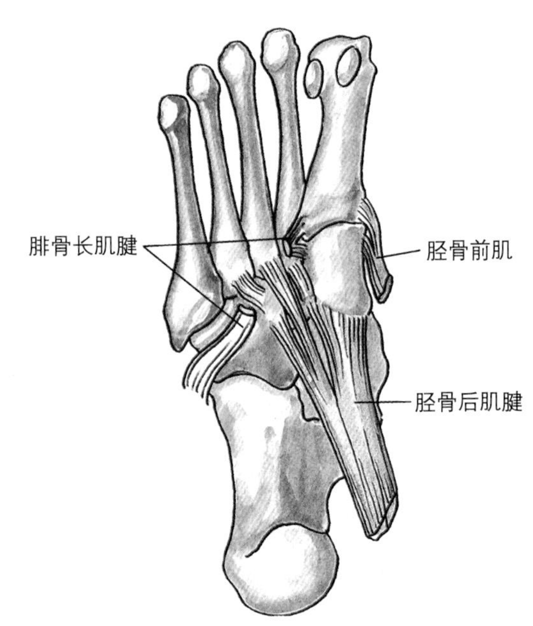

图14-30　胫骨后肌腱

（2）胫骨后肌腱：胫骨后肌腱经内踝之后、屈肌支持带的深面到足底内侧，止于舟骨粗隆和内侧楔骨，为内收与内翻的肌，有利于足弓的维持。此外，它还可以加强跟舟足底韧带。

（3）趾长屈肌腱与踇长屈肌腱：二腱经内踝之后到达足底，在足底距骨头之下交叉，形成一附加支持带（图14-31）。踇长屈肌腱由屈肌支持带下经载距突及跟舟足底韧带之下，终于踇趾远节趾骨底，犹如弓弦，对内侧总纵弓的维持起一定作用。

（4）腓骨长肌腱：腓骨长肌腱经外踝后方绕至足底，斜行向足内侧，止于内侧楔骨和第1跖骨底，为足的外展与外翻肌，一方面因其使足外展与外翻，能使纵弓降低，不利于维持足弓；但另一方面，因它横越足底，与胫骨前肌腱协同，有维持足横弓的作用，又能使前足向外下后，与胫骨前肌腱的向内上后作用平衡起来，对足纵弓的维持也起一定作用。

足弓的维持是由多方面因素负担的，骨骼本身、韧带及肌均占一定重要性，其中肌最重要。这些因素如果遭受破坏，都可能引起足弓降低或消失，产生平足症。

足弓的功能

足弓是人类直立以后的产物，因为行走及跑跳的关系，足弓相应产生。婴儿无足弓，开始学走路时始出现，这主要是其足部肌尚不发达的缘故。足弓必须具有一定弹性，一个适合的足弓负重之后，就会相应降低，使重力传达至韧带，韧带达到适当紧张时，足部内、外在肌就起作用，协助韧带维持足弓。韧带及肌既不能过于松弛，也不能过于紧张。有了完整的足弓，在迈步或跳跃时，因足前部各部退让，可减少震荡，如仅用足跟行走，必大感不便。

足部的结构相当于屋顶的桁架。距骨颈相当于顶部，距骨头至跖骨头相当前侧撑杆，跟骨相当于后侧撑杆，足底腱膜为拉杆或横梁。桁架两侧的撑杆受纵向压力，而足底腱膜受横向拉力。拉杆延长，则桁架顶下降，水平分力增加，耐压强度减弱（图14-32）。平足时，足底腱膜所承受的横向拉力增加，引起纵弓塌陷。反之，如拉杆缩短，则桁架顶升高，耐压强度增加，但拉杆两端所受负荷亦增加。高弓足时，足跟与跖骨头处负担加重，产生胼胝。

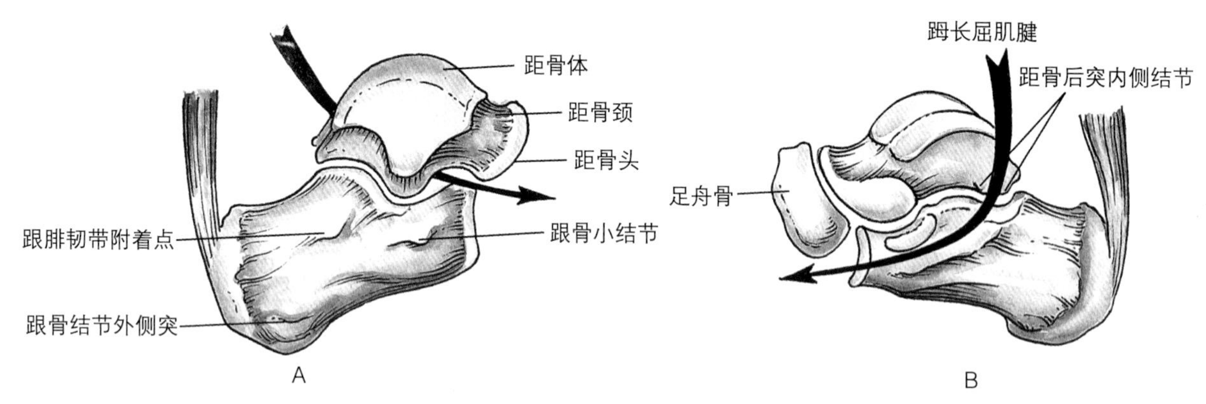

图14-31　蹞长屈肌腱
A.外侧面；B.内侧面

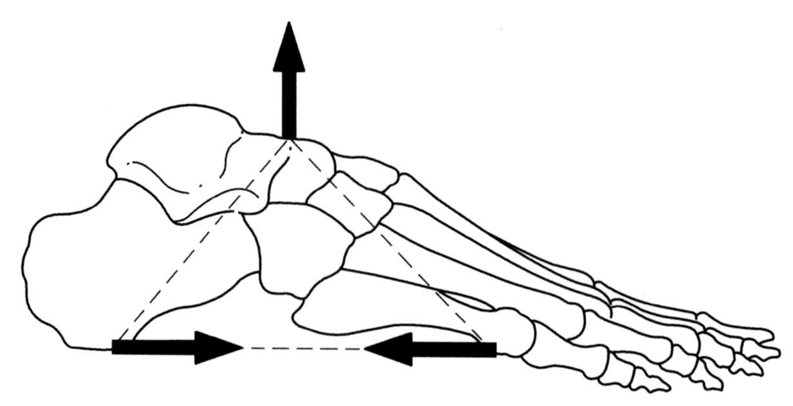

图14-32　足弓的维持

足部无论在休息或运动时，均起支持作用。体重经距小腿关节至距骨，以后经足弓分布于3个负重点，即跟骨结节、蹈球（相当于第1跖骨头处）及第5跖骨头。

在支持体重上，必须具备结构上的稳定性及位置上的稳定性，前者适应于站立不动时，主要依赖于正常骨骼排列及韧带，而后者适应于运动时，主要依赖于肌，故完善的骨骼、韧带及肌是足部负重的必需条件。

站立时，肌对支持足弓作用甚小，仅使小腿与距骨保持平衡，而主要依赖骨骼及韧带，后者可使各骨紧密连接一起，防止互相分离，但不能长期承受应力。临床上常看到从事某项工作、平素经常站立、足部不常改变位置的人患足痛，即韧带受过度牵拉，不能保持骨骼稳定性之故。站立的姿势与支持体重亦有关。足趾朝前即足中立位时，构成足弓诸骨彼此紧密嵌合，形成一坚固的实体，周围韧带仅维持其相互位置，不受过度牵拉，此位置最适合站立；足趾朝外，足部外展时，足部各骨分离，各骨的排列不再形成一坚固的实体，韧带负担必然增大，足部效力减低。

足部运动时，由于身体中心经常改变，身体与足部关系又经常保持在不平衡状态，支持功能变为复杂。为使体重适合地分布其上，借助于通过距小腿关节的长肌腱维持足部在一定位置，此时肌的作用远较在静止时为重要，不仅使小腿与足部保持平衡，同时使重力平均分布，防止集中于一处。

足弓变化所引起的病变

1. 平足症　人是唯一有足弓的脊椎动物，足弓的存在是人类进化过程的一个标志，是人类直立行走的产物。在婴幼儿，由于足外在肌未充分发育，多数足弓较低或无明显足弓，随年龄增加，足外在肌逐渐发达，足弓也趋于明显，但在17~18岁以前，肌因未经过充分锻炼，发育仍不充分，因而如长时间站立或肌过度疲劳不能负担时，易造成韧带劳损。某些需要经常站立的工种，由于足部肌长久持续负担体重，韧带常过度伸长。

足弓低不一定就是平足症，但平足症患者的足弓总是低平的。在诊断平足症时，足印的观察仅能作为参考。平足是指外形或足印显示扁平，一般不显症状，而平足症不但外形明显扁平，且常伴有足痛。事实上，外形呈扁平者并不一定都有症状。平足症不仅表现为内侧纵弓降低或消失，还伴有其他异常，如足跟外翻位、距下关节轻度半脱位、距骨头朝向跖内侧、前足相对呈旋后位等。

平足症一般呈可逆性，不负重时足弓外观基本正常。在不负重的条件下，如果仍然存在不同程度塌陷，称为固定型或僵硬型平足，多表现有骨或软组织结构异常改变，其中最常见者为先天性垂直距骨及跗骨融合。

2. 先天性马蹄内翻足（congenital talipes equines varus）　又称拐状足，其发病可能与遗传有关，具有明显的性别差异，正常人群发病率约0.124%，男性为0.162%，女性则为0.08%。

先天性马蹄内翻足的病理变化，是原发于软组织还是原发于骨骼，至今仍有争论。一般学者认为以软组织挛缩为主，早期足骨和踝关节的形态没有改变，而是足踝的内侧、跖侧和后方软组织发生挛缩，外侧和背侧软组织被拉长，这样就发生了马蹄内翻足畸形。

先天性马蹄内翻足主要表现为全足下垂、内翻位畸形，前足旋后、内收，足底凹陷，常伴有胫骨向内扭转，但程度可有不同。所有靠足内侧的软组织，包括韧带、关节囊及肌腱均有不同程度挛缩，距骨远端半脱位，足舟骨位于距骨内侧，足部凸面的软组织伸长，凹面的软组织缩短，部分肌腱附着点发生改变，又进一步加重了足部的畸形。此外，常合并足部凸面胼胝和滑囊形成。

X线表现：马蹄内翻时，跗骨畸形主要累及跟、距、舟及骰骨。足部正侧位X线片显示随足跟内翻加重，前后位距跟角逐渐降低，跟骨呈内翻位，近端移向上外，远端向内。距骨向跖内侧移位，足舟骨向内侧移位，仅与距骨头的内下面相关节。

马蹄内翻足的治疗，需要矫正畸形到过度的程度，并保持在此位置，至不复发为止。治疗方法有手法矫形和手术矫形两种。前者只适用于出生后数月内的、畸形轻、患足软的非僵硬型患者。手术矫形适用于僵硬型患者，此型患者年龄稍大，畸形严重而固定，难以用手法矫正。手术有软组织松解、肌力平衡及截骨或关节固定等。

行走的生物力学

行走时，开始迈步侧足跟因小腿后侧肌收缩而抬起，体重落于跗球及足趾上，此作用发生于矢状平面，直到完全屈曲为止，此后由于胫骨后肌内收的作用，足内旋，足纵弓及足横弓凸度均增大，此时借助于跟腱、腓骨长短肌、胫骨后肌、趾屈肌的共同作用，体重向前推移，与此同时，背伸肌亦起作用，使足离开地面，完成步伐。

人体一个步态周期包括站立相和摆动相，站立相一般占整个步态周期的65%，这一相又进一步分为3个间期。①第1期为双肢负荷期，此期间为一个步态周期初始的15%。随着足部的着地，人体重心开始部分地由另一足传递到该足上。第一期间的特征：整个骨盆及大、小腿内旋，足跟外翻，足部活动度最大，但不稳定，以适应不平的地面，小腿屈肌松弛，而伸肌功能性收缩，而足部肌很少活动。②第2期为单肢负荷期，为步态周期的15%~45%，自足部完全负重至身体重心前移，此期小腿外旋，足背屈，足跟内翻，距舟、跟骰关节活动轴不同，足部活动范围受限，但稳定性增加，足弓得到加强，足底腱膜因跖趾关节过伸而被拉紧，足部形成坚强杠杆，人体向前行进，需要增加足弓对地面的反推力，以抗衡重力负荷的增加，故足内在肌、小腿屈肌群收缩。③第3期为后继站立期，为步态周期的45%~65%，自对侧足跟着地至同侧足尖离地，此期小腿后侧肌收缩，足跟迅速离地，足跖屈、内翻，小腿外旋，体重负荷分布于跖骨上，而使身体前进。

摆动相占步态周期的40%，一腿负重，另一腿向前摆动迈步，从足尖离地到足跟着地，髋由后伸、外展、内旋转为屈曲、内收、外旋，膝由伸而屈，而后再伸，踝由轻度跖屈转变到轻度背伸。正常情况下，髋的屈曲是主动的，主要为髂腰肌，髋的内收和外旋是被动的。如屈髋肌群瘫痪，髋的屈曲即变为被动，股后肌群导致大腿前方软组织张力增加而使髋屈曲。

足是人体在地面上的支撑面，行走时，作用于足部的有4个作用力：①垂直于地面的压力；②足跟至足尖的剪力；③足前部由内向外的剪力；④水平面上的扭力。

正常人行走于坚硬平坦的地面，中足负重只为体重的1.5%~2.5%。人在行走时，前足负重分布存在差异。有的最大负重在第1跖骨，但有的为第2、3跖骨，此与第2跖骨较长有关。体重较大者，前足外侧负重较多，站立时，负重一般平均分布至前足。足的负重区可借足印显示，一般呈3点，可喻为三角支架，后部为跟骨结节内侧突，前部为第1跖骨头跖面的两籽骨及第5跖骨头，正好是内外侧纵弓的末端。有人认为，第2~4跖骨头亦为负重区，可以说，足弓后柱的负重区在跟垫，前柱的负重区在跖垫。足的外侧纵弓或着地，或不着地，但不是负重区。在行走及用足尖站立时，前足的负担大为增加。

足部表面解剖

足内侧

足的内侧缘前后呈弓形，皮肤较外侧薄，透过表面可见到甚多浅静脉。跟骨结节下部及第1跖骨的颈部覆盖有极厚的脂肪层，成为足垫，为站立时的着力点。

在内踝下前方2.5 cm处，如用力向下按压，可触及跟骨载距突。足舟骨粗隆在内踝前方2.5 cm处，此粗隆为足部内侧良好的骨性标志，在其稍后为距舟关节，稍前即为胫骨前肌腱附着处。跖屈及内翻足时，在内踝之前尚可摸到距骨颈及距骨头。

在足舟骨之前可摸到内侧楔骨及第1跖骨底。可以清楚摸到第1跖骨头，而当踇趾外翻时更为明显。足背屈及内翻时，胫骨前肌腱可触得，约在内踝前方2.5 cm处，并一直可触到其止于内侧楔骨跖面及第1跖骨底处。在内踝之后，胫骨后肌腱与趾长屈肌腱之下，可以触得胫后动脉，但必须使足内翻，如此可使覆盖于动脉上的筋膜松弛，同时手指必须向前外按压。

足外侧

足的外侧皮肤较厚。在外侧的中部有一明显隆起，即第5跖骨粗隆，经跗跖关节截肢时，外侧即由此进入。如自外踝尖至第5跖骨粗隆间画一条线，其中点稍前即为跟骰关节，亦即跗横关节外侧部分。在外踝下2.5 cm并稍前，可不清楚地摸到跟骨的滑车突，腓骨长肌腱即由其下方的腓骨长肌腱沟进入足底，后者在足跖屈及内翻时特别明显。

足背

透过皮肤，可见足背有一个清晰的足背静脉弓，大、小隐静脉即分别于其内、外侧发出。

由小腿前部下降的胫骨前肌、趾长伸肌、踇长伸肌及第三腓骨肌的肌腱通过足背。利用足的各种动作即可显出各肌腱的轮廓。足背屈并内翻时，可显示胫骨前肌腱；足背屈并伸趾时，可见踇长伸肌腱及趾长伸肌腱；足背屈并外翻时，可见第三腓骨肌腱。第三腓骨肌腱与外踝间的隆起，为趾短伸肌的肌腹，应与外伤后肿胀相鉴别。腓骨短肌腱由外踝之下前行，附着于第5跖骨底。

如自两踝尖连线中点至第1趾间隙后端画线，即代表足背动脉的行程，动脉的外侧为腓浅神经。

足底

足底皮肤具有厚的角质层，皮下组织坚实，皮肤与跖腱膜之间或与深筋膜间有韧带相连，使足底皮下组织分成许多间隔。因此，足底皮肤具有耐磨、耐压、承重的功能，并且有推之不滚动的特点。

足底外观前宽后窄，内侧凹陷。足底皮肤由于各区负重和承受的压力不同，其结构亦有不同，跟骨结节下部、足的外侧缘和第1跖骨头的跖侧皮肤厚且呈角化，而其他不着力部分，皮肤较薄，并很敏感，富有汗腺。按足底负重功能的情况，可分为足跟区、前跖区、足外侧区及跖弓区，其中以足跟区最为重要，前跖区其次，跖弓区最次。经常采用跖弓区非负重区的皮肤修复足跟及前跖区的皮肤缺损。

在跖骨头近侧，真皮支持带形成一系列横带，其中足底腱膜的深部纤维形成矢状隔，连接跖骨深横韧带，并经此至近节趾骨。在跖骨头下面，由关节囊及纤维性屈肌腱鞘侧面的纵行纤维在每个跖骨头下面形成一垫，在垫之间有被脂肪覆盖的趾神经及血管走行。在趾蹼部，足底腱膜的浅纤维附着于远区的皮肤，在其深面，足底趾间韧带形成横行带，借由纤维性屈肌腱鞘至其相邻的弓状韧带，附着于近节趾骨。

足底浅筋膜中有许多纤维隔贯穿，故很致密，纤维隔形成密闭的小房，小房内含脂肪，在足底部浅筋膜肥厚称为跟垫，跟垫是负重的重要结构，当足跟皮肤损伤时，常影响行走。

足部手术入路的解剖学要点

在做足部手术时，应注意足的血供，因其与愈合有关，足背动脉及胫后动脉检查可以确定血供情况。足的切口应考虑日后负重及穿鞋问题，切口应避免在负重区，以防瘢痕引起疼痛。除血供受损外，皮肤坏死也可以由于缝合过紧、敷料过紧、石膏绷带压迫等机械性损伤引起。足背皮肤甚薄，仅有少量皮下脂肪，血供较差，因此，足背对损伤耐受性甚小，皮瓣应尽可能厚一些。

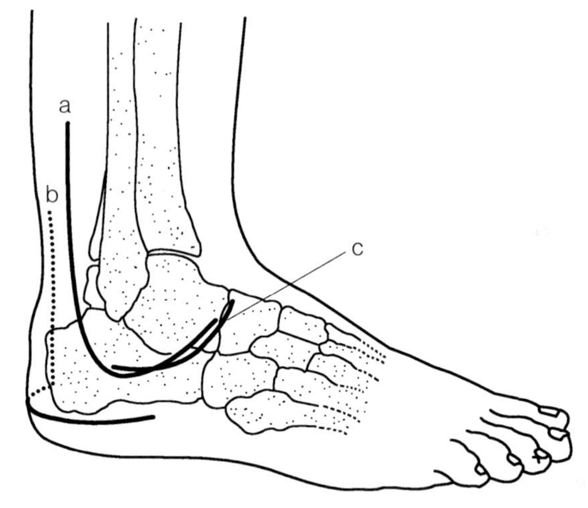

a.显露踝关节；b.显露跟骨；c.显露跗中和距下关节。

图14-33　三关节显露采用的切口

三关节显露切口

足后部外侧入路对距跟舟关节、距跟关节和跟骰关节均有极好的显露，由此入路可施行所有这些关节（三关节融合术）或其中任何关节的融合术。

手术取一弧形切口，起自外踝远端略为远侧稍后方之处，先沿足后部外侧向远侧，再在跗骨窦表面越过，然后弯向内侧，终于距跟舟关节表面。手术切勿广泛游离皮瓣，不要损伤越过切口的第三腓骨肌腱及趾长伸肌腱。用锐性分离法将跗骨窦内的脂肪垫分离，使其附着于皮瓣上，将其下趾短伸肌起点切断，向远端翻开，显露距跟舟关节囊背侧部。至此，距跟舟关节、距跟关节和跟骰关节均已显露。

这一切口可发生皮肤坏死，有时虽不致引起伤口完全裂开，但常使伤口愈合迟缓。为显露跗骨窦，术者常将含动脉支的脂肪垫连同距跟骨间韧带整块切除，这必然严重影响局部血供。如将趾短伸肌肌腹自近端剥离，并向远侧翻转，则围绕趾短伸肌的众多跗外侧动脉及腓动脉穿支必然被切断或受到损伤，切口只能从远处获得血供。

主要皮支的方向纵行，故对跗骨的显露，前一种切口较后者更易引起血供障碍。

跟骨入路

对后足病变，特别是跟骨关节内骨折，可采取扩大外侧显露入路（图14-34）。切口分两部

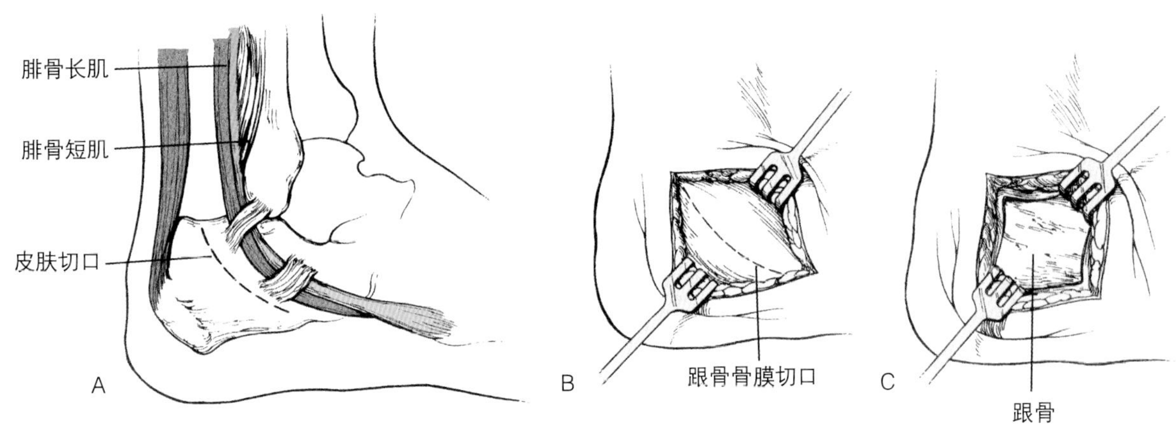

图14-34　跟骨外侧入路
A.皮肤切口；B.跟骨骨膜切口；C.显露跟骨

分，远侧臂自第5跖骨基底开始，向后沿足跟厚而坚实的皮肤上缘，近侧臂在足跟上方从小腿下端后正中线开始纵行向下，在足跟外侧与远侧臂切口相会，二者交角约呈100°。皮肤切口直达深筋膜，水平切口在跟骨之下，切开覆盖小趾展肌的筋膜，并沿肌纤维切开。近侧臂纵向切口，将皮瓣翻向前方直至跟腱及腓肠肌下方前侧，不要切开其腱膜。注意不要损伤腓肠神经。

在跟骨外侧进行骨膜下剥离，但前上方不要超过腓骨肌腱，切断腓骨下支持带，如此可显露跗骨窦及跟骰关节，靠近距下关节后关节面骨膜下剥离，还可将跟腓后韧带连同深筋膜及骨膜一同掀起，以保持距小腿关节稳定。

如为切除跟骨骨刺，宜在足的内下侧取切口，足的脂肪垫一般甚厚，剥离后自内下侧切开足底腱膜。在足跟之下有一滑膜囊，因经常摩擦可发生炎症，引起足跟痛。

也可采用跟骨“U”形入路（图14-35）。

足舟骨入路

足中部背侧入路是治疗肌力失衡、平足症、距舟关节融合及副舟骨等的常用手术切口，切口以舟骨粗隆为中心，取一弯形切口，切开浅筋膜，寻出胫骨后肌腱附着于足舟骨部分及其向下附着于楔、跖骨的分支部（图14-36）。

足舟骨粗隆相当于内侧纵弓后1/3与前2/3交界处，紧位于皮下，甚易显露。

踇趾跖趾关节显露入路

背内侧切口

采用背内侧切口时，不需要牵拉皮瓣即能到达跖骨头上的外生骨疣，是最常用的切口（图14-37）。但该处皮肤比关节背侧薄，易于发生不愈合。背内侧切口在踇趾跖趾关节的背内侧，自近节趾骨远端开始，弧形越过跖趾关节背侧，向后至第1跖骨中部。切开浅、深筋膜，关节囊切开后即可显露踇趾跖趾关节，如需更广泛显露，可将关节囊自近节趾骨底和第1跖骨头上剥离。

背侧切口

此切口起自趾间关节近侧，正在踇长伸肌腱的内侧，切口向近端延伸，终于跖趾关节近侧2~3 cm处，手术切口为直行。

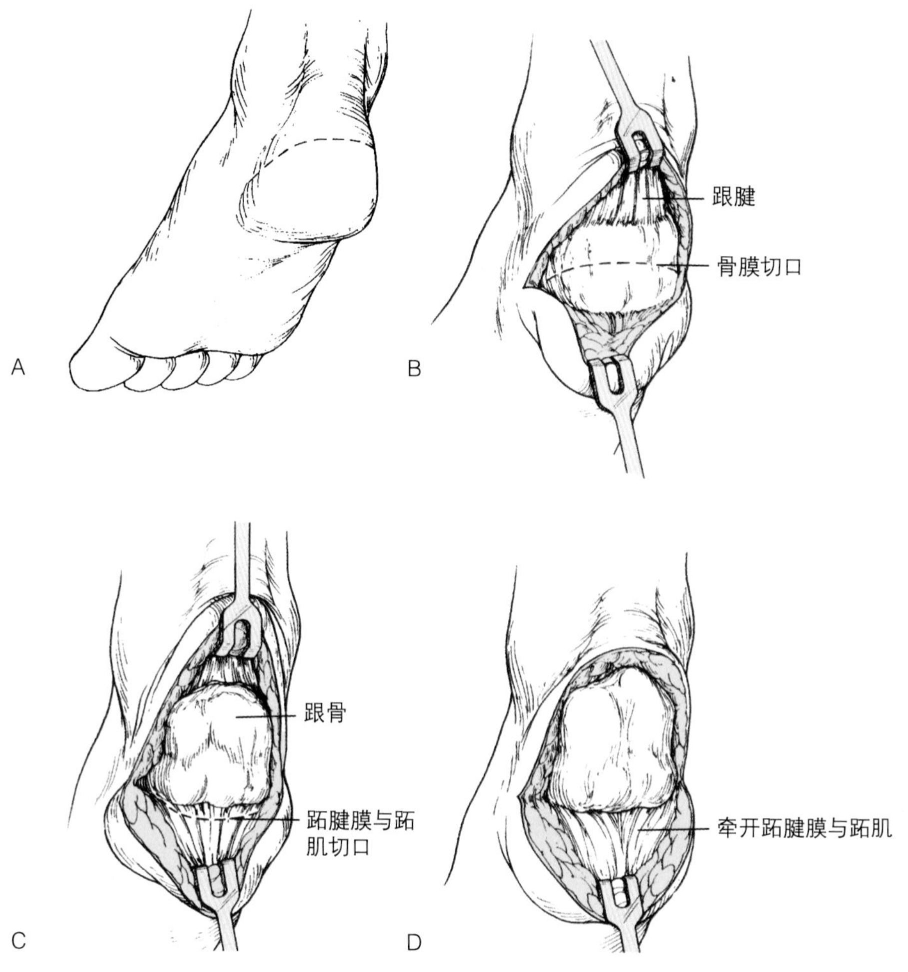

图14-35　跟骨外侧入路

A.皮肤切口；B.跟骨骨膜切口；C.跖腱膜切口；D.牵开跖腱膜

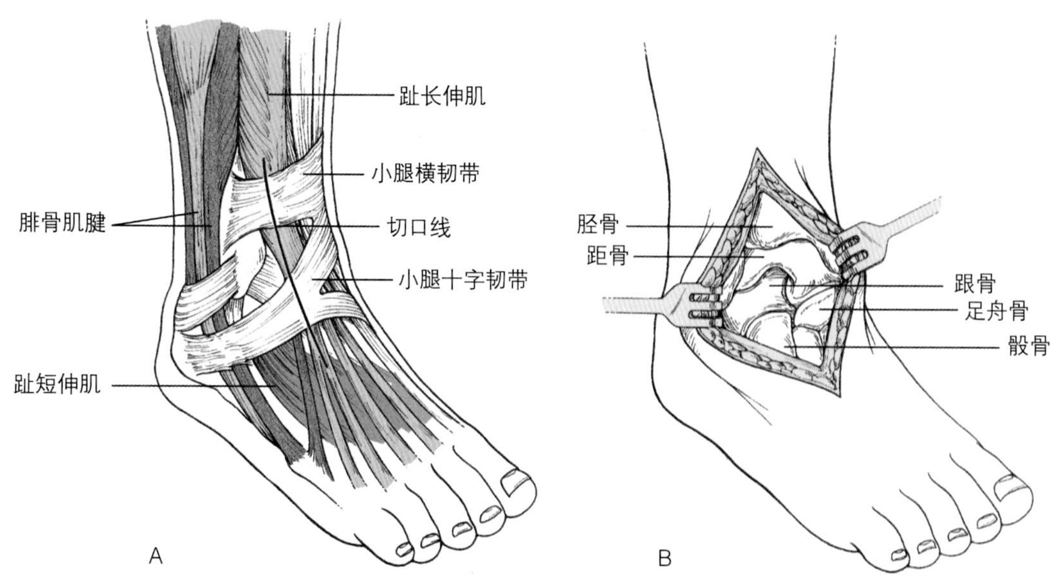

图14-36　足舟骨前外侧入路

A.切口；B.显露足舟骨

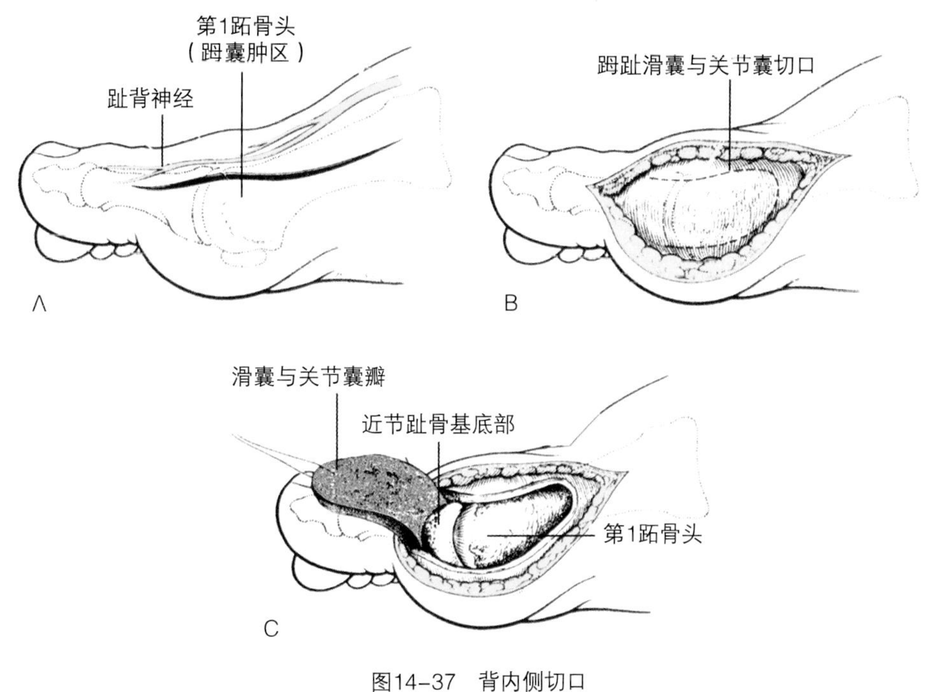

图14-37　背内侧切口
A.皮肤切口；B.关节囊切口；C.显露跖骨头

（瓦庆德　靳安民）

参考文献

1. 郭世绂. 骨科临床解剖学. 济南: 山东科学技术出版社, 2000.
2. 钟世镇, 徐达传, 丁自海. 显微外科临床解剖学. 济南: 山东科学技术出版社, 2000.
3. 徐达传. 骨科临床解剖学图谱. 济南: 山东科学技术出版社, 2007.
4. 蔡锦方, 丁自海, 陈中伟. 显微足外科学. 济南: 山东科学技术出版社, 2002.
5. 龚有君. 先天性垂直距骨的X线诊断. 中华骨科杂志, 1984, 4:35
6. 许振华. 跗骨窦综合征. 中华骨科杂志, 1981,1: 167
7. 朱丽华, 李承球, 韩祖斌, 等. 成人蹈外翻的手术治疗. 中华骨科杂志, 1981, 8:31-86.
8. 朱丽华, 李承球, 韩祖斌, 等. 第二跖骨头缺血性坏死. 中华骨科杂志, 1991, 11:357-359.
9. Richard SS. Clinical Anatomy by Regions. Lippincott Williams&Wilkins, 2008.
10. Williams P.L. Gray’s Anatomy. Churchill livingstone, Pearson Professional Limited, 1995.
11. Kotwal pp, Farooque M. Macrodactyly. J Bone Joint Surg(Br), 1998, 80:651-653.
12. Meyer JM. Post-traumatic sinus tarsi syndrome. Acta Orthop Scand, 1977, 48:121.
13. Sella Roenbaum de Britto. The first metatarso-sesamoid joint.Int Orthop, 1982, 6:61.
14. Delpont M, Lafosse T, Bachy M, et al. R. Congenital foot abnormalities. Arch Pediatr, 2015, 22(3):331-336.
15. Chotel F, Parot R, Durand JM, et al. Initial management of congenital varus equinus clubfoot by Ponseti’s method. Rev Chir Orthop Reparatrice Appar Mot, 2002, 88(7):710-717.
16. Eidelman M, Katzman A. Treatment of arthrogrypotic foot deformities with the Taylor Spatial Frame. J Pediatr Orthop, 2011, 31(4):429-434.

15

关节镜临床解剖学

自1806 年Botzini 创造双管烛光膀胱镜以来，内镜的发展已经历了2个世纪。在进入21世纪的今天，内镜外科学已成为微创外科的重要组成部分。关节镜外科学也成为骨科领域的重要分支，它不仅能解决膝关节的大部分创伤与疾病的诊断和治疗，全身其他关节，甚至脊柱手术都可以应用关节镜或相应的内镜设备和技术进行手术。

关节镜技术是20世纪70 年代末进入中国的，相继在北京、上海、广州、沈阳等开展。20世纪90 年代是我国关节镜外科发展的主要阶段，由于关节镜设备不断更新，开展的手术范围也不断扩大，特别在膝关节半月板缝合技术、前交叉韧带重建、胫骨平台骨折的关节镜处理方面，取得了成功的经验，同时开展了相应的基础研究。在其他关节，关节镜检查和手术技术也取得了进展。

肩关节镜临床解剖

肩关节镜入路解剖

对于肩关节镜手术，因为手术野限制在30°镜和70° 镜的视野内，所以镜头插入的角度十分重要。特别是后入路更是如此，这是大多数手术的主要观察入路。30°关节镜镜头最为常用，但在进行更为复杂的关节镜操作，如肩胛下肌修补、喙突下减压和双重肩袖间隙松解滑移时，70° 镜头是必需的。

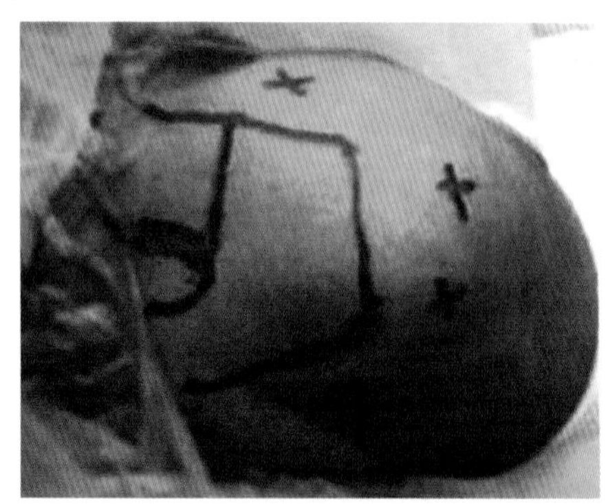

图15-1　肩关节骨性标志

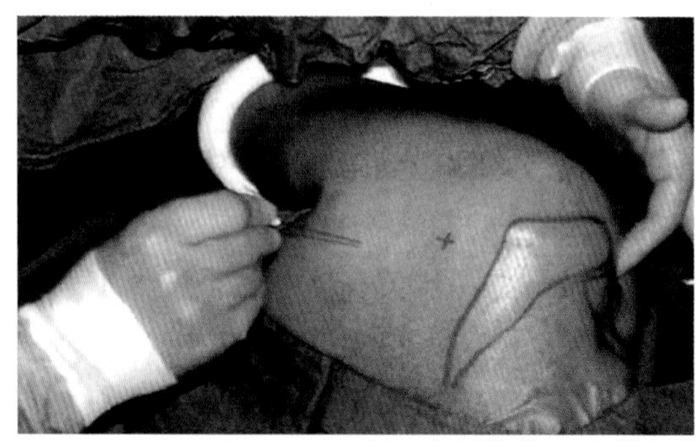

图15-2　软点和锁骨轮廓

入路的精确定位是肩关节镜中需要掌握的最重要的步骤之一。确定入路时要反复触摸肩峰的前界和后界，以画出精确的骨性解剖标志线。可在每一标志点画出记号，然后用食指在肩峰侧方边界的轮廓线之间画出一条线（图15-1）。将食指置于锁骨远端后面和肩胛冈前面之间的软点，可以从该点画出锁骨轮廓和肩胛冈（图15-2）。触摸肩锁关节并沿着喙突画线。喙突通常位于肩锁关节下方2~3 cm。肩锁关节和喙突标志着盂肱关节的水平。然后画出标志喙肩韧带的线。触摸和画出这些全部解剖区域后可开始设置入路。

后入路

肩关节镜检查从创建后入路开始，经该入路进入到肩关节内和肩峰下间隙。典型后入路设置在距肩峰后外囊向下1.5~3 cm向内1 cm处（图15-3）。对于皮下组织偏少或者骨性结构偏大的患者，入路设置应更偏下、偏内。后入路极其重要，因其为开始观察入路，同时还为手术的其余部分“定调”。

保证后入路正确设置的方法还包括用手术肩同侧的手触摸骨性标志，方法是将中指置于喙突上，食指直接置于肩锁关节后与肩胛冈前之间的窝点内。然后用拇指感觉位于肩峰、关节盂及肱骨头之间的“软点”，这是冈下肌与小圆肌群之间的肌间隙。在所有解剖标志和定位系统进一步证实了正确的入路设置之后，在后入路将要穿入的部位做一个标记。

根据术者的偏好，下一步使用关节镜套管内的尖或钝套管针。如果是用尖套管针，则在将其转换为钝套管针之前，仅向前通过三角肌。自后方皮肤截口沿着触摸过的喙突尖方向用连续稳定的压力使套管针前行。套管在肩盂的赤道中部进入肩关节最理想，可更好观察关节内的顶部和底部结构。此时要做向上的活动以避免对肱骨头后部关节软骨的医源性损伤。在插入过程中若遇到任何骨性阻挡，都应考虑可能是肱骨头后面或肩盂后部（图15-4）。

前入路

该入路通常置于肩袖间隙或由肩胛下凹腱，肱骨头及其上方的肱二头肌腱构成的三角形内。在选择该入路之前最重要的是要评估盂肱上韧带、喙肱韧带和肱二头肌长头腱的稳定性。通过该入路可观察后关节囊、肩袖、盂肱韧带和肩胛下肌腱情况。可在Bankart损伤修补时允许与肩胛盂以30°~45°夹角放置锚钉（图15-5）。

前入路技术有从内到外和从外到内两种。从内到外技术指将关节镜“驶”入前方的三角区，并将其置于该区域，使其不能移动。然后将关节镜撤出，用一根Wissinger棒经套管置入。将圆棒通过间隙组织用力向前推，向前顶起皮肤，位于喙突的正外侧。如果位于内侧，要立即撤出圆棒并进行解剖结构的重新评估。用解剖刀创建一个1 cm的切口，将Wissinger棒经切口推出，然后将塑料套管套在Wissinger棒上，关节镜向前进入该

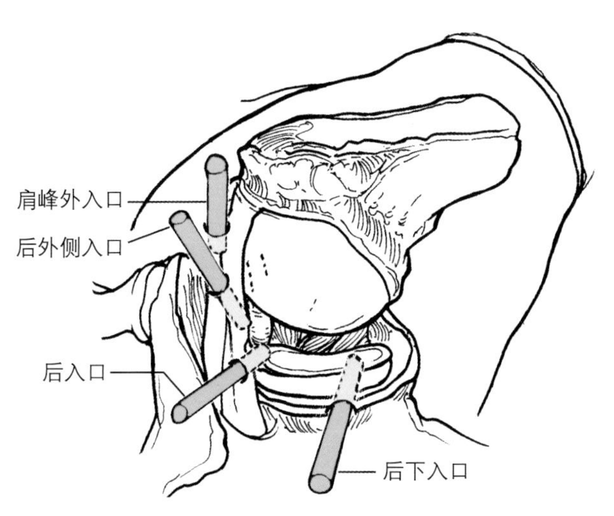

图15-3　后入路位置和方位

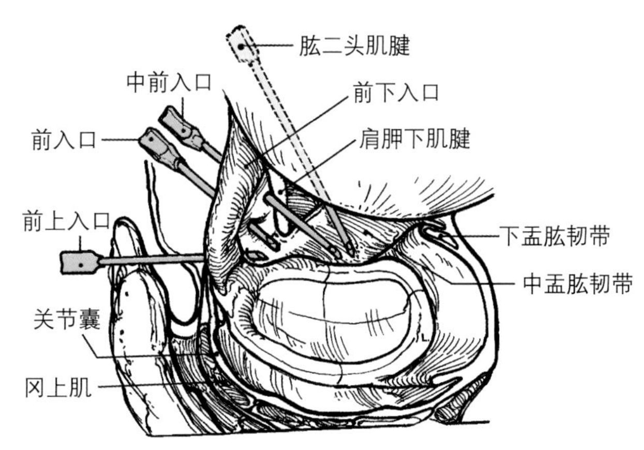

图15-4　后入路的关节镜视野

间隙并检查其位置。

从外到内技术使用的是直接观察，将一枚腰穿针经喙突的外侧置入肩袖间隙，然后将针取出，用11号解剖刀做1 cm皮肤切口。在直视下，将塑料套管和塑料套管针从前方穿过这个由上方的肱二头肌腱长头、外侧的肱骨头和下方的肩胛下肌腱围成的区域。要注意不要把入路设置在肩胛下的肌腱上（图15-6）。

标准外侧入路

标准外侧入路严格说是肩峰下间隙入路。选择该入路时，特别要注意腋神经的安全。腋神经距离肩峰约7 cm。要确定这个入路，可将食指置于锁骨后面和肩胛冈之间的窝内。从这个窝经肩峰外缘向外画一条线，大约2 cm，这是位于肩胛中部的线。用一枚腰穿针在直视下确定该入路。将针置于这个位置内，看见针头后进行操作，可以显示用这枚针头能够探到肩峰下间隙的全部区域。依靠术者的偏好，做一个1 cm的垂直和水平切口，用钝套针进入肩峰下间隙，然后再次检查位置是否正确。

上外侧入路

位于肩峰到喙突的连线上。将腰穿针斜行置入肩峰下间隙或关节。该入路对肩前部手术有用，在关节镜肩袖修补时对锚的安置和缝线的传递特别重要。

Nveviaser入路

也称肩胛上入路或锁骨上入路，该入路在肩锁关节后方和肩胛冈之间的窝内。常用于冈上肌前方肩袖损伤的修复和锁骨远端切除，还包括SLAP损伤和Bankart损伤的治疗。肩胛上神经和动脉横过肩胛上窝的底部，在入路内侧约3 cm处。

前下或5点钟入路

该入路多用于盂肱重建手术，如关节镜盂唇稳定术。该入路设置在前入路低点下方1 cm处，入路从肌皮神经的外侧和腋神经的上外侧通过。入路至肌皮神经22.9 mm，至腋神经24.4 mm。入路距三角肌胸骨凹10 mm以内，稍靠肩胛下肌联合腱下1/3的外侧。这个入路可用从内到外或从外到内的技术设置。

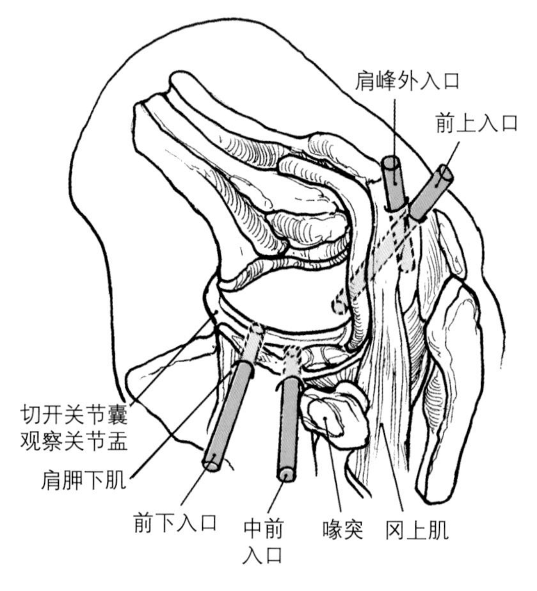

图15-5　前入路位置和方位

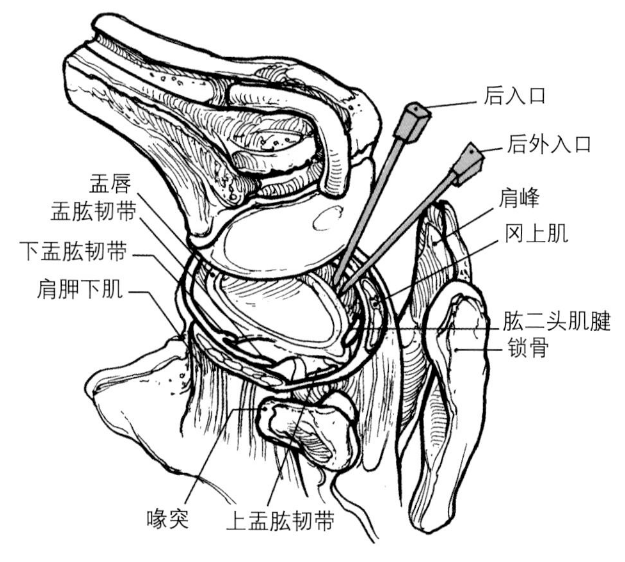

图15-6　前入路的关节镜视野

前外侧入路

在修复盂唇前上部撕裂时，对于锚的设置，前外侧入路较为方便，其位于肩峰前外侧1 cm。从这个位置探查盂肱关节不会损伤冈上肌腱。锚设置方法的最新进展是做一个小切口。锚套管比标准关节镜套管小。

Wilmington入路

该入路建立在肩峰后外侧角的前方约1 cm，外侧约1 cm。这个入路的建立需要在后侧盂肱关节入路的监控下完成。该入路用于肩盂后上1/4范围内的盂唇修复。在距肩峰后外侧角外侧1 cm、前方1 cm做皮肤切口，以45° 角进入做入路。通常在入口处无须置入套管，以免对冈下肌腱造成医源性损伤。用腰穿针在正确的方向上定位后，在直视下经皮设置固定装置。

后外侧入路或7点钟入路

该入路位于肩峰后外侧角下方2~3 cm，距离后入路外侧2 cm，将缝线或锚置入肩盂后下部有一定的难度，必须使用一个辅助后入路。Morrison等的选择是，设置在标准后入路下方2 cm约7点钟的位置。通过肩盂赤道的下方进入关节，易于对腋隐窝进行探查。自辅助后入路至腋神经的距离是3.7 cm，至肩胛上神经是2.9 cm，而Goubier等的选择则是将切口定于肩峰后1/3的外侧1.5 cm处。入路与腋神经间的距离是14.4~24.1 cm。该入路常用于反Bankart损伤的治疗。

■ 肩关节镜下正常结构

肱二头肌长头腱

是肩关节镜（shoulder arthroscope）进入关节腔后首先要鉴别的结构。该腱由上盂唇发出，跨过肱骨头延伸进入肱二头肌腱沟，肱骨头至关节盂之间为一条乳白色、光泽、平滑宽厚的索条，几乎垂直而行（与假设地平垂线呈10°~15° ），止于肩胛盂后上方的盂上结节，在此与盂唇相延续（图15-7），不应该有任何的磨损、粘连或部分撕裂。外展上肢时易看清肌腱向外至肱二头肌腱沟处，由滑膜围成形似火山口的腱鞘入口。当患者的手臂向外旋转以便于观察时，肱二头肌腱可以沿着前方的沟槽前进。

肱骨头和关节盂

观察完毕肱二头肌腱后，镜头退回至原处，在视野前上方可见有白色半球形光滑的肱骨头，即是肱骨头后1/3关节面，肱骨头由关节软骨覆盖，周围附着关节囊和肩袖。将镜头向上翻转可见一梨状窝形关节盂，约占肱骨头1/4大小（图15-8）。在盂的前方中央区有一浅沟称盂沟，为盂肱下韧带附着处的标志。此处可见肱二头肌腱走向关节盂缘的后上面。

盂肱韧带

位于关节囊滑膜壁内，个体形态差异较大，分上、中、下3条，由于肩关节内液压原因，盂肱韧带向前移位并靠近盂唇。盂肱上韧带附于肩胛盂的盂上结节、肱二头肌腱的前方，向外行止于肱骨小结节的顶端和中部，由于韧带位于黏膜深

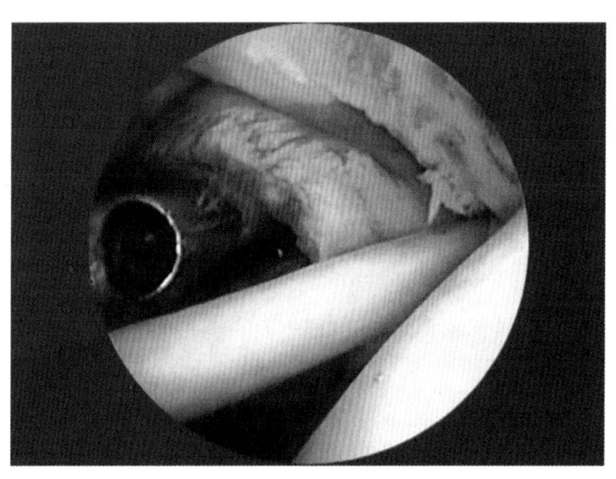

图15-7　肱二头肌腱

层，又常被肱二头肌腱遮盖，故不易显露，可在肱二头肌腱止于盂上结节处见到其纵行纤维索。盂肱中韧带从盂肱上韧带的下方，沿盂的前缘延伸至盂缘中下1/3的连接处，它与肩关节前下部分的关节囊相混合，并向外倾斜地越过肱骨解剖颈的前面，止于小结节附近。可在肩胛下肌腱的后面见到该韧带中部斜行纤维索（图15–9）。盂肱下韧带呈三角形，起于唇沟下方和内侧，止于肱骨外科颈下面，当臂外展时易见到。

肩胛下肌腱及隐窝

该肌腱在肩关节的前面位于盂肱上、中韧带之间，从盂肱中韧带后方交叉而过，镜下能看到肩胛下肌腱的后上缘。肩胛下肌腱隐窝或压迹为肩胛下肌滑液囊开口部位，其分布在盂肱中韧带上方者多见，下方少见，上下方均有者更少见。当关节镜头伸入隐窝内时，可见呈晚霞状的滑液囊开口。

肌腱袖

在肱二头肌腱外将镜头转向上方，并稍微转向肱骨头。在肱二头肌腱上方可清楚看到冈上肌腱及其止点。再将镜头稍向后退并转向后上方，则可见到冈下肌和小圆肌腱在肱骨头上的止点。

关节囊下壁

从关节盂下端向下，可见到肩胛下肌腱呈鹅毛扇状分支。当镜头向下前方推进时，见有花边状黏膜皱襞向关节腔内突出，说明镜头已进入关节囊下壁的腋袋内。

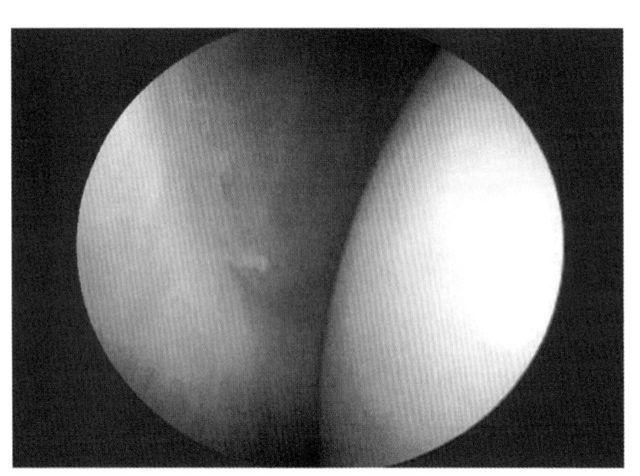

图15–8　盂肱关节

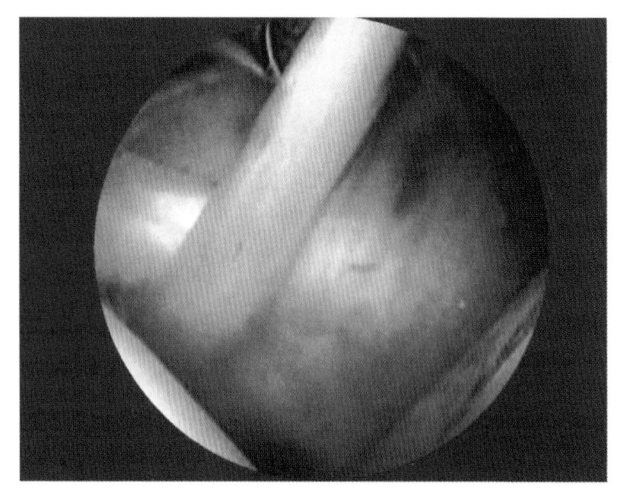

图15–9　盂肱中关节

腕关节镜临床解剖

腕关节镜检查因能直接观察到关节内病变，具有辨别病变程度和性质的卓越功能，可据此决定手术方案，适应于腕关节不稳的舟月、月三角韧带损伤，三角纤维软骨复合体（TFCC）损伤，骨软骨损伤，桡骨远端骨折，月骨无菌性坏死及关节内游离体摘除，创伤性关节炎，骨间韧带部分撕裂的关节清创术，滑膜切除术，关节镜辅助下舟骨骨折复位内固定术等。

腕关节镜入路解剖

因腕掌侧有重要的神经、血管，所以腕关节镜入路均位于腕背侧（图15-10）。

1-2入路

位于拇长伸肌腱、拇长展肌和拇短伸肌腱之间，该入路应用机会较少，但可以很好地显示桡骨茎突、舟骨远端及掌侧桡韧带。TFCC缝合、桡骨茎突切除、腱鞘囊肿镜下切除等手术可采用。

3-4入路

位于拇长伸肌腱与指伸肌腱之间，桡骨Lister结节尺侧上方，呈15°掌侧倾斜穿刺，注入5~10 mL生理盐水以充盈关节，使仪器容易置入关节内。通过横向或纵向3 mm皮肤切口创建该入路，应注意切开皮肤时，只需将皮肤轻轻地拉到固定刀片尖端即可，皮肤仅切到真皮下，以避免横断伸肌腱。小切口既可使套管进入周围有良好软组织的关节，又可避免在手术中因倒换器械而出现的液体外渗。套管刺入后，再沿桡骨远端关节面掌倾角伸入桡腕关节以减少软骨面的医源性损伤。

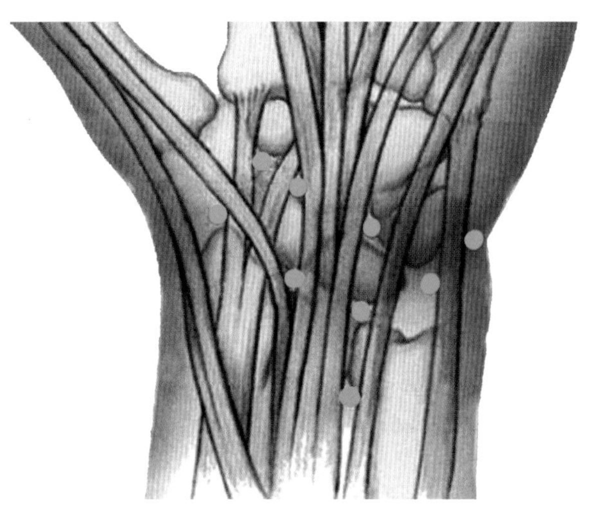

图15-10 腕关节镜入路（圆点处）

4-5入路

位于指伸肌腱与小指固有伸肌腱之间，是最常用的器械工作通道，可用于放置关节镜仪器，如探头或滑膜切除器。该入路也可作为检查入路，用于观察尺骨结构，如三角韧带、三角骨及三角纤维软骨复合体。该入口处有一条走行较为恒定的腕背静脉通过，尽量避免损伤。

6R入路

位于尺侧腕伸肌腱桡侧，常用作关节镜入水或出水通道。该入口可通过关节镜透照法建立，是观察月三角骨韧带、腕背侧腱鞘囊肿切除的较好入口。只需切开皮肤，用小的弯血管钳进行钝性解剖，以减小损伤神经的风险。该入路可到达三角纤维软骨复合体尺骨附件远端的腕关节。

6U入路

位于尺侧腕伸肌腱尺侧，可作为关节镜入水或出水的通道。入口建立时应注意避免损伤尺神经。

建立入口时，先确定入路标志，用尖刃刀片轻轻划开皮肤，钝性分离皮下组织，注意防止损伤神经皮支（图15-11）。

腕关节镜下正常结构

桡腕关节

常用3-4入路、4-5入路、6R入路或6U入路。从3-4入路进入，一般先从桡侧观察，找到舟骨近端与桡骨下端关节面后关节镜向外侧轻轻移动，便可以全面观察桡骨远端关节面，包括桡骨茎突、舟骨及桡侧关节面和关节囊。前后移动关节镜可观察到掌侧韧带、桡舟头韧带、桡月三角韧带。然后将关节镜向尺侧移动，检查月骨及三角纤维风软骨复合体。从4-5入路进入可更清楚地观察三角软骨、尺月韧带、尺三角韧带、月三角韧带。从4-5入路插入，6U入路常作为排出通道，可见到的正常结构如图15-12~17。

腕中关节

关节镜通过桡侧腕中关节入路进入关节内，从桡侧开始观察舟骨、大多角骨、小多角骨，并能观察到月骨、三角骨、头状骨。能对舟骨骨折予以确认，并可对舟月韧带和月三角韧带损伤引起的不稳定做出判断，可见到的主要结构如图15-18~21。

桡尺远侧关节

分远侧、近侧入路。远侧入路可观察到远侧桡尺关节远侧与TFC的近侧面，近侧入路能观察到该关节的近侧面。

桡腕关节的病变像如图15-22。

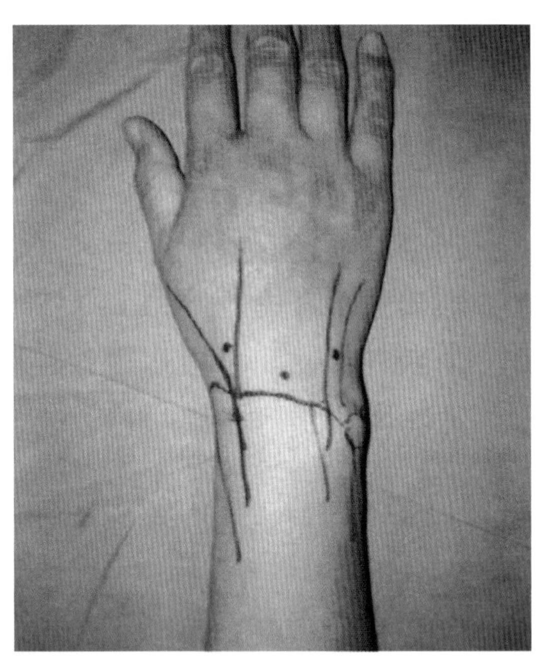

图15-11　腕关节镜入路标志

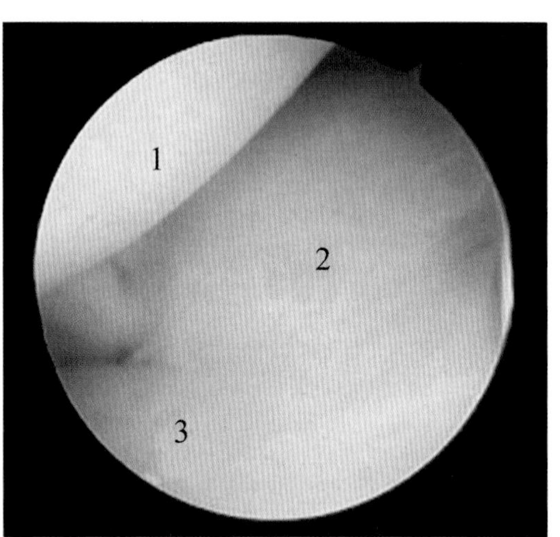

1.月骨；2.三角纤维软骨复合体；3.桡骨。

图15-12　腕关节镜下结构

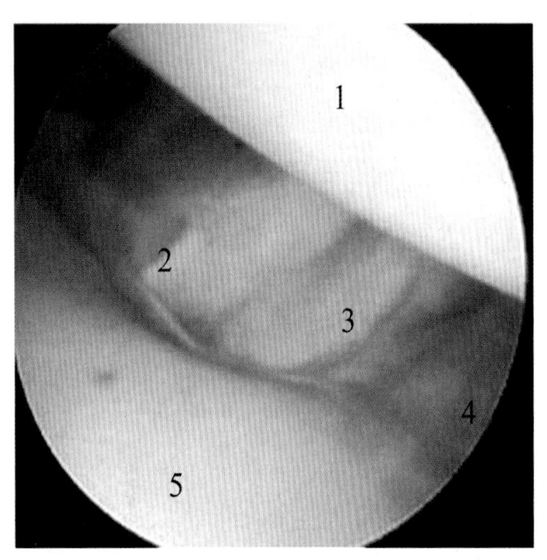

1.舟骨；2.桡舟头韧带；3.桡舟月韧带；4.桡月韧带；5.桡骨。

图15-13　腕关节镜下结构

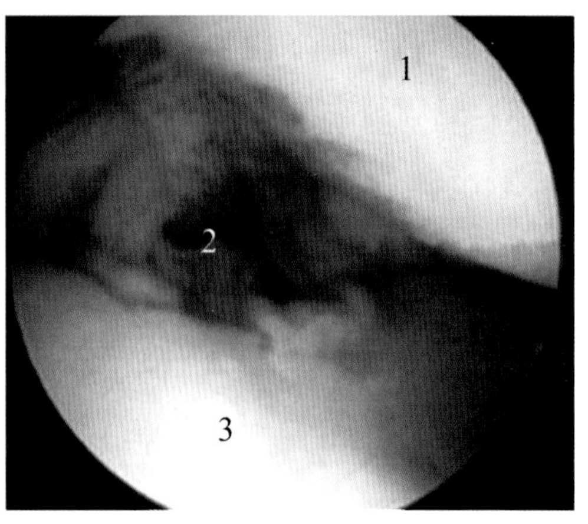

1.月骨；2.桡舟月韧带；3.桡骨。

图15-14　腕关节镜下结构

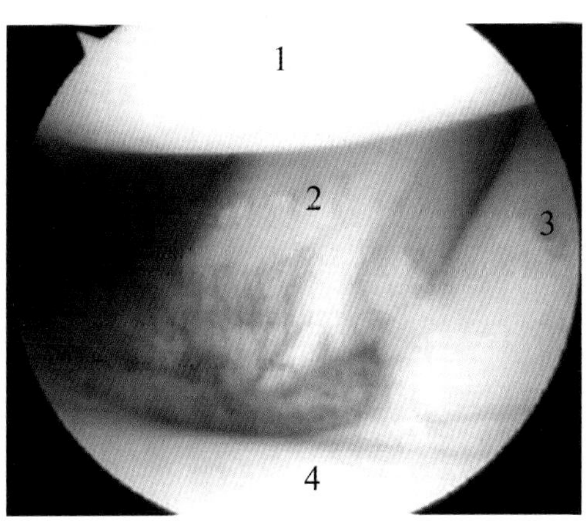

1.舟骨；2.桡舟头韧带；3.长桡月韧带；4.桡骨。
图15-15　腕关节镜下结构

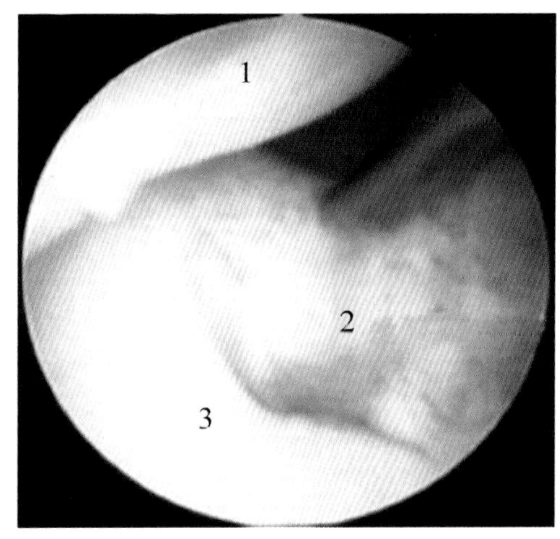

1.月骨；2.尺三角韧带；3.三角纤维软骨盘。
图15-16　腕关节镜下结构

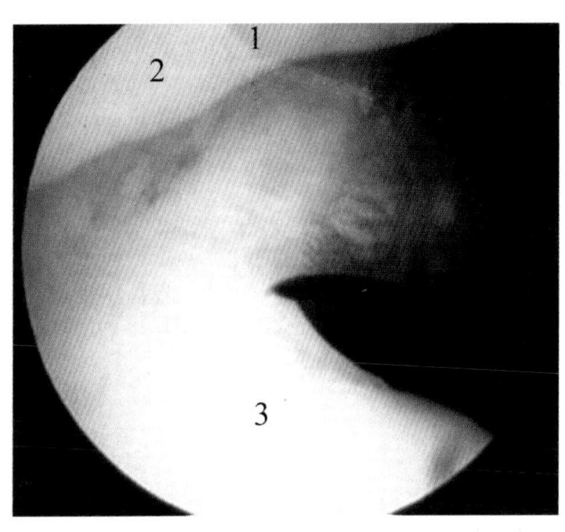

1.三角骨韧带；2.月骨；3.三角纤维软骨盘。
图15-17　腕关节镜下结构

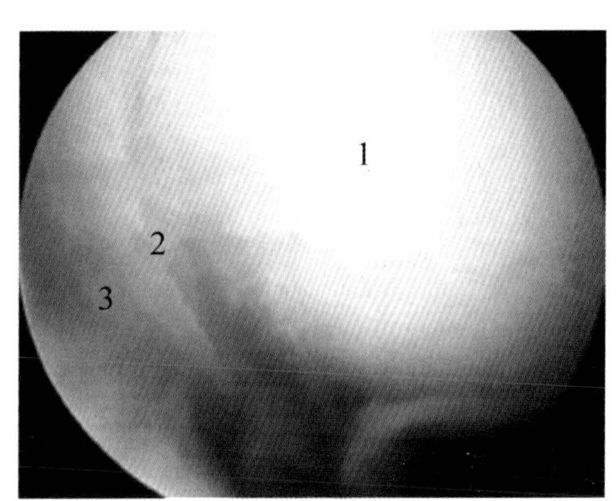

1.舟骨；2.背侧舟月韧带；3.月骨。
图15-18　腕关节镜下结构

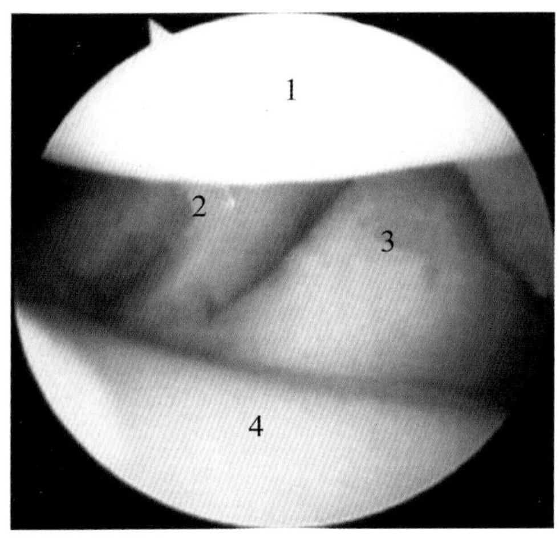

1.舟骨；2.桡舟头韧带；3.长桡月韧带；4.桡骨。
图15-19　腕关节镜下结构

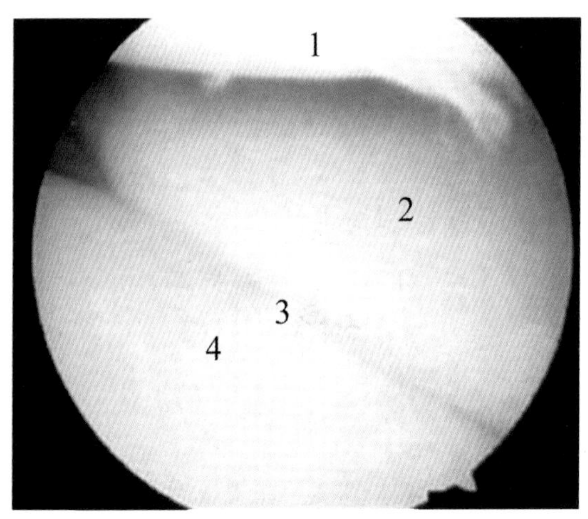

1.头状骨；2.月骨；3.舟月韧带；4.舟骨。
图15-20　腕关节镜下结构

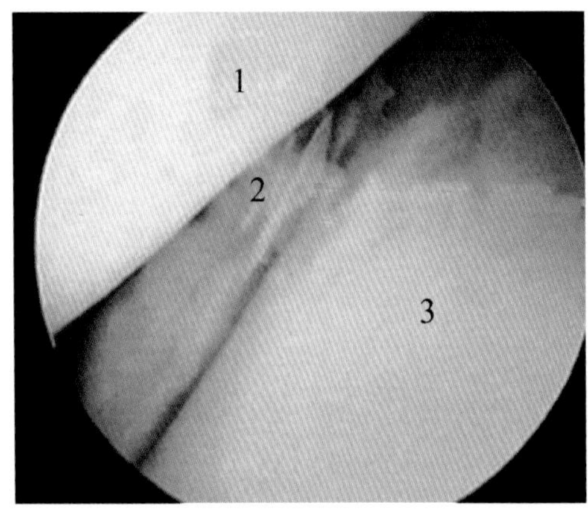

1.头状骨；2.舟头韧带；3.舟骨。

图15-21　腕关节镜下结构

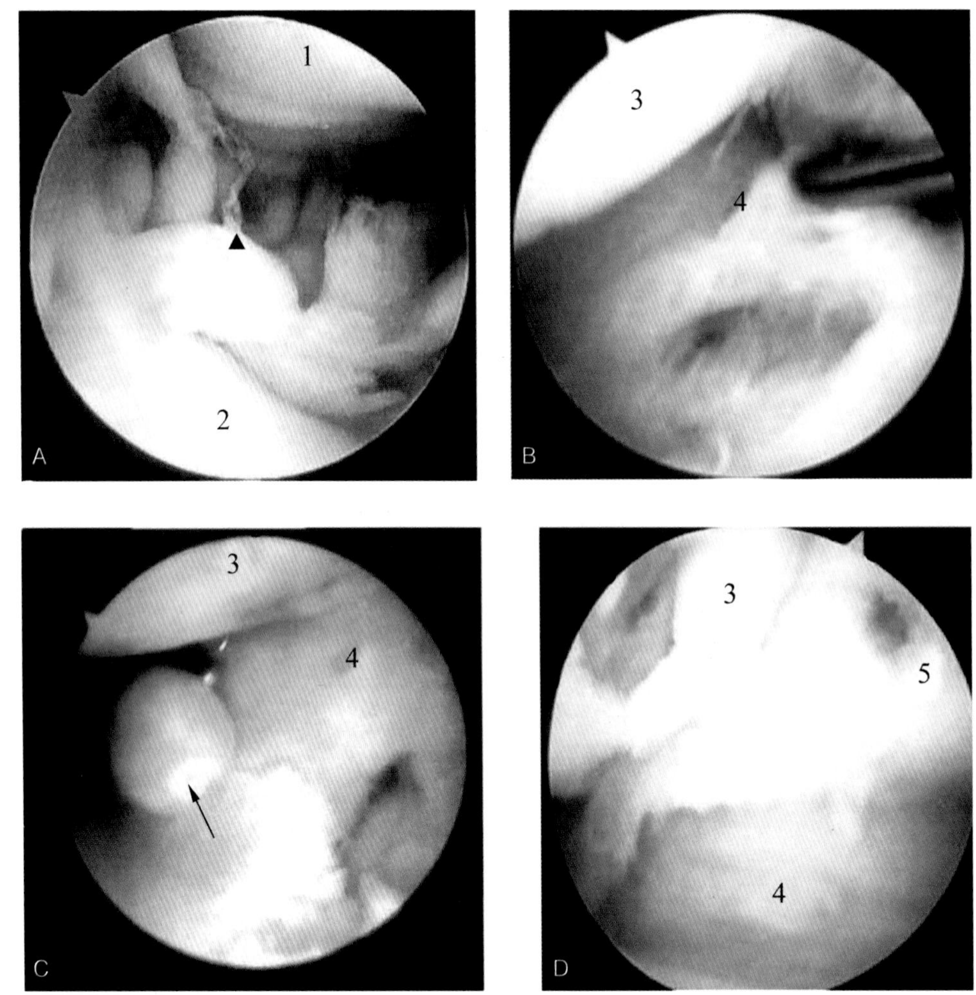

1.舟骨；2.桡骨；3.月骨；4.三角纤维软骨；5.三角骨。

图15-22　常见桡腕关节病变

A.滑膜组织增生（▲）；B.三角纤维软骨中心撕裂；C.关节内游离体（↑）；D.月骨、三角软骨软化

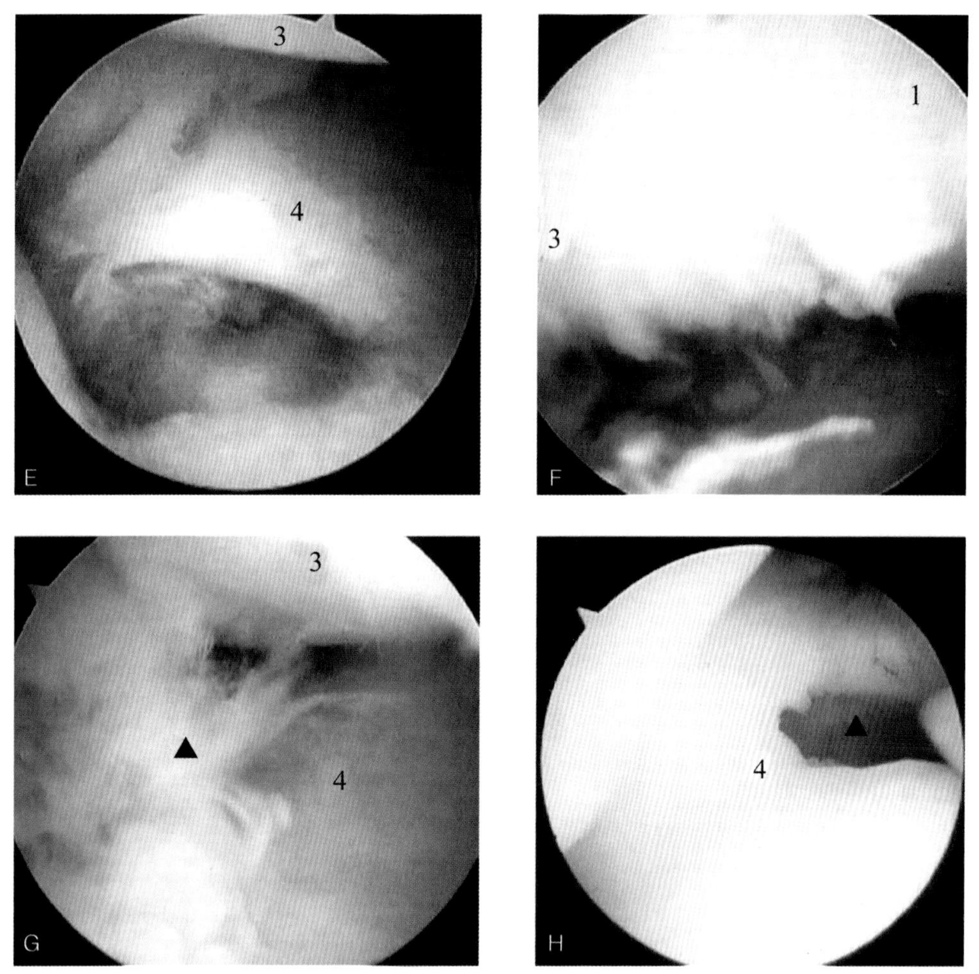

1.舟骨；2.桡骨；3.月骨；4.三角纤维软骨；5.三角骨。

图15-22（续） E.月骨无菌性坏死；F.变形性关节炎；G.骨间韧带撕裂（▲）；H.三角纤维软骨损伤（▲）

髋关节镜的应用解剖

髋关节是一深在的杵臼关节，髋臼对股骨头的包容较好，周围肌肉组织丰富，韧带交错，并与髋及股部的重要神经、血管紧邻，对髋关节镜（hip arthroscope）的应用造成一定困难。髋关节镜诊疗术需在牵引床上施行，采用全身麻醉以利于充分牵引患侧下肢暴露头臼间隙。一般来说，患者体位依术者个人经验而定，采用仰卧或侧卧位均可，以术者操作方便为原则。

■ 髋关节镜入路解剖

仰卧位

可利用前入口、前外侧入口和后外侧入口。

1. 前入口　在髂前上棘以远平均6.3 cm处，在进入前关节囊之前，先穿过缝匠肌和股直肌的肌腹。 股外侧皮神经在前方入路水平，分成 3~4 个分支。前方入路与这些分支的距离通常在数毫米之内。由于神经有多个分支，所以在改变入路位置时难免碰到神经；不过通过仔细的操作可以避免神经损伤（图15-23）。特别需要注意的是，如果皮肤切口过深，很容易伤及皮神经分支。前方入路在从皮肤到关节囊的行进中，几乎垂直于股神经轴线，在关节囊水平则更为接近，距离为3.2 cm（图15-24），旋股外侧动脉的升支与前方入路的关系有一定变异，但一般位于前方入路下大约3.7 cm处（图15-25）。通过一些尸体标本确认，在关节囊周边数毫米处有该动脉的一支终末动脉，在前方入路注意避免造成血管损伤。

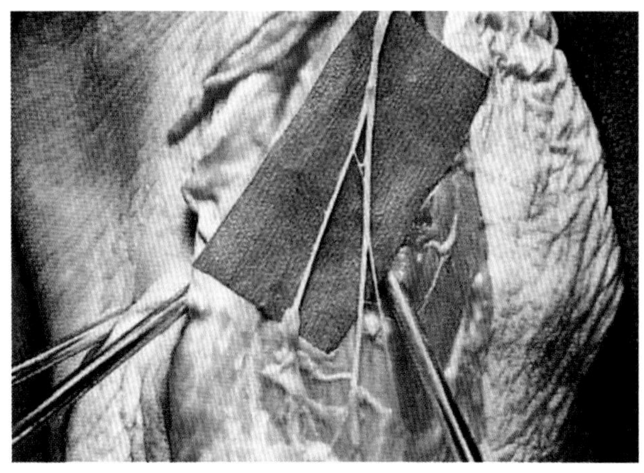

图15-23 前入口与股外侧皮神经分支的毗邻关系

2. 前外侧入口 首先建立前外侧入路，此入路比较安全。前外侧入路在关节囊外侧面的前缘穿过臀中肌。在此部位，与前外侧入路关系比较密切的唯一结构是臀上皮神经，该神经出坐骨窝后，由后向前横向走行，经过臀中肌的深面。该神经与前后两个外侧入路的距离差不多（图15-26），为 4.4 cm。在X线透视引导下，用 0.15 m（6in）长的17号穿刺针做前外侧穿刺，在穿刺针刺入关节腔内时，由于髋关节牵开后出现的真空现象，液体可被主动吸入关节腔内，这可以确认穿刺针已在关节囊内，然后注入40 mL液体扩充关节腔。穿刺针经前外侧入路进入关节腔时常常会穿透髋臼盂唇，进针时可以体会到穿透盂唇比穿透关节囊的阻力更大。如果穿刺针穿透盂唇，简单的处理方法是在关节扩充后将针退出，然后在盂唇水平之下重新进入关节囊。如果不认识到这一点，套管会造成盂唇损伤。手术器械穿入髋关节时，需要穿过臀中、小肌，一旦穿过关节囊，即可感到“落空感”。如果在穿入关节囊前碰到骨质，说明器械太靠上碰到了髋臼的外壁，若太靠下则容易碰到股骨头。连接关节镜和进水管，在关节镜直视下置入关节镜的工作套管和刨削或射频汽化刀头，清理增生肥厚、充血水肿的滑膜组织和剥脱浮起的软骨片，修整股骨头和髋臼的软骨创面。

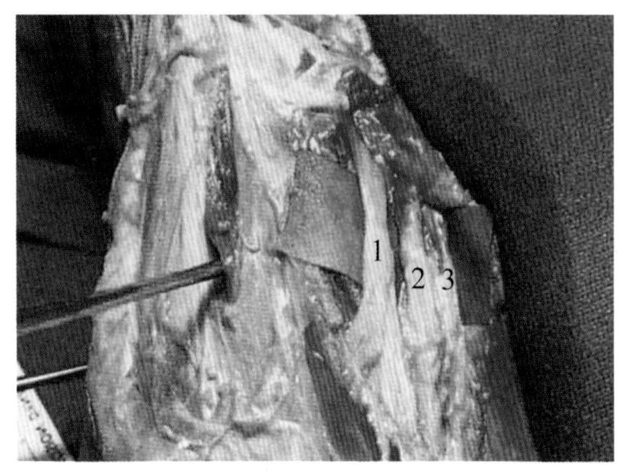

1.股神经；2.股动脉；3.股静脉

图15-24 前入口穿过缝匠肌肌腹的关系

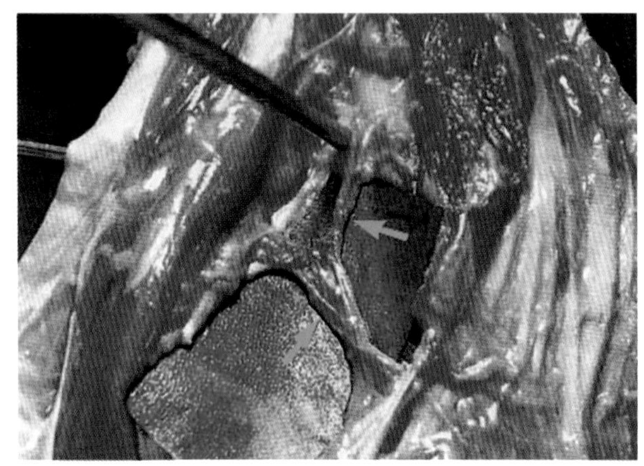

图15-25 旋股外侧动脉的升支（箭头）在前入口远端斜行向上

3. 后外侧入口　建立后外侧入路时，穿刺针在到达外侧关节囊后缘之前要穿过臀中肌和臀小肌，走行于梨状肌的前上方，在关节囊水平与坐骨神经毗邻，与神经外侧缘的距离为2.9 cm，将关节镜的镜头向后旋转，就可以看到后盂唇下方的进入部位（图15-27）。在关节镜监控下建立入路，可以确保器械不会偏离方向或进入后方，从而保护坐骨神经免受伤害。同样，采用后外侧入路时，要保证髋关节处于中立位。髋关节外旋会使大转子向后移位，大转子是主要的解剖标记，如果后移会增大损伤坐骨神经的风险。

侧卧位

侧卧位主要选外侧入路，该入路从皮肤可径直向下到达关节。重要的血管神经与入口位置距离较安全。全麻或硬膜外麻醉后，患者取仰卧位。将足固定在牵引架上。髋关节处于轻度外展、屈曲和外旋位以便关节囊松弛。会阴柱抵于两腿中间会阴区，抵住患侧大腿的内侧面并向外推，产生一个轻度向外的对抗牵引力，使会阴柱远离横跨坐骨的阴部神经分支。在大转子附近将长穿刺针在预定的切口部位穿入以保证切口位置准确，切口远离重要血管神经会比较安全。股外侧皮神经的分支与前方切口的距离较近，但切口对神经并不构成危险。施加足够的牵引力，至少牵开髋关节12 mm，并由X线透视确认，必要时可增加牵引力量。牵开髋关节后，将长穿刺针经大转子前缘插入，经股骨颈上方进入关节腔。穿透关节囊时会有明显的突破感，之后髋臼会阻挡穿刺针的进入。此时需要通过X线影像增强器确认穿刺针的位置。如果还没有进入关节内，应在X线透视下进入关节。术者应调整视频摄像系统，使荧光屏上出现的关节镜图像与患者解剖位置的图像相对应，经外侧入口可直接见到髋臼。待手术器械插入关节后，将牵引力减小至22.68~34.01 kg，当牵引力达到更安全的水平后，关节依然保持牵开状态，这是因为肌肉已经处于松弛状态。

髋关节镜下正常结构

各入口都有其最合适的观察范围。前外入口最适合观察髋臼前壁及前盂唇（图15-28）；后外入口最适合观察髋臼后壁及后盂唇；前侧入口最适合观察外侧盂唇及其关节囊返折（图15-29~31）。髋臼窝和圆韧带在3个入口从各自不同的角度均能观察到。而髋臼下部、圆韧带下方的股骨头、下部关节囊及髋臼横韧带在关节镜下的显示不十分充分。如果在 30° 关节镜下不能

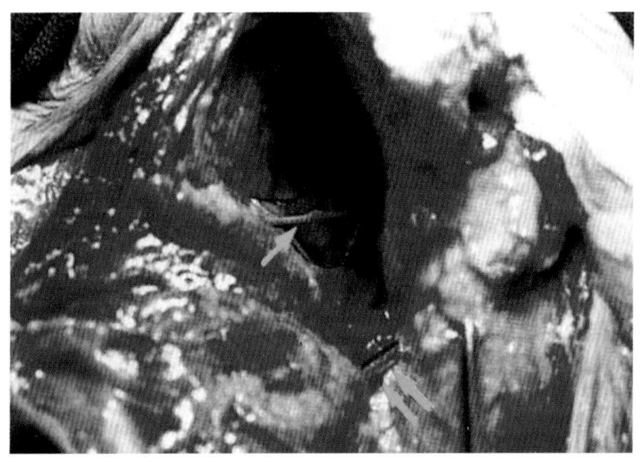

图15-26　臀上神经（箭头）与前外侧入口的毗邻关系（双箭头）

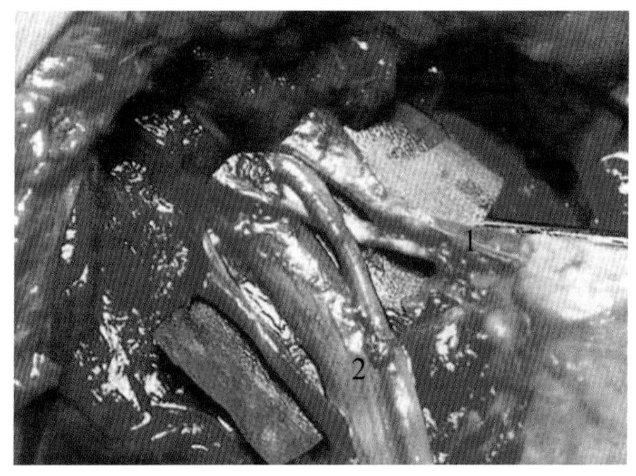

图15-27　后外侧入口与梨状肌腱、坐骨神经的毗邻关系

很好地观察髋臼的边缘和盂唇，可以使用70°关节镜。一般来说，关节囊被切开后，如果有开槽的套管，弯曲器械进入关节会更加方便。为了观察髋关节的周缘及关节囊部分，应将关节镜向回抽，然后减少牵引拉力，直到股骨头回到髋臼内。新型射频消融刀不仅能够切除滑膜，还能使组织变得平整。清理和切除关节囊开口处的滑膜组织，能比较清楚地观察到股骨头、颈部和髋臼的病变。手术器械和关节镜可在各入口相互交换。通过髋关节的旋转、外展、内收、屈曲和伸展，术者可观察髋关节全貌。较大骨刺可能会阻挡前方入口，但大粗隆后侧面的入口不会被阻挡，可通过该入口顺利地进入髋关节。使用后方入口的最好方法是使患者侧卧。关节镜经后方入口插入关节，经关节镜套管注入液体扩张髋关节。 利用髋前方入路，即可通过关节镜看到骨刺。借助于 X 线影像增强器，术者可以将电动刨刀插到骨刺下，清理软组织直到看到刨刀尖。一旦有空隙，即可使用射频消融刀加快清理过程。然后插入电动磨钻，直视下磨除骨刺，去除骨刺

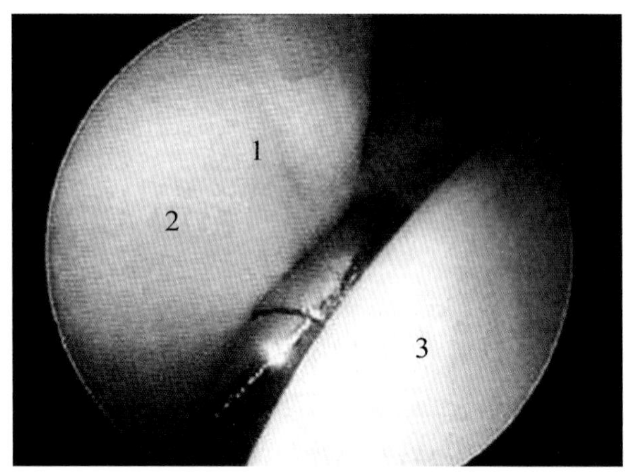

1.外侧壁；2.外侧盂唇；3.股骨头。

图15-28　关节镜外入口观察右髋关节

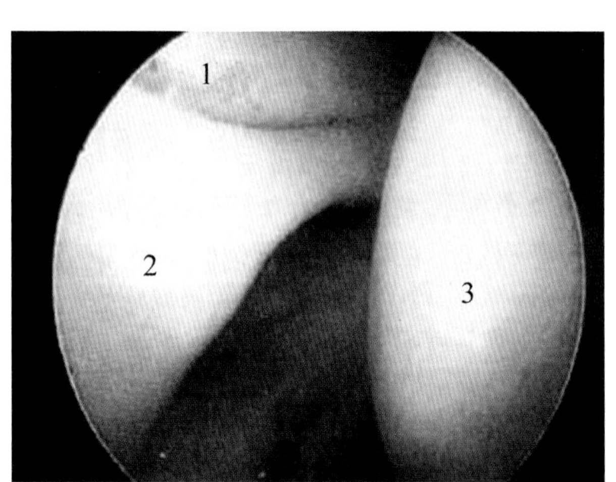

1.外侧壁；2.外侧盂唇；3.股骨头。

图15-29　关节镜后外入口观察右髋关节

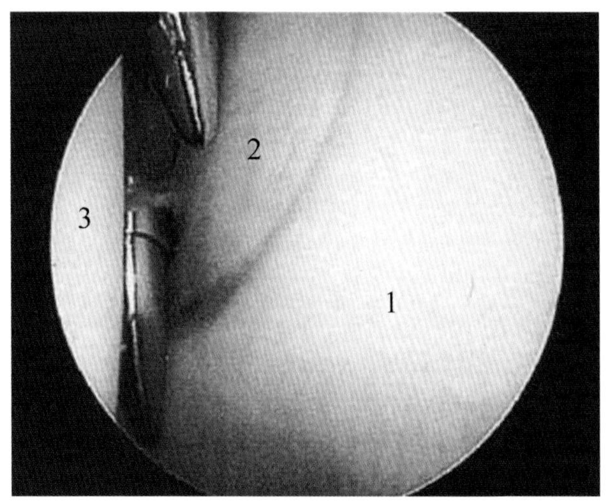

1.外侧壁；2.外侧盂唇；3.股骨头。

图15-30　关节镜前入口观察右髋关节

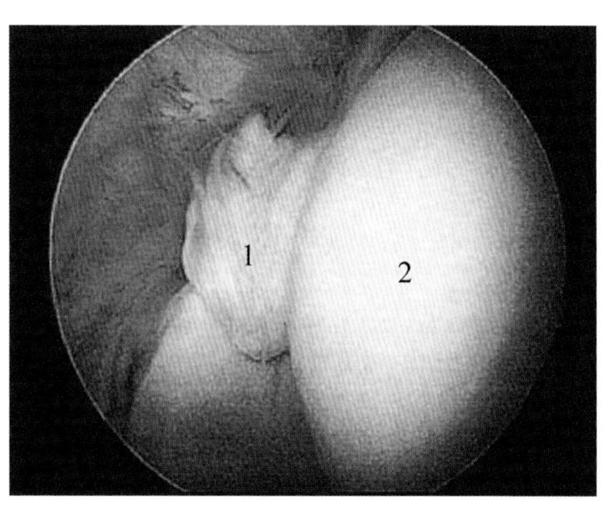

1.圆韧带；2.股骨头。

图15-31　关节镜下髋臼

后，可采用前方入口。通道建立完成后，可以在其间互换手术器械和关节镜，以便于髋关节的系统检查和关节镜手术操作。用30° 和 70°关节镜，内旋和外旋髋关节能够很准确地观察到髋臼的上方负重区的滑膜、圆韧带，以及髋臼盂唇的前、后和外侧面，股骨头负重关节面。前外侧入路最适宜观察髋臼前壁和前盂唇，后外侧入路最适宜观察髋臼后壁和后盂唇，前方入路最适宜观察外侧盂唇及关节囊反折部。髋关节镜外侧入路安全简便，器械操作方便，用关节镜可以观察整个关节腔，且手术器械能探及全部关节。

膝关节镜临床解剖

膝关节大而表浅，前面和外侧面无重要血管、神经，最适于关节镜的应用。诊断准确率高、并发症少、术后恢复快，使膝关节镜的应用在最近成为西方国家和我国大中型医院骨科最常见的手术。

■ 膝关节镜入路解剖

膝关节镜（knee arthroscope）常用的手术入路有以下几种（图15-32）。

前外侧入路

是放置镜头的标准入路。前外侧入路位于髌腱外缘外侧0.5 cm，胫骨平台上缘上方1.0 cm处，即髌腱外缘、股骨外侧髁缘和胫骨平台缘3条边构成的三角形之中心点附近，为常规入路。也可通过将拇指尖端放置于Gerdy结节上方的凹陷处来定位，切口即在指甲上方。将患肢放于手术台侧，屈膝45° 左右，使髌腱轮廓清晰。按照定位点，关节镜套管穿刺，方向对准髁间窝，旋转进针。

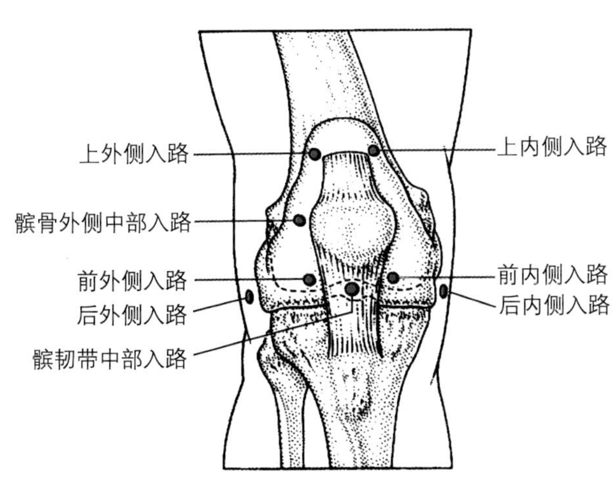

图15-32 膝关节镜常用手术入路

髌上外侧入路

在髌骨上缘上方1.0 cm，水平向外至股四头肌腱外缘线交叉点。可作为入水口或用于观察内侧滑膜皱襞、髌股关节、滑车和脂肪垫等前膝结构，亦可作为外侧支持带松解术的定位标志。通过该入路能很好地观察外侧沟的近端部分。和髌上内侧入路一样，一般用于前侧滑膜切除和膝关节前侧损伤的治疗。

后外侧入路

屈膝90° ，入点位于股二头肌腱与髂胫束之间的关节线上。该入路用于夹取关节游离体、关节后外间隙结构探查、观察籽骨及滑膜切除术。

前内侧入路

是放置操作仪器的标准通路，建议在关节镜可视下建立入路，通过经皮光照避免损伤血管和神经。入点位于髌腱内缘内侧0.5 cm，胫骨平台上缘上方1.0 cm。因内侧间隙不易触摸，故最好在关节镜的监视下，于该点用注射器针头刺入关节内，位置恰在半月板之上，顺此针的方向，用尖刀片刺入关节。由此入口放入辅助器械或作为关节镜检查的交换入路。实际操作时，有时该入路需要做适当调整。通过该入路镜下可见内侧髌股斜面、后内侧间隙、外侧半月板的前1/3及前交叉韧带的股骨附着点。

髌上内侧入路

入口在髌骨上缘上方1.0 cm，向内至股四头肌联合腱内缘线的交叉点。也可作为入水口和滑膜切除术的辅助入口。和髌上外侧入路一样，一般用于前侧滑膜切除和膝关节前侧损伤的治疗。

后内侧入路

屈膝90° 时，入口在内侧副韧带后方的后内关节间隙和股骨内髁后缘下方。用穿刺针穿过透光的皮肤，有水流出，说明针头在关节内。然后沿针刺方向纵向切开皮肤，用带锐芯的套管刺入，指向髁间窝即可刺入后内侧关节囊。此法可避免隐神经损伤。该入路适用于后内关节腔的游离体摘除、内侧半月板后角探查及后交叉韧带的检查。

中央入路

入口位于髌腱正中，胫骨平台上方10 cm，髌骨下缘下方1.0 cm。屈膝90° 时，用锐穿破器穿刺，并纵向分开髌韧带纤维，进入关节腔。该入路主要用于两种操作：①作为三点式半月板切除术的辅助入路，可使手术更加方便快捷；②用于清理胫骨髁间骨折。

膝关节镜下正常结构

完整系统的观察是正确进行膝关节镜诊断和治疗的保证。关节镜检查一般按以下步骤进行：髌上囊（图15-33）→髌股关节（图15-34）→髁间窝→膝关节的内侧间隙（图15-35）→外侧间隙（图15-36）→外侧隐窝（图15-37）→内侧隐窝（图15-38）。

首先，膝关节取伸直位。从膝关节髌上囊（髌骨上级3~5 cm的区域）顶部开始，关节镜边后退边观察。可以见到红色的股四头肌附着处与滑膜移行部。需要仔细地观察髌上囊滑膜和皱襞的厚薄、颜色、色泽和有无渗出物（图15-

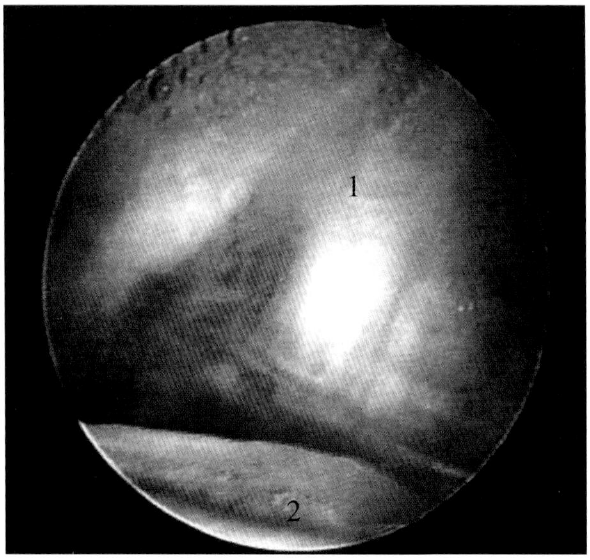

1.股四头肌；2.股骨髁间滑车。

图15-33　髌上囊

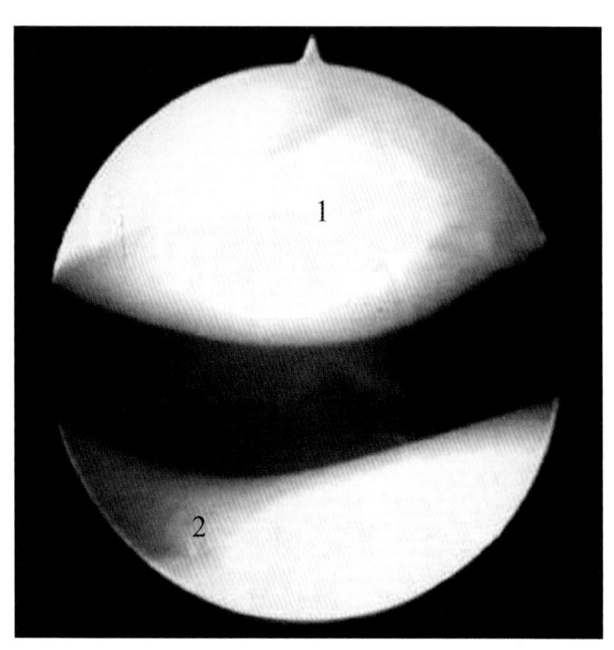

1.髌骨；2.股骨髁间滑车。

图15-34　髌股关节

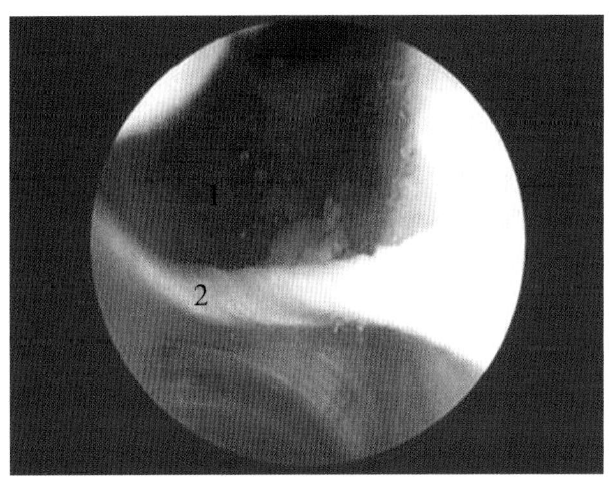

1.滑膜；2.滑膜皱襞。

图15-35　内侧间隙

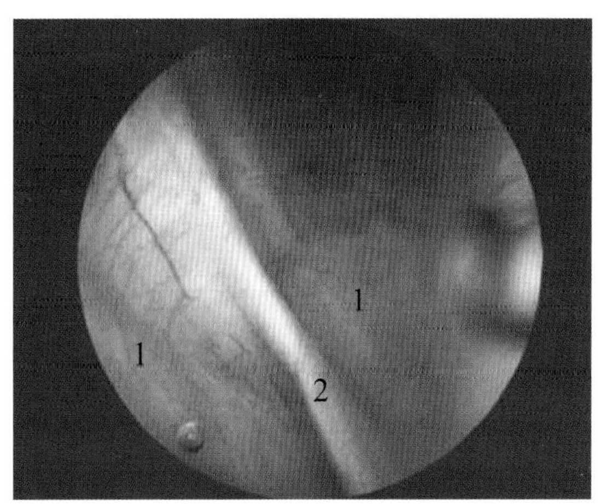

1.滑膜；2.滑膜皱襞。

图15-36　外侧间隙

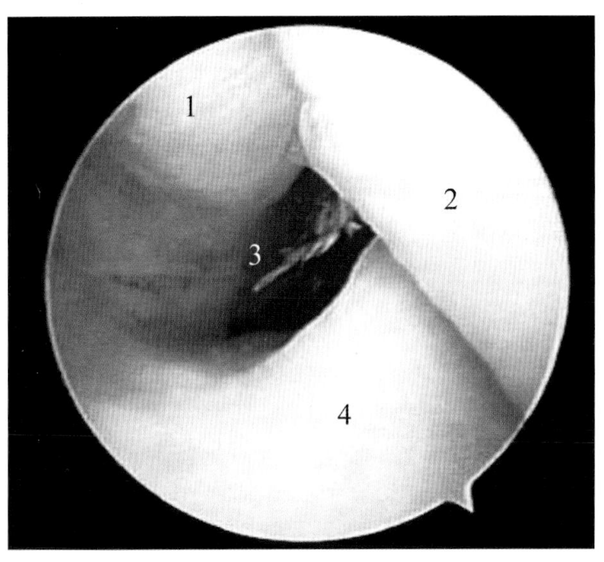

1.腘肌腱；2.股骨髁；3.腘肌腱裂孔；4.外侧半月板后角。

图15-37　外侧隐窝

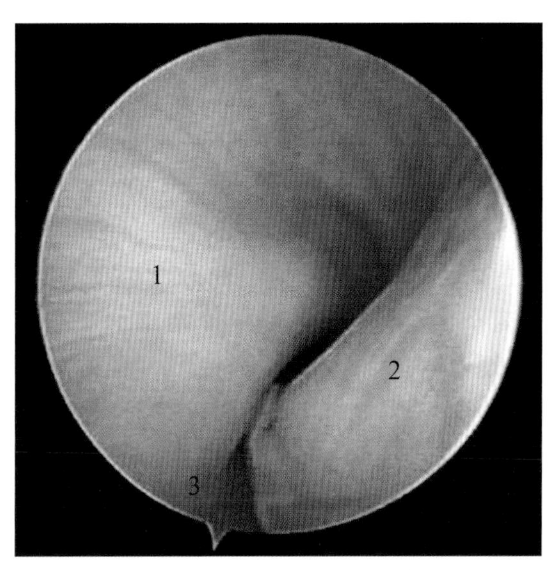

1.内侧关节囊；2.股骨内髁；3.内侧半月板。

图15-38　内侧隐窝

39）。在80%的膝关节中，可见到内侧和外侧的月牙形滑膜皱襞（plicae）在髌上囊与固有膝关节腔交界处突入关节内；在50%的膝关节内，滑膜进一步折叠，形成内侧襞（medial plica）或褶（shelf），如果此襞较大，可周期性地被髌骨和股骨髁挤压，这是造成膝关节前部疼痛的原因。在髌骨的内侧面和股骨内侧髁之间，可清楚地观察内侧襞。

将镜头后退至股骨滑车，并旋转向上，可检视整个髌股关节。髌股关节位置需要观察的结构包括髌骨的关节表面和滑车。髌骨呈上宽下窄的三角形。滑车结构变异性较大，并且股骨的前倾会影响髌骨在其切迹中的方向及其运动轨迹。将关节镜在关节腔内从一边移至另一边的活动，并从外面推动髌骨，可观察髌骨中央嵴、内外髌骨面和上下极。观察股骨髁关节软骨情况，髌骨有无侧方移位，关节间隙有无不等宽。然后术中屈伸膝关节，以观察髌股关节的吻合关系。

关节镜沿股骨滑车下移并逐渐屈膝，即可进入髁间窝和内侧间隙。髁间窝可见前交叉韧带的全貌、后交叉韧带股骨髁止点（图15-40）、髌下脂肪垫及滑膜韧带。仔细地观察前交叉韧带的走行、表面光泽，并注意其附着点（图15-41）。前交叉韧带长3~4 cm，宽约11 mm，起源于外侧股骨髁的后内侧，表面光滑，边缘平整。前交叉韧带的胫骨附着点呈椭圆形，位于外侧半月板前角附着位置内侧，并且前交叉韧带的纤维可能与外侧半月板的附着点相混合。后交叉韧带通常被一层脂肪滑膜覆盖，附着于胫骨平台以下1.5~2.0 cm处。长约38 mm，直径13 mm。必要情况下可以使用后内侧入路，在胫骨平台下方10~15 cm位置观察后交叉韧带胫骨止点。内侧间隙中需要认真观察内侧半月板的情况（图15-43）。半月板的体部和前角较容易观察（图15-

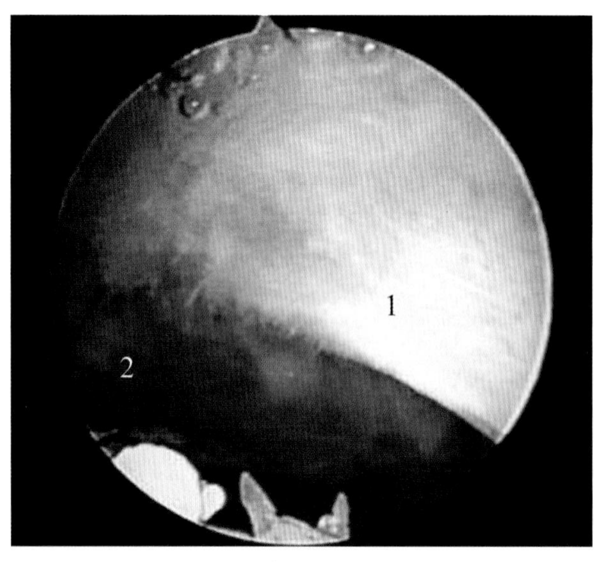

1.髌上滑膜皱襞；2.股四头肌。
图15-39 髌上囊滑膜皱襞

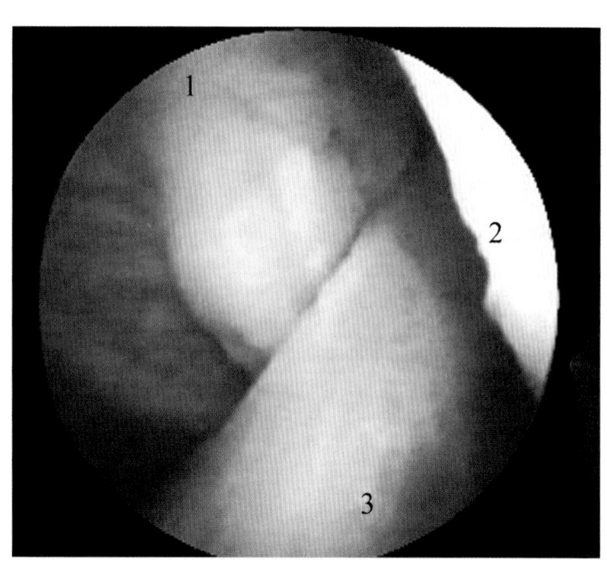

1.后交叉韧带；2.髁间窝；3.前交叉韧带。
图15-40 交叉韧带

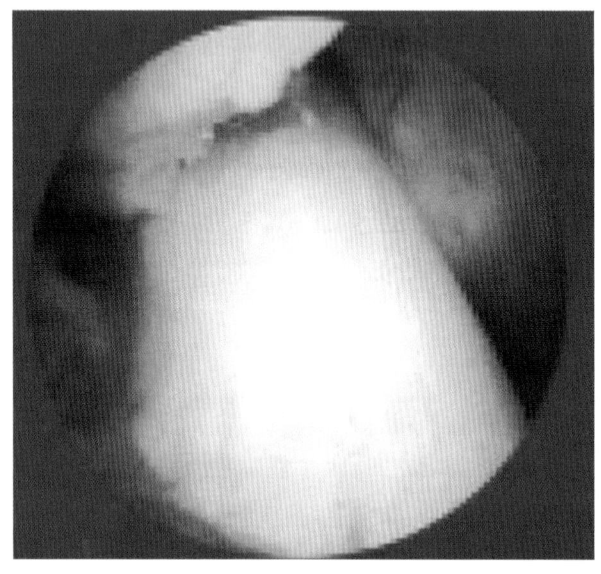
图15-41 前交叉韧带

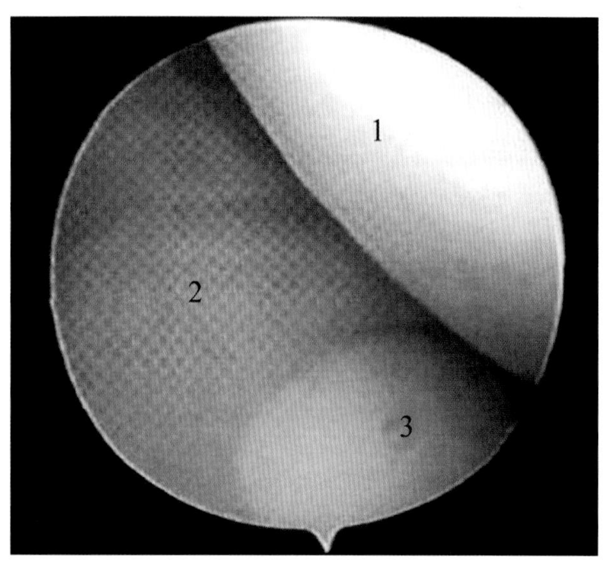

1.股骨内髁；2.内侧半月板；3.胫骨内侧平台。
图15-42 内侧半月板

43，44）。内侧半月板的后角（图15-45）较难观察，术中可通过屈曲膝关节20° 外翻位，自膝关节前外侧入口观察内侧半月板后角，并用探针检查。

外侧隐窝是位于股骨外侧髁与关节外侧壁之间的间隙，自上而下观察，直至清楚地看见腘肌管为止。该管开口的外侧界为滑膜，内侧界是外侧半月板并有腘肌腱通过。此处是游离体最常见的隐藏处。当观察到腘肌管的开口时，如有可疑，可在膝关节的外面按摩此管。在腘肌管的前方可检查半月板滑膜连接部。

膝关节置于“4”字位，通过膝关节前外侧入路，可观察外侧半月板的全貌（图15-46）。正常的内侧半月板游离缘呈波浪状。可用探针探查半月板的上、下面，用探针牵引半月板，以检查其稳定性。中国人盘状半月板好发于外侧。完全型盘状半月板无破裂时可以完全覆盖胫骨平台，临床上可被误认为外侧半月板阙如。关节镜

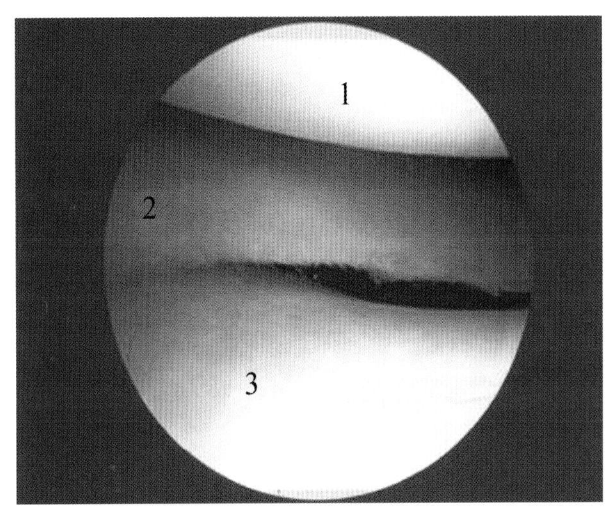

1.股骨髁；2.半月板；3.胫骨平台。

图15-43　半月板体和后部

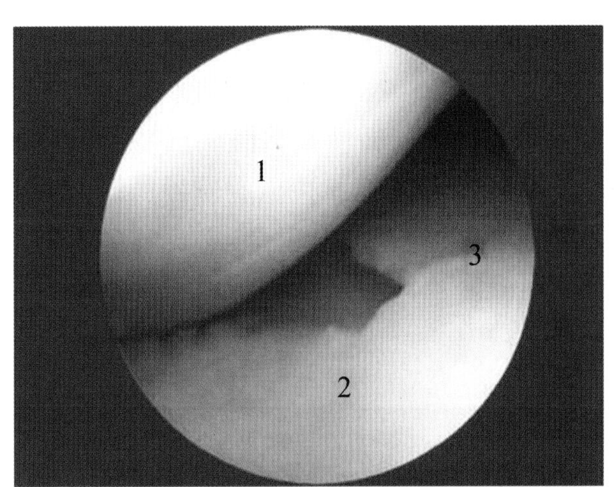

1.股骨髁；2.半月板前角；3.半月板体部。

图15-44　半月板

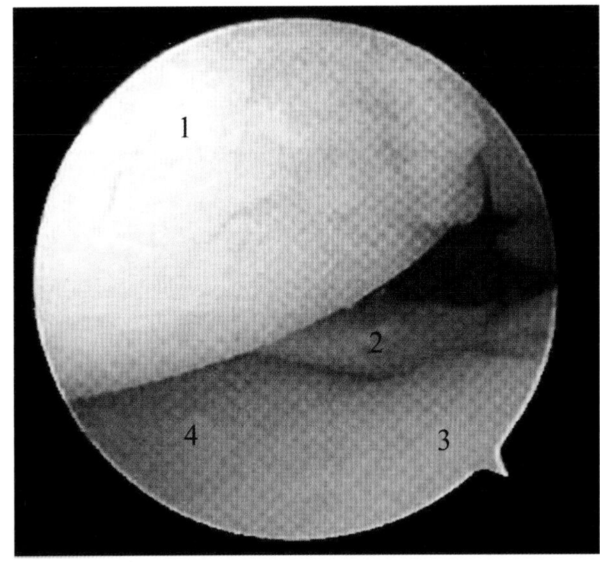

1.股骨内髁；2.内侧半月板后角；3.髁间隆起；4.胫骨平台。

图15-45　内侧半月板的后角

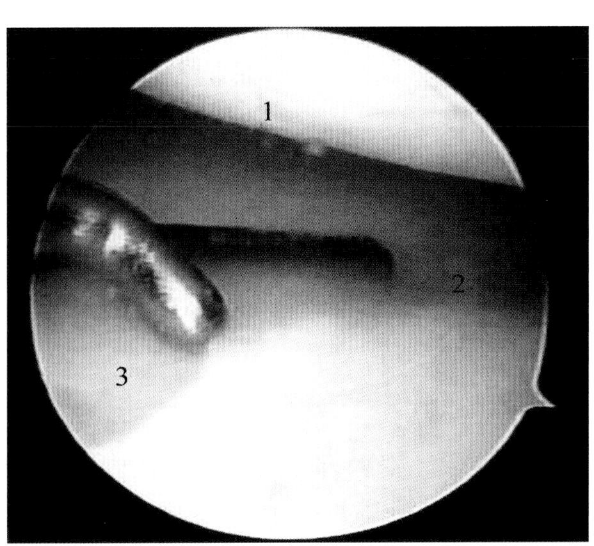

1.股骨髁；2.外侧半月板；3.胫骨外侧平台。

图15-46　外侧半月板

移至外侧间隙，术中可以使用探针压住外侧半月板中后1/3交界处，可以良好地显露腘肌腱（图15－47）和检查腘肌管（图15－48）。

膝关节镜所见解剖变异

滑膜隔

滑膜皱襞的解剖变异非常大。髌上襞是在胚胎时期完全分隔髌上囊和膝关节腔滑膜隔的遗迹，偶尔存在完整的滑膜隔，如果存在，可阻挡关节镜在开始插入时的冲洗，遇到这样的病例就需要把滑膜隔切开或切除。

盘状外侧半月板

发生率为5%，内侧盘状半月板罕见，根据其形态可将其分为3类。①不完全盘状半月板：是一种较宽的正常的外侧半月板，其逐渐变薄的游离缘插入股骨和胫骨之间，没有完全覆盖胫骨上面；②完全盘状半月板：呈双凹盘形，完全覆盖在胫骨上面外侧，垫于股骨外侧髁之下。通常仅由板股前韧带或板股后韧带经后交叉韧带的前方或后方附着于股骨；③Wrisberg型半月板：与完全盘状半月板的形态一致，但此型外侧半月板前面附着于胫骨，而后面附着于股骨，使其后角不稳定，容易磨损，当膝关节由屈开始伸时，固定不良的半月板可以经髁间半脱位，这可以解释“弹响膝”的症状。

膝关节镜的并发症

膝关节镜手术的并发症较少，有两种并发症值得注意，均有其解剖学依据。第一种是术后关节积血，这是最常见的并发症，发生率为1%，该并发症多半是由于外侧支持带松弛，膝上外侧动脉的分支出血造成的，如果在手术视野下适当保护血管，这种并发症可以避免。第二种是对较幼小的患者进行半月板修整，引起周围结构损伤，尤其是在用长针从关节内向外缝合外侧半月板后角时，易损伤腓总神经。此外，常见的并发症还有下肢静脉血栓形成、切口感染、止血带麻痹、膝关节粘连、迟发性骨筋膜室综合征等。为尽量避免并发症的发生，除了术中仔细操作外，还需要注意患者体位的摆放及止血带应用时间。过长时间的止血带压迫可造成短暂的神经麻痹，并且可能导致迟发性骨筋膜室综合征。国内外研究均认为，止血带使用时间和止血带麻痹等并发症的发病率呈正相关。因此，除要正确选择止血带的压力外，术中要经常检查压力变化，最长充气时间不能超过2 h。

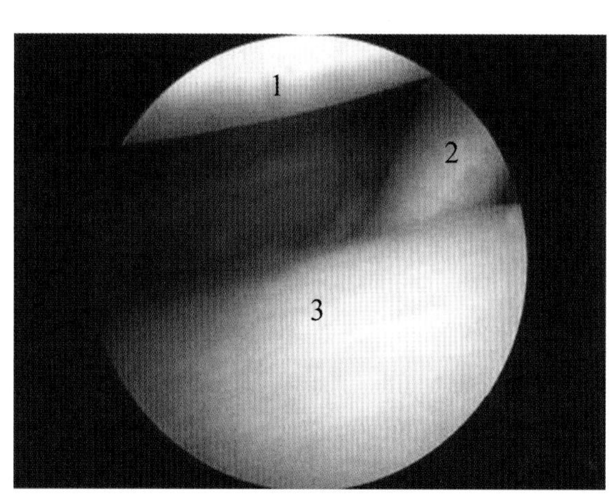

1.股骨外侧髁；2.腘肌腱；3.外侧半月板。

图15－47　腘肌腱

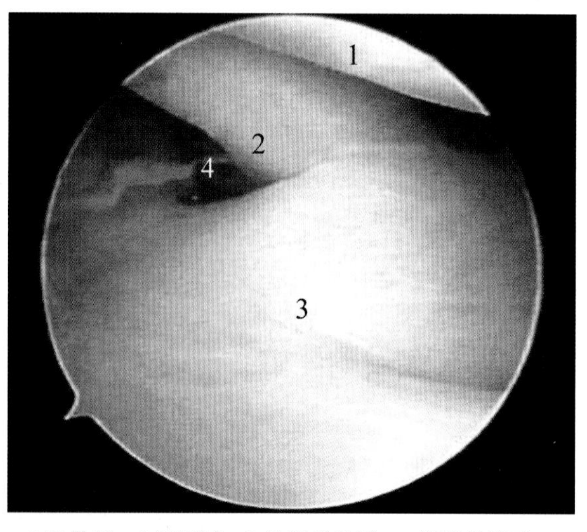

1.股骨髁；2.腘肌腱；3.外侧半月板；4.腘肌腱裂孔。

图15－48　腘肌管

踝关节镜临床解剖

早在20世纪80年代初，踝关节镜（ankle arthroscope）已经成为骨科技术的一项重要的新进展。用踝关节镜检查，术者可不用广泛的外科暴露，直接观察关节内的各种结构。在外力牵引下进行检查，可以观察到更多的病变，可治疗软骨面损伤、骨折、骨质增生，进行关节融合、组织活检，取出游离体等。

■ 踝关节镜入路解剖

踝关节镜常用2个标准入口（前内侧、前外侧），后外侧入路也有应用（图15-49，50）。

前内侧入口

在关节线水平或其上，恰在胫骨前肌腱内侧，为最安全入口。位于胫距关节水平，胫骨前肌腱内侧。大隐静脉及伴行神经走行于附近，一般紧贴肌腱可以避免损伤。先经前外侧入路置入关节镜，关节镜透光下可看到神经血管影，这样再建立前内侧入路比较安全。可能损伤的结构为隐静脉和隐神经（距离9 mm）。

前外侧入口

在关节线或其上，恰在腓骨肌腱的外侧，位于胫距关节水平，第三腓骨肌外侧。从腓浅神经的背侧支旁边进入踝关节外侧，应避免损伤腓浅神经分支（距离3 mm）。如果有必要，入口可放在第三腓骨肌腱内侧。偶尔需在前内或前外入口附近做一辅助入口。

后外侧入口

在关节线水平，恰在跟腱外侧，外踝尖近端1~2 cm处。切口不要偏外，以免损伤小隐静脉及腓肠神经。该切口可能损伤的结构为小隐静脉（距离9.5 mm）、腓肠神经（距离6 mm）。

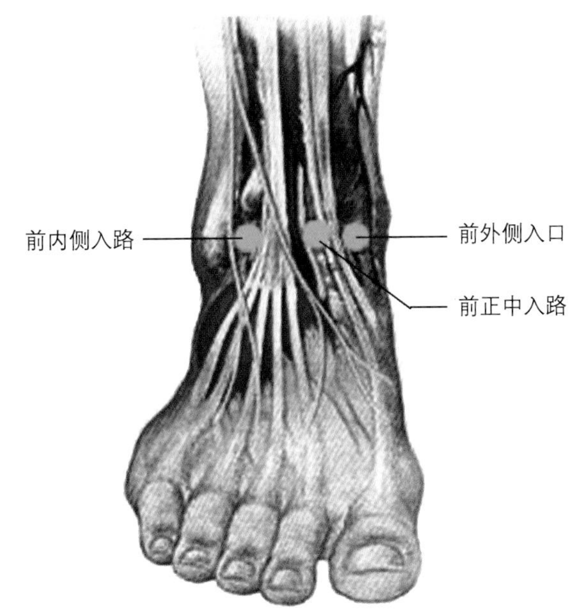

图15-49 踝关节镜前内侧入路

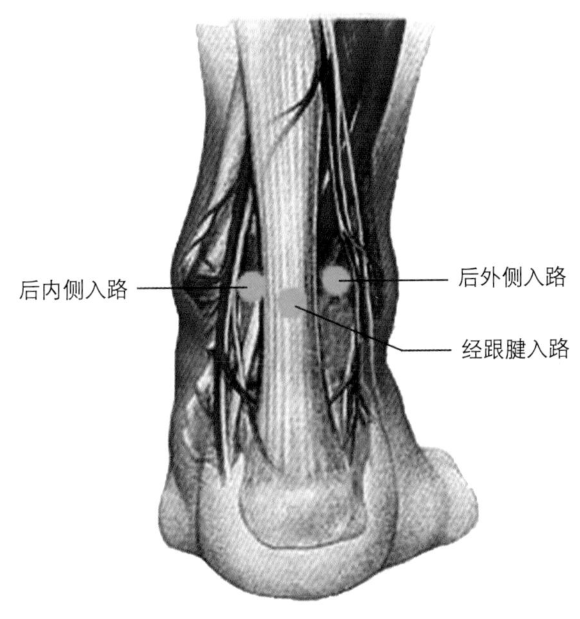

图15-50 踝关节镜前外侧入路

踝关节镜下正常结构

一般采用牵引来扩大踝关节间隙，可采用创性骨牵引钉法、布带牵引或足牵引装置。由于骨牵引有较多并发症，而且视野增加并不是很多，所以我们不推荐采用侵入性骨牵引法。使用非侵入性牵引更加安全。一般采用助手徒手牵引法，助手一手握住患者足跟，另一手握住足背向远端牵拉，该方法简单有效，助手牵引还能同时调整踝关节的跖屈角度，保证病灶位于视野中。如果患者踝关节比较松弛，在充分牵引后用4.0 mm关节镜能进入踝关节后部，必要时则加用后外入路探查踝关节后部。前外侧入路注入含有肾上腺素的生理盐水30~40 mL 使踝关节充盈。切开皮肤5 mm，然后用小弯钳钝性分离，用钝头穿刺锥及套管进行踝关节穿刺，穿刺锥进入踝关节前侧间室。用同样的方法做前内入口，做前侧入口时可跖屈内翻足背并牵拉。在关节镜透光条件下观察肌腱、神经和血管的走行，避免损伤神经和血管。交替使用前内和前外入路，全面检查踝关节各个部位。内侧踝关节、胫距关节和前内侧间室，主要观察胫距韧带。前中央间室观察胫距关节、胫骨前唇和距骨颈的骨赘。通过距骨的跖屈背伸运动，使观察更加充分。前外侧间室主要是观察外侧踝关节、胫距关节和距腓前韧带。后侧间室要全面观察胫距关节的后部，确定下胫腓后韧带是否松弛和有无损伤。前内侧入路插入关节镜可观察关节面间的毗邻关系（图15-51）。前外侧入路插入刨削器可清除胫骨下端前缘的骨赘（前踝撞击征的常见病因）。

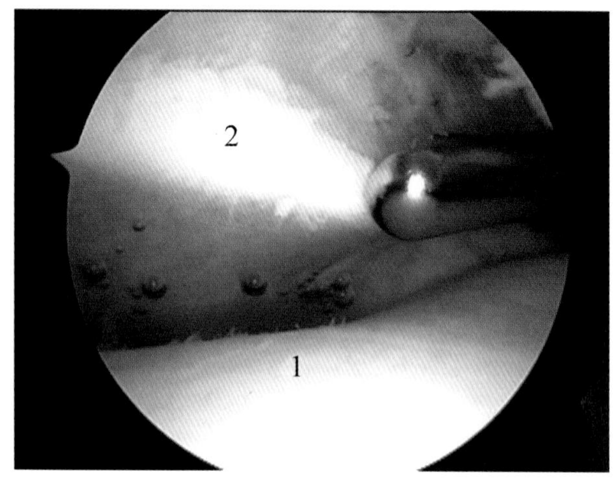

1.距骨；2.胫骨下端前缘。

图15-51 关节镜下踝关节像

（于博）

参考文献

1. 吕厚山. 关节镜外科学. 北京: 人民卫生出版社, 2006.
2. 周肇庸. 现代关节镜外科学. 天津: 天津科学技术出版社, 2005.
3. 刘玉杰, 王岩, 王立德. 实用关节镜手术学. 北京: 人民军医出版社, 2006.
4. 杨琳, 高英茂. 格氏解剖学. 沈阳: 辽宁教育出版社, 1999.
5. 丁自海, 王增涛. 手外科解剖学图鉴. 济南: 山东科学技术出版社, 2007.
6. 季爱玉. 肩肘外科微创技术. 北京: 人民卫生出版社, 2006.
7. 陈昌富, 凌树才. 肩关节镜: 技术与正常解剖观察. 南通医学院学报, 1991, 11(8):811-813.
8. 郝军, 许建中, 鲍铁周. 肩关节镜手术27例体会. 郑州大学学报（医学版）, 2003, 38(4): 622-623.
9. 施培华, 虞和君, 黄悦, 等. 关节镜下肩峰成形术治疗肩峰下撞击综合征. 中华骨科杂志, 2004(3):170-173.
10. 何国础, 庄澄宇, 杨庆铭. 关节镜内治疗肩峰下撞击症. 上海医学, 2005, 28(8):704-705.
11. 徐锦森. 关节镜检查的临床应用. 新医学, 1997, 28(9): 489-490.
12. 徐锦森. 肩关节镜检查及其合并症的预防. 广东医学, 1988, 9(2):130-132.
13. 唐建军, 赵力, 黄竞敏, 等. 前踝撞击征的关节镜下诊断与治疗. 中华骨科杂志, 2007, 27(6):417-420.
14. 敖英芳. 膝关节镜手术学. 北京:北京大学医学出版社, 2004.

16

数字医学有限元分析技术在智能化骨科的应用

数字医学有限元分析技术构建的概念、方法与程序

■ 数字医学有限元分析技术的基本概念

20世纪70年代问世的CT和MRI，及90年代提出的可视人计划（visible human project，VHP）是人类数字医学发展史上的里程碑，已经成为现代医学发展的创新源头。以计算机断层扫描术为基础的CT、MRI、PET、SPECT等均是数字图像，而人体解剖数据的计算机三维表达是数字图像的一种重建形式，均属数字化医学技术范畴。当前，各类外科数字人计划、数字化手术计划、图像引导手术导航、手术优化有限元分析技术（finite element analysis technique）等新技术、新方法，正逐渐形成新型的数字医学技术平台（digital medicine technique platform，DMTP），并推动着现代外科医学的创新和发展，同时，也极大地促进现代骨科创新体系的建立。在骨科临床创新实践中，数字医学有限元分析技术已经发展成为一项较为成熟的数字化、智能化骨科手术优化的计算医学（computational medicine）模拟技术。

有限元方法（finite element method，FEM）是进行数值计算的一种数学物理方法，是根据泛函变分原理、连续体网格剖分、分片插值技术建立起来的，用于求解工程领域的力学、热学、电磁学等多物理场的问题，随着电子计算机的快速发展，FEM已经成为计算机辅助设计（CAD）、计算机辅助制造（CAM）、计算机辅助工程（CAE）的重要组成部分。自20世纪50年代Turner等工程师提出有限元概念以来，有限元方法在航空工业、机械制造和建筑结构等众多领域得到广泛应用。20世纪60年代起，它初步应用于心血管系统相关的流体力学问题。20世纪70年代，有限元方法开始应用于骨科生物力学。有趣的是，CT、MRI应用于临床和有限元应用于医学几乎是在同时代各自领域独立进行的，直到20世纪末，数字图像处理技术才将二者有机结合起来，逐渐形成了数字医学有限元分析技术。

数字医学有限元分析技术是数字医学技术平台的一项重要计算医学模拟技术，通过构建与人体的解剖、生理、物理等特性相似的数字化有限元模型来定量模拟机体生理病理及与外界交互作用的表现，从而提出伤害预防医学策略，指导临床诊断和治疗。

■ 数字医学有限元分析技术的构建方法过程

数字医学有限元分析技术的构建方法过程包括数字化前处理（如医学图像三维重建等）、数值计算与验证处理、数字化后处理（如术式方案

可视化等）3个主要处理阶段（图16-1）。

数字化前处理

在数字化前处理阶段，医学数据的获取主要有几种来源。①临床影像学资料，包括CT、MRI、PET、SPECT、Micro-CT等，如图16-2为配准的患者腰椎CT图像；②断层刨切组织学图像，包括冷冻刨切组织学彩色图像集（中国尸体数字人图像集）、生物塑化断层图像、火棉胶切片断层图像、石蜡包埋组织切片图像等，图16-3为配准的中国尸体数字人"女性1号"图像；③非接触激光扫描点云数据集，主要指活体或标本的表面激光扫描数据；④接触式点坐标测量数据集，主要指利用点坐标数字测量仪逐点测取形状复杂骨骼（椎骨、骶骨等）表面数据点云资料；⑤中国活体数字人多尺度多模态影像数据集，图16-4为中国活体数字人"男性23号"的三维CT模型，图16-5为中国活体数字人"女性24号"的三维CT模型。医学数据获取后，用专门软件进行断层图像的三维重建，目前通用的三维建模软件有Mimics、Simpleware、3D-Doctor等。也可在图形建模CAD、CAE、CAM软件中对空间数据进行优化，按点-线-面-体的自下而上的方法建模。

数值计算与验证处理

在数值计算与验证处理阶段，主要是确立分析模式（如关节接触分析、血液流动分析等），设定约束与荷载（符合人体的运动与生理活

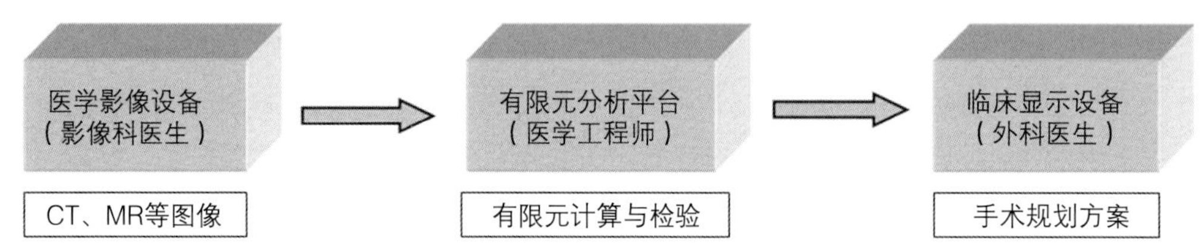

图16-1　数字医学有限元分析技术的3个处理阶段

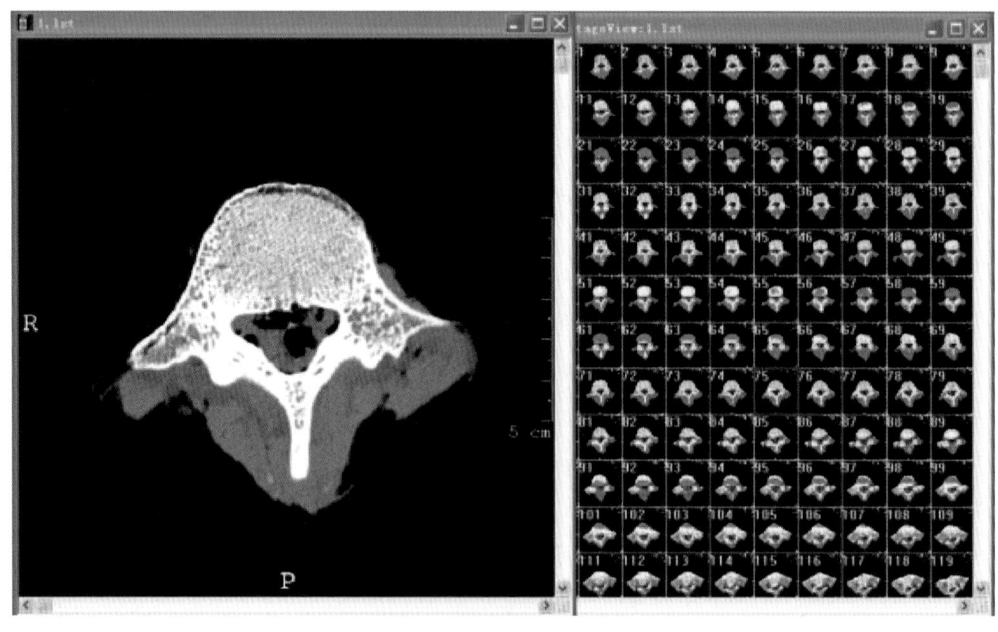

图16-2　配准的患者腰椎CT图像

动），赋予材料参数（实测的兼顾统计意义和个体特性的参数），应用稳定的求解器进行求解，并对求解结果的可靠性与准确度进行科学验证。

当前通用的有限元计算软件（包括求解器）有ANSYS、ABAQUS、MSC、MARC、ADNIA、JIFEX等，这些软件本身的计算性能已经过严格

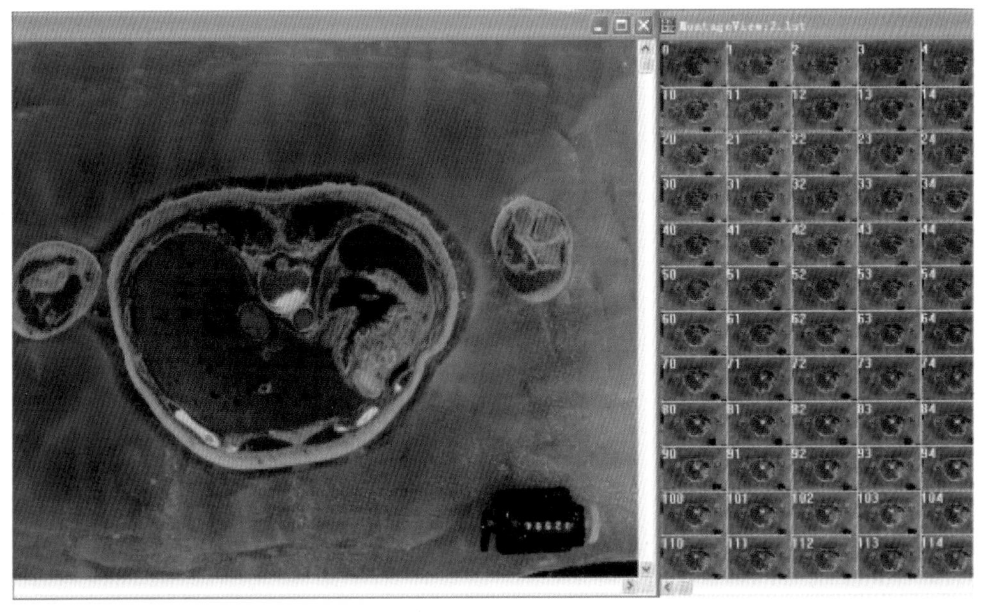

图16-3 配准的中国尸体数字人“女性1号”的断层切片图像（数字人“女性1号”数据集由南方医科大学临床解剖学研究所提供）

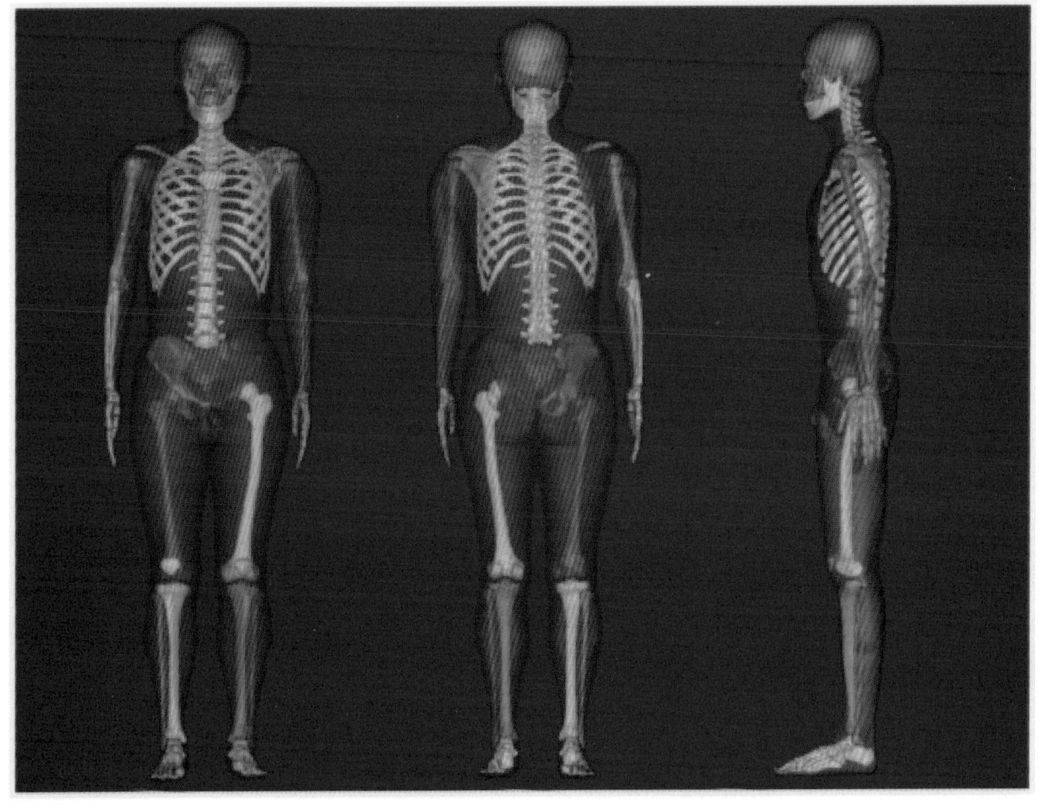

图16-4 中国活体数字人“男性23号”的三维CT模型

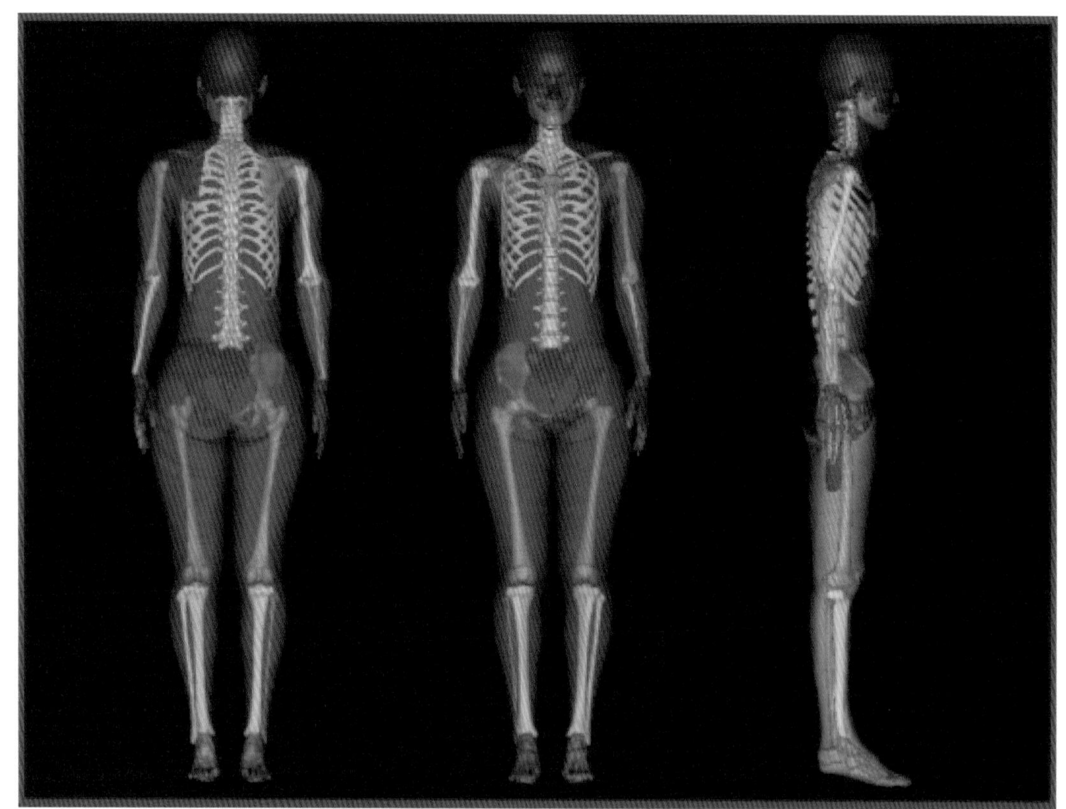

图16-5　中国活体数字人“女性24号”的三维CT模型

的测试检验。而求解结果的验证一般采用实验手段或者临床资料的对照，并最终符合循证医学要求。

数字化后处理

在数字化后处理阶段，主要是对求解结果进行分析与运用。有限元分析获得的生物体信息指标包括以下几类：①结构力学指标，如骨应力、应变、位移等；②动态响应指标，如响应频率、振型等；③流体力学指标，如血流流速、血压等；④热学分析指标，如温度、熵等；⑤电磁分析指标，如电场强度、电通量、磁场强度、磁通量等；⑥多物理场耦合分析指标，如椎间盘纤维环与髓核的流固耦合分析，血管与血液的流固耦合分析等。对验证后的信息进行可视化、定量化处理可形象直观地在手术模型上显示出来，帮助医生设计并优化医疗器械与器材，制订最佳的手术优化方案。

骨科临床手术治疗方式的选择，往往随着骨科理论研究和临床实践的进展，出现不同的意见和争论，如退变性腰椎疾病融合术与非融合术的争论，骨折内固定术式选择的争论，等等。数字医学有限元分析技术和数字化后处理可以帮助医生从生物力学原理上寻找医学证据，为制订最佳的手术优化方案提供理论基础。国内外学者指出，有临床价值的有限元分析，需要得到临床研究的检验。因此，数字医学有限元分析技术与临床流行病学（clinical epidemiology）研究方法的结合是势在必行的。而随机对照试验（randomized controlled trial，RCT）是“临床流行病学金标准方法”（骨科典型RCT案例见图16-6和图16-7），也为数字医学有限元分析技术的模型对照试验提供了研究设计的指导思想。

数字医学有限元分析技术的流程与实施

目前，数字医学有限元分析技术在计算机辅助智能化外科和骨科领域的手术优化、术式与器械设计、损伤创伤机制研究等方面得到了广泛的应用。主要覆盖临床专科范围有：颅脑创伤有限元分析，颌面整形外科有限元分析，口腔与牙科有限元分析，脊柱、脊髓与脑脊液系统有限元分析，关节外科有限元分析，胸部与盆部交通伤有限元分析，足踝外科有限元分析，手外科有限元分析，显微外科皮瓣血供有限元分析，心脏外

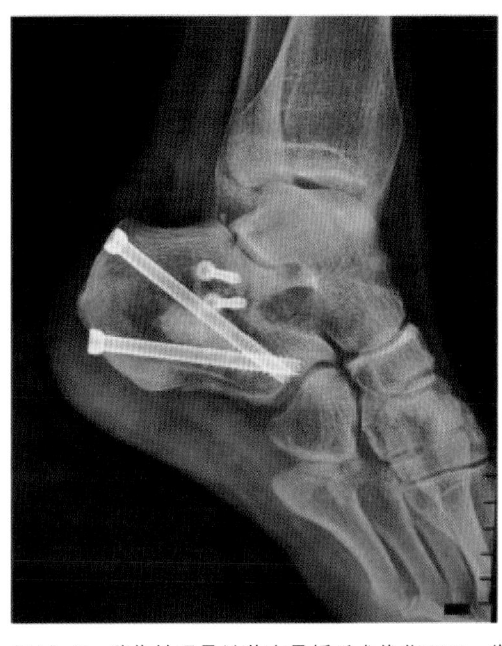
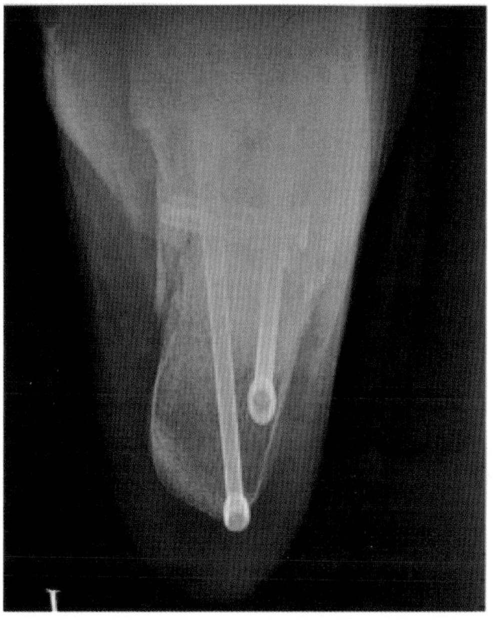

图16-6　移位性跟骨关节内骨折手术优化RCT。临床RCT纳入病例共90例（Sanders分型Ⅱ、Ⅲ型），随访失联12例，对照组（切开复位内固定术，ORIF）40例，治疗组（经皮复位PR，螺钉内固定和硫酸钙骨水泥CSC移植，PR+CSC）38例（RCT病例由洪建军主任医师提供）

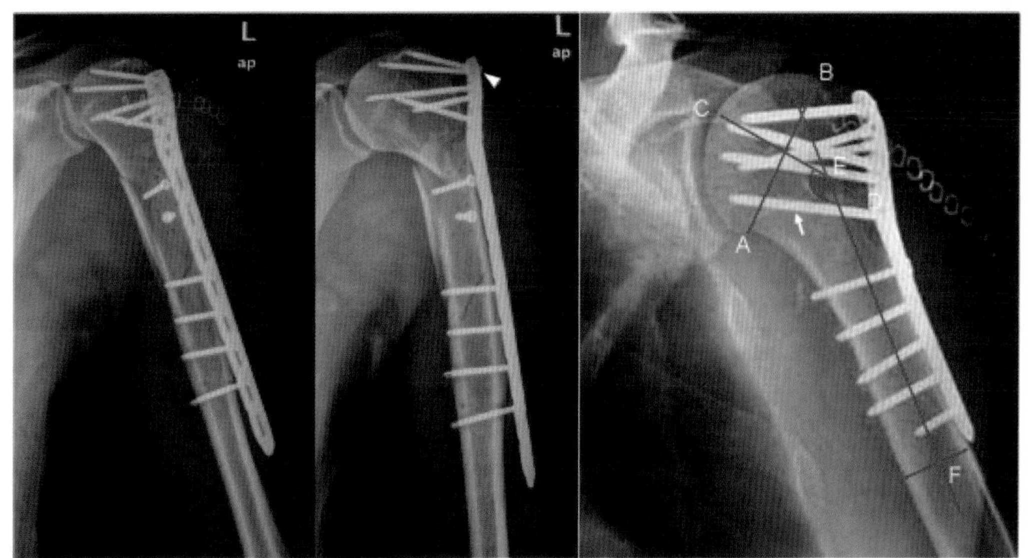

图16-7　肩关节肱骨近端骨折的手术优化RCT。临床RCT纳入病例共68例，对照组（锁定钢板治疗）39例，治疗组（内侧支撑螺钉及锁定钢板治疗）29例。Neer分型：Ⅱ型10例，Ⅲ型37例，Ⅳ型21例，随访时间3~12个月（RCT病例由张雷、杨国敬、郑进佑等主任医师提供）

科有限元分析，血管、血流及支架系统有限元分析，泌尿外科有限元分析，眼科屈光系统有限元分析，耳鼻喉科器官有限元分析，妇产科肛提肌群有限元分析，ICU呼吸力学有限元分析，消化系统胃肠有限元分析，生殖系统与假体有限元分析，等等。

从国际骨科内固定的发展历史看，国内外学者将其分为坚强内固定（arbeit fuer osteoosynthese，AO）、生物学内固定（biological osteosynthesis，BO）、中西医结合内固定（Chinese osteosynthesis，CO）、智能化内固定（smart osteosynthesis，SO；smart internal fixation，SIF）等几个阶段。数字医学有限元分析技术随着骨科内固定临床的进展也呈现出与时俱进的发展。目前，数字医学有限元分析技术在智能化骨科应用的流程与实施见图16-8。

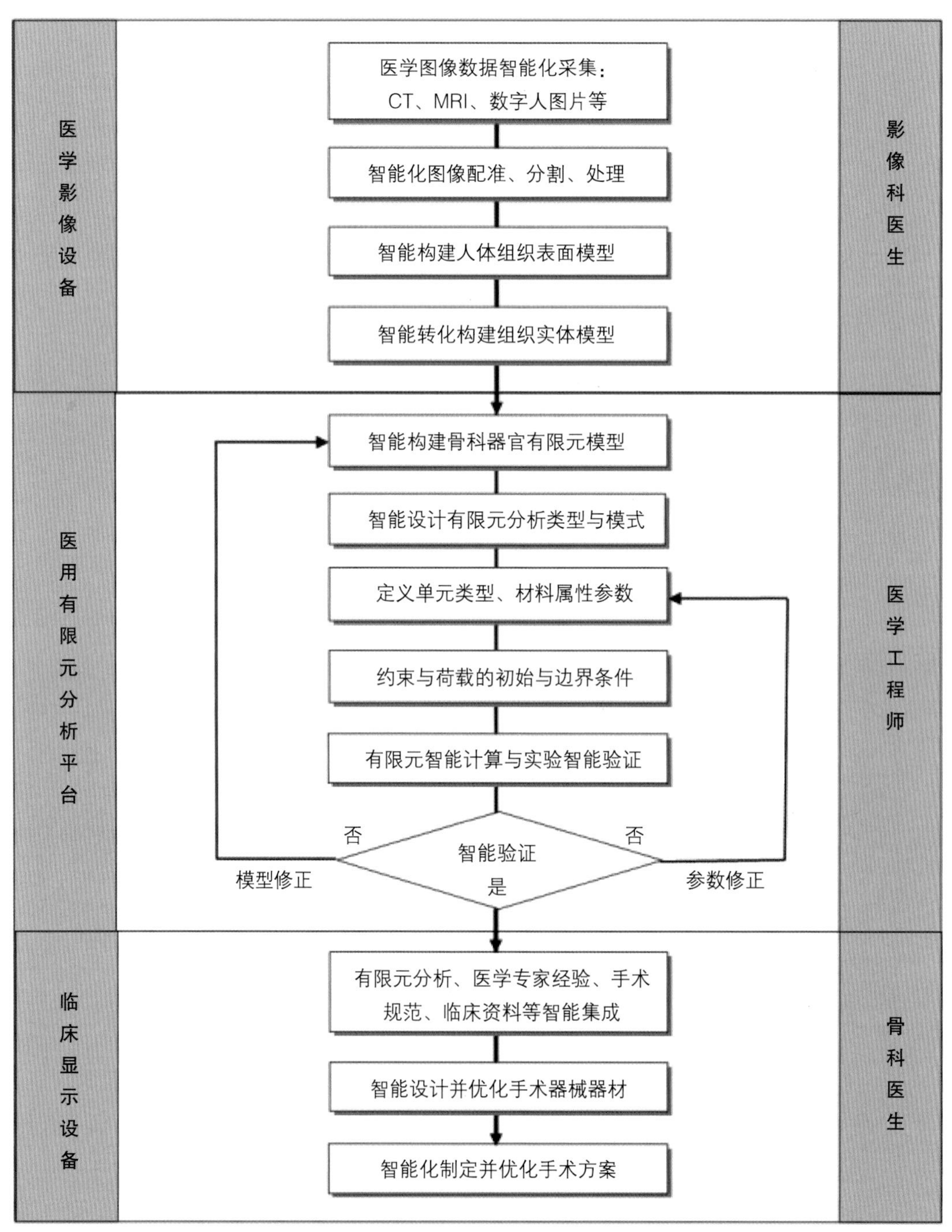

图16-8　数字医学有限元分析在智能化骨科应用的流程和实施（有限元程序设计基本理论由孔宪京院士指导）

数字医学有限元分析技术在下肢智能化骨科的应用

■ 考虑肌肉和骨小梁构造的数字足弓第 2 、 5 跖列的有限元模型

足部应力性骨折、肌腱炎与相应足痛症的病因，既与足弓肌肉骨骼系统的应力应变状态密切相关，也与足底压力分布状态密切相关。虽然足底压力测试技术已经较为完善，但直接测量足弓内在应力应变却十分困难。为弥补实验测量的缺陷，有限元分析被当成是研究足弓内在应力应变的可视化定量化工具。但是，目前国际上足部有限元建模缺乏高分辨率的肌肉骨骼解剖学实验数据集，通常有限元分析不考虑骨小梁和肌肉的详细解剖学特征和力学性能对模拟实验的影响。本项工作的目的是建立材料性能可靠、解剖学详细的中国数字人数字足内、外侧纵弓（第 2 、 5 跖列）的肌肉骨骼系统有限元模型，通过足底压力测量、足底肌电图检测、骨小梁构筑解剖实验等验证模型的合理性。预测足纵弓肌肉骨骼系统的主应力迹线矢量图，以及内在应力应变的分布图式，为研究跖骨应力性骨折、跟骨骨刺与畸形、足底腱膜炎与跟腱炎等的病因学提供解剖学和生物力学基础（图16-9~11）。

■ 扁平足第2跖纵弓有限元分析与无症状扁平足的数字化研究

扁平足第2跖纵弓有限元分析

扁平足（flatfoot）是一种常见的足部疾患，指足弓降低或消失，站立时足弓塌陷，内缘接近地面。扁平足可由多种因素引起，如先天性足弓畸变、运动或行军时足弓塌陷、肥胖或糖尿病等各类疾患。扁平足患者由于足弓结构改变和生物力学功能异常，导致拇趾外翻、膝关节痛、胫骨骨膜炎、跟腱炎、骨质增生等并发症，尤其是加剧了跖骨疲劳骨折和足底腱膜劳损，增加了整个足弓过劳性损伤的发病率。但是，临床及流行病学对此尚有争议，其定量化理论的研究结果还少见报道。应用数字化计算医学方法和生物力学有限元方法，模拟分析扁平足与正常足第2跖纵弓在步态周期中的疲劳应力，以及足底腱膜炎或外科部分切除后其张拉应力转移规律对疲劳损伤的影响，解释了扁平足加剧足弓劳损的力学机制，为制订临床防治措施提供了若干定量化依据（图16-12，13）。

无症状扁平足的数字化研究

并非所有扁平足患者都会出现临床症状和行为受限。单纯的扁平足一般没有症状，即无症状扁平足（asymptomatic flatfoot），多由后天因素造成，如长时间站立、负重行走。同时，年龄、性别、体重、鞋类、自身疾病（如糖尿病、类风湿等）也可能是引起无症状扁平足的因素。但是，目前对于青少年无症状扁平足临床诊断的评价指标还不足以客观且全面地反映无症状扁平足的生物力学和功能解剖学信息，及其发育规律。我们应用足底压力测试与影像学X线测量结合的足踝数字化无损测评系统（foot & ankle digitized nondestructive testing system，FA-DNTS），开展了一项无症状扁平足者与正常足者在足底压力和足弓形态上的生物力学差异的研究（图16-14）。受试为青年学生，其中正常足者12人（男女各 6 人，左右足共24只，其中左足12只，右足12只），无症状扁平足者12人（男女各6人，左右足共24只，其中左足12只，右足12只）。利用Zebris足底压力测量仪对正常足组和无症状扁平足组进行直立状态和行走状态下的足底压力测试，并拍摄其负重位和非负重位的侧位X线片进行足弓形态测量，对测量数据进行统计学分

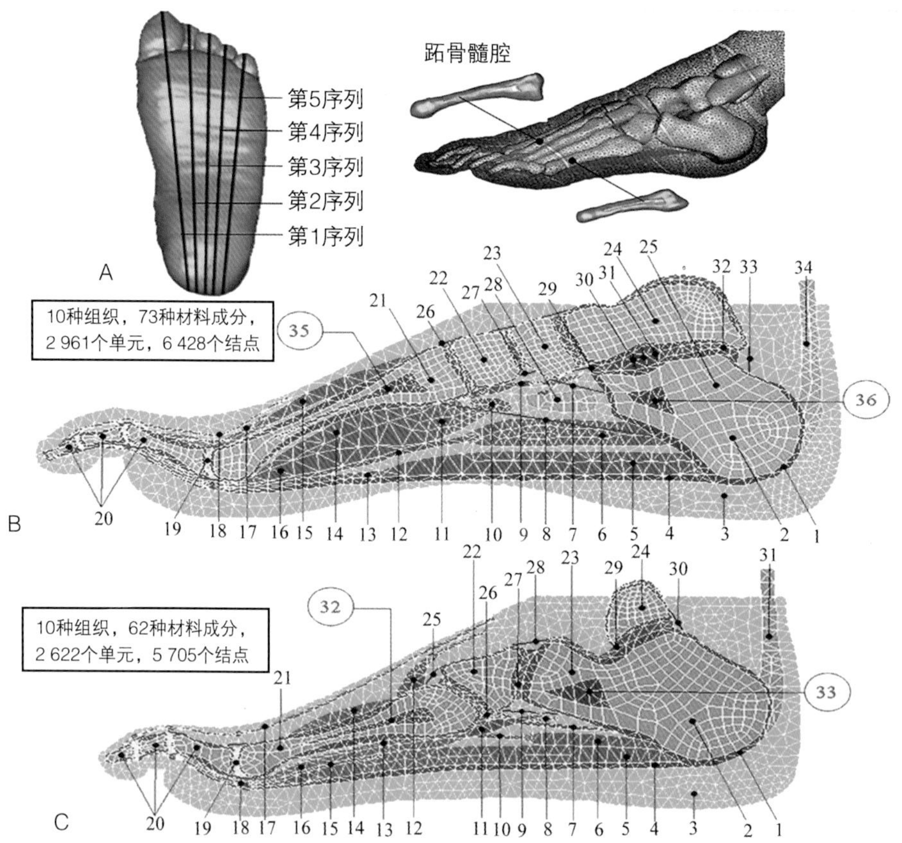

图16-9　数字足弓第2、5跖列肌肉骨骼有限元模型

A.中国数字人“女性 1号”左足三维数字模型；B.第2序列：1.骨密质；2.骨松质；3.脂肪垫；4.足底腱膜；5.趾短屈肌；6.足底方肌；7.弹簧韧带；8.足底长韧带；9.胫骨后肌腱；10.腓骨长肌腱；11.收肌斜头；12.趾长屈肌腱；13.趾短屈肌腱；14.骨间足底肌；15.骨间背侧肌；16.蚓状肌；17.趾短伸肌腱；18.趾长屈肌腱；19.矢状面关节；20.第2趾骨；21.第2跖骨；22.中间楔骨；23.足舟骨；24.距骨；25.跟骨；26.关节背侧韧带；27.关节足底韧带；28.骰骨；29.胫韧带；30.距跟骨间韧带；31.跗管韧带；32.软骨；33.距跟后韧带；34.跟腱；35.跖骨腔；36.跟骨窦；C.第5序列：1.骨密质；2.骨松质；3.脂肪垫；4.足底腱膜；5.小趾展肌；6.外侧肌；7.足底长韧带；8.腓骨长肌腱；9.足底短韧带；10.小趾展肌后侧腱；11.腓骨短肌腱；12.第三腓骨肌腱；13.骨间足底肌；14.骨间背侧肌；15.趾长屈肌腱；16.小趾短屈肌；17.趾长伸肌腱；18.小趾展肌内侧腱；19.矢状面关节；20.第5趾骨；21.第5跖骨；22.骰骨；23.跟骨；24.距骨外侧突；25.关节背侧韧带；26.关节足底韧带；27.软骨； 28.分歧韧带；29.距跟外侧韧带；30.距跟后侧韧带；31.跟腱；32.跖骨腔；33.跟骨窦

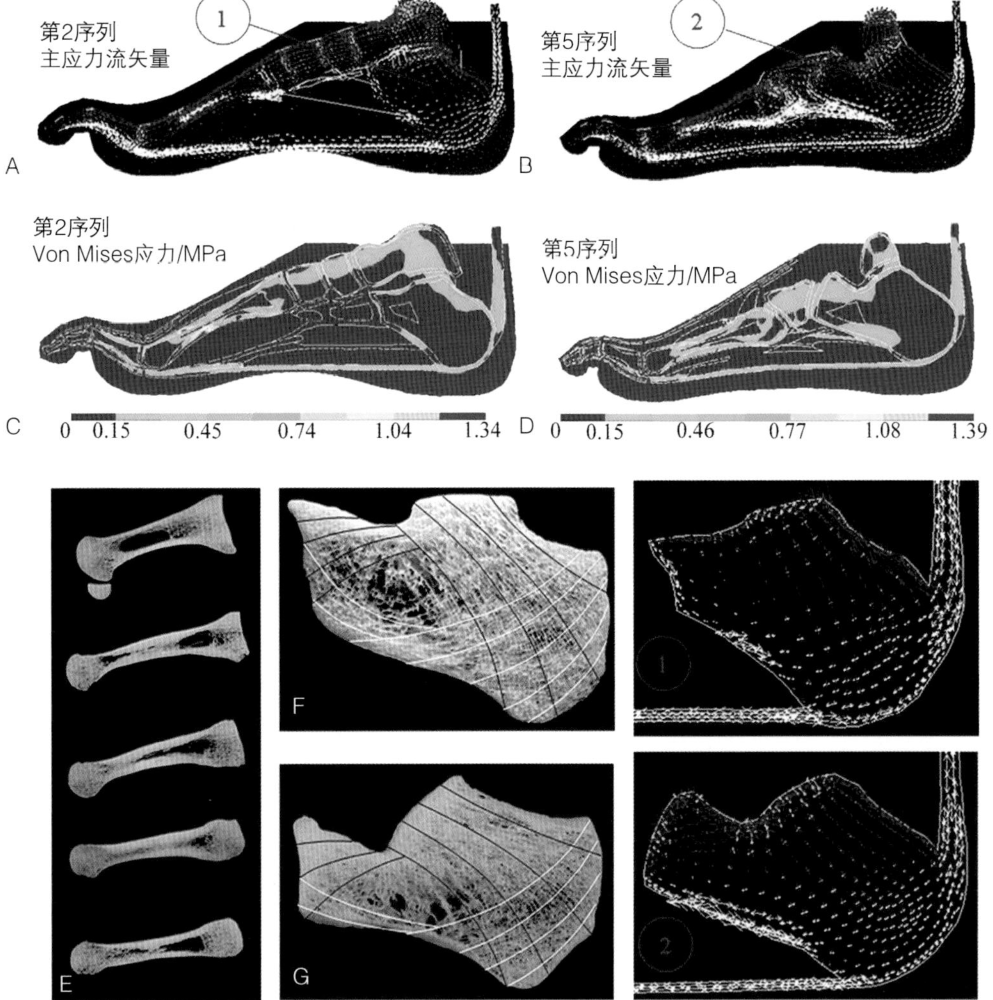

图16-10　数字足纵弓骨骼系统的主应力迹线矢量图

A、B.平衡直立相足弓第2、5序列的主应力流矢量图，白色箭头（⟵⟶bright）和蓝色箭头（→←dark）分别代表张应力和压应力的传递；C、D.平衡直立相足弓第2、5跖列的von Mises应力云图；E.第1~5跖骨的矢状面跖骨腔构造；F、G.内、外侧跟骨矢状面的张力/压力小梁排列及跟骨窦构造；①和②分别为跟骨内侧与外侧的应力矢量放大图

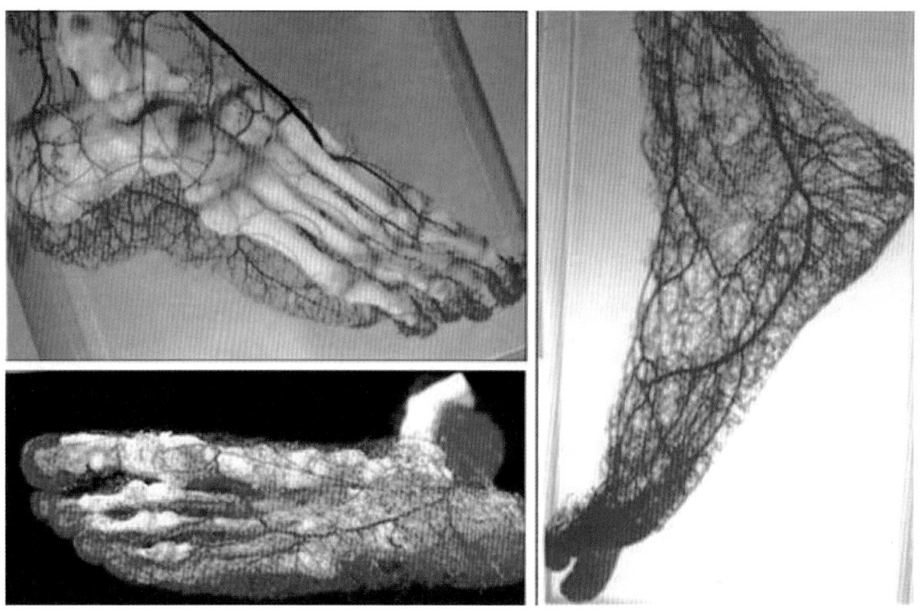

图16-11　足部血管铸型标本3D模型为数字化足部血管提供形态学支撑与检验（血管铸型标本由南方医科大学临床解剖学研究所提供）

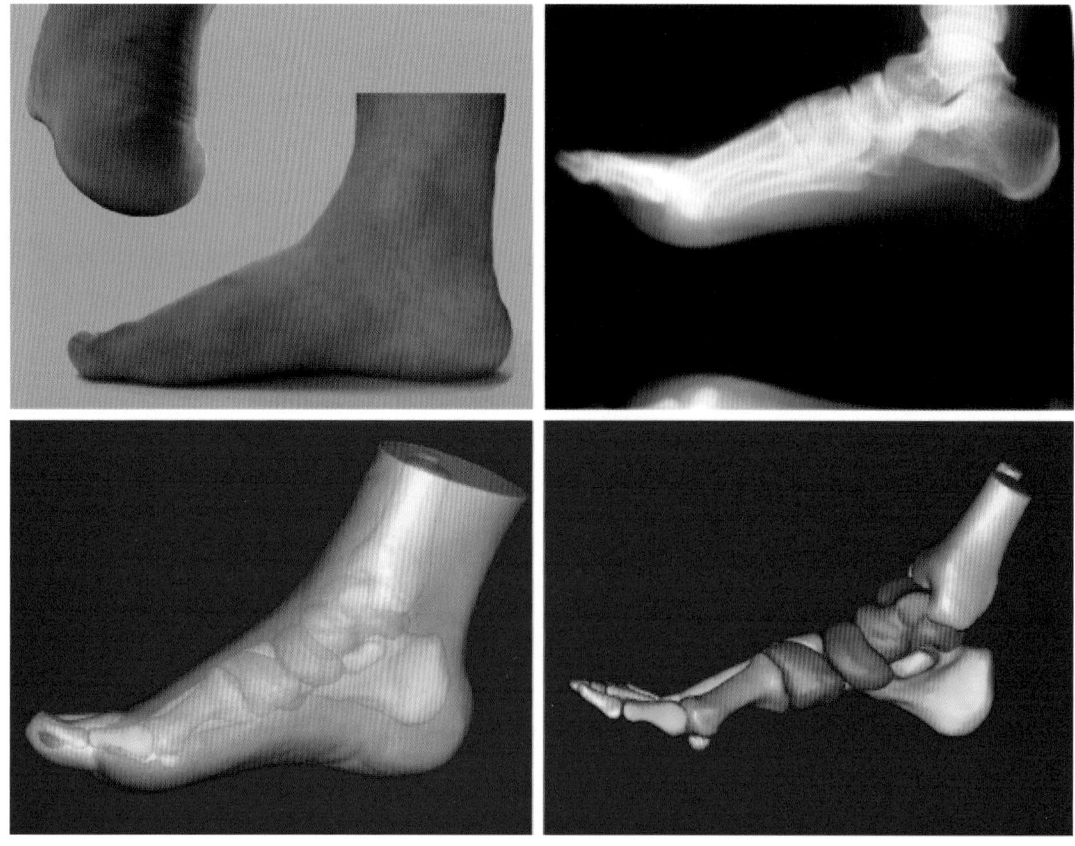

图16-12　扁平足外形与骨骼的三维数字解剖学模型

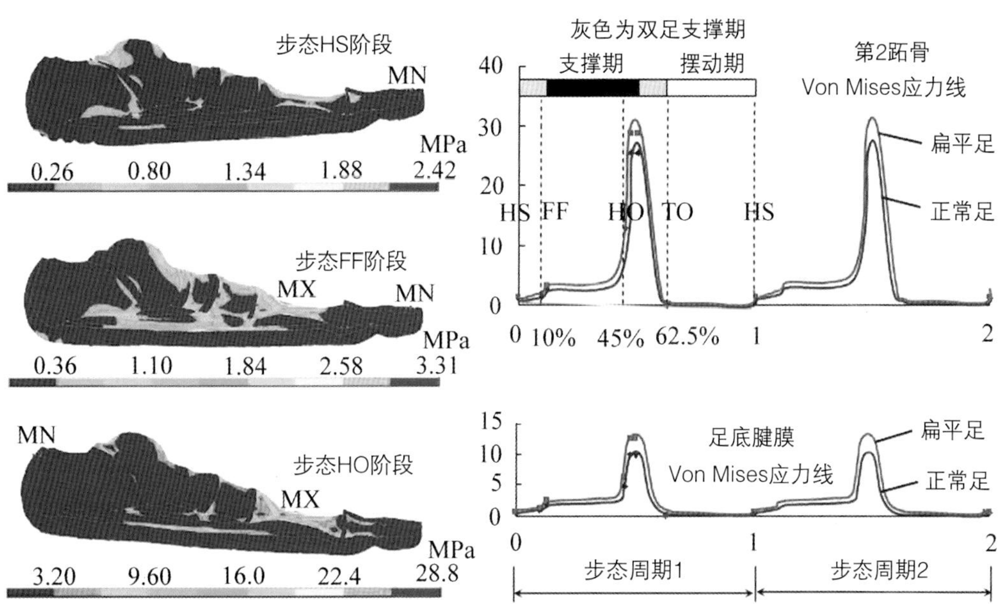

图16-13　步态周期中扁平足第2跖纵弓Von Mises应力云图和最大Von Mises应力包络线

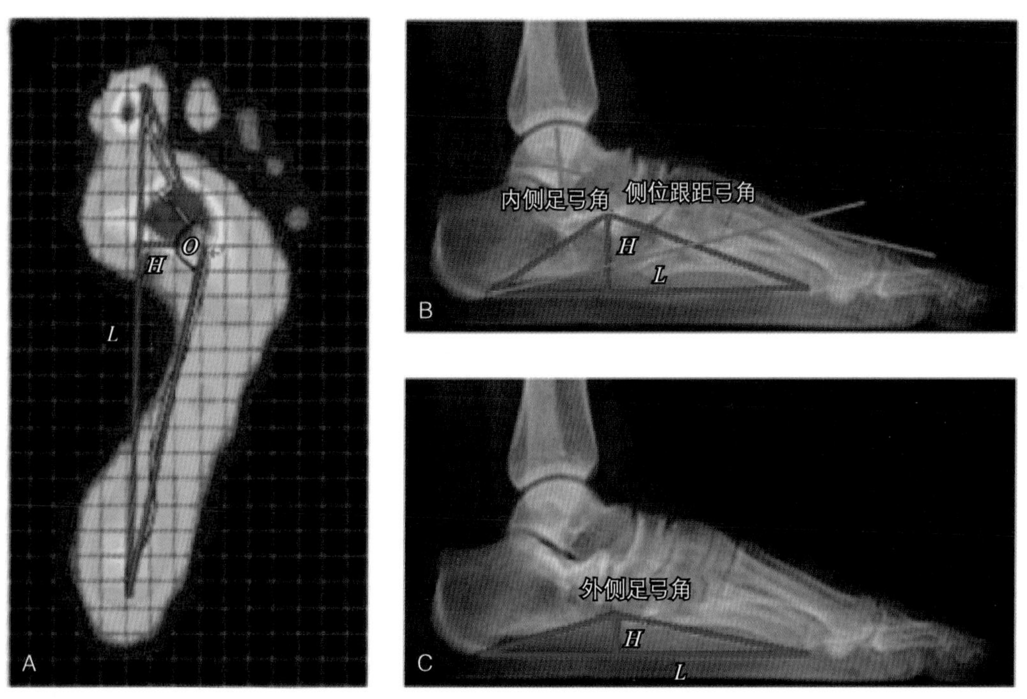

图16-14　足底压力测试与影像学X线测量结合的足踝数字化无损测评系统

A.足底压力测试指标HA/LA，θ角；B. X线侧位片的内侧足弓角、内侧足弓高度（HBm）、内侧足弓长度（LBm）、侧位距跟角；C. X线侧位片的外侧足弓角、外侧足弓高度（HCm）、外侧足弓长度（LCm）

析，从而对比得出无症状扁平足与正常足足弓和足底压力方面的生物力学差异。结果表明：双足直立时，无症状扁平足组与正常足组的足底压力差异无统计学意义（$P>0.05$）；单足直立时，无症状扁平足组的足前负重比例增大；步行时，无症状扁平足组与正常足组足底压力的峰值相比差异显著（$P<0.05$）（图16-15）。无症状扁平足组负重位与非负重位的足弓形态各参数有显著差异（$P<0.05$），而且无症状扁平足组负重位与正常足组负重位的足弓形态有显著差异（$P<0.05$）（图16-16）。研究结论：非负重状态和双足直立状态下，无症状扁平足表现出一定的隐匿性。单足直立和行走状态下，无症状扁平足的足底压力和足弓形态与正常足相比有明显差异。

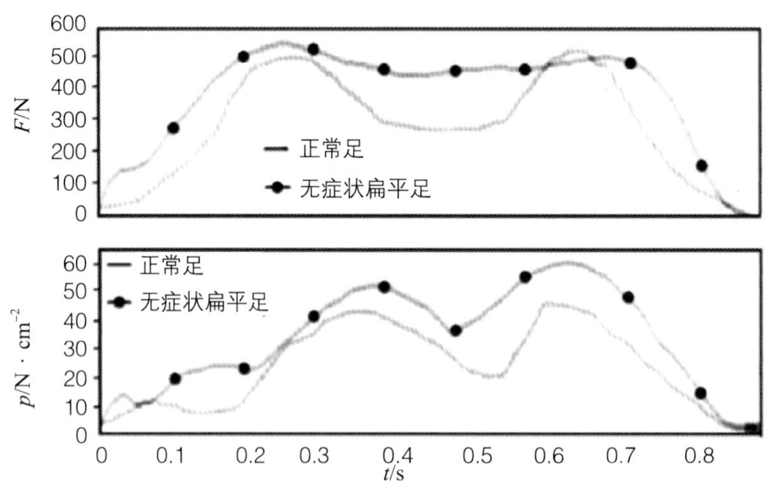

图16-15　步态周期中足底力峰值和足底压力峰值线图

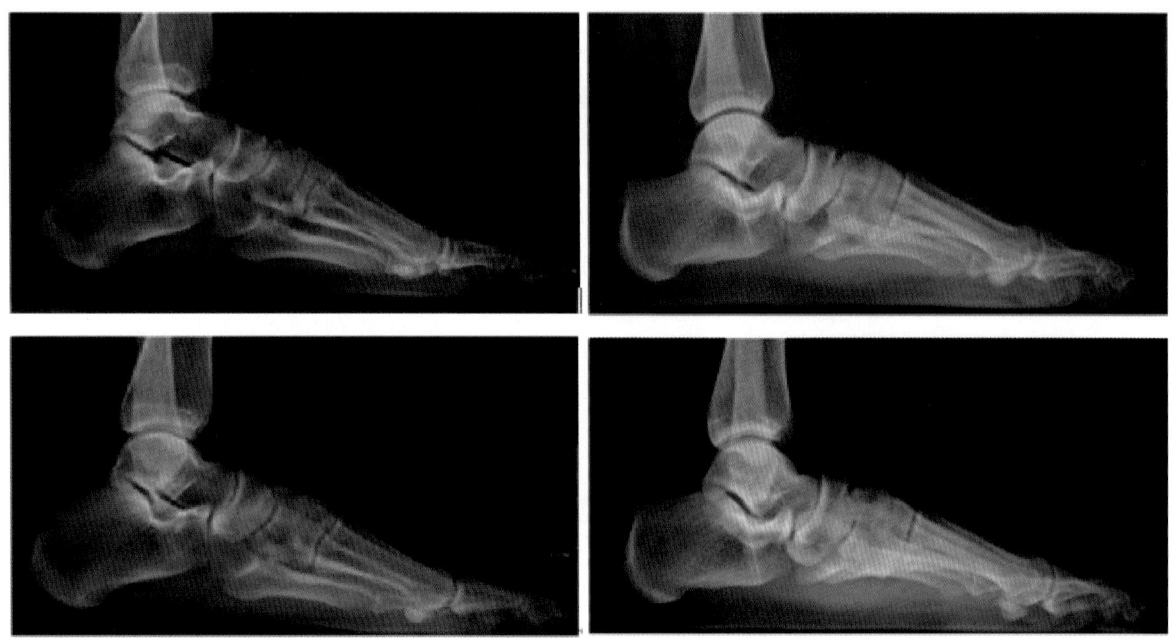

图16-16　正常足与无症状扁平足的非负重态和负重态的足弓形态X线测量
A.正常足组非负重位X线图像；B.正常足组负重位X线图像；C.无症状扁平足组非负重位X线图像；D.无症状扁平足组负重位X线图像

跖腱膜松解术及足底韧带损伤后的生物力学有限元预测

跖腱膜炎、跟骨骨刺综合征是骨科常见病。这类患者绝大多数通过休息、理疗、穿矫形垫、非甾体类药物使用、局部注射糖皮质激素等保守治疗后疼痛得到缓解或消失。但是经过至少4~6个月严格保守治疗无效，疼痛仍存在的难治性跖腱膜炎患者可以考虑行足底腱膜松解术。手术在开放直视下或内镜辅助下进行，手术治疗跖腱膜炎的效果还是比较满意的，国外报道的成功率为75%~95%。跖腱膜手术单纯松解后，足内侧纵弓失去了跖腱膜的维持之后所带来的继发性平足畸形、外侧柱综合征等并发症的报道也有增加。另一个维持足弓稳定性的主要因素是足底韧带和足内外在肌。手术切除、高能量的创伤等导致足底韧带损伤时，可能会增加足的背屈变形，甚至导致足弓不稳。有限元分析发现，足弓是由骨性结构、韧带结构、足内外在肌协调作用的系统，跖腱膜外科松解和足底主要韧带损伤都将引起内侧纵弓与外侧纵弓的应力应变增加，而足内在肌的被动张力能有效降低异常足弓的应力应变水平。这一定量协调机制有利于维持足弓的整体稳定性，降低疲劳骨折、腱膜炎和足痛症的发病率（图16-17，18）。

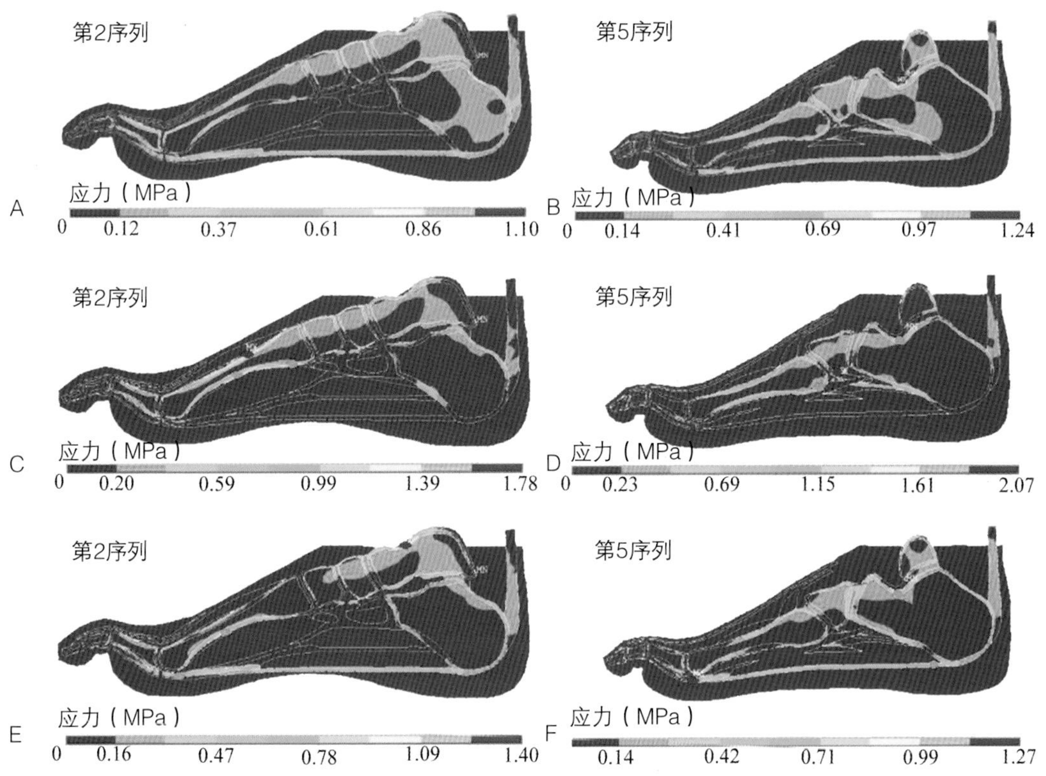

图16-17 各类正常、异常及手术状态下的足第2、5跖列von Mises应力分布比较

A、B.正常直立状态下比较（Normal）；C、D.跖腱膜外科松解术后且伴有轻微内在肌被动张力状态下比较（P.F.1）；E、F.足底主要韧带损伤后且伴有轻微内在肌被动张力状态下比较（P.L.1）

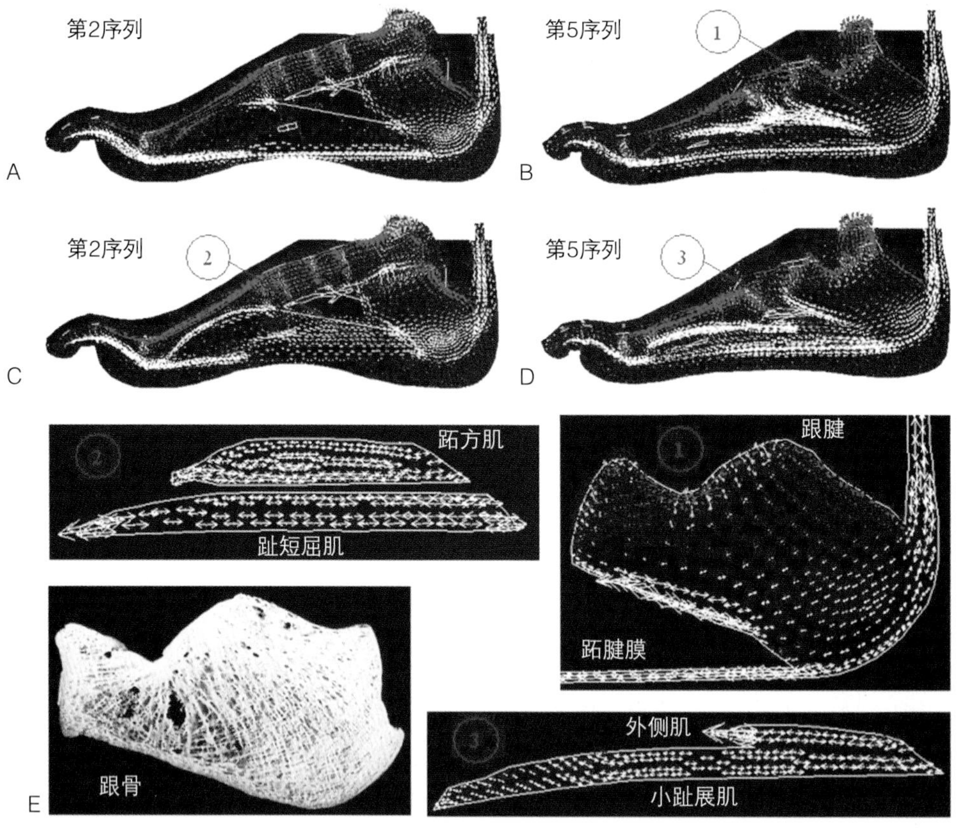

图16-18　计算机生成的几种生物力学状态下足纵弓矢状面主应力流矢量图

A、B.正常直立状态；C.跖腱膜外科松解术后且伴有剧烈内在肌被动张力状态（P.F.3）；D.足底主要韧带损伤后且伴有剧烈内在肌被动张力状态（P.L.3）；E.外侧跟骨矢状面张力/压力小梁构造（Gao，2004）；其中①外侧跟骨部位、②足底方肌和趾短屈肌部位、③小趾展肌及其外侧肌部位等均为其各自的应力矢量放大图，白色箭头（←→bright）和蓝色箭头（→←dark）分别代表张应力和压应力的传递

数字医学有限元分析技术在上肢智能化骨科的应用

中国活体数字人女性肘关节-前臂有限元模型的构建

有限元建模

采用中国活体数字人（第二代中国数字化人体，F2-CDH）“女性第24号”的CT和MRI影像数据集，应用Mimics三维重建软件平台，HYPERMESH，ANSYS14.0有限元分析软件平台，构建了肘关节-前臂的有限元模型。用实体弹性单元定义的包括肱骨远端（皮质骨、骨松质、关节软骨），尺骨（皮质骨、骨松质、骨髓腔、关节软骨），桡骨（皮质骨、骨松质、骨髓腔、关节软骨）。用实体超弹性单元定义的包括肱尺关节、肱桡关节、近端尺桡关节、远端尺桡关节的关节囊基质、前臂骨间膜基质、前斜韧带、尺侧副韧带、桡侧副韧带、环状韧带、尺桡方韧带、尺侧横副韧带、尺桡斜索韧带、远端尺桡前韧带、远端尺桡后韧带等的基质。用缆索单元定义的包括各类关节囊、骨间膜、各类韧带的纤维。用面-面接触单元定义的包括肱尺关节接

触、肱桡关节接触、上尺桡关节接触、下尺桡关节接触、关节囊与肱骨软骨接触、关节囊与桡骨软骨接触、关节囊与肱骨软骨接触、关节囊与肱骨鹰嘴窝背部接触、关节盘与尺骨软骨接触。该模型包括 13 237节点，55 165 实体单元，986缆索单元，9对接触对。见图16-19~23。

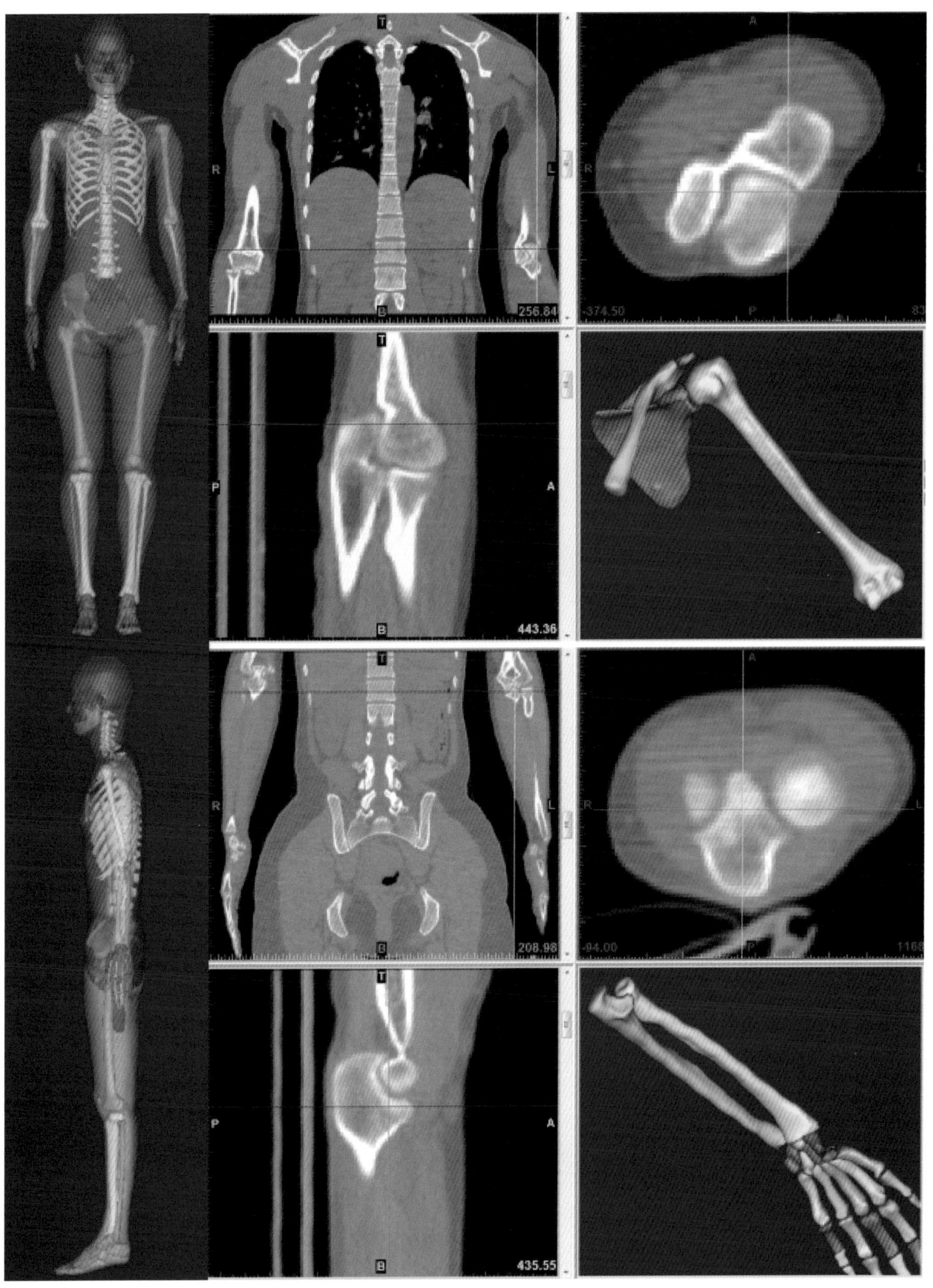

图16-19 活体数字人“女性第24号”的肘关节-前臂的CT扫描的非侵入性实验

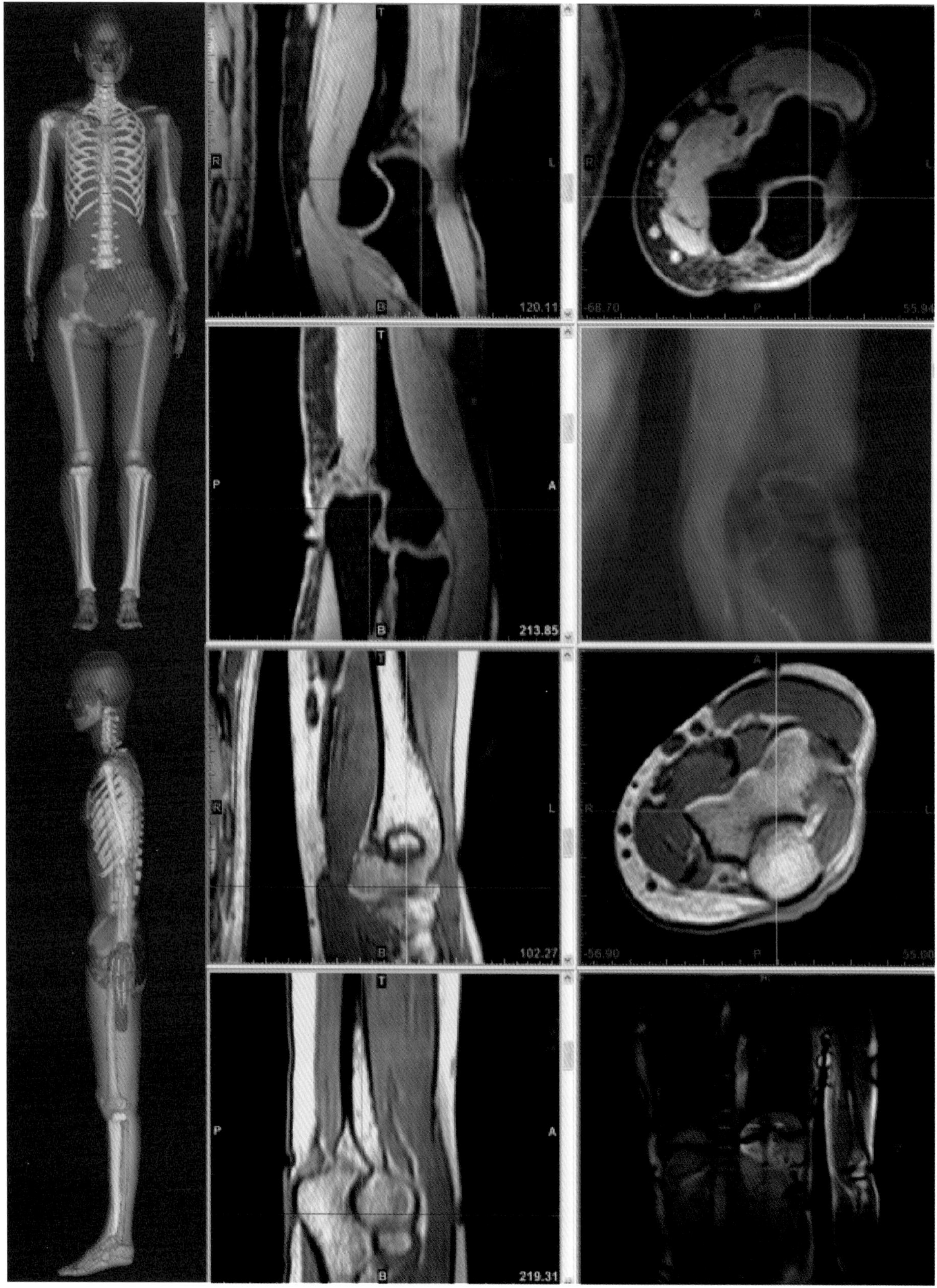

图16-20　活体数字人“女性第24号”的肘关节-前臂的MRI扫描的非侵入性实验

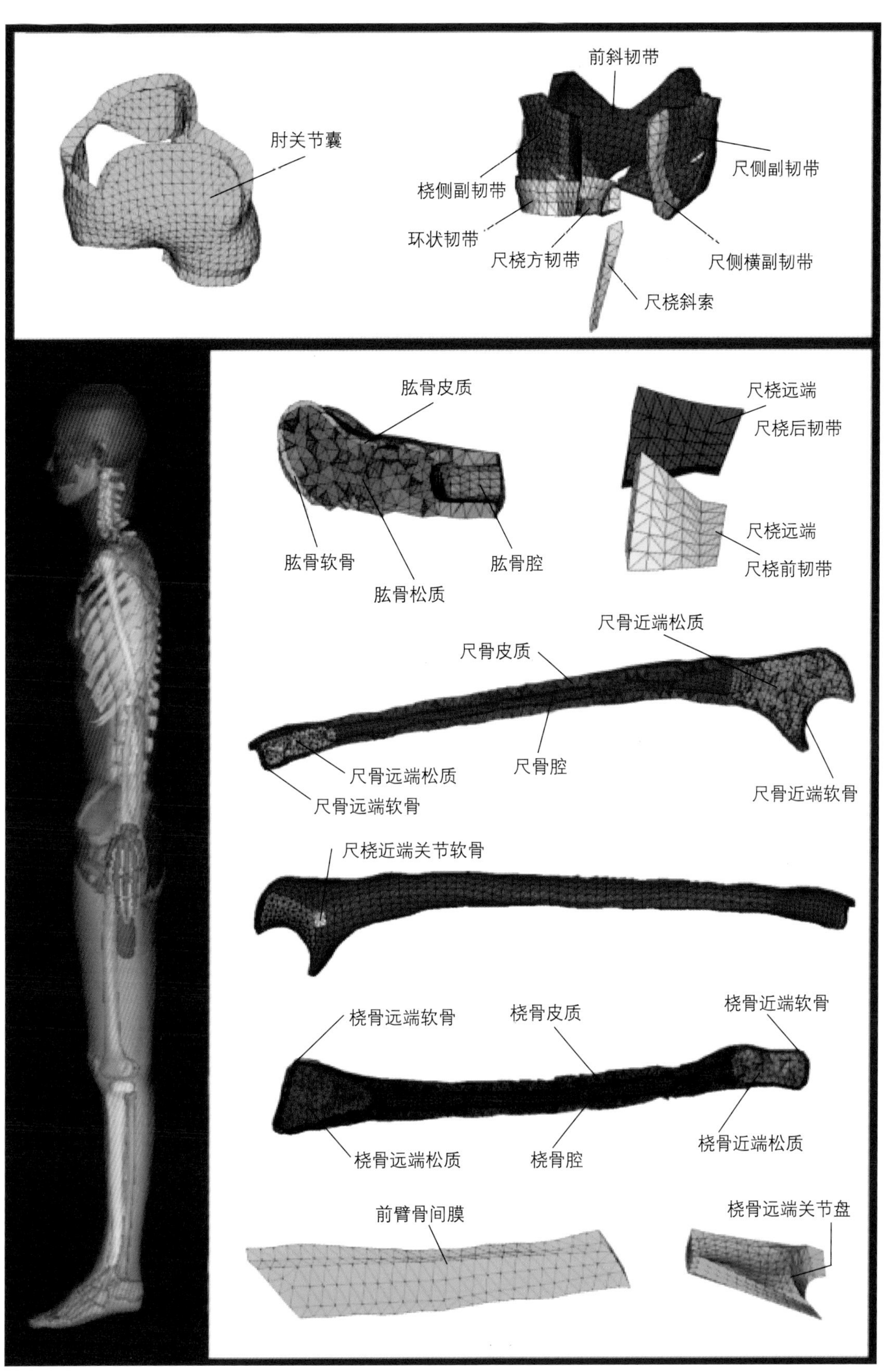

图16-21 活体数字人“女性第24号”的肘关节-前臂的关节囊与韧带系统的有限元实体单元模型

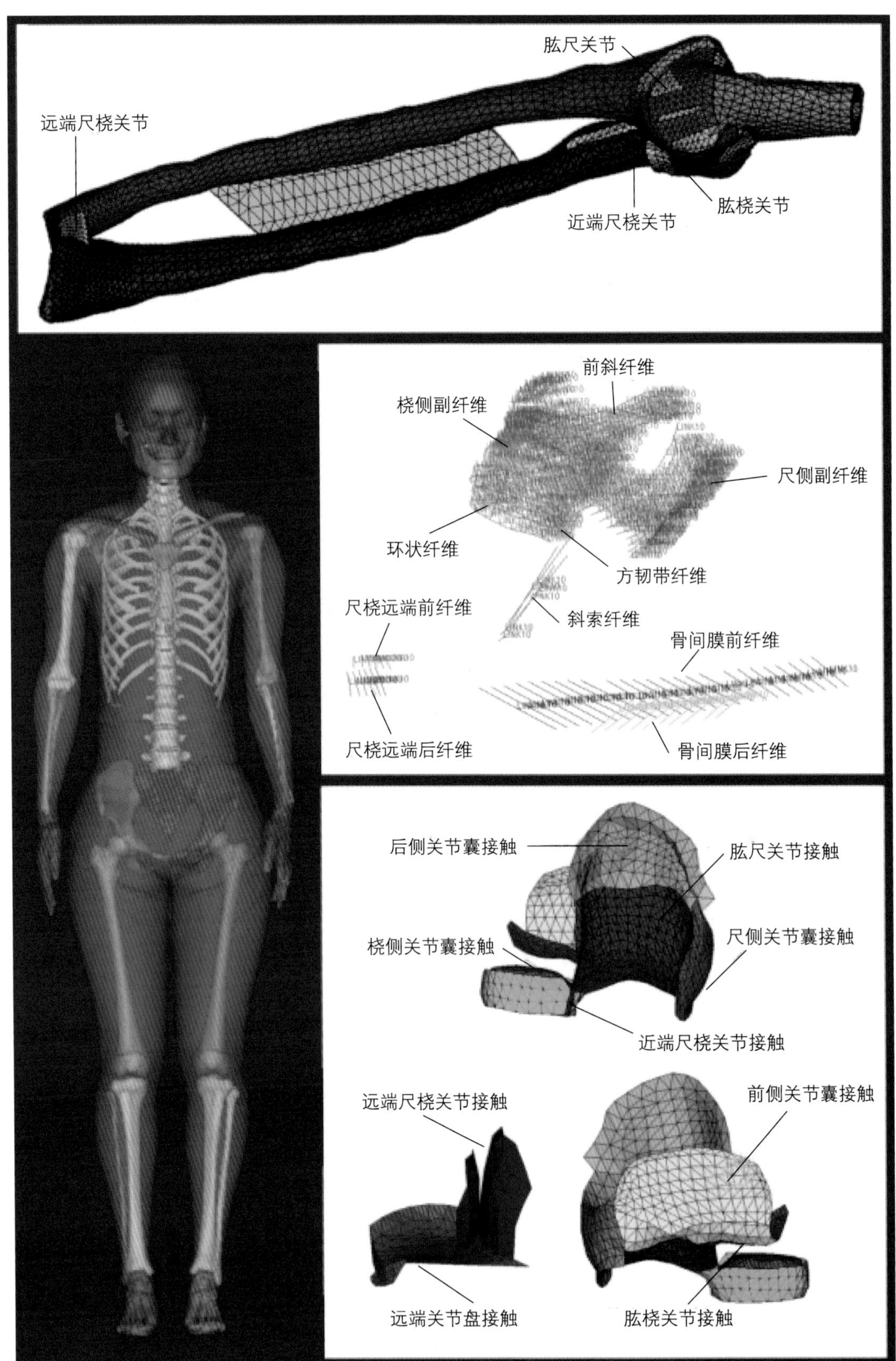

图16-22　活体数字人“女性第24号”的肘关节-前臂的关节囊与韧带系统的有限元纤维单元和关节腔接触单元模型

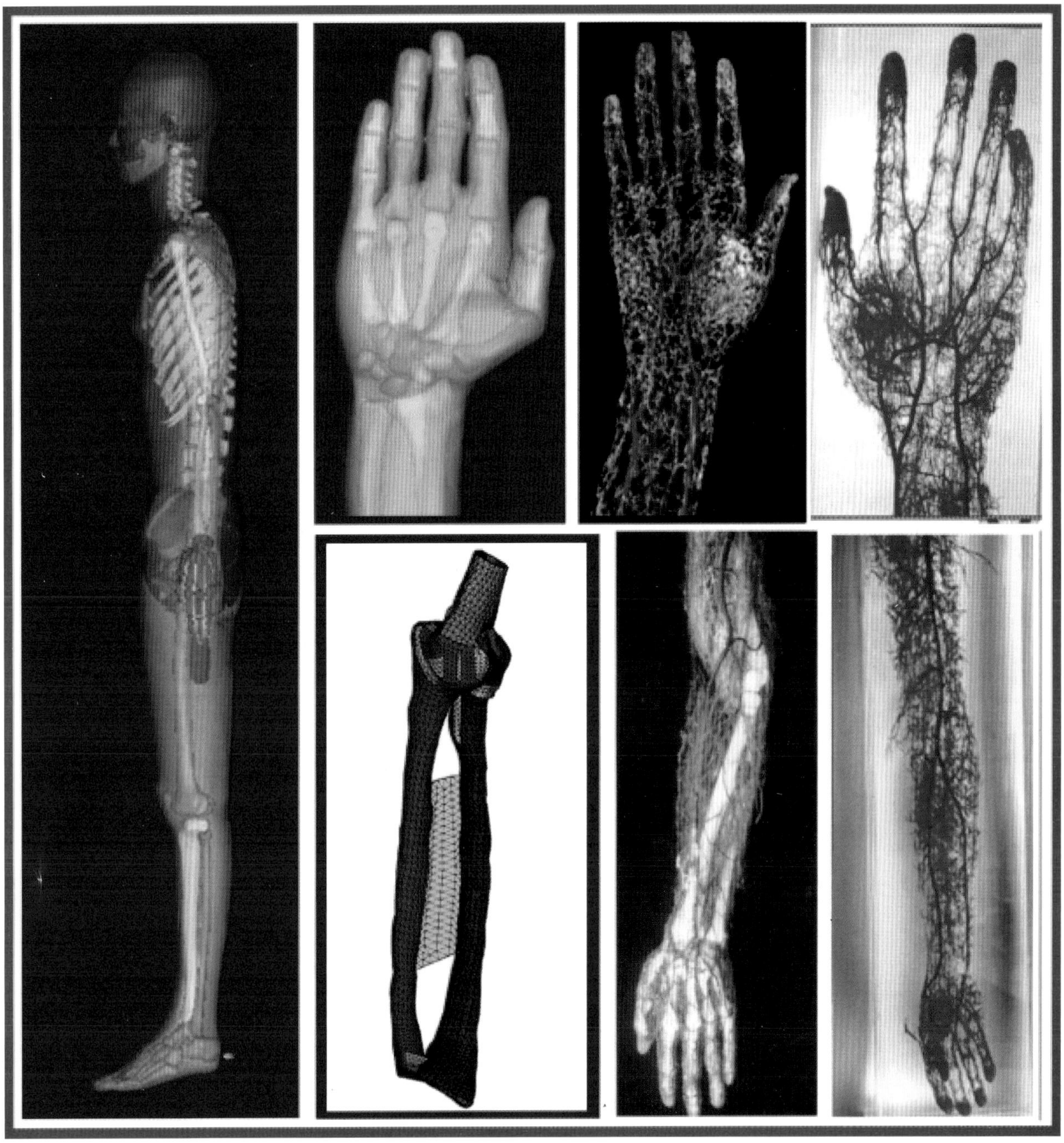

图16-23 活体数字人“女性第24号”的腕肘关节-前臂数字解剖模型及其与血管铸型3D模型对照

约束和加载

轴向压缩力（axial compression load-1）和轴向拉伸力（axial extension load-2）：约束肱骨上端关键点所有自由度，施加轴向压缩力或拉伸力50 N于尺桡骨远端关节面，其中桡骨关节面所受力为总载荷的55%，尺骨关节面所受力为总载荷的45%；内旋力矩（internal rotation load-3）和外旋力矩（external rotation load-4）：约束肱骨上端关键点所有自由度，垂直于轴向的旋转力矩为1 Nm，内旋力矩施加于桡骨远端关节面外侧和尺骨远端关节面内侧且旋转方向向内，而外旋力矩则反之；内收弯矩（adduction load-5）和外展弯矩（abduction load-6）：约束肱骨上端关键点所有自由度，平行于轴向的弯矩载荷为1 Nm，内展弯矩施加于尺桡骨远端关节面且弯矩方向向内，而外展弯矩则反之。

模型验证

肘关节正常有限元模型的旋转应力峰值（2.097 4 MPa在1 Nm的转矩下）与Charalambous等研究的实验值（2.51 MPa在1 Nm的转矩下）基本相符。模型的旋转位移（1.135 3~1.138 3 mm在1 Nm的转矩下）与Ramirez等所做的实验值［（1.2 ± 0.6）mm在1 Nm的转矩下］，以及潘骏等所做的实验值（1.05~1.15 mm，在1 Nm的转矩下）基本相符。模型的纵向位移（5.838 8~5.937 6 mm在50 N的力下）与Chantelot所做实验值［5 mm，需要（49.23 ± 6.14）N的力］基本一致。正常肘关节有限元模型在受拉伸压缩等轴向力时，尺骨冠状突的中上部承受主要的荷载为44.62%~46.84%，该结果与Chantelot C、Böhme B、Rao ZT等的研究结果（正常肘关节在伸直时尺骨冠突承载35%~48%的荷载）基本一致。

肘关节尺骨冠状突骨折3种内固定手术方案的有限元分析及临床应用

尺骨冠状突是肘关节前方稳定最主要的骨性结构，具有维持肘关节轴向稳定、后内侧/后外侧旋转稳定及防止肘内翻的重要作用。尺骨冠状突骨折为多样性关节内骨折，多发生于复杂的肘关节骨折脱位患者，如恐怖三联征，通常并发肘关节周围软组织严重损伤和关节失稳。为了重建肘关节解剖结构，恢复功能稳定性，争取早期功能锻炼，冠状突骨折往往选择手术复位内固定，临床上针对冠状突骨折块较大者，通常选择拉力螺钉或者微型钢板内固定，并取得了良好的效果。近年来，随着肘关节解剖学、生物力学等研究不断深入，骨折智能化内固定（smart internal fixation）治疗理念深入临床，骨科医生逐渐认识到冠状突骨折不同内固定术式具有轴向、旋转、侧弯方向的不同稳定性，影响着术后早期肘关节不同方向的功能锻炼和康复训练。然而，对于不同内固定方式的生物力学稳定性系统性评估，目前文献报道尚不多见。

吴立军等针对尺骨冠状突骨折，就前方螺钉内固定（front screw internal fixation，FSIF）、后方螺钉内固定（rear screw internal fixation，RSIF）、微型钢板内固定（miniature plate internal fixation，MPIF）等3种内固定方式的轴向、旋转、侧弯等生物力学稳定性进行系统性、精准的有限元评估，期望为智能化内固定术式的优化选择提供数值实验依据，见图16-24~26。有限元分析发现，3种内固定模型与骨折模型相比，均具有较好的生物力学稳定性，然而，前方螺钉内固定模型与后方螺钉内固定模型的生物力学稳定性比较接近，而微型钢板内固定模型的轴向、旋转、侧弯等生物力学稳定性比两种螺钉内固定模型明显增强，而且与正常肘关节模型更加相近。

陈红卫在临床上行肘关节前内侧入路手术治疗肘关节尺骨冠状突骨折患者18例（部分病例属肘关节恐怖三联征），男11例，女7例；年龄21~55岁；尺骨冠状突骨折按O'Driscoll分型标准：Ⅰ型6例，Ⅱ型10例，Ⅲ型2例。切口长6~8 cm显露冠状突，骨折在直视下解剖复位，用掌骨微型钢板支撑固定12例，钢板加螺钉辅助固定5例，螺钉加锚钉固定1例。9例患者伴外侧副韧带损伤，用锚钉修复。18例均获随访，随访时间12~24个月。2例术后3个月出现肘关节轻度异位骨化（Brooker 1级），未进行特殊处理；1例术后18个月出现肘关节轻度退行性改变。根据Mayo肘关节功能评分（Mayo elbow performance score，MEPS）为82~100分，平均95.5分；优14例，良3例，可1例。根据Broberg-Morrey评分为92.5（75~100）分，优9例，良7例，可2例。初步构建了数字病案数据库，典型病例见图16-27。

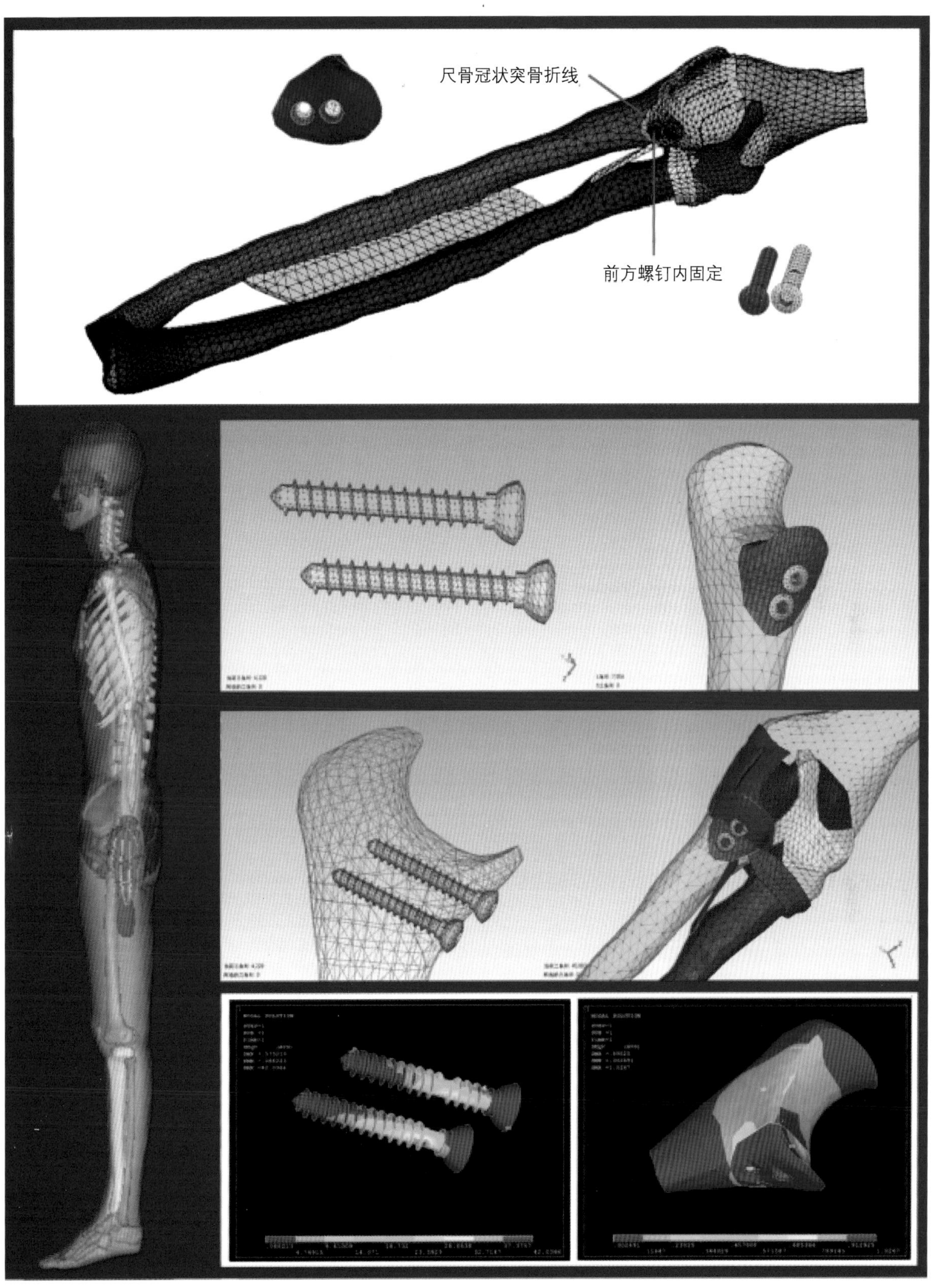

图16-24 活体数字人“女性第24号”的肘关节尺骨冠状突骨折前方螺钉内固定手术有限元模型

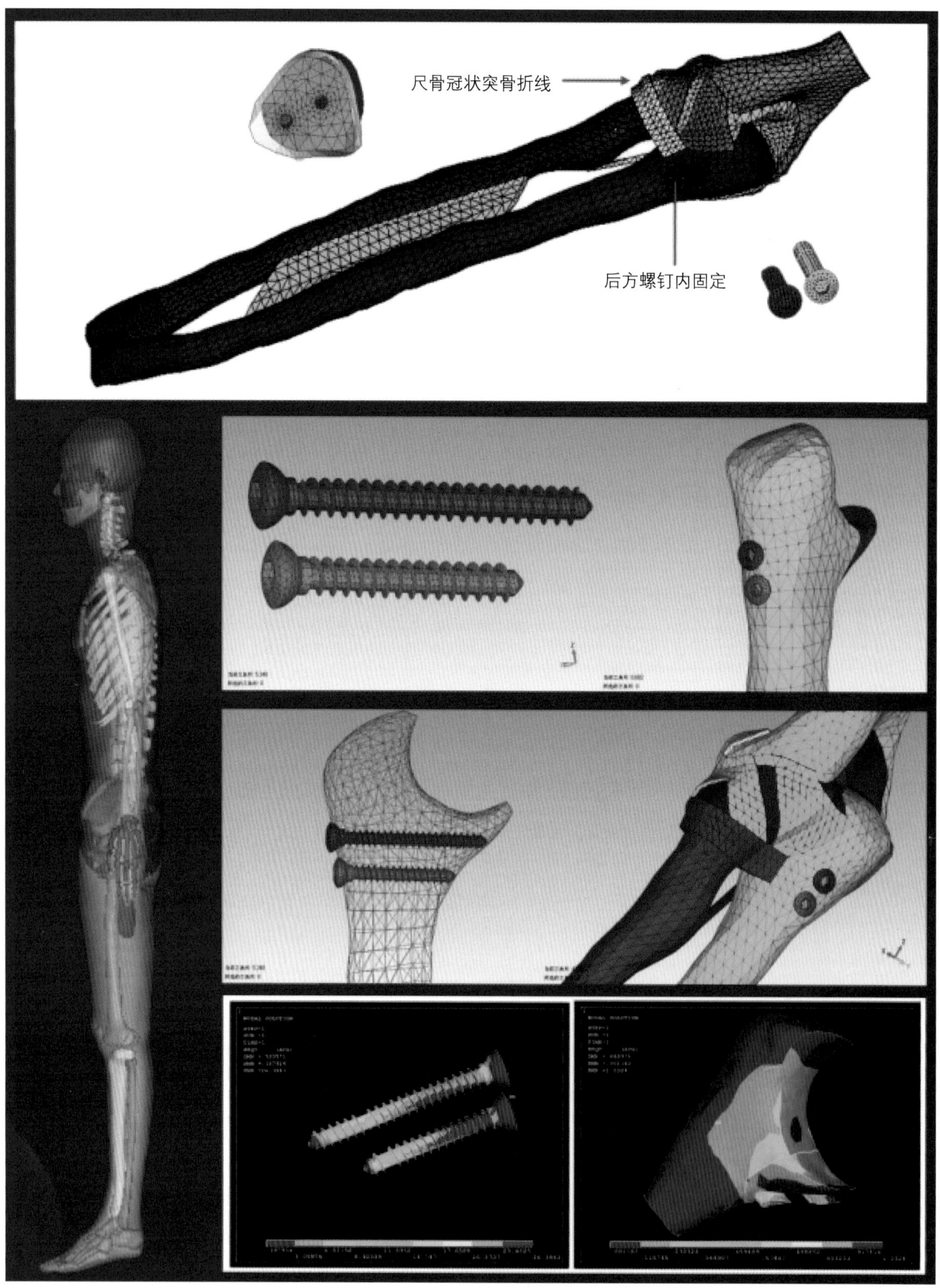

图16-25　活体数字人“女性第24号”的肘关节尺骨冠状突骨折后方螺钉内固定手术有限元模型

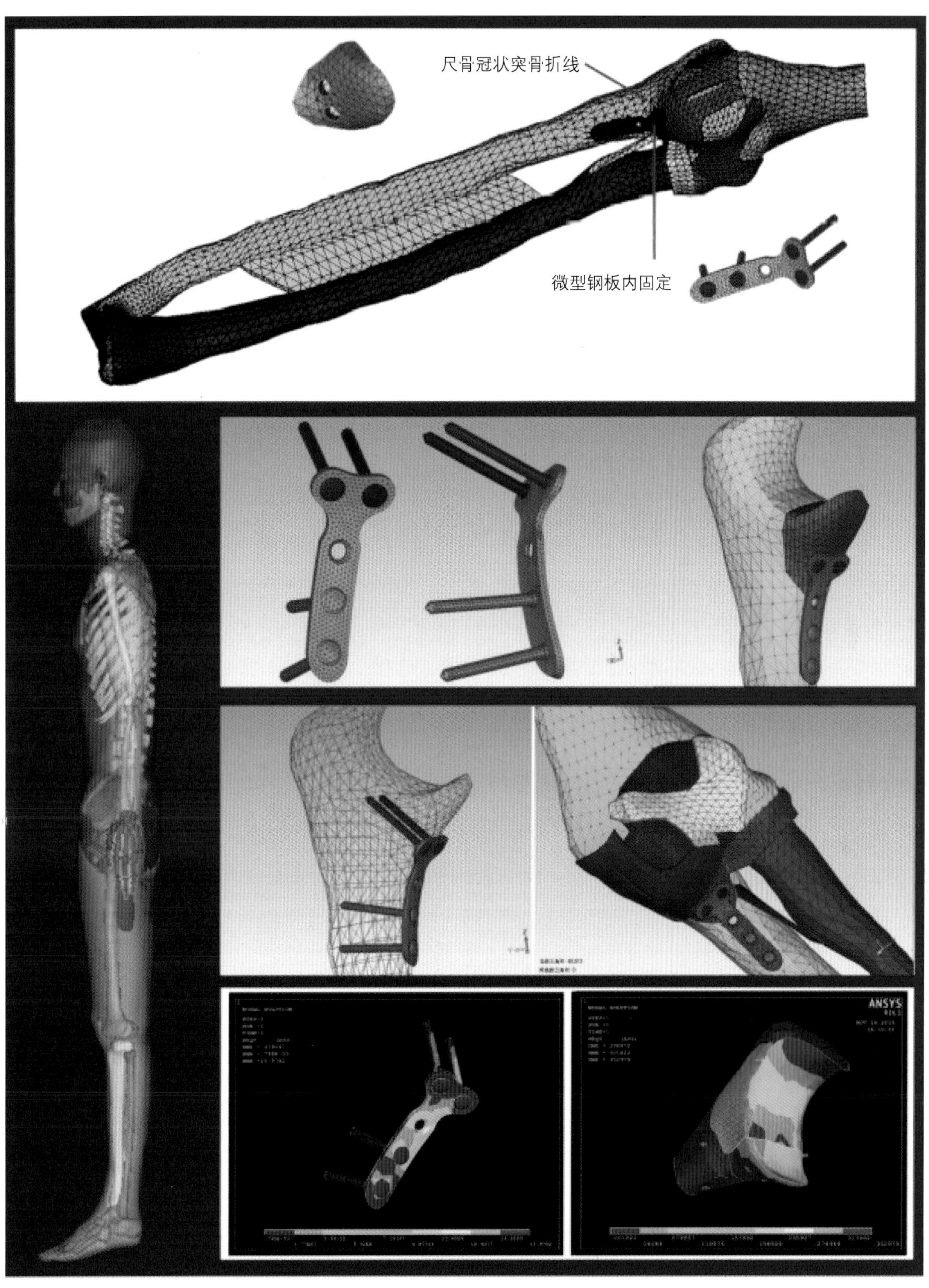

图16-26 活体数字人“女性第24号”的肘关节尺骨冠状突骨折微型钢板内固定手术有限元模型

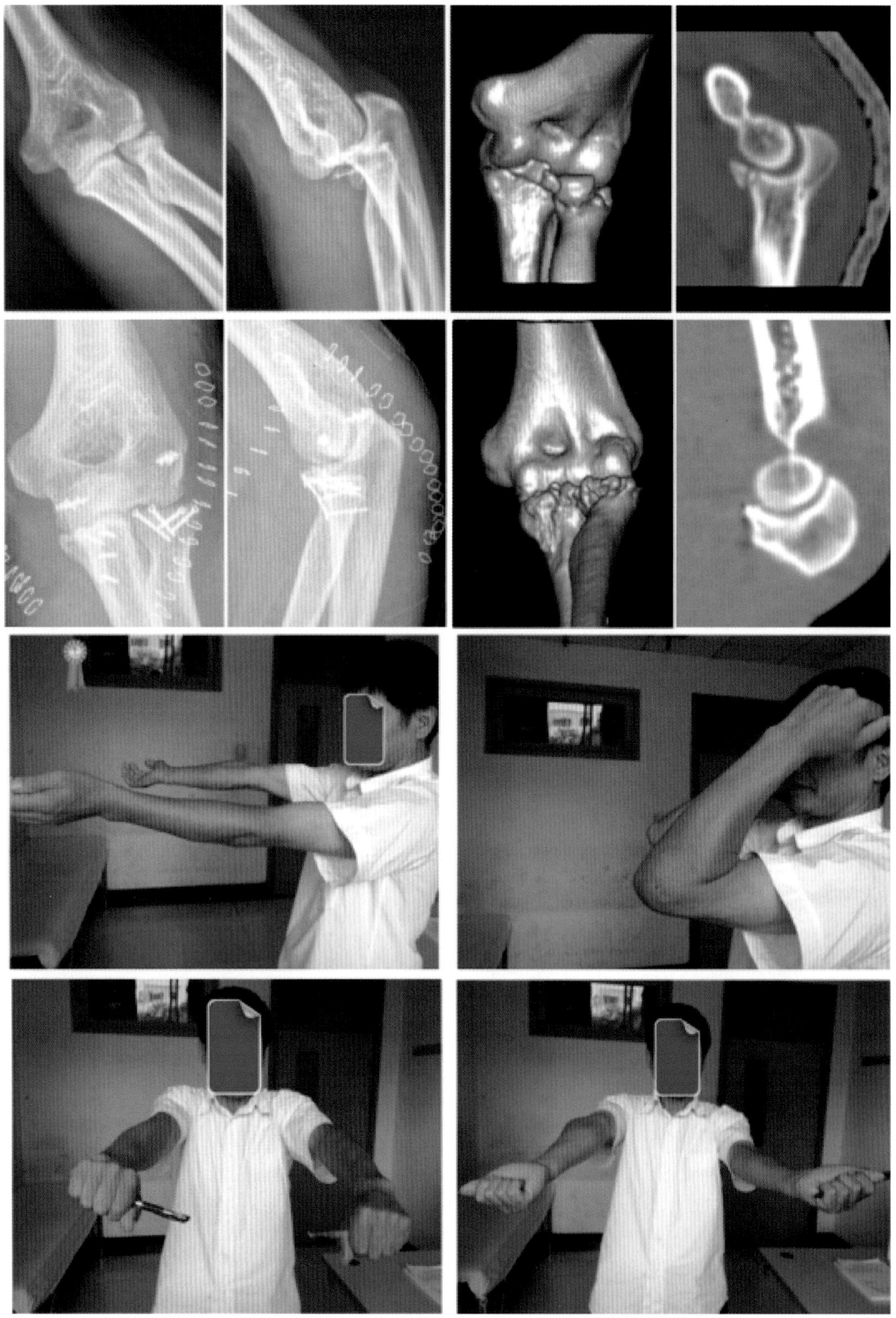

图16-27 肘关节尺骨冠状突骨折患者手术优化策略的典型病例

O'Driscoll分型Ⅰ型（该病例亦属肘关节恐怖三联征），行肘关节前内侧入路联合后外侧入路，微型钢板加螺钉辅助固定，术后根据MEPS和Broberg-Morrey评分，患者功能恢复良好（病例由陈红卫主任医师提供）。

数字医学有限元分析技术在骨盆智能化骨科的应用

中国活体数字人男性腰骶骨盆有限元模型的建立及验证

有限元建模

采用中国活体数字人（第2代中国数字化人体，F2-CDH）"男性第23号"的L_4至盆部CT影像，层厚1.25，层距1.25，在Mimics10.0软件（Materialise公司，比利时）以及Ansys14.0（Ansys公司，美国）有限元平台上进行建模，其中$L_{4\sim5}$、$S_{1\sim5}$、尾骨、髋骨等的骨皮质和骨松质，各类关节软骨，软骨终板均被定义弹性材料和3D实体单元，各类关节囊基质、腰椎间盘基质、髓核、骶尾间盘、耻骨间盘等均被定义为超弹性材料（Mooney-Rivlin 2参数法则）和3D实体单元。同时，根据F2-CDH的MRI数据和中国人解剖学数值，构建各类附着于骨质的韧带，腰椎间盘纤维和关节囊纤维等都被定义为张拉弹性材料和Link缆索单元，包括前纵韧带（ALL）、后纵韧带（PLL）、黄韧带（LF）、横突间韧带（ITL）、棘间韧带（ISL）、棘上韧带（SSL）、髂腰韧带（ILL）、骶髂前韧带（ASIL）、骶髂后韧带（PSIL）、骶髂骨间韧带（ISIL）、骶棘韧带（LSS）、骶结节韧带（STL）、耻骨上韧带（SPL）、耻骨弓状韧带（APL）、腹股沟韧带（IL）、骶尾前韧带（ASCL）、骶尾后韧带（PSCL）、骶尾侧韧带（LSCL）。腰椎关节突关节、骶髂关节属于滑膜关节中的微动关节，软骨面之间设计为面面滑动摩擦，间隙为0.1~0.2 mm，摩擦系数为0.002 4~0.24。完整骨盆模型（intact pelvis model，IP 模型）共有20 768个节点数和95 229个单元数，见图16-28~30。

约束和加载

模拟双足平衡直立的约束设置在两侧髋臼窝关节软骨及髋臼唇纤维软骨的下表面所有节点，其3个方向运动自由度均为固定。根据Denis脊柱三柱理论，前中柱负荷约为85%，后柱负荷约为15%，前中柱力和力矩施加在L_4椎体上终板，后柱力和力矩施加在L_4后部结构上关节突。力学加载方式分别为：前屈载荷（Load-1: 500 N+10 Nm，方向向前）、后伸载荷（Load-2: 500 N+5 Nm，方向向后）、右侧弯（Load-3: 500 N+7.5 Nm）、左旋转（Load-4: 500 N+7.5 Nm）。

模型验证

1. 模型的压缩位移与Comstock等报道的实验值（0.973~1.550 mm）相符。

2. 模型的刚度与临床上Tile报道的贡献值（60%~70%）一致。

3.模型的应力峰值与Dalstra等报道的实验值（6.625 MPa）相符。

不稳定骨盆后环骨折内固定手术优化的有限元分析及临床应用

骶骨上3节是连接脊柱和骨盆后环的重要枢纽，骶部骨折将导致生物力学和神经传导的双重不稳。Denis等将骶骨按解剖区域划分为3个纵向

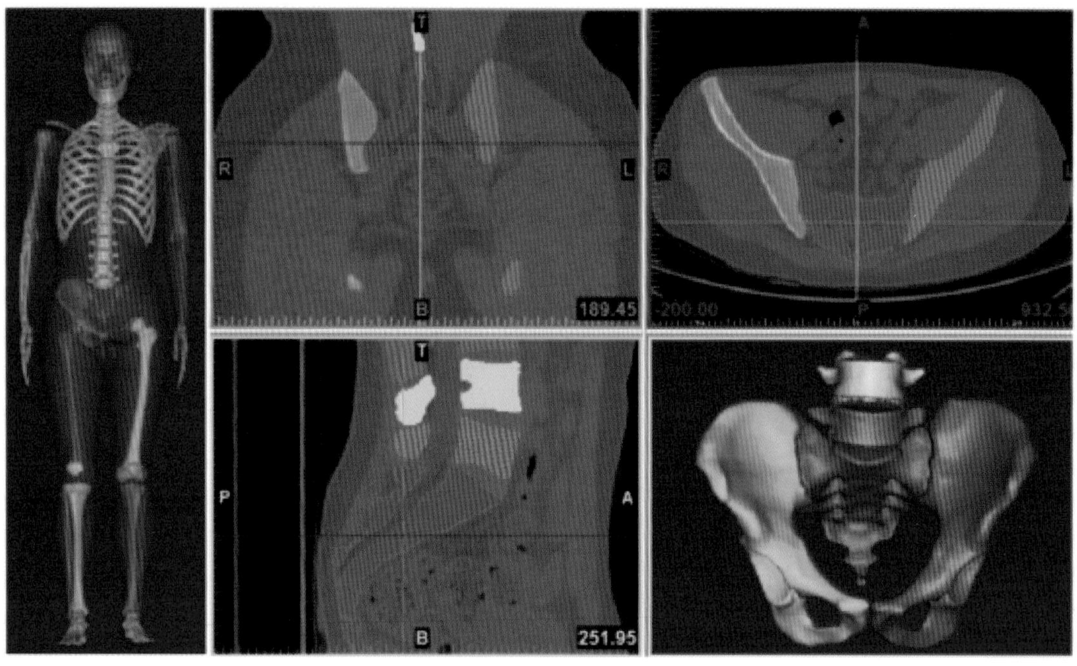

图16-28　中国活体数字人“男性第23号”下腰椎及骨盆三维CT模型

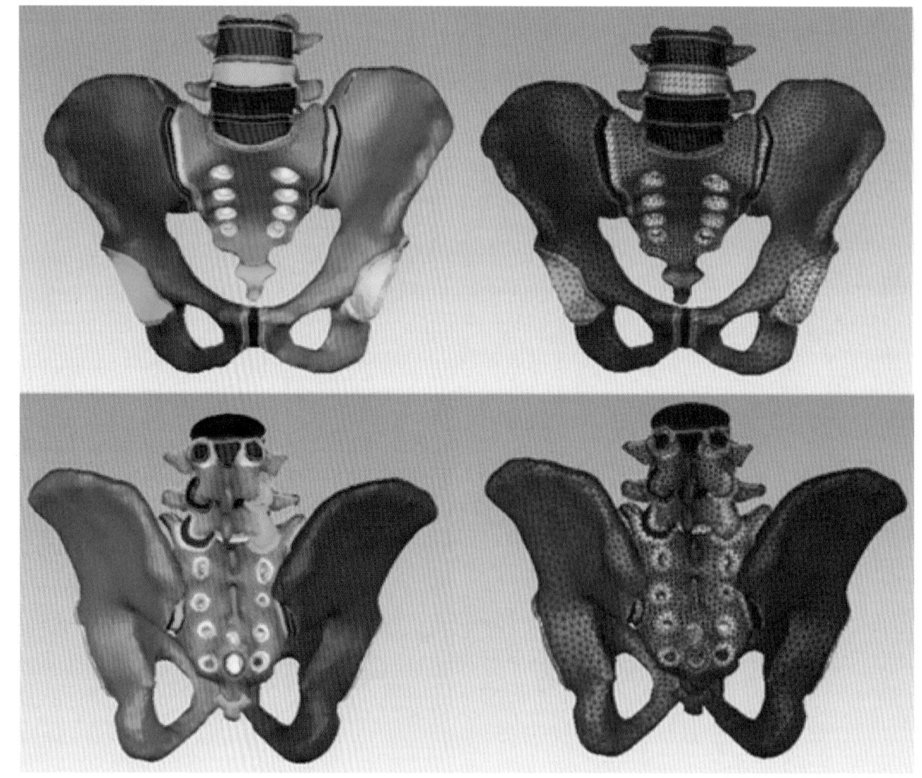

图16-29　中国活体数字人“男性第23号”下腰椎及骨盆三维数字解剖模型

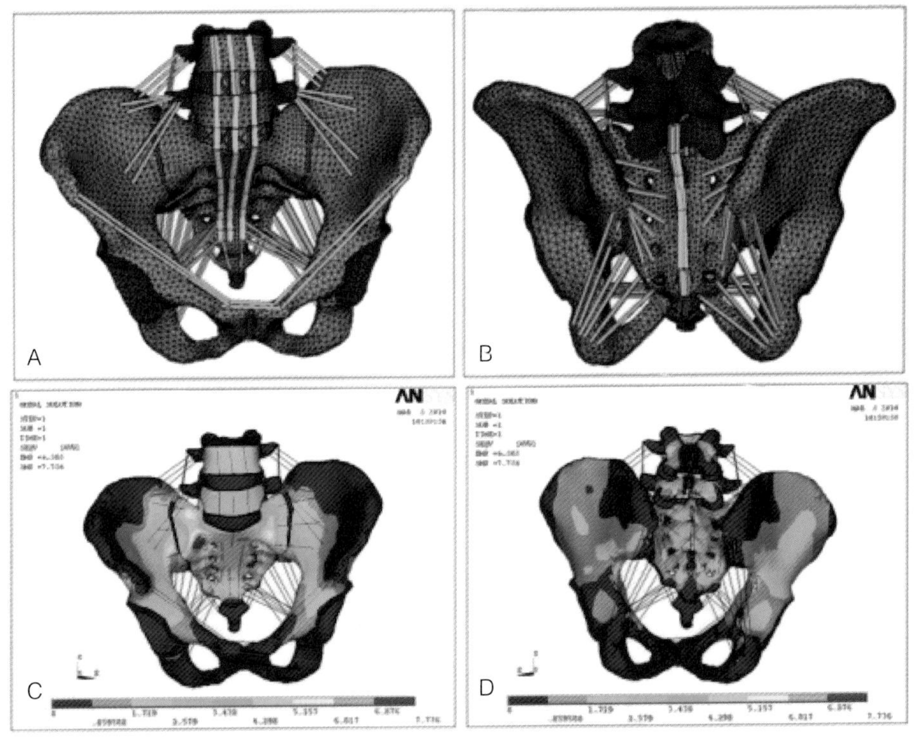

图16-30 中国活体数字人“男性第23号”下腰椎及骨盆三维有限元模型
A，B.男性下腰椎及骨盆有限元模型：前面观，后面观；C，D.前屈荷载作用下男性下腰椎及骨盆的von Mises应力云图：前面观，后面观

带区（图16-31），Ⅰ区损伤为骶骨翼骨折，约占50%；Ⅱ区损伤为骶骨孔骨折，约占34%；Ⅲ区损伤为骶骨中央椎管骨折，约占16%。高能量创伤常常引起骶骨纵行骨折，约占移位骶骨骨折（displaced sacral fracture）的72.7%。纵行移位骶骨骨折常与骶髂关节脱位、骨盆前环骨折等并存，属于骨盆骨折Tile 分型的C型，死亡率高达10%左右。骶骨纵行骨折的非手术治疗易出现骨折畸形愈合、创伤后骨不连、迟发性骶神经损伤、晚期下腰部疼痛等。目前，国内外学者多主张积极的手术治疗，复位并重建骨盆前后环的三维稳定性，减少后期并发症。

骨盆后方张力带钢板固定（posterior-ring tension-band metallic plate，PTMP）和骶髂螺钉固定（sacroiliac joint screw，SIJS）两种方法为常用的骨盆后路内固定方式。随着微创理念的发展，采用经皮PTMP和经皮SIJS固定等微创术式（图16-31）可减少骨盆手术创伤、缩短手术时间、降低围手术期并发症，已在临床上逐渐开展。然而，这两种微创手术对不同类型垂直不稳定骨盆后环骨折的生物力学稳定机制和力学相容性原理尚不清楚。

吴立军等构建了中国活体数字人（第2代中国数字化人体，F2-CDH）“男性第23号”完整骨盆生物力学有限元模型，以及骶骨Ⅰ、Ⅱ、Ⅲ区纵行骨折伴同侧耻骨上下支骨折的经皮PTMP固定（P组）与经皮SIJS固定（S组）的外科生物力学有限元模型（图16-32）。有限元研究发现，两组外科模型在同等生理荷载下的最大位移和力学稳定性均接近完整骨盆模型（图16-33）。然而，进一步模拟骶骨Ⅰ区、Ⅱ区、Ⅲ区骨折时发现，钢板组的生物力学明显逐步增强，而螺钉组的生物力学效果保持微小的波动。当单独处理Denis Ⅲ 型骶骨骨折时，钢板组比螺钉组

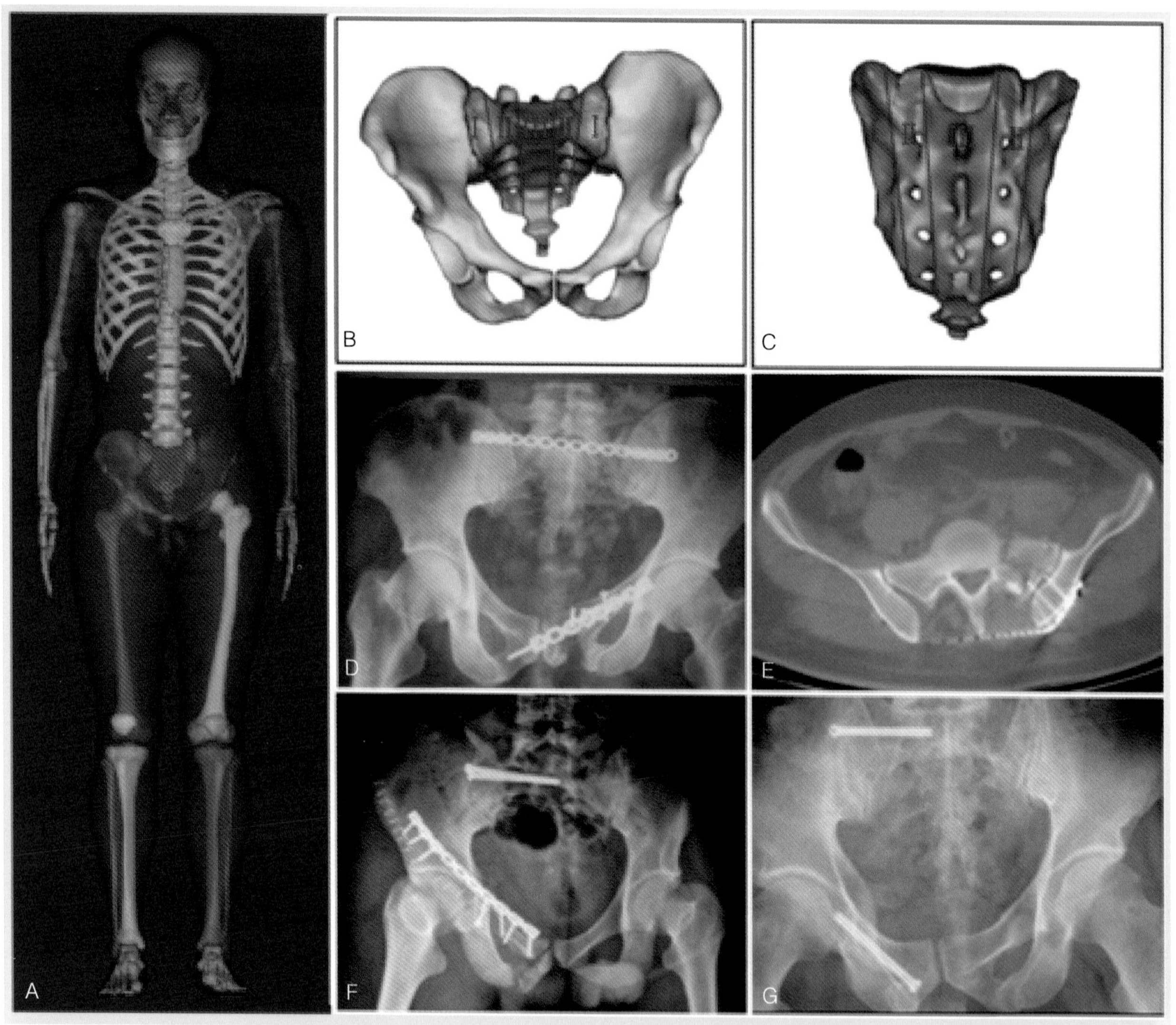

图16-31　中国活体数字人“男性第23号”骨盆数字模型与骶骨Denis Ⅰ、Ⅱ、Ⅲ区分型模型
A.中国活体数字人“男性第23号”数字模型；B、C.骶骨的Denis Ⅰ区、Ⅱ区、Ⅲ区（B.前面观，C.后面观）；D、E.病例1（男，38岁），左侧骶骨Ⅱ区骨折，经皮骨盆后方张力带钢板内固定（D. X线正位片，E. CT扫描断层图）；F、G.病例2（男，25岁），右侧骶骨Ⅱ区骨折，经皮骶髂关节螺钉内固定（F. X线正位片，G. CT扫描断层图）

能更好地重建骨盆生物力学。

同时，陈红卫等治疗不稳定骨盆后环骨折患者33例（采用PTSP固定17例，采用SIJS固定16例），经1~3年的随访，无血管损伤、切口感染、内固定松动断裂及骨不愈合等并发症，而且两组病例的Pajeed功能评分和疗效优良率差异无统计学意义（$P > 0.05$），见图16-34。

临床上，经皮后方张力带钢板和经皮骶髂螺钉均可用于治疗骶骨Ⅰ、Ⅱ区纵行骨折，然而，理论上经皮后方张力带钢板可能比经皮骶髂螺钉更适于治疗骶骨Ⅲ区纵行骨折。有限元评估的生物力学证据结合临床证据有助于区分特殊类型垂直不稳定骨盆后环骨折的内固定手术指针。

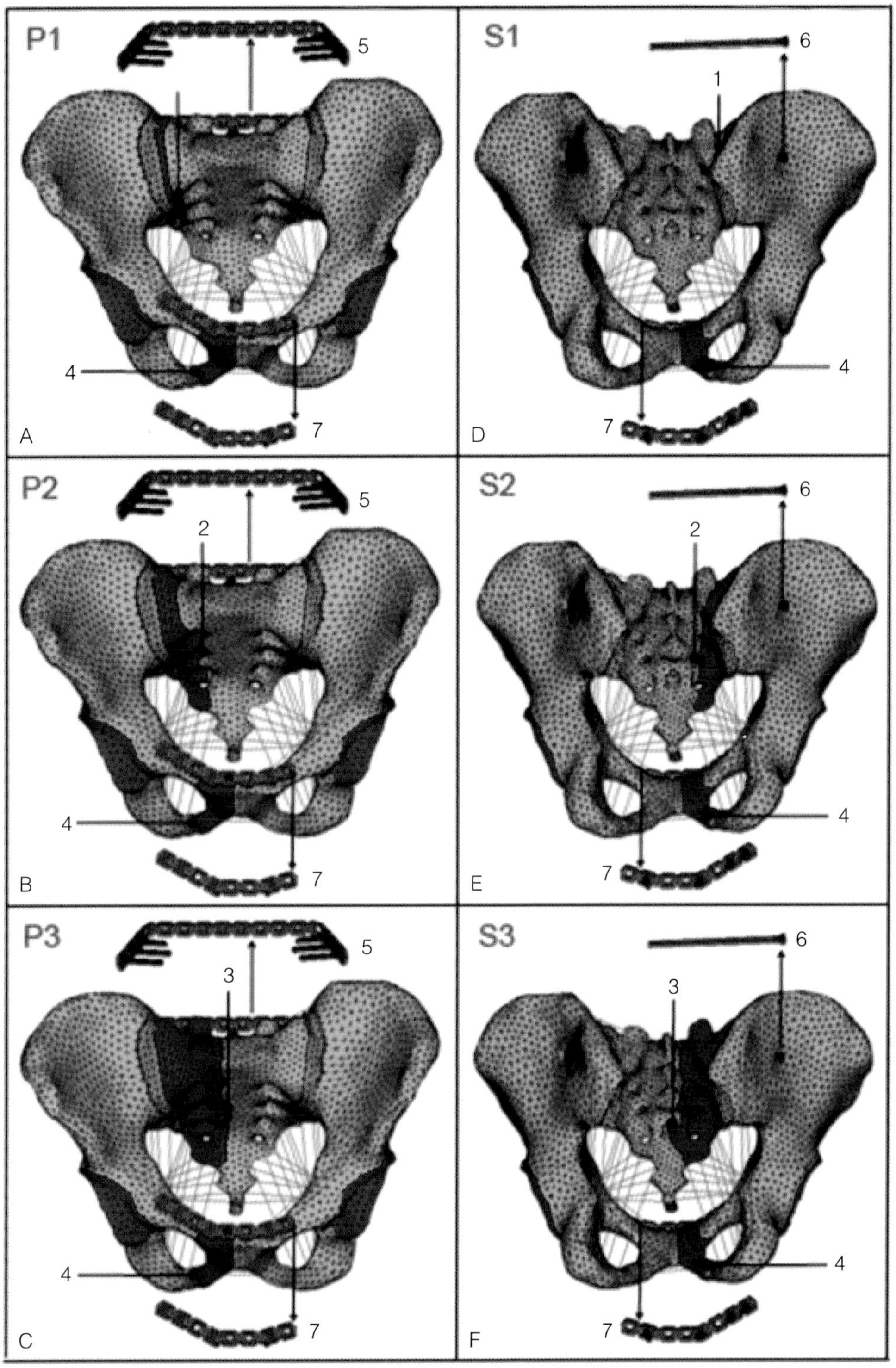

1.骶骨Denis Ⅰ区骨折面；2.骶骨Denis Ⅱ区骨折面；3.骶骨Denis Ⅲ区骨折面；4.耻骨上下支骨折面；5.经皮后方张力带钢板；6.经皮骶髂关节螺钉；7.前环预弯塑形钢板。

图16-32　中国活体数字人“男性第23号”的不稳定骨盆骨折内固定有限元模型

A~C.骶骨Denis Ⅰ区、Ⅱ区、Ⅲ区骨折伴同侧耻骨上下支骨折的经皮PTSP固定有限元模型（前面观）；D~F.骶骨Denis Ⅰ区、Ⅱ区、Ⅲ区骨折伴同侧耻骨上下支骨折的经皮SIJS固定有限元模型（后面观）

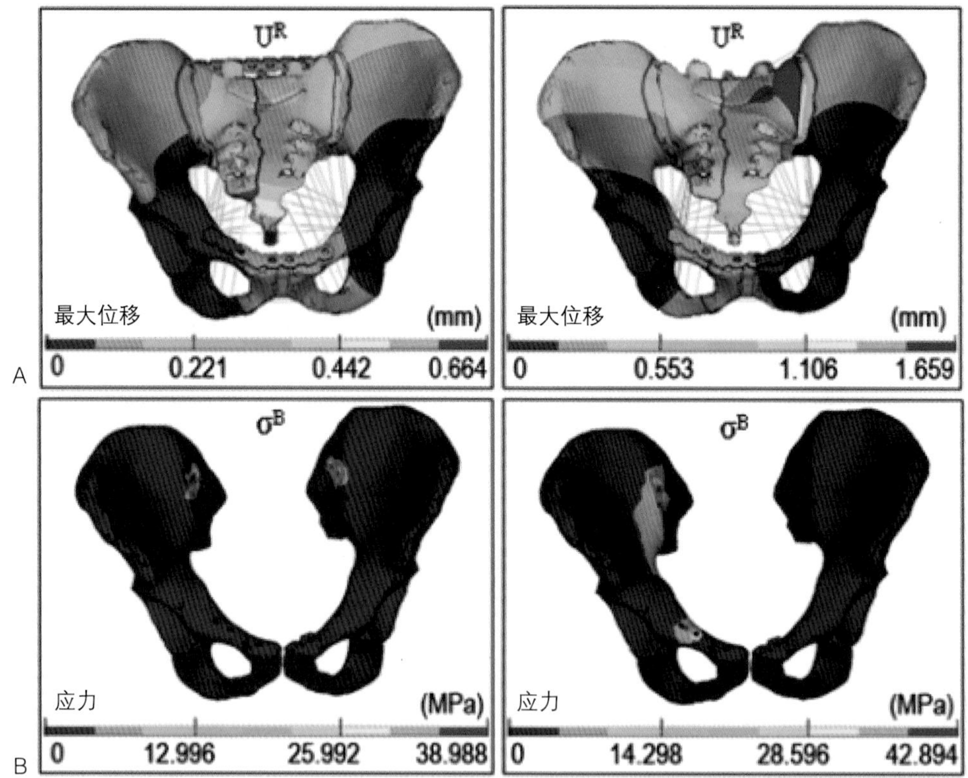

图16-33　前屈荷载作用下两种内固定有限元模型的最大位移和最大von Mises应力分布图

A.骨盆骶骨Denis Ⅲ区骨折的最大位移（PTMP固定与SIJS固定）；B.骨盆骶骨Denis Ⅲ区骨折的最大von Mises应力（PTMP固定与SIJS固定）

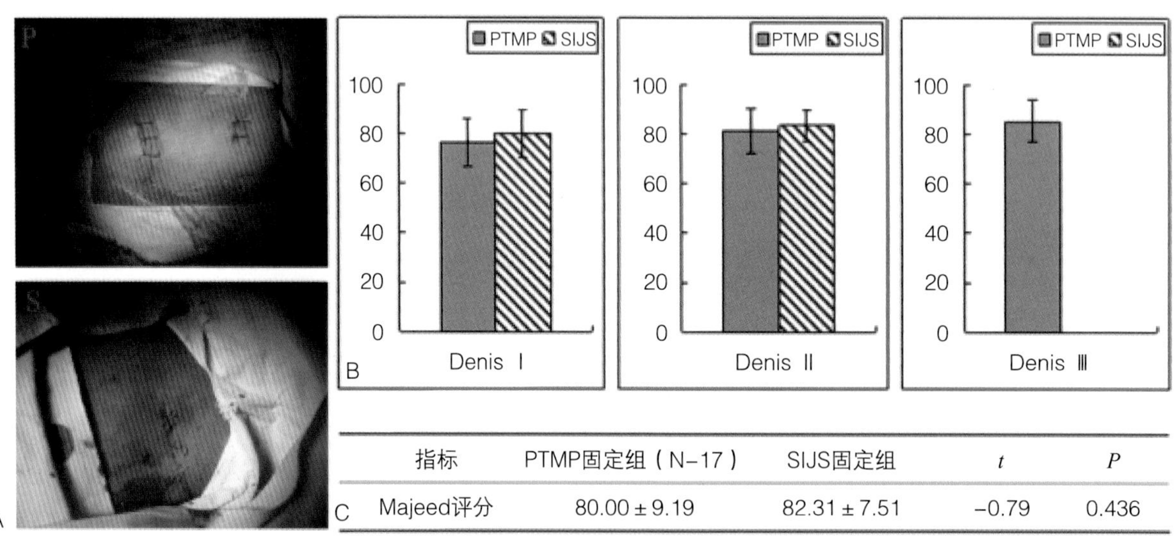

指标	PTMP固定组（N-17）	SIJS固定组	t	P
Majeed评分	80.00 ± 9.19	82.31 ± 7.51	-0.79	0.436

图16-34　两组不稳定骨盆骨折病例的术后功能评分

A.手术图片；B.术后两组病例Majeed评分（PTMP固定组与SIJS固定组）；C.术后两组病例Majeed评分的统计学结果（PTMP固定组与SIJS固定组）（临床病例由陈红卫主任医师提供）

数字医学有限元分析技术在脊柱智能化骨科的应用

下腰椎$L_{4/5}$与L_5/S_1节段Coflex动态固定的有限元模型试验及其临床应用

在腰椎退行性病变的外科治疗中（图16-35），Coflex系统作为一种棘突间动态内固定装置，能将狭窄的腰椎节段维持在相对前屈位以及限制一定的后伸，并且可以在不破坏生理曲度的同时，尽可能保留腰椎节段的运动功能，从而缓解邻椎病的发生。近几年，Coflex治疗$L_{3/4}$、$L_{4/5}$节段病变已经取得了良好的临床疗效。但有研究认为，在L_5/S_1节段棘突间植入Coflex假体后，由于腰骶椎的特殊解剖结构，可能导致Coflex假体固定不稳定或滑脱挤出，也可能未能达到动态固定的效果，因此不宜在该节段棘突间植入Coflex装置。目前，徐华梓等报道了L_5/S_1节段应用Coflex动态固定的临床研究，但是，实验室生物力学研究尚未见报道。

吴立军等依据计算机辅助设计（CAD）理念，在中国活体数字人“男性23号”数据集平台上，构建了健康者下腰椎三维有限元模型（Healthy），并按照临床对照研究的思路，设计了Coflex植入腰骶椎$L_{4/5}$节段与L_5/S_1节段的三维有限元模型，通过计算分析比较Healthy、$L_{4/5}$、L_5/S_1等3组有限元模型的稳定性和生物力学相容性等指标，期望为研究Coflex系统治疗下腰椎L_5/S_1退变性疾病提供生物力学理论基础。见图16-36~38。

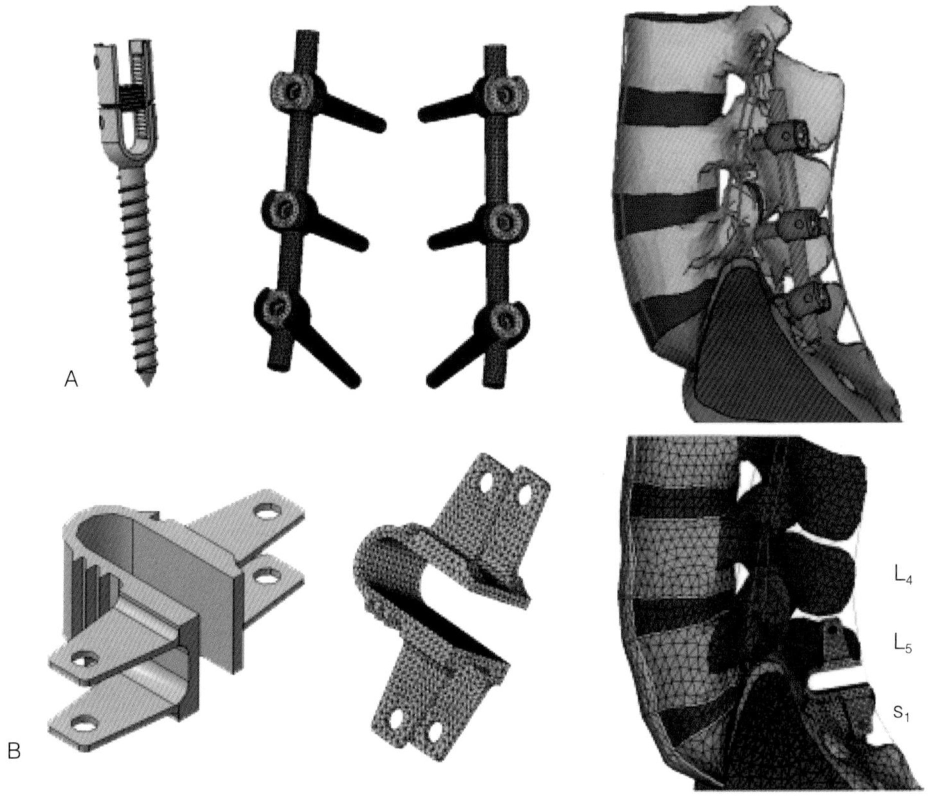

图16-35　脊柱退变性疾病后路内固定术的有限元模型

A.脊柱椎弓根钉棒系统CAD模型和活体数字人腰椎后路内固定术的数字外科模型；B.棘突间Coflex动态内固定器CAD模型和活体数字人腰椎动态内固定术的数字外科模型

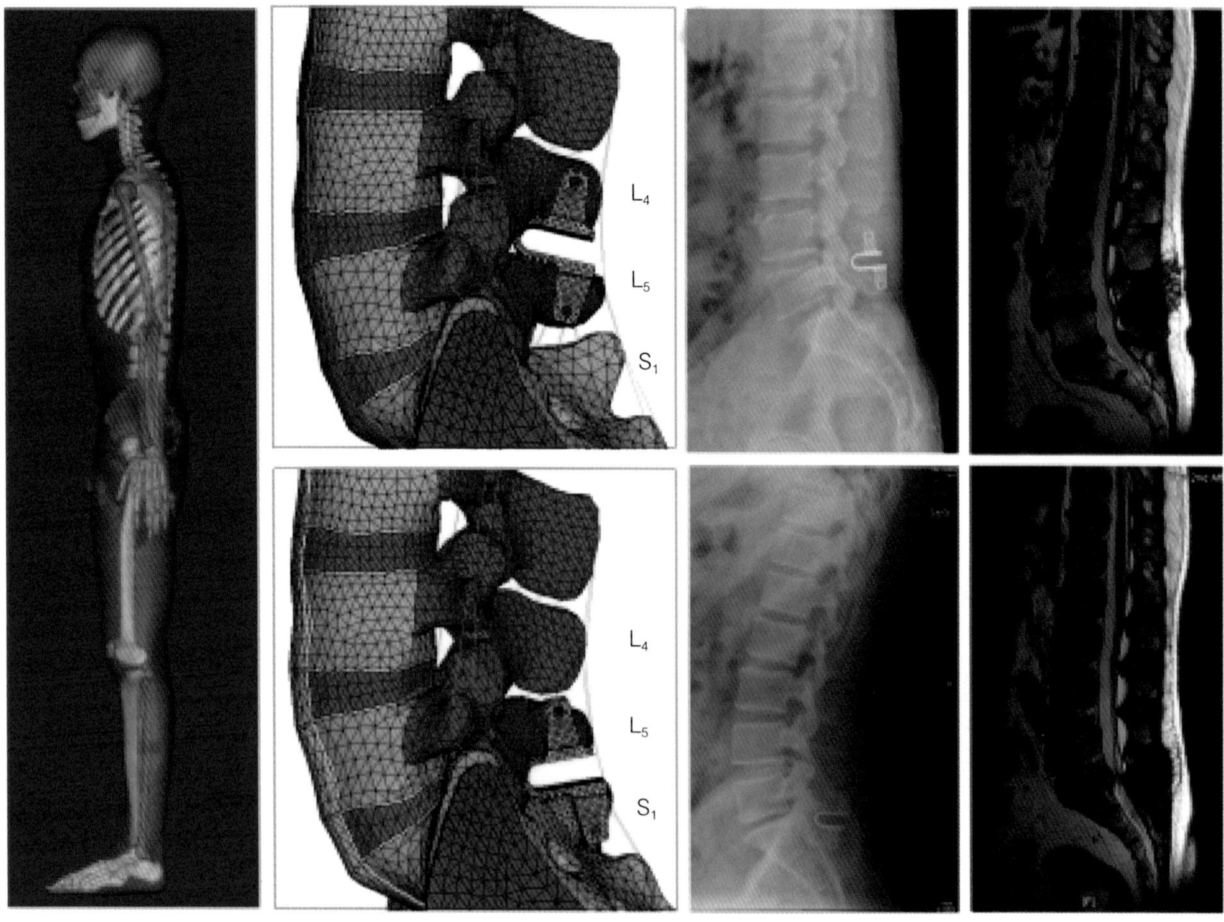

图16-36　活体数字人Coflex植入L_4/L_5及L_5/S_1的动力学有限元模型与典型病例影像图（典型病例由徐华梓教授提供）

徐华梓等在临床采用Coflex治疗下腰痛患者125例（$L_{4/5}$椎间盘突出或伴椎管狭窄100例，L_5/S_1椎间盘突出或伴椎管狭窄25例），完成了术后1.5~3.5年的随访，经Oswestry功能障碍指数观察、VAS疼痛评分、影像学测量等，构建了Coflex治疗下腰痛的前瞻性临床数字病案数据库，为打破国内外争论L_5/S_1节段是Coflex治疗下腰痛的禁忌证提供了临床循证依据。

脊柱后方3-D植骨融合预防胸腰椎骨折术后矫正丢失的数字化研究

脊柱椎弓根螺钉系统具有三维矫形和三柱固定的作用，能使胸腰椎骨折椎体高度和矢状面成角获得良好恢复。虽然大部分胸腰椎骨折患者获得了正确的初期处理，但是随着患者下地活动的增多或者内固定的取出，易发生椎体高度和后凸畸形矫正丢失。术后矫正丢失包括几部分：术后伤椎椎体高度丢失、椎间隙高度丢失、后凸畸形矫正丢失等。造成矫正丢失的原因很多，如复位后伤椎内“蛋壳样改变”，而椎弓根螺钉系统位于脊柱后方，前方缺乏有效支撑。有学者认为椎体骨质疏松是矫正丢失的高发因素。从矫正丢失的发生时间看，内固定器稳定性欠佳是早期矫正丢失的原因，而合并椎间盘损伤是导致晚期矫正丢失的主要原因。

目前，为了预防胸腰椎骨折术后矫正丢失，临床上采用很多方法，如椎弓根螺钉固定加后外侧植骨融合（小关节、椎板、横突间等）、经椎

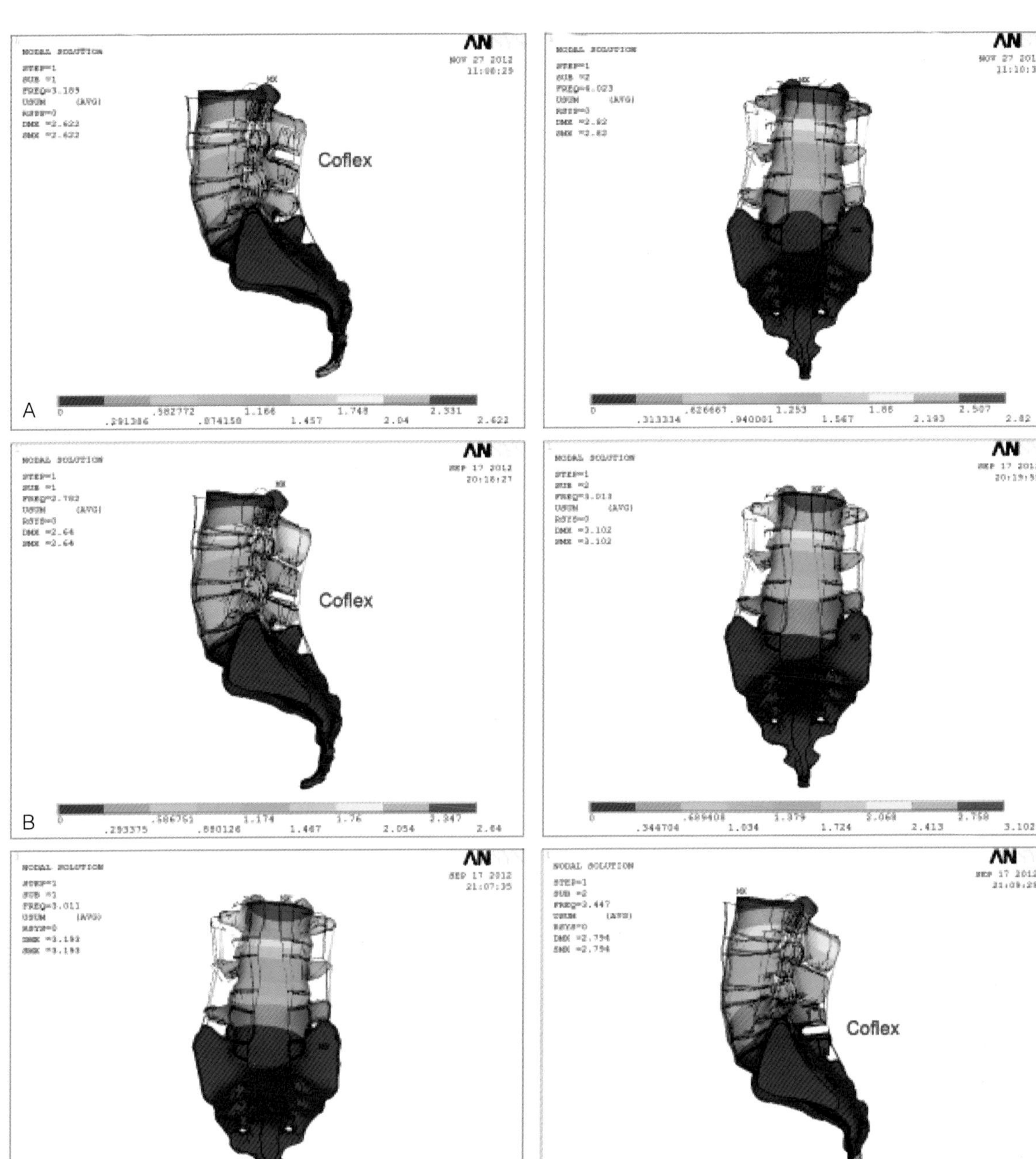

图16-37　活体数字人中Coflex置入棘突间的动态非融合手术模态分析的前2阶模态振型图

A. Coflex植入$L_{3/4}$棘突间；B. Coflex植入$L_{4/5}$棘突间；C. Coflex植入L5/S1棘突间（结构模态分析基本理论由孔宪京院士指导）

弓根椎体内植骨、骨水泥椎体成形等，另外还有腹背联合手术等。但上述尝试除腹背联合手术外，对于能否有效地预防矫正丢失，在脊柱外科领域仍然存在着争议。而腹背联合手术因创伤大、出血多、手术复杂，尚不能在基层医院普及开展。

自从Gibson（1931）及后来Bosworth（1942）设计了棘突间植骨术（H支撑植骨术），该技术已

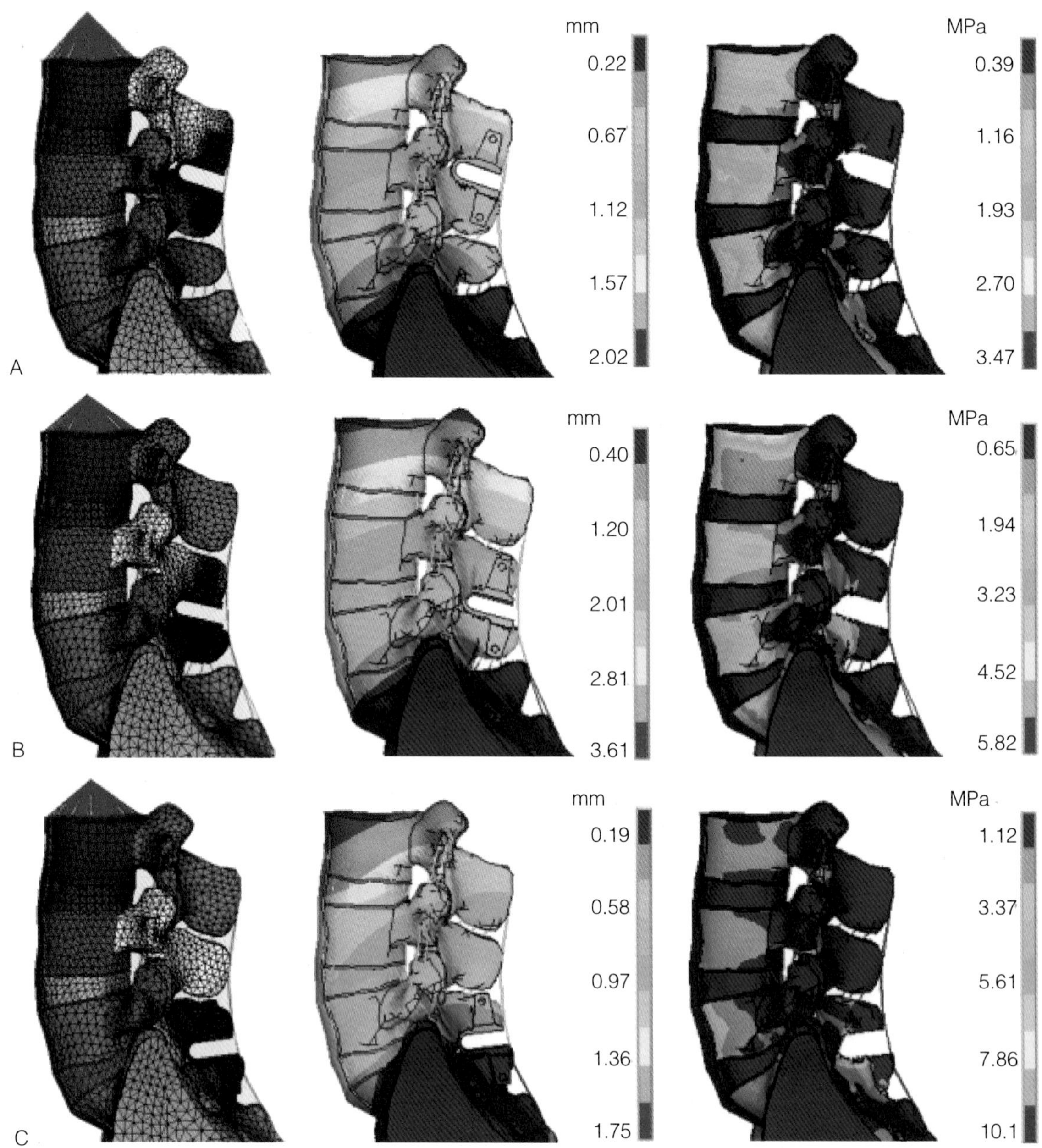

图16-38　活体数字人中Coflex植入棘突间的动态非融合手术瞬态动力学分析模型

A. Coflex置入$L_{3/4}$棘突间；B. Coflex植入$L_{4/5}$棘突间；C. Coflex植入L_5/S_1棘突间：第一个生理动荷载周期末（正弦波形，荷载均值为392 N，幅值为40 N，周期为0.2 s）的动态位移分布图和动态应力分布图（结构动力学基本理论由孔宪京院士指导）

较好地用于腰椎椎管狭窄、退行性腰椎滑脱与不稳等的治疗。近年来开展的棘突间动态固定技术也主要应用于退变性椎管狭窄和腰椎不稳等。然而至今，棘突间植骨融合相关技术很少用于胸腰椎骨折的治疗，而且棘突间融合后脊柱三柱生物力学负荷机制也不清楚。

针对胸腰椎骨折伴有椎间盘损伤病例（图16-39），建立双侧关节突联合棘突间植骨融合（即脊柱后方3-D植骨融合，FSF）和单纯双侧关节突植骨融合（FF）的两种外科放射学有限元模型（图16-40）。通过模拟患者术后内固定拆除后生理运动状态的有限元分析，比较两种植骨

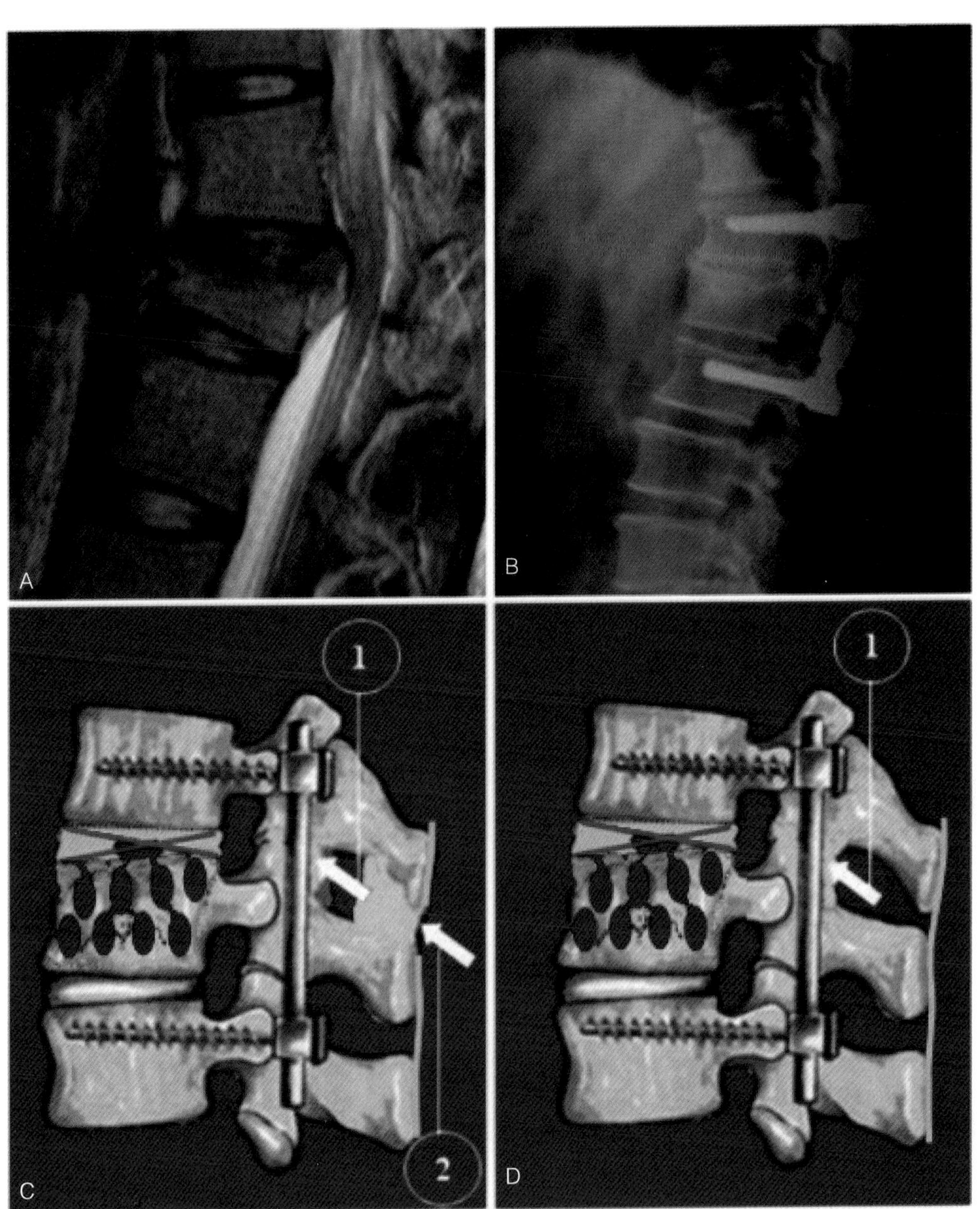

图16-39 双侧关节突联合棘突间植骨融合预防胸腰椎骨折术后矫正丢失的临床资料

A.椎体骨折合并椎间盘严重损伤的病例；B.术后7个月发生矫正丢失的病例；C.治疗组：双侧关节突关节联合棘突间植骨融合；D.对照组：单纯双侧关节突关节植骨融合（箭头①和箭头②分别指示关节突关节和棘突间的植骨区）（典型病例由何登伟主任医师提供）

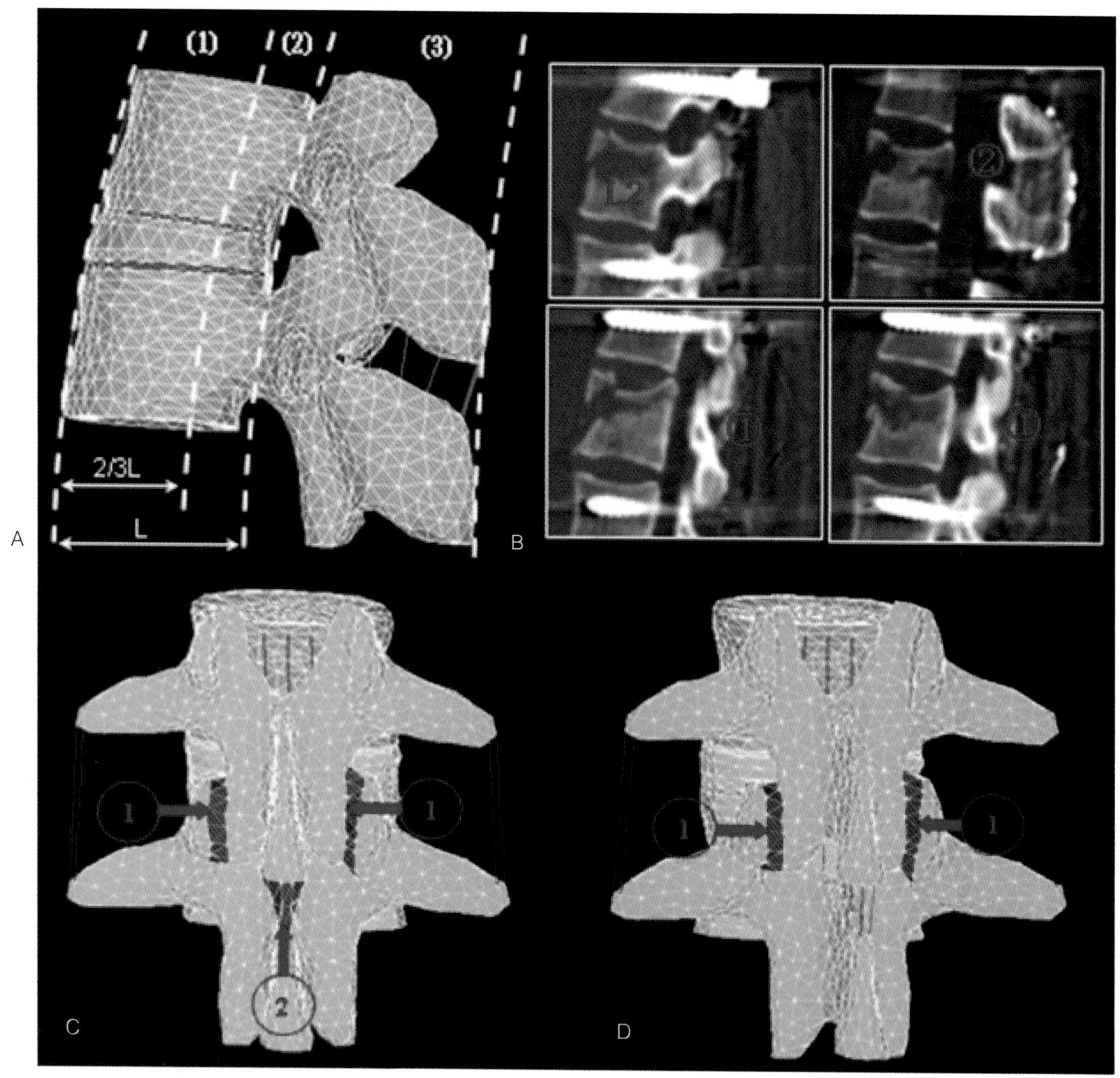

图16-40　双侧关节突联合棘突间植骨融合预防胸腰椎骨折术后矫正丢失的有限元模型

A.正常腰椎L_{1-2}节段有限元模型，（1）前柱，（2）中柱，（3）后柱；B. L_2爆裂性骨折病例（Gertzbein A3型）FSF术后的CT片；C.内固定拆除后，FSF手术有限元模型（治疗组）；D.内固定拆除后，FF手术有限元模型（对照组）（箭头①指示关节突关节植骨融合处，箭头②指示棘突间植骨融合处）

融合模型预防术后晚期矫正丢失的生物力学机制（图16-41）。同时，何登伟主任医师在临床上治疗了新鲜胸腰椎骨折患者24例，设计了随机对照试验研究，其中治疗组11例（8男，3女，年龄21~63岁），对照组13例（8男，5女，年龄19~59岁）。通过术后胸腰椎薄层CT扫描及三维重建，观察植骨融合情况。通过测量伤椎的矢状面指数（sagittal index）、伤椎椎体前缘压缩百分比（percentage of anterior body compression）及椎间隙高度丢失百分比（percentage of interver-tebral space height loss），检验了脊柱后方3-D植骨融合新模型的临床疗效（图16-42）。

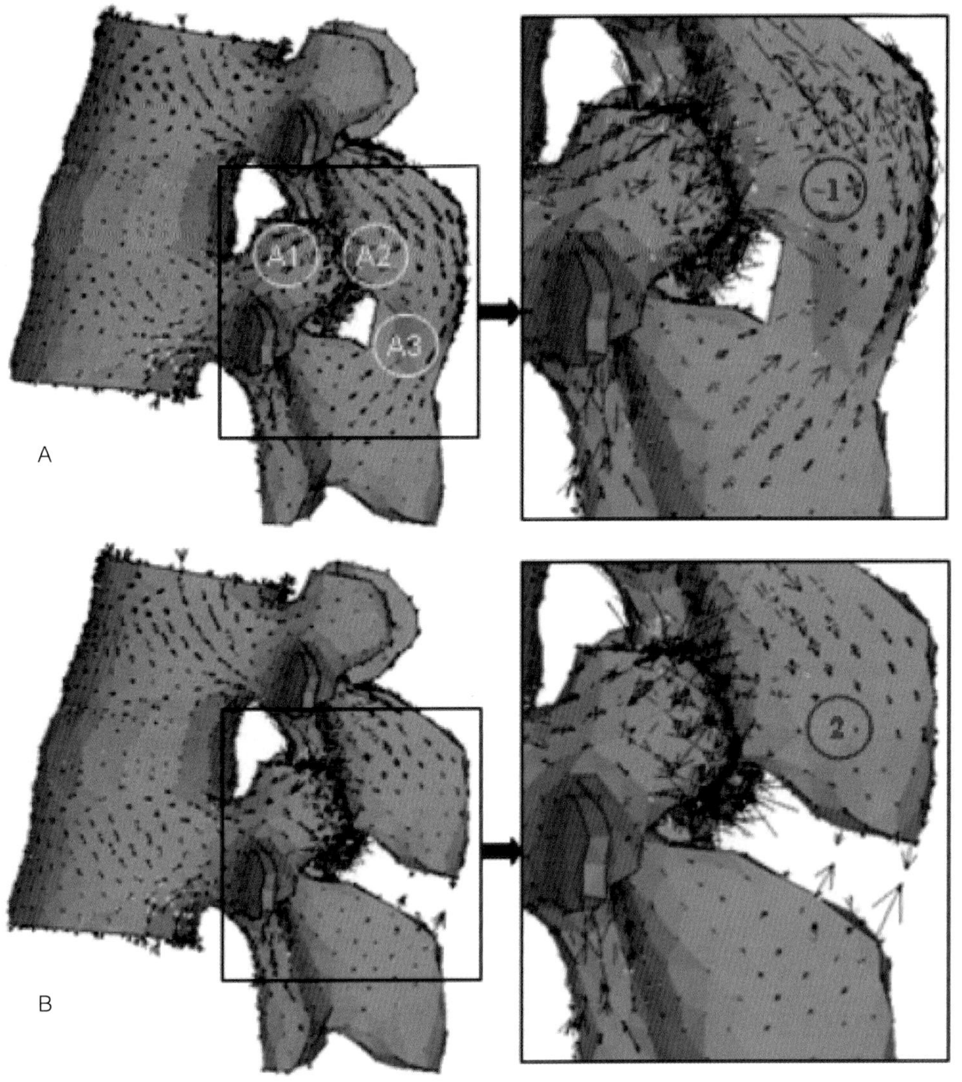

图16-41　压缩荷载作用下由计算机生成的腰椎主应力矢量流迹线

A. FSF融合模型；①为强化张力带；B. FF融合模型；②为较弱张力带。图中蓝色箭头（→←）表示压应力流；黑色箭头（←→）表示张应力流；箭头的长短和密度表示力流的大小，箭头的排列表示力流的方向

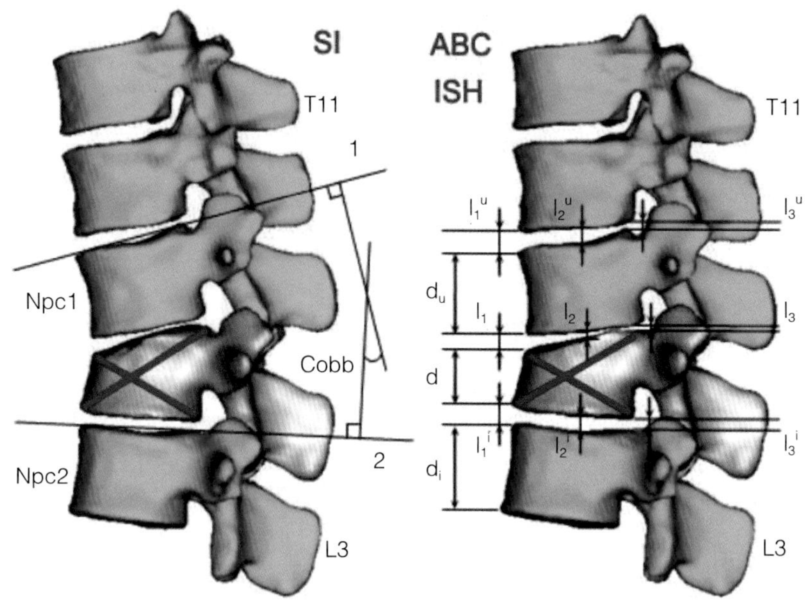

图16-42　基于中国活体数字人“男性第23号”T11-L3节段3D-CT模型的脊柱损伤指标测量方案

伤椎的矢状面指数（SI），SI=Cobb-Npc1-Npc2；伤椎椎体前缘压缩百分比（ABC），ABC=［（d_u+d_i）/2-d]/[（d_u+d_i）/2］×100%；椎间隙高度丢失百分比（ISH），ISH=［（l_1^u+l_2^u+l_3^u+l_1^i+l_2^i+l_3^i）/6 -（l_1+l_2+l_3）/3］/［（l_1^u+l_2^u+l_3^u+l_1^i+l_2^i+l_3^i）/6］×100%

（吴立军）

参考文献

1. 钟世镇. 数字化虚拟人体的科学意义及应用前景. 第一军医大学学报, 2003, 23: 193.
2. 吴立军, 钟世镇. 数字医学有限元分析的方法、案例与时代挑战//张绍祥、傅征. 工程前沿（第11卷）：数字医学的现状与未来. 北京: 高等教育出版社, 2009.
3. 吴立军, 钟世镇. 数字技术与基础医学//傅征, 梁铭会. 数字医学概论. 北京: 人民卫生出版社, 2009.
4. 吴立军. 活体数字人关节脊柱生物力学平台及其在数字外科的应用. 杭州: 中华医学会第五次全国数字医学学术会议, 2015.
5. 吴立军. 活体数字人关节脊柱生物力学平台及其在数字医学的应用. 哈尔滨: 中华医学会第二十二次全国放射学学术会议, 2015.
6. 吴立军. 活体数字人和数字医学的关键技术在关节、脊柱、创伤、颌面外科的应用研究. 济南: 第十五届全军战创伤学术会议, 2016.
7. WU Lijun. The application of key technologies of living digital human and digitized medicine in the joints, spine, trauma and maxillofacial surgery.The 25th World ITMA Congress 2016, 9.24–26, China, Beijing.
8. Chen L, Zhang G, Hong J, et al. Comparison of percutaneous screw fixation and calcium sulfate cement grafting versus open treatment of displaced intra–articular calcaneal fractures. Foot & Ankle International. 2011, 32(10):979–985.
9. Zhang L, Zheng J, Wang W, et al. The clinical benefit of medial support screws in locking plating of proximal humerus fractures: a prospective randomized study. Int Orthop, 2011, 35(11): 1655–1661.
10. Wu L. Nonlinear finite element analysis for

musculoskeletal biomechanics of medial and lateral plantar longitudinal arch of Virtual Chinese Human after plantar ligamentous structure failures. Clin Biomech, 2007, 22(2): 221–229.

11. Wu L, Zhong S, Zheng R, et al. Clinical significance of Musculoskeletal finite element model of the second and the fifth foot ray with metatarsal cavities and calcaneal sinus. Surg Radiol Anat. 2007, 29(7): 561–567.

12. 吴立军, 钟世镇, 李义凯, 等. 扁平足第2跖纵弓疲劳损伤的生物力学机制. 中华医学杂志, 2004, 84(12): 1000–1004.

13. 吴立军. 虚拟中国人足底韧带结构失效后的足弓负荷机制研究. 医用生物力学, 2009, 24(4): 246–255.

14. 吴立军, 李宇婷, 王亭, 等. 无症状扁平足与正常足生物力学差异的数字化研究. 中国生物医学工程学报, 2015, 34(5): 464–468.

15. Chen HW, Liu GD, Wu LJ. Complications of treating terrible triad injury of the elbow: a systematic review. PLoS One, 2014, 9(5): e97476.

16. Chen HW, Liu GD, Ou S, et al. Operative treatment of terrible triad of the elbow via posterolateral and anteromedial approaches. PLoS One, 2015, 10(4): e0124821.

17. 陈红卫, 匡红, 张世民. 前内侧入路微型钢板内固定治疗尺骨冠状突骨折. 中华创伤杂志, 2016, 32(5): 417–422.

18. 吴志鹏, 高伟阳, 吴立军, 等. 基于CT和解剖的三维数字化腕关节模型的构建. 中华手外科杂志, 2009, 25(5): 304–307.

19. Chen H, Wu L, Zheng R, et al. Parallel analysis of finite element model controlled trial and retrospective case control study on percutaneous internal fixation for vertical sacral fractures. BMC Muscu Dis, 2013, 14: 217–229.

20. Chen H, Liu G, Fei J, et al. Treatment of unstable posterior pelvic ring fracture with percutaneous reconstruction plate and percutaneous sacroiliac screws:a comparative study. J Ortho Sci, 2012, 17: 580–587.

21. 陈红卫, 吴立军, 王继松, 等. 第2代数字化人体骶骨纵行骨折微创内固定的有限元分析. 医用生物力学, 2011, 26(6): 565–573.

22. Zhang L, Yang G, Wu L, et al. The biomechanical effects of osteoporosis vertebral augmentation with cancellous bone granules or bone cement on treated and adjacent non-treated vertebral bodies: a finite element evaluation. Clin Bio, 2010, 25:166–172.

23. He D, Wu L, Chi Y, et al. Facet joint plus interspinous process graft fusion to prevent postoperative late correction loss in thoracolumbar fractures with disc damage: finite element analysis and small clinical trials. Clin Biomech, 2011, 26: 229–237.

24. He D, Wu L, Sheng X, et al. Internal fixation with percutaneous kyphoplasty compared with simple percutaneous kyphoplasty for thoracolumbar burst fractures in elderly patients: a prospective randomized controlled trial. Euro Spine J, 2013, 22: 2256–2263.

25. 吴立军, 余凤娇, 何登伟, 等. 脊柱后方3-D融合预防胸腰椎骨折晚期矫正丢失:有限元分析与随机临床试验. 中国生物医学工程学报, 2016, 35(2): 184–193.

26. 吴信雷, 吴立军, 郑蓉梅, 等. 下腰椎L4、5与L5、S1节段Coflex动态固定的有限元模型试验设计. 医用生物力学, 2013, 28(5): 477–483.

27. 倪文飞, 徐华梓, 周洋, 等. 棘突间动态稳定装置Coflex的临床应用及中长期疗效评价. 中华外科杂志, 2012, 50(9): 776–781.

28. 何登伟, 朱烨, 俞伟杨, 等. 棘突间H型植骨融合预防胸腰椎骨折术后迟发后凸畸形. 中华创伤杂志, 2014, 30(2):112–117.

29. 何登伟, 盛孝勇, 朱烨, 等. 经皮椎体后凸成形术与联合内固定治疗老年胸腰椎骨质疏松性A3型骨折. 中华骨科杂志, 2013, 33(12): 1183–1189.

30. 刘君, 陈健云, 孔宪京, 等. 基于DDA和FEM耦合方法的碾压混凝土坝抗震安全性分析. 大连理工大学学报, 2003, 43(6): 793–798.

31. 王勖成, 劭敏. 有限单元法基本原理和数值方法. 北京: 清华大学出版社, 2001.

17

3D打印在骨科中的应用

随着工业4.0概念的推进，3D打印得到了快速的发展，甚至被寄予了工业革命的厚望，在很多领域都得到了较高的期望和认可，也逐渐开展了实例应用。

在医疗领域中，主要集中在组织工程（tissue engineering）、假肢（prosthesis）与支具、手术辅助器械、定制植入体（implant）、解剖模型、个性化的药物载体等（图17-1，2）。

医疗服务是完全的个性化服务，恰好与3D打印的个性化定制诉求一致，所以，不管是研究领域，还是应用领域，都普遍认为3D打印能够实现更好的医疗服务。

近一段时间，不断有惊人的医疗研究范例报道，鼓舞了从业人员对3D打印未来的信心，但是，我们同时也看到了3D打印在医疗应用中存在的巨大挑战。

定义

3D打印（3D printing）是快速成型技术的一种，它是一种以数字模型文件为基础，运用粉末状金属或塑料等可黏合材料，通过逐层打印的方式来构造物体的技术。因与减材制造相反，故3D打印又称增材制造（additive manufacturing）（图17-3）。

常在模具制造、工业设计等领域被用于制造模型，后逐渐用于一些产品的直接制造，已经有使用这种技术打印而成的零部件。该技术

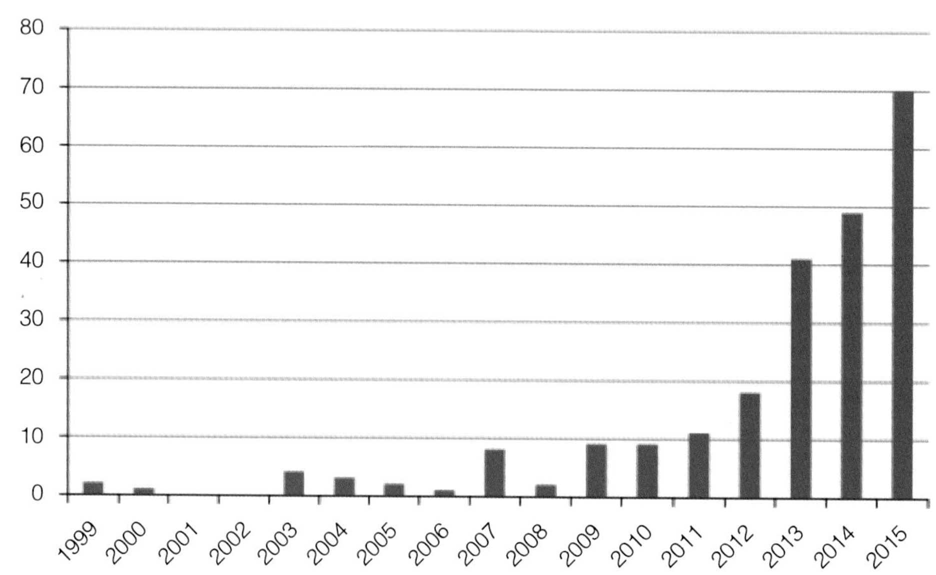

图17-1　医疗3D打印应用文献数量变化

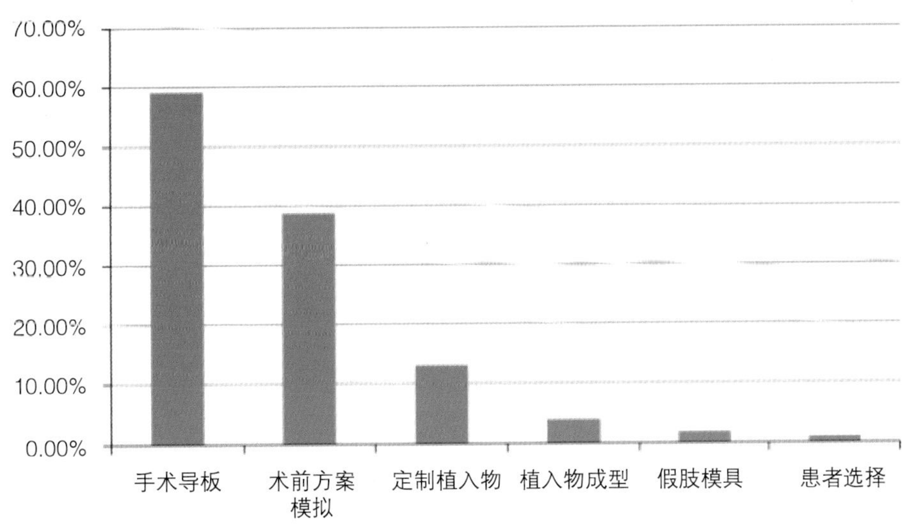

图17-2　医疗3D打印应用的细分应用领域分布

在珠宝、鞋类、工业设计、建筑、工程和施工（AEC）、汽车、航空航天、牙科和医疗产业、教育、地理信息系统、土木工程、枪支及其他领域都有所应用。

由于3D打印依靠打印机进行数字模型的实体成型，所以，除打印技术外，数字模型的处理同样重要。

在骨科应用中，通常需要获取被打印目标的CT或MRI等断层数据，通过三维建模软件进行断层数据的提取与编辑，连接层与层之间的数字模型轮廓，形成三维数字模型。在特定的应用中，如骨科矫形手术的术前模拟或术中导向板定制，还需要在CAD等软件中对模型进行进一步处理、设计，最终形成可用于打印的数字模型。

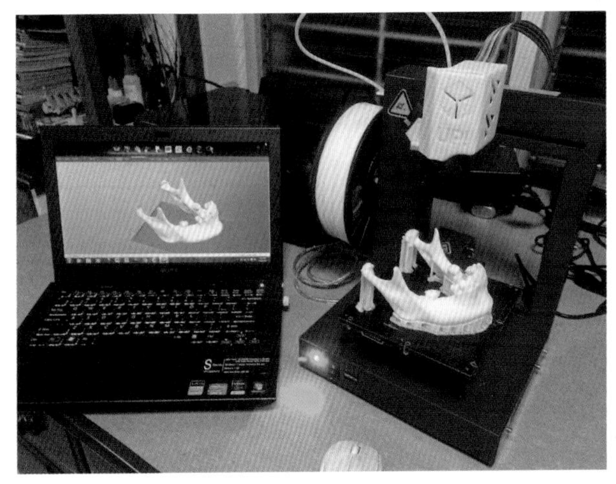

图17-3　桌面型FDM打印机打印下颌骨

3D打印的历史

1983年，Charles Hull（图17-4）发明了SLA 3D打印技术，并将它称为立体平版印刷（stereolith-ography，又称光固化立体造型术），3D打印技术也由此应运而生。

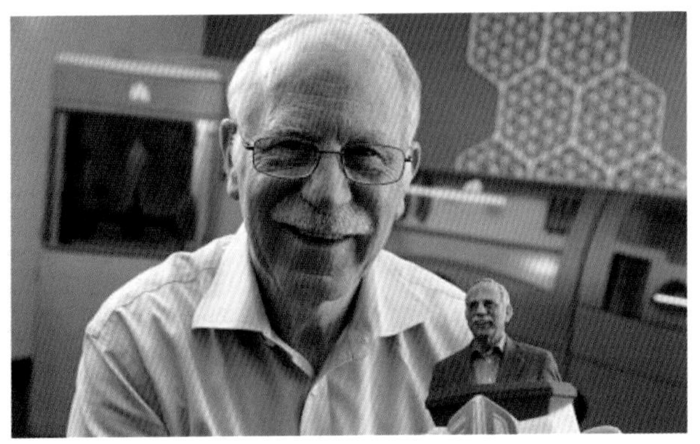

图17-4　Charles Hull

通过将CAD文件转化为光固化立体造型术（stereolith-ography，STL）文件，能够让3D打印机理解CAD中的3D模型数据，并打印出来。STL文件作为通用的3D打印文件格式，一直沿用至今，直到微软在2015年推出3MF格式文件，该类型文件内包含了更多的附加信息，并支持转换扩展。

Charles Hull创建了3D System公司，并生产出了世界上第一台3D打印机，名字为“stereolithography apparatus”。1988年，3D System推出了第一款商用3D打印机SLA-250，随后，很多公司陆续开发出了商用3D打印机，如DTM、Solidscape、Objet Geometries。不仅是Hull，很多研究者都在3D打印技术的基础和应用方面做出了贡献，在诸多领域进行应用，甚至在传统的制造方式上实现了颠覆性的改变，这其中就包括医学应用。

3D打印的原理

根据打印原理的不同，3D打印机可以分为很多类别，在医疗领域，我们常见的是FDM、SLS、SLA、TIJ等。

FDM（fused deposition modeling）打印机

FDM打印机是最为普通、价格低廉的打印机，目前几乎都是基于开源打印机方案进行制造，个别厂家对算法进行了优化调整。与喷墨打印机类似，FDM打印机也有一个喷嘴，只是这个喷嘴是用来将打印材料融化或成型，形成细丝进行逐层堆叠，最终形成实体模型，由于打印过程中，上层的丝需要堆叠到下一层上，所以过度倾斜的模型，需要预先打印支柱结构对其进行支撑，防止上层的丝掉落，这导致了支撑结构跟主体模型是黏合在一起的，需要进行比较复杂的后处理过程才能将支撑拆除，打磨光滑模型，而对于中空的模型，拆除更加困难。现在也发展出了可以将打印模型进行多角度倾斜旋转的FDM打印方式，这会减少或消除支撑，让打印好的模型更加美观，但仍没有商用（图17-5）。

由于医学模型多源于人体，很多空腔结构无法用这种方式进行完美的打印，而对骨骼相关模型则影响不大。材料供货商和打印机公司在努力改善材料和打印参数、减轻支撑与模型间的黏合、减少后处理的工作量。

SLS（selective laser sintering）打印机

这类打印机以粉末作为打印材料，通过激光照射，将一个很薄的平面上的粉末融化再凝固，再覆上一层粉末，重复融化和凝固的过程，最终多个层面的结构黏合成一个立体结构。由于在打印过程中未融化的粉末会起到支撑作用，而激光点也非常微小，所以可以打印非常复杂精细的结构。但是，由于打印激光模组价格较高，而且，打印仓的温度、密闭性、阻燃性能等问题都需要严格控制，所以此类打印机仍然较为昂贵，维护成本也较高。SLS打印机可以打印金属、塑料、陶瓷等多种材料（图17-6）。

由于SLS打印的精度高，对复杂结构的复原好、无须支撑，所以打印人体复杂结构的效果较好。

SLA（stereolithography）打印机

一般SLA打印机有一个可以升降的平台，这个平台周围是一个充满光敏树脂的液体槽，光敏树脂对特定的光敏感，当这类光照射树脂时，

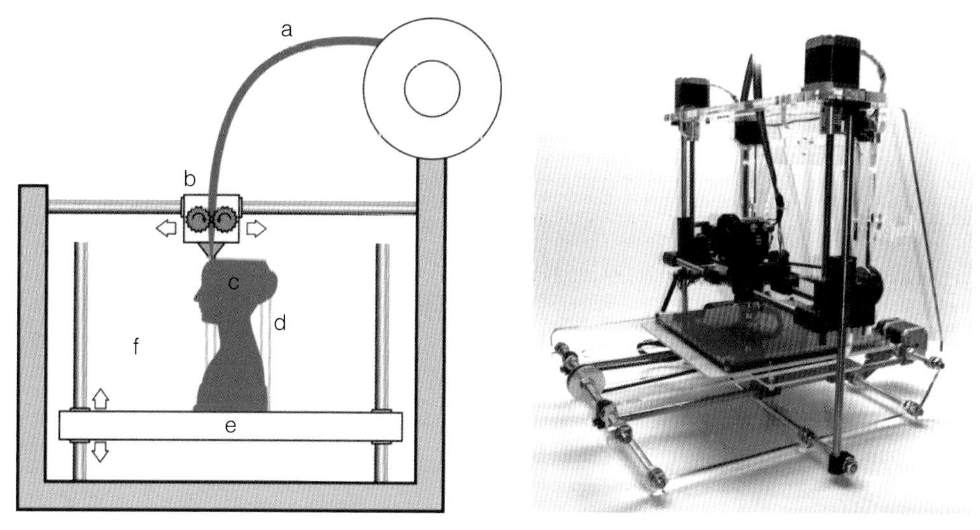

图17-5 FDM 3D打印成型原理
a.打印材料，b.挤出头，c.打印模型，d.支撑，e.打印平台，f.打印空间

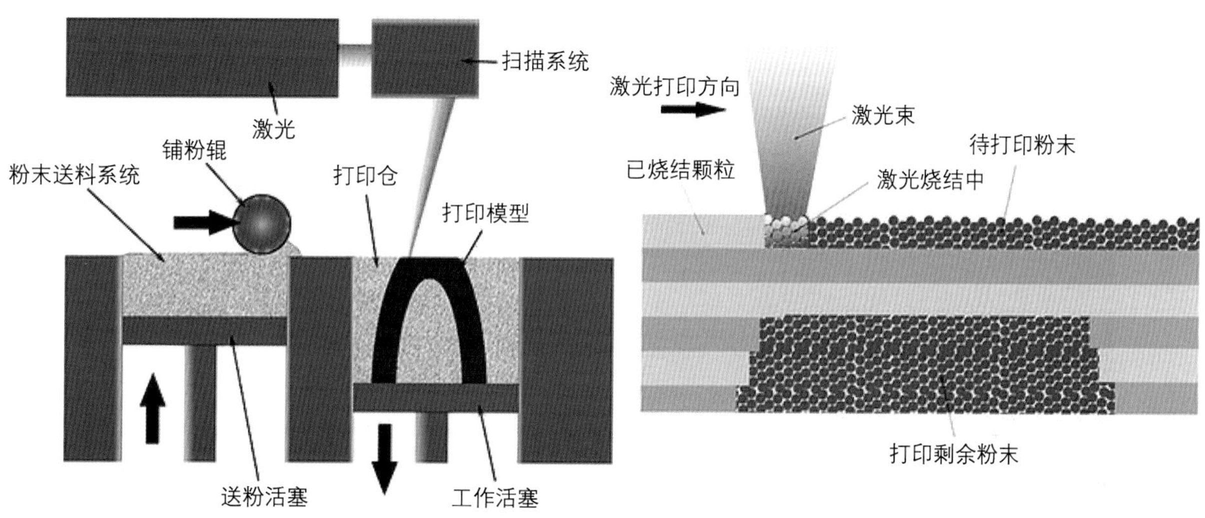

图17-6 SLS 3D打印成型原理

树脂会由液体变为固体，最常用的光是紫外线激光，有些也可以用LCD（liquid crystal display）光源照射，打印时，会从数字模型的最底层做起，固化最底层，然后平台下移，固化下一层，如此往复，直到最终堆叠成型（图17-7）。

SLA方法的精度高，可以表现准确的表面和平滑的效果，精度可以达到每层厚度0.05~0.15 mm。但用于SLA打印的光敏树脂种类有限，且目前光敏树脂的稳定性、环保、毒性等问题仍有待解决。

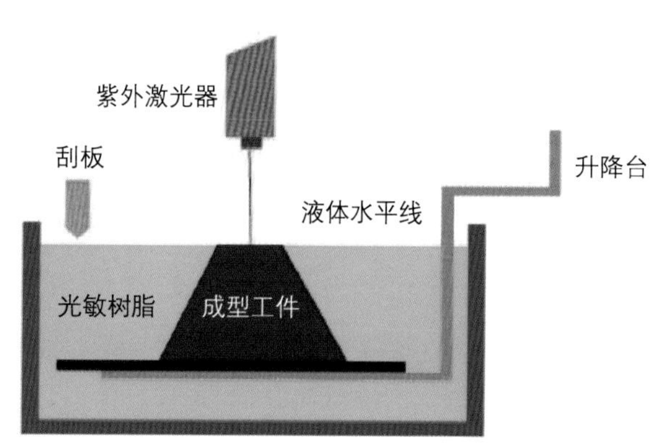

图17-7 SLA 3D打印成型原理

TIJ（thermal inkjet printing）打印机

这类打印机与喷墨式打印机原理类似，喷出的墨水是含有细胞的液滴，通过应用电磁、温控、压电等原理，根据预先建好的数字模型，将这种液滴喷射至基层材料上，形成一个立体的细胞复合结构（图17-8）。TIJ打印机多用于组织工程一类的研究与应用，未来可能在药物、基因方面有所突破。

除以上打印机外，随着不断的发展和需求的细化，会有更多的可应用于医疗的打印技术及打印机（表17-1）。

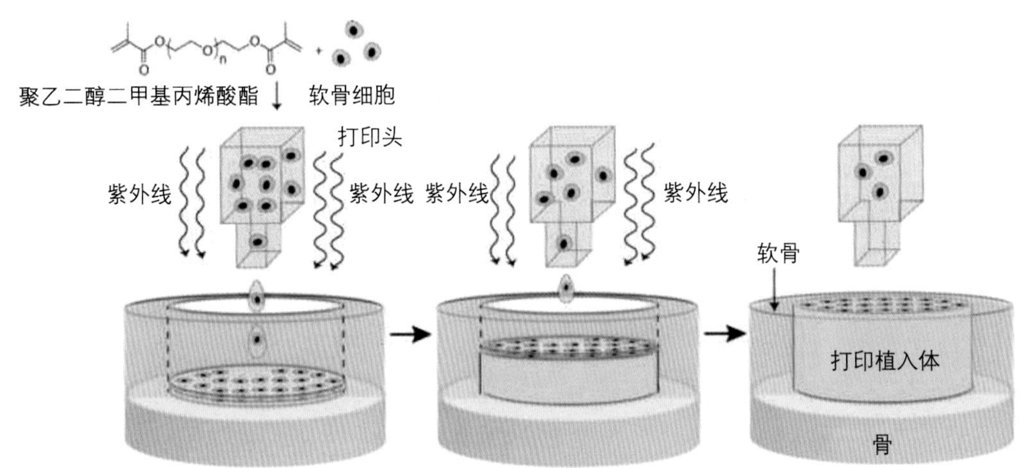

图17-8　生物打印软骨模式图

表17-1　3D打印技术分类

累积技术	基本材料
熔融沉积式（FDM）	热塑性塑料、共晶系统金属、可食用材料
电子束自由成形制造（EBF）	几乎任何合金
直接金属激光烧结（DMLS）	几乎任何合金
电子束熔化成型（EBM）	钛合金
选择性激光熔化成型（SLM）	钛合金、钴铬合金、不锈钢、铝
选择性热烧结（SHS）	热塑性粉末
选择性激光烧结（SLS）	热塑性塑料、金属粉末、陶瓷粉末
石膏3D打印（PP）	石膏
生物打印（TIJ）	细胞
分层实体制造（LOM）	纸、金属膜、塑料薄膜
立体平版印刷（SLA）	光敏树脂
数字光处理（DLP）	光敏树脂

3D打印的临床应用

3D打印总体应用概况

3D打印在工业制造上的应用已经有10余年时间，主要用于产品原型的打印，这类机器被称为快速成型机（rapid prototyping machine）。由快速成型机制造的产品原型，缩短了产品研发的周期，降低了产品研发的成本，与传统方式制造出来的产品原型相比具有诸多优势。在此期间，大量3D打印机制造公司开始出现，比较有影响力的是Helisys、Ultimateker及Organove，其中Organove能够应用3D打印技术进行人体活组织打印。

到目前为止，虽然医学3D打印应用不断增长，爆炸性新闻频出，但其影响力仍然较小，在临床中的应用数量不多，医疗3D打印的应用市场在整个3D打印市场中的份额不足2%，预计在10年后，可能达到20%左右。

在消费领域，3D打印机产品越来越容易使用，价格逐渐降低。开始出现3D打印平台，平台上积累了大量的可用于3D打印的数字模型，其中，NIH（National institute of health）的3D打印应用平台数据库中保存了大量的蛋白质、外科支具、神经科方面的数字模型，为医疗从业人员入手3D打印的基础研究与临床工作提供了极大的便利，也加速了3D打印在医疗中的开展。

开源3D打印机项目加速推动了打印市场的教育与实际应用，自2006年开始，Fab@Home和RepRap大大降低了制造3D打印机的难度与成本，几乎任何人都可以用很低廉的价格制造自己的打印机。在一些平台上，甚至一台熔融沉积制造（fused deposition modeling，FDM）打印机的价格不足1 000元人民币。一台精度尚可的医疗用3D打印机1~2万人民币就可以买到。

打印耗材价格也在进一步降低，以丙烯腈-丁二烯-苯乙烯共聚物（ABS）为例，目前零售价为每千克50~200元，而一个人腰椎单椎体3D打印模型重量约为10克，打印成本十分低廉。对于医学教育中稀缺的人体骨骼模型，可以实现快速大量复制，而打印过程又提升了医学生的动手能力。

3D打印在骨科基础与临床中的应用

3D打印在打印硬材料方面具有较好的性能，骨科所涉及的结构多数为硬结构，如骨组织、手术用导板、手术器械等，所以，在3D打印的医学应用中，骨科占据了绝大多数案例。

活性骨组织的打印

相对于复杂的器官，骨组织结构简单，非常适合3D打印进行制造（图17-9）。骨组织的打印多数情况下是实现骨的连接、支撑与强度，在未来期望实现骨的活性。

为了最大限度实现骨的活性，需要尽量为骨细胞提供与活体骨骼相似的生长环境，这可以理解为生物支架系统。

生物支架是3D骨组织打印的基本框架，需具备易打印性、多孔性、良好的生物相容性、力学稳定性、可塑性、生物降解性等特性，目前主要有金属、生物陶瓷、聚合材料、聚合材料与生物陶瓷或金属与生物陶瓷的复合材料作为备选。在植入人体后，细胞可黏附于支架并能增殖、分化成骨，支架的多孔结构有利于氧气及营养的供给，有利于骨组织生长及血管新生。生物支架还可提供细胞生长分化所需的细胞因子，如血管内皮生长因子促进血管新生，促进打印组织的血管化；骨形态发生蛋白促进细胞增殖分化，为细胞成骨提供持续的微环境。

多种细胞打印可以在框架打印形成的三维支撑结构基础上，复合多种细胞打印，根据不同细胞性能，可以形成具有更好活性的打印骨组织，目前探索中可打印的细胞有骨原细胞与内皮细胞共同打印、成体干细胞与内皮细胞共同打印、胚胎干细胞打印、iPSCs细胞打印。

打印骨组织能够植入生物体内，通过爬行、替代，逐渐被人体自生组织替代、融合，最终完成其使命。

定制化的骨科内植物

人体组织的解剖形态有明显的个体差异，骨科内植物多数基于骨骼外形兼顾力学性能进行设计。如果用传统生产方法为每一个患者进行内植物的设计与生产，成本十分高昂，无法进行大规模的临床应用。

所以，目前的内植物设计方法主要通过统计学等方法，获得骨骼外形的一般规律，综合治疗目的，设计出通用型产品，经过严格的临床测试后形成几近于标准化的内植物方案，可以进行流水线生产及装配。内植物的合适与否，与设计所采用的一般规律数据有极大的关系。尽管这种流水线式生产的内植物已经满足了大部分的临床需求，临床医生仍然在不断寻找更为满意的内植物制造方法。

3D打印所擅长的恰恰是个性化制造，金属、陶瓷等医用打印材料日趋完善，打印技术水平也较好地满足医疗需求，极好地契合了临床医生的需求，所以近几年不断有临床应用3D打印内植物案例出现，而且应用效果较为满意（图17-10~18）。

而对于非标准内植物，3D打印具有更加明显的应用优势。例如骨肿瘤或感染手术造成的骨缺损，由于每位患者的缺损形式存在巨大差异，临床上没有批量生产的缺损填充结构，以往，只能通过修剪人工、异体骨基材进行填充或者使用车床进行制造，过程复杂，周期长。现在，通过3D打印的方式可以精确地实现对缺损结构的一次性填充与支撑。

定制化支具与假肢

支具与假肢在骨科临床工作中不可或缺。目前，大部分支具都可通过批量化进行制造，且效果基本可以满足临床需求，但对于特定疾病或部位，例如颅骨矫形、脊柱矫形、足部矫形等需求，仍然采用传统的取模、倒模，而后进行模型设计与制造，最终形成成品支具。随着三维扫描及建模设备的完善，高精度的扫描设备已经开始用于患者肢体外形的扫描，并可通过CAD软件进行矫形支具的设计，最终形成可打印的数字模型，通过3D打印的方式进行制造（图17-19，20）。

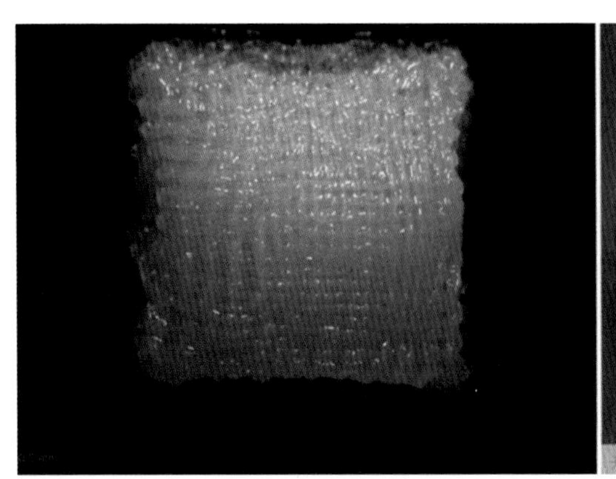

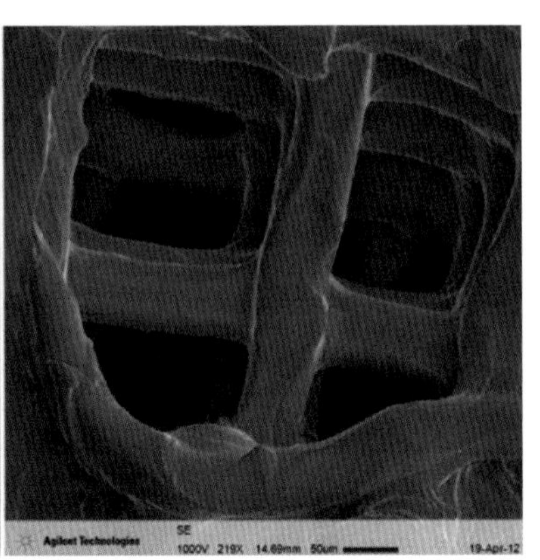

图17-9　3D打印软骨

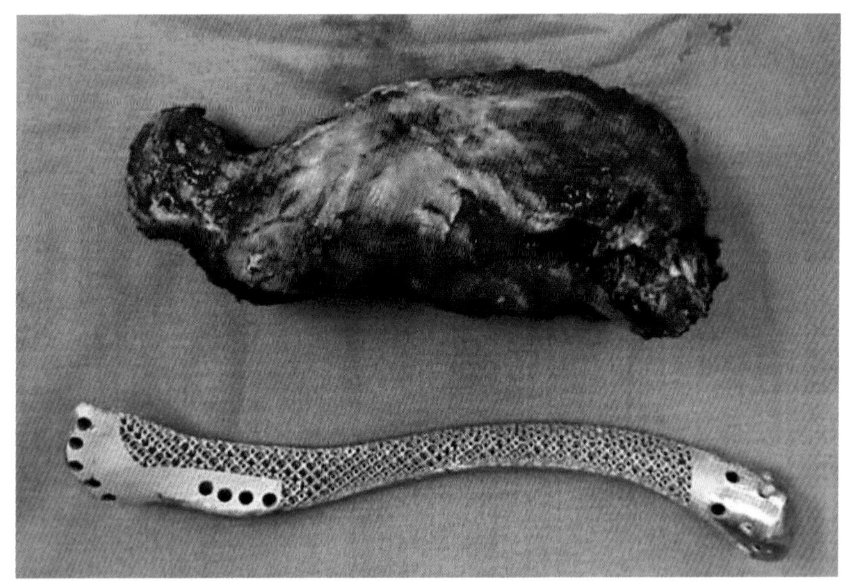

图17-10　3D打印钛合金锁骨假体成功应用临床

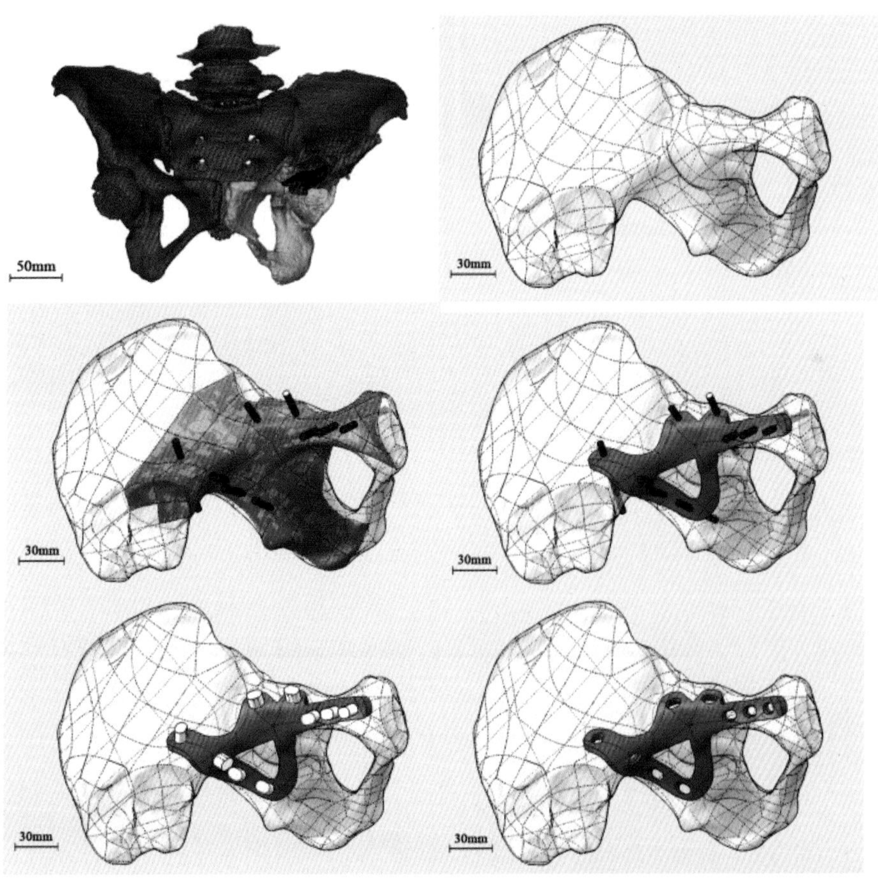

图17-11　骨盆骨折个性化钛板3D建模

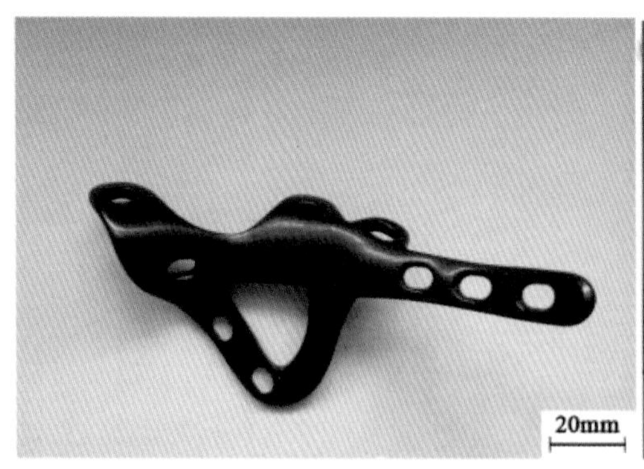

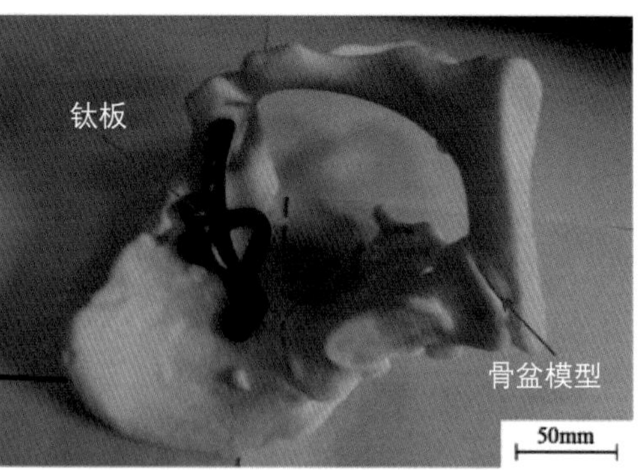

图17-12　骨盆骨折个性化钛板3D打印

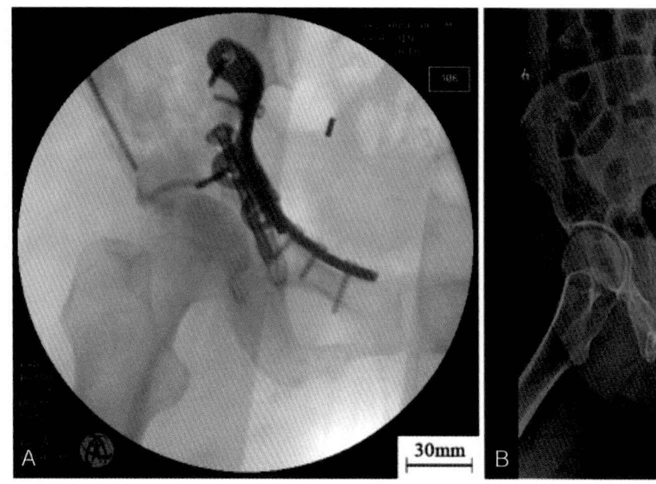

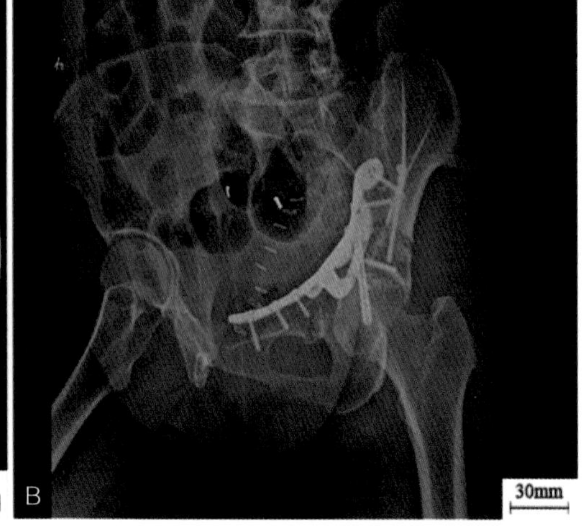

图17-13　骨盆骨折个性化钛板植入术后

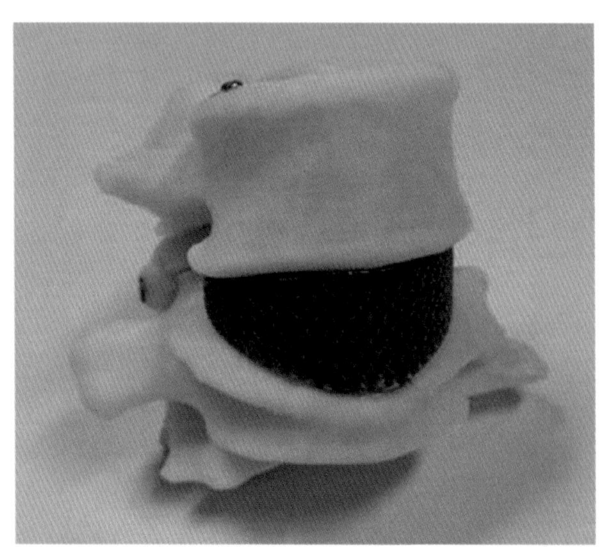

图17-14　在腰痛患者椎间植入cage

传统矫形支具制造周期长，售价较高，采用3D打印方式进行制造并不能降低单个支具的制造成本，但是由于可以进行批量化设计与制造，节省了大量的人力，周期及价格与传统方法相当，甚至可以缩短，所以能够较好地替代传统产品的生产制造方式，目前是3D打印在骨科临床中能够比较成熟应用的产品。

假肢安装过程中，残肢与假肢间的接触界面需要较好的形态对合，从而分散残肢与假肢间的压力集中点，使得假肢穿戴更加舒适，通过3D打印的方式，可以根据残端扫描的三维数据进行界面设计，通过软性材料的打印，形成完全契合假肢与残肢界面的中间体，提高患者的使用体验。

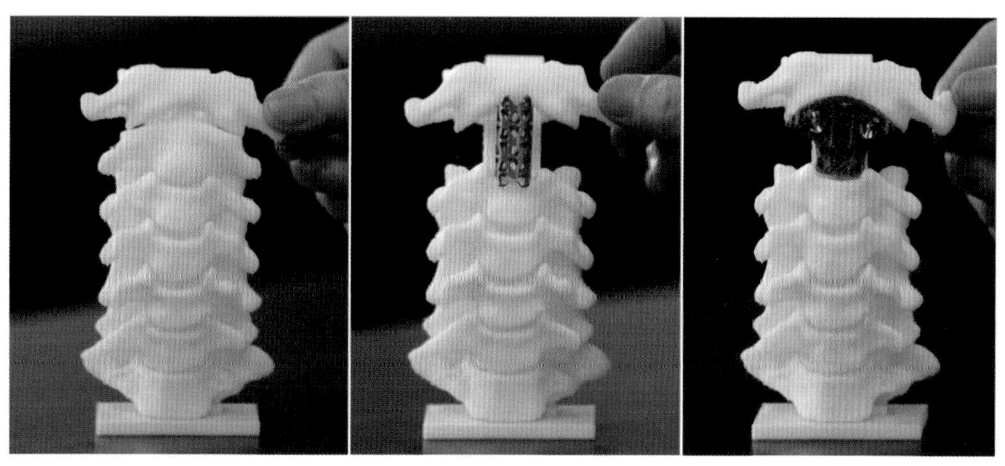

图17-15　从左到右：正常颈椎模型、植入传统钛管、植入3D打印人工椎体

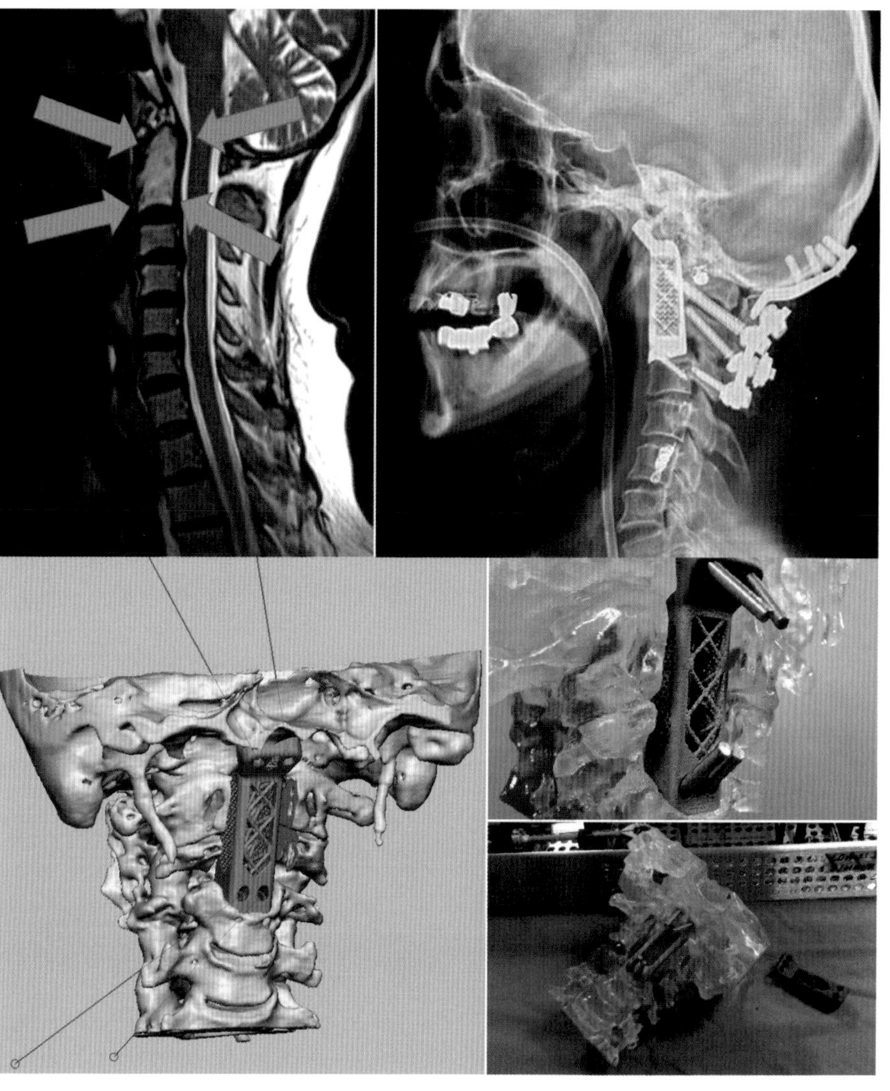

图17-16　颈椎肿瘤切除后3D打印椎体

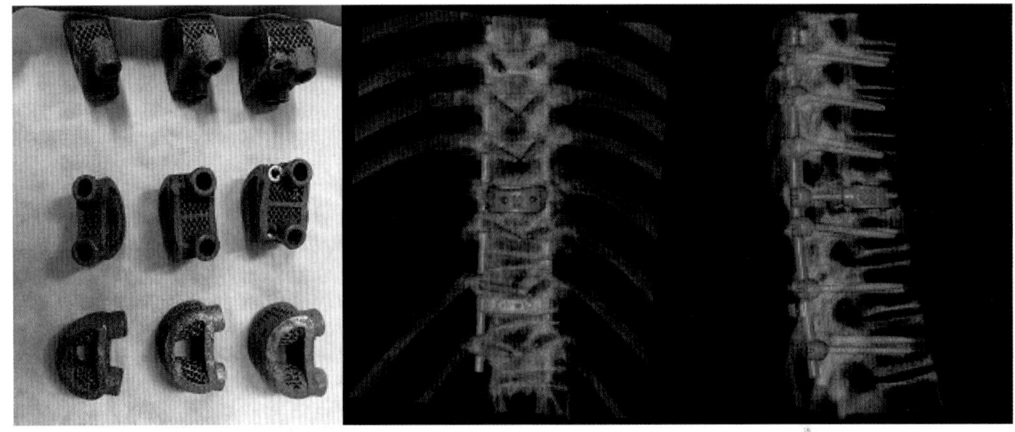

图17-17　胸椎肿瘤切除后3D打印椎体

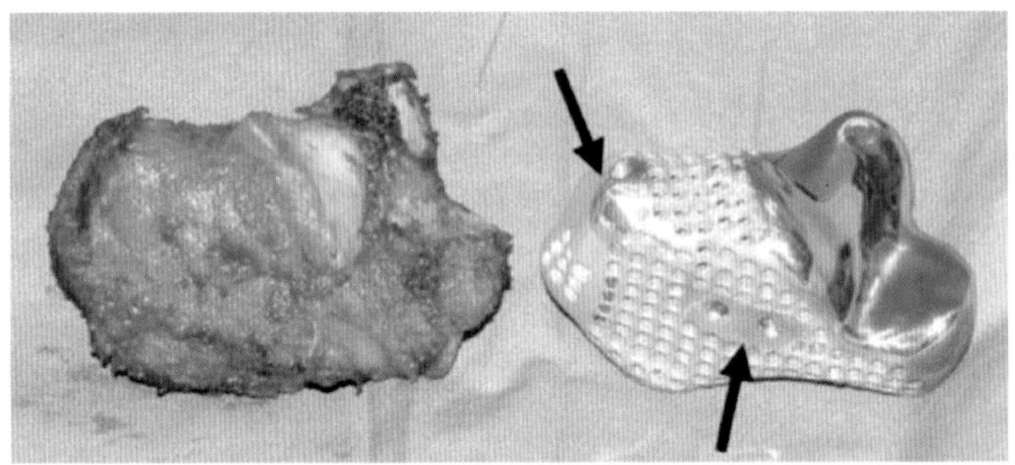

图17-18　3D打印的跟骨假体及被替换的跟骨

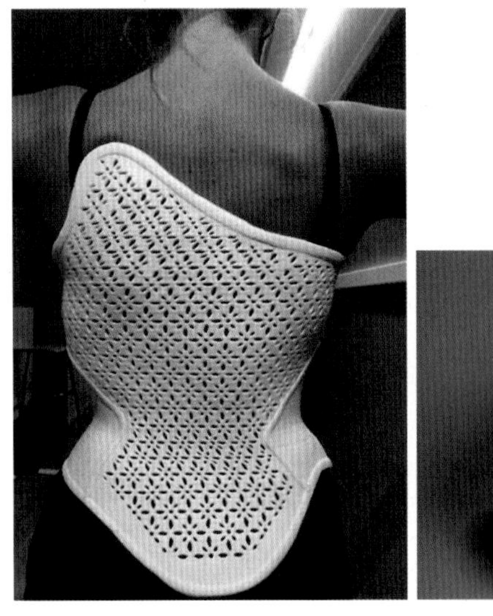

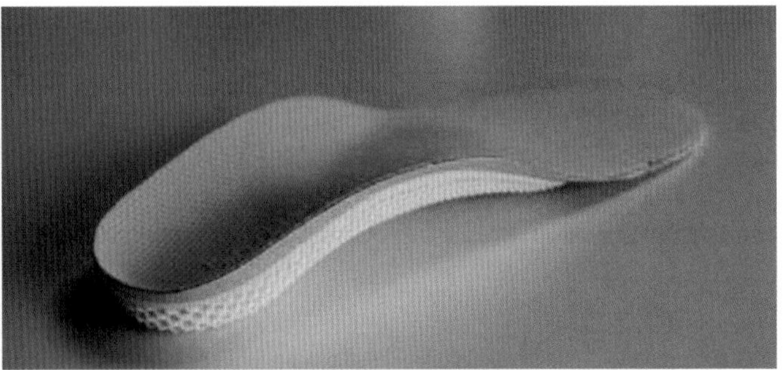

图17-19　3D打印脊柱侧弯矫形支具及矫形鞋垫

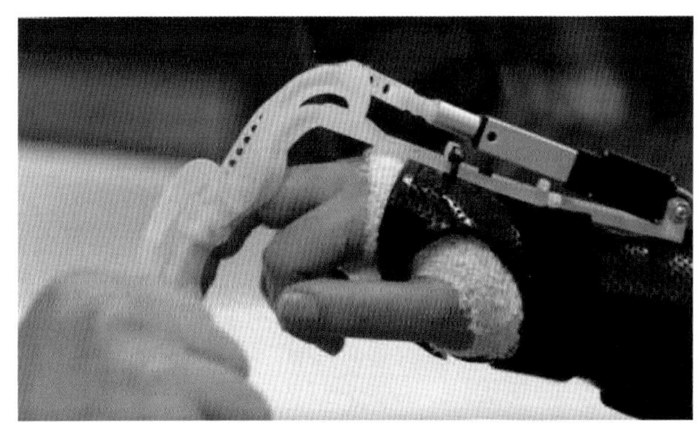

图17-20 3D打印手康复器具

骨科术前规划模型

从传统的X线片，到CT、MRI的断层图像，再到数字3D重建，每一次的图像技术演进都能够帮助医生更为直观地了解疾病，制订合适的治疗方案。随着3D打印技术的成熟，3D重建形成的模型可以进行1：1打印，可在术前进行方案的实体模拟，使医生更为直观、立体、详尽地理解病情。并可在模型上模拟操作，例如切割、填充、固定等手术方式，从而实现更好的手术方案设计。以先天性髋关节脱位造成的骨关节炎为例，由于髋臼发育不良，髋臼形态与普通人差异较大，且可能存在缺损，如何植入合适的髋臼杯，以及如何在植入过程中不打穿髋臼，需要有经验的医生进行操作。而通过3D打印的方式，可以在术前了解髋臼的发育情况，并可在正式手术之前进行体外1：1模拟，大大提高手术过程中的操作精确度，提高手术的成功概率（图17-21~23）。

再比如复杂肢体畸形矫正手术，需要术前详尽了解肢体畸形的形式，单纯的肘内翻畸形（cubitus varus）仅需要进行楔形截骨，一旦伴有旋转畸形，则需要进行更为复杂的截骨方式。术前将畸形的肘关节打印出1：1模型，在实体上进行模拟矫形，可以精确定位截骨位置及截骨方式，使手术更加精准。

骨科手术辅助器具

骨科手术中，导板的应用能够大大提高手术精度，同时降低手术操作带来的损伤，由于疾病的复杂性，导板的方案需要根据患者的实际情况进行设计。以往，导板是配合相应的器械生产出来的标准品，应用范围很窄。3D打印制造的导板则可根据每一位患者的情况进行设计（图17-24~36）。

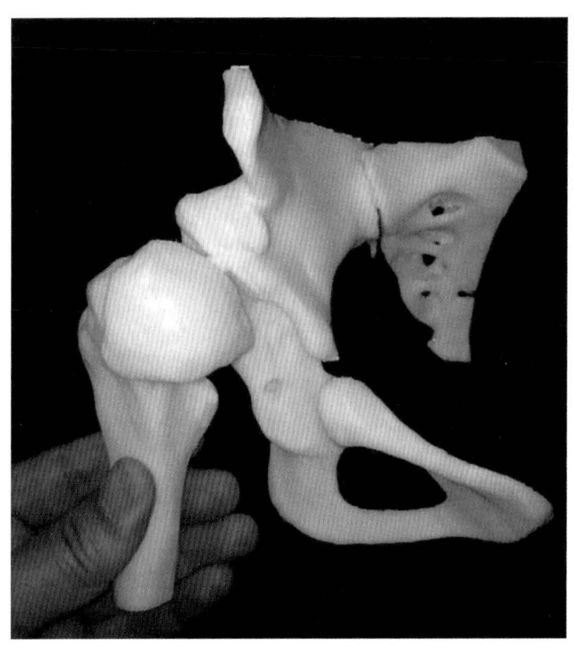

图17-21 先天性髋关节脱位人工关节置换术前模拟模型

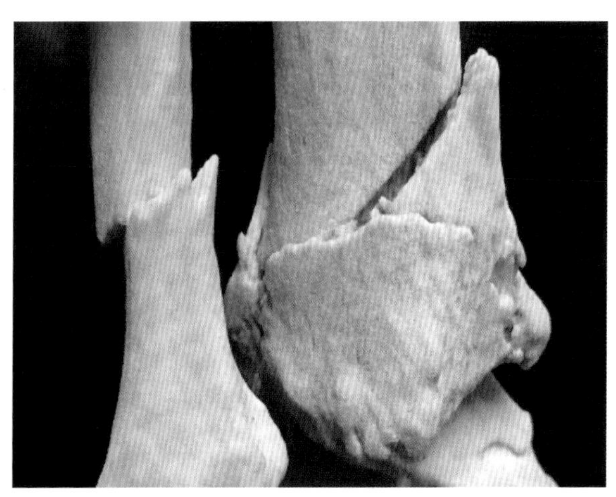

图17-22 Pilon骨折模型

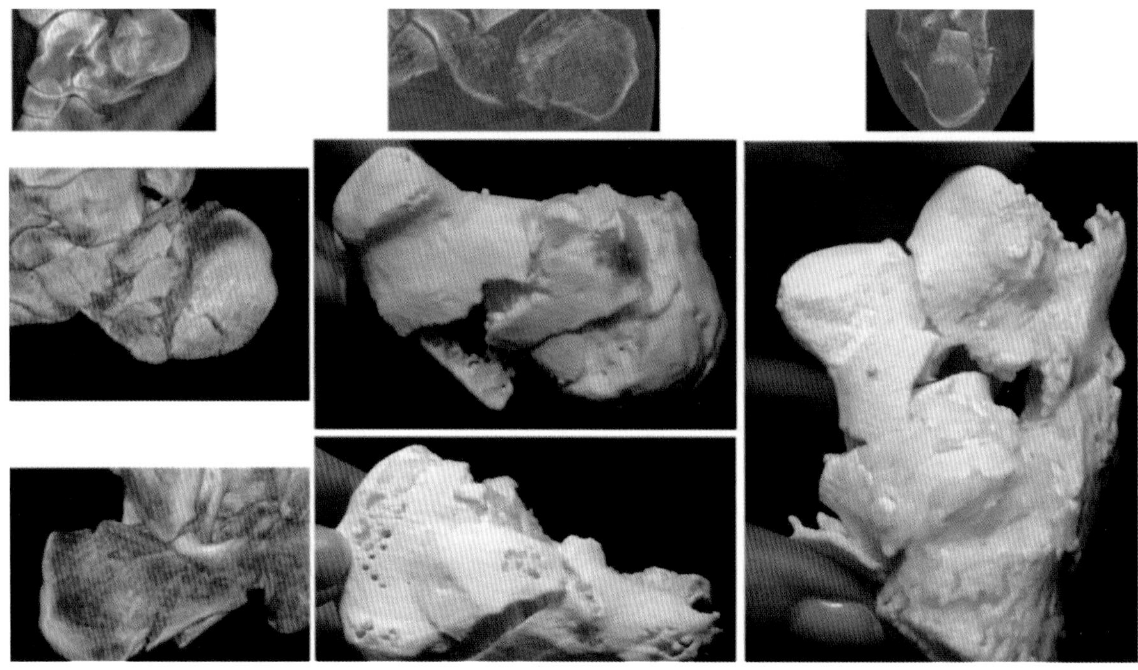

图17-23　跟骨骨折模型

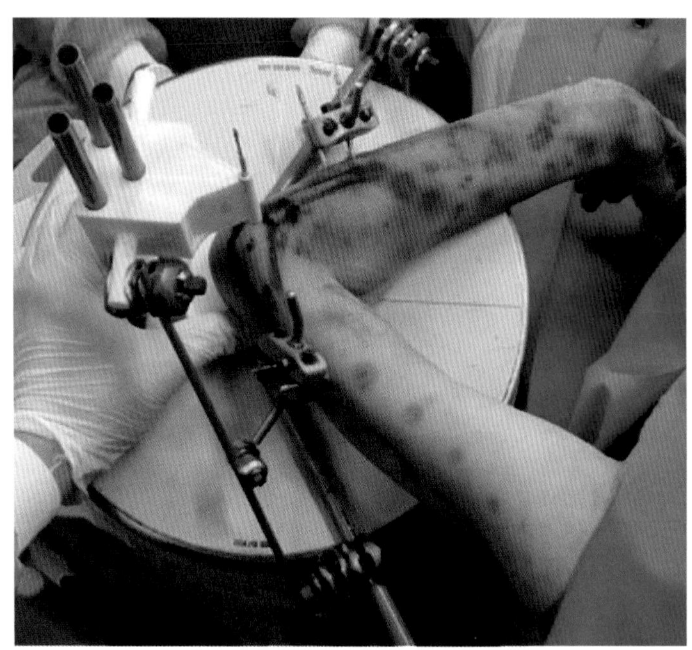

图17-24　3D打印体外导向工具

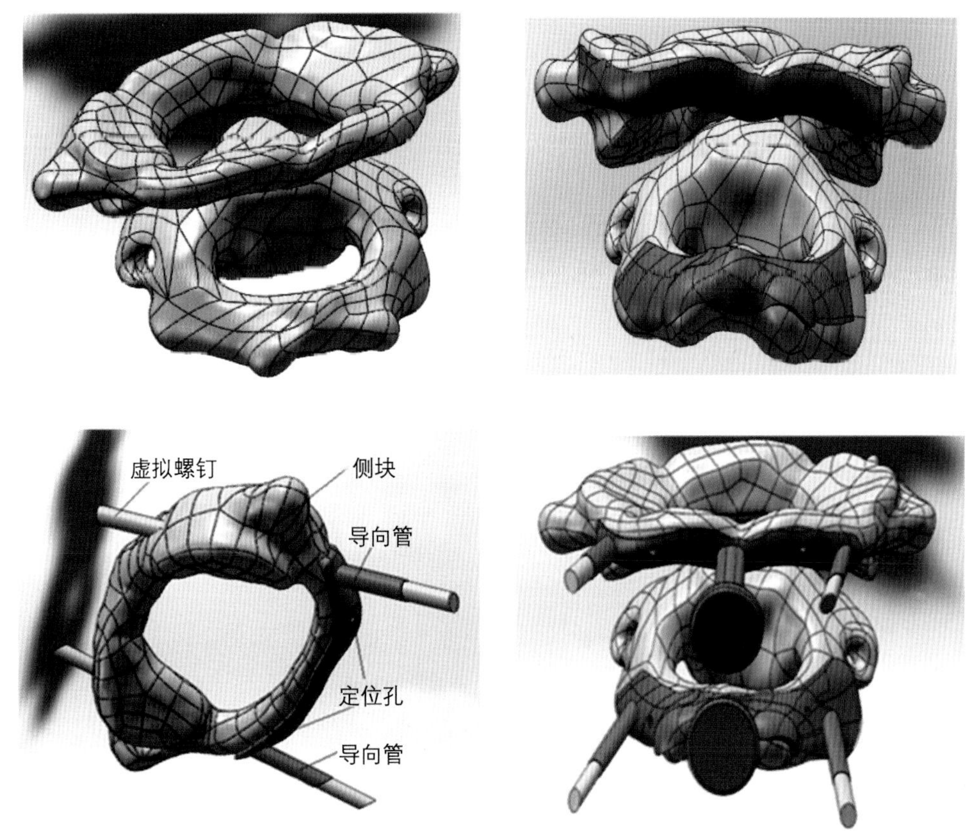

图17-25　寰枢3D建模和导板设计

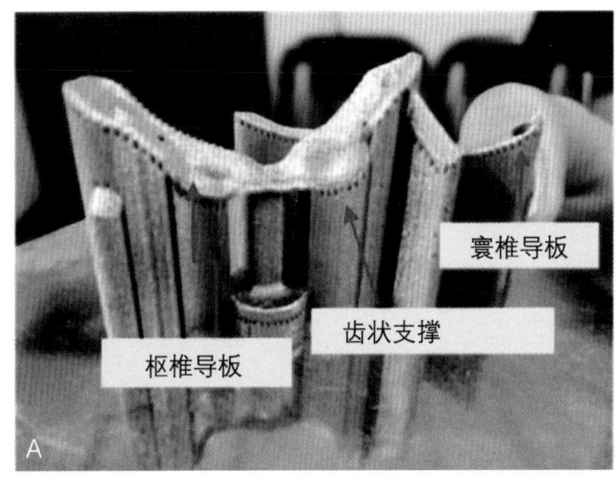

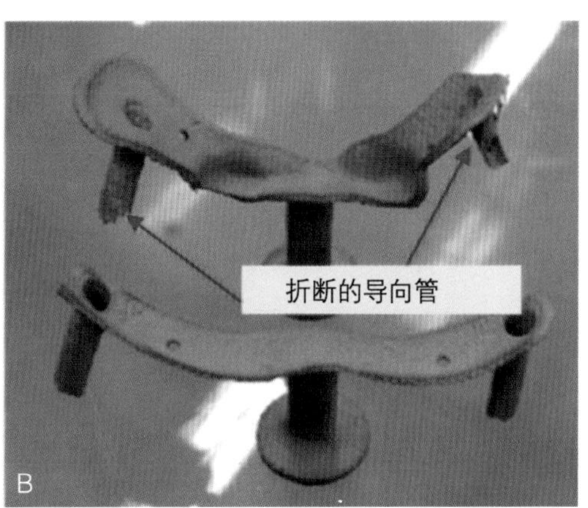

图17-26　利用3D打印方法制作导板

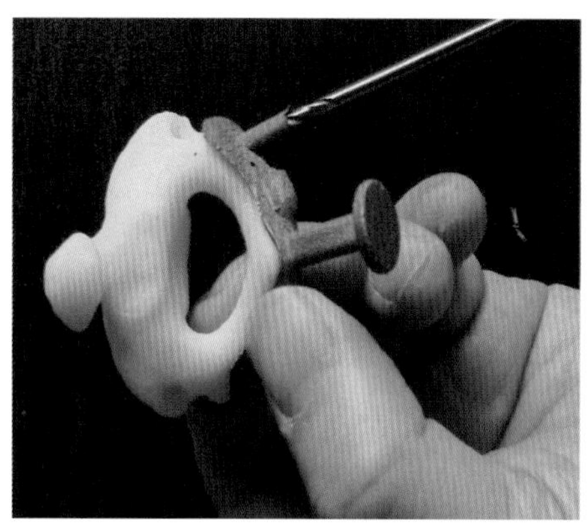
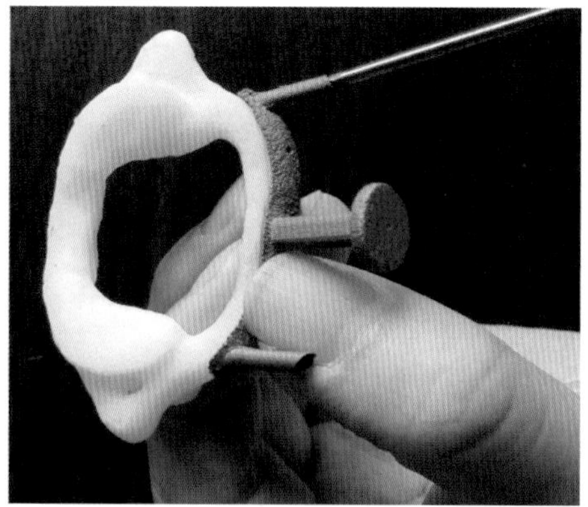

图17-27　利用打印的椎体和导板进行术前模拟

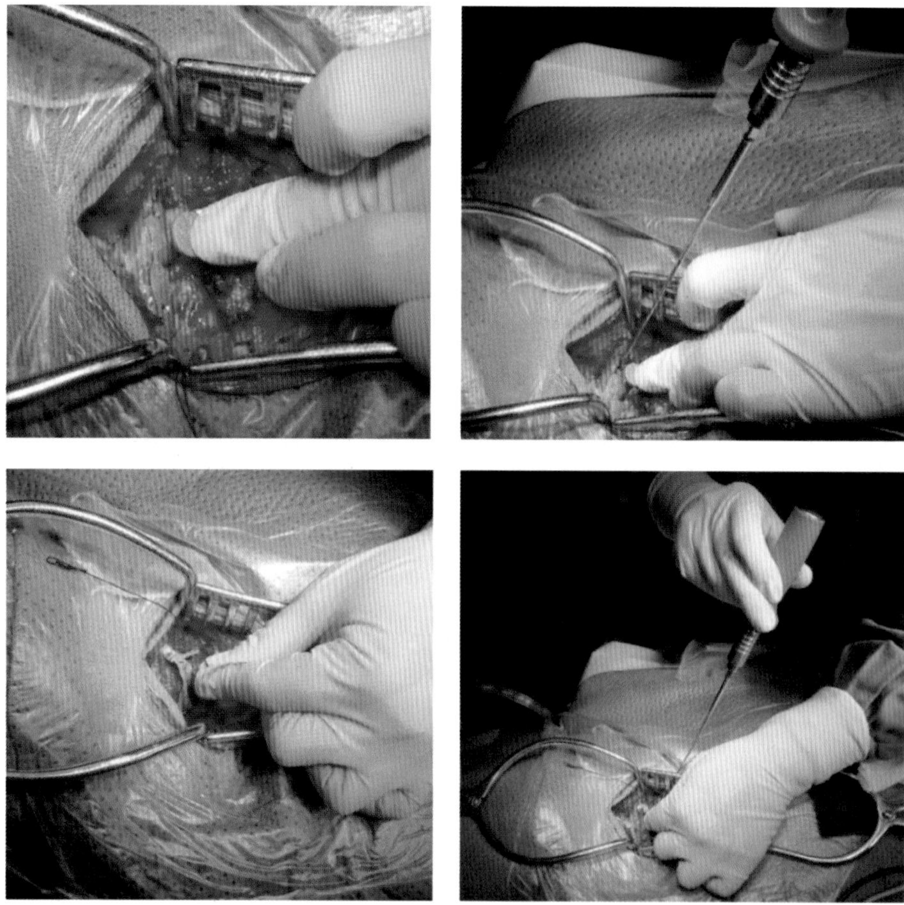

图17-28　3D打印导板在术中应用

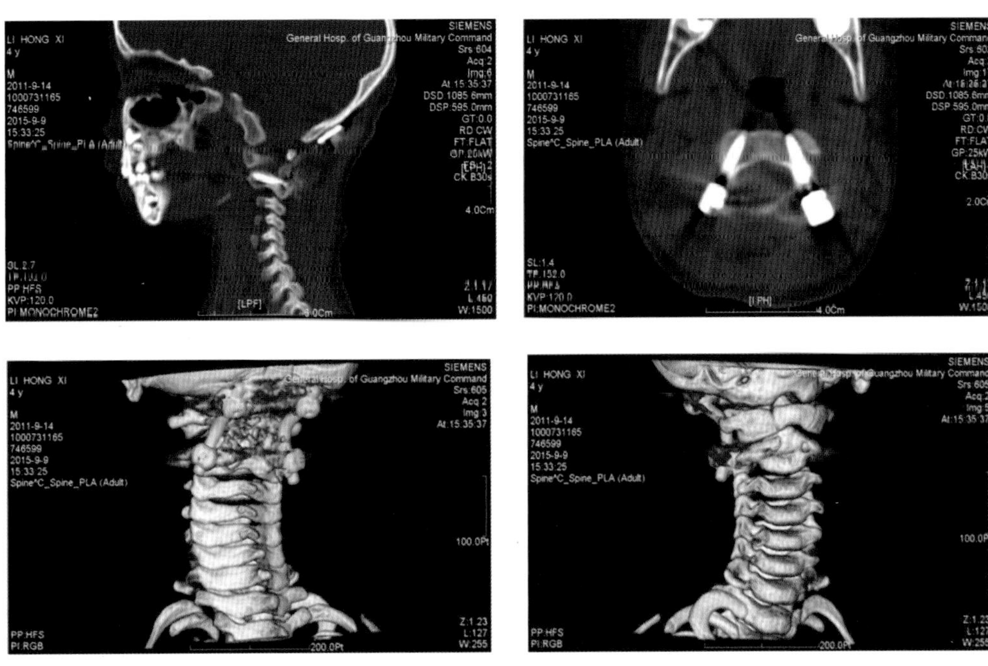

图17-29　寰枢椎侧块钉板固定术术后情况

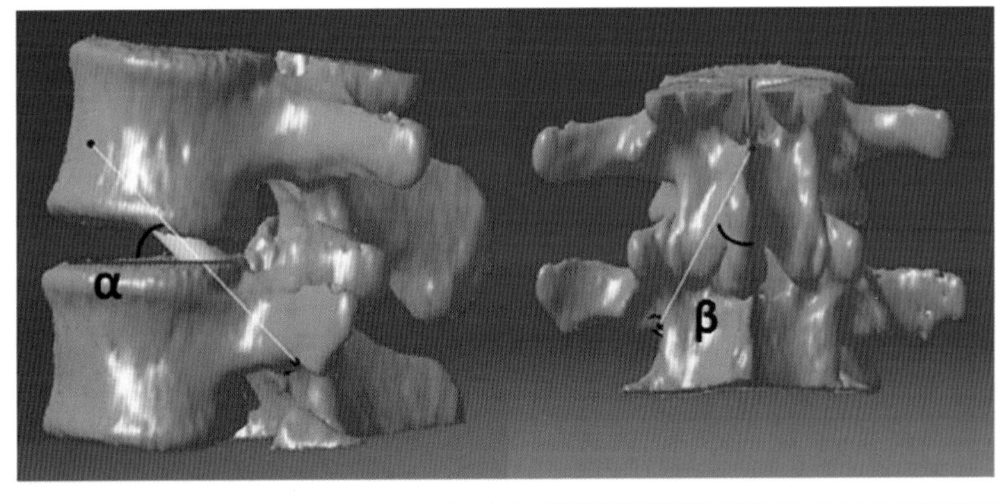

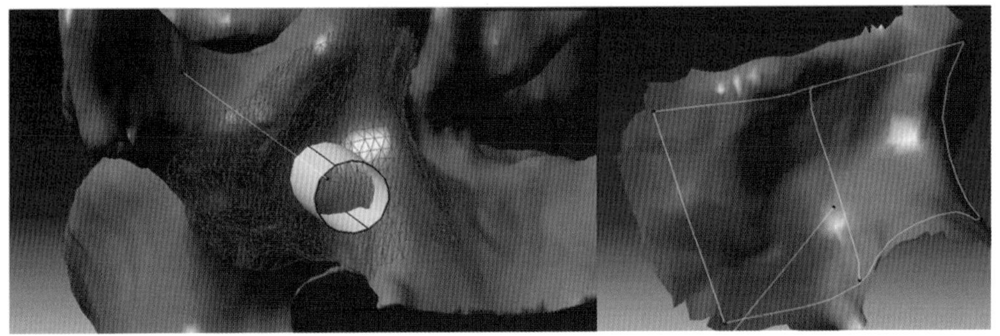

图17-30　椎弓根螺钉内固定术术前定位

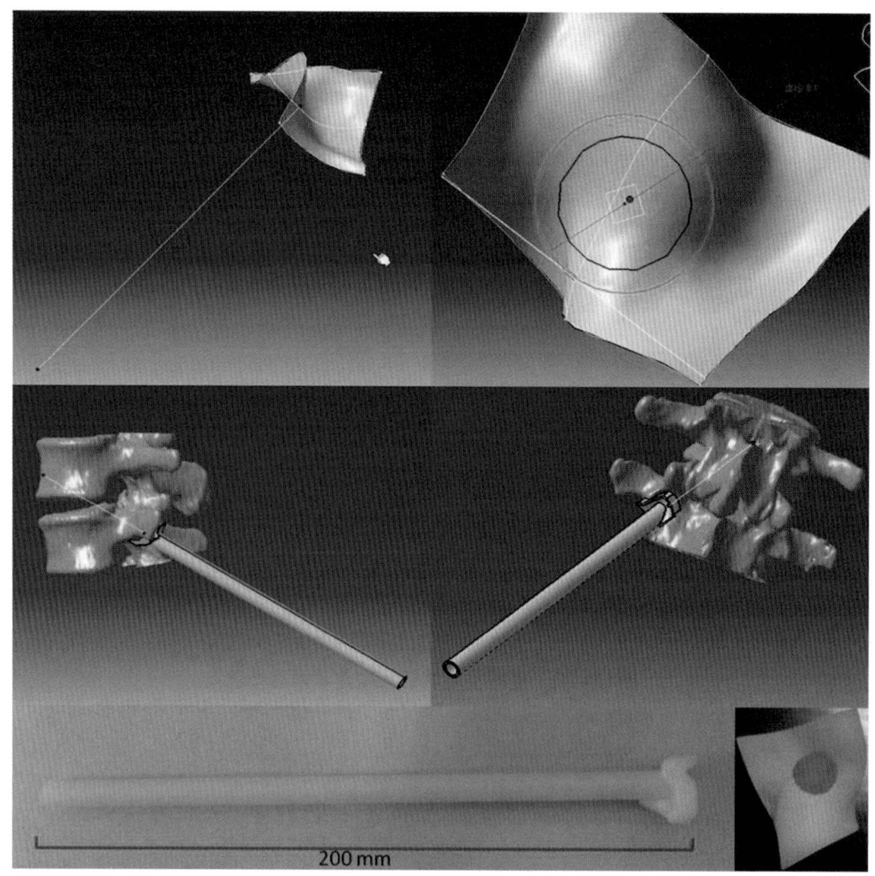

图17-31　手术导板设计及3D打印

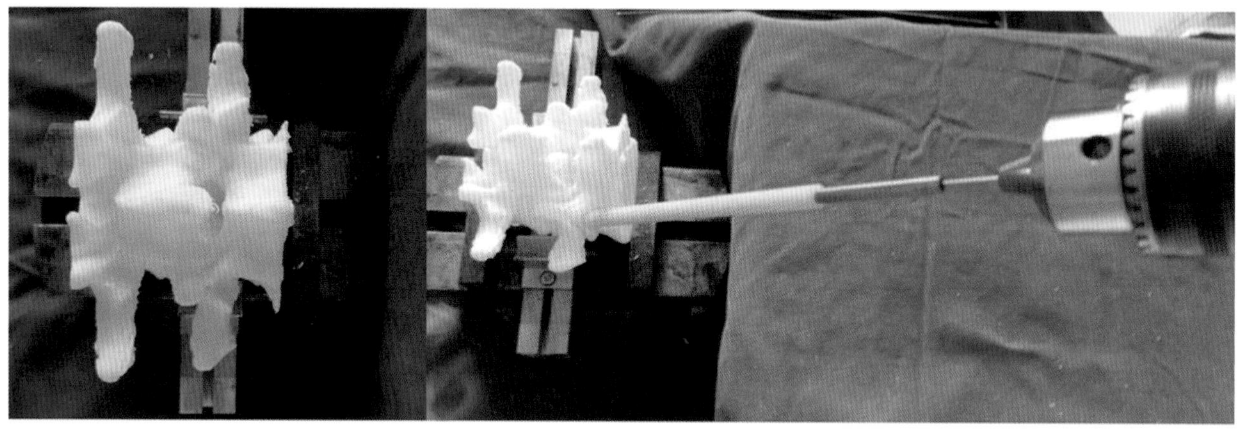

图17-32　对3D打印的腰椎和导板进行术前模拟

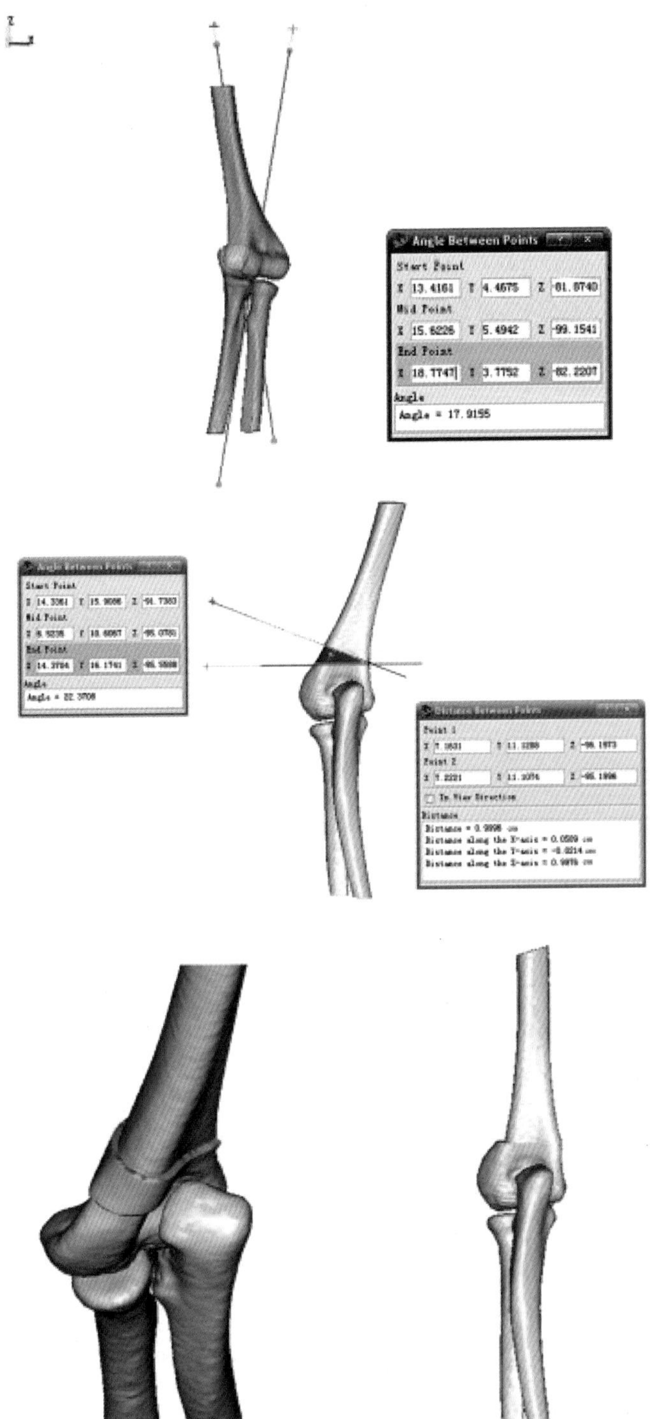

图17-33 肘内翻矫正术截骨导板设计

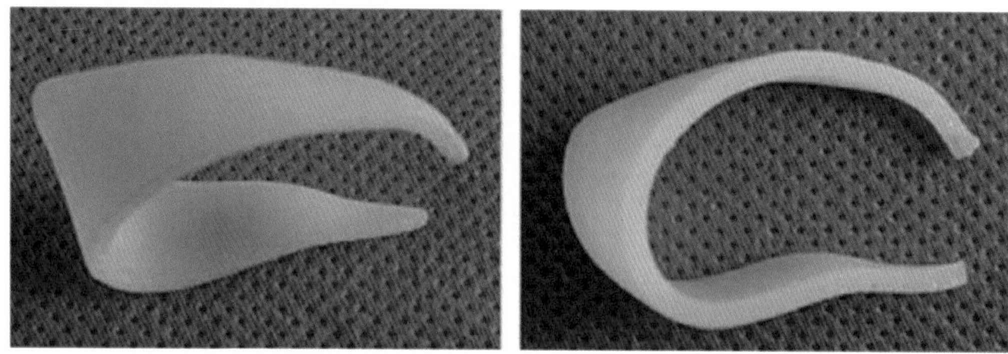

图17-34　截骨导板3D打印

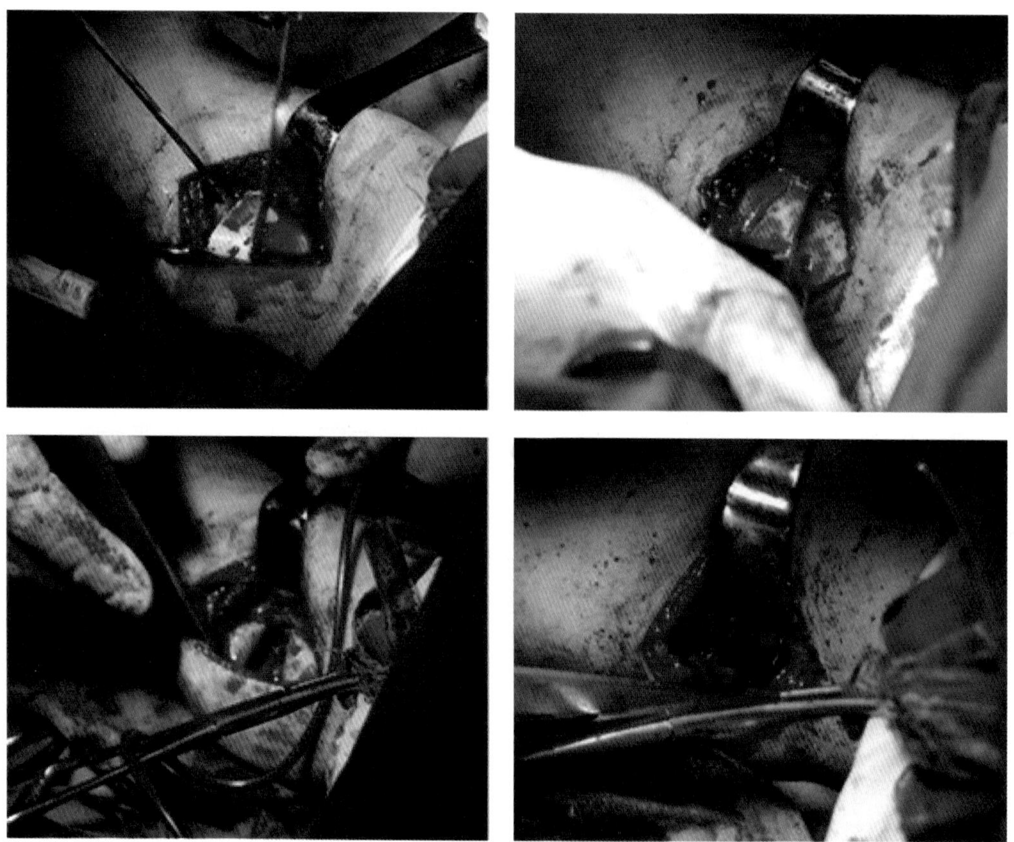

图17-35　截骨导板在术中应用

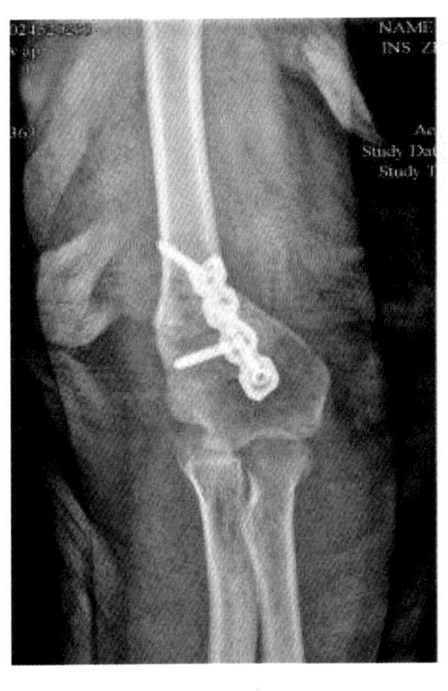
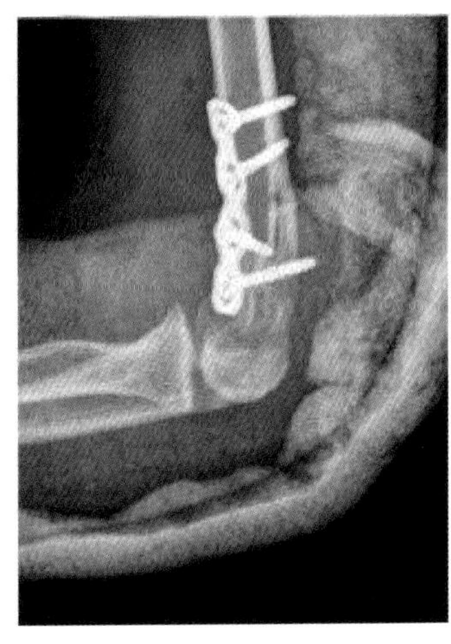
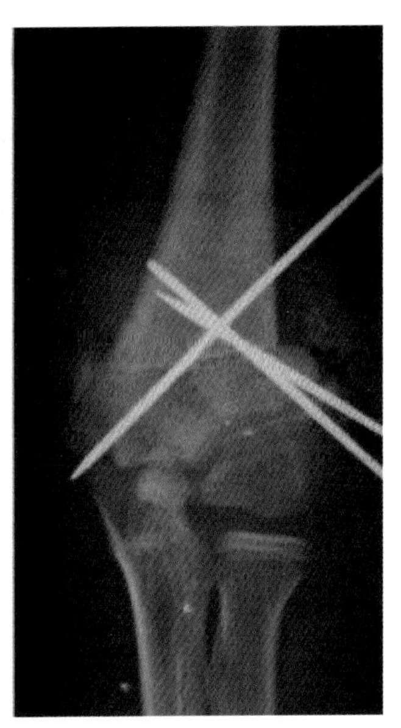

图17-36　肘内翻矫正术术后情况

3D打印定位导板，可以预先将截骨线、钉孔设计在导板上，导板与骨骼接触的面根据骨或肢体本身的解剖标志点进行设计，可以使导板紧密地贴合于骨骼或肢体，从而保证定位精确。例如常用的膝关节截骨导板可以辅助保膝手术操作，脊柱导板可以辅助椎弓根钉的安全、快速置入，将导板置于体外，可以在减少组织切开的情况下，实现精确打孔、内植物安放。

而且，这一类器械由于不需要留置于体内，所以对材料的要求较低，甚至普通的FDM打印机就可以使用低温尼龙、ABS一类的材料进行打印，材料经过低温消毒即可使用，大大降低了这类导板的应用门槛。甚至一线临床医生可以自行使用界面友好的建模软件进行手术方案及导报的设计。

医生个性器械定制

手术器械是外科医生的第二双手，工具的设计取决于医生的习惯与操作目的，制造精良的手术器械能够更好地辅助医生完成手术。随着医生年资的增高，在手术技术方面会有自己独特的体会，很多医生有改良或发明手术器械的需求，而传统的器械制造方式需要建模工程师、机械制造工厂的紧密配合，且对制造机械的性能及精度要求较高，在反复多次修模、试模后才能正式进行生产，成本十分高昂，周期漫长。

而3D打印则可以预先通过低成本材料反复打印，让医生进行产品原型的手感及实际操作测试，验证方案的可行性，在完成验证后，通过金属3D打印直接打印修整完善的模型，经过简单的后处理即可应用于临床，最终可能会实现每一名医生都可以拥有属于自己的手术器械的目标（图17-37）。

医学教育模型

解剖知识是现代医学的根基，解剖知识的学习对解剖模型的需求巨大，随着院校扩招及标本来源减少，解剖教育资源日显匮乏，可重复利用模型能够为学生学习提供巨大帮助。有的单位尝试建立小型正常与异常骨骼模型数据库，学生可以通过自助打印的方式进行模型打印，打印成本十分低廉，甚至可以作为免费服务提供。在打印过程中，学生可以自由选择需要的模型，自助操作打印机完成打印，既解决了学习资源问题，又能够让学生学习和应用3D打印技术（图17-38，39）。

网络上，已经有开源平台汇集了蛋白质立体模型、心脏模型、神经系统模型、外科模型等数字模型，甚至包含了一些复杂肿瘤模型，这些肿瘤模型能够清晰地展示肿瘤的血供、边界及其与正常组织的关系，这种模型远比平面图片直观，包含的信息更多，医学生对知识的掌握更加深刻。

3D打印在医疗领域应用存在的问题

尽管3D打印在医疗应用中有着巨大的前景，但是，由于3D打印的成熟度依然不足，仍存在很多问题，主要体现在以下几个方面。

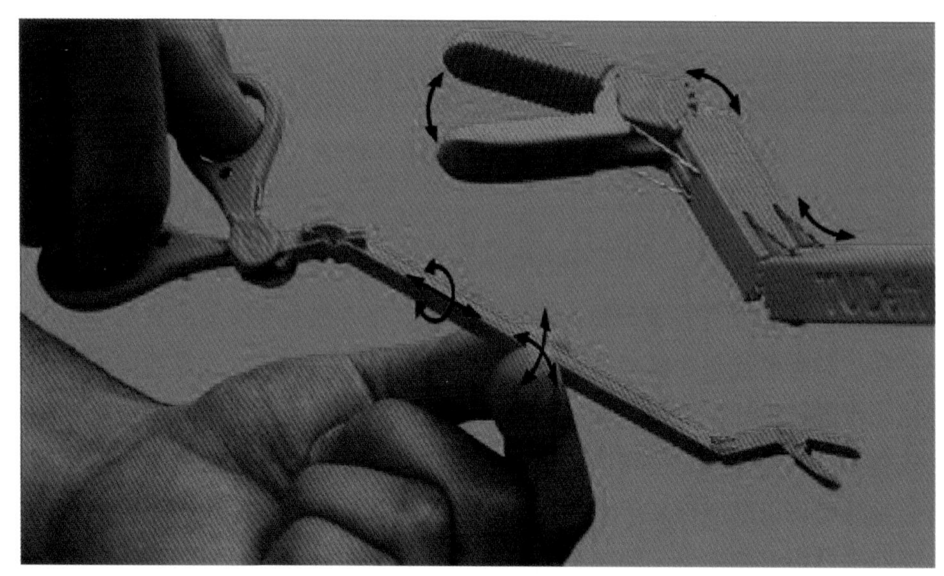

图17-37　3D打印定制微创手术器械

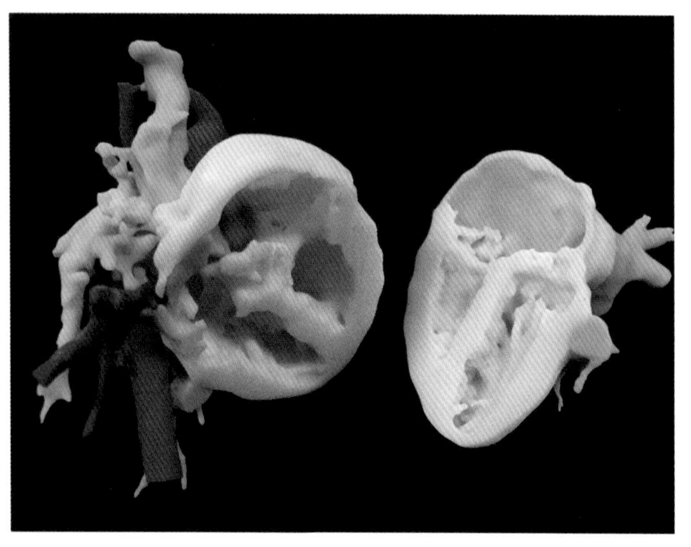

图17-38　3D打印心脏模型

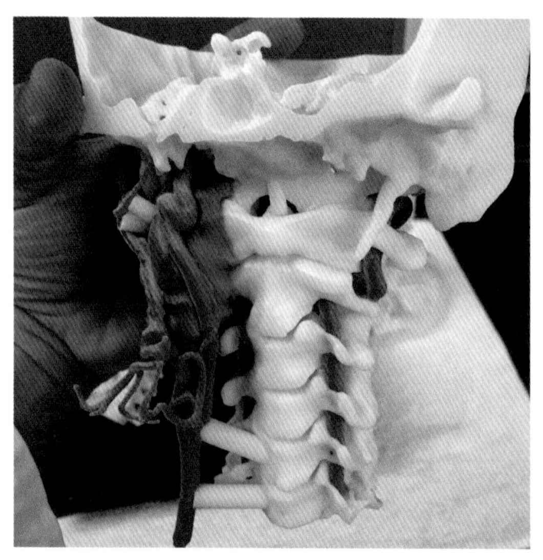

图17-39　3D打印颈椎旁肿瘤模型

法 律

根据相关的政策法规，应用于人的内植物需要经过严格的临床试验验证才能大规模应用，由于3D打印是个性化制造，所形成的产品无法标准化，也无法进行大规模验证，即使进行简单的体外验证，也会由于周期过长、成本过高，影响治疗方案的落实，这将大大限制3D打印在骨科领域的应用。解决这一问题的方法可能是形成一个行业及政府认可的设计方法、评估工具（如虚拟仿真工具）、认证材料库等，能够对3D打印个性化设计过程中的模型进行实时评估，并形成报告，为3D打印的个性化内植物的应用提供法律支持。

知识产权

3D打印的制造过程实质上是将数字模型实体化，这意味着，只要获得了数字模型和材料方案，就可以打印出这个模型，可以简单地理解为一个复制的过程。无保护状态下的复制会导致医生创造的器械成果、治疗方案，甚至基因信息等都可能成为目标。而数字模型可以方便、快速地通过互联网进行传播，这会造成监管的困难。

期望过高

3D打印有很多宏大的医疗应用场景，尽管目前没有实现，但这些美好的场景不断被媒体、从业者，甚至研究者夸大，从而导致了一些不切合实际项目的产生，例如器官打印，尽管我们会朝着这个方向前进，但不可能在短期内实现。

3D打印涉及多个学科、行业，单纯的打印技术成熟无法撑起3D打印的医疗应用，而各个学科、行业的成熟需要大量时间、资金和技术的沉淀。

技术状态

由于开源项目的支持，3D打印行业入门较为容易，但如果想进一步发展，则对从业者有较高的技术要求。目前市场的火热状态是因为涌入了大量的从业人员，而不是技术的中坚力量，真正核心的技术仍然需要不断积累与突破。例如，受材料和机械性能极限的影响，FDM打印机不可能将速度提升至很快，但确是打印成本最低的，创造出更快的方法，又能实现更低的成本，才可能将应用再向前迈一大步。以色列的光固化快速打印方法就是将光固化打印速度提高了上百倍，才使很多应用得以实现。

不能忽略的工具属性

归根到底，3D打印是一项技术，医学是一个庞大的系统。在这个体系里，不仅是3D打印，还有其他技术的应用，3D打印是用来解决部分问题的，并不代表3D打印能够解决所有问题。

成 本

个性化制造的成本必然高于批量制造，3D打印的目标是在发展到一定程度时，使得个性化制造的成本逼近批量化制造，形成大面积的3D打印应用。

目前，虽然3D打印材料成本在迅速降低，但仍无法与工业化生产成本相比。大多数3D打印的原材料需要进行二次加工，不仅会造成加工过程中的损耗，也增加了加工成本。

另外，医疗3D打印所涉及的产业链条较长，包含组织工程、机械、材料、光学等学科和行业的技术改造与配合，在这个链条中，任何一个环节的成本均会由于市场规模不够大，而无法大规模投入技术开发，导致打印服务成本居高不下。

■ 小结

尽管目前困难重重，3D打印在多个领域解决问题的能力仍然被寄予厚望。例如在组织器官打印方面，心脏、肾脏及肝脏都已经开始实现突破，让我们看到了应用的希望，甚至有研究者预测，全功能的心脏可能在20年后实现打印。但是，我们仍然需要认识到，3D打印仅仅是一种技术或工具，3D打印所实现的东西实际要依赖于原有的研究基础，例如，软骨的打印实际依赖于前期组织工程学的技术；足踝支具的3D打印实际上依赖于前期足踝生物力学研究所形成的方案；个性化假体的设计核心仍然是人工关节前期研究所获得的形态、力学方案，3D打印技术仅仅提供了一个更好的制造方法，很多应用的个案虽然鼓舞人心，但现有的产业链条成熟度仍然较低，短期内无法实现规模化的实际应用，不切实际的期望会误导研究人员及临床医生，进而导致研究方向的混乱，最终损害整个医疗3D打印行业。

尽管如此，我们仍然可以想象到，在未来，个性化的人工假体在虚拟仿真测试下就可以完成模型的设计与安全性评估，速度大幅提升的3D打印机能够快速地制造出适合患者的假体；患者需要的药物信息将会传递至药厂，多种药物将被打印到一个药片内并通过邮寄递送给患者，患者可以仅服用1片药就完成治疗，大大提高患者的依从性；器官移植不必等到供体，通过自身细胞的复制、打印可制造出健康的心脏。

（陈超）

参考文献

1. Tack P, Victor J, Gemmel P, et al. 3D-printing techniques in a medical setting: a systematic literature review. Biomedical Engineering Online, 2016, 15(1):115.
2. 桌面型FDM打印机打印下颌骨. http://www.neotrade.co/p/3d-printing-boosts-surgery-in.html.
3. FDM 3D打印成型原理. https://en.wikipedia.org/wiki/Fused_deposition_modeling.
4. SLS 3D打印成型原理. https://en.wikipedia.org/wiki/Selective_laser_sintering.
5. SLA 3D打印成型原理. http://3dprint.ofweek.com/2014-02/ART-132101-8420-28775880_2.html.
6. Cui X, Boland T, D'Lima DD, et al. Thermal Inkjet Printing in Tissue Engineering and Regenerative Medicine. Recent patents on drug delivery & formulation. 2012, 6(2):149-155.
7. Schubert C, van Langeveld MC, Donoso LA. Innovations in 3D printing: a 3D overview from optics to organs. Br J Ophthalmol, 2014, 98(2):159–161.
8. NIH（National Institutes of Health）的3D打印应用平台. 3dprint.nih.gov.
9. 3D打印软骨. https://doi.org/10.1371/journal.pone.0099410.
10. 3D打印钛合金骨头假体成功应用临床. http://epaper.gmw.cn/gmrb/html/2014-05/29/nw.D110000gmrb_20140529_6-06.htm?div=-1.
11. Wang D, Wang Y, Wu S,et al. Customized a Ti6Al4V Bone Plate for Complex Pelvic Fracture by Selective Laser Melting. Yeong WY, Kai Chua C, eds. Materials. 2017,10(1):35.
12. 在腰痛患者椎间植入cage. https://www. rmit.edu.au/news/all-news/2015/august/au.
13. From left to right: a normal spine model, a spine model implanted with a traditionally used titanium tube, and a spine model implanted with a 3D-printed artificial vertebra.https://www.businessinsider.com.au/3d-printing-can-create-replacement-bones-2014-8
14. 颈椎肿瘤3D打印椎体. https://spinalnewsinternational.com/world-first-implantation-of-3d-printed-vertebrae-takes-place-in-australia/.
15. 胸椎肿瘤3D打印椎体. https://spinalnewsinternational.com/designing-spines-innovations-in-patient-specific-3d-printing/.

16. Imanishi J, Choong PF. Three-dimensional printed calcaneal prosthesis following total calcanectomy. Int J Surg Case Rep, 2015,10:83-85.

17.3D打印手康复器具. http://research.curtin.edu.au/commercialisation/about/news/.

18. Pilon骨折模型. https://www.tetongravity.com/photo/bike/type-3-distal-pilon-fracture.

19. 跟骨骨折模型. https://3dprintingindustry.com/news/stratasys-inspires-verona surgeons-found-medical-association-46226/.

20. 3D打印体外导向工具. https://www.sculpteo.com/blog/2015/10/28/3d-printed-medical-tools-for-surgery/.

21. Wang D, Wang Y, Wang J, et al. Design and Fabrication of a Precision Template for Spine Surgery Using Selective Laser Melting (SLM). Materials, 2016,9: 608.

22. Shao Z, Wang J, Lin Z,et al. Improving the trajectory of transpedicular transdiscal lumbar screw fixation with a computer-assisted 3D-printed custom drill guide. Peer J, 2015, 5:e3564.

23. Zhang YZ, Lu S, Chen B,et al. Application of computer-aided design osteotomy template for treatment of cubitus varus deformity in teenagers: a pilot study. J Shoulder Elbow Surg, 2011;20:51-6.

24. 3D打印定制微创手术器械. https://doi.org/10.3109/13645706.2014.968170.

25. 3D打印心脏模型. https://www.medativ.com/about-3d-organs.